STRESS

WHY ZEBRAS DON'T GET ULCERS (3rd edition)
by Robert M. Sapolsky

Copyright © 1994, 1998 by W.H. Freeman, and 2004 by Robert M. Sapolsky
Published by arrangement with Henry Holt and Company, LLC.
All rights reserved.
Korean Translation Copyright © 2008 by ScienceBooks Co., Ltd.
Korean translation edition is published by arrangement with Henry Holt and Company, LLC. through KCC.

이 책의 한국어판 저작권은 KCC를 통해 Henry Holt and Company, LLC.와
독점 계약한 (주)사이언스북스에 있습니다.
저작권법에 의해 한국 내에서 보호를 받는 저작물이므로 무단 전재와 무단 복제를 금합니다.

내 삶을 채워 준 나의 절친한 친구 리사에게

머리말

아마 당신은 서점을 둘러보던 중에 이 글을 읽고 있을 것이다. 만약 그렇다면, 저쪽 서가 끝에서 스티븐 호킹의 책에 몰두하는 척하는 남자를 잠깐 쳐다보기 바란다. 자세히 관찰해 보자. 그 남자는 한센병(나병)으로 손가락을 잃었거나, 천연두를 앓은 자국이 있거나, 말라리아로 몸을 덜덜 떨고 있지는 않다. 오히려 외견상으로는 아주 건강해 보인다. 그러나 그는 유인원으로서는 높은 수준인 콜레스테롤과 같은 나이의 수렵 채집민보다는 부정확한 청각 능력을 가지며, 발륨(valium, 신경 안정제의 일종 — 옮긴이)으로 긴장을 푸는 경향이 있다. 말하자면 그는 우리 대부분이 겪고 있는 질병들을 가지고 있는 것이다. 현대의 서구화된 사회에서는 과거와 다른 질병들이 나타나고 있다. 그보다 더 중요한 것은, 우리가 예전과는 완전히 다른 원인과 결과를 가지는 질병을 겪고 있다는 점이다. 1,000년 전, 한 젊은 수렵 채집민이 부주의하게 탄저병에 걸린 아프리카영양을 먹었다면, 그 결과는 뻔하다. 그는 며칠 후 죽을 것이다. 지금, 한 젊은 변호사가 아무 생각 없이 붉은 살코기와 튀김, 몇 잔의 맥주를 저녁때마다 먹는 것이 이상적인 식사라고 판단한다면, 그 결과 또한 명백하다. 반세기 후, 그는 심혈관 질환으로 인한 장애에 시달리거나, 손자들과 함께 자전거 여행을 하고 있을 것이다. 어떤 결과가 될지는 그의 간이 콜레스테롤을 어떻게 하는지, 지방 세포에 특정 효소들이 얼마나 들어 있는지, 혈관 벽에 선천적인 결함이 있는지 여부 등의 분명히 눈에 띄는 요인들에 달려 있다. 그러나 그 결과는 놀랍게도 그의 성격, 몇 년 동안 겪어 온 정신적 스트레스의 양, 스트레스를 받을 때 기대서 울 수 있는 어깨가 있는지 등의 요인에 따라서도 큰 영향을 받는다.

최근 우리를 괴롭히는 질환들에 대한 의학적 인식에는 혁명적인 변화가 있었다. 예를 들면, 신체와 정신의 상호 작용에 대한 인식, 감정과 성격이 실제로 신체의 모든 세포의 기능과 건강에 막대한 영향을 미친다는 인식들이 여기에 포함된다. 구체적으로는 우리를 다른 사람에 비해 질병에 취약하게 만드는 스트레스의 역할, 우리 중의 일부가 스트레스에 현명하게 대처하는 방법에 관한 것 그리고 질병을 진정으로 이해하기 위해서는 실제로 질병을 앓고 있는 인간을 관찰할 필요가 있다는 결정적인 견해가 그러한 것들이다.

이것이 이 책의 주제이다. 나는 먼저 불투명한 스트레스의 개념을 명확히 하고, 다양한 호르몬들과 뇌 부위들이 스트레스에 반응하여 어떻게 작용하는지를 되도록 쉽게 설명하는 것에서부터 시작한다. 그다음, 스트레스와 특정 질환들의 관련성에 초점을 맞추어, 순환계, 에너지 저장, 성장, 생식, 면역계 등을 한 장씩 살펴볼 것이다. 그 후, 노화 과정이 일생 동안에 받은 스트레스의 양에 따라 어떤 영향을 받을 수 있는지를 설명한다. 그리고 가장 흔하면서도 아마도 매우 심한 장애를 초래하는 정신 질환인 우울과 스트레스의 연관성을 다룬다. 이번의 제3판에서는 두 개의 장을 새로 추가했다. 하나는 스트레스와 수면의 상호 작용 그리고 다른 하나는 스트레스와 중독의 관련성에 대한 것이다. 여기에 더해서, 지난 판에 있었던 장들도 원고의 3분의 1에서 절반 정도를 새로 썼다.

이 책에 나오는 일부 소식들은 무섭기도 하다. 지속적인 또는 반복적인 스트레스는 무수한 경로로 우리의 신체를 병들게 만들 수 있다는 것이다. 그러나 스트레스 관련 질환이 우리 대부분을 무력화하지는 않는다. 대신, 우리는 생리적으로, 또 정신적으로 이를 극복하며, 그중 일부는 매우 성공적으로 극복한다. 마지막까지 책을 놓지 않은 독자들을 위해서, 마지막 장에서는 스트레스 관리법과 이 관리법의 일부 원칙들을 어떻게 우리 일상생활에 적용할 수 있는지에 대해 살펴볼 것이다. 낙관적인 면도 많이 있다는 말이다.

나는 모든 사람들이 이러한 몇 가지 생각들로부터 도움을 받을 수 있고, 그 근거가 되는 과학에 흥미를 느낄 수 있을 것이라고 믿는다. 과학은 인생에서 어쩔 수 없이 부딪히게 되는 가장 우아하고 자극적인 몇 가지 수수께끼를 우리에게 제공해 준다. 가장 자극적인 몇 가지 생각들은 윤리적인 논란을 불러일으키기도 하지만, 과학은 때때로 우리의 인생을 풍요롭게 만든다. 나는 과학을 사랑한다. 많은 사람들이, 과학의 길을 택하는 것이 열정이나 예술, 또는 자연에 대한 외경심을 동시에 택할 수 없다는 것을 의미한다고 느끼며 두려워하는 것이 내 마음을 아프게 한다. 과학은 우리에게서 수수께끼를 빼앗는 것이 아니라 그것을 재발견하고 되살리게 하는 것이다.

그러므로 나는 과학자가 아닌 사람들을 위한 모든 과학책은, 평소에 과학에 관심을 보이지 않던 사람에게도 과학의 재미를 전달할 수 있도록, 다루는 주제를 흥미롭고 접근하기 쉽게 만들어야 한다고 생각한다. 그것이 이 책을 쓰면서 내가 지향했던 특별한 목표이다. 때때로 이것은 복잡한 개념을 단순화하는 것을 뜻하는데, 그것과 형평을 맞추기 위해서, 이 책의 마지막 부분에 풍부한 참고 자료를 실었다. 이는 본문에 소개했던 사항에 관한 논쟁이나 세세한 점들에 관한 주석이다. 이 참고 자료들은 이 주제들에 대해 더 자세한 것을 알고 싶은 독자들에게는 매우 훌륭한 길잡이가 되어 줄 것이다.

이 책의 많은 부분들은 내 전문 분야와는 거리가 먼 자료를 포함하고 있으며, 집필하는 동안 수많은 석학들이 사실에 대한 설명과 확인을 위해 조언을 아끼지 않았다. 시간과 전문 지식을 아낌없이 할애해 준 그들 모두의 관대함에 감사를 표한다. 낸시 애들러(Nancy Adler), 존 앤지어(John Angier), 로버트 악셀로드(Robert Axelrod), 앨런 볼드리시(Alan Baldrish), 마르시아 바리너거(Marcia Barinaga), 앨런 바샤엄(Alan Basbaum), 앤드루 바움(Andrew Baum), 유스토 바우티스토(Justo Bautisto), 톰 벨바(Tom Belva), 아나트 비에곤(Anat Biegon), 빅 보프(Vic Boff, 내 부모님 찻장을 꾸며 주고 있는 비타민제 이름이기도 하다.), 카를로스 카마르고(Carlos Camargo), 매트 카트밀(Matt Cartmill), M. 리넷 케이시(M. Linette Casey), 리처드 샤프먼(Richard Chapman), 신시아 클린킨비어드(Cynthia Clinkinbeard), 펠릭스 콘트(Felix Conte), 조지 대니얼스(George Daniels), 레지오 데실바(Regio Desilva), 어벤 드보어(Irven Devore), 클라우스 딘켈(Klaus Dinkel), 제임스 도허티(James Doherty), 존 돌프(John Dolph), 르로이 뒤벡(Leroi DuBeck), 리처드 에스테스(Richard Estes), 마이클 판슬로(Michael Fanselow), 데이비드 펠드먼(David Feldman), 칼레브 턱 핀치(Caleb Tuck Finch), 폴 피츠제럴드(Paul Fitzgerald), 게리 프리드랜드(Gerry Friedland), 메이어 프리드먼(Meyer Friedman), 로즈 프리슈(Rose Frisch), 로저 고스던(Roger Gosden), 밥 그로스필드(Bob Grossfield), 케네스 하울리(Kenneth Hawley), 레이 힌츠(Ray Hintz), 앨런 홉슨(Allan

Hobson), 로버트 케슬러(Robert Kessler), 브루스 크너프트(Bruce Knauft), 메리 진 크리크(Jeanne Kreek), 스티븐 라베르그(Stephen Laberge), 에미트 램(Emmit Lam), 짐 래처(Jim Latcher), 리처드 라자루스(Richard Lazarus), 헬렌 르로이(Helen Leroy), 존 러바인(Jon Levine), 세이무어 러바인(Seymour Levine), 존 리베스킨드(John Liebeskind), 테드 마콜브나(Ted Macolvena), 조디 막스민(Jodi Maxmin), 마이클 밀러(Michael Miller), 피터 밀너(Peter Milner), 게리 모베르그(Gary Moberg), 안 모이어(Anne Moyer), 테리 뮐렌베르그(Terry Muilenburg), 로널드 마이어스(Ronald Myers), 캐럴 오티스(Carol Otis), 대니얼 펄(Daniel Pearl), 시런 피브스(Ciran Phibbs), 제니 피어스(Jenny Pierce), 테드 핀커스(Ted Pincus), 버지니아 프라이스(Virginia Price), 제럴드 리븐(Gerald Reaven), 샘 리지웨이(Sam Ridgeway), 캐롤린 리스타우(Carolyn Ristau), 제프리 리터먼(Jeffrey Ritterman), 폴 로슈(Paul Rosch), 론 로젠펠드(Ron Rosenfeld), 아리 루텐베르그(Aryeh Routtenberg), 폴 젠게(Paul Saenger), 사울 섄버그(Saul Schanburg), 커트 슈미트닐슨(Kurt Schmidt-Neilson), 캐럴 시벌리(Carol Shively), 존 데이비드 싱어(J. David Singer), 바트 스파라곤(Bart Sparagon), 데이비드 스피겔(David Speigel), 에드 스필먼(Ed Spielman), 데니스 스틴(Dennis Styne), 스티브 스오미(Steve Suomi), 제리 탤리(Jerry Tally), 칼 소르센(Carl Thoresen), 피터 티야크(Peter Tyak), 데이비드 웨이크(David Wake), 미셸 워런(Michelle Warren), 제이 바이스(Jay Weiss), 오언 볼코비츠(Owen Wolkowitz), 캐럴 워스먼(Carol Worthman), 리처드 워트먼(Richard Wurtman)에게 감사를 느낀다.

    엄청나게 바쁜 일정 중에 시간을 내서 내용을 읽어 준 친구들, 협력자들, 동료들, 은사님들 등 몇몇 사람들에게는 특히 더 감사한다. 무엇을 쓰고 있는지 나도 몰랐던 부분들을 이들이 지적해 주지 않았다면 일어났을 실수와 왜곡된 내용을 생각하면 몸서리가 쳐진다. 로체스터 대학교의 로저 애더(Roger Ader), 워싱턴 대학교의 스티븐 베즈루카(Stephen Bezruchka), 캘리포니아 대학교 샌디에이고 캠퍼스의 마빈 브라운(Marvin Brown), 캘리포니아 대학교 버클리 캠퍼스의 로런스 프랭크(Laurence Frank), 스탠퍼드 대학교의 크레이그 헬러(Craig Heller), 보우먼 그레이 의학교의 제이 카플란(Jay Kaplan), 하버드 대학교의 가와치 이치로(Kawachi Ichiro), 스크립스 클리닉의 조지 쿱(George Koob), 에모리 대학교의 찰스 네메로프(Charles Nemeroff), 터프츠/뉴잉글랜드 메디컬 센터의 세이무어 레이클린(Seymour Reichlin), 맥아더 재단의 로버트 로즈(Robert Rose), 스탠퍼드 대학교의 팀 메이어(Tim Meier), 솔크 연구소의 와일리 베일(Wylie Vale), 에모리 대학교의 제이 와이스(Jay Weiss), 듀크 대학교의 레드퍼드 윌리엄스(Redford Williams), 이 모든 이들에게 진심으로 감사한다.

많은 사람들이 이 책을 완성할 수 있도록 도와주었다. 본문에 나오는 자료들은 대부분 의학 교육 연수 강좌에서 발췌한 것이다. 이것은 코텍스트 조사 개발 연구소(Institute for Cortex Research and Development)의 호의와 이 자료를 찾도록 나에게 많은 자유와 지지를 보내준 책임자 윌 고든(Will Gordon)의 후원에 힘입은 것이다. 「포터블 스탠퍼드(Portable Stanford)」시리즈의 브루스 골드먼(Bruce Goldman)은 이 책에 관한 최초의 아이디어를 나에게 심어 주었고, 커크 젠슨(Kirk Jensen)은 나를 W. H. 프리먼 회사(W. H. Freeman and Company)에 추천해 주었다. 처음 이 책을 만들 때 두 사람에게 도움을 받았다. 마지막으로, 나의 비서 팻치 가드너(Patsy Gardner)와 리사 페레이라(Lisa Pereira)는 이 책을 만드는 모든 과정에서 매우 큰 도움을 주었다. 모두에게 감사하며 앞으로 또 함께 일하게 될 날을 기대한다.

나는 초판의 구성과 편집에 이루 말할 수 없이 많은 도움을 받았는데 그에 대해서는, 오드리 허브스트(Audrey Herbst), 티나 헤스팅스(Tina Hastings), 에이미 존슨(Amy Johnson), 메러디스 롤링스(Meredyth Rawlins) 그리고 무엇보다도 이 모든 과정에서 훌륭한 선생이자 친구였던 편집자 조너선 코브(Jonathan Cobb)에게 감사한다. 존 미셸(John Michel), 에이미 트래스크(Amy Trask), 조지아 리 해들러(Georgia Lee Hadler), 빅토리아 토마셀리(Victoria Tomaselli), 빌 오닐(Bill O'Neal), 케시 벤도(Kathy Bendo), 폴 로롤프(Paul Rohloff), 제니퍼 맥밀런(Jennifer MacMillan) 그리고 셰리단 셀러스(Sheridan Sellers)의 도움으로 제2판을 만들 수 있었다. 문화와 과학의 조화를 아름다운 출판물로 만들어 내기 위해 잡지 《내추럴 히스토리(Natural History)》에 넣을 그림을 골라 준 리즈 메리먼(Liz Meryman)이 고맙게도 원고를 읽어 주었고, 적절한 미술 작업에 관해 훌륭한 조언을 해 주었다. 또 책 표지에 대한 내 생각을 즐거운 현실로 만들어 준 앨리스 페르난데스브라운(Alice Fernandes-Brown)에게 감사한다. 이 새로운 판은 헨리 홀트(Henry Holt)의 리타 킨(Rita Quintas), 데니스 크로닌(Denise Cronin), 자니스 오퀸(Janice O'Quinn), 제시카 피르제(Jessica Firger), 리처드 로러(Richard Rhorer)의 도움을 받았다.

나는 아주 즐겁게 이 책의 대부분을 쓸 수 있었으며, 이 책이 내 생애에서 가장 감사한 것들, 즉 내 직업과 부업이 과학에서 기쁨을 찾을 수 있다는 것을 담고 있다고 생각한다. 나는 나에게 과학을 하도록 그리고 무엇보다도 과학을 즐기도록 가르쳐 주신 은사님들께 감사한다. 하워드 클레어(Howard Klar)와 하워드 아이센바움(Howard Eichenbaum), 멜 코너(Mel Konner), 레비스 크레이(Lewis Krey), 브루스 매큐언(Bruce McEwen), 폴 플로츠키(Paul Plotsky), 와일리 베일(Wylie Vale)

이 바로 그분들이다.

  연구 조수들도 이 책을 쓰는 데 없어서는 안 될 조력자들이었다. 스티브 볼트(Steve Balt), 로저 챈(Roger Chan), 믹 마르캄(Mick Markham), 켈리 파커(Kelley Parker), 미셸 펄(Michelle Pearl), 세레나 스푸디크(Serena Spudich), 그리고 폴 스태시(Paul Stasi)는 지하의 고문서 보관실을 돌아다녔고, 전 세계 곳곳의 낯선 사람들에게 전화를 걸어 질문을 해야 했고, 불가해한 문서들을 걸러서 일관성 있게 정리해 주었다. 이들은 오페라 카스트라티의 그림들, 일본계 미국인 수용소의 식단, 주술로 인한 죽음의 원인들, 소방 부대의 역사를 찾아냈다. 이들은 이 모든 조사들을 놀라운 능력과 속도 그리고 유머로 해냈다. 이들의 도움이 없었다면 이 책을 완성하지 못했을 것이며, 완성했다 해도 형편없이 재미가 없었을 것이라고 나는 확신한다. 그리고 마지막으로, 함께 일할 수 있었던 내 에이전트 카틴커 매트슨(Katinka Matson)과 편집자 로빈 데니스(Robin Dennis)에게 감사한다. 앞으로 이들과 협력할 더 많은 세월들을 기대하고 있다.

  이 책의 일부는 나의 실험실에서 수행된 연구들을 다루고 있는데, 이 연구들은 국립 보건원, 국립 정신 보건원, 국립 과학 재단, 슬론 재단, 클링겐슈타인 기금, 알츠하이머 협회, 애들러 재단의 후원으로 진행할 수 있었다. 이 책 속에 기술되는 아프리카 현지 연구는 해리 프랭크 구겐하임 재단(Harry Frank Guggenheim Foundation)의 장기간에 걸친 너그러움 덕분에 실현 가능했다. 마지막으로, 나의 모든 작업을 지원해 준 맥아더 재단에 진심으로 감사한다.

  마지막으로, 명백한 일이지만, 이 책은 엄청나게 많은 과학자들의 업적을 인용하고 있다. 현대의 실험실 과학은 전형적으로 많은 사람들이 대규모의 팀을 구성해 수행한다. 나는 이 책 여기저기에서, 간결성을 위해 제인 도(Jane Doe) 또는 존 스미스(John Smith)의 연구에 대해 언급하고 있다. 그러나 이것은 제인 도 또는 존 스미스가 그 후배 동료들과 함께 수행한 연구들인 것이다.

  자신들의 저서를 배우자나 중요한 누군가에게 헌정하는 스트레스 생리학자들 사이에는 그 헌사 속에 스트레스에 대한 재미있는 이야기를 한 가지 언급하는, 전통 겸 불문율이 있다. 그러므로 내 스트레스들을 경감시켜 주는 마지, 나의 좋은 스트레스의 원천인 아르투로, 지난 수십 년 동안 나의 스트레스성 고혈압, 궤양성 대장염, 성욕 감퇴, 치환 공격성을 참아 준 내 아내에게 이 책을 바친다. 그러나 내가 이 책을 정작 아내에게 선사할 때에는 이런 식으로 하지 않을 작정이다. 더 간단하게 할 말이 있으므로.

차례

머리말   7

1 스트레스와 당신   19
2 스트레스와 뇌   45
3 스트레스와 심장   69
4 스트레스와 에너지 대사   95
5 스트레스와 소화   113
6 스트레스와 성장   143
7 스트레스와 성(性)   183
8 스트레스와 면역   215
9 스트레스와 통증   277
10 스트레스와 기억   301
11 스트레스와 수면   337
12 스트레스와 노화   357
13 정신적 스트레스   375
14 스트레스와 우울증   403
15 스트레스와 성격   459
16 스트레스와 중독   497
17 스트레스와 사회적 서열   523
18 스트레스 관리하기   569

주(註)   623
더 읽을거리   645
화보 판권   757

1
스트레스와 당신

새벽 2시, 당신은 침대에 누워 있다. 내일은 결정적인 회의나 발표, 시험과 같은 매우 중요하면서도 어려운 일을 해야 한다. 때문에 당신은 오늘 밤 충분히 쉬어야 하는데도 밤새 잠이 오지 않는다. 천천히 깊은 숨을 들이마시거나 평화로운 자연 풍경을 떠올리며 긴장을 풀기 위한 여러 가지 방법을 시도해 보지만, 머릿속에는 오히려 당장 잠들지 못하면 내 경력은 끝장이라는 생각만 맴돈다. 그래서 그대로 누운 채 점점 더 긴장감이 더해 간다.

이런 상태가 지속되다가 2시 30분경에 당신은 머릿속을 파고드는 완전히 다른 일련의 새로운 생각들에 진땀을 흘리게 된다. 온갖 걱정과 더불어, 당신은 갑자기 옆구리에 느껴지기 시작한 불분명한 통증, 최근 들어 느끼는 피로감, 잦은 두통 등에 생각이 미친다. "이건 병이야, 난 죽을 병에 걸린 거야! 아, 왜 이런 증상들을 진작 알지 못했을까? 왜 별것 아니라고 생각했을까? 왜 의사를 찾지 않았을까?"라는 깨달음이 머리를 스친다.

새벽 2시 30분에 이런 일을 겪을 때면, 나는 내가 뇌종양이 있는 것은 아닌가 의심하곤 한다. 뇌종양은 이런 종류의 공포를 느낄 때 매우 유용하다. 생각할 수 있는 모든 불명확한 증상들을 뇌종양 탓으로 돌리면 이런 공황 상태를 정당화할 수 있기 때문이다. 아마 당신도 누운 채 자신이 암이나 궤양을 가지고 있거나, 아니면 방금 뇌졸중을 겪었다고 생각하고 있을지도 모른다.

나는 당신을 알지 못한다. 그러나 당신이 누워서 "이건 분명 한센병이야, 확실해."라고 생각하지는 않는다고 자신할 수 있다. 안 그런가? 설사가 난다고 해도 심한 이질에 걸렸을 것이라고 걱정하는 일은 거의 없다. 어느 누구도 그렇게 누운 채로 기생충이나 간 디스토마가 몸속 가득 우글댄다고 생각하지는 않을 것이다.

당연하다. 밤에 우리가 걱정하는 것은 성홍열이나 말라리아, 선페스트 때문이 아니다. 우리 이웃 동네에 콜레라가 유행하고 있지는 않다. 사상충증, 흑수열, 상피병 등은 제3세계에나 있는 이국적인 질병이다. 지금 이 책을 읽고 있는 여성들 중 출산을 하다가 사망하는 사람은 거의 없을 것이며, 영양실조일 가능성은 더욱 희박하다.

의학과 공중 보건의 혁신적인 발전 덕분에 질병의 양상이 변했고, 우리는 이제 전염병(물론 에이즈나 결핵은 예외지만)이나 영양 부족, 또는 위생 불량으로 인한 병을 걱정하느라 밤잠을 설치지는 않는다. 이를 확인하기 위해, 1900년도의 미국인의 주요 사망 원인을 살펴보자. 폐렴, 결핵, 인플루엔자 등이었다.(젊은 여성인 경우, 출산이 사망 위험성을 증가시키는 경향이 있었다.) 당신이 감기로 많은 사람들이 죽었다는 소식을 가장 최근에 들은 것은 언제인가? 사실, 1918년 한 해 동안 감기로 인한 사망자 수는 역사상 가장 야만적인 전투였다는 제1차 세계 대전의 사망자 수보다 많았다.

현대인의 질병 양상은 우리의 증조부들이나 그리고 물론, 대부분

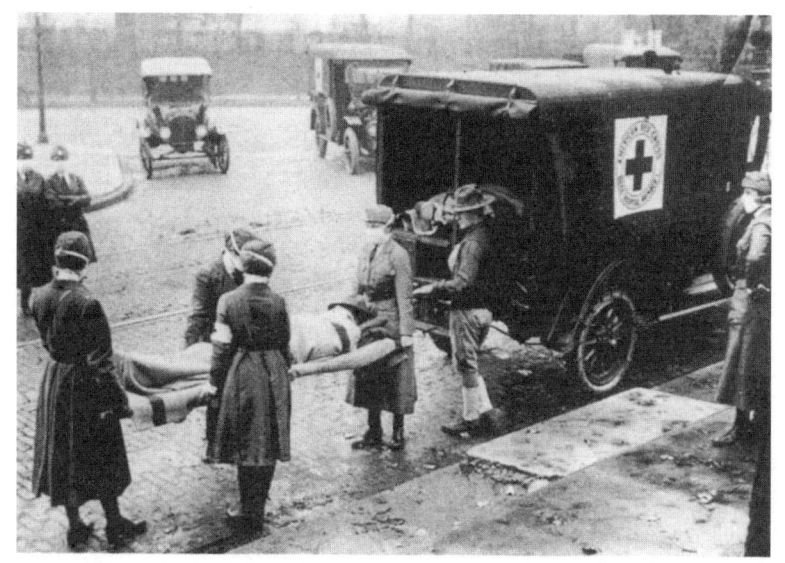

인플루엔자의 유행(1918년).

의 포유동물에서는 찾아볼 수가 없다. 간단히 말해, 우리는 대부분의 선조들(또는 아직 혜택을 누리지 못하는 다른 지역에 사는 대부분의 사람들)과는 다른 질병에 걸리며 다른 원인으로 사망한다. 우리는 매일 밤 다른 종류의 병에 대한 걱정으로 가득하다. 우리는 충분히 잘 살고 있으며, 서서히 악화될 때까지 오래도록 산다.

지금 우리를 괴롭히는 질병은 천천히 손상이 축적되는 심장병, 암, 뇌혈관 장애 등이다. 이런 질병들이 특별히 반갑지는 않지만, 20세의 젊은 나이에 패혈증이나 뎅기열로 1주일 만에 죽는 것에 비하면 확실히 큰 발전이라고 할 수 있다. 이렇듯 비교적 최근 들어 변하기 시작한 질병 양상과 함께 질병의 과정을 받아들이는 우리의 태도에도 많은 변화가 생기기 시작했다. 성격, 감정, 생각들이 신체에서 일어나는 일들을 반영하고 또 거기에 영향을 미친다는 점에서 감정과 생태가 광대하고 복잡하게 얽혀 있다는 것을 깨닫게 되었다. 이러한 깨달음에 따른 가장 흥미로운 현상의 하나는 극도의 감정적 불안이 우리에게 악영향을 미칠 수 있다는 것을 알게 되었다는 것이다. 이미 우리에게 친숙해진, "스트레스가 병을 유발한다."라는 말에서 보듯, 의학의 결정적인 변화는 천천히 손상이 축적되는 여러 질병들이 스트레스 때문에 유발되거나 훨씬 더 악화될 수 있다는 인식을 가져왔다.

어떻게 보면 이는 별로 새로운 사실이 아니다. 몇 세기 전에도, 예민한 임상의들은 질병에 대한 취약성에 개인차가 어떤 역할을 하고 있다는 것을 직관적으로 알고 있었다. 두 사람이 같은 병에 걸릴 수는 있지만, 그 병의 진행 과정은 각자의 개인적인 성격을 반영해 사람마다 매우 다르고 애매할 수 있다. 어떤 의사는 특정 유형의 사람들이 특정 유형의 질병에 잘 걸린다는 것을 알았을지도 모른다. 그러나 20세기 이후, 이런 막연한 임상적 견해에 엄격한 과학을 추가함으로써 스트레스 생리학, 즉 스트레스를 주는 사건들에 신체가 어떻게 반응하는가에 대해 연구하는 학문 분야가 생겨났다. 그 결과, 지금은 우리 생활 속에서 일어나는 갖가지 무형의 요소들이 실제로 신체의 변화에 어떤 영향을 미치는지 놀라울 정도로 많은 생리학, 생화학, 분자 생물학적 정보를 얻을 수 있다. 여기에서 무형의 요소들이란 감정적인 혼란과 정신적 특성들, 사회적 위치, 사회가 그 위치에 있는 사람을 대하는 태도 등을 포함한다. 또한 이것들은 콜레스테롤이 혈관에 엉겨 붙어 있는지 또는 순환계에서 안전하게 제거되었는지, 지방 세포가 인슐린에 반응을 하지 않아 당뇨병에 걸리게 되었는지, 뇌 속의 신경 세포들이 심장이 멈춘 5분 동안 산소 없이 살아남을 것인지의 여부와 같은 의학적 문제에도 영향을 미칠 수 있다.

이 책은 스트레스와 스트레스 관련 질병 그리고 스트레스에 대처하기 위한 방법을 소개하는 입문서이다. 우리 몸은 어떻게 스트레스를 주는 응급 상황에 적응할 수 있고, 스트레스로 인해 병에 걸리는가? 왜 어떤 사람들은 스트레스 관련 질병에 몹시 취약하며, 그것은 개인의 성격과 어떤 관계가 있는가? 어떻게 순수한 정신적 혼란이 우리를 병들게 할 수 있는가? 스트레스와 우울증에 걸릴 가능성, 또는 스트레스와 노화의 속도 그리고 기억 능력 사이에는 어떤 연관성이 있는가? 우리의 사회적 위치는 스트레스 관련 질병의 양상과 어떤 관계가 있는가? 마지막으로, 어떻게 하면 우리를 둘러싸고 있는, 스트레스 많은 세상에 더 효과적으로 대처해 나갈 수 있을까?

몇 가지의 기본 개념

우선, 우리에게 스트레스를 주는 것들의 목록을 마음속에 만들어 보기로 하자. 교통 체증, 원고 마감, 가족 관계, 돈 걱정 등 분명한 예들이 떠오를 것이 틀림없다. 그러나 만약 내가 "당신은 인간이라는 동물 종을 중심으로 생각하고 있군요. 잠시 얼룩말처럼 생각해 보세요."라고 말한다면 어떨까? 갑자기 목록의 윗부분에 심각한 신체적 손상, 포식자들, 굶주림 같은 새로운 문제들이 나타날 것이다. 즉 그렇게 함으로써 당신이나 내가 얼룩말보다 위궤양에 걸릴 가능성이 훨씬 크다는 결정적인 사실이 드러나는 것이다. 얼룩말과 같은 동물들에게 삶의 가장 큰 걱정거리는 '급작스러운 신체적' 위기이다. 만약 당신이 얼룩말이고, 방금 덤벼든 사자에게서 겨우 벗어났지만 그 공격 때문에 배에 상처가 난 상태로 앞으로 몇 시간 동안 당신을 쫓아다니는 사자를 경계하며 지내야 하는 상황이라면 어떨까? 아니면 이와 거의 비슷한 스트레스를 받는 상황으로, 당신이 그 굶주린 사자이고, 최대 속도로 사바나를 가로질러 달려가 뭔가 먹을 것을 잡지 못하면 살아남을 수 없는 상황이라면 어떨까? 이런 극도의 스트레스를 주는 사건들은, 우리에게 살아남기 위한 즉각적인 생리학적 적응을 요구한다. 우리 신체의 반응은 이런 응급 상황에 대처할 수 있도록 훌륭하게 적응되어 있다.

개체는 '만성의 신체적' 위험에 처할 수도 있다. 메뚜기가 당신의 곡식을 먹어 버리는 바람에, 충분한 식량을 얻으려면 앞으로 6개월 동안 매일 20킬로미터를 방황해야 한다고 치자. 우리는 가뭄, 굶주림, 기생충 등의 불쾌함을 자주 겪지 않지만, 서구화되지 않은 인간들과 대부분의 포유동물의 삶에는 이런 사건들이 매우 중요하다. 신체의 스트레스 반응은 이러한 지속적 재앙들을 다루는 데 상당히 능숙하다.

이 책의 중점은 평정을 잃게 만드는 세 번째 범주인 '정신적·사회적' 혼란에 있다. 우리가 아무리 가족 관계가 좋지 않고, 주차 공간을 빼앗긴 것에 화가 났다고 하더라도, 주먹다짐으로 문제를 해결하는 일은 드물다. 마찬가지로 우리가 저녁 식사를 위해 누군가를 뒤쫓고 몸싸움을 벌이는 일은 거의 없다. 본질적으로 인간은 충분히 오래, 충분히 잘 살며, 스트레스를 주는 각종 사건들을 순전히 머릿속에서 만들어 낼 수 있을 만큼 충분히 지혜롭다. 예를 들어 만약 하마들이라면 사회 보장 제도가 언제까지 유지될 것인지, 첫 데이트에서 무슨 말을 할지 고민을 할까? 동물의 왕국을 진화의 관점에서 보았을 때, 지속적인 정신적 스트레스는 최근에 발명된 것으로, 대개는 인간과 그 밖의 사회적 영장류에만 한정된다. 우리는 단순히 생각만으로도 격렬하고 강한 감정(그로 인해 신체가 법석을 떨도록 만드는)을 경험할 수 있다.[1] 두 사람이 마주 앉아서 간혹 작은 나무 조각을 움직이는 정도의 힘밖에 쓰

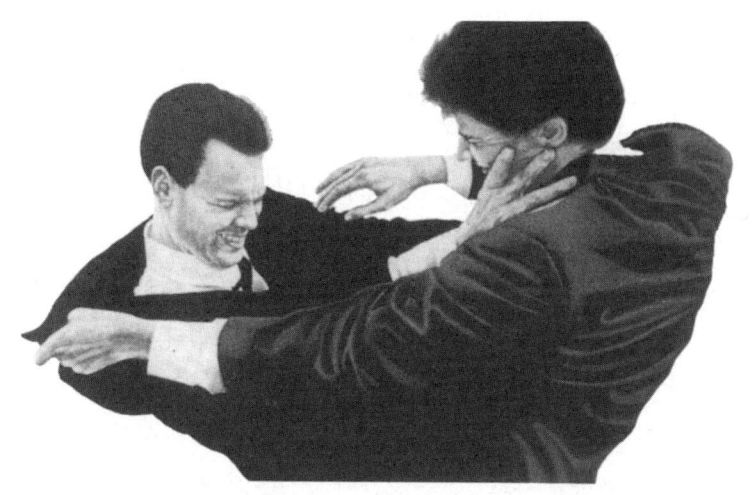

로버트 롱고, 무제, 도화지, 1981(레스토랑에서 마지막 더블 라테 커피 한 잔을 놓고 싸우는 두 여피족?).

지 않더라도, 이 일은 감정적으로는 힘든 일일 수가 있다. 토너먼트 경기에 임하는 체스의 거장들은 시합의 절정에 다다른 운동선수만큼의 대사량을 필요로 할 수 있다.[2] 또 어떤 사람에게는 종이에 서명을 하는 것만큼 흥분되는 일이 없을지도 모른다. 만약 몇 개월 동안의 음모와 책략 끝에 증오하는 경쟁 상대를 해고하는 종이에 서명을 했다면, 그녀의 생리적 반응은 경쟁자의 얼굴을 할퀴고 때려 준 사바나개코원숭이와 놀라울 정도로 유사할 것이다. 그리고 만약 어떤 사람이 몇 개월 동안이나 감정적인 문제 때문에 긴장과 분노, 불안으로 속을 끓였다면, 아마도 충분히 병으로 발전할 수 있을 것이다.

이것이 이 책의 요점이다. 만약 당신이 살기 위해 달리는 얼룩말이거나 먹이를 잡기 위해 달리는 사자라면, 그런 단기적 신체의 위급 상황을 처리하기 위한 당신 신체의 생리적 반응 메커니즘은 훌륭하게 적응되어 있다. 지구에 사는 거의 대부분의 동물들에게, 스트레스는 내가 죽느냐 네가 죽느냐가 걸린 단기적인 위기이다. 우리가 가만히 앉아서 스트레스를 주는 일들에 대해 생각을 하기만 해도 똑같은 생리적 반응이 작동된다. 그러나 이런 일이 만성적으로 일어난다면 이는 재앙이 될 수 있다. 우리가 급격한 신체적 위기 상황에 반응하기 위해 진화된 생리 체계를 너무 자주 작동시켜서라기보다는, 집세나 인간 관계, 승진 등을 걱정하며 몇 달씩 작동시킨 체계 때문에 스트레스 관련 질환이 생긴다는 수많은 증거들이 나타나고 있다.

우리가 스트레스를 받는 방법과 얼룩말이 스트레스를 받는 방법의 이런 차이를 살펴보기 위해 우리는 몇 가지 정의를 이해할 필요가 있다. 우선, 중학교 3학년 생물 시간에 당신을 괴롭히고 다행히 그 이후로 생각할 일이 없었던 항상성이라는 개념을 떠올려 보아야 한다. 어렴풋이 기억나는 이 개념은, 신체가 필요로 하는 이상적인 산소 수준, 이상적인 산성도, 이상적인 온도 등이 있다는 것이다. 이 모든 서로 다른 변수들은 온갖 생리적 측정치가 최적의 수준으로 유지되는 상태인 항상성의 균형 속에서 유지된다. 알려져 있듯이, 뇌는 항상성을 추구하며 진화해 왔다.

이를 통해 우리는 얼룩말이나 사자에게도 충분히 적용되는 단순하고 기본적인 정의를 만들어 낼 수 있다. '스트레스'란 신체의 항상성을 깨뜨릴 수 있는 외부 세계의 어떤 것을 말하며, '스트레스 반응'은 항상성을 재정립하기 위해 신체가 하는 일을 말한다.

그러나 우리 자신과 병에 걸리는 것을 걱정하는 인간의 성향을 고려해 보면, 스트레스라는 개념을 단순히 항상성의 균형을 깨뜨리는 것에서 더욱 확장할 필요가 있다. 스트레스는 앞으로 일어날 일에 대한 '예감'일 수도 있다. 때때로 우리는 무슨 일이 일어날지 알 정도로 현명하며, 단지 예감만으로도 마치 그 일이 실제로 일어난 것과 같은 강한 스트레스 반응을 작동시킬 수 있다. 예감에서 오는 스트레스의 일부 양상은 인간 특유의 것이 아니다. 지하철 역에서 불량배들에게 둘러싸인 사람이든 사자와 마주 보고 있는 얼룩말이든, 비록 (아직) 신체적 손상이 전혀 없다고 하더라도 심장은 분명 빠르게 뛸 것이다. 그러나 지적으로 세련되지 못한 종들과 달리, 우리는 먼 미래에 항상성의 균형을 깨뜨릴 수 있는 잠재적인 스트레스에 대해 생각함으로써 스트레스 반응을 일으킬 수도 있다. 한 예로 자신의 농작물을 엄습한 메뚜기 떼를 바라보는 아프리카 농부를 생각해 보자. 그는 적당히 아침을 먹었으므로 굶주림이라는 항상성의 불균형 때문에 고통스럽지는 않지만, 역시 스트레스 반응을 경험할 것이다. 얼룩말과 사자들은 다음 순간에 일어날 사건을 예상하고 스트레스 반응을 작동시키지만, 먼 미래에 일어날 일 때문에 스트레스를 받지는 않는다.

때때로 우리 인간들은 얼룩말이나 사자들이 전혀 이해할 수 없는 일로 스트레스를 받는다. 집세나 국세청, 사람들 앞에서 연설하는 것에 대해서, 또는 취업을 위한 면접에서 무슨 말을 할지에 대한 두려움, 또는 피할 수 없는 죽음에 대해 불안해하는 것이 모든 포유동물에게 공통된 특징은 아니다. 우리 인간들의 경험은 굶주림과 상처, 출혈, 극한적인 기온 등의 물리적 세계와는 거리가 먼 정신적 스트레스로 충만해 있다. 우리가 어떤 두려운 것을 예기하고 스트레스 반응을 작동시켰는데 그 사건이 실제로 일어난다면, 우리는 일찍 방어 태세를 동원할 수 있었던 스스로의 인식적 능숙함을 자축하게 된다. 그리고 이런 예감에 의한 방어는, 그 속에 나타나는 스트레스 반응이 대부분 예상되는 것에 대해 준비를 하기 위한 것이기 때문에 상당히 보호적으로 작용한다. 그러나 우리가 아무 이유 없이, 또는 어찌할 수 없이 생리적 혼란에 빠져 스트레스 반응을 작동시킬 때, 우리는 이것을 '불안', '신경증', '편집증', '불필요한 적개심'이라고 부른다.

따라서 스트레스 반응은 신체적 또는 정신적 손상에 의해서뿐만 아니라 그것들에 대한 예감으로도 동원된다. 이것이 가장 놀라우면서도 보편적인 스트레스 반응의 특징이다. 각종 신체적 재앙은 물론이지만 단지 그것을 생각하는 것만으로도 생리적 체계가 활성화되는 것이다. 이런 일반성은 65년 전 스트레스 생리학의 대부 중 한 명인 한스 셀리에(Hans Selye)가 처음으로 깨달았다. 재미있게도 스트레스 생리학이 학문 분야로 존재할 수 있었던 것은 이 사람이 통찰력 있는 과학자였기 때문이기도 하지만, 한편으로는 그가 실험용 쥐를 다루는 데 서툴렀기 때문이기도 하다.

1930년대에 셀리에는 체내 호르몬 사이의 연관성을 연구하는 내분비학 공부를 막 시작하고 있었다. 젊고 이름 없는 조교수였던 그는 당연히 자신의 연구 경력을 시작할 만한 주제를 찾고 있었다. 그런데 복도 저편에 있던 생화학자가 방금 어떤 물질을 난소에서 분리해 냈고, 동료들은 그 난소 추출물이 신체에 어떻게 작용하는지 궁금해하고 있었다. 그래서 셀리에는 생화학자에게 그 물질을 조금 얻어 그 효과를 연구하기 시작했다. 그는 매일 쥐에게 이 물질을 주사하려고 시도했으나, 아쉽게도 그는 너무나도 손재주가 없는 사람이었다. 셀리에는 쥐에게 주사를 놓으려다 놓치고, 떨어뜨리고, 아침 시간의 거의 절반은 쥐를 쫓아다니며 싱크대 뒤에서 쥐를 꺼내기 위해 빗자루를 휘두르기 일쑤였다. 몇 달 동안 이런 일을 계속한 셀리에는 쥐들을 조사하다가 놀라운 사실을 발견했다. 쥐들에게 소화성 궤양이 생겼고, (두 가지 중요한 스트레스 관련 호르몬의 근원인) 부신들이 엄청나게 커졌으며, 면역 조직들이 위축되어 있었던 것이다. 그는 신비한 난소 추출물의 효과를 발견해 냈다고 기뻐했다.

훌륭한 과학자였던 그는 난소 추출물 대신 식염수를 매일 주사한 대조군을 설정했다. 그리고 역시 매일같이 그 쥐들에게 주사를 놓기 위해 떨어뜨리고 쫓아다녔다. 그런데 어떻게 된 영문인지 몇 달 후에 결국 대조군 쥐들도 똑같은 소화성 궤양과 부신 팽창, 면역계 조직들의 위축을 보이는 것이었다.

　일반적인 새내기 과학자라면 이 시점에서 포기하고 몰래 경영 대학원에 지원했을 것이다. 그러나 셀리에는 그렇게 하는 대신에 그가 관찰한 것을 논리적으로 추론했다. 대조군과 시험군 모두에서 같은 변화가 일어났으므로 아무래도 그것이 난소 추출물 때문이라고 할 수는 없었다. 두 집단의 쥐들에게 공통된 것은 무엇인가? 셀리에는 그것이 외상이 아주 없지만은 않은 주사라고 추정했다. 그는 쥐들의 체내에 일어난 변화들이 총체적인 불쾌함에 대한 신체의 비특이성 반응의 일종이라고 생각했다. 이 이론을 검증하기 위해, 그는 겨울에 쥐 몇 마리를 연구소 건물 지붕 위에, 다른 몇 마리를 보일러실에 두었다. 한편, 다른 쥐들을 강제로 운동시키거나 외과 처치를 받게 만들었다. 모든 경우에서 그는 소화성 궤양과 부신 팽창, 면역계 조직들의 위축 사례가 증가한 것을 발견할 수 있었다.

　우리는 지금 셀리에가 무엇을 관찰하고 있었는지 정확히 안다. 그는 스트레스 관련 질병이라는 거대한 빙산의 일각을 막 발견한 참이었다. 쥐들이 반응하는 불쾌함의 비특이성에 대해 설명할 방법을 찾다가, 물리학 용어를 빌어 이 쥐들이 '스트레스'를 받고 있었다고 주장한 사람이 바로 셀리에라는 풍문(주로 셀리에 자신이 직접 퍼뜨린)이 있다. 그러나 실제로는 1920년대에 이미 월터 캐넌(Walter Cannon)이라는 생리학자가, 현재 우리가 이해하는 의미의 스트레스라는 용어를 개략적으로 의학계에 소개하고 있었다. 셀리에가 한 일은 다음과 같은 두 가지 생각을 도입해 이 개념을 공식화한 것이었다.

- 신체는 광범위한 다수의 스트레스에 대해 놀랍도록 비슷한 양상으로 반응한다(그는 이를 '보편적 수용 증후군'이라고 했으나, 현재 우리는 '스트레스 반응'이라고 한다.).
- 스트레스가 너무 오랫동안 지속되면 병이 난다.

항상성에 더해서: 스트레스에 더 적합한 신항상성 개념

항상성의 개념은 최근 펜실베이니아 대학교의 피터 스털링(Peter Sterling)과 조지프 아이어(Joseph Eyer)의 연구 성과로 인해 재확립되었으며, 록펠러 대학교의 브루스 매큐언(Bruce McEwen)에 의해 그 범위가 확대되었다.[3] 이들은 스트레스를 더 편리하게 설명하기 위해 너무나 기발하게 항상성의 개념을 현대화했기 때문에, 처음에는 완고하게 무시하려 했으나 현재는 나도 손을 들고 만, 새로운 구조를 만들어 냈다('새 병에 담은 오래된 와인'의 형상이라고 하는 사람들도 있을 정도로, 이 분야의 모든 사람들이 이 개념을 받아들인 것은 아니다.).

항상성의 원래 개념은 두 가지 생각에 바탕을 두고 있었다. 첫째, 신체에는 어떤 측정치에 관해서도 가장 적합한 단 하나의 수준, 수치, 양이 있다는 것이다. 그러나 이는 사실일 리가 없다. 어쨌거나 잠을 잘 때와 스키 점프를 할 때의 혈압은 다르기 때문이다. 가장 이상적인 기준 상태는 스트레스 상태와 다르다는 것이 신항상성적 개념의 핵심이다(이 분야에서는 신항상성에 대해 '정중동(靜中動)'이라는 불교적인 용어를 사용한다. 나는 이 말이 정확히 무엇을 의미하는지 완벽하게 이해하지 못하지만, 강의에서 이 말을 꺼낼 때마다 청중들은 의미심장하게 고개를 끄덕이는 반응을 보인다.).

 항상성에 대한 둘째 생각은, 사람은 어떤 국소적인 조절 메커니즘에 따라 이상적인 고정점에 다다르는 반면, 신항상성은 어떠한 고정점도 각각의 경과에 따른 무수히 많은 방법들에 의해 규정될 수 있다고 인식하는 것이다. 예를 들어 캘리포니아 주에 물이 부족하다고 하자. 항상성적 해결책은 더 작은 화장실 변기용 물탱크를 사용하도록 하는 것이다.[4] 신항상성적 해결책은 더 작은 화장실 물탱크와 함께, 사람들에게 물을 절약하도록 설득하고, 물이 부족한 주에서 물을 많이 쓰는 농사를 지을 것이 아니라 동남아시아에서 쌀을 구입하는 것이다. 아니면 체내에 수분이 부족하다고 하자. 항상성적인 해결은, 이 문제를 해결해야 할 신장을 바짝 조여 소변의 양을 줄여 체내 수분의 배출을 줄이도록 하는 것이다. 신항상성적 해결책은, 뇌가 이 사실을 알아내서 신장에게 작업을 지시하는 한편, 수분을 쉽게 증발시키는 신체 부위들(피부, 입, 코)에서 물을 빼내오도록 신호를 보내어, 당신에게 갈증을 느끼도록 만드는 것이다. 항상성은 관련된 밸브나 장치를 고치는 것이다. 반면에 신항상성은, 뇌가 행동의 변화를 포함한 신체 전반의 변화를 조절하는 것이다.

 신항상성적 생각의 마지막 특징은 스트레스를 받는 인간에 대한 생각과 아주 잘 들어맞는다. 신체는 단순히 잘못된 고정점을 바로잡기 위해 이 모든 조절 복합성을 발동시키는 것이 아니다. 잘못될 수 있는 고정점에 대한 '예감'만으로도 신항상성적 변화를 유발할 수 있는 것이다. 따라서 우리는 앞에서 언급한 결정적인 문제 ── 인간은 포식자에 쫓기기 때문에 스트레스를 받는 것이 아니다. ── 로 되돌아간다. 우리는 위험을 예기하고 스트레스 반응을 활성화하는데, 특히 이러한 위험들은 얼룩말들은 이해할 수 없는 순수하게 정신적이거나 사회적인 혼란들인 것이다. 우리는 앞으로 신항상성이 스트레스 관련 질병을 어떻게 설명하는지를 반복해서 살펴볼 것이다.

급성 스트레스를 수용하기 위한 신체 작용

이 확장된 구조 속에서는, 스트레스란 신체의 신항상성을 깨뜨리는 모든 것을 일컬으며, 스트레스 반응은 신체가 신항상성을 되찾으려는 시도라고 정의할 수 있다. 즉 특정 호르몬의 분비, 다른 호르몬들의 억제, 신경계 특정 부위의 활성화 등을 말한다. 또 상처나 굶주림, 너무 덥거나, 너무 추운 것, 정신적 스트레스를 받는 것 등과 같은, 특정 스트레스와는 무관하게 스트레스 반응이 나타날 수도 있다.

이 보편성이 불가사의한 부분이다. 만약 당신이 생리학 교육을 받은 적이 있다면, 얼핏 보아서는 도저히 이해가 되지 않을 것이다. 전형적으로 생리학에서는 신체에 가해지는 어떤 특정한 자극이 특정한 반응과 적응을 촉발한다고 가르친다. 몸이 따뜻하면 땀이 나고 피부 속의 혈관이 확장된다. 몸이 추우면 정반대의 일이 일어나 혈관이 수축되고 떨린다. 너무 덥다는 것은 너무 춥다는 것과 명확히 다른 생리적 자극이며, 이렇게 다른 두 가지 상황에 대한 신체 반응 또한 완전히 다르게 나타나야 논리적이다. 그러나 당신이 덥든 춥든, 아니면 당신이 얼룩말이든 사자든, 고등학교 댄스파티에 가는 것 때문에 긴장한 사춘기 소년이든, 똑같이 활성화되는 이 신체의 체계는 대체 얼마나 비상식적인가? 왜 신체는 인간이 처한 상황과 무관하게 그런 보편적이고 진부한 스트레스 반응을 보이는 것인가?

곰곰이 생각해 보면, 스트레스 반응이 초래하는 적응은 이치에 맞다. 만약 당신이 굶주림 때문에 스트레스를 받는 박테리아라면 활동을 멈추고 휴지 상태에 들어간다. 그러나 굶주린 사자라면 누군가를 뒤쫓아 달려야 할 것이다. 당신이 만약 누군가가 먹으려고 들어서 스트레스를 받는 식물이라면 유독성 화학 물질이 잎에 묻어나게 한다. 그러나 만약 사자에게 쫓기는 얼룩말이라면, 살기 위해 뛰어야만 한다. 우리 같은 척추동물에게 스트레스 반응의 핵심은 근육이 미친 듯이 움직일 것이라는 사실을 바탕으로 한다. 따라서 근육은 내년 봄의 건설 계획을 위해 지방 세포 어딘가에 보존되어 있는 그런 것보다, 지금 당장 가장 쉽게 사용할 수 있는 형태로 준비되어 있는 에너지를 필요로 한다. 스트레스 반응의 뚜렷한 특징 중의 하나는 저장 부위로부터 신속하게 에너지를 동원함과 동시에 더 이상 에너지가 저장되지 않도록 억제하는 것이다. 지방 세포, 간, 근육에서 넘쳐 나온 포도당과, 가장 단순한 형태의 단백질 및 지방들은 목숨을 살리기 위해 고군분투하고 있는 근육에 쏟아져 들어간다.

만약 신체가 모든 포도당을 동원하고 있다면, 이를 주요 근육에 가능한 한 빨리 전달해야 할 필요도 있다. 즉 산소와 영양분을 더 많이 수송하기 위해 심박수, 혈압, 호흡량이 증가하게 된다.

스트레스 반응의 또 다른 양상 역시 똑같이 논리적이다. 위급한 상황 동안, 신체가 장기간에 걸친 비용이 많이 드는 건설 계획을 중지한다는 것은 이해할 만하다. 만약 거대한 회오리 바람이 집을 급습한다면, 이날은 창고의 칠 작업을 하지 말아야 한다. 시간이 충분해질 때까지 장기 계획을 연기해야 한다. 그러므로 스트레스를 받는 동안에는 소화 작용이 억제된다. 천천히 일어나는 소화 과정에서는 당장 필요한 에너지라는 이익을 얻을 충분한 시간이 없는데 왜 그런 일에 에너지를 낭비하겠는가? 다른 누군가의 점심거리가 되는 것을 피하려면 아침에 먹은 것을 소화시키는 것보다 더 급한 다른 할 일이 있는 것이다. 신체적으로 비용이 많이 들고 낙관적인 일들인 성장과 생식(여성이라면 특히 그렇다.) 역시 마찬가지다. 만약 사자가 당신의 꼬리 바로 뒤에서 두 걸음 뒤처져 쫓아오고 있다면, 배란이나 정자 생산, 뿔을 기르는 걱정은 나중에 해야 한다. 스트레스를 받는 동안에는 성장과 손상 조직의 수복이 감소하며, 성별을 불문하고 성욕이 저하한다. 여성은 배란하거나 임신을 끝까지 유지할 가능성이 적으며, 남성은 발기에 문제가 생기고 테스토스테론 분비가 감소한다.

　이러한 변화들과 함께 면역력 역시 억제된다. 신체를 감염이나 질병으로부터 방어하는 면역계는 1년 내에 당신을 죽게 만들 종양 세포를 미리 찾아내거나, 당신을 보호하기 위해 충분한 항체를 몇 주 내에 만들어 내는 데는 이상적인 체계이다. 그러나 그것이 이 순간에 정말로 필요한가? 여기서 나타나는 논리는 동일하다. 종양은 나중에 찾고 지금은 더 현명하게 에너지를 사용해야 한다(8장에서 설명하겠지만, 스트레스를 받는 동안 에너지를 아끼기 위해 면역 체계가 억제된다는 생각에는 큰 문제가 있다. 그러나 당분간은 이 정도로 충분하다.).

　스트레스 반응의 또 다른 양상은 극도의 신체적 고통을 받을 때에 분명해진다. 스트레스가 충분히 지속되면, 우리의 고통을 지각하는 능력이 둔해진다. 전투 중, 병사들이 몸을 아끼지 않고 용감하게 진지를 공격하고 있다. 한 병사가 총에 맞아 중상을 입었지만 정작 본인은 모르고 있다. 그는 옷에 묻은 피를 보고 주위 동료들 중 누군가가 다쳤다고 걱정하거나, 왜 자신의 내장에 감각이 없는지 의아할 것이다. 전투가 거의 끝날 무렵 누군가가 놀라 그의 상처를 가리킨다. "엄청나게 아프지 않았어?" "아니 전혀." 스트레스로 인한 이런 무통각(無痛覺)은 매우 적응적인 현상이며 이 같은 기록은 많이 남아 있다. 만약 당신이 얼룩말이라면 내장이 흙먼지 속에 질질 끌린다 하더라도 계속 도망쳐야만 한다. 지금은 극심한 고통으로 인한 충격에 빠지기에는 그리 현명하다고 할 수 없는 순간이기 때문이다.

마지막으로, 스트레스를 받는 동안에는 인식 및 감각 능력이 변화된다. 위급한 상황에서 벗어날 방법을 궁리하고 있을 때면, 언제나 유익했던 어떤 특정한 기억력이 갑자기 향상된다(예전에도 이런 일이 있었던가? 그때 숨기 좋은 장소가 있었던가?). 더구나 감각은 더 예리해진다. 무서운 영화의 가장 긴장되는 순간을 의자 가장자리에 앉아 텔레비전으로 보고 있다고 생각해 보라. 문이 삐걱거리는 것과 같은 아주 작은 소리에도 깜짝 놀라 간이 콩알만 해질 것이다. 기억력의 향상과 예리해지는 감각 모두 도움이 되는 적응적인 현상들이다.

종합적으로, 스트레스 반응은 얼룩말이나 사자 어느 쪽에서 보더라도 이상적으로 적응적인 현상인 것이다. 에너지가 동원되고 이를 필요로 하는 조직들에 수송된다. 장기에 걸친 건설 또는 수선 계획은 재앙이 지나갈 때까지 연기된다. 고통은 둔해지고 인지력은 날카로워진다. 20세기 초, 셀리에의 연구의 많은 부분에 길을 열어 주었으며, 또 다른 이 분야의 대부로 널리 알려진 생리학자 캐넌은, 이러한 위급 상황에 대처하는 스트레스 반응의 적응적 양상에 초점을 맞추었다. 그는 스트레스 반응을 설명하기 위해 유명한 '투쟁과 도피' 증후군을 고안해 냈으며, 이를 매우 긍정적인 현상으로 여겼다. 『지혜로운 신체(*The Wisdom of the Body*)』 같은 제목이 달린 그의 저서들은 온갖 종류의 스트레스를 견뎌 내는 신체의 능력에 대한 즐거운 낙관론으로 가득 차 있다.

그러나 스트레스를 주는 사건들은 때때로 우리를 병들게 한다. 왜? 셀리에는 궤양에 걸린 쥐들을 보며 이 수수께끼에 대해 한참을 고민하다가 일반적으로 그의 다른 모든 업적들보다 더 노벨상을 받을 만한 가치가 있다고 생각되는, 충분히 다른 해답을 생각해 냈다. 그는 스트레스 반응이 작용하는 방법에 관한 3단계의 관점을 제안했다. 초기(경고) 단계에서는 스트레스가 인식된다. 즉 피를 흘리고 있다든가, 너무 춥다든가, 혈당이 낮다는 것을 알리는 비유적인 경고가 머릿속에 울린다. 두 번째 단계(적응 또는 저항)에서는 성공적인 스트레스 반응 체계가 동원되며 신항상성이 다시 확립된다.

스트레스가 길어지면 세 번째 단계에 들어가게 되는데, 셀리에는 이를 스트레스 관련 질병이 발생하는 '피로' 단계라고 불렀다. 셀리에는 스트레스 반응 중에 분비되는 호르몬이 고갈되기 때문에 이 시점에서 병이 나게 된다고 믿었다. 탄약이 떨어진 군대처럼 갑자기 위협적인 스트레스에 대항할 방어력이 바닥나 버린다는 것이었다.

그러나 앞으로 살펴보겠지만, 스트레스가 아무리 오래 지속된다 하더라도 그 어떤 주요 호르몬이 실제로 바닥나는 일은 매우 드물다. 군대의 탄약이 떨어지는 일은 없는 것이다. 대신, 신체가 너무 많은 예산을 국방에 사용하기 때문에 교육과 의료, 사회 보장 제도를 경시하게 된다(그렇다, 나는 은근히 또 다른 주제를 제기하고 있는 것일지도 모른다.). 스트레스 반응이 바닥나는 것이 아니라 오히려 충분히 활성화되어서, 특히 그 스트레스가 순수하게 정신적일 때, '스트레스 반응은 스트레스 그 자체보다 더 파괴적이 될 수 있는' 것이다. 이것은 스트레스 관련 질병 발생의 기본이 되는 결정적인 개념이다.

스트레스에 반응해서 일어나는 일들을 조사해 보면, 스트레스 반응 자체가 해로울 수 있다는 사실을 알 수 있다. 스트레스 반응은 시야가 좁고 비효율적이며, 작은 일에 매달려 큰일을 그르치기도 하지만, 위급 상황에서 효과적으로 반응하기 위해 신체가 해야 하는, 비용이 많이 드는 종류의 일이다. 그리고 만약 매일같이 위급 상황을 겪는다면 대가를 치르게 된다.

만약 에너지를 저장하는 대신에 꾸준히 에너지를 동원한다면, 남는 에너지를 저장할 수 없을 것이다. 더 빨리 피곤해지고, 일종의 당뇨병에 걸릴 위험성이 훨씬 더 커진다. 심혈관계를 만성적으로 활성화하면 비슷하게 치명적인 결과가 나타난다. 만약 사자를 피해 뛰어 달아날 때 혈압이 180/100으로 높아진다면 적응하고 있는 것이지만, 10대 아이가 어질러 놓은 방을 볼 때마다 혈압이 180/100이 된다면, 심혈관계의 재앙을 향해 가고 있는 것이다. 만약 장기적 건설 계획을 지속적으로 가동하지 않는다면, 아무것도 회복시킬 수가 없다. 뒷장에서 설명할 역설적인 이유들 때문에, 당신이 소화성궤양에 걸릴 위험성이 더 높아진다. 아이들의 경우에는, 드물지만 유명한 소아 내분비 장애인 스트레스 소인증에 걸릴 정도로 성장이 억제될 수 있으며, 어른의 경우에는, 뼈와 다른 조직의 수복과 재생이 저해될 수 있다. 지속적으로 스트레스를 받으면 다양한 생식 기능 장애가 발생할 수 있다. 여성은 생리 주기가 불규칙해지거나 멈출 수 있고, 남성은 정자 수와 테스토스테론 수준이 감소할 수 있다. 성별에 관계없이 모두 성적 행위에 대한 관심이 줄어든다.

그러나 이것들은 만성적 또는 반복적인 스트레스에 대한 반응들에서 오는 문제의 시작에 불과하다. 면역 기능이 너무 오래, 그리고 너무 많이 억제되면, 여러 가지 전염병에 걸릴 가능성이 커지며, 감염되었을 때 이에 맞서 싸울 능력이 떨어진다.

마지막으로, 스트레스를 받는 동안 더 현명하게 작용하는 뇌의 체계 역시 스트레스를 받을 때 분비되는 호르몬의 일종 때문에 손상을 입을 수 있다. 나중에 검토하겠지만, 이는 노화의 과정에서 우리의 뇌가 얼마나 빨리 세포를 잃어 가며, 노령화와 더불어 얼마나 많은 기억을 잃게 되는지와 관련이 있다.

이 모든 것들은 상당히 암울한 면이 있다. 반복되는 스트레스에 대해서, 우리는 나름대로 신항상성을 되찾을 수 있겠지만, 신항상성은 공짜로 얻어지는 것이 아니므로, 이 균형을 재확립하려는 노력은 결과적으로 우리를 피로하게 만들 것이다. "시소 위의 코끼리 두 마리"라는 스트레스 관련 질병 모델을 생각해 보자. 작은 아이 두 명을 시소에 앉히면, 아이들은 그 위에서 상당히 쉽게 스스로 균형을 맞출 수 있다. 뒷장에서 소개될 낮은 수준의 여러 가지 스트레스 호르몬을 아이들이라고 하면, 이것이 스트레스를 주는 사건이 전혀 일어나고 있지 않을 때의 신항상성의 균형이다. 이와는 대조적으로, 스트레스 때문에 유리된 스트레스 호르몬의 급류를 시소 위의 거대한 코끼리 두 마리로 생각하면 된다. 코끼리들은 엄청난 노력을 들여야만 스스로 균형을 맞출 수 있다. 그러나 지속적으로 두 아이 대신 두 코끼리로 시소의 균형을 맞추려고 들면, 다음과 같은 온갖 문제들이 발생할 것이다.

- 첫째, 두 코끼리의 거대한 잠재적 에너지가, 대출금을 갚거나 청구서의 요금을 지불하는 것과 같은, 더 유용한 일에 사용되지 않고 시소의 균형을 맞추는 데 소모된다. 이는 다양한 장기적 건설 계획에 동원될 에너지를 단기간의 위급한 스트레스 상황을 해결하기 위해 전환하는 것과 같다.
- 균형을 맞추기 위해 두 코끼리를 사용하면, 단순히 코끼리가 크고 육중하며 둔한 것만으로도 손상이 발생할 것이다. 코끼리들은 놀이터에 들어가는 도중에 꽃을 짓밟고, 시소의 균형을 잡는 동안 계속해서 먹어 댄 과자 찌꺼기나 쓰레기를 여기저기 흩뿌리며, 시소 자

체를 더 빨리 마모시킬 것이다. 이는 앞으로 검토할 여러 장에서 보게 될 스트레스 관련 질병들의 유형들에 해당한다. 다른 것의 균형을 깨뜨리지 않고 몸속의 큰 문제를 해결하기는 어렵다(이것이 전신에 걸친 체계들을 통해 퍼져 나가는 신항상성의 진수이다.). 따라서 스트레스 때문에 야기된 불균형의 극히 일부분을 코끼리(대량의 다양한 스트레스 호르몬)를 써서 해결할 수는 있겠지만, 그렇게 많은 양의 호르몬은 그것이 쓰이는 과정에서 또 다른 문제를 만들 수 있다. 오랫동안 이런 일이 지속되면 '신항상성을 유지하는 부담' 때문에 전신이 소모되는 상태에 이르게 된다.

- 마지막으로 미묘한 문제가 있다. 두 마리 코끼리가 시소 위에서 균형을 잡고 있다면, 이들이 시소에서 내리기도 힘들다. 둘 중 하나가 뛰어내리면 다른 한 마리는 땅에 부딪힐 것이고, 두 마리가 동시에 섬세하고 유연하게 날아 내리도록 조정하는 것은 극도로 정밀한 작업이다. 이는 뒤의 장들에서 다루게 될 또 다른 주제와 관련된 은유이기도 하다. 때때로 스트레스 관련 질병은 스트레스 반응을 너무 천천히 정지시키거나, 스트레스 반응의 구성 요소들을 각각 다른 속도로 정지시키기 때문에 야기된다. 스트레스 반응의 호르몬들 중 하나의 분비 속도가 정상으로 돌아왔는데, 다른 호르몬은 계속해서 미친 듯이 분비되고 있다면, 이는 코끼리 한 마리가 갑자기 시소에서 뛰어내려서 남은 다른 한 마리가 땅에 부딪히는 것과 같다.[5]

지금까지 읽으면서 당신은 이 책이 밝히고 있는 다음 두 가지 개념에 대해 이해하기 시작했을 것이다.

첫 번째 개념은, 만약 당신이 급격한 신체적 위험에 처해서 정상적인 포유류와 같이 스트레스를 받는 경우에 적절하게 스트레스 반응을 작동시키지 못하면 커다란 난관에 봉착하게 된다는 것이다. 이를 알아보기 위해서는, 스트레스 반응을 활성화할 수 없는 누군가를 조사해 보기만 하면 된다. 앞으로 설명하겠지만, 스트레스를 받는 동안에는 두 가지 중요한 호르몬이 분비된다. 애디슨병에 걸리면 그중 한 종류의 호르몬이 분비되지 않는다. 샤이드래거 증후군은 또 다른 한 종류의 호르몬 분비에 장애가 생긴 것이다. 애디슨병이나 샤이드래거 증후군 환자들이 암이나 당뇨병, 또는 손상이 천천히 누적되는 다른 어떤 질병들에 걸릴 위험성이 더 크다는 것은 아니다. 그러나 애디슨병 환자들은 교통사고나 전염병처럼 큰 스트레스에 직면했을 때, 혈압이 떨어지고 순환을 유지할 수 없어 쇼크 상태가 되는 '애디슨 위기'에 빠지게 된다. 샤이드래거 증후군의 경우에는, 저녁거리를 위해 얼룩말 뒤를 쫓기는커녕 단순히 일어서는 것도 힘들고, 그저 서 있는 것만으로도 혈압이 떨어지고, 근육 경련이 일어나며, 어지럽고, 각종 불쾌감이 나타난다. 다시 말해서 이 두 질병은 신체적 위험이 있을 때 스트레스 반응이 필요하다는 중요한 사실을 가르쳐 준다. 애디슨병과 샤이드래거 증후군은 스트레스 반응을 작동시키는 데 실패했다는 것을 나타낸다. 앞으로 소개할 장(章)에서, 나는 스트레스 호르몬의 미묘한 분비 부족으로 인한 장애를 언급할 것이다. 여기에는 만성 피로 증후군, 섬유 근통, 관절 류머티즘, 우울증의 특수한 유형, 심하게 아픈 환자들 그리고 외상 후 스트레스 장애를 겪고 있는 사람들이 포함된다.

첫 번째 개념은 분명히 결정적인 것으로, 특히 살아남기 위해 자주 뛰어야만 하는 얼룩말에게는 매우 중요하다. 그러나 교통 체증에 발이 묶여 답답해하거나, 돈 때문에 걱정하거나, 동료들과의 긴장 관계 때문에 머리가 아픈 우리에게는 두 번째 개념이 훨씬 더 관련이 깊다.

이것은 만약 스트레스 반응을 반복적으로 작동하거나, 스트레스를 주는 사건이 끝났는데도 스트레스 반응을 차단할 수 없다면, 스트레스 반응이 오히려 해롭다는 개념이다. 우리가 스트레스 관련 질병에 대해 이야기할 때 생각하는 것들의 대부분은 지나친 스트레스 반응들로 인한 장애라고 할 수 있다.

이 두 번째 핵심 개념은 몇 가지 중요한 조건들을 필요로 한다. 표면적으로 이 개념이 주는 메시지는 이미 언급한 것처럼 스트레스가, 즉 만성적 또는 반복적인 스트레스가 사람을 병들게 하는 것으로 보일 것이다. 그러나 실제로는, 만성적 또는 반복적 스트레스가 사람을 병들게 할 가능성이 있으며, 병에 걸릴 위험성을 높일 수 있다는 것이 더 정확한 표현이다. 사실 대량의 반복적 또는 만성적 스트레스가 있더라도 자동으로 질병에 걸리는 것은 아니다. 이 책의 마지막 부분에서는 같은 스트레스를 겪는데도 왜 어떤 사람들은 다른 사람들에 비해 더 자주 스트레스 관련 질병에 걸리는지를 다룰 것이다.

추가로 강조해야 할 것이 있다. "만성적 또는 반복적 스트레스가 당신을 병들게 할 위험성을 높인다."라고 하는 것은 실제로 부정확한 표현이지만, 어떤 면에서는 애초에 단어의 미묘한 의미에 관해 사소한 트집을 잡는 것처럼 보일 것이다. 스트레스가 당신을 아프게 하거나 아프게 할 위험성을 높이는 경우는 전혀 없다. 스트레스는 당신을 아프게 만들 '질병'에 걸릴 위험성을 높이거나, 그런 질병을 갖고 있는 경우에 당신의 방어력이 질병에 의해 압도당할 위험성을 높인다. 이 구분은 몇 가지 측면에서 중요하다. 첫째, 스트레스와 병에 걸리는 것 사이에 더 많은 단계를 둠으로써, 왜 몇몇 사람들만 실제로 병에 걸리는지, 개인차에 대한 더 많은 설명이 존재하게 된다. 또 스트레스에서 병을 앓게 되는 상태까지의 진행 과정을 명확히 함으로써, 그 과정에 개입할 방법을 고안하기가 쉬워진다. 마지막으로, 왜 많은 의사들이 스트레스라는 개념을 자주 의심스럽고 애매한 것으로 여겼는지를 설명할 수 있다. 임상 의학은 전통적으로 "당신은 질병 X에 걸렸기 때문에 아픈 것입니다."라고 설명하는 데는 능숙하지만, 애초에 왜 당신이 그 질병 X에 걸렸는지에 대해서는 설명하지 못하는 경우가 많다. 따라서 실제로 의사들은 자주 "당신은 질병 X에 걸려서 아픈 것이지, 스트레스라는 말도 안 되는 것 때문에 아픈 것이 아닙니다."라고 말한다. 그러나 이런 의견은 애초에 질병을 초래하거나 악화시키는 스트레스의 역할을 무시하고 있는 것이다.

이런 구조를 염두에 두고, 이제 우리는 이 체계의 개별적 단계를 이해해 나갈 수 있을 것이다. 2장에서는 스트레스를 받는 동안 어떤 것이 활성화되고 어떤 것이 억제되는지, 스트레스 반응에 관여하는 호르몬과 뇌의 체계에 대해 소개한다. 이는 그 영향을 받는 각 신체 체계를 알아보는 3장에서 10장으로 이어진다. 스트레스를 받는 동안 호르몬들이 어떻게 심혈관의 긴장을 증강시키며 만성 스트레스가 어떻게 심장 질환을 일으키는가(3장), 스트레스를 받는 동안에 호르몬과 신경계가 어떻게 에너지를 활성화하며 과다한 스트레스가 어떻게 에너지 질환을 야기하는가(4장) 등이다. 11장에서는 스트레스가 어떻게 수면을 방해하고 수면 부족이 어떻게 스트레스가 되는지, 그 악순환에 초점을 두고 스트레스와 수면의 상호 작용에 대해 다룬다. 12장에서는 노화에서 스트레스의 역할과, 스트레스를 받는 동안 분비되는 특정 호르몬에 지속적으로 노출되면 실제로 뇌의 노화가 가속된다는, 최근 제기되고 있는 신경 쓰이는 발견을 다룬다. 앞으로 살펴보겠지만, 이 과정들은 주로 이 첫 장에서 제시된 단순한 그림들보다는 훨씬 더 복잡하고 미묘할 것이다.

13장은 왜 정신적 스트레스가 스트레스를 주는 것인지, 스트레스 질병에 대한 우리들 스스로의 성향을 이해하는 데 핵심적인 주제를 다룬다. 이것은 나머지 장들에 대한 도입부이기도 하다. 14장에서는 수많은 사람들을 괴롭히는 끔찍한 정신적 질병이자 주로 정신적 스트레스와 긴밀한 연관성을 가지는 우울증에 대해 설명한다. 15장에서는 스트레스 관련 질병의 개인차가 개인의 성격 차이와 어떠한 상관이 있는지를 논의한다. 이는 불안 장애와 A형의 세계인데, 여기에 더해서 성격과 스트레스 반응 사이의 예기치 못한 연관성에 대해 약간의 놀라운 사실도 언급할 것이다. 16장은 이 책에 전반적으로 스며들어 있는 불가사의한 문제, 즉 스트레스가 때때로 좋게 느껴져서 일부러 스트레스를 받기 위해 돈을 내고 공포 영화를 보거나 롤러코스터를 타는 것에 대해 생각해 본다. 따라서 이 장에서는 언제 스트레스가 좋게 느껴지는지 그리고 스트레스가 촉발해 내는 기쁨의 감각과 중독 과정 사이의 상호 작용에 대해 논의한다.

17장은 개인의 수준을 넘어서 사회 속에서의 개인의 위치와, 개인이 속해서 살고 있는 사회의 유형이 스트레스 관련 질병에 어떤 영향을 주는지에 초점을 맞추고 있다. 만약 당신이 더 이상 읽을 계획이 없다면, 여기서 이 장의 한 대목만 소개하기로 하자. 스트레스 관련 질병에 걸릴 확률을 줄이고 싶다면, 부주의하게 가난한 집에 태어나서는 안 된다.

여러 가지 면에서, 마지막 장에 이르기까지 설명되고 있는 내용들은 모두 나쁜 소식들이다. 그러나 스트레스가 우리의 마음과 신체를 비참하게 만들지 못하게 할 새로운 가능성에 관한 증거들이 우리에게 다시 기운을 내게 해 줄 것이다. 마지막 장은 우리에게 약간의 희망을 준다. 같은 외적 스트레스를 겪더라도, 어떤 신체와 정신의 사람들은 다른 이들보다 스트레스에 잘 대처한다. 그들은 대체 무엇을 잘하고 있으며, 나머지 사람들이 거기에서 배울 수 있는 것은 무엇일까? 우리는 스트레스 관리의 주요 원칙과 그들이 눈부신 성공을 거두는데 적용한 놀랍고 흥미로운 영역들을 일부 살펴볼 것이다. 비록 중간의 여러 장에서는 우리를 스트레스 관련 질병에 걸리게 만드는 수많은 취약성들을 다루었지만, 마지막 장은 우리가 수많은 스트레스로부터 스스로를 지킬 수 있는 어마어마한 잠재력을 가지고 있다는 것을 보여 준다. 무엇보다 분명한 것은, 모든 것을 잃지는 않는다는 것이다.

2
스트레스와 뇌

스트레스가 어떻게 우리를 병들게 하는지를 배우기 위해서는 먼저 뇌의 작용에 관해 알아야 한다. 이에 대해서는 아마도 이 분야의 선구적 관찰자가 쓴, 아래에 소개하는 상당히 기술적인 문장에 가장 잘 묘사되어 있는 듯하다.

그의 품속에서 작고 황홀하게 녹아 가면서, 그녀는 그가 무한히 갈망하는 존재가 되었다. 품속의 그녀가, 그 부드러움이, 그 감동적인 아름다움이, 그의 혈액 속에 스며들어, 전신의 혈관이 강력하면서도 부드러운 욕망으로 끓어올랐다. 그는 비단처럼 매끄러운 그녀의 허리를 부드럽게 쓰다듬듯이 어루만지며 손을, 아래로, 아래로 더듬어, 그녀의 부드럽고 따뜻한 엉덩이 사이에서 중심부를 향해 다가갔다. 그녀는 그가 부드러운 욕망의 불꽃처럼 느껴졌고, 자신도 그 불꽃 속에 녹아내리는 것 같았다. 그녀는 스스로를 내맡겼다. 그의 음경이 조용하면서도 압도적인 힘을 주장하며 몸에 닿는 것을 느끼며, 그녀는 그에게 자신을 맡겼다. 그녀는 죽음과 같은 몸의 떨림을 어찌할 수가 없었다. 그리고 그에게 모든 것을 허락했다.

이제 이 문장에 대해 생각해 보자. 만약 D. H. 로렌스의 글이 당신의 취향에 맞는다면, 체내에서 흥미로운 변화가 일어나고 있을 것이다. 계단을 한 층 뛰어오른 것도 아닌데 심장이 빠르게 뛴다. 실내 온도가 변하지 않았는데도 한두 개의 땀샘이 활성화된다. 누가 만져서 자극을 받은 것도 아닌데 신체의 비교적 민감한 부위들을 갑자기 매우 의식하게 된다.

당신은 근육 하나 움직이지 않고 가만히 의자에 앉아 있다. 그리고 화가 나거나, 슬프거나, 즐겁거나, 음탕한 것에 관한 생각만 하는데도 당신의 췌장은 갑자기 호르몬들을 분비한다. 췌장? 당신은 어떻게 췌장이 그런 일을 하도록 했을까? 췌장이 어디에 있는지조차 모르면서 말이다. 당신의 간은 전에는 없었던 효소를 만들고, 비장(지라)은 흉선(가슴샘)에 신호를 보내며, 발목에 있는 작은 모세혈관 내의 혈액의 흐름이 변한다. 이 모든 일이 생각을 했기 때문에 일어난다.

우리는 뇌가 신체의 다른 모든 부위의 기능을 조절할 수 있다는 사실을 이성적으로 알고는 있지만, 그 효과가 얼마나 많은 부분에까지 미치고 있는지를 떠올리면 새삼스럽게 놀라게 된다. 당신이 의자에 앉아, 심한 스트레스를 받을 때에는 어떤 부위가 활성화되고 어떤 부위가 조용해지는지를 알아보기 위해, 뇌와 다른 부위들 사이의 통신 연락이 어떻게 되어 있는지를 배우는 것이 이 장의 목적이다. 이것은 당신이 사바나를 가로질러 달릴 때 스트레스 반응이 어떻게 당신의 목숨을 구해 주는지, 그러나 몇 달 동안 걱정을 하면 왜 앓게 되는지를 알기 위해 필수적이다.

스트레스와 자율 신경계

뇌는 주로 뇌에서 내려가기 시작하여 척추와 신체 표면에까지 가지를 치고 있는 신경들을 통해 신호를 전달함으로써, 신체의 다른 부위들에게 할 일을 지시한다. 이 통신 체계의 한쪽 차원은 상당히 직설적이고 익숙한 것이다. 수의적인 신경계는 의식적인 것이다. 당신이 근육을 움직이려고 결정하면 그 일이 일어난다. 신경계의 이런 부분 덕분에 당신은 악수를 하거나 세금 신고서를 기입하거나, 폴카 춤을 출 수 있다. 그런데 골격근 이외의 기관에 투사(投射)하여, 얼굴이 붉어지거나 소름이 돋거나 오르가즘을 느끼는 것과 같은, 신체의 흥미로운 부분들을 조절하는 다른 종류의 신경계가 있다. 일반적으로 우리의 뇌는 땀샘보다는, 예를 들어 허벅지 근육을 쉽게 조절한다(우리가 자율 신경계의 작용을 전혀 조절할 수 없는 것은 아니다. 예를 들어 '생물학적 되먹이기 조절'은 이러한 자동적인 기능을 의식적으로 바꾸기 위한 것이다. 배변 훈련은 우리가 조절 능력을 가지는 또 다른 예이다. 더 현실적인 수준의 예로는 결혼식 도중에 큰 트림이 나려는 것을 참는 것도 마찬가지이다.). 땀샘 등과 같은 장소에 가는 일련의 신경 투사는 상대적으로 불수의적이고 자동적인 신호들을 운반한다. 따라서 이것을 '자율 신경계(autonomic nervous system)'라고 부르며, 이 자율 신경계는 스트레스로 인해 나타나는 당신의 반응과 큰 연관성을 가진다. 즉 이 신경계의 절반은 스트레스 반응 때에 활성화되며, 나머지 절반은 억제된다.

활성화되는 자율 신경계의 절반을 '교감 신경계(sympathetic nervous system)'라고 한다.[1] 뇌에서 유래하는 교감 신경의 투사들은 척추에서 빠져나와 신체의 거의 모든 기관과 혈관 그리고 땀샘에까지 가지를 보내고 있다. 교감 신경은 신체의 털 하나하나에 붙어 있는 수많은 작

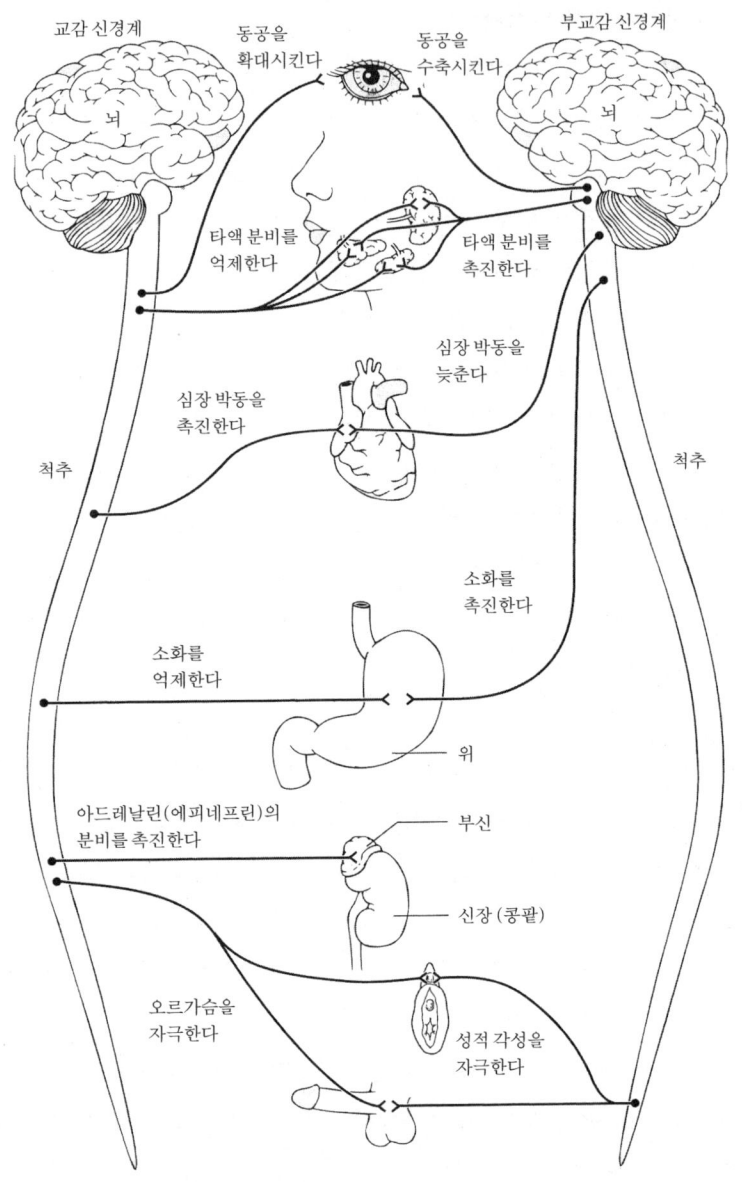

교감 신경계와 부교감 신경계가 다양한 기관과 샘에 미치는 효과.

은 근육에조차 투사한다. 만약 어떤 일로 몹시 겁이 나서 이런 투사가 활성화되면, 그 끝에 있는 털들이 곤두서고, 근육은 있지만 털이 붙어 있지 않은 부위에서는 닭살이 돋게 된다.

교감 신경은 위급한 상황에서, 또는 당신이 위급한 상황이라고 생각할 때에 활성화된다. 교감 신경은 경계하고, 각성하고, 활성화하고, 동원하는 일을 매개하도록 돕는다. 의과 대학 1학년 학생들에게는 교감 신경이 '행동의 4F', 즉 도피, 투쟁, 두려움, 섹스(flight, fight, fright, sex)를 매개한다는 어설픈 농담 같은 설명이 대대로 전해 내려온다. 이는 스트레스를 받을 때처럼 생명체가 흥분되거나 경계해야 할 때 작동되는 전형적인 체계이다. 이 체계의 신경 종말들에서는 아드레날린을 방출한다. 누군가 문 뒤에서 튀어나와 당신을 놀라게 할 때, 교감 신경계가 아드레날린을 방출하기 때문에 가슴이 철렁 하는 것이다. 또, 교감 신경 종말들 역시 이와 매우 유사한 노르아드레날린이라는 물질을 방출한다('아드레날린'과 '노르아드레날린'은 사실 영국식 명칭이다. 지금부터는 미국식 용어인 에피네프린과 노르에피네프린을 주로 사용할 것이다.). 에피네프린은 부신(신장 바로 위에 있다.) 속에 있는 교감 신경 종말의 작용으로 방출된다. 노르에피네프린은 온몸에 퍼져 있는 그 외의 모든 교감 신경 종말에서 분비된다. 이들은 다양한 신체 장기들을 몇 초 이내에 작동시키는 화학적 전달 물질이다.

다른 절반의 자율 신경계는 반대 역할을 한다. 이 부교감 성분들은 네 개의 F 이외의 모든 조용하고 단조로운 활성을 매개한다. 만약 성장기의 아이가 잠을 자고 있다고 하면, 아이의 부교감 신경계는 활성화된다. 부교감 신경계(parasympathetic nervous system)는 성장과 에너지 저장 그리고 다른 낙관적인 과정들을 촉진시킨다. 배불리 식사를 한 후에, 앉아서 행복하게 졸고 있으면, 부교감 신경계는 크게 활성화된

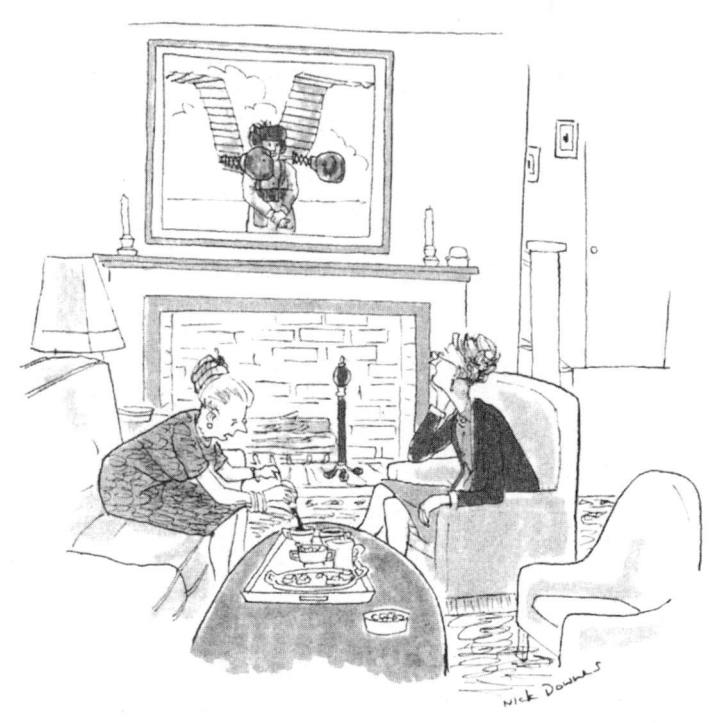

"아, 저건 에드워드와 그 투쟁-도피 장치예요."

다. 살기 위해 사바나를 달리면서, 헐떡거리며 공황 상태를 극복하려고 애쓰는 중이라면, 이미 당신은 부교감 성분들을 줄이고 있는 것이다. 이렇듯 자율 신경계는 서로 반대되는 작용을 한다. 뇌가 보낸 교감과 부교감 투사들이 어떤 특정 장기에 도달하여 활성화되면, 각각 반대되는 결과를 나타낸다. 교감 신경계는 심장을 빨리 뛰게 하고 부교감 신경계는 이를 진정시킨다. 교감 신경계는 혈류가 근육으로 흐르도록 전환시키는데, 부교감계는 그 반대의 일을 한다. 양측의 가지들이 동시에 매우 활성화된다면, 재앙이 생긴다는 것은 별로 놀라운 일이 아니다. 자동차의 브레이크와 액셀러레이터를 동시에 밟는 것과 마찬가지이다. 그런 일이 일어나지 않도록 하기 위해서 많은 안전 장치가 존재한다. 예를 들어, 두 신경계 가지 중 한쪽을 활성화하는 뇌의 부위는 전형적으로 다른 한쪽 가지를 억제한다.

뇌: 진정한 샘의 지휘자

교감 신경계로 대표되는 신경 경로는 뇌가 스트레스에 반응하여 활성의 파도를 운반하는 첫 번째 수단이다. 또 다른 한 가지 방법이 있다. 바로 호르몬을 분비하는 것이다. 신경 세포가 수천분의 1인치를 이동하는 화학 물질을 분비해서, 다음 줄에 서 있는 세포(흔히 또 다른 신경 세포이다.)가 다른 일을 하도록 할 때, 이 신호를 전달하는 물질을 신경 전달 물질이라고 부른다. 따라서 심장에 있는 교감 신경 종말에서, 심장 근육을 다르게 움직이기 위해 노르에피네프린이 분비될 때, 이 노르에피네프린은 신경 전달 물질의 역할을 하는 것이다. 만약, 그 대신 혈류에 스며들어 더 광범위한 영향을 미치는 매개 물질을 신경 세포(또는 어떤 세포)가 분비한다면, 이 물질을 호르몬이라고 할 수 있다. 모든 종류의 샘들은 호르몬을 분비한다. 스트레스를 받으면 어떤 호르몬들의 분비가 증가하고, 다른 호르몬들의 분비는 억제된다.

뇌는 호르몬을 분비하는 모든 샘들과 어떤 관계가 있을까? 예전 사람들은 관계가 없다고 생각했다. 즉 췌장, 부신, 난소, 고환과 같은 신체의 말초 샘들은 어떤 신비한 방법을 통해 각자 무엇을 하고 있는지 '알고' 있으며, '스스로의 생각'을 가지고 있다고 추측했었다. 이들은 다른 장기의 지시 없이도, 언제 자신들의 매개 물질을 분비할지

'결정'할 수 있다는 것이었다. 이런 잘못된 생각은 20세기 초에 잠시 어리석은 유행을 만들어 냈다. 과학자들은 남성들의 성적 욕구가 나이와 함께 줄어든다는 것을 알고, 이것이 노화하는 남성의 고환이 분비하는 남성호르몬인 테스토스테론의 양이 줄어들기 때문이라고 생각했다(실제로는 당시의 그 누구도 테스토스테론이라는 호르몬을 모르고 있었다. 그들은 고환에 불가사의한 '남성 요소들'이 있다고 표현했다. 그리고 사실 테스토스테론의 수준은 나이와 함께 폭락하는 것이 아니다. 그 감소 정도는 사람에 따라 큰 차이가 나며, 또 정상 수준의 10퍼센트로 줄어들더라도 성행위에는 별다른 영향을 미치지 않는다.). 한 번 더 비약해서, 그들은 성욕 감퇴를 초래하는 노화 자체를 남성 요소 수준의 감소 탓으로 돌렸다(고환이 없는 여성들은 왜 노화에 잘 대처하는지 의문을 가질 법도 했지만, 인구의 반을 차지했던 여성들은 그 당시 이런 이야기들에 관심이 없었다.). 그렇다면 어떻게 노화를 역행시킬 수 있을까? 늙어 가는 남성들에게 고환 추출물을 주면 된다.

늙고 부유한 신사들은 곧 나무랄 데 없는 스위스의 요양소를 찾아가서 개, 닭, 원숭이의 고환 추출물을 매일같이 엉덩이에 주사했다. 심지어 음식점에서 바닷가재를 고르듯, 요양소의 가축 사육장에 나가서 직접 원하는 염소를 고를 수도 있었다(그리고 여러 신사들은 예약한 진료 시간에 자신이 상으로 받을 동물들을 끌고 나타났다.). 곧 '회춘 치료'라는 분파가 생겼다. 이들은 주로 작은 고환 조각들을 몸에 이식하는 '장기 요법'을 주장했다. 그리하여 원숭이 샘 열풍이 생겨났다. '고환'이라는 선정적인 단어는 금지되어 쓸 수가 없었기 때문에 기자들은 '샘(腺)'이라는 용어를 사용했다. 산업계의 지도자들, 주지사들 그리고 적어도 한 명의 교황이 이 치료를 신청했다. 그리고 제1차 세계 대전이라는 대참사의 결과로 인해 젊은 남성이 부족해지자 젊은 여성과 늙은 남성이 결혼하는 일이 많아져서, 이런 종류의 치료는 상당히 중

> PROFESSOR
> **BROWN SEQUARD'S**
> METHOD.
> **EXTRACTS OF ANIMAL ORGANS.**
> Testicle Extract,
> Grey Matter Extract,
> Tyroid Gland Extract, &c., &c.
> *Concentrated Solutions at 30%.*
> These preparations, completely aseptic, are mailed to any distance on receipt of a money order. Directions sent with the fluids.
> Price for 25 Injections, $2.50.
> Syringe Specially Gauged, (3 cubic c.,) $2.50.
> *Used in the Hospitals of Paris, New York, Boston, etc.*
> Circular Sent on Application.
> **New York Biological and Vaccinal Institute,**
> Laboratory of Bovine Vaccine and of Biological Products.
> GEO. G. RAMBAUD, Chemist and Bacteriologist, Superintendent.
> PASTEUR INSTITUTE BUILDING, NEW YORK CITY.

동물의 장기 추출물을 이용한 치료법을 선전하는 광고, *Therapeutic Review* 뉴욕(New York, 1893).

요한 것처럼 보였다.

당연한 일이지만, 문제는 이것이 효과가 없다는 데 있었다. 테스토스테론은 고환 추출물 속에 전혀 들어 있지 않았다. 환자들은 수용성 추출물을 주입받았는데, 테스토스테론은 물에 녹지 않는다. 그리고 이식된 작은 조직들은 이식하자마자 거의 죽어 버렸고, 사람들은 상처 조직을 건강한 이식 조직으로 잘못 알고 있었다. 그리고 실제로 이식한 조직이 죽지 않았다고 하더라도, 여전히 효과는 없었을 것이었다. 만약 노화하는 고환이 적은 양의 테스토스테론을 분비한다면, 이는 고환이 제 기능을 못 하는 것이 아니라, 다른 기관이 이 호르몬을 분비하도록 고환에게 지시하지 않기 때문이다. 아무리 새로운 고환을 한 쌍 이식한다 하더라도 자극 신호가 없기 때문에 역시 실패할 것이었다. 그러나 아무 문제도 없었다. 어쨌거나 거의 모든 사람들이 놀라운 결과를 보였다. 만약 당신이 매일같이 어떤 동물의 고환 추출물을 고통스럽게 주사 맞기 위해 큰돈을 지출한다면, 스스로 젊은 황소처럼 느꼈다고 판단할 만한 분명한 동기가 있는 것이다. 일종의 큰 위약 효과라고 할 수 있다.

시간이 지나자, 과학자들은 고환과 기타 말초의 호르몬 분비샘들이 자율적인 것이 아니라 다른 어떤 것에 의해 조절된다는 것을 알았다. 이들의 관심은 뇌 바로 밑에 있는 뇌하수체에 쏠렸다. 뇌하수체가 손상되거나 병이 생기면 전신의 호르몬 분비에 장애가 생긴다는 것이 알려졌다. 20세기 초에 신중하게 진행된 연구로, 뇌하수체가 먼저 샘들을 활성화하는 호르몬을 방출해야만 말초의 샘들이 호르몬을 유리한다는 것이 밝혀졌다. 뇌하수체는 신체의 나머지 모든 부분을 조절하는 온갖 종류의 호르몬을 담고 있다. 뇌하수체야말로 경기의 계획을 알고 있으며 다른 모든 샘들이 하는 일을 조절한다. 이런 생각에서 뇌하수체가 신체 '샘들의 지휘자'라는 기념할 만한 문구가 생겼다.

이 발견은 《리더스 다이제스트》의 "나는 조의 무엇입니다(I Am Joe's)." 코너("나는 조의 췌장입니다.", "나는 조의 정강이뼈입니다.", "나는 조의 난소입니다." 등)를 통해 널리 알려졌다. "나는 조의 뇌하수체입니다."의 세 번째 문단에 '지휘자 샘'이라는 이야기가 나온다. 그러나 1950년대까지 과학자들은 이미 뇌하수체가 샘들의 지휘자가 아니라는 것을 알게 되었다.

가장 간단한 증거는 뇌하수체를 몸에서 분리해 뇌하수체가 필요로 하는 영양분으로 채워진 작은 그릇에 넣으면 이 샘의 작용이 비정상적이 된다는 사실이었다. 정상적으로 분비되어야 할 다양한 호르몬들이 더 이상 분비되지 않는 것이었다. 물론 어떤 조직이든 신체에서 분리해 영양분이 든 수프 속에 넣으면 제 기능을 하지 못할 것이다. 그러나 흥미롭게도 이 '외부로 떨어져 나온' 뇌하수체는 특정 호르몬들의 분비를 멈추는 대신, 막대한 양의 다른 호르몬들을 분비하는 것이었다. 뇌하수체가 단순히 손상을 받아서 기능이 정지한 것이 아니었다. 오히려 엉뚱하게 작동했고, 그 결과로 결국 뇌하수체가 호르몬 게임의 계획을 총괄하지 않는다는 것이 밝혀졌다. 뇌하수체는 보통 뇌의 명령을 따르는데, 그 작은 그릇 속에는 그럴 뇌가 없었던 것이다.

이에 대한 증거는 상대적으로 쉽게 얻을 수 있었다. 뇌하수체 바로 옆에 있는 뇌의 일부를 파괴하면, 뇌하수체는 어떤 호르몬들의 분비를 중지하고 다른 호르몬들를 과다하게 분비한다. 이는 뇌가 특정 뇌하수체 호르몬들의 분비를 촉진할 것인지 억제할 것인지를 조절한다는 것을 말해 준다. 문제는 뇌가 어떻게 이런 작용을 하는지 밝혀내는 것이었다. 논리적으로 생각하면, 뇌에서 뇌하수체에 투사하는 신경들을 찾고(심장이나 기타 부위의 신경 투사들처럼), 뇌가 유리하는 신경 전달 물질을 찾아내야 할 것이었다. 하지만 그 누구도 이런 투사를 찾을 수가 없었다. 1944년에 생리학자 제프리 해리스(Geoffrey Harris)는 뇌 역시 일종의 호르몬 샘이며, 뇌하수체로 흘러가서 그 작용을 지시하는 호르몬을 방출한다는 가설을 제시했다. 근본적으로, 이것은 전혀 이상한 생각이 아니었다. 사반세기 전에, 이 분야의 대부 중 하나인 에른스트 샤러(Ernst Scharrer)는, 말초 샘에서 나온다고 여겼던 일부 호르몬들이 실제로는 뇌에서 생성된다는 것을 증명했다. 그런데도 많은 과학자들이 해리스의 생각이 말도 안 된다고 생각했다. 호르몬은 난소, 고환, 췌장과 같은 말초 샘에서 나온다. 그런데 뇌가 호르몬을 분비한다고? 터무니없는 소리! 이는 과학적으로 받아들이기 어려운 일이었을 뿐 아니라, 뇌가 혼자서 시를 쓴다는 말에 반대하는 것만큼, 뇌가 하기에는 어울리지 않는 버릇없는 짓이었다.

그런데 두 명의 과학자들, 로제 기유맹(Roger Guillemin)과 앤드루 샬리(Andrew Schally)가 이 뇌 호르몬을 찾기 시작했다. 그것은 엄청나게 어려운 과제였다. 뇌는 이 문장의 끝에 찍혀 있는 마침표보다 약간 큰 미세한 순환계를 통해 뇌하수체와 소통하고 있었다. 이런 가상적인 뇌의 '분비 호르몬'들이나 '억제 호르몬'들을 일반적인 혈액 순환 속에서 찾을 수 있을 리가 없었다. 만약 그런 호르몬들이 존재한다고 하더라도, 이 호르몬들이 부피가 큰 일반 순환계에 도달할 즈음이면, 검출할 수 없을 정도로 희석된다. 때문에, 그 대신 뇌에서 뇌하수체로 가는 혈관들이 위치한 뇌의 기저부에 있는 작은 조직들을 검색해야만 했다.

만만한 과제가 아니었지만, 두 과학자는 이 일에 달라붙었다. 이런 호르몬들에 대한 추상적이고도 지적인 수수께끼, 그 잠재적 임상 적용의 가능성 그리고 이 과학적 무지개의 끝에 기다리고 있을 갈채 등이 그들에게 매우 강력한 연구의 동기를 제공했다. 이에 더해, 이들은 서로 으르렁거리는 사이였기 때문에 더 연구에 열중할 수밖에 없었다. 연구 초기인 1950년대 말에는 기유맹과 샬리는 뇌 호르몬을 찾기 위해 협력했다. 실제 어떤 사건이 있었는지는 역사의 어둠 속으로 묻혀 버렸지만, 아마 검사에 지쳐 있던 어느 저녁, 한 사람이 시험관꽂이 너머로 상대방을 모욕했을 것이다. 어쨌든 이 유명한 증오는 그리스와 트로이, 코카콜라와 펩시가 싸우는 것에 비유할 수 있을 만큼 과학의 연대기에 한 획을 긋는 결과를 낳았다. 기유맹과 샬리는 미확인 뇌 호르몬을 처음으로 추출해 내는 과학자가 되기 위해 각자의 길로 갈라섰던 것이다.

존재하지 않을지도 모르는, 설혹 존재하더라도 접근이 불가능한 미소 순환계에서 극소량밖에 존재하지 않는 호르몬을 어떻게 분리할 것인가? 기유맹과 샬리는 같은 전략을 생각해 냈다. 그들은 도살장에서 동물들의 뇌를 모으는 것에서 시작했다. 뇌하수체 부근의 뇌 기저부를 잘라 내어 믹서로 간 후, 화학 약품이 가득 찬 기다란 시험관에 넣어, 반대편 끝으로 정제되어 흘러나오는 액체를 한 방울씩 모았다. 그다음에는 이 액체를 쥐에게 주사하고 뇌하수체의 호르몬 방출 양상에 변화가 생기는지 관찰했다. 만약 변화가 있다면, 그 뇌 추출물 속에 상상 속의 분비 호르몬 또는 억제 호르몬이 포함되어 있을 터였다. 추출물 속에 있는 것을 정제해서, 그 화학 구조를 알아내고, 이를 인공적으로 합성하여, 그것이 뇌하수체의 기능을 조절하는지 관찰했다. 이론적으로는 상당히 명백했지만, 이 과정에 몇 년이란 세월이 소요되었다.

이 지독한 과제의 문제는 그 규모에 있었다. 뇌 전체를 통틀어 극소량밖에 없는 이 호르몬들을 찾기 위해서는 매번 수천 개의 뇌를 처리해야만 했다. 거대한 도살장 전쟁이 펼쳐졌다. 돼지와 양의 뇌가 트럭 가득 실려 왔고, 화학자들은 가마솥에 가득 찬 뇌들을 수도 없이 화학 약품 분리용 칼럼(원통형으로 생겨 그 속에 물질 분리용 충진제를 채운 유리 또는 플라스틱으로 만든 기둥—옮긴이)에 쏟아 부었다. 여기서 흘러나온 소량의 액체를 주의 깊게 검토하여 다시 한 번 정제한다. 동일한 작업이 되풀이되었다. 하지만 이것은 단순하고 아무 생각이 필요 없는 부품 조립 작업이 아니었다. 새로운 유형의 화학을 고안해 내야 했고, 실제 존재 여부도 확실치 않은 호르몬이 생체 내에서 어떤 효과를 나타내는지를 실험하기 위해서는 완전히 새로운 검사 방법을 도입해야 했다. 같은 분야의 유력 과학자들이 이러한 호르몬은 허구에 지나지 않으며, 기유맹과 샬리가 아까운 시간과 돈을 낭비하고 있다고 믿었기 때문에, 이 엄청나게 어려운 과학적 문제를 푸는 일은 더욱 어려워지기만 했다.

  기유맹과 샬리는 과학 연구에서 완전히 새로운 협동 연구라는 접근 방법을 개척해 냈다. 흔히 우리가 생각하는 과학자의 상은 새벽 2시까지 홀로 앉아 실험 결과의 의미를 이해하기 위해 고민하는 그런 유형의 인간이다. 그러나 이 연구에서는 화학자, 생화학자, 생리학자 등이 팀을 이루어 이 가상의 호르몬을 분리해 내기 위해 협력했다. 그리고 이것이 주효했다. 모험을 시작한 지 '불과' 14년 만에 첫 번째 방출 호르몬의 화학 구조가 발표되었던 것이다.[2] 2년 후인 1971년에 샬리는 두 번째 시상 하부 호르몬의 아미노산 배열을 알아냈고, 기유맹은 같은 결과를 두 달 늦게 발표했다. 1972년에는 기유맹이 다음 호르몬으로 승기를 잡았고, 그 후 3년 연속해서 샬리를 제쳤다. 모든 사람들이 당시 이미 고인이 된 해리스가 옳았다는 것이 증명되었다고 기뻐했고, 기유맹과 샬리는 1976년에 노벨상을 받았다. 두 사람 중에서 정중하고 말을 잘하는 한 명은 단지 과학과 인류를 위하는 충동 때문에 동기를 얻었다고 선언하며, 공동 수상자와의 상호 작용이 얼마나 생산적이고 자극을 주는 것이었는지에 대해 언급했다. 덜 점잖지만, 더 솔직했던 다른 한 명은, 경쟁이야말로 수십 년 동안 그를 움직인 동기였다고 말하면서, 공동 수상자와는 "여러 해에 걸친 악랄한 공격과 쓰디쓴 보복"의 관계였다고 표현했다.

  어쨌거나 기유맹과 샬리에게 갈채를 보낸다. 뇌야말로 '지휘자 샘'이었던 것이다. 지금은, 다양한 방출 및 억제 호르몬을 함유한, 시상 하부라는 뇌의 아랫부분이 뇌하수체에 명령을 내리고, 뇌하수체가 다시 말초 샘의 분비를 조절하는 것으로 알려져 있다. 어떤 경우에, 뇌는 한 가지 방출 호르몬의 작용을 통해 뇌하수체 호르몬 X의 방출을 촉발한다. 뇌는 때때로 한 가지 억제 호르몬을 방출해서 뇌하수체 호르몬 Y의 방출을 정지시킨다. 어떤 경우, 뇌하수체 호르몬은 뇌에서 나온 방출 호르몬과 억제 호르몬 모두의 공동 작용(이중 작용)에 의해 조절된다. 더욱 일을 복잡하게 만드는 것은, 어떤 사례에서는(예를 들면, 내가 공부하고 있는 비참하게도 혼란스러운 체계가 그러한데) 뇌하수체에서 여러 종류의 호르몬들이 다량으로 방출되는 것이다. 그리하여 어떤 호르몬은 방출 인자로, 다른 어떤 호르몬은 억제 인자로 작용하여 뇌하수체를 종합적으로 조절한다.

스트레스 반응 호르몬

지휘자 샘인 뇌는 스트레스를 경험하거나 스트레스가 되는 어떤 것을 생각하면 호르몬을 통해 스트레스 반응의 구성 요소들을 활성화한다. 스트레스를 받는 동안 일부 시상 하부—뇌하수체—말초 샘의 연결이 활성화되고 일부는 억제된다.

이미 언급한 것처럼, 스트레스 반응에 절대적으로 필요한 두 가지 호르몬은 교감 신경계가 방출하는 에피네프린과 노르에피네프린이다. 스트레스 반응에 중요한 위치를 자지하는 또 하나의 호르몬은 '당질 코르티코이드(glucocorticoid)'라고 불린다. 나는 이 호르몬을 사랑하기 때문에, 여러분은 이 책이 끝날 때까지 당질 코르티코이드에 대해 매우 자세히 듣게 될 것이다. 당질 코르티코이드는 스테로이드 호르몬이다(스테로이드는 다섯 가지 종류의 호르몬들의 공통적 화학 구조를 기술하는 데 쓰이는 용어이다. 안드로겐, 즉 테스토스테론처럼 올림픽에서 쫓겨나게 되는 유명한 '동화 촉진성' 스테로이드와, 에스트로겐, 프로게스틴, 무기질 코르티코이드(mineralocorticoid) 그리고 당질 코르티코이드를 총칭하는 말이다.). 앞으로 보게

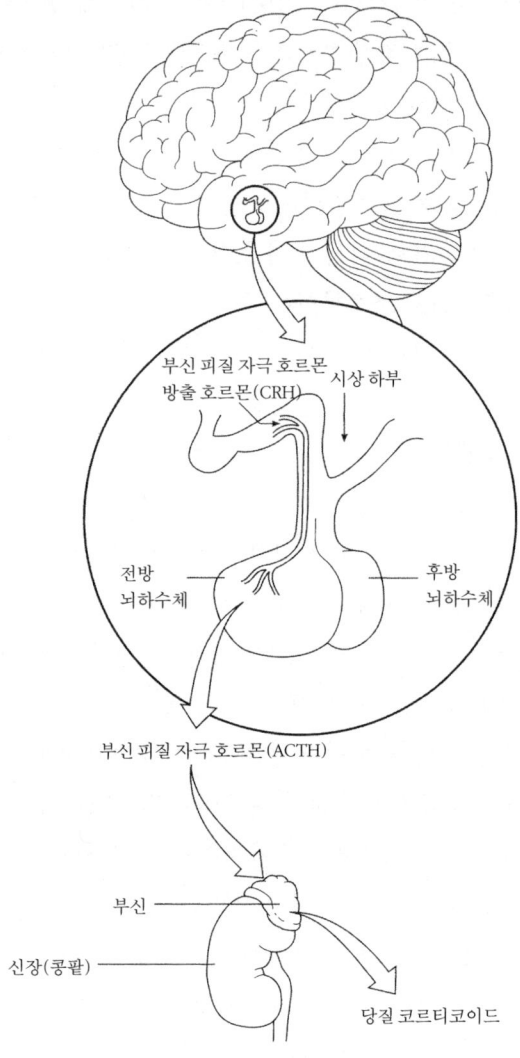

당질 코르티코이드 분비 조절의 개요. 뇌에서 스트레스가 느껴지거나 스트레스가 예상되면, 시상 하부에 의해 CRH(그리고 관련 호르몬들)가 분비된다. 이 호르몬들은 시상 하부와 전방 뇌하수체를 잇는 국소적인 순환계로 들어가, 전방 뇌하수체를 통해 ACTH가 분비되도록 한다. ACTH는 전신의 순환계로 들어가 부신의 당질 코르티코이드 분비를 촉발한다.

되겠지만, 부신이 이러한 호르몬들을 분비하면 에피네프린과 유사하게 작용한다. 에피네프린은 몇 초 내에 작용하며, 당질 코르티코이드는 몇 분에서 몇 시간에 걸쳐 에피네프린의 작용을 지원한다.

  부신은 기본적으로 무분별하기 때문에, 결국은 뇌가 당질 코르티코이드 분비를 조절해야만 한다. 스트레스를 받는 일이 생기거나 그런 일을 생각할 때, 시상 하부는 시상 하부-뇌하수체 순환계에 일련의 방출 호르몬을 분비한다. 그중 가장 중요한 방출 호르몬은 부신 피질 자극 호르몬 방출 호르몬(corticotropin releasing hormone, CRH)이라고 하며, 그보다 덜 중요한 여러 호르몬들은 CRH와 상승적으로 작용한다.[3] 15초 정도면 CRH는 뇌하수체에서의 부신 피질 자극 호르몬(ACTH, 코르티코트로핀이라고도 알려져 있다.)의 방출을 촉발한다. ACTH는 혈관 속으로 분비된 후, 부신에 도달하고, 몇 분 내로 당질 코르티코이드 방출을 촉발한다. 당질 코르티코이드와 교감 신경계의 분비물들(에피네프린과 노르에피네프린)은 서로 함께 스트레스를 받는 동안에 일어나는 체내 변화의 큰 부분을 담당한다. 이들이야말로 스트레스 반응을 주도하는 일꾼들인 것이다.

  또한, 스트레스를 받는 동안 췌장에서는 글루카곤이라는 호르몬의 분비가 촉진된다. 당질 코르티코이드, 글루카곤, 교감 신경계는 순환하고 있는 당분인 포도당의 수준을 상승시킨다. 앞으로 살펴보겠지만, 이 호르몬들은 스트레스를 받는 동안 에너지를 동원하는 데 필수적이다. 다른 호르몬들도 역시 활성화된다. 시상 하부는 다양한 효과를 나타내는 호르몬인 프로락틴을 분비하며, 이것은 스트레스를 받는 동안에는 생식 기능을 억제하는 역할을 한다. 뇌하수체와 뇌는 모두 통증 감각을 무디게 만드는 엔도르핀과 엔케팔린이라는 내인성 모르핀과 유사한 물질들을 분비한다. 마지막으로, 뇌하수체는 심혈관 스트레스 반응에서 중요한 역할을 하는, 항이뇨 호르몬으로도 알려진 바소프레신을 분비한다.

몇몇 샘들이 스트레스에 반응하여 활성화되는 반면에, 다양한 호르몬 체계들이 스트레스를 받는 동안 억제된다. 에스트로겐, 프로게스테론, 테스토스테론 등과 같은 다양한 생식 호르몬들의 분비가 억제되고, 성장과 관련된 호르몬(성장 호르몬과 같은)들 역시 억제된다. 정상적으로는 나중에 사용할 에너지를 저장하도록 신체에 명령하는 췌장의 호르몬인 인슐린의 분비 또한 억제된다.

(당신은 "이 책 말고 『디팩 초프라 박사의 스스로 배우는 건강법』을 샀어야 했는데." 하고 후회하며 위에 나온 용어들에 압도당했거나 겁이 나는가? 제발 호르몬 이름을 외우려는 꿈도 꾸지 말기 바란다. 중요한 호르몬들은 앞으로 자주 언급될 것이고, 당신은 곧 편안하고 정확하게 일상적인 대화 또는 좋아하는 사촌의 생일 카드에 이것들을 자연스럽게 끼워 넣게 될 것이다. 내 말을 믿어라.)

약간의 복잡한 문제들

이것이 어떤 끔찍한 일이 일어나고 있다는 뇌로부터의 소식을 전달하는 신경 및 호르몬 전달 기구에 대해 현재 우리가 이해하고 있는 개요이다. 캐넌은 에피네프린과 노르에피네프린, 교감 신경계의 역할을 처음으로 알아낸 사람이었다. 앞 장에서 언급했듯이, 그는 스트레스 반응을, 신체가 갑자기 터져 나올 에너지 요구에 대비하는 것이라고 개념화한 '투쟁-도피' 반응이라는 어구를 만들어 냈다. 셀리에는 이 이야기의 주요 구성 요소인 당질 코르티코이드 연구의 선구자였다. 그 후 다른 호르몬들과 신경계의 역할도 알려지고 있다. 이 책이 처음 출판된 지 12년이 지났지만, 그동안 조그만 역할들을 담당하는 다양한 호르몬들이 추가로 규명되었고, 더 많은 것들이 발견되리라는 사실은 의심할 여지가 없다. 총체적으로, 분비와 활성화에 관련된 이러한 변화들은 초기 스트레스 반응을 형성한다.

당연히 여러 복잡한 요소들이 있다. 뒤의 여러 장에서 되풀이되겠지만, 스트레스 반응은 표준적인(또는 아마도 캐넌이 말한) 투쟁-도피 반응, 즉 신체가 중대한 에너지의 소비를 준비하고 있는 상태를 말한다. 그러나 캘리포니아 대학교 로스앤젤레스 분교의 심리학자 셸리 테일러(Shelley Taylor)의 최근 연구는 우리로 하여금 이를 다시 생각하게 만든다. 그녀는 투쟁-도피 반응은 남성들이 스트레스를 다루는 방법이며, 여성보다는 남성에 대해 연구하는 과학자들(주로 남성 과학자들)의 오래된 편견으로 인해 필요 이상으로 강조된 현상이라고 주장했다.

테일러는 스트레스 반응의 생리학은 여성에서 매우 다를 수 있으며, 이는 대부분의 종에서 암컷은 전형적으로 수컷보다 덜 공격적이고, 돌보아야 하는 새끼가 있기 때문에 때때로 도피할 수가 없다는 사실이 그 근거라고 설득력 있게 주장하고 있다. 테일러는 옛 대가들에 필적할 만한 멋진 주장을 제안했다. 여성의 스트레스 반응은 투쟁-도피라기보다는 '보살피고 어울리는 것', 즉 새끼를 돌보고 사회적 협력 관계를 추구하는 것이라고 설명한 것이다. 이 책의 마지막 장에서 보겠지만, 성별에 따라 스트레스를 관리하는 방식이 놀라울 정도로 다른데, 많은 부분이 사회적 협력 성향을 바탕으로 이루어지며, 이는 테일러의 관점을 지지하고 있다.

테일러도 '보살피고 어울리는' 스트레스 반응에 호르몬의 작용이 기여한다고 강조한다. 교감 신경계와 당질 코르티코이드, 다른 여러 호르몬들이 단순히 중대한 신체적 요구에 대비하여 준비를 하고 있는 것으로 여겨지는 반면, '옥시토신'이라는 호르몬은 '보살핌'과 '어울리기'라는 주제에 더 관련이 있어 보인다. 이 뇌하수체 호르몬은 다양한 포유류 암컷들이 출산 후 새끼를 각인(刻印, 출생 후에 새끼나 어미를 마음속에 깊이 새기는 것—옮긴이)하도록 하고, 젖의 생산을 촉진하며, 모성 행동을 조장한다. 더욱이 옥시토신은 (비교적 흔치 않은 일부일처제인 포유류 종들에서) 암컷이 한 마리의 수컷과 한 쌍의 결합을 이루는 데 중요한 역할을 한다.[4] 여성이 스트레스를 받는 동안 옥시토신이 분비된다는 사실은, 스트레스가 단순히 사바나를 가로질러 미친 듯이 달리도록 준비하는 것일 뿐만 아니라, 사회성에 더욱 이끌리도록 만들기도 한다는 생각을 지지하고 있다.

테일러의 영향력 있는 업적에 대한 몇 가지 비판들은, 때로는 여성의 스트레스 반응이 협력 관계보다는 투쟁-도피에 관한 것이 될 수가 있다는 점을 지적한다. 예를 들어, 암컷들은 분명히 난폭하고 공격적이 될 수 있고(흔히 자신의 새끼를 보호해야 하는 상황에서), 때때로 자신들의 생명이나 식사를 위해 달릴 수도 있다(예를 들어 사자는 대개 암컷이 사냥을 한다.). 더구나 때로는 남성의 스트레스 반응이 투쟁-도피가 아닌 협력 관계가 될 수도 있다. 이는 다른 수컷과의 협력 관계 연합을 만드는 형태로 나타날 수 있으며, 또는 드문 일부일처제 종들(이 종들에서는 전형적으로 수컷들이 상당 부분 육아를 담당한다.)에서는 수컷들이 암컷들과 똑같이 보살피고 어울리려는 행동을 나타내기도 한다. 이런 비평에도 불구하고, 신체가 단순히 공격이나 도피를 준비하기 위해서만 스트레스 반응을 나타내는 것은 아니며, 스트레스의 심리학과 생리학에서 성별 차이가 중요하다는 생각이 널리 받아들여지고 있다.

더 복잡한 일들도 있다. 투쟁-도피를 바탕으로 이루어진 고전적인 스트레스 반응을 고려하더라도, 모든 양상들이 다른 종들에서도 같은 방식으로 작용하는 것은 아니다. 예를 들어, 스트레스는 쥐에게서 즉각적으로 성장 호르몬 분비를 감소시키지만, 사람의 경우에서는 성장 호르몬 분비를 일시적으로 증가시킨다(이 현상의 수수께끼와 이것이 우리에게 무엇을 의미하는지는 성장에 관한 장에서 논의할 것이다.).

또 다른 복잡한 일은 에피네프린과 당질 코르티코이드가 작용할 때의 시간 경과에 관한 것이다. 앞에서 나는 에피네프린이 몇 초 이내에 작용하고 당질 코르티코이드가 에피네프린의 활동을 몇 분에서 몇 시간에 걸쳐 지원한다고 언급했다. 멋진 일이다. 침략해 오는 적군에 직면했을 때, 때로 방어 반응은 병기고에서 총을 꺼내 주는 형태(에피네프린이 몇 초 내로 작용한다.)로, 또는 새로운 전차들을 만들기 시작하는 형태(당질 코르티코이드가 몇 시간에 걸쳐 작용한다.)로도 나타날 수 있다. 그러나 사자가 얼룩말을 쫓는 큰 틀 속에서 볼 때, 초원 위를 몇 시간 동안이나 달릴 일이 몇 번이나 있을까? 만약 전형적인 새벽 초원의 스트레스가 다 끝난 한참 후에야 스트레스 반응이 나타난다면, 당질 코르티코이드가 무슨 소용이 있는가? 일부 당질 코르티코이드의 작용은 정말로 스트레스 반응을 매개하는 일을 돕는다. 다른 것들은 스트레스 반응에서 '회복하는'데 도움을 준다. 8장에서 설명하겠지만, 이것은 아마도 여러 자가 면역 질환들과 중요한 관련이 있을 것이다. 또한 일부 당질 코르티코이드 작용은 당신이 다음 스트레스에 '대비'하도록 해 준다. 13장에서 논의되겠지만, 이것은 예측성 심리 상태가 당질 코르티코이드 분비를 촉발할 수 있다는 것을 이해하는 데에 필수적이다.

또 다른 복잡한 요소는 활성화되는 스트레스 반응의 일관성에 관한 것이다. 셀리에의 개념의 핵심에는 너무 덥거나, 너무 춥거나, 얼룩말이거나, 사자거나(또는 단지 그 어구가 자꾸 반복되는 것에 스트레스를 받거나), 각각의 스트레스에 따른 당질 코르티코이드, 에피네프린, 성장 호르몬, 에스트로겐 등의 분비가 같은 양상으로 활성화된다는 믿음이 있다. 이는 대부분이 사실이며, 스트레스 반응의 여러 가지들을 하나로 묶어 처리하는 이런 뒤얽힘은 뇌에서 시작된다. 뇌는 같은 경로를 통하여 시상 하부에서의 CRH 분비를 촉진하고 교감 신경계를 활성화한다. 또, 부신에 의해 분비되는 에피네프린과 당질 코르티코이드는 서로의 분비를 증강시킬 수 있다.

그러나 모든 스트레스가 똑같은 스트레스 반응을 초래하는 것은 아니다. 교감 신경계와 당질 코르티코이드는 실질적으로 모든 스트레스에 반응하여 일정한 역할을 한다. 그러나 교감 신경과 당질 코르티코이드라는 가지들이 반응하는 속도와 정도는 스트레스에 따라 달라질 수 있으며, 스트레스 반응에서 나타나는 다른 모든 내분비 성분들이 모든 스트레스에 의해 활성화되는 것은 아니다. 호르몬 분비의 조절과 양상은 각각의 스트레스에 따라 최소한 어느 정도는 달라지는 경향을 보이며, 특정한 스트레스에 대해서는 특정한 호르몬의 '징표'가 존재한다.

스트레스 반응에서 당질 코르티코이드와 교감 신경의 상대적 규모와 관련하여 한 가지 예를 들어 보자. 설치류에서 종속성이라는 사회적 스트레스가 심장 질환의 원인이 된다는 선구적인 업적을 이룬 제임스 헨리는, 난관을 극복하기 위해 항상 경계를 게을리 하지 않는, 사회적으로 하위에 있는 설치류에게서 교감 신경계가 특히 활성화된다는 것을 발견했다. 이와는 반대로, 어려움에 대처하는 것을 아예 포기해 버린 설치류에게서는 상대적으로 당질 코르티코이드계가 더 활성화되었다. 인간을 대상으로 한 연구에서도 이와 유사한 이분법을 관찰할 수 있다. 교감 신경의 각성은 상대적으로 불안과 경계심의 지표인 데 반해, 당질 코르티코이드의 과잉 분비는 우울증의 지표 쪽에 가깝다는 것이다. 더 나아가, 모든 스트레스들이 에피네프린과 노르에피네프린의 분비를 초래하지 않으며, 모든 교감 신경계 가지들에서 노르에피네프린의 분비를 초래하지도 않는다.

 일부 사례에서는, 스트레스 징표가 뒷문으로 숨어들어 온다. 두 개의 스트레스가 동일한 양상의 스트레스 호르몬들을 혈류 속으로 방출시킬 수 있다. 그렇다면 그것을 구별해 내는 징표는 어디에 있을까? 다양한 신체 부위의 조직들에서 각각의 스트레스에 따라 스트레스 호르몬에 대한 '감수성'이 변화할 수 있는 것이다.

 마지막으로, 13장의 주제가 되겠지만, 두 가지 동일한 스트레스는, 스트레스의 정신적인 배경에 따라 완전히 다른 스트레스 징표를 초래할 수 있다. 그러므로 어떠한 스트레스도 정확하게 똑같은 스트레스 반응을 유발할 수는 없다. 이는 전혀 놀랄 일이 아니다. 다양한 스트레스들에서 서로 공통되는 규모가 있다고는 하지만, 너무 덥거나 너무 추운 것, 극도의 불안이나 심한 우울은 여전히 생리적으로 매우 다른 문제들이기 때문이다. 그런데도 이 장에서 개요를 설명한, 매우 다른 스트레스들에 직면했을 때에도 상당히 안정적으로 나타나는 여러 가지 호르몬들의 변화는, 신경 및 내분비적 스트레스 반응의 상부 구조를 구성한다. 이제 우리는 총체적으로 이러한 스트레스 반응이 어떻게 중대한 긴급 사태로부터 우리의 목숨을 지켜 주는 한편으로, 장기적으로 보았을 때 우리를 병들게 할 수가 있는지 알아볼 때가 되었다.

3
스트레스와 심장

예상치 못했던 위급한 상황이다. 당신은 친구와 저녁 식사를 하기 위해 길을 걸어가는 중이다. 무엇을 먹는 게 좋을까 생각하며 기분 좋은 공복감을 느끼고 있다. 그런데 길을 꺾어 돈 순간, 앗! 이런, 사자와 부딪히고 말았다. 우리가 알다시피, 당신 신체의 모든 장기가 위기에 대처하기 위해 즉시 변속기를 바꾸어 넣는다. 소화관은 활동을 정지하고, 호흡수는 급격하게 상승한다. 성호르몬 분비는 억제되며, 한편으로 에피네프린, 노르에피네프린, 당질 코르티코이드는 혈류 속으로 쏟아져 나온다. 다리가 당신을 살리려면 심장 박출량을 더욱 증가시켜서 운동하고 있는 근육에 산소와 에너지를 공급하는 것이 가장 중요하다.

심장 혈관계의 스트레스 반응

교감 신경계와 당질 코르티코이드만 있으면, 너무 복잡하게 생각하지 않는 한, 심장 혈관계를 활성화하는 것은 비교적 쉬운 일이다. 우선 당신이 해야 할 일은 심장의 변속 기어를 올려서 심장을 더 빠르게 뛰도록 하는 것이다. 이것은 교감 신경의 활동을 올리고, 부교감 신경의 활동을 저하시킴으로써 이루어진다. 당질 코르티코이드는 여기에 더해, 뇌간의 신경 세포들을 활성화해 교감 신경의 각성을 자극하고, 에피네프린과 노르에피네프린의 심장 근육에 대한 효과를 항진시킨다. 심장이 뛸 때마다 수축력을 증가시킬 필요도 있다. 여기에는 혈액을 심장으로 되돌리는 정맥의 역할이 요구된다. 교감 신경계는 이들을 수축시켜 좀 더 단단하게 만든다. 그러면 이 정맥들을 통해 심장으로 되돌아오는 혈액들이 더 힘차게 늘어나도록 만든다. 혈액이 심장으로 더 힘차게 되돌아오고, 심장의 벽을 때려 보통 때보다 더 팽창하도록 만든다. 그리고 이 심장의 벽들은 늘어난 고무줄처럼 더 큰 힘으로 수축한다.

그리하여 당신의 심박수와 혈압은 올라간다. 다음 임무는 달리고 있는 신체에 혈액을 주의 깊게 배분하는 것이다. 근육으로 향하는 동맥들은 이완되어, 즉 확장되어, 그곳으로 향하는 혈류량과 에너지를 증가시킨다. 동시에 당신의 소화관이나 피부와 같이 필수적이지 않은 부위로 향하는 혈류가 극적으로 감소한다(뇌로 향하는 혈류 양상의 변화는 10장에서 검토할 것이다.). 소화관으로 가는 혈류의 감소는 1833년에 처음으로 보고되었는데, 총에 맞아 부상을 당한 아메리카 원주민의 배에 생긴 구멍에 튜브를 꽂아 장기간에 걸쳐 관찰한 결과였다. 이 남자가 조용히 앉아 있을 때에는 위장 조직에 충분한 혈액이 공급되어 밝은 분홍색을 띠었지만, 불안해지거나 화가 났을 때는 혈류가 감소하기 때문에 위장 점막이 흰색으로 변했다(순전히 내 억측에 불과하지만, 이 남자의 불안과 분노는 구멍이 난 위를 봉합하는 수술을 하지 않고 자신을 실험 대상으로 삼은 백인들을 향한 것이 아니었을까 생각된다.).

그리고 마지막으로, 신장이 관여하는, 스트레스 반응 상황에서의 심장 혈관계의 기능이 있다. 배에 상처를 입은 얼룩말처럼, 당신은 피를 많이 흘렸다. 당신의 신체는 운동 근육에 에너지를 운반하기 위해 혈액이 필요하다. 물을 아낄 필요가 있다. 만약 탈수나 출혈 때문에 혈액량이 줄어들면, 심장이나 정맥이 무슨 일을 하는 것이 문제가 아니다. 근육으로 포도당과 에너지를 운반하는 일에 지장이 생길 것이다. 수분을 가장 잃어버리기 쉬운 곳은 신체의 어느 부분일까? 소변을 만드는 곳이 분명하다. 소변은 혈액으로부터 만들어지기 때문이다. 따라서 당신은 신장으로 가는 혈류를 줄이고, 여기에 더해서 뇌는 신장에 신호를 보내 소변을 만드는 작업을 중지하고 수분을 순환계로 재흡수하라고 명령한다. 이것은 수분의 균형을 통제하는 여러 호르몬뿐만 아니라 바소프레신(이뇨, 즉 소변의 생성을 방지한다는 뜻인 '항이뇨 호르몬'으로 알려져 있다.)이라는 호르몬의 작용으로도 이루어진다.

여기서 당신의 마음속에 의문이 생길 것이다. 심장 혈관계의 스트레스 반응 양상 중의 하나가 순환계 내의 수분을 보존하는 것이며, 더구나 신장이 소변의 생성을 억제함으로써 수분을 보존한다면, 왜 우리가 '정말로 무서운' 때에 소변을 실금하게 되는가? 이것은 현대 과학으로도 풀지 못하는 문제 중의 하나지만 당신의 주의가 이 문제에 쏠리는 것은 환영할 만한 일이다. 그런데 이 의문에 대한 답을 알아내려다 보면 더 큰 문제에 부딪히게 된다. 우리에게는 왜 방광이 있는 것일까? 당신이 햄스터나 개라면 방광은 멋진 장기이다. 터질 정도로 방광을 소변으로 가득 채운 후, 자신의 영역을 돌아다니며 경계선을 정하고, 이웃에게 침범하지 말라고 냄새로 신호를 보내기에 적합하기 때문이다.[1] 냄새를 발산하는 동물에게는 방광이 합리적이다. 그러나

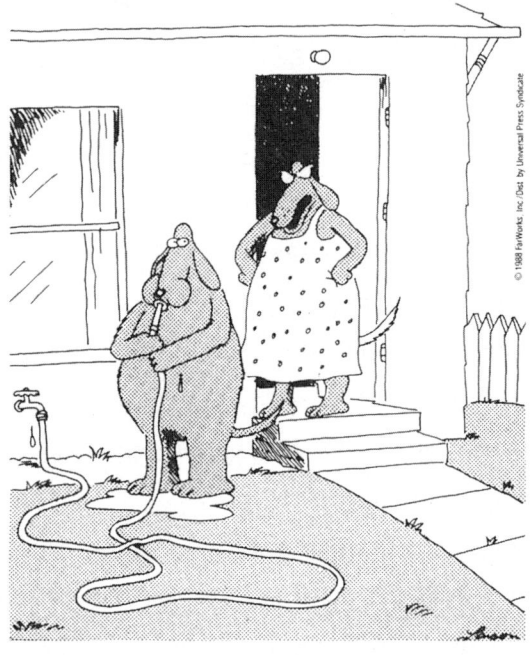

"그렇군! 친구들이랑 동네를 돌아다닐 계획을 세우는 중이지?"

인간이 정기적으로 그런 동물의 흉내를 낸다고 생각할 수는 없다.[2] 인간에게 방광은 수수께끼의, 별 볼일 없는 저장 장소에 불과하다. 그러나 신장은 이야기가 다르다. 신장은 재흡수를 하고 양 방향성을 가진 장기이기 때문이다. 당신이 순환계로부터 수분을 덜어 내고, 그 일부를 되돌리고, 각종 호르몬으로 이런 전반적인 일을 조절해 가며 즐거운 오후를 보내는 것은 신장의 재흡수와 양 방향성 덕분이다. 그러나 소변이 일단 신장을 떠나 방광으로 내려오면, 그 다음은 소변과 이별을 고하는 일만 남는다. 양 방향성이 없는 방광은, 스트레스가 심한 위급 상황에서는, 즉 초원을 달리기에는 출렁거리고 무거워서 방해가 될 뿐이다. 해결책은 간단하다. 방광을 비우면 되는 것이다.[3]

그렇다. 모두가 잘 이루어져 있다. 당신이 혈액량이 늘어난 상태를 유지하면, 혈액은 더욱 힘차게 속도를 올려 체내를 돌다가, 가장 필요로 하는 장소로 수송된다. 이것이 바로 사자에게 도망칠 때에 당신이 원하는 것이다. 흥미롭게도, 샌디에이고의 캘리포니아 주립 대학교의 마빈 브라운(Marvin Brown)과 애리조나 대학교의 로렐 피셔(Laurel Fisher)는 경계를 하고 있을 때는 다른 양상이 나타난다는 것을 보여 주었다. 예를 들면, 가젤은 사자가 부근을 지나갈 때는 풀숲에서 가만히 웅크리고 있다. 사자가 보이는 것이 스트레스이기는 하지만, 그리 큰 스트레스는 아니다. 가능한 한 가만히 있으면서, 아무리 작은 경고에도 초원을 내달릴 생리적 준비는 하고 있어야 한다. 이렇게 끊임없이 경계를 하고 있을 때는 심박수와 혈류는 저하하는 경향이 있으며, 근육 속의 혈관을 포함하는 신체 혈관들의 저항은 증가한다. 이것은 즉 스트레스 신호에 대해 2장의 끝 부분에서 언급한 복잡한 점의 또 다른 예로, 당신이 모든 스트레스에 대해 동일한 스트레스 반응을 보이지는 않는다.

만성 스트레스와 심장 혈관계 질환

그래서 당신은 사자와 만났지만 모든 일이 잘 풀렸다. 그러나 누군가가 당신을 짜증나게 할 때마다 심장이나 혈관, 신장을 과도하게 쓰면 심장병이 될 위험성이 커질 뿐이다. 정신적 스트레스를 받았을 때의 스트레스 반응은, 심장 혈관계가 스트레스에 반응할 때처럼 명확한 형태로 나타나지는 않는다. 필사적으로 음식점 거리를 달려서 도망쳤을 때 당신은 더욱 많은 혈류가 다리에 흘러가도록 심장 혈관계의 기능을 변경시켰다. 이 경우에 혈류와 대사의 요구량은 멋지게 일치한다. 이와 대조적으로, 당신이 다음 주로 다가온 중요한 원고의 마감 시간을 생각하며 앉아 있다가 호흡이 가빠지는 공황 상태에 빠지면서, 더 많은 혈류가 팔다리에 흐르도록 심장 혈관계의 기능을 변경한다면, 이는 바보 같은 짓이다. 이것은 잠재적으로 신체에 손상을 축적시킬 뿐이다. 그러면 만성의 정신적 스트레스 상태에서 스트레스 때문에 상승한 혈압이, 어떻게 미국을 비롯한 선진국의 가장 큰 사망원인인 심장 혈관계 질환을 일으킬까? 기본적으로, 심장은 기계적으로 움직이는 단순한 펌프에 불과하며, 혈관 역시 호스와 마찬가지로 그리 매력적인 것은 아니다. 심장과 혈관은 심장 혈관계의 스트레스 반응에 따라, 잠시 동안은 더욱 힘차게 기능하지만, 정기적으로 이런 일이 일어나면, 시어스(미국의 큰 소매점 체인 — 옮긴이)에서 산 펌프나 호스처럼 마모되고 만다.

스트레스 관련 질병으로 가는 첫 번째 단계는, 혈압이 만성적으로 높아지는, 고혈압이 되는 것이다.[4] 이것은 일견 분명해 보인다. 스트레스가 혈압을 올린다면, 만성 스트레스는 만성적으로 당신의 혈압을 올릴 것이다. 이야기는 끝났다. 당신은 고혈압인 것이다.

이 시점에서 악순환이 생기기 때문에 문제는 약간 더 복잡해진다. 온몸에 분포한 작은 혈관들은 이웃하는 지역에 적절한 수준의 산소와 영양분을 확보해 주기 위해 혈액의 흐름을 조절해야 하는 임무를 가지고 있다. 만약 만성적으로 혈압이 높아지면 혈액이 작은 혈관들을 지나가는 힘이 만성적으로 증가되고, 그 혈관들은 혈액의 흐름을 조절하기 위해 더 열심히 일을 해야 한다. 마당에 물을 뿌리는 호스와 소화전에서 분출되는 힘에 상응하는 소방용 호스 중 어느 쪽이 다루기 쉬운지를 생각해 보라. 소방용 호스가 더 많은 근육을 필요로 한다. 그것이 바로 이 작은 혈관들 속에서 일어나는 일이다. 혈관들은 증가한 혈액의 흐름을 조절하기 위해 혈관 주변에 더 두꺼운 근육층을 만든다. 그러나 이 두꺼운 근육층 때문에 혈관들은 더 단단해지고, 혈액의 흐름에 더 저항을 나타낸다. 이는 혈압을 더 높이는 경향이 있다. 이는 또 혈관의 저항을 더욱 증가시키는 경향이 있다. 이는 또…….

그래서 당신은 스스로 만성 고혈압을 가지게 되는 것이다. 이것은 심장에 좋지 않다. 혈액은 더 센 힘을 가지고 심장으로 돌아가며, 이미 언급했듯이, 이 지진 해일을 만난 심장 근육은 더 큰 충격을 받게 된다. 시간이 지남에 따라 그 벽은 더 많은 근육으로 두꺼워질 것이다. 이것이 '좌심실 비대'이며, 문제가 되고 있는 심장 부위인 왼쪽 심실의 크기가 증가했다는 것을 뜻한다. 심장은 이제 균형을 잃고, 말하자면, 4분의 1만 지나치게 발달한 상태가 된다. 이는 불규칙적인 심장 박동을 만들어 낼 위험도를 증가시킨다. 그리고 더 안 좋은 소식은, 이 비대해진 심실 벽의 근육은 이제 관상 동맥의 공급 능력보다 더 많은 양의 혈액을 필요로 한다는 것이다. 나이를 보정한 후에는, 좌심실 비대가 가장 큰 심장병의 위험 요인 예측 지표인 것으로 판명되었다.

고혈압은 혈관에도 좋지 않다. 순환계의 일반적인 특징은, 여러 다양한 지점에서, 커다란 혈관(예를 들어, 하행 대동맥)이 더 작은 혈관으로, 또 더 작은 혈관으로, 자꾸 가지를 쳐서 결국은 무수한 모세 혈관으로 이어진다는 것이다. 이렇게 점점 더 작은 단위로 나뉘는 과정을 '분지'라고 한다(이 반복되는 분지가 순환계의 효율을 얼마나 좋게 만드는지는, 신체 질량의 약 3퍼센트에 불과한 순환계이지만, 혈관에서 세포 다섯 개 거리 이상 떨어져 있는 세포가 없다는 사실로도 알 수 있다.). 그리고 이렇게 분지해 있는 체계의 특징 중 하나는 분지 부위가 특히 손상을 입기 쉽다는 것이다. 혈관 벽의 분지 부위는 그 속을 격렬하게 흐르는 액체의 압력을 받는다. 이에 따라 한 가지 법칙이 성립한다. 즉 그 체계 내에 흐르는 액체의 압력이 높아지면, 혈관 내에 큰 와류가 생기고 그 지점의 벽은 더 쉽게 손상된다.

반복되는 스트레스에 따른 혈압의 상승이 만성화하면, 당신 몸속 동맥들의 분지 부위에 손상이 시작된다. 혈관 안쪽의 매끈한 조직이 찢어지거나, 손상 때문에 작은 구멍이 나기도 한다. 일단 혈관 내벽이 손상되면, 염증 반응이 일어난다. 즉 염증을 매개하는 면역계의 세포들이 손상된 부위에 부착하게 된다. 여기에 더해 포말 세포라고 부르는 지방이 많고 영양소로 가득 찬 세포도 형성된다. 또 스트레스를 받으면 교감 신경계가 혈액을 더욱 끈적거리게 만든다. 특히 에피네프린은 순환 중인 혈소판(혈액 응고를 촉진하는 혈액 세포의 일종)들이 서로 달라붙게 만들며, 이 뭉쳐진 혈소판 역시 이 부위에 달라붙을 수 있게 된다. 다음 장에서 보겠지만, 스트레스를 받으면 지방, 포도당 그리고 '나쁜' 유형의 콜레스테롤을 포함한 에너지를 혈류 속으로 동원하게 되는데, 이들 역시 이 부위에 부착할 수 있다. 각종 섬유성 물질들 역시 이곳에 쌓이게 된다. 당신은 이제 동맥 경화성 플라크를 가지게 된 것이다.

그러므로 스트레스는 혈관이 손상되고 염증이 생길 확률을 높이고, 순환하고 있는 침착 물질들(혈소판, 지방, 콜레스테롤 등)을 손상된 염증 부위에 달라붙게 만들어서 플라크의 형성을 촉진할 수 있다. 몇 년 동안 의사들은 혈류 속에서 특정 침착 물질의 양을 측정함으로써 심장 혈관계 질환의 위험도를 알아내려고 시도해 왔다. 이것은 물론, 콜레스테롤이다. 사람들이 너무 무서워해서, 달걀 생산업자들이 콜레스테롤이 가득 찬 자기네 제품들의 활로를 찾아 달라고 재촉하는 바로 그 콜레스테롤이다. 높은 콜레스테롤, 특히 '나쁜' 콜레스테롤의 수준이 높으면 분명히 심장 혈관계 질환의 위험성이 증가한다. 그러나 이것은 그리 좋은 예측 지표가 아니다. 놀랍도록 많은 사람들이 나쁜 콜레스테롤 수준이 높은데도 불구하고 심장 혈관계의 부작용 없이 잘 지내며, 심장 발작을 일으킨 사람의 약 반수에서만 콜레스테롤 수준이 높다.

지난 몇 년 동안, 손상되어 염증이 있는 혈관의 양이 순환 중인 침착 물질의 양보다 더 나은 심장 혈관계 장애의 예측 지표라는 것이 명백해지고 있다. 만약 침착 물질이 달라붙을 만한 손상된 혈관이 없다면, 당신이 하루에 열 몇 개의 계란을 먹더라도 동맥 경화증에 관해서는 우려하지 않아도 된다. 반대로, 만약 혈관 손상이 충분히 많으면, '건강한' 수준의 콜레스테롤 중에서도 침착물이 형성될 수 있다.

염증성 손상의 양은 어떻게 측정할 수 있을까? C 반응성 단백질(C-reactive protein, CRP)이라는 훌륭한 지표가 있다. CRP는 간에서 생성되며 손상을 알리는 신호에 반응하여 분비된다. 이것은 손상된 혈관으로 이동하여 발생 중인 염증의 다단계적 증폭을 돕는다. 무엇보다도, CRP는 염증성 응집물 속에서 나쁜 콜레스테롤을 걸러 내는 작용을 한다.

CRP는 콜레스테롤보다 훨씬 좋은 심장 혈관계 질환 위험의 예측 지표인데, 심지어 질병이 나타나기 몇 년 전에도 증가한다. 그 결과, CRP는 갑작스럽게 의학계의 최신 유행이 되었고, 빠르게 환자들의 일반적인 혈액 검사에서 측정해야 할 표준 요소가 되었다.

그리하여 만성 스트레스는 고혈압과 동맥 경화증, 즉 침착물의 축적을 일으킨다. 이를 가장 명확하게 보여 주는 것으로, 우리 인간들의

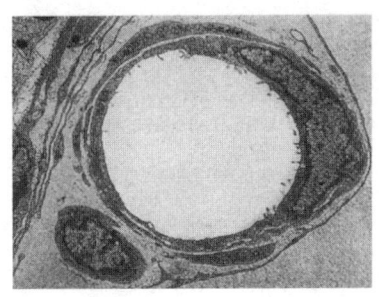 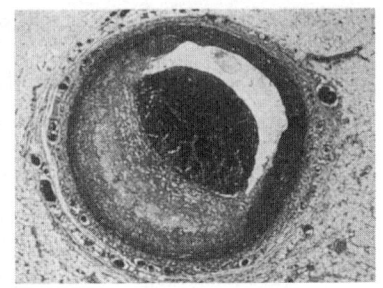

건강한 혈관(왼쪽)과 동맥 경화성 플라크가 생긴 혈관(오른쪽)

삶에도 적용할 수 있는, 보먼 그레이 의과 대학의 생리학자 제이 카플란(Jay Kaplan)의 연구가 있다. 카플란은 순전히 사회적인 스트레스가 생쥐에서 고혈압과 동맥 경화증을 초래한다는 것을 밝힌 선배 생리학자 제임스 헨리(앞 장에서 언급되었다.)의 획기적인 업적을 바탕으로 연구를 진전시켰다. 카플란과 그의 동료들은 영장류에서도 동일한 현상이 일어나는 것을 발견하여, 우리 인간에게도 비슷한 현상이 일어날 가능성을 암시해 주었다. 수컷 원숭이들로 어떤 사회 집단을 만들면, 원숭이들은 며칠에서 몇 개월에 걸쳐 서열상 자신이 어느 위치에 있는지를 알게 된다. 일단 안정적인 지배 서열이 확립되면, 누구나 가장 원치 않는 위치는 바닥일 것이다. 그 위치는 가장 많은 신체적인 스트레스를 받을 뿐 아니라, 13장에서 보게 되듯이, 정신적 스트레스도 가장 많이 받게 된다. 이런 하위의 수컷들은 스트레스 반응이 만성적으로 작동하고 있는 것을 나타내는 많은 생리학적 지표를 보인다. 그리고 이 동물들에서는 자주 동맥 경화성 침착물이 생기고, 동맥들이 막히게 된다. 동맥 경화증이 스트레스 반응에 의해 과도하게 활성화된 교감 신경계 때문에 일어난다는 증거가 있으므로, 만약 카플란이 위험 요인이 있는 원숭이들에게 교감 신경 활성을 방해하는 약물

(베타 차단제)을 투여했다면, 침착물이 생기지 않았을 것이다.

카플란은 다른 집단의 원숭이들도 위험에 노출되어 있다고 밝혔다. 예를 들어 모든 원숭이들을 매달 새로운 집단에 넣어 지배 체계를 끊임없이 불안정한 상태로 만들면, 원숭이들은 항상 긴장 상태에 빠져 다른 원숭이와의 관계에서 자신이 어느 위치에 있는지 확실히 인지하지 못하게 된다. 이런 환경에서 스트레스와 관련된 행동이나 호르몬 지표를 가장 많이 나타내는 것은, 보통 가장 호전적이면서 끝없이 바뀌는 서열에서 최고의 위치를 불안정하게 유지하는 원숭이들이다. 그리고 그들에서 동맥 경화증이 많이 생긴다는 것이 판명되었다. 그중 일부는 심장 발작(하나 또는 두 개의 관상 동맥이 갑자기 막혀 버리는 것)을 일으키기까지 한다.

일반적으로, 사회적 스트레스를 가장 많이 받는 원숭이가 플라크가 생길 가능성이 가장 크다. 카플란은, 저지방 식사를 하더라도 동맥 경화증이 생긴다는 것을 보여 주었는데, 이것이 일리가 있는 것은, 다음 장에서 보겠지만 플라크를 형성하는 다량의 지방은, 긴장되는 회의를 하기 직전에 원숭이가 먹은 치즈버거보다는 이미 몸속에 저장하고 있던 지방으로부터 동원한 것이기 때문이다. 그러나 당신이 사회적 스트레스에 고지방 식사까지 추가한다면, 그 상승 효과로 인해 플라크가 생길 가능성이 급격히 커진다.

따라서 스트레스는 동맥 경화증의 위험도를 증가시킨다. 동맥 경화성 플라크가 많이 생겨서 하반신으로 향하는 혈액의 흐름을 심하게 방해하면, 산소와 포도당이 부족해져서 걸을 때마다 다리와 가슴이 몹시 아픈, '파행(跛行)'이라는 증상이 나타난다. 그렇게 되면 당신은 우회로 조성 수술을 받아야 한다. 같은 일이 심장의 동맥에서 일어나면, 관상 동맥 질환이나 심근 허혈, 기타 여러 무서운 병이 될 수

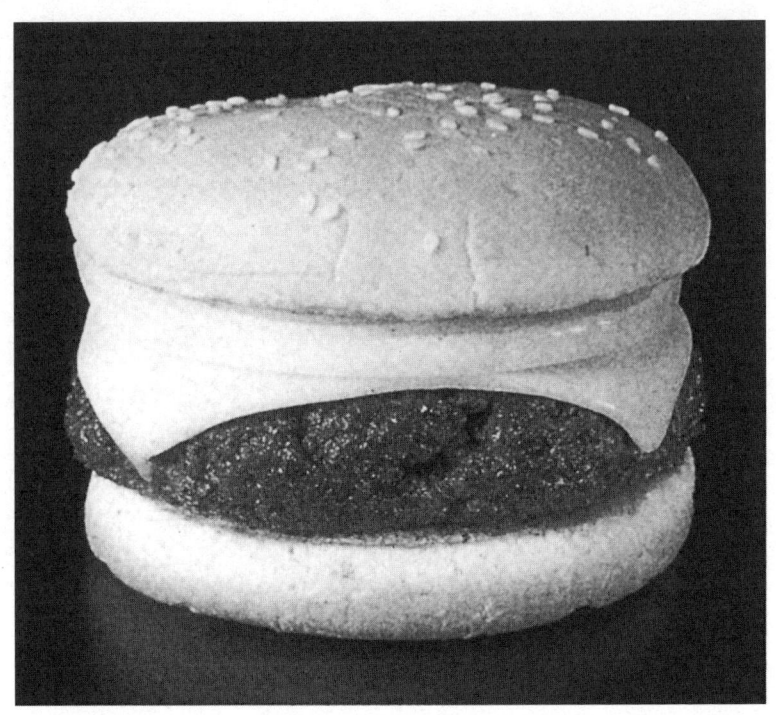

있다.

  그러나 아직 끝난 것이 아니다. 일단 플라크가 생기고 나면, 지속되는 스트레스가 또 다른 방법으로 당신을 괴롭힐 수 있다. 다시 말해, 스트레스가 증가하고 혈압이 올라가면, 그리하여 혈액이 세게 흐르면, 플라크가 느슨해지고 부서져서 떨어져 나올 확률이 증가한다. 즉 지름이 큰 혈관에는 플라크가 형성되어 있더라도 플라크의 크기가 상대적으로 너무 작기 때문에 아무런 문제가 되지 않을지도 모른다. 그러나 그것이 떨어져 나오면, '혈전(thrombus)'을 형성하고, 이 움직이는 덩어리가 훨씬 더 작은 혈관에 들어가 자리를 잡으면 혈관이 완전히 막히게 된다. 관상동맥이 막히면 심장 발작, 즉 심근 경색증이 된다(대부분의 심장 발작의 원인이 혈전이다.). 뇌 속의 혈관이 막히면 뇌경색(뇌졸중)이 된다.

　더 나쁜 소식도 있다. 만약 만성 스트레스로 당신의 혈관에 장애물이 생겼다면, 새로운 스트레스가 닥칠 때마다, 방심할 수 없는 추가적인 이유로, 더욱 손상을 입게 된다. 이것은 심근 허혈과 관계가 있다. 심근 허혈이란 심장에 영양분을 운반하는 동맥이 막혀서 심장의 일부에 산소와 포도당이 도달하지 못할 정도로 혈류가 결핍된 상태를 말한다.[5] 급격히 스트레스를 받을 일이 일어나 당신의 심장 혈관계의 작용이 활발해지는 경우를 가정해 보자. 당신은 흥분하고, 교감 신경은 즉시 활동을 개시한다. 심장은 속도를 높이고, 이와 동시에 수축력이 증가한다. 일을 더 열심히 한 결과, 심근은 더 많은 산소와 에너지를 소비하고, 심장으로 가는 동맥은 더 많은 영양분과 산소를 심근에 운반하기 위해 확장된다. 모든 것이 순조롭다.

　그러나 당신이 만약 만성적인 심근 허혈이 있는데 급성 스트레스에 직면한다면, 곤란한 일이 발생한다. 관상 동맥이 교감 신경에 반응하여 확장하는 대신, '수축' 하는 것이다. 이것은 신체의 필수적이지 않은 부위에 혈액을 운반하는 혈관들을 수축시킨다는, 이 장의 도입부에 기술된 시나리오와는 매우 다르다. 대신, 다름 아닌 심장으로 혈액을 보내는 작은 혈관들이 수축하는 것이다. 심장이, 이미 어느 정도 막혀 버린 혈관을 통해, 산소와 포도당을 더 많이 필요로 하는 바로 그 때에 당신이 급성 스트레스를 받으면 그 공급이 더욱 감소되어, 심장에 영양분이 부족한 현상, 즉 '심근 허혈' 이 발생한다. 필요로 하는 것과는 정반대의 일이 일어나는 것이다. 당신은 가슴에 미치도록 격심한 통증을 느낀다. 이것이 협심증이다. 그러므로 동맥 경화증에 의한 만성 심근 허혈 상태가 되면, 육체적 스트레스가 생길 때마다 최소한

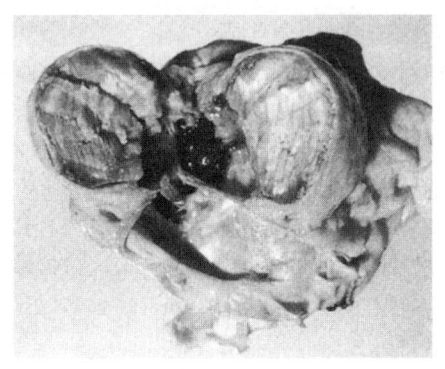
괴사가 일어난 심장.

극심한 흉통에 시달리게 된다.

1970년대에 심장학 관련 기술이 진보하면서, 전문가들은 우리가 심장병에 대해서는 당초 생각했던 것보다 더욱 취약하다는 사실을 알고 놀랐다. 종래에는 심근 허혈이 있는 남성(여성보다 남성이 심장병에 걸리기 쉽다.)은 커다란 심전도 기계에 줄로 연결되기도 하고, 큰 엑스선 카메라로 가슴을 촬영하기도 한 다음, 러닝 머신에 올라가 쓰러지기 직전까지 달리는 검사를 받았다. 그러면 예상할 수 있는 것처럼, 심장으로 가는 혈류가 감소해 가슴에 통증이 나타난다.

그런데 몇 명의 기술자들이 소형 심전도 기계를 고안했다. 몸에 붙인 채로 일상생활을 할 수 있는 휴대용 심전도계였다. 그런데 모두가 놀라고 말았다. 위험성이 있는 사람들의 온몸에 작은 허혈성 위기들이 이미 발생해 있었던 것이다. 대부분의 허혈 발작은 '무증상'이라는 것이 밝혀졌다. 즉 허혈은 통증이라는 경고 신호를 보내지 않는다. 더욱이 각종 정신적 스트레스, 예를 들면 연설, 긴장되는 면접, 시험 등이 허혈을 촉발할 수 있다. 예전의 이론에 따르면, 심장병이 있는 사람은 육체적 스트레스나 흉통을 느끼면 조심해야 한다는 것이었다.

이제는 심장병의 위험이 있는 사람은, 스스로 느낄 수 없을지도 모르지만, 일상생활의 각종 정신적 스트레스에 주의해야 할 것으로 보인다. 일단 손상을 입은 심장 혈관계는, 모든 급성의 육체적·정신적 스트레스에 대해 매우 민감하게 반응하는 것 같다.

마지막 나쁜 소식이 있다. 우리는 지금까지 스트레스와 관련된 심장 혈관계의 너무 빈번한 활성화라는 과정에만 초점을 맞추어 왔다. 각각의 정신적 스트레스가 끝나고 이 심장 혈관계의 활성화를 정지시키는 것은 어떨까? 앞서 언급한 것처럼, 부교감 신경계에 의한 미주 신경의 활성화를 통해 심장은 속도를 늦추게 된다. 당신이 가속기와 제동기를 동시에 밟지 않게 하는 자율 신경계로 돌아가 보자. 정의에 따르면, 당신이 만약 교감 신경계를 꾸준히 작동시키고 있다면, 부교감 신경은 만성적으로 꺼져 있게 된다. 그렇게 되면, 드물게 스트레스를 받지 않는 상황에서조차 당신은 속도를 늦추기가 어려워진다.

스트레스가 끝났는데도 심장 혈관계를 진정시키는 자신의 역할을 하지 않는 미주 신경을 어떻게 진단할 수 있을까? 의사라면 어떤 사람을 러닝 머신 위에서 뛰게 하는 스트레스를 부가한 다음, 그 회복 속도를 관찰할 수 있을 것이다. 이 문제를 검사하는 더 미묘하고 쉬운 방법이 있다. 우리는 숨을 들이쉴 때마다 교감 신경계를 약간 가동시켜 심장의 속도를 조금 올린다. 그리고 숨을 내쉴 때는 부교감 신경이 반쯤 작동되어 미주 신경을 활성화함으로써 속도를 늦추게 된다(이것이 여러 유형의 명상이 긴 날숨을 강조하는 이유이다.). 그러므로 숨을 들이쉴 때가 내쉴 때보다 심장 박동 사이의 시간 간격이 짧아지게 된다. 그러나 만약 만성 스트레스가 부교감 신경계가 미주 신경을 활성화하는 능력을 둔화시켰다면 어떻게 될까? 숨을 내쉴 때 심장의 속도가 줄지 않을 것이고, 박동 사이의 시간 간격도 길어지지 않을 것이다. 심장학자들은 심장 박동의 시간 간격을 재기 위해 예민한 장비를 사용한다. 변이성이 크다는 것(즉 숨을 들이쉴 때 심장이 뛰는 간격이 짧고, 내쉴 때 간격이 길다는 것)은 교감 신경의 기능을 길항하는 강력한 부교감 신경 기능을 가지고 있다는 것을 나타내므로, 좋은 것이다. 매우 작은 변이성은 제동을 거는 데 문제가 있는 부교감 신경 기능을 뜻한다. 이는 심장 혈관계 스트레스 반응을 너무 자주 일으킬 뿐 아니라 그것을 끝내는 것에도 장애가 있는 사람에서 나타나는 지표이기도 하다.

돌연한 심장사

지금까지 만성적인 스트레스가 심장 혈관계에 점진적인 손상을 주고, 여기에 더해지는 각종 스트레스는 그것을 더욱 취약하게 만든다는 것을 알았다. 그러나 심장병의 가장 현저하고 잘 알려진 특징의 하나는, 스트레스에 직면했을 때 심장에 문제가 생기는 경우가 많다는 사실이다. 충격적인 소식을 들었거나 아내가 사망했거나, 직장을 잃었거나 죽은 줄 알았던 아이가 갑자기 나타났거나 복권에 당첨되면, 남자들은 울거나 부르짖거나 깡충거리다가, 호흡이 가빠지고 휘청거린다. 그리고 곧 갑자기 가슴을 부여잡고 넘어져 심장 정지로 사망한다. 분노처럼 강력하고 적의에 찬 감정은 그 후 두 시간 동안 심장 발작이 일어날 위험도를 두 배로 증가시킨다. 예를 들면, O. J. 심슨 재판 동안, 검찰관 중 한 명인 빌 호그먼은 심슨의 변호사 조니 코크런의 말에 이의를 제기하기 위해 자리를 차고 일어날 때에 약 20회가량의 흉통을 느꼈고, 결국 쓰러지고 말았다(그는 살았다.). 강한 감정에 취약한 심장 때문에 라스베이거스의 카지노들은 휴대용 제세동기를 준비해 놓는다. 이것은 또 뉴욕 시에서 산다는 것이 치명적인 심장 발작의 위험 요인으로 꼽히는 이유와도 큰 연관성이 있다고 여겨진다.[6]

이런 현상은 여러 문헌들에 보고되어 있다. 어떤 의사는 신문 기사를 근거로 갑자기 심장병으로 죽은 사람 170명을 조사해 이들의 죽음에 관련이 있을 법한 사건들을 찾아보았다. 그것은 가까운 사람의 사망, 쇠약, 또는 그 사람을 잃을 우려, 극심한 슬픔, 지위나 자존심의 상실, 기일(忌日)의 슬픔, 개인적인 위험, 부상의 위협 또는 그런 위협으로부터의 회복, 승리의 기쁨 또는 극도의 환희 등이었다. 다른 연구들에서도 비슷한 사실이 밝혀졌다. 1991년 걸프 전쟁 때의 이스라엘에서는, 스커드 미사일로 인한 사망자 수보다 놀라서 갑자기 죽은 노인의 수가 더 많았다. 1994년의 로스앤젤레스 지진에서도 이와 비슷하게 심장 발작이 급격히 증가했다.[7]

이런 죽음의 실제 사망 원인을 조사하는 것은 어렵다(무슨 일이 일어날지 예측할 수 없고, 발작 때에 무엇을 느끼고 있었는지를 그들에게 직접 물어볼 수도 없기 때문이다.). 그러나 대부분의 심장학자들은 갑작스러운 심장 마비는 급성 스트레스에 의한 심실성 부정맥, 또는 그보다 더 나쁜 심실 세동에 더해진 심장 허혈의 극단적인 예라고 생각하고 있다.[8] 이 사건으로 추측할 수 있듯이, 돌연 심장사에는 교감 신경계가 관계한다. 그리고 건강한 조직보다는 손상을 입은 심장 조직에서 일어나기 쉽다. 심장 질환 병력이 없는데도, 또한 관상 동맥의 혈류가 증가했는데도 돌연히 심장사하는 경우가 있지만, 해부를 해 보면 이들의 대부분은 이미 어느 정도 동맥 경화증이 진행되고 있었음을 확인할 수 있다. 그러나 건강해 보였던 30대가 갑자기 사망해서, 해부를 해도 동맥 경화를 찾아볼 수 없는 그런 기묘한 사례도 있다.

동물을 사용한 연구로 판단해 보면, 아마도 세동이 돌연한 심장사의 결정적인 요인인 것으로 보인다(예를 들어 쥐에게 열 시간 동안 스트레스를 주면 하루 동안은 심장이 세동에 취약해진다.). 그 한 가지 이유는 병든 심장 근육이 전기적으로 흥분성이 되어, 세동이 일어나기 쉽다는 것이다. 여기에 더해서, 심한 스트레스를 받으면, 심장에 들어가는 자극 신호가 무질서하게 활성화된다. 교감 신경계는 두 개의 대칭성 신경 투사를 심장에 보내는데, 극도로 감정이 격해지면 이 두 가지 신호는 각각 너무 활성화되어 서로 조화를 이루지 못한다는 이론이 있다. 그 결과, 심각한 심실 세동이 나타나고, 당신은 가슴을 움켜쥐며 갑자기 쓰러지게 되는 것이다.

죽음에 이를 정도의 즐거움

돌연한 심장사를 유발하는 요인 중에 특히 흥미를 끄는 것이 있다. 승리나 극도의 기쁨이 그것이다. 복권에 당첨되어 기쁜 나머지 사망한 남자의 이야기나, 진부하지만 적어도 그는 행복하게 죽었다고 표현되는 성교 도중의 사망에 대해 살펴보자(수십 년 전에 분명 이런 상황에서 어느 부통령이 사망한 사례가 있었으나, 사망 당시에 부통령이 아내와 함께 있지 않았기 때문에, 그 사망에 대한 의학적 보고는 지극히 신중하게 다루어졌다.).

쾌락 때문에 죽음을 당한다는 것이 엉뚱하게 들릴지도 모른다. 스트레스에 관련된 질병은 스트레스 때문에 촉발되는 것이 아니었던가? 갑작스러운 슬픔이라면 몰라도 왜 쾌락이 죽음을 초래할까? 아마도 슬픔과 쾌락이 몇 가지 특징을 공유하기 때문인 것 같다. 극도의 분노 또는 극도의 쾌락은 생식 기능, 성장 또는 아마도 면역계에도 서로 다른 영향을 미친다. 그러나 심장 혈관계에 한해서는 이 두 감정이 상당히 비슷한 영향을 준다. 다시 한 번, 극도의 추위나 더위, 또는 먹잇감과 포식자가 같은 반응을 나타내는 것을 설명할 때의 그 스트레스 생리학의 핵심 개념을 상기해 보자. 심장도 그렇지만, 우리 신체의 어떤 부분은 어느 방향에서 신항상성적 균형이 파괴되는지와는 무관하게, 단지 그 파괴의 정도에 대해서만 상당히 민감하게 반응한다. 그러므로 깊은 슬픔에 울부짖으며 벽을 두들기든, 즐거움에 취해서 뛰어오르고 소리를 지르든, 병든 심장에는 부담이 된다. 즉 누군가를 죽이고 싶도록 화가 났을 때나 성적 도취를 느낄 때나 당신의 교감 신경계는 관상동맥에 대해 거의 같은 영향을 미치는 것이다. 정반대되는 감정들이 놀라울 정도로 비슷한 생리학적 토대를 가지고 있는 것이다(나치 강제 수용소의 생존자이자 노벨 문학상을 받은 작가 엘리 위젤의 자주 인용되는 문장인 "사랑의 반대는 증오가 아니다. 사랑의 반대는 무관심이다."를 상기하게 된다.). 심장 혈관계에 한해서는 분노와 도취, 슬픔과 승리감 등이 모두 신항상성적 평형을 위협한다.

여성과 심장 질환

남성이 여성보다 심장 발작 빈도가 높은데도 불구하고, 심장 질환은 미국 여성의 사망 원인 1위이다(연간 사망자가 50만 명이다. 유방암 사망자가 연간 4만 명이라는 사실과 비교해 보라.). 그리고 지난 수십 년 동안 남성의 심장 혈관 관련 사망률이 줄고 있는 반면, 여성의 사망 비율은 증가하고 있다. 더욱이, 같은 중증 정도의 심장 발작이라도 여성이 남성보다 불구가 될 가능성이 두 배나 된다.

이러한 변화들은 무엇을 뜻하는 것일까? 심장 발작으로 인해 불구가 될 비율이 증가했다는 것은 역학적인 요행으로 보인다. 여전히 여성이 남성보다 심장 발작을 겪는 일이 적으며, 남성과 비교해서 심장 발작에 취약해지기 시작하는 시기가 약 20년 정도 늦다. 그러므로 만약 어떤 남성과 여성이 모두 같은 정도의 심장 발작을 경험한다면, 통계적으로 보았을 때 여성이 남성보다 10년 더 나이가 들었을 가능성이 크다. 그리고 이 때문에 그 후 여성이 회복될 가능성이 통계적으로 더 적은 것이다.

그러나 여성의 심장 질환 발병률이 늘어나고 있다는 것은 어떻게 설명할 것인가? 다양한 요인들이 이 현상에 기여할 가능성이 있다. 미국에서 급격히 증가하고 있는 비만은 여성에게 더 많이 나타나며, 이는 심장 질환의 위험도를 증가시킨다(다음 장에서 논의될 것이다.). 게다가 미국의 흡연율은 줄어드는 추세이지만, 남성보다 여성의 흡연율이 더 천천히 감소하고 있다.

당연히 스트레스도 여기에 관련이 있을 것으로 보인다. 카플란과 캐럴 시블리(Carol Shively)는 지배 서열 내의 암컷 원숭이들을 연구한 결과, 낮은 서열의 원숭이들이, 저지방 식생활을 했을 때조차도 상위 서열의 원숭이들에 비해 동맥 경화증이 두 배 많은 것을 관찰할 수 있었다. 이와 비슷한 사회적 종속이라는 주제는 인간에서도 나타난다. 여성의 심장 혈관 질환 발생 비율이 증가하는 시기는 여성이 집 밖에서 일하는 시간이 증가하는 것과 일치한다. 후자에서 오는 스트레스가 전자와 무슨 관계가 있지 않을까? 조심스럽게 진행된 연구에 따르면, 집 밖에서 일하는 것이 여성의 심장 혈관 질환의 위험성을 높이는 것은 아니었다. 사무직이거나 비협조적인 상사를 모시고 있지 않다면 말이다. 이상한 일이다. 일하는 여성이 집안일을 남성에게 떠넘긴다는 것이 얼마나 근거가 없는 이야기인지를 보여 주는 것은, 일하는 여성의 심장 혈관 질환을 예측할 수 있는 또 다른 지표가 집에 아이가 있는 것이라는 사실이다.

그렇다면 왜 스트레스가 암컷 영장류, 인간, 또는 기타 종에서 심장 혈관 질환의 위험도를 증가시킬까? 그 해답은, 보통 때와 마찬가지로, 과도한 교감 신경계의 활성화 및 과도한 당질 코르티코이드의 분비가 범인이라는 것이다. 한편, 비록 상당히 논란이 있기는 하지만, 에스트로겐이라는 또 하나의 요인이 이에 관련되어 있다.

이 책의 전 판에서 에스트로겐은 지루한 소식에 불과했다. 지난 수십 년 동안 사람들은 에스트로겐이 심장 혈관 질환(뿐만 아니라 뇌졸중, 골다공증, 아마도 알츠하이머병도)을 막아 준다고 여겨 왔으며, 그것은 아마도 에스트로겐이 고맙게도 손상을 발생시키는 활성 산소를 없애 주는 항산화제로 작용하기 때문이라고 생각했다. 이것으로 여성들이 폐경을 겪으며 에스트로겐 수치가 떨어질 때까지 현저한 심장 질환이 생기지 않는 현상을 설명할 수 있었던 것이다. 널리 알려진 이 사실은, 폐경 후 에스트로겐 대체 치료를 시행하는 근거 중의 하나였다.

심장 혈관 질환을 예방하는 에스트로겐의 중요성은 단순히 인구 통계에서뿐만 아니라 조심스러운 실험 연구를 통해서도 밝혀졌다. 7장에서 논의되겠지만, 스트레스는 에스트로겐 수준을 저하시키며, 카플란의 하위 서열 암컷 원숭이들은 난소가 제거된 원숭이들에게서나 볼 수 있을 정도로 낮은 에스트로겐 수준을 보였다. 이와 대조적으로, 수년 동안 하위 서열에 속한 암컷을 에스트로겐으로 치료해 상위 서열의 암컷과 같은 수준으로 높이면 동맥 경화증이 사라진다. 상위 암컷의 난소를 제거하면, 그 암컷은 더 이상 동맥 경화증으로부터 보호받지 못하게 된다. 이러한 연구들은 결정적인 것으로 보였다.

그런데 2002년에 '여성 건강 이니셔티브(Women's Health Initiative)'

가 수천 명의 여성을 대상으로 연구한 역사적인 논문이 발표되었다. 이 연구의 목적은 에스트로겐과 프로게스테론을 사용한 폐경 후 대체 치료를 8년간 계속했을 때의 효과를 평가하는 것이었다. 이 연구는 심장 질환, 뇌졸중 및 골다공증의 예방 치료의 효과를 증명하는 최고의 기준이 될 것으로 기대를 모았다. 그리고 연구를 시작한 지 5년이 되자, 누가 호르몬을 먹고 누가 위약(속임약)을 먹는지가 드러나서, 이 거대한 프로젝트를 감독하던 윤리위원회는 연구를 중지시켰다. 에스트로겐과 프로게스테론의 이점이 너무나도 명백해서 나머지 절반의 여성들이 이를 복용하지 않는다는 것이 비윤리적이었기 때문일까? 아니다. 에스트로겐과 프로게스테론이 너무나도 명백하게 심장 혈관 질환과 뇌졸중의 위험도를 증가시키고 있었기 때문에(한편으로 골다공증은 예방하고 있었지만) 이 연구를 계속하는 것이 비윤리적이었기 때문이었다.

이것은 놀라운 소식이었다. 모든 신문이 1면 기사로 이 사실을 보도했다. 유럽에서 진행되고 있던 비슷한 임상 실험은 중단되었다. 제약 회사의 주가는 폭락했다. 엄청나게 많은 폐경기 여성들이 에스트로겐 대체 치료를 어떻게 해야 할지 궁금해했다.

한쪽의 몇 년에 걸친 임상 통계 및 주의 깊은 실험실 연구와, 다른 한쪽의 대규모의 훌륭한 연구가 왜 이렇게 서로 모순된 결과를 보이는 것일까? 중요한 요인의 하나로, 카플란 등의 연구가 에스트로겐을 포함한 반면, 이 임상 실험은 에스트로겐에 프로게스테론을 더했다는 것을 들 수 있다. 큰 차이가 생길 수 있는 것이다. 그 다음으로, 과학자들은 좋아하지만 다른 모든 사람들을 화나게 만드는 트집의 예를 들자면, 사용된 호르몬들의 용량이나 에스트로겐의 형태(에스트라디올인가 에스트리올인가 에스트론인가, 또는 합성된 호르몬인가 천연물인가 등)가 달라서 차이가 나타났다는 것이다. 마지막으로, 이것은 매우 중요한 점인데, 실험실 연구는 에스트로겐이 이미 존재하는 동맥 경화증을 회복시키기보다는 그 형성을 예방한다는 것을 암시한다. 이것이 상당히 그럴듯한 이유는, 서구화된 식생활 때문에 50~60대의 폐경기 이후가 아니라 30대 때부터 이미 동맥 경화성 플라크가 형성하기 시작되기 때문이라는 것이다.

여기에 관해서는 아직 논의가 진행 중이다. 비록 폐경 후에는 에스트로겐이 심장 혈관 질환을 예방할 수 없다고 판명되었지만, 여성들이 더 젊은 나이에는 스스로 에스트로겐을 분비한다는 사실은 설득력을 더해 준다. 그러한 에스트로겐 수준을 억제함으로써, 스트레스는 심장 혈관 질환 발병에 한몫할 수 있을 것이다.

부두교의 주술 살해

공립 학교에서는 거의 다루지 않는 주제를 검증할 때가 되었다. 부두교의 주술 살해(Voodoo death)에 관해서는 서구화되지 않은 전통 문화들의 기록 속에 잘 나타나 있다. 금지된 음식을 먹거나, 족장을 모욕하거나, 동침하면 안 될 사람과 같이 자거나, 용인할 수 없는 폭력이나 불경을 저지르는 사람이 있으면, 격노한 마을 사람들이 무당을 부른다. 그러면 무당은 잘 알 수 없는 물건들을 의례적으로 흔들고, 부두 인형을 만들거나, 다른 방법으로 그 사람에게 마법을 건다. 그러면 곧 그 저주를 받은 사람이 죽어 버린다.

민족 식물학자 웨이드 데이비스와 심장 전문의 레지스 데실바가 이끈 하버드 대학교 조사단은 최근 이 주제를 재조사했다.[9] 데이비스와 데실바는 '부두교의 주술 살해'라는 용어를 사용하는 것에 반대한다. 이 용어는 비서구 사회의 모든 것 — 풀로 만든 치마, 코에 꿰는 뼈 등 — 에 대한 서구의 편견을 나타내기 때문이다. 그들은 많은 사례에서 적절하지 않을 수 있다면서도, '정신 생리에 의한 죽음'이라는 용어를 즐겨 사용한다. 무당은 미리 중병에 걸린 사람들을 골라 마법을 걸어서, 자기가 마법을 걸었기 때문에 죽은 것처럼 믿게 만드는지도 모른다. 흥미로운 것은 무당이 눈에 보이는 형태로 어떤 사람에게 주술을 걸면, 그 후에, 공동체의 다른 인간이 "부두의 저주가 듣기 시작했다. 이 사람은 곧 죽는다. 맛있는 음식이나 물을 줄 필요가 없다"고 말함으로써 마법이 효과를 발휘하도록 만든다. 그러면 부두의 저주가 현실로 나타나는 것이다.

그런데도 불구하고 재미있는 것은, 정신 생리에 의한 사망 사례에 대해서 20세기의 저명한 생리학자들이 커다란 관심을 가졌다는 점이다. 캐넌('투쟁-도피 반응' 개념을 주장한 사람이다.)과 쿠르트 리히터(정신 신체 의학(psychosomatic medicine)의 권위자이다.)는, 위대한 대결이라고까지 말할 수 있을 정도로 정신 생리에 의한 사망의 메커니즘에 대해 서로 다른 가설을 세웠다. 캐넌은 부두교의 주술 살해는 교감 신경계가 과도하게 활성화되기 때문에 발생한다고 생각했다. 즉 저주를 받은 사람이 매우 불안해져서 교감 신경계가 급히 활동을 개시하면 혈관이 수축하고 파열되어, 그 결과 혈압이 떨어져 죽음에 이른다는 것이다. 한편 리히터는 부교감 신경이 과도하게 활성화되는 것이 사망의 원인이라고 생각했다. 즉 이 놀라운 의식 중에서 그 사람은 저주의 엄숙함을 실감하고 어느 정도 포기한다. 미주 신경이 매우 활성화되고, 심장이 정지하는 지경에 이르게 된다. 이것이 이른바 '미주 신경의 폭풍'이다. 캐넌도 리히터도, 부두교의 주술에 의한 죽음뿐 아니라, 어떤 정신 생리적인 것이 유발한 죽음도 실제로 본 적이 없었기 때문에, 그들의 학설이 옳다는 것을 증명하지는 못했다. 그러나 아마도 캐넌의 학설이 옳았던 것 같다. 미주 신경의 폭풍으로 심장이 갑자기 정지하는 일은 거의 없기 때문이다. 그 대신 데이비스와 데실바는 이 사례들이 극심한 교감 신경의 활동이 심장에 허혈과 세동을 촉발했기 때문에 일어나는 돌연한 심장사에 불과하다는 것을 시사하고 있다.

어느 쪽이든 간에 정신 생리적 죽음이 어느 정도 심장 손상이 있는 사람에게서 일어날 가능성이 높음을 시사하고 있다는 점에서, 이 부두교의 주술 살해는 매우 흥미롭다. 그러나 전통적인 사회에서의 정신 생리적 죽음이 혼란스러운 점은, 전혀 심장 질환이 없어 보이는 젊은이에게도 그 같은 죽음이 일어난다는 것이다. 이 신비는 아직도 수수께끼인 채로 남아 있다. 아마도 이것은 우리가 상상하는 것 이상으로 심장의 위험이 몰래 진행되고 있었음을 의미하거나, 문화적 믿음의 힘을 보여 주는 증거일지도 모른다. 데이비스와 데실바의 말처럼, 만약 신앙심이 병을 낫게 할 수 있다면 사람을 죽일 수도 있는 것이다.

성격과 관상 동맥 질환

두 사람이 동일한 스트레스를 주는 사회적 환경 속에 살고 있다. 그중 한 명만 고혈압이 된다. 두 사람은 20년간 똑같은 삶의 기복을 겪는다. 그중 한 명만이 심장 혈관계 질환에 걸린다.

이러한 개인차는 한 사람이, 예를 들어 감소된 관상 동맥의 혈류와 같은, 이미 손상된 심장 혈관계를 가지고 있었기 때문일 수 있다. 혈관의 탄력성이나 노르에프네프린 수용체의 수 등, 심장 혈관계의 작용에 영향을 주는 유전 요인 때문일 수도 있다. 각 개인이 얼마나 많은 위험 요인들을 경험했는지, 즉 흡연을 했는지, 포화 지방이 많은 식생활을 했는지에 따른 차이일 수도 있다(흥미롭게도, 이러한 위험 요인의 개인 차로는 심장 질환 유형의 변이성을 절반도 설명할 수 없다.).

크든 작든, 비슷한 스트레스에 직면한 사람들은, 그들의 성격 유형에 따라 심장 혈관 질환의 위험도가 달라질 수 있다. 14장과 15장에서는 적개심, A형 성격 및 임상적 우울증이 어떻게 심장 혈관계 질환의 위험도를 높이는지에 대해 검토할 것이다. 좋지 않은 소식은, 이러한 성격적 위험 요인의 영향이 상당히 중요하다는 것이다. 그렇지만 좋은 소식은 때때로 이에 대한 대책이 있다는 것이다.

이 논의는 앞으로 자주 언급될 분석적 유형의 첫 번째 예시라고 할 수 있다. 단기적인 신체적 위급 상황에 직면했을 때에는, 심장 혈관 스트레스 반응이 결정적이다. 만성 스트레스에 대해서는, 이와 같은 변화들이 끔찍한 소식이다. 이러한 부작용들은, 대사성 스트레스 반응(다음 장의 주제이다.)이 과도하게 작용하여 나타나는 해로운 결과와 상호 작용을 할 때 특히 해롭다.

4
스트레스와 에너지 대사

사자가 뒤에서 쫓아오고 있다. 당분간 끔찍한 상황이 지속되는 것 같다. 그러나 다행히도 심장 혈관계가 가속되기 시작하고 운동 근육에 산소와 에너지를 수송한다. 그런데 무슨 에너지? 달리는 데 도움이 되자고 막대사탕을 먹기에는 시간이 충분치 않다. 이미 장 속에 들어 있는 음식물을 소화할 시간조차 부족하다. 신체는 지방이나 간, 또는 운동에 사용하지 않는 근육 같은 곳에 저장되어 있는 에너지를 쓸 수밖에 없다. 이러한 상황에서 어떻게 에너지를 동원하는지 그리고 어떻게 이런 동원이 가끔 질병을 초래하는지를 이해하기 위해서, 우리는 먼저 신체가 에너지를 저장하는 방법을 알 필요가 있다.

에너지를 은행에 저금하기

소화의 기본 과정은 동물의 고기나 채소 덩어리를 분해해서 인간의 일부로 만드는 것이다. 우리는 그 덩어리들을 정확히 그 모양대로 사

네 가지 주요 음식 군

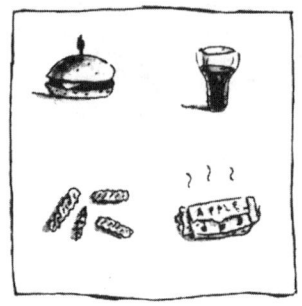

정상:
햄버거, 콜라, 튀긴 감자, 과일 파이

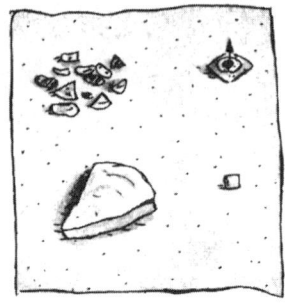

회사:
크래커 종류, 카나페, 재미있는 치즈, 민트

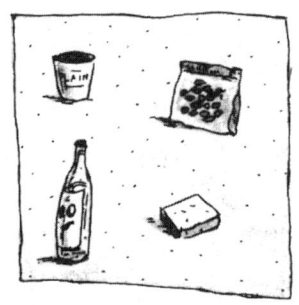

연민:
요구르트, 콩, 생수, 두부

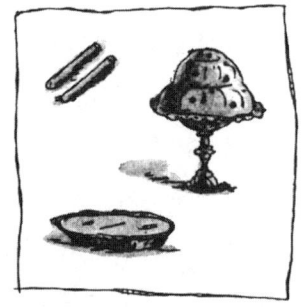

어리석음:
우주 식량 막대, 과일 샐러드가 든 젤라틴, 메뚜기 파이

용할 수는 없다. 예를 들어, 우리의 다리 근육을 강하게 만들기 위해 우리가 먹은 닭의 근육을 거기에 가져다 붙일 수는 없다. 대신 복잡한 음식물들은 가장 단순한 부분(분자)으로, 즉 아미노산(단백질의 구성 단위), 포도당과 같은 단당류(좀 더 복잡한 당분과 전분, 즉 탄수화물의 구성 성분) 그리고 유리 지방산과 글리세롤(지방의 구성 성분) 등으로 분해된다. 이것은 소화관 속에서 효소라고 하는 복잡한 분자를 분해하는 화학 물

질에 의해 이루어진다. 이렇게 해서 만들어진 간단한 구성 성분들은 혈류 속으로 흡수되어 이들을 필요로 하는 각각의 세포로 수송된다. 그러면 세포들은 이 성분들을 이용하여 사업에 필요한 단백질, 지방, 탄수화물 등을 합성하는 것이다. 중요한 것은, 이 간단한 구성 성분들(특히 지방산과 당들)이 몸속에서 연소되어 모든 건설 사업과 새 건축물 운영에 필요한 에너지를 공급한다는 것이다.

추수 감사절이라서 실컷 먹었다고 치자. 당신의 혈류에는 아미노산, 지방산, 포도당이 충만하다. 식사 후 긴 의자에 멍하니 앉아 있기 위해 필요한 것보다는 훨씬 많은 양이다. 이 남는 것을 가지고 당신의 몸은 무엇을 할 것인가? 기본적으로 이것을 이해하는 것은 나중에 당신이 목숨을 부지하기 위해 달릴 때 이 과정이 거꾸로 일어나기 때문에 매우 중요하다.

이 질문에 대답하기 위해 재정 — 예금 계좌, 환전, 증권과 채권, 할부 이자율, 돼지 저금통에서 동전 빼내기 등에 관한 일 — 에 대해 이야기해 보자. 신체 내의 에너지 수송 과정은 돈의 흐름과 놀랄 만큼 유사한 점이 있기 때문이다. 오늘날에는 자기 재산을 주머니에 넣고 다니거나 침대 밑에 현금을 가득 숨겨 놓는 이상한 부자들이 드물다. 그 대신 남는 재산은 현금보다 조금 더 복잡한 형태, 즉 투자 신탁, 면세되는 정부 채권, 스위스 은행 계좌 등으로 다른 곳에 저장된다. 이와 마찬가지로 남는 에너지는 체내에 현금의 형태, 즉 아미노산, 지방산, 포도당으로 저장되지 않고 좀 더 복잡한 형태로 저장된다. 지방 세포 속의 효소들은 지방산과 글리세롤을 합쳐서 트리글리세리드를 만든다(다음 쪽의 표를 참조할 것). 이것이 지방 세포 속에 충분히 쌓이면 뚱뚱해지는 것이다. 한편, 세포들은 포도당 분자들을 여러 개 서로 붙이기도 한다. 이 긴 사슬은 때로 수천 개의 분자로 이루어지는데, 이를 '글

입에서 씹는 것	혈액 속에 있는 것	남으면 저장되는 것	스트레스성 위급 상황에서 동원되는 것
단백질 →	아미노산 →	단백질 →	아미노산
전분, 당분, 탄수화물 →	포도당 →	글리코겐 →	포도당
지방 →	지방산과 글리세롤 →	트리글리세리드 →	지방산, 글리세롤, 케톤체

리코겐'이라고 부른다. 대부분의 글리코겐은 근육과 간에서 만들어진다. 비슷하게, 온몸의 세포들은 긴 아미노산 사슬을 합쳐서 단백질로 만든다.

 이 구성 성분들의 수송과 표적 세포에서의 저장을 촉진하는 호르몬이 인슐린이다. 인슐린은 대사의 미래를 설계하는 낙천적인 호르몬이다. 식사를 잘하면 췌장에서 인슐린이 혈류 속으로 쏟아져 나와 지방 세포로의 지방산 수송 및 글리코겐과 단백질의 합성을 촉진한다. 당신의 지방 은행 입금 전표를 기입하는 것이 인슐린인 것이다. 우리가 곧 혈류 속에 각종 영양의 구성 성분을 가득 채울 것이라고 기대할 때에도 인슐린이 분비된다. 만약 당신이 매일 6시에 저녁 식사를 한다고 치면, 혈류 속에 포도당의 수준이 증가할 것을 기대하고 5시 45분에 인슐린이 분비되기 시작한다. 논리적으로, 이런 기대성 분비는 부교감 신경계가 자극된 결과인데, 이렇게 포도당 수준이 곧 상승할 것에 대비하여 인슐린을 분비하는 능력은 신항상성이 가지는 기대성 특징의 좋은 예라고 할 수 있다.

예금 찾기: 스트레스를 받을 때의 에너지 동원

음식을 가장 작은 성분으로 분해하고 이것을 다시 복잡한 저장 형태로 바꾸는 이 대단한 전략은 우리가 충분히 먹었을 때 신체가 해야 하는 일이다. 그리고 이것은 우리의 신체가 절박한 육체적 위급 상황에 처했을 때 '하지 말아야' 할 일이기도 하다. 이제 에너지 저장을 중단하고 싶다. 교감 신경계 활성을 증가시키고, 부교감 신경계의 활성을 감소시키며 인슐린 분비를 줄인다. 위급 상황에서의 제1단계 목표는 달성되었다.

우리의 신체는 또 다른 방법을 통해 에너지 저장이 중단된 것을 확인할 수 있다. 스트레스를 주는 위급 상황이 발생함과 동시에 당질 코르티코이드가 분비되고, 이것은 영양소들이 지방 세포에 수송되는 것을 차단한다. 이 호르몬은 아직 떠돌아다니고 있는 일부 인슐린의 작용을 길항하는 역할을 한다.

이런 경우에 새로운 에너지를 저장하는 불합리한 일을 해서는 안 된다는 것은 분명하다. 그리고 여기에 더해서 우리 몸에 이미 저장되어 있는 에너지를 쓰고 싶어진다. 은행 계좌에서 돈을 찾고, 자산의 일부를 유동화하고, 이 위기를 헤쳐 나가기 위해서는 저장된 영양분을 현금으로 바꾸어야 한다. 우리 몸의 모든 에너지 저장 단계는 당질 코르티코이드, 글루카곤, 에피네프린, 노르에피네프린 등의 스트레스 호르몬에 의하여 역전된다. 이들은 트리글리세리드를 지방 세포 내에서 분해하고, 그 결과로서 유리 지방산과 글리세롤을 순환계에 쏟아 낸다. 동일한 호르몬들이 온몸의 세포에서 글리코겐이 포도당으로 분해되는 것을 촉발한다. 그리하여 포도당이 혈류 속으로 넘쳐 나온다. 또 이 호르몬들은 운동하지 않는 근육들에서 단백질이 아미노산으로 바뀌도록 만든다.

 이제 저장되었던 영양분들이 더 간단한 형태로 바뀌었다. 우리 몸은 또 다른 간단하게 만드는 작업으로 돌입한다. 아미노산은 포도당에 비해서 별로 좋은 에너지원이 아니기 때문이다. 우리 몸은 순환 중인 아미노산을 간으로 보내고 여기서 아미노산은 포도당으로 바뀐다. 간이 새로운 포도당을 만들어 내는 과정을 당신생(gluconeogenesis)이라고 한다. 이 포도당이야말로 닥쳐온 재난에 즉각 사용할 수 있는 에너지인 것이다.

 이 과정들의 결과로, 당신의 다리 근육은 많은 에너지를 사용할 수 있게 되었다. 폭발적인 행동이 가능하다. 당신은 사자를 먼지 속에 남겨 놓은 채, 5시 45분의 기대성 인슐린 분비를 위해 아슬아슬하게 음식점에 도착하는 것이다.

 내가 제시해 온 시나리오는 기본적으로 위급 상황에서 지방과 같은 저장 장소에서 근육으로 에너지를 동원하는 전략에 관한 것이었다. 그러나 적응이라는 면에서 볼 때, 포식자로부터 도망칠 때 자동으로 팔 근육에 연료가 보급된다는 것이, 서서 걸어다니는 우리 인간들로서는 잘 이해가 되지 않는다. 그런데 우리 몸은 이 문제도 해결한 것으로 밝혀졌다. 당질 코르티코이드와 다른 스트레스 반응의 호르몬들은 근육과 지방 조직으로의 에너지 흡수를 차단한다. 위급한 상황에서 운동을 하는 각각의 근육들은 이 차단을 극복하는 어떤 수단을 가지고 있어서 순환계에 떠다니는 모든 영양소를 붙잡을 수 있게 되어 있다는 것이다. 순전히 결과로만 보면, 지방과 운동을 하지 않는 근육으로부터 운동 근육들로 에너지가 동원되는 것이다.

 만약 위기에서 에너지를 동원할 수가 없다면 어떻게 될까? 당질 코르티코이드를 적절히 분비하지 못하는 애디슨병 환자들이나, 에피네프린이나 노르에피네프린이 부적절한 샤이드래거 증후군 환자들은 필요한 순간에 에너지를 동원하지 못한다. 분명히 사자가 축제를 벌일 가능성이 높다. 조금 더 미묘한 예로, 서구화된 사회에 살면서 스트레스 반응이 약간 비정상적으로 저조한 경향이 있다면 어떻게 될까? 역시 분명히, 일상생활의 요구에 반응하여 에너지를 동원하는 데 지장이 있을 것이다. 이것은 '만성 피로 증후군'을 앓는 사람에게 전형적으로 나타나는데, 무엇보다도 혈류 속의 당질 코르티코이드 수준이 너무 낮은 것이 특징이다.

그런데 우리는 왜 병이 나는가

만약 당신이 사자를 피하는 중이라면, 또는 높은 계단을 올라가는 정도로 부담이 되는 일을 할 때조차(또는 하루 중 우리의 당질 코르티코이드 수준이 제일 높은 아침에 일어날 때조차) 대사성 스트레스 반응이 일어나기를 분명 원할 것이다. 그렇지만 만약 우리에게 스트레스 반응이 너무 자주 작동되는 일이 몇 달 동안 계속된다면 어떻게 될까? 틈만 나면 은행으로 달려가 돈을 인출하는 것이 재정적으로 바보 같은 일인 것과 마찬가지로, 여러 가지 이유로 인해 대사에 문제가 생기게 된다.

아무리 생각해보아도 이것은 비효율적이다. 다른 재정적 비유가 필요하다. 당신이 여유 돈이 약간 있어서 이자율이 높은 계좌에 당분간 넣어 두기로 결정했다고 치자. 만약 그 돈을 6개월이나 2년 등 일정 기간 건드리지 않는다는 데 동의한다면, 은행은 당신에게 정상보다 더 높은 이자를 주겠다고 약속한다. 그리고 일반적으로, 당신이 약속한 기간보다 일찍 돈을 청구한다면 일찍 돈을 빼내는 것이니만큼 벌금을 물어야 한다. 그래서 당신은 즐거이 이런 조건으로 돈을 맡겼다고 하자. 다음 날 당신은 재정적 불안이 생겨서 돈을 찾고 벌금을 지불한다. 또 그 다음 날 당신은 또 마음이 변해서, 다시 돈을 저금하면서 새로운 계약에 서명을 하고, 그날 오후에는 또 마음을 바꾸어 돈을 인출하고 또 벌금을 문다. 이런 식으로 하면 당신은 곧 돈의 절반을 벌금으로 낭비하고 말 것이다.

같은 이치로, 순환계로부터 에너지를 빼내서 저장했다가 되돌릴 때마다 당신은 잠재적 에너지를 상당량 잃게 된다. 영양분을 혈류의 안과 밖으로 수송하고, 영양소들을 서로 붙이는(단백질, 트리글리세리드, 글리코겐을 만드는) 효소나 영양분들을 분해하는 또 다른 효소들을 활성화하고, 당신생 작전을 벌이는 동안 간에 연료를 공급하는 데에는 에너지가 든다. 실제로 스트레스 반응을 너무 자주 활성화하면 벌금을 내야 한다. 당신은 너무 많은 에너지를 쓰게 되고, 그 첫 번째 결과로, 금방 피곤해진다. 매일같이 그냥 오랫동안 피곤하다.

두 번째 결과로는, 비록 심각한 정도로 일어나는 일은 드물지만, 근육이 쇠약해질 수 있다. 근육은 단백질로 가득 차 있다. 만약 만성적으로 스트레스를 받게 되면, 단백질 분해를 꾸준히 촉발해서 근육을 새로 만들 기회가 없다. 그렇지만 몸이 스트레스 반응을 활성화할 때마다 근육들이 아주 조금씩 위축되므로, 심각할 정도의 위축이 일어나려면 엄청난 양의 스트레스가 필요하다. 다음 장들에서 보게 되겠지만, 때때로 임상의들은 대량의 합성 당질 코르티코이드를 환자에게 투여하기도 한다. 이 경우에는 심각한 정도로 근육이 위축될 수 있는데 이것은 오랫동안 자리에 누워 일어나지 못했던 사람에게서 나타나는 증상과 비슷하다.

마지막으로, 지속적으로 대사성 스트레스 반응을 동원하는 것의 또 다른 문제에 대해서는 마지막 장에서 힌트를 주고 있는데, 혈류 속에 다량의 지방과 포도당이 끊임없이 돌아다니도록 만들고 싶지는 않다는 것이다. 왜냐하면, 앞으로 보게 되겠지만, 이 물질들이 손상된 혈관에 들러붙어서 동맥 경화를 악화시키기 때문이다. 콜레스테롤 역시 여기에 한몫을 한다. 잘 알려진 것처럼, '나쁜' 콜레스테롤로 알려진 저밀도지단백질(LDL)과 '좋은' 콜레스테롤로 알려진 고밀도지단백질(HDL)이 있다. LDL 콜레스테롤은 동맥 경화성 플라크에 붙고 HDL 콜레스테롤은 플라크에서 떨어져 나와 간에서 분해된다. 이런 구분 때문에 혈류 속의 전체 콜레스테롤 수준은 실제로 별 의미가 없는 수치이다. 당신은 각 유형이 얼마나 되는지 알고 싶고, 또 LDL은 많고 HDL은 적었으면 할 것이다. 우리는 마지막 장에서 CRP 수준으로 측정되는 혈관 염증의 정도가 심혈관 질환의 위험을 예측하는 가장 좋은 지표라는 것을 보게 될 것이다. 어쨌든 당신은 다량의 LDL 콜레스테롤이 떠돌아다니고, 이를 길항할 HDL이 충분치 않기를 원하지는 않을 것이다. 그런데 스트레스를 받으면 LDL콜레스테롤 수준은 상승하고 HDL은 저하한다.[1]

그러므로 만약 당신이 스트레스를 너무 자주 받는다면, 스트레스 반응으로 나타나는 대사의 양상 때문에 심장 혈관 질환의 위험성이 커질 수 있다. 이 점은 특히 당뇨병과 관련이 있다.

인슐린 의존성 당뇨병

당뇨병에는 여러 가지 형태가 있는데, 그중 두 가지가 이 장과 관련이 있다. 그 첫 번째는 인슐린 의존성 당뇨병이다(또는 1형, 연소성 당뇨병이라고도 부른다.). 최근에 밝혀진 이유들 때문에, 면역계가 인슐린을 분비하는 자신의 췌장 속의 세포를 외부 침입자로 단정하고 공격한다(이런 '자가 면역성' 질환은 8장에서 논의될 것이다.). 이렇게 세포들이 파괴되면, 인슐린을 분비하는 능력이 거의 없어진다. 역시 알 수 없는 이유로, 이 병은 상대적으로 어린 시기에 나타난다(그래서 '연소성'이라는 이름이 붙었다.). 그런데 여기에 신비를 하나 더 보태자면, 최근 수십 년 사이에 성인들이, 심지어는 중년의 성인들이 연소성 당뇨병으로 진단을 받는 예가 점점 늘어나고 있다.

적정량의 인슐린을 분비하지 못하게 되기 때문에, 표적 세포 내로의 포도당(간접적으로는 지방산도) 흡수를 촉진하는 능력이 거의 없다. 세포들은 굶고(큰일이다.), 에너지가 충분하지 않아서 장기들이 제대로 기능을 하지 않는다. 더구나 포도당과 지방산들이 혈류 속에서 돌아다니고 있다. 갈 곳 없는 기름덩어리 깡패들 때문에 곧 동맥 경화성 장애도 생기게 된다. 이렇게 돌아다니고 있는 물질들은 신장 혈관들에 들러붙어 고장을 일으키기도 한다. 같은 일이 눈에서 일어나면 시력을 잃게 된다. 온몸의 다른 혈관들이 막히고, 각 조직에서 작은 혈관 장애가 일어나며 때때로 만성 통증이 생긴다. 순환계에 너무 많이 존재하는 포도당이 단백질에 붙기 시작하고, 붙을 이유가 없는 단백질들끼리 서로 붙게 만들어서 기능을 하지 못하도록 한다. 좋을 게 하나도 없다.

그러면 인슐린 의존성 당뇨병을 치료하는 가장 좋은 방법은 무엇일까? 우리 모두 인슐린 주사로 이 병을 조절하는 것을 알고 있다. 만약 당신이 당뇨병이라면, 인슐린 수준이 너무 낮아지는 것을 절대 원치 않을 것이다. 세포들은 에너지가 결핍되고, 순환 포도당 수준은 너무 높기 때문이다. 그러나 너무 많은 인슐린을 주사 맞는 것도 원하지 않을 것이다. 여러 가지 이유로 과다한 인슐린은 뇌의 에너지를 빼앗고,

당신을 혼수 상태나 쇼크 상태에 빠뜨리고 신경 세포들을 손상시킬 가능성이 있다. 당뇨병에서는 대사 조절을 잘할수록 합병증이 적어지고 예상 수명이 길어진다. 그러므로 인슐린 의존성 당뇨병에서 상태를 올바로 유지하기 위해서는, 활동성과 피로 등을 고려한 음식 섭취와 인슐린 용량 사이의 균형이 중요하다. 그리고 이 분야의 엄청난 기술적 발전 덕분에 당뇨병 환자들은 이제 분 단위로 혈당을 감시하면서 인슐린 용량을 그에 맞춰서 미세하게 변화시킬 수 있게 되었다.

만성 스트레스는 이 과정에 어떤 영향을 미칠까? 첫째, 스트레스 반응의 호르몬들은 혈류 속으로 더욱 많은 포도당과 지방산을 동원하게 한다. 인슐린 의존성 당뇨병 환자에게 이 상황은 엉뚱한 장소에 포도당이나 지방산이 달라붙는, 이제는 익숙한 병적 변화를 일으킬 위험성을 높인다.

만성 스트레스는 좀 더 미묘한 또 다른 문제도 발생시킨다. 뭔가 스트레스를 받을 일이 일어나면, 단지 인슐린 분비를 차단할 수만은 없다. 기본적으로 뇌는 췌장이 더 이상 인슐린 분비를 지속하지 않는다는 사실을 별로 믿지 않기 때문에, 다음 단계의 일이 일어난다. 앞서 말한 것처럼, 스트레스를 받는 동안에는 당질 코르티코이드가 온몸의 지방 세포에 작용해서, 아직 떠돌고 있을지도 모르는 인슐린에 덜 민감해지도록 만든다. 지방 세포들이 방출하는 몇 가지 호르몬들이 근육이나 간과 같은 다른 조직들로 하여금 인슐린에 대해 반응하지 못하도록 만든다는 사실도 새로 밝혀졌다. 스트레스는 인슐린 저항성을 증진시키는 것이다. (그리고 (앞으로 이 책에서 논의될 다양한 질병들을 치료하기 위해서) 다량의 합성 당질 코르티코이드를 복용하는 사람이 당뇨병 상태가 되면, 이것을 '스테로이드 당뇨병'이라고 부른다.)

인슐린 의존성 당뇨병을 가진 사람에게 스트레스에 의한 인슐린 저항성이 나쁜 이유는 무엇일까? 그들은 건강한 식사, 소량의 인슐린을 언제 주사할 것인가를 알려 주는 신체 신호에 대한 예민한 감수성 등 모든 면에서 균형이 잘 잡혀 있다. 그런데 어떤 만성 스트레스가 주어졌다. 그리고 갑자기 인슐린이 잘 듣지 않게 된다. 사람들은 곤란을 겪다가 자신에게 더 많은 인슐린이 필요하다는 것을 알게 되고, 이것은 세포들이 인슐린에 더 저항성을 띠도록 만들어 인슐린의 요구량을 급격히 증가시킨다……. 이런 상태는 스트레스가 끝날 때까지 계속된다. 그런데 이번에는 언제 인슐린 용량을 낮추어야 할지가 분명치 않다. 왜냐하면 신체의 각 조직들이 인슐린 감수성을 회복하는 속도가 서로 다르기 때문이다. 완벽하게 균형이 잡혀 있었던 체계가 완전히 혼란에 빠지는 것이다.

정신적 스트레스를 포함한 스트레스는 인슐린 의존성 당뇨병 환자의 대사 조절을 엉망으로 만들어 버릴 수 있다. 그 예로 당뇨병 환자를 대중들 앞에서 연설하도록 하는 실험적 스트레스에 노출시키고 당질 코르티코이드 분비를 측정한 연구를 참조할 수 있다. 이 연구에 따르면 이런 상황에서 가장 큰 스트레스 반응을 보이는 사람일수록 당뇨병 조절이 잘 되지 않았다. 또, 실험적 스트레스에 대해 가장 강력한 감정적 반응을 보이는 사람들이 가장 높은 혈당 수준을 나타내는 경향이 있다는 연구 결과도 있다.

스트레스는 다른 방법으로도 피해를 준다. 어떤 신중한 연구들은 인슐린 의존성 당뇨병 환자가 발병 전 3년 이내에 심한 스트레스를 받았을 확률이 보통보다 높다는 것을 보여 준다. 이것은 스트레스가 면역계로 하여금 췌장을 더욱 공격하도록 만든다는 것을 의미할까? 8장에서 면역에 관해 논의하겠지만, 여기에 대해서는 몇 가지 증거가 있다. 좀 더 그럴듯한 설명은 일단 면역계가 췌장을 공격하기 시작하면, 즉 일단 당뇨병이 시작되면, 증상이 분명히 나타날 때까지 어느 정도 시간이 걸린다는 사실에 근거하고 있다. 지금까지 언급한 모든 해로운 효과에 더해서, 스트레스는 이 전체의 과정을 촉진시켜서 본인이 정상이 아니라는 사실을 더 빨리 자각하도록 만든다.

그러므로 빈번한 스트레스 또는 커다란 스트레스 반응은 인슐린 의존성 당뇨병에 걸릴 위험도를 증가시키고, 당뇨병의 진전 속도를 촉진하며, 이미 당뇨병에 걸린 환자들에서는 치명적인 합병증을 초래한다.[2] 그러므로 당뇨병 환자야말로 성공적인 스트레스 관리가 결정적으로 중요한 인구 집단이다.

인슐린 비의존성 당뇨병

인슐린 비의존성 당뇨병(2형, 성인형 당뇨병이라고도 한다.)의 문제는 인슐린이 너무 적다는 것이 아니라 세포가 인슐린에 반응을 하지 못한다는 것이다. 따라서 이 장애를 인슐린 저항성 당뇨병이라고도 부른다. 여기서의 문제점은 많은 사람들이 나이가 들면서 몸무게가 늘기 때문에 발생한다(그러나 만약 나이를 먹어도 몸무게가 늘지 않는다면 이 병에 걸릴 위험도는 증가하지 않는다. 이것은 서구화되지 않은 인구 집단에서 확인할 수 있다. 따라서 이 병이 정상적인 노화의 양상인 것은 아니다. 활동이 부족하고 지방이 남아도는, 일부 사회의 노화에서 흔히 볼 수 있는 조건들 때문에 생기는 병이다.). 충분한 지방이 저장되면, 지방 세포는 속이 꽉 차게 된다. 청소년기 이후에는 지방 세포의 수가 더 이상 늘어나지 않으므로, 몸무게가 늘었다는 것은 개개의 지방 세포가 팽창되었다는 것을 의미한다. 그런데도 또 식사를 하면, 인슐린이 분비되어 더 많은 지방을 지방 세포에 저장하려

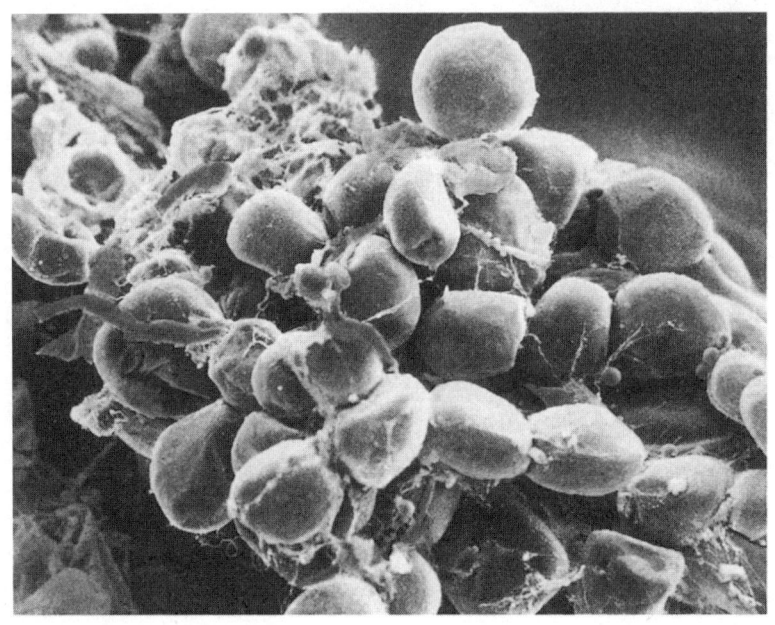

팽창된 지방 세포의 현미경 사진

고 든다. 그러나 지방 세포들은 거부한다. "안됐지만 인슐린이고 뭐고 우리는 모르겠다. 이미 완전히 꽉 찼거든." 여관에 빈 방이 없는 것이다. 지방 세포들은 더 많은 지방을 저장하려는 인슐린에 대해 점점 더 반응을 덜하게 된다. 그리고 이 세포들은 포도당도 더 적게 흡수하게 된다.[3] 너무 많이 저장한 지방 세포들은 다른 지방 세포나 근육들이 인슐린 저항을 나타내도록 독촉하기까지 한다.

그럼 지금 그 세포들은 굶고 있는가? 물론 그렇지 않다. 그 세포들 속에 저장된 많은 지방이 문제의 근본이다. 순환 중인 포도당과 지방산들이 혈관을 손상시키기 때문에 몸에 문제가 생긴다. 앞에 나왔던 것과 똑같은 익숙한 문제이다. 또 인슐린 비의존성 당뇨병이 일정 기간 진행되면 추가로 비참한 상황이 벌어진다. 신체가 인슐린 저항성으로 변하는 것이다. 췌장은 보통 때보다 더욱 많은 인슐린을 분비한다. 몸은 아직 저항성이다. 따라서 췌장은 더욱 많이 분비한다. 이렇게 앞서거니 뒤서거니 하면서, 효과가 있기를 기대하는 췌장은 더욱 높은 수준으로 인슐린을 분비한다. 결국 인슐린을 분비하는 췌장의 세포들은 지치고 심지어는 파괴된다. 그러므로 결국 몸무게를 줄이고 운동을 해야 인슐린 비의존성 당뇨병이 조절되며, 나중에 췌장이 손상되면 인슐린 의존성 당뇨병과 같은 양상을 보이는 것이다.

만성 스트레스는 인슐린 비의존성 당뇨병에 어떤 영향을 미칠까? 역시, 꾸준히 포도당과 지방산을 혈류 속으로 동원하여 동맥 경화성 점착을 촉진한다. 그리고 스트레스 반응이 세포들로 하여금 인슐린에 반응하지 말도록 교육한다는 문제가 있다. 60대가 된 당신이 과체중인데 인슐린 저항성이 막 생기려고 하는 순간이라고 가정해 보자. 만성적인 스트레스가 있으면 여러 스트레스 호르몬들은 당신의 세포들에게 인슐린 저항성이 되는 것이 좋지 않겠느냐고 반복적으로 설득한다. 이것이 쌓이면 당신은 경계선을 넘게 되고 완연한 당뇨병이 되는 것이다.

이런 것들에 주의를 기울여야 하는 이유는 무엇일까? 세계적으로, 특히 미국에서 인슐린 비의존성 당뇨병이 유행하고 있기 때문이다. 1990년에는 60세가 넘은 미국인들의 약 15퍼센트가 인슐린 비의존성 당뇨병 환자들이었다. 당시 그것은 건강상의 재앙이라고 여겨졌다. 그런데 10년 후에는 이 병이 33퍼센트 증가했으며, 중년 성인들 사이에서도 마찬가지였다. 그리고 이 노인병이 갑자기 젊은이들을 공격하기 시작해서, 지난 10년간 30대에서의 유병률이 70퍼센트나 증가했다. 더구나 어림잡아 2000만 명의 미국인들이 당뇨병 전기

(prediabetes)라는, 즉 공식적인 당뇨병 진단을 향해 무섭게 달려가고 있는 중이라는 것이다. 인슐린 비의존성 당뇨병은 어린이들 사이에 인슐린 의존성 당뇨병보다도 흔하게 발병하고 있는데, 이것은 보통 걱정스러운 일이 아니다. 또, 개발도상국의 사람들이 서구화된 음식에 처음 노출되면 당뇨병에 걸리게 되는데, 문화적·유전적인 이유로, 그 진행 속도 역시 서구화된 사람들보다 빠르다. 옛날에는 존재하지도 않았던 이 병을 앓는 사람은 세계적으로 약 3억 명에 달하며, 2003년에만 약 20만 명의 미국인들을 죽음으로 이끌었다.

이것은 무엇을 의미하는가? 분명하다. 모든 사람이 매일같이 지방, 탄수화물, 콜레스테롤이 적은 패스트푸드가 아닌 식사를 하고, 앳킨스나 오니시(앳킨스와 오니시는 비만과 다이어트에 관한 책을 쓴 사람들이다—옮긴이)의 글을 떠올리며 비탈길을 빠르게 걷는 파워워킹에 몰두하고 있는 것 같은 인상을 받기는 하지만, 해가 갈수록 우리는 허접한 음식들을 더 많이 먹고 운동은 덜 한다는 것이다. 말하자면 20퍼센트의 미국인들이 '비만'이며(1990년에는 12퍼센트였다.), 54퍼센트가 '과체중'이다(1990년에는 44퍼센트였다.). 신항상성 이론가인 조지프 아이어(Joseph Eyer)의 말을 빌리면, 풍요로움이 사망의 원인이 된 것이다.[4]

대사 증후군 또는 증후군 X

현대에는 의학의 전문화가 잘 이루어져 있어서, 여러 가지 문제로 심장병 전문의를 찾아갔더니 사실은 다른 문제가 있으니 당뇨병 전문의에게 가 보는 게 좋겠다는 이야기를 듣는 경우가 있다. 다행히 이들은 때때로 서로 상의하기도 한다. 대사계와 심장 순환계가 서로 밀접하게 연관되어 있다는 것은 앞의 두 장에서 분명히 밝혀졌다. '대사 증후군(증후군 X라고도 한다.)'은 이 상호 관계를 나타내는 새로운 용어이다. 사실 이것은 그리 새로운 것이 아니라 1980년대에 스탠퍼드 대학교의 제럴드 리븐(Gerald Reaven)이 공론화해서, 최근 몇 년간 굉장히 유행하고 있는 용어이다(동아프리카의 사막에서 관광객 숙소의 쓰레기장을 뒤지고 다니며 먹이를 찾는 야생의 개코원숭이 집단에서조차 나타난다고 기술될 정도로 유행하고 있다.).

지난 두 장에서 잘못된 것들의 목록을 만들어 보자. 혈액 속의 인슐린 수준의 증가, 포도당 수준의 증가, 수축기 및 이완기 혈압의 증가, 인슐린 저항성, LDL콜레스테롤 과잉, HDL콜레스테롤 부족, 혈액 속의 지방 및 콜레스테롤 과잉. 이것들 중에서 몇 가지 증상을 갖고 있으면 대사 증후군이다(정식 진단은 이 목록의 문제들을 '하나 또는 그 이상' 가지고 있으면서, 이것과는 다른 목록에 있는 문제들을 '둘 또는 그 이상' 가지는 경우를 말한다.).[5] 증후군이라는 것은 만약 당신이 여러 증상 중의 일부를 가지고 있다면, 그들은 서로 한두 걸음밖에 떨어져 있지 않기 때문에, 나머지 증상들을 향해서도 나아가고 있을 것이라는 것을 의미한다. 인슐린 수준이 높고, HDL이 낮고, 복부 비만이 있다면 당신은 앞으로 인슐린 저항성이 생길 가능성이 상당히 크다. LDL 콜레스테롤 수준이 높고, 혈압이 높으며, 인슐린 저항성이 있다면, 당신은 곧 비만이 될 가능성이 크다. 또 다른 증상들에 의해서는 혈압이 올라갈 것을 예상할 수도 있다.

이런 집단 속의 증상들은 한 증상이 있으면 다른 증상이 나타날 것을 암시할 뿐 아니라, 총체적으로는 심장 발작이나 뇌졸중과 같은 중대한 질병과 사망이라는 그에 따르는 결과를 가져온다. UCLA의 테레사 시먼(Teresa Seeman)이 주도한 인상적인 연구가 이런 미묘한 부분을 잘 보여 준다. 정상적인 의학은 진단의 기준이라는 것을 가지고 있다. 포도당 수준이 X보다 높으면, 이것은 공식적으로 고혈당이다. 혈압 수준이 Z보다 높으면 고혈압이다. 그렇지만 만약 당신의 포도당 수준, 혈압, HDL 콜레스테롤 등이 정상 범위에 있기는 한데, 모두 경계선 가까이에 있다면, 당신은 언제부터 걱정을 해야 할까? 다시 말해서, 비정상적인 수치는 하나도 없지만, 비정상적으로 많은 수치들이 거의 비정상에 가깝다는 것이다. 여러 가지가 제대로 되고 있지 않은 것이 분명한데, 기준상으로는 아무런 이상이 없다. 분명하게 아픈 곳이 없는, 즉 어떤 수치도 비정상이지 않은, 70세 이상의 1,000명 넘는 사람들을 대상으로 조사를 했다. 이번에는 이들의 대사 증후군 관련 증상들을 측정해 보자. 그 외에 당질 코르티코이드, 에피네프린, 노르에피네프린의 수치들도 같이 측정해 보자. 이 수치들을 수학적으로 통찰한 정보는 각각의 변수들보다, 종합적으로 볼 때 누가 심장 질환에 걸릴 것인지, 인식 능력이나 신체 기능이 저하될 것인지, 사망할 것인지를 더 잘 예측할 수 있게 해 준다.

    이것이 신체 내에서 멀리 떨어져 있는 다른 것들끼리의 상호 작용을 통해 균형을 유지한다는 '신항상성(新恒常性, allostasis)'이라는 개념의 진수이다. 이것은 또, 확실히 잘못된 수치는 하나도 없다고 하더라도 완벽하게 제대로가 아닌 수치가 많다면 무엇인가 문제가 있다는 것을 표면적으로 나타내는, 신항상성 '부하'에 따르는 소모(消耗)라는 개념의 진수이기도 하다. 그리고 마지막으로 분명한 점은, 이것이 바로 스트레스의 가장 큰 작용이라는 것이다. 한 가지 비참한 효과나 한 명의 총잡이 때문이 아니다. 여기저기를 발로 차고, 찌르고, 방해함으로써, 조금씩 나쁘게 만들고 조금씩 효과를 발휘하지 못하게 만든다. 그리하여 언젠가 지붕이 무너지도록 만드는 것이다.

5
스트레스와 소화

음식이나 물을 충분히 섭취하지 못한다는 것은 분명 스트레스이다. 서구화되지 않은 세계에서 살고 있는 사람들의 삶이 경험을 통해 명확하게 보여 주듯이, 지금 한 끼는 음식과 물을 충분히 먹었지만, 다음 끼니를 과연 해결할 수 있을지 확실치 않은 것 역시 큰 스트레스이다. 그리고 스스로 굶주림을 '선택'하는 것, 즉 식욕 부진 역시 스트레스이다(2장에서 당질 코르티코이드 수준이 증가하는 경향이 있고, 교감 신경계가 예상치 못하게 억제된 기묘한 내분비학적 특성을 가진 사람에 관해 살펴본 적이 있다.). 두 가지 모두 놀라운 일이 아니다. 스트레스가 식사의 형태를 변화시킨다는 것도 놀랄 일이 아니다. 잘 알려진 사실이다. 문제는 물론 어떻게 그렇게 되느냐이다.

스트레스와 음식의 섭취

지난 장부터 우리는 확실히 식욕이라는 단어를 염두에 두고 있었다.

필사적으로 도망치는 얼룩말은 점심 식사를 생각하지 않는다. 이것이 바로 우리가 스트레스를 받았을 때 식욕이 나지 않는 이유이다. 단, 스트레스를 받으면 눈에 띄는 모든 것을 아무 생각 없이 기계적으로 먹어 치우는 사람이나, 스트레스를 너무 받아서 배가 고프지 않다고 말하면서 하루에 겨우(?) 3,000칼로리밖에 섭취하지 않는 사람, 또는 정말로 음식을 먹을 수 없다면서 초콜릿, 초콜릿 과자, 초콜릿 아이스크림을 거품을 낸 크림과 콩을 곁들여 먹는 사람들은 제외해야 한다. 공식적인 수치로 볼 때 스트레스를 받으면 3분의 2 정도는 평소보다 많이 먹고, 나머지 사람들은 평소보다 적게 먹는다고 한다.[1] 묘하게도 실험용 쥐에게 스트레스를 가하면 어떤 쥐는 많이 먹게 되고 어떤 쥐는 적게 먹게 되는, 사람과 비슷하게 혼란스러운 양상을 보인다. 그러므로 우리는 과학적 확신을 가지고, 그것이 증가하는지 감소하는지에 관한 전체상은 아직 알 수 없지만, 스트레스가 식욕을 변화시킨다고 결론 지을 수 있다.

왜 어떤 사람은 과식을 하고 어떤 사람은 소식을 하게 되는가에 관해서는 몇 가지 사실이 밝혀지고 있다. 우선, 얼룩말 시나리오를 사자와의 조우에서의 생존이라는 관점으로 확장해 보자. 스트레스를 받는 동안에는, 식욕과 에너지 저장이 억제되고 저장된 에너지가 동원된다. 그러므로 논리적으로 볼 때 스트레스 후의 시기에는 어떻게 될까? 당연히 회복을 위해 이 과정이 역전된다. 에너지 동원을 차단하고, 혈류 속에 에너지를 저장하고, 더 많이 흡수한다. 식욕이 증가하는 것이다.

이 과정은 처음에는 좀 혼동되지만 실제로는 정말로 훌륭한 약간의 내분비학적 메커니즘에 의해 달성된다. 혼동되는 문제란 스트레스 반응의 결정적인 호르몬들 중의 하나는 식욕을 증진시키고 다른 하나는 식욕을 감퇴시킨다는 것이다. 기억할지 모르겠지만, 시상 하부에서 CRH, 즉 부신 피질 자극 호르몬 방출 호르몬이 방출되면, 이 호르몬이 뇌하수체를 자극하여 ACTH, 즉 부신 피질 자극 호르몬을 방출하도록 만들고, 이것은 결국 부신에서 당질 코르티코이드를 분비하게 만드는 다단계 작용이 시작된다. 그런데 신체의 화학 물질들은 효과적인 전달 물질의 역할을 하도록 진화해 왔으며, CRH도 예외가 아니다. 이 호르몬은 뇌 속의 일부 부위에서 다른 형태의 스트레스 반응을 조절하는 데에 이용된다. 이 호르몬은 교감 신경계를 활성화하고, 스트레스를 받았을 때 경계심과 각성을 높이는 역할을 한다. 그리고 식욕을 억제한다(다이어트에 실패한 분들에게 경고하는데, 아직 CRH를 사러 동네 약국으로 달려가지는 말기 바란다. 이 호르몬이 몸무게는 감소시킬지는 몰라도 엄청나게 사람을 힘들게 할 것이다. 마치 항상 불안을 초래하는 응급 상황 속에 있는 것과 같다. 심장이 뛰고, 신경질이 나고, 성욕은 감퇴하고, 신경과민이 된다. 그러니 차라리 그냥 윗몸 일으키기를 몇 번 더 하는 편이 나을 것이다.).

다른 한쪽의 호르몬은 당질 코르티코이드이다. 스트레스에 대한 반응에서 내략적으로 살펴본 활성에 더해서, 이 호르몬은 식욕을 증진시키는 것 같다. 이 사실은 쥐 실험에서 분명히 증명되었다. 예를 들어 당질 코르티코이드는 쥐들이 먹을 것을 찾아 헤매도록 만들어 놓은 미로를 훨씬 빨리 달리고, 사료를 공급하는 레버를 더욱 열심히 누르게 만든다. 이 호르몬은 사람의 식욕도 증진시킨다(내가 아는 한에서는 그렇다. 아직까지 지원자들에게 당질 코르티코이드를 갑자기 다량 투여하고, 그들이 슈퍼마켓의 통로를 얼마나 빨리 오르내리는지 정량적으로 측정한 사람은 없는 것 같다.). 과학자들은 당질 코르티코이드가 뇌 속의 어느 부위에 작용해서 식욕을 증진시키는가, 어떤 유형의 당질 코르티코이드 수용체가 관여하는가 등에 대해서 나름대로 훌륭한 논리적인 생각을 가지고 있다.² 그렇지만 정말로 재미있는 것은 당질 코르티코이드가 단순히 식욕을 자극한다기보다는 당분이나 설탕, 지방이 많은 음식에 대한 식욕을 선택적으로 자극한다는 것이다. 즉 우리로 하여금 샐러리 줄기보다는 크림이 든 비스킷을 집게 만든다.

여기서 한 가지 문제점이 생긴다. CRH는 식욕을 억제하는 반면에 당질 코르티코이드는 반대 역할을 한다는 것이다.³ 둘 다 스트레스를 받았을 때 분비되는 호르몬이다. 연구의 결과, 타이밍이 결정적인 것으로 밝혀졌다. 스트레스가 발생하면, 몇 초 이내에 CRH가 분비된다. ACTH는 약 15초가 지나면 증가하지만, 당질 코르티코이드가 혈류 속에 분비되도록 하는 수준에 이르려면 동물의 종에 따라 몇 분이 더 걸린다. 그러므로 CRH는 부신 다단계 작용의 첫 번째 파장을 이루고, 당질 코르티코이드가 가장 느리다. 이러한 시간 경과의 차이는 이 호르몬들이 신체의 다른 부분에 작용할 때의 속도에도 마찬가지로 나타난다. CRH는 몇 초 이내에 그 효과를 느낄 수 있게 만들지만, 당질 코르티코이드는 그 효과를 나타낼 때까지 몇 분에서 몇 시간이 필요하다. 최종적으로 스트레스를 주는 사건이 종료되면, CRH가 혈류에서 사라지는 데는 몇 초밖에 안 걸리지만 당질 코르티코이드는 몇 시간이 걸린다.

그러므로 만약 혈류 속에 CRH가 다량 존재하고 아직 당질 코르티코이드가 거의 없다면, 아마 스트레스를 받기 시작해서 몇 분밖에 경과하지 않았다고 할 수 있다. 식욕을 감퇴시켜야 할 때이며, 높은 수준의 CRH와 낮은 수준의 당질 코르티코이드가 그 일을 해낸다.

그다음, 만약 다량의 CRH와 당질 코르티코이드가 혈류 속에 존재한다면, 그 사람은 지속적인 스트레스에 휩싸여 있다고 할 수 있다. 역시 식욕을 감퇴시켜야 할 때이다. CRH의 식욕을 억제하는 효과가 당질 코르티코이드의 식욕을 증진시키는 효과보다 크다면 이것이 가능하다. 그리고 실제로도 그렇다.

마지막으로, 만약 혈류 속에 당질 코르티코이드는 풍부한데 CRH가 거의 없다면, 아마도 회복기에 들어선 것이다. 소화가 다시 시작되고, 신체가 미친 듯이 초원을 달리느라고 소비했던 에너지를 다시 보충하기 시작하는, 바로 그때인 것이다. 따라서 식욕이 자극된다. 4장에서 우리는 스트레스를 받을 때 당질 코르티코이드가 어떻게 은행에 저장된 에너지를 고갈시키는지를 보았다. 이 경우에 당질 코르티코이드는 스트레스 반응의 매개자 역할이 아닌, 스트레스 반응으로부터의 '회복' 수단으로 작용하는 것이다.

스트레스의 지속 시간과 회복 기간을 종합적으로 고려하면 이제 점차 이해가 되기 시작한다. 정말로 심한 스트레스를 동반하는 어떤 사건이 발생해서 최대한 CRH, ACTH 그리고 당질 코르티코이드를 분비하라는 신호가 촉발되었다고 가정하자. 만약 스트레스가 10분 후에 사라진다면 우리 몸은 누적적으로 볼 때 12분 동안의 CRH 방출(스트레스를 받는 10분간 및 그 후 혈류 속에서 제거하는 데 걸리는 수십 초를 더해서)과 두 시간 동안의 당질 코르티코이드 분비(스트레스를 받는 동안의 약 8분과 당질 코르티코이드를 혈류 속에서 제거하는 데 걸리는 훨씬 긴 시간의 합)에 노출된다. 그러므로 당질 코르티코이드 수준이 높고 CRH 수준이 낮은 기간이 CRH 수준이 높은 기간보다 훨씬 길다. 종합적으로 식욕을 자극하는 상황인 것이다.

대조적으로 스트레스가 며칠에 걸쳐 끊임없이 지속된다고 생각해보자. 다르게 표현해서, 며칠 동안 CRH와 당질 코르티코이드 수준이 상승되어 있다가, 체계가 회복될 때에 몇 시간쯤 당질 코르티코이드 수준이 높고 CRH 수준이 낮은 상태가 뒤따랐다고 치자. 가장 그럴듯한 결과는 아마도 식욕의 억제일 것이다.

궁극적으로 과식이 되는지 소식이 되는지를 결정하는 중요한 요소는 스트레스의 유형이다. 미친 듯이 미로를 달리는 쥐에 상당하는 어떤 사람을 살펴보자. 아침에 자명종이 울리는 것을 모르고 내쳐 자다가 깜짝 놀라 일어난다. 그는 거의 공황 상태이다. 출근길 정체가 심하지 않아 직장에 늦지 않을 것이라고 생각하며 마음을 진정시킨다. 그런데 막상 집을 나서 보니 교통 정체가 심해서 다시 공황 상태에 빠진다. 직장에 도착해서 보니 그날따라 상사가 외출 중인 것 같고 내가 늦었다는 사실을 모르는 것 같아서 안심한다. 그런데 상사가 그 자리에 있을 뿐 아니라 내가 늦었다는 사실도 이미 안다는 것을 깨닫고 다시 공황 상태에 빠진다. 이런 식으로 하루가 간다. 이 사람은 자기의 인생을 어떻게 기록할까? "7월 24일, 나는 엄청 스트레스를 받았다. 거의 하루 종일, 지속적인 스트레스를……." 그러나 이것은 진정한 지속적인 스트레스가 아니다. 만약 7월 24일에 누가 전신 화상을 입었다고 한다면, 이것이 진정한 지속적 스트레스이다. 앞의 사람은 실제로는 빈번한 간헐적인 스트레스를 경험한 것이다. 이 시나리오에서 호르몬은 어떻게 될까? 하루 종일 CRH가 빈번하게 분비되었을 것이다. 당질 코르티코이드는 순환계에서 제거되는 데 시간이 걸리므로, 당질 코르티코이드의 수준은 지속적인 스트레스를 받은 것에 가깝게 지속적으로 상승되어 있다. 직장에서 하루 종일 게걸스럽게 도넛을 먹고 있는 누군가를 상상해 보라.

그러므로 스트레스를 받을 때 많은 사람들이 과식 쪽으로 기우는 것은, 온종일 빈번한 정신적 스트레스를 받기 쉬운 서구화된 사회가 원인이다. 스트레스의 유형이 중대한 요소인 것이다.

스트레스를 받을 때 과식을 하느냐 소식을 하느냐를 예측하게 만

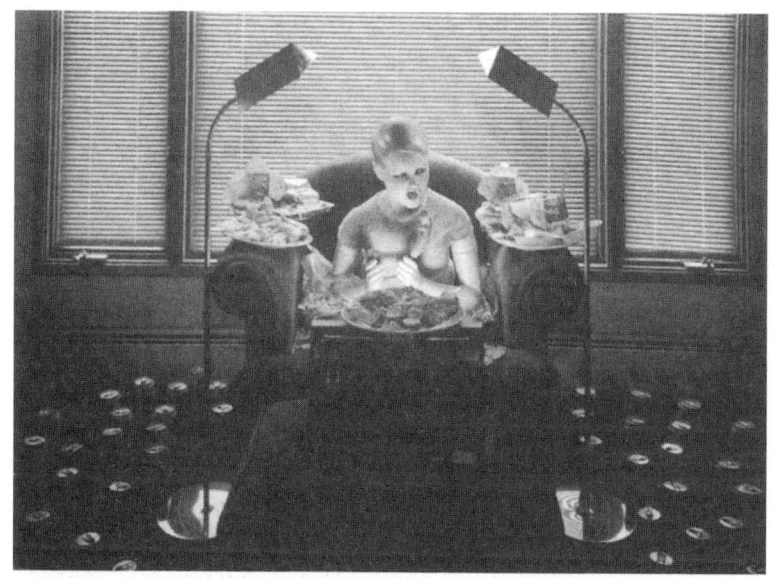

마크 도히티, 「대식(大食)이라는 죄」(질산은 사진 위에 그린 유화, 1985)

드는 또 하나의 변수는 특정한 스트레스에 대한 신체의 반응이다. 피험자 집단을 동일한 실험적인 스트레스 상황에 처하게 하면, 예를 들어 자전거를 처음 배운다거나 수학 시험을 본다거나, 남들 앞에서 연설을 하게 된다면, 당연한 일이지만 모든 사람이 똑같은 수준의 당질 코르티코이드를 분비하지는 않는다. 또 스트레스 상황이 끝난 뒤, 모든 사람의 당질 코르티코이드 수준이 동일한 속도로 기준 수준으로 돌아가지도 않는다. 이러한 개인차의 원인은 정신적일 수도 있다. 동일한 실험적 스트레스가 어떤 사람에게는 심각한 고민거리가 될 수 있지만 다른 사람에게는 그리 큰 문제가 되지 않을 수도 있다. 생리학적인 차이도 있을 수 있다. 즉 어떤 사람은 다른 사람에 비해 간의 당질 코르티코이드 분해 속도가 느릴 수도 있다.

캘리포니아 대학교 샌프란시스코 분교의 엘리사 에펠(Elissa Epel)은 당질 코르티코이드를 많이 분비하는 사람일수록 스트레스가 끝난 뒤에 과식을 하는 경향이 있다고 보고한다. 더구나 스트레스가 끝난 시점에서 이 사람들은 보통 이상으로 당분에 집착하는 경향을 보인다고 한다. 이것은 특징적인 스트레스의 효과이다. 스트레스를 받으면 당질 코르티코이드를 과도하게 분비하는 사람들이라고 하더라도 스트레스가 없을 때는 남들보다 더 먹지는 않는다. 또 스트레스를 받지 않았을 때의 당질 코르티코이드의 기준 수준 역시 남들보다 높지 않다.

또 어떤 것들이 스트레스에 따른 과식과 소식을 결정하는 요소일까? 그 일부는 우리의 식사에 대한 태도와 관련이 있다. 많은 사람들이 단지 영양상 필요해서가 아니라 정서적인 필요에 따라 음식을 섭취한다. 이런 사람들은 비만이 되거나 스트레스를 받을 때 과식을 하게 되는 경향이 있다. 한편 우리는 대부분 통제되고 훈련된 식습관을 가지고 있다는 결과를 보여 주는 흥미로운 논문이 있다. 어떤 면에서, 우리의 3분의 2는 음식 섭취를 '절제하는' 사람들이라는 것이다. 능동적으로 절식을 시도하는 이 사람들은 아마도, "일반적인 식사에서는 자기가 소비하는 만큼만 먹도록 식사량을 조절하려고 애쓴다."라는 말에 동의할 것이다. 이런 사람들은 비만이 되지 않는다. 많은 뚱뚱한 사람들이 절식을 하지 않는데, 그중 어떤 사람들은 전혀 절식을 하지 않는다. '절제하는' 사람들은 자신들의 음식 섭취를 능동적으로 제한한다. 여러 연구들이 꾸준히 보고하는 바에 따르면, 정상적으로는 절제하는 사람들이 스트레스를 받으면 다른 사람들보다 더 과식을 하는 경향이 나타난다고 한다.

이러한 사실들은 많은 것을 시사해 준다. 우리에게 스트레스를 주는 일들은 많이 있다. 조합의 나쁜 누군가가 우리가 은퇴 후에 쓸 저축금을 빼앗아 가고, 우편물 속에는 탄저균이 들어 있고, 오랜만에 한 머리 모양이 영 마음에 들지 않는다. 바로 이럴 때 사람들은 이를 극복하기 위해, 스스로를 위로하는 수단으로서 평소에는 상당히 엄격히 절제하던 것들에 관대해진다. 그래서 자기 향상을 위해 세속적인 텔레비전 방송보다는「명화 극장」(미국 PBS 방송의 일요일 밤 영화 프로그램 ― 옮긴이)만을 보기로 했던 사람이「서바이버」(미국 CBS 방송의 오락 프로그램 ― 옮긴이)를 보게 되고, 평상시에는 음식 섭취를 절제하던 사람이 커다란 아몬드 초콜릿을 다 먹게 되는 것이다.

그러므로 스트레스가 식욕을 증진시킬지 감퇴시킬지는 사람에 따라 다르며, 이런 개인차는 스트레스의 종류 및 스트레스가 가해지는 양상, 당질 코르티코이드 체계가 스트레스에 어떻게 반응하는가, 평소에 엄격하고 초자아적으로 음식 섭취를 억제하고 있었는가 등과 관련이 있다. 또 스트레스가 종료된 후 얼마나 빨리 음식을 에너지로 저장하는가도 사람에 따라서 다르다는 것이 밝혀져 있다. 그리고 '어디에' 저장하는가 역시 마찬가지다.

사과형과 배형

당질 코르티코이드는 식욕을 증진시킬 뿐 아니라, 스트레스 반응에서 회복하기 위한 하나의 수단으로 섭취한 음식의 저장을 증가시킨다. 초원을 미친 듯이 달리는 동안 소비해 버린 에너지를 회복 기간 동안에 되도록 많이 저장해 놓아야만 하는 것이다. 이 효과를 얻기 위해서 당질 코르티코이드는 지방 세포에서, 순환 중인 영양분을 분해하여 저장하기 쉬운 형태로 바꾸는 효소의 생산을 촉진시켜 다음 겨울에 쓸 에너지를 저장한다.

당질 코르티코이드가 아무 지방 세포나 다 자극하는 것은 아니다. 이제 지방 세포 애호가들이 즐기는 이분법을 알아볼 때가 왔다. 복부, 즉 배 둘레에 있는 지방 세포들은 '내장 지방'이라고 부른다. 다른 곳의 지방 세포에는 지방이 저장되지 않고 이 세포들만 지방으로 가득 차게 되면 '사과'형 체형이 된다.

이와 대조적으로, 엉덩이 부근에 있는 지방 세포들은 '둔부 지방'이라고 부른다. 이곳에 선택적으로 지방을 채워 넣으면 바닥이 둥근 '배'형 체형이 된다. 이런 유형의 저장 지방을 측정하는 형식적인 방법이 허리둘레(복부 지방의 양을 가리킨다.)와 엉덩이 둘레(둔부 지방의 양을 가리킨다.)를 재는 것이다. 사과형은 허리가 엉덩이보다 크기 때문에 '허리-엉덩이 비율(waist-hip ratio, WHR)'이 1보다 크고, 배형은 엉덩이가 허리보다 크기 때문에 허리-엉덩이 비율이 1보다 작다.

당질 코르티코이드는 복부에 선택적으로 지방의 저장을 촉진하여 사과형 체형을 만드는 것으로 밝혀졌다. 이것은 원숭이에서도 마찬가지이다. 이런 양상은 복부의 지방 세포가 둔부의 지방 세포보다 당질 코르티코이드에 대한 감수성이 크기 때문이다. 당질 코르티코이드에 반응하여 지방을 저장하는 효소를 활성화하는 수용체를 복부 지방 세포가 더 많이 가지고 있는 것이다. 더구나 당질 코르티코이드의 이런 작용은 높은 수준의 인슐린이 존재하고 있을 때에만 나타난다. 다시 한 번 확언하건대, 이것은 일리가 있다. 혈류 속의 당질 코르티코이드 수준이 높고 인슐린 수준이 낮다면 이는 무엇을 의미할까? 4장에서 보았듯이, 스트레스를 받는 중인 것이다. 높은 수준의 당질 코르티코이드와 높은 수준의 인슐린은? 이것은 회복기에 일어난다.

초원을 질주한 후에 회복하기 위해 열량을 저장하고 있는 것이다.

당질 코르티코이드가 내장 지방의 축적을 촉진한다는 것은 그리 좋은 소식이 아니다. 만약 반드시 지방을 축적해 놓아야 한다면 사과형보다는 배형을 원할 것이 틀림없기 때문이다. 대사에 관한 장에서 보았듯이 지방이 많다는 것은 X 증후군이 될 가능성이 많다는 것을 의미한다. 그러나 큰 허리-엉덩이 비율은 비만보다 더 명확한 병의 예측 지표이다. 극단적으로 사과형 체형인 사람과 극단적으로 배형 체형인 사람을 가정해 보자. 이들을 몸무게가 같은 사람끼리 비교해 보면 사과형들이 대사 질환이나 심장 혈관 질환의 위험도가 더 높다. 여러 이유가 있지만, 이는 아마도 복부의 지방 세포에서 유리된 지방이 좀 더 쉽게 간으로 들어가(몸 전체로 골고루 퍼지는 둔부에 저장된 지방과는 대조적으로), 포도당으로 변환되어, 혈당을 상승시키고 인슐린에 저항성을 보이도록 만들기 때문이라고 한다.

이러한 소견들을 근거로, 우리는 동일한 스트레스를 받으면서도 남들보다 더 많은 당질 코르티코이드를 분비하는 사람은, 스트레스가 지나간 뒤 식욕이 커질 뿐 아니라, 그 열량들을 복부 지방에 선택적으로 저장함으로써 사과형 체형으로 될 것이라는 단순한 예측을 이끌어 낼 수 있으며, 바로 그런 일이 실제로 일어난다. 에펠은 여러 연령층의 남녀를 조사한 후, 새로운 자극에 대해 지속적인 당질 코르티코이드 반응을 보이는 것은 배형이 아닌 사과형 체형의 사람들이라는 사실을 밝혀냈다.

그러므로 스트레스가 심하면 당분이 많은 편한 음식을 찾게 되고 그것을 복부에 저장하게 된다. 마지막으로 우리를 우울하게 만드는 소식은 최근에 캘리포니아 대학교 샌프란시스코 분교의 메어리 돌먼(Mary Dallman)이 수행한 연구에 근거를 두고 있다. 당분이 많은 식품을 섭취하고 복부 지방이 팽창되면 스트레스가 완화된다는 것이다. 이들은 스트레스 반응의 크기를 감소시키는 경향이 있다(당질 코르티코이드 분비와 교감 신경계 활성을 감소시킨다.). 크림을 넣은 비스킷은 맛이 좋을 뿐 아니라 스트레스 반응을 완화시켜 우리를 편안하게 만들어 주는 것이다.

각종 호르몬이 너무 많거나 적은 것, 각종 호르몬에 대한 감수성이 너무 크거나 작은 것 등 비만을 초래하는 요인들은 대단히 많다.[4] 그러나 스트레스를 많이 받거나, 스트레스를 심하게 느끼거나, 스트레스 반응을 차단하는 데 문제가 있기 때문에, 당질 코르티코이드를 과도하게 분비하는 사람들에게서 나타나는 이런 현상은 또 다른 비만의 메커니즘을 보여 주는 것이다. 돌먼이 새로 발견한 묘한 조절 양식에 감사해야 할 일이겠지만, 복부 지방은 과도한 스트레스 반응을 완화시키기 위한 하나의 방편인 것처럼 보인다.

장운동과 장운동들

이 장의 앞부분과 4장에서 우리는 스트레스가 어떻게 음식을 섭취하게 하고 에너지를 저장하거나 동원하는지를 알게 되었다. 마지막으로 알아야 할 것은 어떻게 해서 입으로 들어온 음식이 소화되어 혈류 속으로 들어가는가에 관한 것이다. 이것은 식도, 위, 소장 그리고 대장 같은 위장관(胃腸管)의 영역에 속한다.

소화관에 관해서라면 공짜로 먹는 점심만 한 것이 없다. 당신은 방금 호화로운 식사를 돼지처럼 먹어 치웠다. 두툼하게 자른 칠면조 고기, 누군가의 할머니가 만들었다는 으깬 감자와 고기 수프, 건강을 생각해서 채소를 조금, 그리고 닭다리를 한 개 더 먹고, 삶은 옥수수, 후식으로는 파이를 몇 조각 먹어 배가 터질 지경이다. 당신은 소화관이 마술처럼 이 모든 음식을 영양분으로 바꾸어 혈류 속으로 집어넣을 것이라고 기대하는가? 여기에는 에너지가 소비된다. 그것도 많은 양의 에너지가 필요하다. 이것이 근육 운동이기 때문이다. 위는 음식을 화학적으로뿐만 아니라 기계적으로도 분해한다. 위는 쥐어짜듯 수축한다. 근육으로 된 위벽이 격심하게 수축하면 반대편 벽에 음식물 덩어리가 부딪히고, 결국은 위산과 효소로 가득 찬 가마솥 안에서 분해되는 것이다. 소장은 뱀이 춤을 추는 듯이 연동 운동을 하며(방향성 수축), 음식물을 아래쪽으로 내려 보내기 위해 위쪽 끝의 벽을 수축시킨 다음 곧 이어서 다음 근육들을 수축시킨다. 그 후에 대장도 같은 일을 하면 당신은 곧 화장실에 가야만 한다. '괄약근'이라고 부르는 원형의 근육들은 각각의 기관들의 개폐 부위에 있으면서, 소화의 한 단계가 끝날 때까지 음식물이 이 체계의 다음 단계로 넘어가지 않도록 막아 주는 갑문과 같은 역할을 한다. 이 과정은 파나마 운하의 갑문을 통해 선박들을 통과시키는 것과 비슷하게 복잡하다. 이 과정 내내, 예를 들면 설탕을 넣은 감자 파이가 말라비틀어지지 않도록, 입으로는 충분한 물을 공급해서, 위, 소장에 이르기까지 모든 내용물을 용액 상태로 유지해야 한다. 이제 대장으로 활동이 넘어간다. 여기서는 수분을 흡수하여 혈류 중에 되돌리는 일이 일어나는데, 덕분에 용액을 전부 배출하지 않아도 된다. 대장은 내용물을 건조시켜 말린 자두처럼 만든다. 음식을 씹느라 턱이 사용한 부분은 계산에 넣지 않는다고 하더라도, 이 모든 과정에서 에너지가 소비된다. 우리를 포함한 일반적인 포유류들은 전체 에너지의 10~20퍼센트를 소화에 소비한다.

이제는 익숙한 사바나의 드라마로 돌아가 보자. 만약 당신이 사자에게 쫓기는 얼룩말이라면, 당신의 위벽이 룸바(쿠바의 민속춤에서 발전한 사교춤—옮긴이)를 추도록 하는 데 에너지를 낭비할 수가 없다. 소화로 영양분을 흡수할 시간이 없기 때문이다. 당신이 먹이를 쫓는 사자라면, 잘 차려놓은 뷔페 앞에서 잠시라도 망설이겠는가?

스트레스를 받으면 소화는 빠르게 정지된다. 우리는 그 과정의 첫 단계를 경험적으로 알고 있다. 긴장하면 침이 말라서 입 속이 건조해진다. 위의 움직임이 멈추고, 효소나 위산 분비가 중단된다. 소장도 연동 운동을 중단하고 아무것도 흡수하지 않는다. 신체의 다른 부분들도 소화계가 차단되었다는 사실을 알게 된다. 두 장 앞에서 보았듯이, 위나 장으로 가는 혈류가 감소해서 혈액 속에 들어 있는 산소와 포도당이 이를 필요로 하는 다른 곳으로 공급된다. 원래 소화는 조용하고 식물적인 생리를 담당하는 부교감 신경계가 담당하고 있다. 스트레스가 발생하면 부교감 신경계는 활동을 중지하고 교감 신경계가 활동을 개시하여 소화는 뒤로 미루어진다.[5] 스트레스가 종료되면, 이제 다시 소화 과정이 시작된다.

이 모든 일들은 사자와 얼룩말에게 매우 중요하다. 그리고 언제나 그렇듯이 만성적 스트레스가 있으면 질병이 나타난다.

소란스러운 대장

아무리 면접이나 시험이 스트레스가 심하다고 해도 배설로 속옷을 더럽히는 경우는 거의 없다. 그러나 극도의 공포를 느끼는 사람들, 예를 들면 엄청나게 무서운 전투를 치른 병사들은 자기도 모르게 배변을 하는 경우가 있다(여러 나라에서 죄수의 사형을 집행할 때에는 기저귀를 채울 정도로 이 반응은 일관성 있게 나타난다.).

 이 원리는 3장에서 검토했듯이 우리가 매우 놀랐을 때 방광 조절이 되지 않는 것과 같다. 소화의 대부분은 입, 위, 수담관 등이 일제히 작업하여 소장에 도달한 음식물을 분해시키는 전략적 과정이다. 소장은 이 음식물 속에서 영양분을 흡수하여 혈액 속으로 운반하는 역할을 담당한다. 잘 알겠지만, 우리가 먹는 음식 중에서 영양분이 되는 것은 그렇게 많지 않다. 먹은 것의 많은 부분이 소장에서의 흡수 단계 후에도 남아 있다. 대장에서 이 나머지 부분이 대변으로 바뀌고 마지막 배설 단계만을 남겨 놓는다.

 그런데 여기서 다시 한 번 초원을 달려 보자. 영양분이 거의 다 흡수되고 대장에 남아 있는 것은 단지 무게만 차지하는 쓸모없는 부분이다. 두 가지 선택이 있다. 이 쓸데없는 수백 그램의 무게를 그대로 가진 채로 달릴 것인가? 아니면 내버리고 달릴 것인가? 내버리는 것이 낫다.

 이는 생물학적으로 잘 알려진 현상이다. 여기서는 교감 신경계가 중심적인 역할을 한다. 교감 신경계는 위의 수축을 정지시키고, 소장의 연동 운동을 중지시키라는 신호를 보내면서, 동시에 대장의 근육 운동을 증강시킨다. 쥐의 뇌에 교감 신경을 자극하는 화학 물질을 주사하면, 소장은 갑자기 수축을 중지하고 대신 대장이 미친 듯이 수축하기 시작한다.

 그러나 정말로 무서운 일이 닥쳤을 때, 마치 상처에 모욕감까지 덧붙이려는 듯, 자주 설사가 나는 것은 무슨 이유에서일까? 소화에는 비교적 다량의 물이 필요하다. 음식물을 소화할 때 순환계로 운반하기 쉽게 이를 물에 녹은 상태로 유지하는 것이다. 대장은 이 물을 다시 흡수하는 역할을 한다. 대장이 긴 것은 그 때문이다. 남은 음식물이 서서히 대장 속을 지나가면서 처음에는 수프 같은 상태였던 것이 마지막에는 이상적으로 적절히 건조된 대변이 되는 것이다. 재앙이 닥쳐 살기 위해 달릴 때에는, 대장의 운동성이 증가하고, 모든 것이 빠르게 떠밀려 내려가 수분을 적절하게 흡수할 시간이 없다. 설사란 이처럼 단순한 것이다.

스트레스와 기능성 소화 기관 장애

소화 기관 장애에는 크게 두 가지 유형이 있다. 먼저 본인이 곤란을 느끼고, 뭔가 제대로 돌아가지 않으면서 의사가 어딘가 잘못된 곳을 찾아내는 유형이 있다. 이것이 '기질성' 소화 기관 장애이다. 위벽에 갈라진 구멍, 즉 소화성 궤양이 생겼다면 분명히 무엇인가가 잘못된 것이다. 우리는 조금 후 궤양을 검토할 것이다. 소화관 내의 조절이 안 되는 조직의 염증, 즉 염증성 장질환 역시 분명히 잘못된 부분이 존재한다. 이 질환은 8장에서 간단히 언급할 것이다.

그러나 본인이 곤란을 느끼고, 뭔가 제대로 돌아가지 않는데, 의사들이 어디가 잘못되었는지를 알아내지 못하는 경우를 생각해 보자. 경축스럽게도 이제 당신은 '기능성' 소화 기관 장애를 가진 것이다. 이것은 스트레스에 매우 민감하다. 감정과 신체를 연관시켜 다루는 정신과 의사들만 이런 말을 쓰는 것이 아니다. 스트레스와 기능적 소화 기관 장애에 관한 논문은, 그 이름이 터프가이를 연상시키는, 《거트(Gut)》(거트는 장, 또는 창자라는 뜻이지만, 용기, 신념, 배짱이라는 뜻도 있다.—옮긴이)와 같은 주요 과학 잡지에도 게재되고 있다.

여기에서 고려할 가장 흔한 기능성 소화 기관 장애는, 배변 후에 완화되는 복통(특히 식사 직후의)과 설사 또는 변비, 점액의 배변, 속이 거북하고, 복부가 팽창하는 증상을 보이는 과민성 대장 증후군(irritable bowel syndrome, IBS)이다. 의사들이 아무리 조사를 해도 잘못된 곳이 없다면, 기능성 장애라는 조건을 만족하므로, IBS라고 할 수 있다. IBS는 가장 스트레스에 민감한 질환 중의 하나이다. 나는 유대교의 성년식, 대학 진학, 박사 학위 심사, 청혼, 결혼식 같은 인생의 모든 통과 의례 때마다 며칠 전부터 상당히 심한 설사를 경험한 바 있었다(마지막으로, 이제는 출판이 어느 정도 성공적이라서 고백하는 것이지만, 이쯤에서 나와 같이 이뇨제를 복용했던 몇몇 헐리우드 여배우들의 이름을 댈 수만 있다면 이 책은 베스트셀러가 될지도 모른다.).

주의 깊게 수행된 연구들에 따르면, 지속적인 심한 스트레스는 IBS가 새로 나타날 위험도를 증가시키고, 이미 증상이 있는 경우라면 증상을 악화시킨다. 이는 그럴듯한 이야기이다. 살펴보았듯이 스트레스는 대장의 수축을 증가시켜 필요 없는 무게를 배출한다. 그리고 IBS('경련성 대장'이라고도 한다.)는 대장이 너무 심하게 수축해서 설사 증상이 나타난다(스트레스로 인한 대장의 수축이 왜 변비를 초래하는지는 아직 명확하게 밝혀지지 않았지만 다음과 같이 설명할 수 있다. 스트레스로 인한 대장의 수축에는 방향성이 있어서, 소장에서 항문 방향으로 내용물을 밀어 내린다. 그리고 이 운동을 너무 많이 하면 속도가 빨라져서 설사를 하게 된다. 그러나 또 다른 타당한 시나리오에 따르면, 스트레스 기간이 충분히 길어지면 수축 작용의 조절이 헝클어져서 방향성을 잃게 되고, 그 결과로 항문으로 향하는 내용물이 적어지게 된다고 한다.).

그러므로 IBS인 사람들은 비정상적으로 많은 스트레스를 경험할 가능성이 크다. 그러나 또한 IBS는 스트레스에 대한 소화관의 감수성이 너무 클 때 나타나는 장애이기도 하다. 이것은 IBS인 사람을 표준적인 스트레스에 노출시킨 실험적 상황에서 증명할 수 있다(얼음물 속에 손을 담근 채, 녹음된 두 가지 대화를 동시에 들려주는, 정신적 압박을 주는 면접을 시행한다.). 이 스트레스들에 따라 증가하는 대장의 수축 정도는 IBS 환자가 정상 대조군보다 크다.

스트레스와 IBS의 또 다른 관련은 통증이다. 9장에서 보겠지만, 스트레스는 피부와 골격 근육이 느끼는 통증을 완화시키고, 한편으로는 장과 같은 내장 기관의 통증('내장통'이라고 부르기도 한다.)에 대한 감수성을 증가시킬 수 있다. 그리고 이것은 IBS 환자에서 나타나는 특성으로, 피부의 통증에 대한 감수성은 적어지고, 내장통은 심해진다. 스트레스와 IBS의 관련을 더욱 지지하는 소견으로는, IBS 환자라도 수면 중에는 대장의 전형적인 과도한 수축이 나타나지 않는다는 것이다. 대장의 경련은 종일 지속되는 것이 아니라 환자가 깨어 있어서 스트레스를 받을 기회가 있을 때만 일어난다.

장이 매우 심하게 수축하는 생리학적 메커니즘은 무엇일까? 앞서 본 것처럼, 스트레스를 받을 때 대장의 수축이 증가하는 것은 교감 신경계 때문이다. 따라서 예상하는 바와 같이, IBS 환자에서는 교감 신경계가 과도하게 활성화되어 있다(비록 IBS에서 당질 코르티코이드 수준이 비정상인지는 확실치 않지만). 이러한 전체 과정을 더 악화시키는 것은, 가스가 차서 팽창한 민감한 장에서 오는 통증이 교감 신경 활성을 더욱 증강시켜 악순환에 빠지게 된다는 것이다.

그러므로 지속적인 스트레스는 IBS와 깊게 연관되어 있다. 흥미롭게도, 어린 시절의 외상성 스트레스, 예를 들어, 학대는 성인이 되었을 때의 IBS의 위험도를 크게 증가시킨다. 이것은 어린 시절의 손상이 한참 후까지 대장이 스트레스에 민감해지는, 취약성이라는 어두운 그림자를 남기는 것이다. 동물에게도 이런 일이 일어나는 것이 밝혀져 있다.

이러한 소견들에도 불구하고 스트레스와 IBS를 연관시키는 데에는 많은 저항이 존재한다(나는 이 책의 전판을 읽은 독자들로부터 화가 난 듯한 편지들을 받기도 했다.). 그 이유 중의 하나는 IBS와 특정 성격 유형과의 연관이었다. 우울증이나 불안증의 사례에서는 IBS와 강력한 연관성이 존재하지만, 성격 유형과의 관련은 좀 의심스러운 점이 있다. 이 연구들은 여러 정신 분석학적 횡설수설(이 때문에 나와 다른 많은 사람들 사이에서 문제가 발생했다.)들에 초점을 맞추는 경향이 있다. 예를 들어, 정신 분석학은 성장기의 항문 단계에 집착하는 것을 배변 훈련 시기(이 시기에는 화장실에 가면 칭찬을 받는다.)로의 퇴행이라고 설명한다. 그리고는 갑자기, 설사는 부모 또는 부모의 대리인인 의사의 인정을 받기 위한 갈망을 나타내는 상징적 행위라고 설명하는 식이다. 나는 이 요인들이 어떻게 변비에 영향을 주는지 모르나, 영향을 주는 것만은 확실하다고 생각한다.

그렇지만 이런 견해를 심각하게 고려하는 소화기 내과 의사는 이제 거의 없다. 그러나 조금 덜 과학적인 집단에서는 아직 이런 견해에 집착하는 사람들이 있다. 배변과 관련된 문제에 대한 인식을 스스로 완전히 해결해 낸 IBS 환자들이 스트레스를 잘 처리하지 못한다는 지적에 별로 공감하지 않는것을 보면 이 견해가 그리 중요하지 않다는 것을 쉽게 알 수 있다.

사람들이 스트레스와 IBS의 관련을 의심스러워하는 또 하나의 이유는 둘 사이의 상관관계를 조사한 수많은 연구들이 이를 밝히는 데 실패했기 때문이다. 어떻게 이런 일이 생길까?

첫째, 어떤 사람이 경험하는 IBS의 심한 정도와 스트레스의 강도는 시기에 따라 좋아졌다 나빠졌다 하는 경향이 있기 때문에, 이 두 가지 오르내리는 양상 간의 상관관계를 밝히기 위해서는 매우 현대적인 통계적 방법론이 필요하다(전형적으로는 '시계열 분석'이라는 방법을 쓴다. 이것은 대부분의 생의학 연구자들이 배우는 아주 어렵고 수준 높은 통계 과목이다. 내 아내가 박사 학위 과정의 일부로 시계열 분석을 해야만 했을 때, 나는 집에서 그 교과서를 보는 것만으로도 신경이 곤두서곤 했다.). 이런 주기적 상승과 강하가 있는 스트레스와 증후군들은 대부분의 연구가 전향적(IBS를 가지고 있지 않은 사람들을 추적 조사하여 혹시 스트레스로 누가 병에 걸릴지를 예측할 수 있는지를 조사)이 아니라 후향적(이미 IBS를 앓는 사람들에게 예전에 스트레스를 받은 적이 있느냐고 물어보는 조사)이기 때문에 추적하기가 특히 어렵다. 여기서의 문제점은, 자꾸 반복되는 이야기이지만, 사람들이 불과 몇 달 전의 스트레스나 증상에 관해 상기하는 것이 몹시 부정확하다는 것이다. 더구나 앞에서 이미 언급했듯이, IBS의 위험도를 증가시키는 유형의 스트레스는 증상이 나타나기 여러 해 전에 발생할 수도 있기 때문에, 이 상관관계를 검증하는 것은 그것이 전향적인 연구라고 하더라도 어렵다. 마지막으로, IBS는 아마도 여러 원인으로 인한 질병들의 집합이고, 스트레스는 그중 일부에만 관련이 있기 때문에, 자료 속의 무작위적인 오류 대신 전체로서 의미 있는 세부 항목을 찾아내기 위해서는 더욱 발전된 통계 방법이 필요하다.

이 책의 뒷부분에 가면, 우리는 스트레스와 일부 질병 사이에 제기되는 또 다른 상관관계를 보게 될 것이다. 그리고 거기에서도 마찬가지 진퇴양난——일부 환자에서는 확실한 관련이 있다, 또는 임상적 인상이 스트레스와 질병의 연관을 강하게 지지한다, 또는 같은 현상을 보여 주지 않는 서로 다른 엄격한 연구들이 있다 등——에 빠지게 될 것이다. 앞으로 반복해서 보게 되겠지만, 문제는 이런 심술궂은 연구들이 때로 상당히 단순하고 직선적인 의문을 제기한다는 것이다. 스트레스가 환자들의 대다수에서 그 질병을 초래하는가? 훨씬 더 복잠한 의문도 있다. 스트레스가 이미 존재하는 질병을 악화시키는가? 증상과 스트레스의 양상이 시간 경과를 두고 병행하는가? 이 상관관계가 일부 취약한 개인들에서만 발생하는가? 이런 방식으로 물어보았을 때 스트레스와 질병의 관련이 더 확실하게 밝혀질 수 있다.

궤양

드디어 우리는 스트레스라는 개념을 도입한 의학적 문제에 도달하게 되었다. 궤양이란 장기의 벽에 생기는 구멍인데, 위 또는 위의 부근에 생기는 것을 '소화성 궤양'이라고 부른다. 그중 위 속에 생긴 것을 '위궤양'이라고 한다. 위보다 약간 위쪽에 생긴 것은 식도 궤양, 위와 장의 경계 부위에 생긴 것을 '십이지장 궤양(소화성 궤양 중에서 가장 흔하다.)'이라고 부른다.

앞으로 다시 상기하게 되겠지만, 소화성 궤양은 셀리에가 60년 이상 전에 쥐를 비특이적인 불쾌감에 노출시켰을 때 발견한 세 가지 중요한 증상 중의 하나였다. 그 후로 일반인들은 위궤양을 스트레스에 관련된 대표적인 질병으로 여겨 왔다. 이 견해에 따르면 장기간 고민을 하고 있으면 위의 벽에 구멍이 생긴다.

대부분의 임상의들은 출혈, 심각한 세균 감염, 사고나 수술에 따른 외상성 쇼크, 신체의 넓은 면적에 걸친 화상 등 커다란 스트레스를 받는 위험에 노출된 사람에서 비교적 급속하게, 때로는 며칠 만에 특정 유형의 궤양이 생길 수 있다는 데 동의한다. 이런 '스트레스성 궤양'은 심한 경우 생명을 위협할 수도 있다.

그러나 천천히 생기는 궤양이 주제가 된 분야에서는 논쟁이 많았

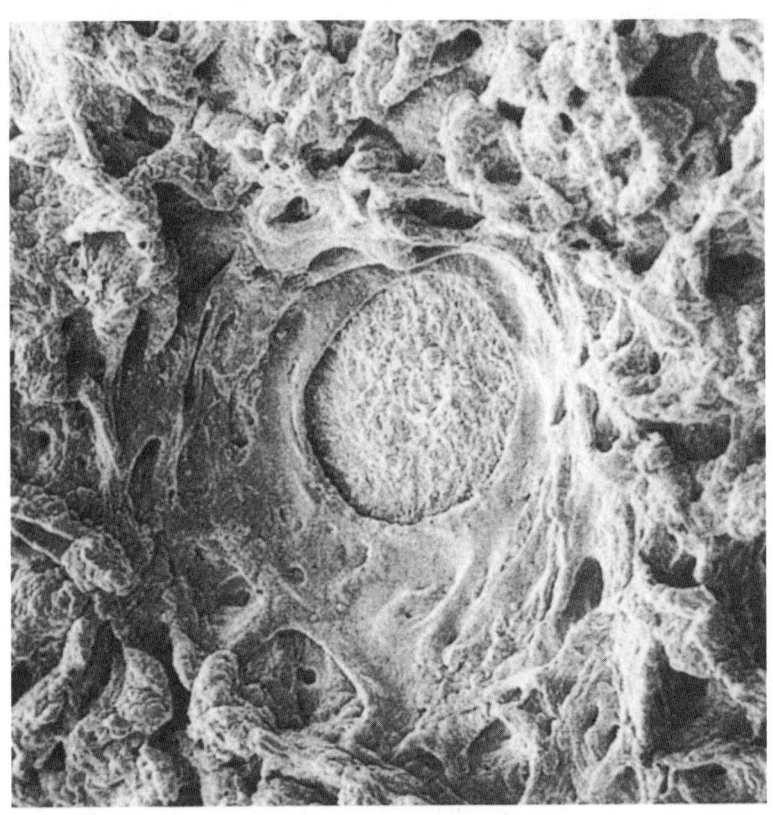

위궤양의 현미경 사진.

다. 그것은 사람들이, 의사들도 포함해서, 문득 떠올리는 스트레스와 관련된 궤양이었다. 그러나 한 가지 혁명이 이 궤양의 개념을 극적으로 바꾸어 놓았다.

이 혁명은 1983년에 헬리코박터 필로리라는 세균이 발견됨으로써 일어났다. 잘 알려지지 않았던 이 미생물은 역시 잘 알려지지 않았던 오스트레일리아의 병리학자 로버트 워런(Robert Warren)에 의해 발견되었다. 그는 더 알려지지 않았던 젊은 동료 배리 마셜(Barry Marshall)의 연구에 흥미를 가지고 있었는데, 마셜은 십이지장 궤양이나 위의 염증(위염)이 있는 환자의 조직 검사 표본에서 이 세균이 꾸준히 나타난다는 것을 보고한 사람이었다. 그가 이 세균이 실제로 염증과 궤양의 원인이 된다는 것을 소화기 학회에서 발표했을 때, 방 안에 있던 거의 모든 사람들이 그를 비웃었다. 그들은 궤양이 식사, 유전, 스트레스 때문에 생기는 것이지, 세균 때문에 생기는 것이 아니라고 생각했던 것이다. 게다가 위는 위액 속의 염산으로 인해 산성이 매우 강하기 때문에, 위 속에서 도저히 세균이 살 수 없다고 여겼다. 사람들은 오랫동안 위가 무균적인 환경이며, 간혹 보이는 세균은 좀 모자라는 병리학자가 실수로 오염시킨 것일 뿐이라고 생각하고 있었다.

  마셜은 세균이 생쥐에서 위염과 궤양을 일으켰다는 것을 보여 주었다. 그럴듯하지만 생쥐와 인간은 다르다고, 모두들 그렇게 말했다. 그러자 그는 마치 영화에 나오는 주인공처럼 헬리코박터 용액을 마셨고 스스로 위염을 만들었다. 그래도 사람들은 마셜을 무시했다. 학회 때마다 나오는 그 세균 이야기에 지친 일부 학자들이, 마셜이 틀렸다는 것을 증명하기 위해 몇 가지 실험을 한 끝에, 결국 마셜이 확실히 옳았음을 밝혀내고 말았다.

  헬리코박터 필로리는 산성에 특별한 저항성을 가지는 구조 및 탄산으로 된 방어벽으로 스스로를 보호하면서 위 속의 산성 환경에서 살아갈 수 있는 것으로 판명되었다. 이 세균은 아마 서구인들에게 생기는 궤양과 85~100퍼센트 관련이 있는 것 같다(위암과도 관련이 있다.). 개발도상국에서는 거의 전체 인구가 헬리코박터에 감염되어 있는데, 이것은 아마도 사람에게서 가장 흔한 만성 세균 감염일 것이다. 이 세균은 위 표면을 이루는 세포들을 감염시켜 위염을 초래하고, 십이지장 표면을 덮고 있는 세포들을 감염시켜 이 세포들이 위산으로부터 스스로를 보호하는 기능을 손상시킨다. 그렇다, 적절한 조건만 갖추어진다면, 누구의 십이지장 벽이라도 구멍이 생길 수 있는 것이다.

아직 밝혀져야 할 것은 많지만, 마셜과 워런의 위대한 업적은 항생제가 십이지장 궤양의 치료에 큰 효과가 있다는 사실을 밝힌 것이었다. 항생제는 그동안 주된 궤양 치료제였던 항산제나 항히스타민제와 마찬가지 효능을 보였다. 그리고 가장 훌륭한 점은, 다른 치료법과는 달리 (최소한 다음 헬리코박터 감염 때까지는) 궤양이 재발하지 않고 완전히 사라진다는 것이었다.

일단 이 분야 학자들이, 이제는 여기저기에 초청되어 고급 차로 영접을 받게 된 마셜과 워런의 학설에 익숙해지고 나자 헬리코박터는 열렬한 환영을 받았다. 이것은 허점 많은 심신증(心身症, 심리적인 원인으로 신체에 일어나는 병적인 증상—옮긴이)이라는 개념보다는 질병의 엄격한 귀납적 모델을 지향하는 현대 의학의 열망과 완벽하게 일치했기 때문이었다. 질병 방역 센터는 미국의 모든 의사들에게 교육용 소책자를 보내서, 환자들이 스트레스가 소화성 궤양과 관계가 있다는 진부한 미신에서 벗어나도록 깨우쳐 줄 것을 촉구했다. 임상의들은 궤양 환자들과 마주 앉아 심각하게 눈을 맞추며 그들의 삶에 관해서 물어볼 필요가 없어졌다고 기뻐했다. 일부 연구자들이 궤양과 관련한 스트레스 연구가 '헬리코박터화' 되고 말았다고 말할 정도로, 스트레스를 궤양의 한 요소로 다루는 연구 논문의 수가 급격히 감소했다. 심인성이니 뭐니 그런 것으로 귀찮게 굴지 마라, 여기 드디어 라틴 어 이름을 가진 박테리아가 완성시킨 진짜 과학이 나타났다는 식이었다.

문제는 한 세균만으로는 전체 줄거리를 설명할 수 없다는 점이었다. 우선, 전체 십이지장 궤양의 15퍼센트는 헬리코박터는 물론 어떤 세균에도 감염되지 않은 사람에게서 생긴다. 더 큰 문제는 이 세균에 감염된 사람의 10퍼센트에서만 궤양이 생긴다는 것이었다. 헬리코박터 필로리에 더해 다른 어떤 것이 필요했다. 때로 그것은 음주, 흡연, 불규칙한 아침 식사, 아스피린으로 대표되는 비스테로이드성 항염증제의 다량 복용 같은 위험한 생활 습관이었다. 또는 위산을 많이 분비하거나 위벽을 위산으로부터 보호하는 점액을 적게 생산하는 유전적 성향도 그에 속했다.

그러나 이 추가적인 요소 중에 스트레스도 들어 있었다. 세균이 주도권을 잡은 상황에서 수없이 반복된 연구의 결과는 십이지장 궤양이 초조하고 우울하거나 심한 삶의 스트레스(투옥, 전쟁, 자연재해)를 겪는 사람에게서 더 잘 나타난다는 것을 보여 주었다. 각종 문헌을 분석한 결과, 30~65퍼센트가량의 소화성 궤양이 스트레스를 포함한 정신적인 요인을 가지고 있는 것으로 나타났다. 문제는 스트레스가 사람들로 하여금 음주나 흡연을 더 하도록 만든다는 점이었다. 스트레스는 단순히 이런 위험한 생활 습관들을 증가시켜서 궤양의 위험도를 증가시키는 것이었을까? 아니다. 이런 변수들을 보정한 후에도, 즉 스트레스 자체만으로도 궤양의 위험도를 2~3배 증가시키는 것이 밝혀졌다.

헬리코박터는 궤양의 원인이 되지만, 궤양은 스트레스를 포함한 다른 요소들과 밀접한 상호 관계를 가지고 있다. 수많은 궤양 환자들을 통계적으로 연구해 보면 이를 잘 알 수 있다. 세균 감염의 여부, 위험한 생활 습관 그리고 스트레스를 고려한 특별한 수학적 분석('다중 회귀 분석'이라고 한다.)을 시도해 보자. 세균 감염의 여부, 위험한 생활 습관 그리고 스트레스 중의 한 요소를 많이, 또는 다른 두 가지를 모두 가지고 있는 경우에는, 특정 요소가 아주 조금밖에 존재하지 않더라도 궤양이 생긴다는 사실을 관찰할 수 있다. 예를 들어, 실험용 쥐에

스트레스를 가하면 궤양이 생기지만, 헬리코박터가 없는 무균 환경에서 사육하는 쥐는 궤양이 걸리지 않는다.

그러면 스트레스는 어떻게 궤양이 생기는 것을 촉진할까? 셀리에가 쥐에서 궤양이 생기는 것을 발견한 지 이미 60년도 더 지났지만, 아직 그리 분명치 않다. 그렇지만 몇 가지 그럴듯한 시나리오들이 있다.

위산 분비의 반동

이 메커니즘을 이해하기 위해서는 우리가 평소에 얼마나 묘한 것들을 먹고, 이것을 소화시키라고 위에게 강요하고 있는지 그 현실을 직시해야 한다. 위가 이것들을 소화할 수 있을지 여부는 위가 가지고 있는 강력한 음식물 분해용 무기에 달려 있다. 위의 수축 운동도 어느 정도 도움이 되지만 결정적인 무기는 위벽을 둘러싸고 있는 세포에서 쏟아져 나오는 염산이다. 염산은 강력하므로 좋다고 치더라도, 위는 왜 이 강력한 염산에 소화되지 않을까라는 소박한 질문이 떠오르게 된다. 남의 위를 먹으면 우리의 위는 그것을 소화시킨다. 그런데 왜 우리 자신의 위는 아무렇지도 않은 것일까? 근본적으로, 우리의 위는 스스로를 보호하기 위해 큰 대가를 지불하고 있다. 위는 몇 층이나 되는 벽을 쌓고, 산의 영향을 완화하는 두꺼운 점막으로 표면을 덮고 있다. 여기에 더해서, 산을 중화하는 탄산수소염이 위 속으로 분비된다. 이것은 멋진 해결책이다. 덕분에 우리는 즐겁게 소화에 매진할 수 있는 것이다.

스트레스가 몇 개월 동안 지속되면 위산의 분비가 줄어들어, 소화가 잘 되지 않는 일이 많아진다. 이 시기에 위는 스스로 씀씀이를 줄여서 에너지를 절약하려고 결심하게 된다. 위는 항상 두꺼웠던 위벽의 두께와 점액 및 탄산수소염의 분비를 줄여서 그 차이만큼을 절약한다. 어쨌든 스트레스가 지속되는 동안에는 위산 분비가 적은데 이때 좀 절약하는 것이 뭐가 그리 큰 문제가 되겠는가?

스트레스가 끝났다. 우리는 이때를 축하하기 위해 아껴 놓았던 커다란 초콜릿 케이크를 먹기로 결심한다. 부교감 신경계가 자극되고 염산이 분비되기 시작한다. 그리고……, 방어가 안 된다. 위벽은 얇아져 버렸고, 보호하는 점막층도 이전보다 두껍지 않고, 감소한 탄산수소염은 위산에 대항할 수가 없다. 이미 방어력을 손상시키는 세균 감염에 더하여, 반복되는 스트레스 주기와 반동이 궤양을 만드는 것이다.

우리가 지금 한참 스트레스를 받고 있고 궤양이 생길까 봐 걱정한다고 치자. 어떤 해결책이 있겠는가? 나머지 인생 내내 스트레스를 받으며 살면 되지 않을까 생각할 수도 있다. 그렇게 한다면 염산 분비로 인한 궤양은 분명히 피할 수 있을 것이다. 그러나 또 다른 무수한 이유 때문에 결국은 죽고 말 것이다. 이 시나리오에서의 역설은, 스트레스를 받고 있는 동안이 그 스트레스로부터의 회복기에 비해 궤양이 생길 가능성이 낮다는 것이다. 이 이론에 따르면, 일과성의 스트레스를 여러 번 받는 것이, 오랫동안 지속되는 하나의 스트레스보다 궤양을 만들 가능성이 더 클 것으로 예상된다. 그리고 대개의 동물실험에서는 이것이 사실로 밝혀지고 있다.

혈류량의 감소

알다시피 응급 상황이 되면 가능한 한 많은 양의 혈액을 근육으로 보내 운동을 하도록 해야 한다. 스트레스에 대한 반응으로서, 교감 신경계는 장보다 더 중요한 부분으로 혈액을 할당해 흘려 보낸다. 배에 총탄을 맞은 어떤 남성을 떠올려 보자. 그의 소화관은 그가 불안해지거나 화를 낼 때마다 혈류량이 감소해 하얗게 되었다. 만약 스트레스로 인해 소화관으로 가는 혈류량이 극적으로 감소한다면(예를 들어, 출혈 후에), 산소가 부족해져서 위벽 속에 작은 경색이 생기기 시작하고, 그 부분이 괴사(壞死)되는데, 이것이 궤양을 만드는 재료가 된다.

이 상태는 아마도, 적어도 두 가지 원인 때문에 생긴다. 첫째 원인은 혈류량의 감소에 따라, 저장되어 있던 위산의 배출이 감소한다는 것이다. 둘째 원인에는, 생물학의 또 다른 역설적인 부분이 관여한다. 우리는 모두 산소를 필요로 하며 산소가 없으면 살 수 없다. 그러나 산소를 사용하여 세포를 가동시키다 보면 간혹 산소 라디칼이라는 매우 기묘하고 위험한 화합물이 발생하는 수가 있다. 그런데 만성 스트레스 동안 소화관으로의 (산소가 운반되어 오는) 혈류량이 감소하면, 위는 산소 라디칼을 없애 자신을 방어하는 화합물(자유 라디칼 억제자, 스캐빈저 등)의 생산을 중단한다. 스트레스를 받는 동안에는 산소 라디칼 역시 적게 생성되기 때문에 별 문제가 되지 않는다. 이것은 위기에 처해서 에너지를 절약하는 현명한 방법일 수도 있다. 그러나 스트레스가 끝나고 나면, 산소가 가득한 혈류가 다시 돌아오고 정상적인 양의 산소 라디칼이 생산되면 위의 산화력이 저하하는 결과가 된다. 스캐빈저가 충분하지 않기 때문에 산소 라디칼이 위벽의 세포들을 죽이기 시작한다. 이미 세균의 감염으로 인해 문제가 발생한 세포에 이 효과가 합쳐져 궤양이 생기게 되는 것이다. 이 시나리오가 위산 분비의 반동 메커니즘과 얼마나 닮은꼴인지에 주목하기 바란다. 양쪽 모두 손상이 스트레스를 받는 동안에는 일어나지 않고 스트레스가 끝난 후에 일어난다는 점, 또 스트레스가 장애의 크기, 예를 들면 산의 분비량이나 산소 라디칼 생산량을 증가시키는 것이 아니라, 스트레스를 받는 응급 상황에서 소화관의 방어력이 저하되기 때문이라는 점이 비슷하다.

면역의 억제

헬리코박터도 세균이므로 면역계는 그에 대항하려고 노력한다.[6] 8장에서 자세히 보게 되겠지만, 만성적인 스트레스는 면역력을 억제한다. 그리고 이 시나리오에서는, 면역 방어력이 저하되면 더 많은 헬리코박터들이 행복하게 증식할 수 있다.

프로스타글란딘의 부족

이 시나리오에서는 소모 과정의 일부로서 미세한 궤양이 장의 여기저기에 꾸준히 발생한다고 본다. 정상적으로, 우리의 신체는 프로스타글란딘이라는 일종의 화합물을 분비하여 손상을 복구한다. 이 물질은 위벽을 통과하는 혈류량을 증가시켜 치유 과정에 도움을 준다고 생각되고 있다. 스트레스를 받으면 프로스타글란딘의 합성이 당질 코르티코이드에 의해 억제된다. 이 시나리오에 따르면, 스트레스가 궤양의 형성에 관계한다기보다는, 궤양을 일찍 발견하여 복구하는 능력을 약화시킨다는 것이다. 스트레스를 받을 때 이 요소가 얼마나 궤양의 형성에 관여하는가는 아직 충분히 입증되지 않았다(아스피린도 프로스타글란딘의 합성을 억제하는데, 이것이 아스피린이 출혈성 궤양을 악화시킬 수 있는 이유이다.).

위의 수축

이유는 아직 밝혀지지 않았으나, 스트레스는 느리고 율동적인(1분에 한 번 정도) 위의 수축 운동을 촉발한다. 그리고 역시 알 수 없는 이유로 이것이 궤양의 위험도를 높이는 것 같다. 한 가지 가설은 수축하는 동안에는 위로 가는 혈류가 방해를 받아 약간의 허혈을 초래한다는 것이다. 그러나 이에 관한 증거는 많지 않다. 수축이 위벽의 기계적 손상을 가져온다는 가설도 있다. 이 메커니즘에 관해서는 아직 판단을 내릴 수 없는 상태이다.

이런 메커니즘들 대부분은 상당히 잘 알려진 궤양의 생성 방식들에 관한 것이다. 그런 믿을 만한 메커니즘에서는 대부분의 궤양이 최소한 어떤 특정 유형의 스트레스 때문에 발생한다. 두 가지 이상의 메커니즘이 동시에 작용할 수도 있으며, 스트레스를 받는 동안 소화관에 무슨 일이 일어나는지, 또는 스트레스가 세균과 어떻게 상호 작용을 하는지는, 사람에 따라 다른 것 같기도 하다. 궤양의 형성에 스트레스가 담당하는 또 다른 역할은 결국 밝혀지겠지만, 현재로서는 이 정도의 메커니즘 만으로도 누구든지 충분히 아프게 만들 수 있는 것 같다.

소화기학 관련 저자들 중에서 가장 재치 있는 인물인 수전 레벤스타인이라는 의사는 소화성 궤양이야말로 "현대적 병인론의 모범"이라고 정의했다.[7] 스트레스는 소화성 궤양이 생성되도록 촉발하지는 않는다. 그러나 생물학적 해악들이 궤양을 더 쉽게 만들 수 있게 하거나 이 해악들에 대한 방어 능력을 손상시킨다. 이것은 세균, 바이러스, 독소, 돌연변이 같은 질병의 기질적인 요소와 정신적인 요소 간의 전형적인 상호 작용인 것이다.

6
스트레스와 성장

나는 아직 생명체가 자란다는 것이 놀랍다. 아마도 내가 주장하는 만큼 생물학을 나 스스로가 완전히 믿지 않기 때문인지도 모른다. 먹고 소화하는 것은 지극히 구체적이다. 여러 가지 음식을 입에 넣으면, 그 결과로 신체에 다양한 변화가 생긴다. 턱이 피로해지고 위가 확장되며, 결국에는 다른 쪽 끝으로 무엇인가가 나온다. 성장도 보기에는 상당히 구체적이다. 장골(長骨)은 길어지고, 아이들은 더 무거워진다.

문제는 소화와 성장 사이의 여러 단계를 연결시키기가 어렵다는 것이다. 나는 그 메커니즘이 어떻게 되어 있는지 알고 있다. 감수성이 예민한 대학생들에게 그에 관한 강의를 하라고, 대학이 나에게 맡길 정도다. 그러나 생각해 보면 믿기 어려운 일이다. 누군가가 스파게티, 샐러드, 마늘 빵 그리고 후식으로 케이크 두 조각을 먹어 치웠다고 하자. 그리고 그 음식들이 변화해서 그 일부가 이 시험관 속의 혈액에 들어 있다고? 그리고 그게 뼈가 된다고? 잠깐 생각을 해 보자. 대퇴골이 우리가 어렸을 때 어머니가 만들어 주시던 고기만두 조각으로 이루어져 있다고? 음! 그것 참, 사실은 잘 믿어지지가 않는군.

그렇다. 이런 물질의 전환을 이해하기에는 우리가 너무 유치한 것일지도 모른다.

우리는 어떻게 성장하는가

그렇지만 음식을 먹으면 결과적으로 성장한다. 아이에게 이것은 보통 일이 아니다. 뇌가 커지고 머리 모양이 달라진다. 세포는 분열하고 세포의 크기가 커지며 새로운 단백질들을 합성한다. 뼈의 끝 쪽에 있는 연골 세포들이 골간 속으로 이동하여 굳어져 뼈가 됨에 따라 뼈가 길어진다. 아기의 지방은 녹아 없어지고 근육으로 바뀐다. 후두가 두꺼워져서 목소리가 굵어지고, 온몸에 털이 나고, 유방이 나오고, 고환이 커진다.

스트레스가 성장에 미치는 영향을 이해하려는 관점으로 볼 때, 성장 과정에서 가장 중요한 양상은 성장이 값싸게 이루어지는 것이 아니라는 점이다. 뼈를 만들기 위해서는 칼슘이 반드시 필요하고, 모든 단백질의 합성에는 아미노산이 필요하다. 지방산은 세포막을 만드는데, 그 생산 비용을 지불하기 위해서 포도당이 쓰인다. 식욕이 증가하고, 장에서 영양분이 흡수되어 들어온다. 다양한 호르몬들은 대부분이 도시 확장 공사에 필요한 에너지와 건축 자재를 동원하는 데 작용한다. 성장 호르몬이 그 과정을 지배한다. 때로 이 호르몬은 신체의 세포에 직접 작용하기도 한다. 예를 들면, 성장 호르몬은 저장된 지방의 분해를 도와 순환계로 나온 지방이 성장하는 세포에 쓰이도록 한다. 때로는 성장 호르몬이 소마토메딘이라는 다른 호르몬의 방출을 촉발하는데, 실제로는 이것이 세포를 분열시키는 역할을 담당한다. 갑상선 호르몬은 성장 호르몬의 방출을 증강시키며, 뼈가 소마토메딘에 더욱 잘 반응하도록 만든다. 인슐린 역시 비슷한 역할을 한다. 생식 호르몬들은 사춘기에 즈음하여 맡은 역할을 하게 된다. 에스트로겐은 성장 호르몬 방출을 증가시키고, 뼈에 직접 작용하기도 하는 두 가지 방식으로 장골의 성장을 돕는다. 테스토스테론도 장골의 성장을 돕는데, 여기에 더해서 근육의 성장에도 기여한다.

장골의 끝 부분이 서로 만나 융합되기 시작하면 청소년기의 성장은 정지한다. 그러나 테스토스테론은, 여러 복잡한 이유로, 장골 끝부분의 성장을 가속화해 실제로는 성장이 일찍 멈추게 만들 수도 있다. 그러므로 사춘기의 청소년에게 테스토스테론을 주면, 역설적으로 키가 덜 자라게 된다. 반대로 사춘기 이전에 거세를 당한 소년들은 키가 크고 특히 팔 다리가 길다. 오페라의 역사에 정통한 사람이라면 '카스트라토(여성의 음역을 가지기 위해 사춘기 이전에 거세한 남성 가수 ― 옮긴이)'들이 이러한 체형으로 유명하다는 것을 알 것이다.

신경질적인 부모들: 주의!

이제 스트레스가 어떻게 정상적 발육을 저해하는가를 살펴볼 때이다. 곧 알게 되겠지만 이것은 골격의 성장(즉 키가 얼마나 크는가)을 저해하는 것만을 뜻하는 것이 아니라, 어릴 때의 스트레스가 일생에 걸쳐서 우리의 질병에 대한 취약성을 어떻게 변화시키는가를 포함하는 개념이다.

그러면 이야기를 시작하기 전에, 부모 또는 예비 부모나 부모가 있는 사람들에게 한 가지 경고할 것이 있다. 우리의 모든 행동, 사고, 소흘함 등의 결과를 생각해 보면 부모 자식 관계만큼 사람을 초조하게 만드는 것도 없다. 우리 부부가 아이들에게 돌이킬 수 없는 나쁜 영향을 끼친 해로운 행동들을 열거하자면 다음과 같다. 뭔가를 설득하기 위해서 평소에는 먹지 못하게 하던 사탕이 너무 많이 들어간 시리얼을 먹어도 된다고 한 일, 임신 말기의 아내와 시끄럽기 이를 데 없는 음악회에 가서 당시 태아였던 우리 첫아이가―틀림없이 고통에 저항한 것이었을 것이다.―뱃속에서 계속 발로 차게 만들었던 일, 경건한 내용의 비디오테이프인줄 알고 VTR에 넣다가, 항상 조심을 하고는 있었지만 실수로 텔레비전에 10여 초 동안 폭력적인 만화가 나와서 혼란스러웠던 일 등이다. 말로 표현할 수 없을 정도로 사랑하는 사람을 위해 완벽해지려 할수록 당신은 미칠 지경이 된다. 이 부분의 내용은 당신을 더욱 미칠 지경으로 만들지도 모른다.

그러므로 마지막에 다시 돌아오겠지만, 이 경고를 마음에 새겨 놓기로 하자.

태아기의 스트레스

어린 시절이란 무엇인가? 세상의 속성에 대한 평가를 결정하는 시기이다. 예를 들면, 물체를 놓으면 위로 올라가지 않고 아래로 떨어진다는 사실이나 물체가 무엇에 가려져 보이지 않는다고 하더라도 그대로 존재하고 있다는 사실을 깨닫는 시기이다. 또는 관념적으로, "엄마가 잠깐 없어지더라도 다시 돌아온다. 왜냐하면 엄마는 항상 돌아오니까."라고 생각하는 시기이다.

때때로 이 평가는 우리가 세계를 보는 관점을 영원히 결정한다.

14장에서 검토할 테지만, 예를 들어 어렸을 때 부모를 잃은 아이들은 남은 일생 동안 우울증에 걸릴 위험도가 증가한다. 이는 미처 성숙하지 않은 어린 시절에 인생의 속성에 관한 깊은 정서적 교훈, 즉 세상에는 우리가 통제할 수 없는 무서운 일이 일어난다는 것을 배운 결과라는 것을 암시하고 있다.

태아 때로부터 시작하는 성장기에 우리의 신체 역시 세상의 속성에 관해 학습하고, 평생 외부 세계에 대해 어떻게 반응할 것인가를 결정한다는 것이 밝혀졌다. 그리고 성장 과정에 특정 스트레스를 받으면 이 몇 가지 '결정'들이 평생 동안 일부 질병의 위험도를 증가시킨다.

기근이 들었을 때에 임신한 여성이 있다고 생각해 보자. 그녀도 충분한 영양을 취하지 못하지만 태아도 그렇다. 임신 후반부에 태아는 외부에 얼마나 풍부한 음식이 있는지를 '학습'한다고 밝혀져 있다. 따라서 기근은 태아에게 "이런, 밖에는 먹을 것이 별로 없군, 아무리 소량이라도 악착같이 저장해 놓아야겠군."이라는 교훈을 '가르쳐 주는' 것이다. 이렇게 태아 때에 대사의 일부가 영원히 변해 버리는 것을 대사의 '각인' 또는 '편성'이라고 한다. 그 후 이 태아는 영원히, 소비하는 음식을 저장하고 식사에 들어 있는 귀중한 염분을 남김없이 흡수하는 데 능숙해지는, '절약성' 대사 경향이 되는 것이다.

그래서 결국은 어떻게 되는 것일까? 3장과 4장의 중간 부분으로 돌아가 보자. 일생을 통해, 심지어 노년에 이르기까지, 나머지 모든 조건이 같다고 하더라도 이 개체에서는 고혈압, 비만, 인슐린 비의존성 당뇨병 그리고 심장 혈관계 질환의 위험도가 높아진다.

놀랍게도 쥐, 돼지, 양에게서는 정확히 이런 현상이 일어난다고 알려져 있다. 사람의 경우에서도 그렇다. 가장 극적이고 자주 인용되는 예가 제2차 세계 대전 말기 '네덜란드의 굶주린 겨울'에 관한 것이다. 나치 점령군이 모든 전선에서 후퇴할 때 네덜란드 사람들은 그들을 해방시켜 줄 연합군 편을 들었고, 나치는 그 보복으로 모든 식량의 수송을 차단했다. 일정 기간 동안 네덜란드 사람들은 기아에 시달렸다. 한 사람이 하루에 1,000칼로리도 안 되는 열량을 소비했고, 튤립의 구근을 먹을 지경에 이르렀으며, 결국 1만 6000명이나 굶어 죽었다. 그해 겨울의 기아에서 식량 부족이라는 심각한 교훈을 얻은 태아들은 자신들의 일생의 대사 기능을 열심히 편성했다. 전향적인 연구의 결과, 이들은 절약형 대사를 갖추게 되었고, 반세기 후의 대사 증후군의 위험도가 증가했다. 아마도 태아 발달의 시점에 따라 각기 다른 생리나 대사의 양상이 편성되는 것 같다. 기아를 겪었을 때 임신 초기의 태아였다면 심장 질환, 비만, 건강하지 못한 콜레스테롤 구성 등에 위험도가 증가하도록 편성이 되고, 임신 후기의 태아였다면 당뇨병 위험도가 커지도록 편성된다.

이 현상의 요점은 태아 시기에 영양실조를 겪었을 뿐 아니라, 출생후에는 음식이 풍부해서 곧 그 결핍 상태에서 벗어나 회복된 경우에도 그렇다는 것이다. 즉 어린아이 때부터 영양분의 저장에 능숙한데다, 풍부한 영양분을 언제라도 얻을 수 있는 환경에 있었다는 것이다.[1]

그러므로 임신 중에는 태아를 굶기지 말아야 한다. 그러나 이런 현상을 조금 덜 극적인 상황에 적용할 수 있다. 출생 몸무게가 정상 범위인 아기들 중에서는 몸무게가 적을수록(키에 따라 보정한 자료이다.), 어른이 되었을 때 대사 증후군이 나타날 위험도가 커진다. 성인이 되어 몸무게를 보정한 후까지도, 저체중 출생이었다면 당뇨병과 고혈압의 위험도가 높아질 것으로 추측할 수 있다.

이것은 대단히 의미심장하다. 출생 시 몸무게가 가장 무거웠던 아기와 가장 가벼웠던 아기를 비교하면 증상 발현 전 당뇨병의 위험도는 8배, 대사 증후군의 위험도는 18배 차이가 났다. 남녀에 관계없이 출생 때 몸무게가 하위 25퍼센트에 속하는 사람들과 상위 25퍼센트에 속하는 사람들을 비교해 보면 전자에서 심장 질환으로 사망할 확률이 50퍼센트 높다.

태아의 영양 상태와 그 후 평생에 걸친 대사 및 심혈관 질환과의 관계는 영국 사우댐턴 병원의 역학자 데이비드 바커가 처음으로 보고했다. 이는 현재 '성인 질병의 태아기 기원설(Fetal Origins of Adult Disease, FOAD)'로 알려져 있으며, 아직 더 많은 연구가 필요하다(이 학설은 최근에 태아뿐만 아니라 모든 성장 과정을 포함하는 개념인 '성인 질병의 발달 과정 기원설(Developmental Origins of Adult Disease, DOAD)'로 바뀌었다. — 옮긴이).

굶주림은 분명히 스트레스이다. 여기서 이런 의문이 생긴다. 칼로리 부족이라는 영양 상태의 결과로, 즉 칼로리 부족이라는 스트레스에 의해 대사의 편성이 일어나는가? 다르게 말하자면, 영양과 무관한 임신 중의 스트레스도 FOAD와 같은 영향을 미치는가? 답은 '그렇다.'이다.

지난 10여 년간의 수많은 문헌들이, 임신 중의 쥐에게 여러 가지 방법으로 스트레스를 가하면, 그 새끼들에게 일생 동안에 걸친 생리학적 변화를 초래한다는 것을 보여 주고 있다. 예상할 수 있겠지만 그중의 한 변화는 당질 코르티코이드의 분비를 포함한다. 다시 한 번, 이번에는 "바깥에는 얼마나 스트레스가 많을까?"라는 관점에서 태아의 외부 세계에 대한 '학습'을 상기해 보자. 당질 코르티코이드는 쉽게 태아의 순환계로 통과해 들어갈 수 있기 때문에 태아는 어머니로부터의 스트레스 신호를 탐지할 수 있다. 다량의 당질 코르티코이드가 바깥 세상이 정말 스트레스가 많은 곳이라는 것을 '가르쳐' 주는 것이다. 그 결과는? 스트레스가 많은 세상에 대비를 하게 된다. 즉 다량의 당질 코르티코이드를 분비하는 경향으로 변하는 것이다. 태아기에 스트레스를 받은 쥐들은 당질 코르티코이드 수준이 높은 성체로 성장한다. 연구에 따르면, 기본 수준이 상승되어 있고, 더 큰 스트레스 반응을 보이고, 스트레스 반응에서의 회복이 느리다. 이렇게 일생에 걸쳐 영향을 미치는 편성은 뇌의 일부 부위에서 당질 코르티코이드 수용체의 수가 영구히 감소하기 때문으로 보인다. 이 뇌 부위는 CRH의 방출을 억제함으로써 스트레스 반응을 중지시키는 데 관여한다. 당질 코르티코이드 수용체의 수가 적다는 것은, 이 호르몬 신호에 그리 예민하게 반응하지 않는다는 것을 의미하고, 이는 뒤이은 당질 코르티코이드 분비를 제어하는 효과가 불충분하다는 것을 의미한다. 그 결과 일생 동안 당질 코르티코이드의 수준을 상승시키려는 경향을 보이는 것이다.

스트레스를 받은 임신 여성의 자손에게 영구적인 변화를 초래하게 만드는 것이 당질 코르티코이드 분비일까? 아마도 그런 것 같다. 이러한 영향은 영장류를 포함한 몇몇 종에서 스트레스 대신 높은 농도의 당질 코르티코이드를 주사함으로써 재현할 수 있다.

분량은 적지만 상당히 탄탄한 논문이 태아기의 스트레스가 이후 높은 당질 코르티코이드 수준을 가지도록 편성시킨다는 것을 보여주고 있다. 이 연구에서는, 저체중(키로 보정한 몸무게이다.)이 태아기의 스트레스를 나타내는 지표 대신 사용되었는데, 출생 때 몸무게가 적을수록, 20~70세 성인의 당질 코르티코이드 기본 수준이 높았다. 이러한 관련은 저체중이 조산과 동반되었을 경우에 더욱 뚜렷이 나타났다.[2]

태아기에 스트레스를 받아 과도한 당질 코르티코이드에 노출되면, 향후 일생 동안 대사 증후군이 될 위험도 역시 증가한다. 그 증거로, 임신 말기의 쥐, 양, 영장류의 태아를 다량의 합성 당질 코르티코이드에 노출시키면(어미에게 주사하면), 출생 후 성체가 되었을 때 대사 증후군이 될 위험도가 높아지는 현상을 들 수 있다. 어떻게 이런 일이 일어나는가? 태아기에 높은 당질 코르티코이드 수준에 노출이 되면, 성체가 되어서도 당질 코르티코이드 수준이 높아지고, 이것이 대사 증후군의 위험도를 높인다는 것이 설득력 있는 설명이다. 이 책을 읽은 독자들은 과량의 당질 코르티코이드가 어떻게 성인에서 비만, 인슐린 저항성 당뇨병, 고혈압의 확률을 증가시키는지 정확히 상기할 수 있을 것이다. 그러한 잠재적 연관에도 불구하고, 성인의 상승된 당질 코르티코이드 수준은 태아기의 스트레스와 성인의 대사 증후군을 연결하는 여러 길 중의 하나일 뿐이다.

이제까지 고혈압, 당뇨병, 심장 혈관계 질환, 비만 그리고 과량의 당질 코르티코이드에 관해 살펴보았다. 더 나쁜 쪽으로 가 보자. 생식계는 어떨까? 수많은 논문들이 새끼를 밴 쥐에게 스트레스를 가하면 수컷 태아가 '비남성화' 된다는 것을 보여 준다. 성체가 되어도 성적으로 활성이 떨어지며 성기도 덜 발달한다. 다음 장에서 보겠지만, 스트레스는 테스토스테론 분비를 저하시키는데, 이는 수컷 태아에서도 같은 역할을 하는 것 같다. 더구나 당질 코르티코이드와 테스토스테론(둘 다 스테로이드 호르몬이다.)은 비슷한 화학 구조를 가지고 있어서, 태아에게 당질 코르티코이드가 많으면 테스토스테론 수용체에 이상을 초래하고 이를 차단해서 테스토스테론이 효과를 발휘할 수 없게 만든다.

FOAD 때문인 듯한 문제들이 더 있다. 임신 중 심한 스트레스를 받은 어미 쥐의 새끼들은 커서 불안해진다. 쥐가 불안한 것을 어떻게 아는지 궁금한가? 쥐를 새로운 환경, 정확하게 말하면 익숙지 않은 환경에 집어 넣고 이를 탐험하는 데 얼마나 오래 걸리는가를 본다. 아니면 쥐가 야행성, 즉 빛을 싫어한다는 점을 이용한다. 가운데 먹이를 놓고 환하게 불을 밝힌 우리에 배고픈 쥐를 넣고, 이 쥐가 먹이에 얼마나 빨리 도달하는가를 본다. 또 쥐가 얼마나 쉽게 새로운 환경을 학습하는가 또는 다른 쥐들과 새로운 사회적 관계를 형성하는가를 볼 수도 있다. 새로운 환경에서 쥐가 얼마나 배변을 하는가를 보기도 한다.[3] 태아기에 스트레스를 받은 쥐들은 커서 밝은 빛을 받으면 몸이 굳어지고, 새로운 주변 조건을 학습하는 일에 어려움을 보이며, 미친 듯이 배변을 한다. 슬픈 일이다. 15장에서 보게 되겠지만, 불안은 뇌의 편도라는 부위를 중심으로 일어나며, 태아기에 겪은 스트레스가 일생 동안 불안해지도록 하는 특성을 편도에 각인시키는 것이다. 편도가 더 많은 당질 코르티코이드 수용체를 가지게 되어, 즉 당질 코르티코이드에 대한 감수성이 더 증가하여, 불안을 매개하는 신경 전달 물질이 많아지고, 불안을 감소시키는 뇌의 화학 물질에 대한 수용체가 감소한다.[4] 사람의 경우에도 태아기에 겪은 스트레스가 다 자란 후에 불안한 성격이 되도록 하는가? 사람에게서 이러한 연구를 수행하는 것은 어렵다. 임신했을 때에 불안했다는 어머니를 찾기도 어렵고, 불안하게 자랐다는 아이를 찾기도 어렵다. 두 가지를 다 갖춘 사람은 거의 없다. 그러므로 이런 일이 사람들 사이에서도 일어난다는 증거는 그리 많지 않다.

끝으로 10장에서는 스트레스가 많으면 어떻게 뇌, 특히 발달 중인 뇌에 좋지 않은 영향을 미치는지를 살펴볼 것이다. 태아기에 스트레스를 받은 설치류는 자라서 학습과 기억을 담당하는 뇌의 핵심 부분에서 신경 세포끼리의 연결이 적어지고, 늙어서 기억 장애가 심해진다. 사람 이외의 영장류에서도 신경 세포가 적게 형성되고 기억의 문제가 발견된다. 사람에서는 태아기의 스트레스가 성인이 된 후 불안증의 위험도를 증가시키는가를 조사하기가 어려웠던 것과 마찬가지 이유로 이런 연구를 수행하기가 어렵다. 이러한 전제에서, 몇몇 연구가 스트레스를 받은 아이들은 출생 시의 머리둘레가 작아진다고 밝히고 있다(이는 일반적으로 저체중 출생과 맞아떨어지는 소견이기는 하다.). 그러나 출생 당시의 머리둘레로 그 아이가 30년 후에 몇 개의 학위를 받을까를 확실히 예측할 수는 없다.

FOAD에 관한 이야기의 마지막 단편은 정말로 흥미로워서, 나로 하여금 단순히 생물학에 경탄하게 만드는 대신, 잠시 걱정스러운 부모가 된 듯한 느낌마저 갖게 한다.

영양실조와 같은 스트레스에 노출된 태아가 있다고 치자. 이 태아는 절약형 대사를 편성하게 된다. 나중에 성인이 되어 임신을 하게 되었다고 치자. 그녀는 정상적인 음식을 섭취한다. 그런데 그녀는 태아기의 기아가 다시 올 경우에 대비해서 영양분을 저장하는 데 능숙한 절약형 대사를 하고 있기 때문에, 자신을 위해서도 균형이 맞지 않을 정도로 많은 혈액 내의 영양소들을 신체에 저장한다. 다르게 표현하자면, 평균적인 식사를 하는데도 그녀의 태아는 평균보다 적은 양을 나누어 받게 되므로 경미한 영양실조가 발생한다는 것이다. 따라서 약한 형태의 절약형 대사를 편성하게 되는 것이다. 그리고 이 태아가 자라서 또 임신을 하게 되면…….

다르게 말해서 FOAD의 경향은 유전자의 도움 없이 세대를 건너 전달된다. 이는 유전자를 공유하기 때문이 아니라, 주로 임신 중에 밀접하게 공유하는 혈액의 공급을 통해 환경을 공유하기 때문에 나타나는 현상인 것이다.

놀랍게도 이러한 경향은 네덜란드의 굶주린 겨울을 겪은 인구 집단에서 정확하게 나타났다. 저체중 출생인 손자들이 많았던 것이다. 이런 현상은 다른 데서도 볼 수 있다. 무작위로 쥐들을 골라서, 임신 중 비만이 되도록 먹이를 준다. 그 결과 이 쥐의 새끼들은 정상적인 먹이를 주었는데도 불구하고 비만의 위험도가 높아진다. 손자의 세대에서도 그렇다. 사람에서도 이와 비슷하게, 임신 중 인슐린 저항성 당뇨병을 앓으면 아이가, 몸무게를 조절하더라도 이 병을 앓게 될 위험도가 증가한다. 잠깐, 기근을 겪는다는 것은 혈액 속에 영양분이 적다는 것을 뜻하지만, 인슐린 저항성 당뇨병이 있다면 영양분이 많다는 것인데 어떻게 태아에서 절약형 대사를 편성할 수 있다는 것인가? 당뇨병에서는 저장이 불가능하기 때문에 혈액 속의 포도당 수준이 올라가 있었다는 것을 상기하자. 4장의 사실 한 구절을 상기해 보자. 즉, 과잉 저장된 지방 세포가 인슐린 저항성이 되면, 이 세포들은 호르몬을 유리해서 다른 지방 세포와 근육도 같아지도록 유도한다. 이 호르몬들이 태아에게로 들어간다. 즉 인슐린 저항성 어머니는 에너지를 너무 많이 저장하고 있으므로, 호르몬을 방출해서 정상 몸무게의 태아도 에너지 저장을 잘 하지 못하게 만든다. 그러면 태아가 저체중이 되고 세상을 절약형 대사라는 관점에서 바라보게 되는 것이다.

태아를 대량의 당질 코르티코이드에 노출시키면 비만, 고혈압, 심장 혈관 질환, 인슐린 저항성 당뇨병, 생식 기능 장애의 가능성, 불안증의 가능성, 뇌 발달 장애 등의 위험도가 증가한다. 또 그 태아가 자라서 낳는 아이까지 그런 경향이 정착될 수 있다. 이제 여러분은 출산 장면을 비디오테이프로 촬영할 것인가 여부를 놓고 부부싸움을 했던 것이 후회스러울 것이다. 자, 이제 또 다른 걱정스러운 분야로 넘어가 보자.

출생 후의 스트레스

이 단락을 시작하면서 생각해야 할 문제는 분명하다. 출생 후의 스트레스 역시 일생을 통해 성장에 나쁜 영향을 미치는가?

물론 그럴 수 있다. 우선, 새끼 쥐가 가장 심한 스트레스를 받을 만한 사건은 무엇일까? 바로 어미 쥐로부터의 격리이다(비록 적절한 영양을 취하고 있더라도). 에모리 대학교의 폴 플로츠키(Paul Plotsky)의 연구에 따르면, 모성 결핍은 태아기 스트레스와 비슷한 결과, 즉 스트레스를 받을 동안의 당질 코르티코이드 수준의 증가와 스트레스 종료 시의 회복 장애를 초래한다. 태아기에 스트레스를 받았던 성체와 마찬가지로, 더 많은 불안 및 편도에서와 같은 종류의 변화도 나타난다. 학습과 기억을 담당하는 뇌 부위의 발달 장애도 보인다. 붉은털원숭이의 새끼를 어미에게서 격리하면 역시 당질 코르티코이드 수준이 높은 성체로 자라게 된다.

조금 더 미묘한 경우에는 어떨까? 어미 쥐가 무관심하다면 어떻게 될까? 맥길 대학교의 마이클 미니(Michael Meaney)는 관심이 많은 어미와 무관심한 어미를 가진 쥐들의 장기 경과를 살펴보았다. 무엇으로 관심을 측정하는가? 돌보는 것과 핥아 주는 것이다. 어미가 거의 핥아 주거나 돌보아 주지 않는 새끼들은 모성 결핍인 새끼들과 마찬가지로 당질 코르티코이드 수준이 높은 쥐로 자란다.[5]

사람도 어린 시절에 스트레스를 받으면 성인기에 질병에 대해 취약해지는가? 여기에 대해서는 별로 연구된 바가 없다. 이런 연구가 얼

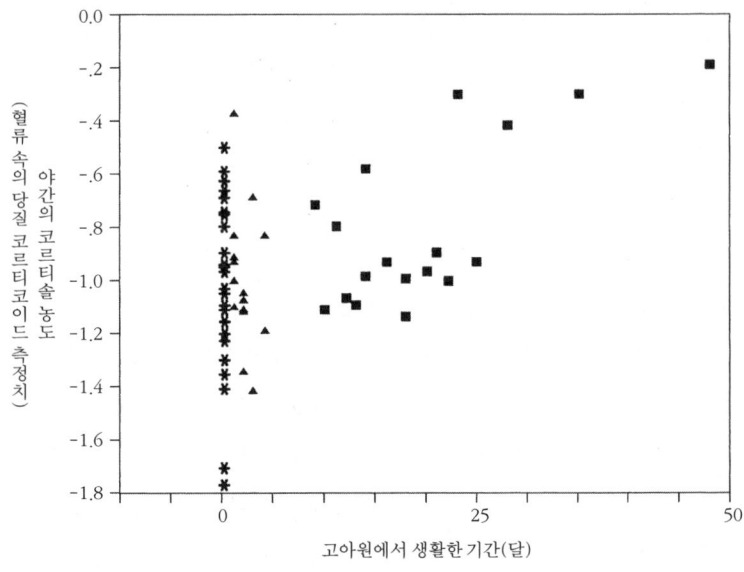

✱ 자기 가족과 사는 아이들
▲ 고아원에서 4개월 미만 생활한 입양아
■ 고아원에서 8개월 이상 생활한 입양아

마나 어려운 것인가를 고려하면 그리 놀랄 일도 아니다. 이미 언급했지만, 몇 가지 연구는 어릴 때 부모를 사별하면 생애를 통해 우울증에 걸릴 위험도가 높아진다는 것을 보여 주고 있다. 5장에서 검토한 또 다른 연구는 어렸을 때의 정신적 상처가 어른이 되었을 때 과민성 대장 증후군의 위험도를 증가시킨다는 것을 보여 주며, 어렸을 때 스트레스를 받았던 동물에서는 대장이 스트레스에 대해 반응할 때 비정상적일 정도로 수축한다는 것을 보여 주는 비슷한 동물실험도 있다.

아직 많이 연구되지는 않았지만, 어렸을 때의 스트레스는 일부 성인 질병을 유발하는 요소가 된다고 생각되고 있다. 예를 들면, 루마니아에서 입양된 지 1년이 넘은 고아들을 조사한 연구에 따르면, 고아로 지낸 기간이 길수록 당질 코르티코이드의 기본 수준이 높았다.[6] 학대를 받는 아이들 역시 이와 비슷하게, 당질 코르티코이드 수준이 높고, 가장 진화된 뇌 부위인 전두엽의 크기와 활성이 저하되어 있었다.

골격 성장과 스트레스성 왜소 발육증

키가 얼마나 클 것인가(골격 성장이라고도 한다.)에 대한 스트레스의 영향은 어떨까? 열 살쯤에 배가 부른 채 밤에 침대에 누워 있을 때가 성장이 가장 왕성하다. 그러나 사자에게 잡히지 않으려고 힘껏 달리고 있는 상황에서는 이야기가 다르다. 식사한 것을 소화시켜 당장 이익을 얻어야 하는 이 경우에는, 시간이 오래 걸리는 성장에 힘쓸 때가 아니라는 것은 자명하다.

    스트레스가 성장을 억제하는 과정을 이해하기 위해 극단적인 예를 들어 보기로 하자. 예를 들어, 여덟 살 된 여자아이가 성장이 정지했다고 호소하며 병원에 왔다고 하자. 겉으로 보기에는 아무런 문제도 없다. 식사량이 충분하고, 눈에 띄는 질병도 없으며, 영양분을 가로채는 장내 기생충도 없다. 아무도 기질적인 원인을 알 수가 없다. 그런데도 키가 크지 않는다. 이런 증례의 여자 아이는 무엇인가 정서적 무관심이나 정신적 학대와 같은 엄청난 스트레스를 받고 있는 경우가 많다. 이런 증후군을 스트레스성 왜소 발육증, 또는 심리 사회성 또는 심인성 왜소 발육증이라고 부른다.[7]

    이제 평균 키보다 작은 사람들은 한 가지 의문이 떠올랐을 것이다. 키가 작은데, 어렸을 때 만성 질환을 앓은 적은 없지만, 좋지 않았던 시기가 있었던 기억이 있다면 나도 일종의 경미한 스트레스성 왜소

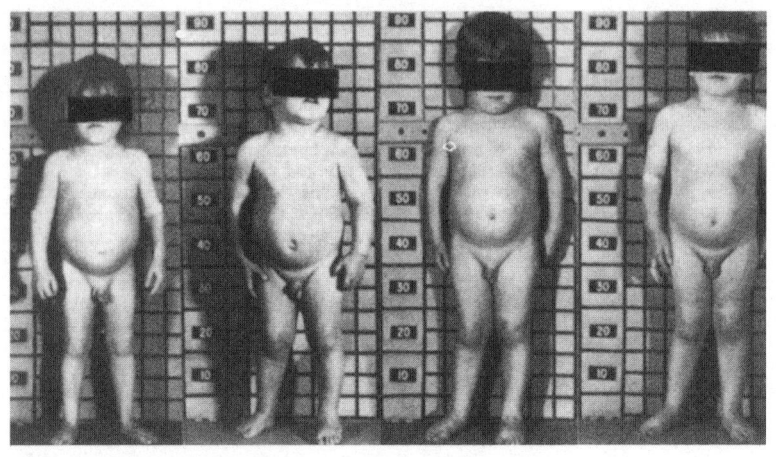

스트레스성 왜소 발육증 아이의 입원 중 용모 변화(왼쪽에서 오른쪽으로).

발육증인 것일까? 부모의 직장 때문에 1~2년에 한 번씩 이사를 하느라 어렸을 때 번번이 친구들과 헤어져 낯선 학교에 전학을 가야 했다고 생각해 보자. 이를 심인성 왜소 발육증과 관련이 있는 상황이라고 말할 수 있을까? 전혀 아니다. 좀 더 심한 것은? 이혼은 어떨까? 스트레스성 왜소 발육증? 아닐 것이다.

이 증후군은 극히 드물다. 계부에게 끊임없이 고통을 당하고 심리적으로 위협을 받는 아이들에게서나 나타난다. 경찰이나 사회 복지사가 문을 부수고 들어갈 때까지, 몇 개월씩 벽장 속에 갇혀서, 문 밑의 틈으로 넣어 주는 접시로 식사를 하던 아이들 말이다. 이는 엄청나게 기괴한 정신 병리의 산물이다. 앞의 사진에서처럼 벌거벗은 채 발육곡선 앞에 서 있는 이들의 모습은 여러 내분비학 교과서에서 볼 수 있다. 정신 발달이 몇 년이나 뒤처지고, 멍들고 비틀리고, 고통스러운 자세로 겁먹고 맥 빠진 얼굴 표정을 한, 의학 서적에 예시되는 다른 모든 인물들과 마찬가지로 눈을 검은 사각형으로 가린, 키가 예상 발육치에 한참이나 못 미치는 작은 아이들인 것이다. 이들은 모두 숨을 멈추게 할 만큼 충격적인 사연을 가지고 있으며, 이를 알게 되면 인간들 속에 잠재된 병든 마음에 놀라게 된다.

그리고 대개는, 그 교과서에 나란히 실린 다음 사진을 보고 놀라게 된다. 환경이 달라지고 몇 년이 지난 후의 같은 아이의 사진(또는 어떤 소아 내분비 학자의 표현에 따르면 '부모 절제' 수술을 시행한 후의 사진)이 실려 있다. 멍은 사라지고, 아마도 의식적으로 짓고 있는 미소에, 훌쩍 키가 자라 있다. 장골의 끝이 닫혀 성장이 멈추는 사춘기 후기가 되기 전까지 스트레스가 해소되기만 하면 어느 정도 '따라잡기' 성장이 이루어질 잠재력이 있다(그렇지만 작은 키와 인격 및 지성 발달의 지연은 대개 어른이 될 때까지 지속된다.).

스트레스성 왜소 발육증은 임상적으로 극히 드물지만 때로는 역사에 등장하기도 한다. 그중 한 사례는 13세기의 유명한 내분비학자, 시칠리아의 프레데릭 2세의 실험 결과에서 볼 수 있다. 당시 그의 궁정에서는 어떤 것이 인간의 원초적인 언어인가에 대한 논쟁이 벌어졌던 것 같다. 이 문제를 해결하기 위해서 프레데릭은(그는 히브리 어, 그리스 어, 라틴 어 중 하나에 내기를 걸었음에 틀림없다.) 놀랍고 기묘한 실험을 생각해 냈다. 여러 명의 영아를 징집하여 각각 독방에서 키우기로 한 것이다. 매일 누군가가 아이들에게 최고급의 식사, 새 이불, 청결한 옷 등을 가져다준다. 그러나 그들은 영아들과 함께 자거나 놀아 줄 수도, 안아 줄 수도 없다. 아이들 앞에서 말을 할 수 없었기 때문이다. 영아들은 인간의 말을 듣지 못한 채로 자랐다. 이로써 인간의 자연적인 언어가 무엇인지 알게 될 것이라고 생각했던 것이다.

물론, 아이들이 어느 날 갑자기 이탈리아 어로 시를 읊거나 오페라를 부르면서 문을 열고 나오는 일은 일어나지 않았다. 어떤 아이도 문

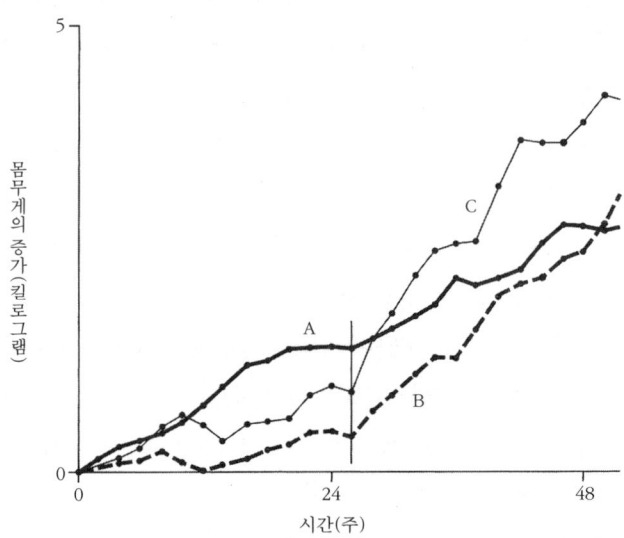

두 독일 고아원 원아의 성장 속도. 연구 기간 중 처음 26주 동안은 그룬이 돌보던 A 고아원의 성장 속도가 완고한 슈바르츠가 있던 B 고아원보다 훨씬 크다. 26주 때(수직선으로 표시)에 그룬이 고아원 A를 떠났고 슈바르츠로 대체되었다. A 고아원 원아들의 성장 속도는 곧 느려졌고, 완고한 슈바르츠가 떠난 고아원 B의 원아들의 성장 속도가 가속되어 고아원 A 원아들을 능가했다. 슈바르츠가 전혀 피도 눈물도 없는 사람은 아니었기 때문에 재미 있는 결과가 나타났다. 슈바르츠가 좋아해서 함께 고아원 A로 데려간 일부 원아들의 성장 속도(그래프C)는 여전히 큰 것을 알 수 있다.

을 나오지 못했다. 살아남은 아이가 아무도 없었던 것이다. 여기서 우리가 얻는 교훈은 명확하다. 적절한 성장과 발달은 단지 적당한 칼로리를 섭취하거나 따뜻하게 해 주는 것만으로는 이루어질 수 없다는 것이다. "프레데릭의 노력은 헛수고로 끝나고 말았다. 아이들은 어른이 놀아 주거나 정다운 표정으로 말을 걸어 주지 않으면 살아갈 수 없다."고 동시대의 역사가 살림벤이 기술하고 있다. 건강하고 잘 먹던 이 아이들은 모두 비기질성 생존 부전으로 사망했을 것이다.[8]

전체 교과서의 반수 정도가 다루고 있는 다른 하나의 실험도 미묘하기는 하지만 같은 점을 지적하고 있다. 이 실험의 대상자들은 제2차 세계 대전 직후 독일의 두 곳의 고아원에서 양육된 아이들이다. 양쪽 모두 나라에서 운영하는 곳으로 잘 관리되고 있었다. 아이들의 식사 내용, 의사의 방문 횟수 등도 같았다. 가장 구별되는 차이는 고아들을 돌보는 두 사람의 여성이었다. 과학자들은 그 여성들도 조사했는데, 그들의 기록을 보면 마치 우화를 읽는 것 같다. 한쪽 고아원에서는 따뜻하고 자애 넘치는 모성상의 교사인 그룬이 아이들과 함께 놀아주며 종일 노래를 부르고 웃었다. 다른 쪽 고아원을 담당한 교사 슈바르츠는 전혀 이런 일이 적성에 맞지 않는 사람이었다. 그녀는 자신의 의무는 수행하되 아이들과 접촉하는 것을 최소화하고, 때로는 야단치며 아이를 혼내곤 했는데, 이는 당시의 고아원에서는 흔히 있는 일이었다. 두 고아원 아이들의 성장 속도는 완전히 달랐다. 슈바르츠가 담당한 아이들은 그룬이 담당한 아이들에 비해 키도, 몸무게도 성장이 느렸다. 그리고 과학자들이 아주 세심하게 계획을 세웠더라도 더 이상은 유용할 수 없을 그런 일이 일어났다. 그룬이 좀 더 대우가 좋은 직장으로 옮겨 가고, 어떤 관료적인 이유로 바로 그 고아원에 슈바르츠가 부임하게 되었던 것이다. 그러자 슈바르츠가 전에 근무했던 고아원 아이들의 성장은 증가했고, 새로 배치된 고아원 아이들의 성장은 느려졌다.

정말로 마음에 걸리는 마지막 예가 떠오른다. 만약 당신이 성장 내분비학에 관한 부분을 한 장씩 차례로 읽어 간다면(별로 권하고 싶지는 않다.), 때때로 피터팬에 관련된 묘한 인용문이 실려 있는 것을 알게 될 것이다. 아마도 연극 대본에서 인용한 것이거나 팅커벨에 대해 악의적으로 언급한 것일 수도 있다. 오랫동안 필자는 이런 현상들을 이해할 수 없었는데 최근에 어떤 책을 읽다가 그에 관한 설명을 발견할 수 있었다.

그 책은 영국의 빅토리아 시대에 어떤 가정에서 일어난 사건을 예로 들어 어린이의 성장 조절과 심인성 왜소 발육증 촉발과 관련된 극심한 심리적 스트레스의 위력을 소개하고 있었다. 어떤 어머니가 지극히 사랑하던 13세의 아들을 사고로 잃었다. 어머니는 절망과 비탄에 빠져 그 후 몇 년 동안이나 앓아누웠는데, 여섯 살 난 또 한 명의 아들에게는 철저히 무관심했다. 무서운 일이 이어졌다. 예를 들어, 둘째 아들이 어느 날 어두운 방으로 들어가자 어머니는 망상에 사로잡힌 채 둘째 아들을 죽은 큰아들로 착각하여 말한다. "데이비드, 너로구나? 그런데 어떻게 네가?" "오, 너밖에 없어." 간혹 둘째 아들이 어머니를 만날 때마다 어머니는 반복해서 이런 강박적인 사고를 표출했다. 그녀에게 유일한 위안은 큰 아들 데이비드가 자라서 타락하지도 않고, 어머니로부터 떠나지도 않는, 순수한 어린 소년의 상태로 죽었다는 것이었다.

무시당한 둘째 아들은(엄격하고 완고한 아버지는 가정사에 무심했던 것 같다.), 소년으로 영원히 남아 있으면, 즉 자라지 않으면 최소한 어머니를 기쁘게 할 수 있는 기회를 잡을 수 있고, 사랑받을 수 있을지도 모른다는 생각에 집착하게 되었다. 질병이나 영양 불량의 증거를 찾을 수 없는 유복한 가정에서 자랐지만 그는 성장을 멈추었다. 어른이 되어서도 키가 150센티미터가량밖에 되지 않은 그는 평생 결혼도 하지 않았다. 이 불쌍한 소년이 바로 수많은 아이들이 사랑하는 고전『피터팬』의 작가 J. M. 배리였다. 그의 희곡과 소설은 어른이 되지 않고 아이인 채로 행복하게 죽어서 유령이 되어 어머니 앞에 나타나는 아이들로 가득하다.

스트레스성 왜소 발육증의 발현 메커니즘

스트레스성 왜소 발육증은 순환계 속의 성장 호르몬의 수준이 극히 낮다는 특징을 보인다. 심리 상태에 따라 성장 호르몬 분비가 어떻게 달라지는가에 관해서는, 어느 스트레스성 왜소 발육증 소년에 관한 연구가 분명히 보여 주고 있다. 처음 병원에 입원한 이 소년을 한 간호사가 담당하게 되었다. 그녀는 소년과 많은 시간을 함께해 주었고, 그 결과 소년은 간호사에게 마음을 열게 되었다. 위 표의 A항은 소년이 입원할 당시의 생리적 특성을 나타낸 것이다. 성장 호르몬 수준이 매우 낮고 성장도 느린 것을 알 수 있다. B항은 입원하고 두세 달이 지난 후의 생리적 특성을 나타내는데, 합성 호르몬을 투여하지 않았는데도 성장 호르몬 수준은 두 배 이상, 성장 속도는 세 배 이상으로 증가했다. 이 표에서 우리는 스트레스성 왜소 발육증이 음식 섭취와는 무관하다는 것을 알 수 있다. 많이 먹던 입원 초기보다 적게 먹은 몇 달 후에 소년의 성장이 재개되었기 때문이다.

C항은 간호사가 3주간 휴가를 갔을 때의 생리적 특성을 나타낸 것

감정 상태에 따른 성장 감수성의 변화

조건	성장 호르몬	성장	음식 섭취
A. 입원했을 때	5.9	0.5	1663
B. 100일 후	13.0	1.7	1514
C. 좋아하는 간호사의 휴가 기간	6.9	0.6	1504
D. 간호사의 복귀 후	15.0	1.5	1521

출처: 생거(Saenger) 등의 연구(1977)에서 인용. 성장 호르몬은 인슐린 자극 후, 혈액 1밀리리터당 호르몬의 양을 나노그램으로 표시. 20일간의 키 성장을 센티미터로 표시. 음식 섭취는 하루에 섭취하는 열량을 칼로리로 표시.

이다. 비슷하게 음식을 섭취했지만 성장 호르몬 및 성장은 급격히 저하했다. 마지막으로 D항은 간호사가 돌아온 후의 생리적 특성을 나타낸 것이다. 정말 놀라운 일이다. 성장의 근본적 양상에 관해 구체적으로 생각해 보자면, 사랑하는 사람이 얼마나 가까이 있는가를 기준으로 소년의 장골에 얼마나 많은 칼슘이 쌓일 것인가를 예측할 수 있다는 말이 된다. 우리의 머릿속에서 일어나는 일이 온몸에 분포하는 개개의 세포들에게 영향을 미친다는 것을 극명하게 보여 주고 있는 것이다.

　이 아동들의 경우에 성장 호르몬이 감소한 이유는 무엇일까? 성장 호르몬은 뇌하수체에서 분비되는데 뇌하수체는 뇌의 시상 하부의 조절을 받는다(2장을 참조할 것). 시상 하부는 성장 호르몬의 분비를 자극하는 호르몬과 억제하는 호르몬을 분비함으로써 조절한다. 스트레스성 왜소 발육증은 이 억제 호르몬이 과도하게 분비된 결과인 것처럼 보인다. 스트레스로 인해 촉발되는 교감 신경계의 활성 항진도 여기에 기여하는 것 같다. 또 소량의 성장 호르몬이 실제로 분비되더라도 신체가 그에 대해 반응을 덜하게 된다. 그러므로 합성 성장 호르몬을 주사하더라도 성장의 문제를 해결할 수 없는 경우도 있다. 일부 스트레스성 왜소 발육증 아동들은 높은 당질 코르티코이드 수준을 보여 주는데, 이 호르몬은 성장 호르몬의 분비를 감소시킬 뿐 아니라 성장 호르몬에 대한 신체의 반응을 무디게 만든다.

　스트레스성 왜소 발육증 아동들은 소화 기능에 문제가 있는데, 그럴 경우 장에서의 영양분 섭취에 지장이 있다. 이는 아마도 교감 신경계 활성의 항진 때문인 것 같다. 5장에서 검토한 것처럼, 교감 신경계의 활성 항진은 다양한 소화 효소들의 분비를 방해하고, 위와 장벽의 근육 수축을 정지시켜 영양분의 흡수를 차단한다.

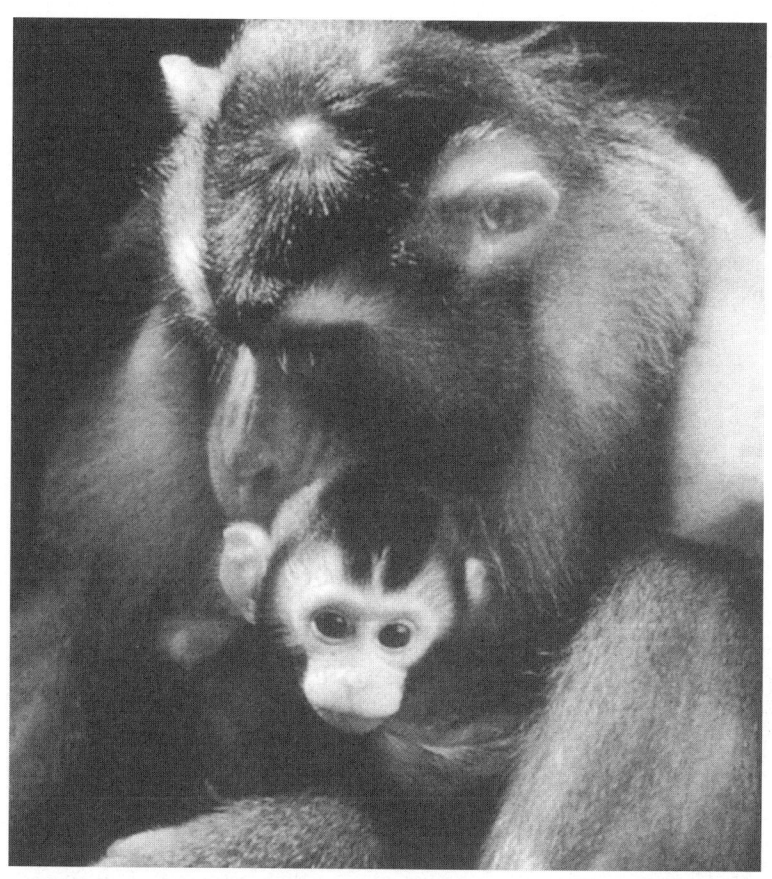
돼지꼬리마카크원숭이의 어미와 새끼

 이와 같은 소견들은 스트레스 호르몬이 성장을 차단하는 메커니즘에 관한 약간의 단서를 제공하고 있다. 그러나 병리학적 조건에서 양육될 때에는 무엇이 부족해서 골격 성장 부전을 초래하는 것일까? 듀크 대학교의 신시아 쿤(Cynthia Kuhn)과 사울 센버그(Saul Schanberg)의 연구, 또는 뉴욕 주립 심리 연구소의 마이런 호퍼(Myron Hofer)는 어미와 격리된 새끼 쥐 연구에서 이 문제를 조사했다. 정상적으로 성장을 자극하는 것은 어미의 냄새일까? 어미의 젖에 들어 있는 무엇일까? 어미가 없으면 추워서 그런 것일까? 어미의 자장가일까? 연구자들은 여러 가지 방법을 동원하여, 즉 어미의 소리를 들려주거나 어미의 냄새를 펌프로 우리 속에 흘려 보내 주거나, 어미와 똑같이 생긴 대용물을 보여 주면서 모든 가능성들을 확인했다.

결국 부족한 요소는 '신체 접촉', 그것도 능동적인 신체 접촉이라는 사실이 드러났다. 새끼 쥐를 어미와 격리하면 성장 호르몬 수준이 급격히 감소한다. 새끼와 어미를 접촉시키더라도 어미가 마취된 상태라면 성장 호르몬은 계속 낮은 수준을 유지한다. 그러나 어미처럼 새끼를 만져 주거나 적절히 돌보면 새끼의 성장은 정상화된다. 이와 비슷한 설정의 다른 연구에서도 낳은 지 얼마 안 된 쥐를 만져 주면 성장이 빨라지고 체격도 커지는 것이 관찰되었다.

인간의 경우에도 이와 같은 현상이 보고되었다. 마이애미 의과대학의 티파니 필드(Tiffany Field)와 센버그, 쿤 등은 쥐 연구와 앞에서 언급했던 고아원이나 소아과 병동에서의 비참한 역사로부터 단서를 얻어서, 아주 단순한 실험을 수행했다. 연구자들이 신생아 병동의 미숙아들을 조사한 결과, 미숙아들은 거의 무균 상태에서 실컷 먹으며 보호받고 있지만 신체 접촉은 거의 없다는 사실을 알게 되었다. 필드와 동료들은 신생아실에 들어가 아기들을 만져 주기로 했다. 하루 세 번, 15분씩 아기들의 몸을 문지르고 사지를 움직여 주었다. 놀라운 결과가 나왔다. 아기들의 성장 속도가 50퍼센트나 증가했고, 더 활동적이고 또렷해졌으며, 더 빨리 자랐고, 만져 주지 않았던 미숙아들보다 1주일이나 앞서 퇴원했던 것이다. 만져 준 아기들은 몇 달 후에도 만져 주지 않았던 아기들에 비해 상태가 좋았다. 만약 모든 신생아 병동에서 이런 방법을 도입한다면 더 많은 영아를 건강하게 만들 수 있을 뿐 아니라 매년 거의 10억 달러를 절약할 수 있을 것이다. MRI나 인공 장기, 페이스메이커 등과 같은 첨단 의료 장비를 동원하더라도, 손으로 만져 주는 이 간단한 중재적 처치보다 더 큰 효과를 낼 수 있는 경우는 드물다.

신체적 접촉은 영아의 가장 중요한 경험 중의 하나이다. 스트레스라고 하면 어떤 개체에 주어지는 여러 가지 불쾌한 사상들이 머리에 떠오르기 쉽다. 그러나 때로는 어떤 필수적인 것을 주지 않는 것도 스트레스가 될 수 있다. 신체 접촉의 결핍은 성장에 가장 큰 영향을 미치는 스트레스의 하나인 것 같다.

스트레스와 사람에서의 성장 호르몬 분비

스트레스를 받을 때의 성장 호르몬 분비 양상은 사람과 설치류에서 서로 다르며, 시사하는 바가 흥미진진하다. 그러나 이 주제는 상당히 어렵고 만만치 않다. 그러므로 여유를 가지고 잠시 화장실에라도 다녀오자.

쥐는 스트레스를 받으면 순환계의 성장 호르몬 수준이 급격하게 내려간다. 만약 스트레스가 지속되면 그 수준은 억제된 채로 유지된다. 그리고 이미 본 것처럼, 사람의 경우에도 장기간에 걸쳐 심한 스트레스를 받으면 성장 호르몬의 수준이 감소한다. 기묘한 것은, 사람 또는 어떤 종의 동물에서는 스트레스를 받은 직후에는 성장 호르몬 수준이 실제로 상승한다는 점이다. 이런 종들에서는 이외에도 단기적인 스트레스가 일시적으로 성장 호르몬 분비를 자극한다.

왜 그럴까? 이미 보았던 것처럼, 성장 호르몬은 두 가지 효과를 가지고 있다. 첫째로는 소마토메딘을 자극하여 뼈의 성장과 세포 분열을 촉진한다. 이는 성장할 때의 이야기이다. 그러나 성장 호르몬은 직접 지방 세포에 작용하여 저장된 지방을 파괴하여 순환계로 쏟아 내는 역할도 한다. 이것은 성장에 필요한 에너지로 쓰인다. 사실 성장 호르몬은 새로운 빌딩을 지을 때 건설 쪽만 지휘하는 것이 아니라 그 일을 하기 위한 재정까지도 담당하고 있는 것이다.

우리는 이미 저장된 에너지를 분해하여 순환계로 쏟아 넣는 것을 본 적이 있다. 사자에게서 도망칠 때에 당질 코르티코이드, 에피네프린, 노르에피네프린 그리고 글루카곤이 하는 일과 똑같다. 그러므로 그러한 성장 호르몬의 직접적인 작용은, 소마토메딘이 매개하는 성장 관련 활성이 발휘되지만 않는다면, 스트레스를 받았을 때 일어나는 에너지의 운용과 비슷하다. 그러므로 스트레스를 받으면 성장 호르몬이 분비되는 것은 에너지 유통을 돕는다는 점에서 유리하다. 그러나 비용이 많이 드는 장기적 과제인 성장을 자극한다는 점에서는 불리하게 작용할 수도 있다.

이미 언급한 것처럼, 스트레스를 받으면 소마토메딘 방출이 억제되고 이 호르몬에 대한 신체의 감수성도 억제된다. 이는 스트레스를 받을 때 성장 호르몬까지 동원함으로써, 한편으로는 이 호르몬의 성장을 촉진하는 더 뚜렷한 효과를 차단하는 동안에, 더 많은 에너지 운용 효과를 얻으려는 것이다. 앞에서 든 비유로 말하자면, 성장 호르몬이 은행에서 향후 6개월 동안 시행할 건설 공사의 대금을 찾아왔지만, 그 현금은 신체의 당장 필요한 문제를 해결하기 위해 사용되어 버린다는 것이다.

성장 호르몬 수준을 유지하면서도 소마토메딘을 차단하는 이런 영리한 해법이 있는데도 왜 스트레스를 받으면(쥐에게서는 즉시, 사람에게서는 잠시 후에) 성장 호르몬 수준이 떨어지는 것일까? 그것은 아마도 이 체계가 완벽하게 작동하지 않기 때문일 것이다. 즉 스트레스로 인해 소마토메딘의 활성이 완전히 정지되지는 않는다는 것이다. 그러므로 에너지 운용에 관한 성장 호르몬의 효과는 성장에도 여전히 쓰일 수 있게 된다. 각각의 종마다 스트레스를 받았을 때 성장 호르몬 수준이 감소하는 시기가 다른 것은, 아마도 호르몬이 촉발하는 유익한 특성과 불리한 특성 사이의 타협점과 관련이 있는 것 같다.

인상적이게도 우리 몸은 스트레스를 받는 중에도 호르몬의 활성들을 올바르게 조화시키기 위해 주의 깊은 노력을 하고 있다. 정확하게 언제 호르몬 분비를 중지시킬 것인가를 알아야 하고 비용과 이익의 균형을 완벽하게 맞추어야만 한다. 만약 한 방향으로 계산을 잘못해서 성장 호르몬의 분비가 너무 빨리 차단되면 스트레스에 대처하기 위한 에너지의 동원이 상대적으로 감소하게 된다. 그런데, 만약 반대 방향으로 계산을 잘못한 경우에는 성장 호르몬의 분비가 장기간 지속되어 스트레스로 인해 성장이 촉진될 가능성도 있다. 때때로 인용되는 다음 연구는 후자와 같은 착오도 스트레스 때문에 일어난다는 것을 시사하고 있다.

1960년대 초, 다트머스 대학교의 토머스 란다우어(Thomas Landauer)와 하버드 대학교의 존 화이팅(John Whiting)은 아직 서구화되지 않은 세계 곳곳에서 볼 수 있는 통과 의례를 조직적으로 연구하여 의례의 스트레스와 아이들의 골격 성장 사이의 관련성을 살펴보았다. 란다우어와 화이팅은 어른들이 아이들에게 어떤 육체적 스트레스를 어느 시기에 가하는가에 따라 여러 문화를 분류했다. 스트레스를 동반하는 의례는 코·입술·귀에 구멍 뚫기, 할례, 접종, 난절(亂切:

피부에 다수의 찰상 또는 자상을 만드는 행위 — 옮긴이), 소작(燒灼), 팔다리를 잡아당기거나 묶기, 두개골의 모양을 변형시키기, 뜨거운 물이나 불, 햇빛에 노출시키기, 찬물·눈·찬 공기에 노출시키기, 토제, 자극제, 관장, 모래로 문지르기, 조개 또는 다른 예리한 물건으로 긁기 등이었다(그렇지만 당신은 열 살 때 할머니의 친구를 위해 피아노를 쳐야 했던 것이 스트레스를 주던 통과 의례였다고 생각할지도 모르겠다.).

당시의 인류학적 편견을 반영하는 듯 란다우어와 화이팅은 남성만을 대상으로 조사를 시행했다. 그들은 전 세계에 걸쳐서 80개의 문화를 조사한 후 자료의 잠재적 문제점들을 신중하게 보정했다. 그들은 스트레스를 주는 의례의 유무에 따라 같은 유전자 풀(어떤 집단의 전체 구성원이 소유한 유전자의 총체 — 옮긴이)을 가진 문화에서 표본을 채취했다. 예를 들면, 그들은 서아프리카의 요루바 족(스트레스성 의례가 있다.)을 아샨티 족(스트레스성 의례가 없다.)과 비교했는데, 아메리카 원주민 부족들도 비슷하게 짝을 지어 비교했다. 이러한 접근 방식에 따라 키에 미치는 유전의 영향을 보정(연관이 있는 인종 집단은 비슷한 식사를 할 가능성이 높으므로 영양 상태에 관해서도 보정이 된다.)하여 문화의 차이에 따른 영향만 조사하려고 시도했다.

스트레스가 성장에 영향을 미치는 것을 감안하면, 6~15세에 스트레스성 의례를 겪는 문화에서 아동들의 성장이 억제되는 것은 그리 놀라운 일이 아니다(스트레스성 의례가 없는 문화와 비교하면 약 4센티미터가 작았다.). 놀라운 것은 2~6세에 그런 의례를 경험하는 문화에서는 스트레스성 의례가 성장에 아무런 영향을 주지 않았다는 것이다. 그러나 더욱 놀라운 것은, 2세 이하의 유아에게 그런 의례를 부과하는 문화에서 자라난 어른은 스트레스성 의례가 없는 문화에서 자라난 어른보다 오히려 6센티미터가 넘게 키가 컸다는 점이다.

이 결과를 설명할 수 있는 몇 가지 가설이 있다. 그중 하나는 상당히 싱거워서, 키가 큰 부족은 자신들의 아이들에게 스트레스성 의례를 부과하는 것을 좋아한다는 가설이다. 이보다 좀 더 설득력이 있는 가설로는, 어린아이들에게 그러한 의례를 부과한 결과 아이들의 몇 퍼센트 정도가 사망하기 때문이라는 가설이 있다. 즉 여기서 살아남은 아이들은 더 크고 강할 잠재력을 가지고 있기 때문이라는 것이다. 란다우어와 화이팅도 이를 언급하고 있으며 그럴 가능성을 제외할 수는 없다. 더욱이 그들이 비슷한 집단을 짝지었다고 하더라도 스트레스를 주는 통과 의례 이외의 어떤 요소, 아마도 식사 또는 육아 방식 등이 달랐을 가능성도 배제할 수 없다. 별로 놀랄 일도 아니지만, 예를 들어 실루크 족 또는 하우사 족 아이들이 호된 의례를 통과할 때 아무도 아이들의 성장 호르몬이나 소마토메딘 수준을 측정하지 않았기 때문에, 그런 스트레스가 실제로 성장 호르몬 분비를 자극해서 성장을 촉진시켰는지를 증명할 수는 없다. 이러한 문제점들이 있는데도 많은 생물 인류학자들은, 비록 다양한 문헌들이 성장을 억제하는 스트레스의 효과를 보여 주고 있지만, 이 비교 문화적 연구를 사람에 대한 스트레스 유형 중에 성장을 자극하는 것이 있다는 증거로 해석하고 있다.

이미 충분하다

이로서 우리는 태아기 또는 어렸을 때에 스트레스를 받으면 장기간에 걸쳐 나쁜 영향을 미친다는 것을 알게 되었다. 이는 우리를 불안하게 한다. 나는 단지 여기에 대해 쓰기만 하는데도 부모로서 엄청난 초조함을 느낀다. 이제 무엇이 걱정스럽고 무엇을 걱정하지 않아도 괜찮은지를 살펴보자.

첫째, 태아기 또는 어린 시절에 합성 당질 코르티코이드에 노출되면 일생 동안 부작용을 겪게 되는가? 면역 억제 작용이나 항염증 효과 때문에 하이드로코르티손 등의 당질 코르티코이드는 엄청난 양이 처방되고 있다. 임신 중이라도 특정 내분비 질환을 가진 여성이나 조산의 위험이 있는 여성들에게는 이 약들이 투여된다. 임신 중에 이 약들을 대량으로 투여하면, 아기는 출생 시의 머리둘레가 작아지고, 어려서 정서적·행동적 문제가 생길 수 있고, 일부 성장의 표지가 늦어진다고 보고되어 있다. 이런 효과가 평생을 갈까? 아무도 모른다. 현 시점에서 전문가들은, 태아기 또는 출생 후에 한 차례 당질 코르티코이드를 투여해도 대량으로 투여하지만 않는다면 부작용이 일어나지 않는다고 강력히 주장하고 있다. 그러나 다량의 당질 코르티코이드는 위중한 질병에 걸렸을 때가 아니면 투여하지 않으므로, 가장 현명한 충고는 이 약의 임상적 사용을 최소한으로 억제해야 하며, 병이 매우 악화된 상태에서만 하나의 대안으로서 이 치료의 시행을 고려해야 한다는 것을 알아 두자는 것이다.

태아기 또는 출산 후의 스트레스는 어떨까? 작은 스트레스 하나하나가 그 후 영원히, 대대로 부작용의 상처를 남기는 것일까? 많은 생물학에서의 상관관계는 심한 외상이나 겨울 내내 지속된 기근처럼 극단적인 상황에서 적용된다. 그러나 좀 더 일상적인 상황에서는 그렇지 않다. 그런데 불행히도, 출생 때 몸무게가 정상 범위 내에 있었던 경우에서도 성인이 되었을 때의 당질 코르티코이드 수준과 대사 증후군을 예견할 수 있다. 그러므로 이런 현상은 반드시 극단적인 스트레스를 받았을 경우에만 나타나는 것은 아닌 듯싶다.

다음의 중요한 의문은 그 영향은 얼마나 큰가 하는 점이다. 태아기의 스트레스 정도가 정상 범위를 넘어 증가하면 오랜 시간이 지난 뒤에 대사 증후군이 될 위험도가 높아진다는 증거가 있다. 이는 아마 진실이겠지만 아주 다른 두 시나리오 중의 하나를 말해 주고 있다. 예를 들면, 가장 낮은 수준의 태아기 스트레스로 인해 대사 증후군이 될 위험도가 1퍼센트이고, 이 스트레스에 한 번 노출될 때마다 그 위험도가 조금씩 높아져서 최고 99퍼센트까지 증가한다는 시나리오가 있다. 또 다른 시나리오에서는 최소의 스트레스로 인한 위험도가 1퍼센트인 것은 마찬가지지만 스트레스에 노출될 때마다 최고 2퍼센트까지만 위험도가 증가한다. 두 경우 모두 작은 양의 스트레스 증가로 예민한 위험도를 보이지만, 질병의 위험도를 증가시킨다는 면에서 볼 때는 첫 번째 시나리오에서와 같은 태아기 스트레스의 힘이 훨씬 크다. 다른 장에서 나중에 자세히 살펴보겠지만, 어렸을 때의 스트레스와 손상은 한참 후의 정신병 위험도를 증가시키는 데 엄청난 위력을 발휘하는 것 같다. FOAD에 비판적인 문헌들은 그것이 "아, 깜짝이야. 역시 자연은 놀라워."라고 말할 수 있는 근사한 생물학의 요소이기는 하지만 너무 걱정할 일은 아니라는 의견인 것 같다. 그러나 출생 때의 몸무게와 관련된 일부 성인병의 위험도는 몇 배나 차이가 나므로 그 영향은 크다고 할 것이다.

다음 질문은, 이 영향들이 얼마나 위력적인가는 차치하고, 얼마나 불가피한 것인가 하는 점이다. 만약 당신이 새벽 2시에 배가 아프다고 칭얼거리는 어린 딸 때문에 잠이 깨 신경질이 나서 아이에게 소리를 질렀다면, 이로써 2060년에 당신 딸의 동맥 경화가 더 심해지기로 확정된 것일까? 아마도 그렇지 않을 것이다. 살펴본 것처럼, 스트레스성 왜소 발육증은 환경이 달라지면 회복될 수 있다. 태아기에 스트레스를 받은 쥐에게서 나타나는 당질 코르티코이드 수준의 변동도 출생 후의 적절한 양육 방식에 따라 예방할 수 있음을 보여 주는 연구들이 있다. 예방 의학은 건강에 해로운 수많은 상황들이 극복 가능하다는 것을 보여 주고 있고, 사실 이것은 이 책의 전제이기도 하다.

코넬 대학교의 인류학자 메리디스 스몰(Merideth Small)은 세계 각지의 양육 방식들에 관해 조사해서, 『우리 아이들, 우리』라는 멋진 책을 썼다. 어떤 문화에서는 부모가 얼마나 자주 아이를 안아 주는가? 아니면 부모가 아닌 사람이 안아 주는가? 아기들은 혼자 재우는가? 만약 그렇다면 몇 살 때부터? 어른이 알고 달래 줄 때까지 아이가 우는 평균 시간은?

여러 가지를 측정한 결과, 서구 사회, 특히 미국은 개성의 강조, 독립성, 자신감 등의 면이 비교 문화적으로 극단에 치우쳐 있는 것으로 드러났다. 우리의 세상에서는 부모가 모두 밖에 나가 일하기도 하고, 부모 중 한쪽만 있는 가정도 있고, 맞벌이를 하는 동안 아이를 낮에 잠시 맡기고 때로는 혼자 놀게 두기도 한다. 이러한 어린 시절의 경험들이, 끔찍한 어린 시절의 상처와는 대조적으로 생물학적으로 지워지지 않는 상처를 남긴다는 증거는 없다. 그러나 어떤 양육 방식이든 그에 따른 결과가 나타나는 법이다. 스몰은 심오한 주장을 하고 있다. 그녀의 책을 읽기 시작하면서 우리는 이 책이 적절한 처방을 모아 놓은 만물상자라서, 끝 부분에 가면 우리 아이를 위한 완벽한 육아법의 조합, 예를 들어 콰키우틀 족의 이유식, 트로브리앤드의 수면법, 이투리 지역의 피그미 족의 영아 체조 등이 나타나리라고 기대한다. 그러나 스몰은 완전한 '자연적' 육아법이란 세상에 존재할 수 없다고 강조한다. 아이들은 자신들이 속한 사회가 바람직하다고 인정하는 가치에 따라 행동하는 어른으로 자라나는 것이다. 해리 채핀이 베이비붐 세대 아버지의 양심의 가책을 표현한 「요람 속의 고양이」의 노랫말처럼 '내 아이는 나랑 똑같은' 것이다(아버지가 일이 바빠서 아이와 놀아 주지 못했는데, 그 아들이 성장하여 아버지가 된 후에 아이와 함께 많은 시간을 보내지 못한다는 내용의 노래이다.―옮긴이).

성장과 어른의 성장 호르몬

개인적으로, 나는, 옆으로 넓어질 수는 있지만 키가 더 자라지는 않는다. 교과서에 따르면 앞으로 여섯 번 정도 성촉절(그리스도교의 축일로 2월 2일. 또는 곳에 따라서 2월 14일이다.―옮긴이)을 맞게 되면 나의 신체도 시들기 시작할 것이다. 그러나 다른 어른들과 마찬가지로 성장 호르몬은 순환계 속에 계속 분비되고 있을 것이다(청소년기와 비교하면 훨씬 덜하겠지만). 성장 호르몬이 성인에게는 무슨 일을 할까?

『이상한 나라의 앨리스』에 나오는 붉은 여왕처럼, 성인의 신체는 현상을 유지하는 것만도 과거에 비해 훨씬 힘이 든다. 청년의 성장기가 끝나 건축이 완성되고 나면, 성장에 관여하는 각종 호르몬들은 대부분 재건축과 개축에 쓰이게 된다. 즉 꺼진 기초 부분을 받침대로 받치거나 여기저기 갈라진 틈을 메우는 데 사용되는 것이다.

이 복구 작업의 대부분은 뼈에서 일어난다. 많은 사람들이 아마도 뼈란 그냥 그 자리에 있는 것일 뿐 약간 따분하고 무기력한 것이라고 생각하고 있을지도 모른다. 그러나 사실 뼈는 역동적인 활동의 거점이다. 뼈는 혈관들, 액체가 들어찬 작은 운하들, 활동적으로 증식하고 분열하는 각종 세포들로 차 있다. 새로운 뼈가 끊임없이 형성되며, 그 양상은 10대의 뼈와 다르지 않다. 낡은 뼈는 파괴되고 식욕이 왕성한 효소들에 의해 분해된다(재흡수라고 부르는 과정이다.). 새로운 칼슘이 혈액을 통해 운반되어 오고 낡은 칼슘은 배출된다. 성장 호르몬, 소마토메딘, 부갑상선 호르몬, 비타민 D들이 헬멧을 쓴 채 작업 현장을 지휘한다.

왜 이렇게 법석을 떨고 있을까? 이 소동의 일부는 뼈가 전신 칼슘의 중앙 은행 역할을 담당해서 끊임없이 칼슘을 다른 기관에 융자하거나 다른 기관으로부터 수집하기 때문이다. 다른 일부분은 뼈 자신을 위해서인데, 다시 만들거나 필요에 따라서 모양을 바꾼다. 카우보이의 다리가 휘는 것은 장시간 말 위에 앉아 있기 때문이다. 이 과정에서는 균형을 잘 맞추어야 한다. 뼈가 신체의 칼슘을 과도하게 접수하면 많은 신체 부위들의 기능이 정지된다. 또 뼈가 너무 많은 칼슘을 혈중으로 쏟아 내면 약해져서 쉽게 골절된다. 그리고 순환계에 과량의 칼슘이 존재하면 신장에 칼슘 결석이 생기기 시작한다.

예상할 수 있는 일이지만, 스트레스에 관련되는 호르몬들은 칼슘의 유통을 왜곡하여 뼈의 성장을 촉진하기보다는 파괴하는 방향으로 유도한다. 그 주범이 당질 코르티코이드이다. 이 호르몬은 골단에 존재하는 골전구 세포의 분열을 저해하여 새로운 뼈의 성장을 억제한다. 또 뼈에 대한 칼슘 공급을 감소시킨다. 당질 코르티코이드는 소장이 음식물 속의 칼슘을 흡수하는 일을 차단하고(보통 비타민 D가 이 흡수를 촉진한다.), 신장에서의 칼슘 배출을 증가시켜서, 그 결과로 뼈의 재흡수가 촉진된다.

당질 코르티코이드가 과도하게 분비되면, 결국은 뼈에 이상이 생길 위험성이 증가한다. 이런 현상은 쿠싱 증후군(종양 때문에 당질 코르티코이드가 엄청나게 높은 수준으로 분비된다.) 환자 또는 어떤 질병들을 치료하기 위해 다량의 당질 코르티코이드를 복용한 사람에게서 나타난다. 이런 경우에는 뼈의 질량이 현저하게 감소하는데 환자가 골다공증(뼈가 부드러워지고 약해진다.)이 될 위험도가 매우 높다.[9] 혈중 당질 코르티코이드 농도가 대폭 상승하는 어떤 상황도 뼈의 흡수가 우세한 노인들에게는 큰 문제가 된다(그에 비해 사춘기에는 뼈의 성장이 우세하고, 성인기에는 이 두 과정이 균형을 이룬다.). 특히 여성 노인에게 이것은 큰 문제가 된다. 그래서 요즘 들어 폐경기 여성들의 골다공증을 예방하기 위한 칼슘 공급의 필요성이 엄청나게 강조되고 있는 것이다. 에스트로겐은 뼈의 재흡수를 억제하는 작용이 있는데, 폐경 이후 에스트로겐 수준이 저하되면 곧 뼈가 퇴화하기 시작한다.[10] 그러므로 여기에다 당질 코르티코이드까지 투여하는 처방은 가능하면 끝까지 피하는 것이 좋다.

 이런 소견들은 만성 스트레스가 골다공증의 위험도를 높이고 골격의 위축을 가져올 수 있음을 시사한다. 대부분의 임상의들은 뼈에 미치는 당질 코르티코이드의 영향이 '생리학적'이라기보다는 '약리학적'이라고 말할 것이다. 이것은 혈류 중의 당질 코르티코이드가 정상적(생리학적)인 수준일 경우에는 보통 정도의 스트레스를 유발하는 사건에 대해 반응하더라도 뼈에 손해를 주지는 않는다는 것을 의미한다. 종양 때문에 또는 치료를 위해, 신체가 통상 생산하는 것보다 훨씬 많은 양의 약리학적 수준의 당질 코르티코이드가 투여되면 뼈에 손상을 줄 수 있다는 것이다. 그러나 제이 카플란의 그룹이 수행한 연구에 따르면, 만성적인 사회적 스트레스를 받은 암컷 원숭이는 골량의 저하를 보인다.

'사랑'이라는 단어

스트레스 또는 자극의 부족이 성장을 저해하고 각종 질병의 위험도를 증가시킨다는 연구들을 살피다 보면 한 가지 주제가 반복해서 떠오른다. 어린아이들이나 새끼 동물들을 잘 먹이고, 온도를 잘 유지해 주고, 조심스럽게 감시하고, 최고의 신생아 전문가가 돌본다고 하더라도, 아이들이나 새끼동물들은 그것만으로는 살아갈 수 없다는 것이다. 무엇인가가 아직도 모자란다. 과학적 신뢰성과 공평성이 위협을 받을지도 모르지만, 이쯤에서 '사랑'이라는 단어를 언급해야 할 것 같다. 왜냐하면 이 덧없는 현상이 이 장의 행간에 숨어 있기 때문이다. 적절한 생물학적 발달을 위해서는 뭔가 사랑과 비슷한 어떤 것이 필요하며, 이것의 결핍은 우리가 겪는 것 중에서 가장 아프고 고통스러운 스트레스이다. 과학자, 의사 및 기타 관찰자들은 때때로 개체 또는 조직이 성장, 발달하는 일상의 생물학적 과정에서의 사랑의 중요성을 인식하지 못했던 것 같다. 예를 들면, 20세기 초의 저명한 아동 양육 전문가였던 컬럼비아 대학교의 루터 홀트 박사는, 아기가 운다고 너무 자주 요람에서 안아 들면 안 된다며, 요람을 사용할 때의 '잘못된 육아법'의 부작용에 관해 부모들에게 경고한 바 있었다. 모든 전문가들은 애정이 발육에 필요하지 않을 뿐 아니라 아이들을 올바르고 독립적인 시민으로 키우는 데 방해가 되는 나약하고 잘못된 요소라고 생각하고 있었다. 그러나 1950년대부터 시작된 고전적인 연구들을 통해서 어린 개체들은 이러한 학자들이 왜 틀렸는지를 가르쳐 주었다. 나는 이 연구들이야말로 과학의 모든 내용 중에서 과학자들을 가장 고민하도록 만들었던 것이 아닌가 생각한다.

이 연구는 논쟁을 즐기는 유명한 연구자, 위스콘신 대학교의 심리학자 해리 할로의 주도로 수행되었다. 당시의 심리학은 프로이트 학파 또는 행동주의 학파로 불리는 약간 극단적인 학파가 우세를 점하고 있었다. 행동주의 학파는 동물이나 사람의 행동이 매우 단순한 규칙에 따른다고 생각했다. 예를 들어 개체가 어떤 행동을 빈번하게 하는 것은 과거에 그에 따른 보상을 받아 왔기 때문이다. 생체가 어떤 행동을 별로 하지 않는 것은 보상을 받지 못했거나 그 행동으로 인해 오히려 벌을 받았기 때문이다. 이 견해에 따르면 굶주림, 고통 또는 섹스와 같은 극히 일부의 기본적 요소들만 심리적 강화 메커니즘의 기초가 된다. 행동을 보자, 개체가 자극에 기계처럼 반응하는 것을 보자, 그리고 보상과 징벌이라는 개념을 둘러싼 예측 가능한 수학적 공식을 만들자는 것이 그들의 주장이었다.

할로는 얼핏 분명한 것처럼 보이는 문제를 분명치 않은 방법으로 해결하려고 시도했다. 아이들은 왜 어머니를 따르는 걸까? 어머니가 먹을 것을 주기 때문이다. 행동주의자들에게는 이것이 분명한 해답이었다. 그들은 어머니에 대한 애착이 오로지 음식에 의한 긍정적 강화 메커니즘을 통해서만 일어난다고 생각하고 있었다. 프로이트학파에도 분명한 이론이 있었다. 그들은 영아들이 어머니의 유방 이외의 어떤 사물이나 사람과 관계를 형성할 정도로는 "자아"가 발달되어 있지 않다고 생각했다. 홀트 같은 사람들의 영향을 받은 의사들에게는 이런 이론들이 분명하기도 했고 편리하기도 했다. 어머니들은 입원한 영아들을 면회하러 올 필요가 없었다. 누구라도 젖병만 들면 영아들이 애착을 느낄 것이기 때문이었다. 무균 격리되어 있는 조산아들을 걱정할 필요가 없었다. 인간적 접촉은 규칙적인 수유로 충분했다. 고아원의 아이들은 만져 주거나 안아 주거나, 독립된 개인으로서 대우할 필요가 없었다. 건강한 발달과 사랑이 무슨 관련이 있다는 말인가?

할로는 이런 이론들에 의문을 품었다. 그는 새끼 붉은털원숭이들을 어미 없이 키웠다. 대신 그는 원숭이들에게 다른 두 가지 형태의 인

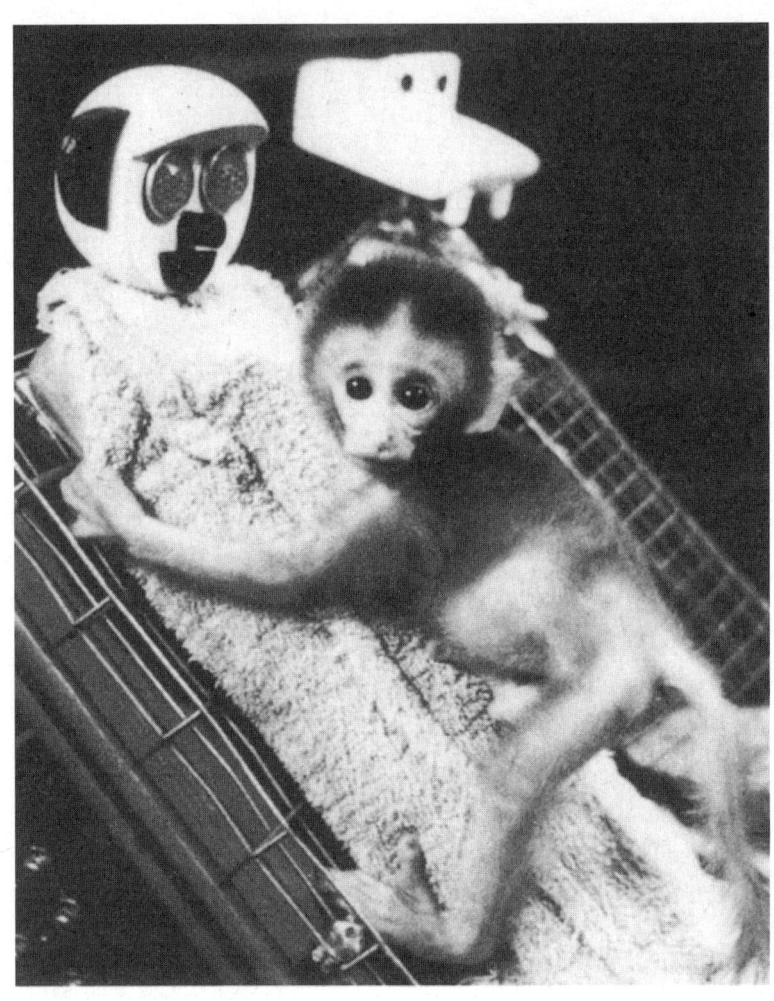

할로의 연구에서 사용된 새끼 원숭이와 타월 천으로 만든 어미.

공적인 어미 대용물을 선택하도록 했다. 한 가짜 어미는 나무 얼굴에 철망 몸통으로 만들어졌다. 몸통의 가운데에는 젖병을 꽂을 수 있게 만들었다. 이 어미 대용물은 젖을 준다. 다른 어미 대용물도 머리는 나무로 몸통은 철망으로 만들었다. 그러나 이번에는 젖병 대신 타월 천을 몸통에 감아 놓았다. 행동주의자들이나 프로이트학파의 학자라면 금방 젖을 주는 어미에게 달라붙을 것이었다. 그러나 새끼 원숭이들은 달랐다. 그들은 타월 천으로 만든 어미를 택했던 것이다. 이 결과는 영양 섭취의 균형을 잡아 주기 때문에 아이들이 어머니를 사랑하는 것이 아니라는 것을 암시하고 있다. 그들은 어머니가 그들을 사랑해 주기 때문에, 또는 최소한 그들이 달라붙을 수 있는 부드러운 존재이기 때문에 사랑하는 것이다. 할로는 "사람은 우유만으로는 살 수 없다. 사랑이란 꼭 젖병이나 숟가락일 필요가 없는 감정인 것이다."라고 쓰고 있다.

할로와 그의 업적은 여전히 대단히 논란의 여지가 많다.[11] 논란은 이 실험의 성격과 편차에서 유래했다(예를 들면, 원숭이들을 사회적으로 완전히 격리하여 어떤 동물과의 접촉도 불가능한 상태에서 사육했다.). 이것은 잔인한 연구임에 틀림 없었고, 그 후 동물실험에 반대하는 사람들이 제일 먼저 꼽는 사례 중의 하나가 되었다. 더구나 할로의 과학적 저술들에는 동물들의 고통에 대한 연민이 전혀 느껴지지 않는다. 내가 학생이었을 때 그 저술의 야만스러운 무관심에 대해 분노의 눈물을 흘렸을 정도였다.

그러나 동시에 이 연구들은 지극히 유용한 것이었다(나로서는 그가 훨씬 적은 수의 동물을 사용하여 연구를 수행했어야 했다고 생각한다.). 그것들은 우리 영장류들이 왜 우리에게 심하게 구는 상대를 좋아하는지, 왜 학대가 때로는 애정을 증강시키는지에 대해 알려 주고 있다. 그것들은 어렸을 때 학대를 받으면 왜 나중에 학대를 하는 어른이 될 위험이 높은지를 가르쳐 주고 있다. 할로의 또 다른 업적은 영아를 반복적으로 어머니에게서 떨어뜨려 놓는 것이 어떻게 해서 영아들이 어른이 되었을 때 쉽게 우울증에 걸리게 만드는지를 가르쳐 주기도 한다.

할로의 선구적인 업적이 그 업적 자체의 비윤리적 측면을 밝히도록 요구하고 있다는 것은 역설적인 일이다. 전부터 알던 당연한 사실을 증명한답시고 굳이 그렇게까지 실험을 해야 하는가? 바늘로 찌르는데 피가 안 날 리가 있는가? 영아를 사회적으로 격리하면 당연히 고통스러운 것 아닌가? 그러나 당시의 학자들은 대부분 그렇게 생각하지 않았다. 할로의 업적의 요점은 우리가 예전부터 분명하다고 여겨져 왔던 것들을 막연히 당연하게 생각하지 말도록 가르쳐 주는 데 있는 것이 아니라, 새끼 원숭이를 격리하면, 그것이 커다란 스트레스로 작용하여, 새끼 원숭이는 비탄에 잠기고, 향후 오랫동안 고통을 받는다는 것이다. 그것은 우리 아이들에게도 같은 일이 일어날 수 있다는 새로운 사실을 우리에게 깨우쳐 주었다.

7
스트레스와 성(性)

신장과 췌장과 심장은 중요하다. 그렇지만 우리가 정말로 알고 싶은 것은 스트레스를 받으면 왜 월경 주기가 불규칙해지고 발기 부전이 되며 섹스에 흥미를 잃게 되는가 하는 것이다.

우리의 상태가 나쁠 때 생식 메커니즘이 뒤틀리게 되는 경로는 대단히 많은 것으로 밝혀졌다.

남성: 테스토스테론과 발기 불능

우선 간단한 것부터 시작하는 것이 좋을 것 같다. 비교적 이해하기 쉬운 생식계로 여겨지는 남성부터 살펴보자. 남성에서는 뇌가 LHRH(황체 형성 호르몬 방출 호르몬)를 방출하면, 이것이 뇌하수체를 자극하여 LH(황체 형성 호르몬)와 FSH(난포 자극 호르몬)를 방출시킨다.[1] 그러면 LH가 고환을 자극하여 테스토스테론을 방출하도록 한다. 남성은 난포 자극 호르몬에 자극받을 난포를 가지고 있지 않기 때문에,

FSH는 그 대신 정자 생산을 자극한다. 이것이 기본적이고 표준적인 우리의 생식계이다.

스트레스를 받으면, 모든 체계가 억제된다. LHRH 농도가 내려가고, 곧 이어 LH와 FSH도 감소하고 고환은 잠시 일을 쉬게 된다. 그 결과, 순환 중인 테스토스테론의 수준이 저하된다. 이런 현상이 가장 현저하게 나타나는 신체적 스트레스의 예가 외과 수술이다. 남성이 수술을 받으면, 수술용 칼이 처음 피부를 절개하기 시작하자마자 생식의 축이 차단되기 시작한다. 손상, 질병, 기아, 수술은 모두 테스토스테론의 급격한 저하를 초래한다. 신체적인 스트레스 외에 미묘한 정신적 스트레스도 같은 영향을 미친다. 영장류의 경우에 사회적 지위가 낮을수록 테스토스테론 수준이 낮아진다. 사람과 원숭이에게 스트레스를 주는 학습을 부과하면 이와 비슷한 일이 일어난다. 수십 년 전 한 유명한 연구가 신체적·정신적으로 엄청난 스트레스를 받고 있는 사관 학교의 사관 후보생들을 대상으로 수행되었다. 군대의 정신과 의사들이 종이컵에 소변을 담아 제출하라는 일종의 굴욕을 후보생들에게 부과하고 그 호르몬 수준을 검사했다. 어찌된 일인지, 이들의 테스토스테론 수준이 저하되어 있는 것이 아닌가? 비록 천진난만한 아기들의 수준보다는 높았다지만, 앞으로 술집에서 자신의 남성 호르몬(안드로겐) 농도를 자랑하는 해병대원을 만나게 될 때 이런 사실을 마음에 새겨 두면 재미있을 것이다.

왜 스트레스를 받으면 테스토스테론의 농도가 급격히 저하하는 것일까? 여러 가지 이유가 있다. 첫 번째 변화는 뇌에서 일어난다. 스트레스가 시작됨과 동시에 두 종류의 중요한 호르몬, 즉 엔도르핀과 엔케팔린(주로 엔도르핀)이다. 이 시상 하부에서 LHRH가 방출되는 것을 차단하는 작용을 한다. 9장에서 검토하겠지만 엔도르핀은 통증 지

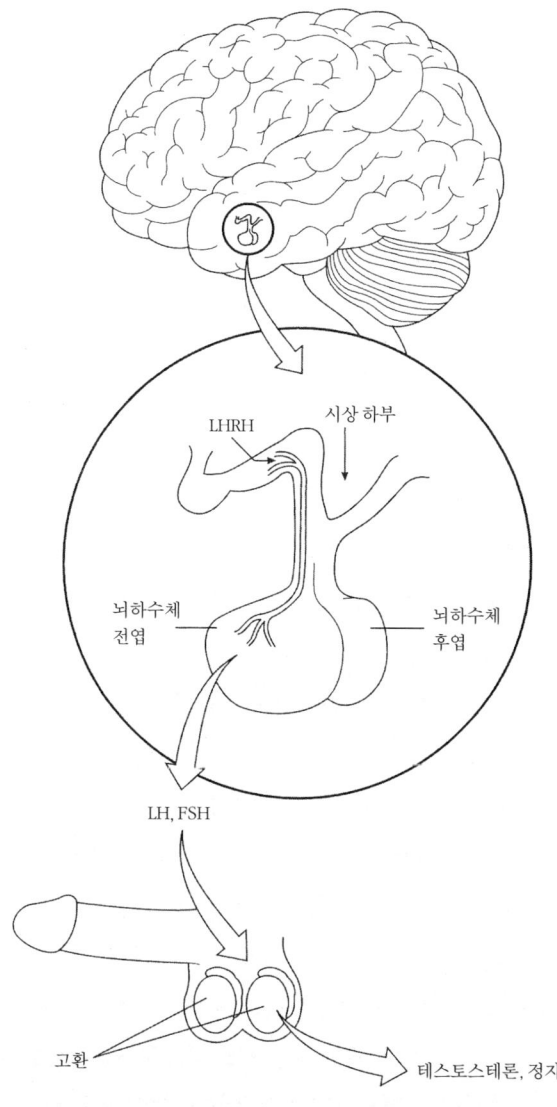

남성 생식 내분비학의 개요. 시상 하부가 LHRH를 뇌하수체 전엽에 연결되는 전용 순환계를 통해 방출한다. LHRH는 뇌하수체가 LH와 FSH를 방출하도록 하는데, 이 호르몬들이 고환에서 테스토스테론 분비와 정자 생산을 촉진한다.

각을 차단하는 역할을 하고 운동(여러 조깅 애호가들이 30분 정도 달리면 경험한다는 잘 알려진 '러너스 하이' 또는 '엔도르핀 하이'를 설명하는 데 도움이 된다.)에 반응하여 분비된다. 남성이 '러너스 하이'를 경험하고 있을 때 엔도르핀을 분비하고, 이 화합물이 테스토스테론의 방출을 억제한다면 운동이 남성의 생식을 억제하는 것일까? 때로는 그렇다. 과도하게 운동을 하는 남성(예를 들면 프로 축구 선수, 1주일에 60~80킬로미터 이상을 달리는 달리기 선수 등)은 다른 사람에 비해 순환계의 LHRH, LH 및 테스토스테론의 수준이 낮고, 고환도 작고, 정자의 운동 능력도 떨어진다 (이러한 생식 기능의 감퇴는 아편 계통의 약물에 중독된 사람들에게서도 나타난다.). 여기서 여성 쪽으로 화제를 돌려 보자. 생식 기능 이상은 여성 운동선수에게도 나타난다. 이 경우도 최소한 일부는 엔도르핀의 방출에 따른 것이다. 열성적인 달리기 선수는 때때로 월경 불순을 경험하고, 운동량이 많은 여자 선수들은 보통 소녀들보다 사춘기가 늦어지는 경우가 많다. 예를 들어, 14세 여아를 대상으로 조사한 결과에 따르면, 대조군은 95퍼센트가 월경을 시작한 것에 비해, 체조 선수는 20퍼센트, 달리기 선수는 40퍼센트만 월경이 시작되어 있었다.

   이것은 우리가 좋다고 생각하는 일이 실제로는 중대한 문제를 내포하고 있다는 것을 알려 준다. 분명 운동을 전혀 하지 않으면 건강에 좋지 않다. 약간만 몸을 움직여도 신체의 생리 기능을 잘 돌아가게 만드는 데 도움이 된다. 그러나 여기에도 한도가 있어서, 도를 지나치면 여러 생리 기능에 문제가 발생하기 시작한다. 생리학적인 모든 것은 너무 많으면 너무 적은 것과 마찬가지로 해롭다는 원칙을 따른다. 신항상성적 균형에는 최적의 포인트가 있는 것이다. 예를 들면, 적당한 운동은 뼈의 양을 증가시키지만, 조깅이 유행인 요즈음, 1주일에 60~80킬로미터 이상을 달리는 30대의 조깅 애호자의 경우, 뼈 석회

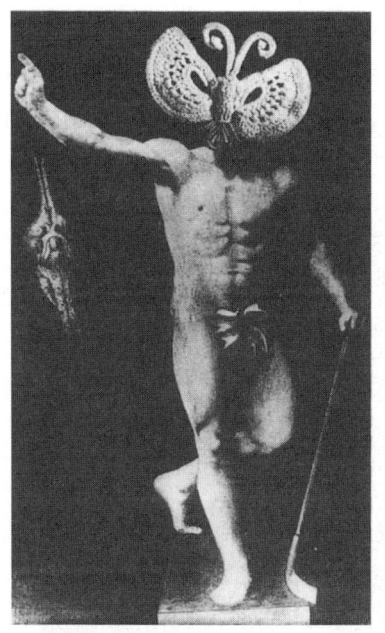 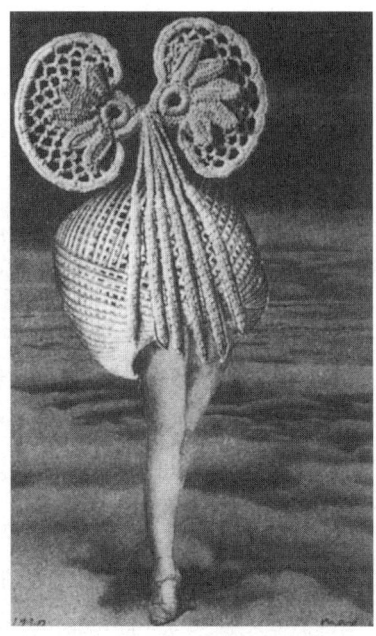

과도한 운동은 여러 가지 나쁜 영향을 미친다. (왼쪽) 맥스 에른스트, 「운동을 통한 건강」, 목판에 입힌 합성 사진을 확대한 것(1920). (오른쪽) 「구름 위로 흐르는 밤」, 사진 조각과 연필로 그린 콜라주(1920).

질의 급격한 감소와 뼈의 양 저하, 스트레스로 인한 골절이나 척추 만곡증(척추가 한쪽으로 휘는 병)의 위험이 증가하는 경향이 나타나며, 골격이 70대 노인의 골격처럼 변화된다.

운동이라는 측면에서 전체를 살펴보려면 다음과 같은 것을 상상해 보자. 아프리카의 목초지에서 수렵 채취 생활을 하는 사람들과 같이 앉아서, 우리는 먹을 것도 많고 시간도 많아서 그중의 일부는 순전히 재미를 위해서 하루에 40킬로미터를 달린다고 말했다고 치자. 그들은 아마도 이렇게 말할 것이다. "미쳤어요? 그런 스트레스가 많은 짓을 하다니?" 역사를 돌아보더라도, 우리의 먼 조상인 원인(原人)이 하루에 40킬로미터를 달렸다면, 아마 필사적으로 무엇인가를 먹으려고, 아니면 누군가에게 잡아먹히지 않으려고 그랬을 것이다.

따라서 우리는 첫걸음을 떼었다. 스트레스를 받음과 동시에, LHRH 분비가 감소한다. 또 심한 스트레스를 받을 때 분비되는 또 다른 뇌하수체 호르몬인 프로락틴이 LHRH에 대한 뇌하수체의 감수성을 저하시킨다. 설상가상으로 뇌에서 흘러나오는 호르몬의 양은 줄어들고, 뇌하수체는 그나마 적은 호르몬에 대해 제대로 반응하지도 않는 것이다. 마지막으로 당질 코르티코이드가 LH에 대한 고환의 반응을 차단하는데, 이것은 스트레스를 받았을 때 이 호르몬 중의 일부라도 고환에 도달했을 경우에 일어난다(열성적인 운동선수에서는 순환계의 당질 코르티코이드 수준이 상당히 많이 증가하는 경향이 있다. 이것이 지금까지 검토했던 것처럼 생식에 문제를 일으킬 것은 분명하다.).

테스토스테론 분비의 감소는 남성이 스트레스를 받았을 때 생식에 문제가 생기는 이야기의 절반에 불과하다. 나머지 반은 신경계와 발기에 관한 이야기이다. 발기가 제대로 된다는 것은 생리학적으로 매우 복잡한 일이라서, 남성들이 반드시 이 이치를 이해해야만 발기가 가능하게 만들어져 있었다면 우리 누구도 현재 존재하지 못할 것이다. 다행히 발기는 자동으로 일어난다. 수컷 척추동물이 발기하기 위해서는 상당량의 혈액이 음경으로 흘러 그것을 충혈시켜야 한다.[2] 이것은 부교감 신경이 활성화됨으로써 이루어진다. 다르게 말하자면 녀석은 얌전하게 식물성처럼 긴장을 풀어야 발기할 수 있는 것이다.

남성의 경우, 다음에는 무슨 일이 일어날까? 당신은 사랑하는 사람과 밤을 같이 지내고 있다. 아마 당신의 호흡은 빨라지고, 심박수도 증가할 것이다. 이는 교감 신경 활성이 증가하기 때문이다. 2장에서 소개한 교감 신경의 네 가지 F를 상기해 보자. 신체 대부분의 교감 신경이 비명을 지르고 있는 동안, 당신은 부교감 신경계의 긴장을 가능한 한 오래 지속시키려고 최전방에서 영웅적으로 고군분투한다. 그러나 이윽고 더 이상 참을 수가 없어지고 음경의 부교감 신경계는 활동을 정지한다. 그러면 교감 신경계가 파도처럼 몰려오게 되고, 당신은 사정하게 된다(믿어지지 않을 만큼 복잡한 두 신경계의 상호 작용이므로, 보호자의 지도 감독 없이는 함부로 시도하지 말 것). 사정할 때가 되었는데 아직 사정하고 싶지 않다면 심호흡을 하라고 섹스 치료자들이 이야기하는 것은 이러한 새로운 지식에 근거를 둔 것이다. 가슴의 근육을 확장시키면 부교감에서 교감으로의 전환을 지연시키는 부교감 신경의 제사(齊射: 인공적으로 유발시킨 근연축의 조율적 발작 — 옮긴이)가 잠시 동안 자극된다.

그렇다면 스트레스를 받을 때는 어떤 변화가 일어나는가? 사전의 충분한 스트레스는 혈관에 손상을 주어 혈관이 막히게 한다. 심한 혈관 장애는 혈액의 흐름을 심히 저해한다. 그렇지만 섹스를 하려는 바로 그 순간에 스트레스를 받으면 어떨까? 만약 당신이 신경이 곤두서 있거나 긴장되어 있다면, 분명 당신은 식물처럼 얌전할 수가 없을 것이다. 첫째, 신경질적으로 되거나 긴장되어 있으면 부교감 신경이 활성화되기 어렵다. 즉 발기가 잘 되지 않는다. 발기 부전이다. 만약 이미 발기가 되어 있다고 하더라도 문제가 생긴다. 음경에 부교감 신경을 집중시켜 멋진 시간을 보내고 있는 도중에 갑자기 당신의 머릿속에 달러와 유로의 환율에 대한 걱정이 들게 되면, 낭패스럽게도 원하는 것보다 빨리 부교감에서 교감으로 전환되어 버린다. 조발성 사정(早發性射精)인 것이다.

스트레스가 많을 때 발기 불능이나 조발성 사정이 생기는 경우는 매우 흔하다. 더구나 발기 부전은 그 자체가 스트레스이기 때문에, 공포 그 자체를 무서워하는 것처럼, 잘못된 행위에 따른 긴장이라는 악순환에 빠지게 만들어 사태를 더 혼란스럽게 만든다. 여러 가지 연구들은 성기능 장애로 병원을 찾는 남성의 절반 이상이 기질성 장애가 아닌 '심인성' 장애라고 한다(아무 병도 없어요. 스트레스가 많아서 그런 것뿐이에요). 기질성인지 심인성인지 어떻게 아는가? 놀랍도록 간단하다. 남성들의 특수한 버릇을 이용하는 방법이 있다. 남성은 잠이 들면 곧 REM(Rapid Eye Movement, 급격한 안구 운동이 동반되는) 수면에 들어간다. 그리고 발기한다. 나는 세계 최고의 음경 권위자와 상담해 보았지만, 모두들 단지 발기가 된다는 것을 알 뿐, 왜 이때 발기가 되어야 하는지는 모르고 있었다.[3] 반년이나 발기가 안 된다고 호소하는 남성이 있다고 하자. 그는 스트레스를 받고 있을까? 아니면 어떤 신경 질환을 앓고 있을까? 의사는 남성에게 전기로 압력을 재는 장치가 달린 작은 음경 커프를 주고 자기 전에 부착하도록 당부한다. 다음 날 아침이면 답을 알 수 있다. 이 사람이 REM 수면에 들어갔을 때 발기가 되었다면, 그의 문제는 아마도 심인성일 것이다.[4]

그러므로 스트레스는 발기를 아주 간단하게 때려눕혀 버린다. 일반적으로 발기에 관련된 문제들이 테스토스테론 분비에 관한 문제들보다 심각하다. 테스토스테론과 정자의 생산은 거의 완전하게 정지되어야만 성기능에 나쁜 영향을 미칠 수 있다. 소량의 테스토스테론과 몇 개의 정자만 있어도 남성은 소기의 목적을 어렵사리 달성할 수 있다. 그러나 발기가 되지 않으면 섹스를 단념할 수밖에 없다.[5]

발기와 관련된 요소들은, 수많은 종들에 있어서, 스트레스에 대해 믿기지 않을 정도로 예민하다. 그러나 스트레스가 남성의 생식계를 억제하지 않는 경우도 존재한다. 당신이 짝짓기를 하는 시기의 수컷 말코손바닥사슴이라고 생각해보자. 하루 종일 능력을 과시하는 데에 시간을 쓰다 암놈을 차지하기 위해 뿔을 키우고 콧김을 내뿜으며 다른 수놈과 머리를 부딪치면서 영역 싸움을 하다가, 다치거나 경쟁에 질까 봐 걱정이 되어 먹는 것도 잊어버리고 잠도 잘 안 잔다.[6] 스트레스가 많은 것이다. 그렇지만 짝짓기를 위해 남성끼리 경쟁하는 행위가 스트레스가 많아서 드디어 짝짓기를 할 기회가 왔을 때 오히려 성 기능에 장애가 생긴다면 뭔가 잘못된 것이 아닐까? 다윈의 진화론에도 맞지 않는 흐름이다.

또는 어떤 종에게는 교미가 몇 시간 또는 며칠에 걸쳐 쉬지도 못하고 먹지도 못하면서 엄청나게 많은 대사 에너지를 소모하는 활동이라면(예를 들면 사자가 이런 부류에 속한다.) 어떨까? 많은 에너지 소모에 동반되는 적은 식사와 수면은 스트레스와 동일한 것이다. 스트레스가 발기 부전을 초래한다면 이것은 그 종에 불리하게 작용할 것이다.

많은 동물들에게 교미기의 경쟁과 관련된 스트레스 또는 교미 그 자체의 스트레스는 생식계를 억제하지 않을 뿐 아니라 약간 자극하기까지 한다는 것이 밝혀졌다. 이런 이론이 적용되는 어떤 종들에서는, 스트레스로 보이는 것이 스트레스 호르몬을 분비시키지 않는다. 다른 경우에는 스트레스 호르몬은 분비되지만 생식계가 그에 대해 반응을 하지 않는다. 그런데 교미기이든 아니든, 스트레스의 발기 기능에 미치는 영향에 관한 모든 규칙이 들어맞지 않는 종이 하나 존재한다. 이제 하이에나에 대해 간단히 언급할 시점이다.

우리 친구, 하이에나

점박이하이에나는 잘 알려지지 않았고, 대단히 오해를 받고 있는 동물이다. 나는 몇 년 동안 캘리포니아 대학교 버클리 캠퍼스의 하이에나 전문가인 로렌스 프랭크와 함께 동아프리카에서 캠프를 쳤기 때문에 하이에나에 관해서 좀 알고 있는 편이다. 현지에서는 텔레비전, 책, 전화 등으로 방해를 받을 염려가 없었기 때문에 그는 오랜 시간을 들여 내게 하이에나의 좋은 점을 들려주었다. 하이에나는 여론의 비난과는 매우 다르게 정말로 멋진 동물이다.

우리 모두 그 시나리오를 알고 있다. 사바나의 새벽이다. 뮤추얼 오브 오마하의 「동물의 왕국」에 나오는 말린 퍼킨스는, 사자가 죽은 동물을 먹고 있는 장면을 촬영하고 있다. 우리는 희생된 동물의 피와 내장을 좀 더 자세히 보려고 즐겁게 목을 길게 내민다. 이때 돌연 시야의 한구석에 그들이 나타난다. 교활하고 비열하며 신용할 수 없는 그 하이에나들이 남은 고기를 훔치기 위해 쳐들어 오는 것이다. 청소부들! 우리는 문득 하이에나에 대해 경멸을 느끼게 된다(그러나 자기 개와 고기를 빼앗기 위해 다투어 본 경험이 있는 육식을 즐기는 사람이 과연 몇이나 될까 생각해 보면, 이것은 심한 편견이라고 아니할 수 없다.).

미국 국방부가 새로운 적외선 야간 투시 망원경을 마련하고 낡은 기종을 여러 동물학자들에게 판매한 후에 연구자들은 야간에 하이에나를 관찰할 수 있게 되었다(하이에나가 낮에는 종일 잠만 자는 것을 고려하면 이것은 중요한 일이다.). 그 결과, 하이에나가 굉장한 사냥꾼이라는 사실이 드러났다. 실제로는 어떤 일이 일어나는가? 사자는 덩치가 크고 움직임이 둔하고 눈에 잘 띄기 때문에 그다지 훌륭한 사냥꾼이 될 수 없다. 그들은 하이에나의 움직임을 주시하다가, 하이에나가 잡은 먹이를 가로채 가죽을 벗기는 데 대부분의 시간을 소비한다. 사바나의 새벽, 먹이를 뜯는 사자의 주변에서 하이에나들이 눈두덩이가 거묵한 채로 야릇한 표정을 짓고 있는 것도 이해할 만하다. 그들은 밤새도록

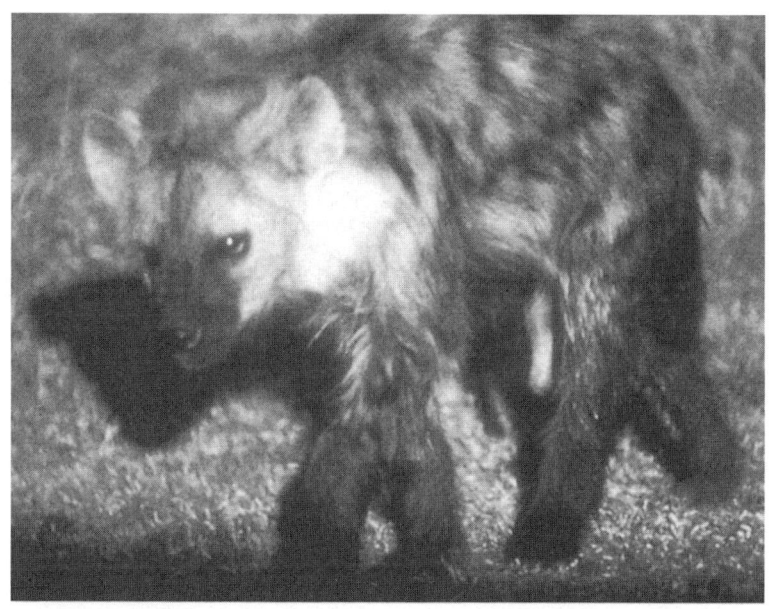

암컷 하이에나를 보라!

먹잇감을 쫓았다. 그런데 엉뚱하게도 지금 아침 식사를 하고 있는 것은 누구인가?

하이에나에게 일말의 동정심을 느끼게 되었다면 이제 이 동물의 정말로 이상한 점에 관해 알아보자. 척추동물에게는 좀 드문 일이지만 하이에나는 암컷이 사회적으로 우월하다. 암컷들은 근육이 더 발달되어 있고, 더 공격적이고, 혈액 속에 수컷보다 더 많은 남성 호르몬(테스토스테론과 비슷한 안드로스테네디온)을 가지고 있다. 외성기를 보고 하이에나의 암수를 구별하는 것은 거의 불가능하다.

2,000년도 훨씬 이전에 아리스토텔레스는, 학자들도 잘 알 수 없는 이유로, 죽은 몇 마리의 하이에나를 해부하고 그의 논문 「동물지」 6장 30절에서 이에 대해 논하고 있다. 당시의 학자들은 이 동물들이 양성

개체, 즉 암수의 성기를 둘 다 가진 동물이라고 결론을 내리고 있다. 실제로 하이에나는 산부인과 의사들이 가성 반음양(假性半陰陽, pseudohermaphrodite)이라고 부르는 종이다(이들은 정말로 그렇게 보인다.). 암컷은 지방 세포로 꽉 찬 가짜 음낭을 가지고 있다. 암컷은 음경은 없지만 대신 커다란 음핵이 있으며, 발기도 가능하다. 암컷은 이 음핵을 사용하여 교미를 하고 새끼를 낳는다. 이는 상당히 원시적인 기관이다. 하이에나 생식기 연구에서는 세계 최고의 권위자인 로런스 프랭크가 마취제를 바른 화살을 쏘아 하이에나를 기절시킨 뒤 캠프로 데리고 온다. 흥미진진한 순간이다. 그런데 그도 하이에나가 암컷인지 수컷인지를 어느 정도 파악하려면 약 20분 정도 검사를 해 봐야 한다(물론 하이에나들끼리는, 아마도 냄새로 아는 것 같지만, 누가 어떤 성별인지를 정확하게 알고 있다.).

하이에나에 관해서 아마도 가장 궁금한 것은 하이에나가 왜 이런 형태로 진화하게 되었는지를 설명해 줄 설득력 있는 학설일 것이다. 이 학설은 필자에게는 너무나 복잡한 것이라서 언급을 피하기로 한다. 그리고 우리의 목적을 위해서 중요한 것은, 하이에나가 이렇게 독특한 생식기를 진화시켜 왔다는 사실뿐만 아니라 사회적 의사소통을 위해 이 독특한 생식기를 사용한다는 것이다. 이 점이 스트레스가 관여하는 부분이다.

많은 사회성 포유류에서 수컷은 경쟁 상황에서 우세를 과시하기 위해서 발기된 음경을 드러낸다. 다른 수컷에 대해 우위를 차지했을 때 수컷의 음경은 발기되고 자신이 얼마나 무서운지를 보여 주기 위해 상대의 눈앞에서 그것을 흔들어 댄다. 사회성 영장류들은 모두 그렇다. 그러나 하이에나의 경우에 발기는 사회적 복종의 의미이다. 수컷이 무서운 암컷에게 위협을 당할 때에 발기한다. "보세요, 나는 별 볼일 없는 불쌍한 수컷입니다. 때리지 마세요. 곧 다른 곳으로 갈 테니까요." 계급이 낮은 암컷도 같은 행동을 한다. 계급이 낮은 암컷이 높은 암컷에게 혼이 나고 있을 때 음핵이 눈에 띄게 발기한다. "보세요, 나는 저 수컷들과 마찬가지랍니다. 나를 공격하지 마세요. 당신이 나보다 세다는 것을 알면서 왜 그러세요?" 하이에나는 '스트레스를 받았을 때'에 발기하는 것이다. 스트레스를 받았을 때 발기하는 현상이 설명되기 위해서는 수컷 하이에나에게서 신경계의 자동 배선이 완전히 거꾸로 뒤집혀 있어야만 한다. 아직 밝혀지지 않았지만, 할리버튼과 벡텔(이라크 전쟁과 관련된 미국의 방위 산업체—옮긴이)에 돌아갔을지도 모르는 세금을 소비해 가며, 버클리의 연구자들이 이 문제에 몰두하고 있다.

그러므로 하이에나는 발기 기능의 규칙에 들어맞지 않는 동물이다. 그들은 스트레스를 받으면 발기한다. 이는 우리 자신의 정상적인 생리학을 더욱 잘 알기 위해 동물학적으로 특이한 현상을 조사하는 연구의 중요성을 시사하고 있으며, 당신이 하이에나와 데이트할 때를 대비한 충고의 말이기도 하다.

여성: 길어진 주기와 무월경

이제 여성의 생식을 살펴보자. 여성 생식의 개요는 남성과 동일하다. LHRH가 뇌에서 방출되면, LHRH는 뇌하수체에서 LH와 FSH를 방출한다. 후자는 난소를 자극하여 난자를 방출하도록 한다. 한편, LH는 난소를 자극하여 에스트로겐을 합성하게 만든다. 월경 주기의 전반을 '난포기'라고 부르며, 이때 LHRH, LH, FSH 및 에스트로겐의

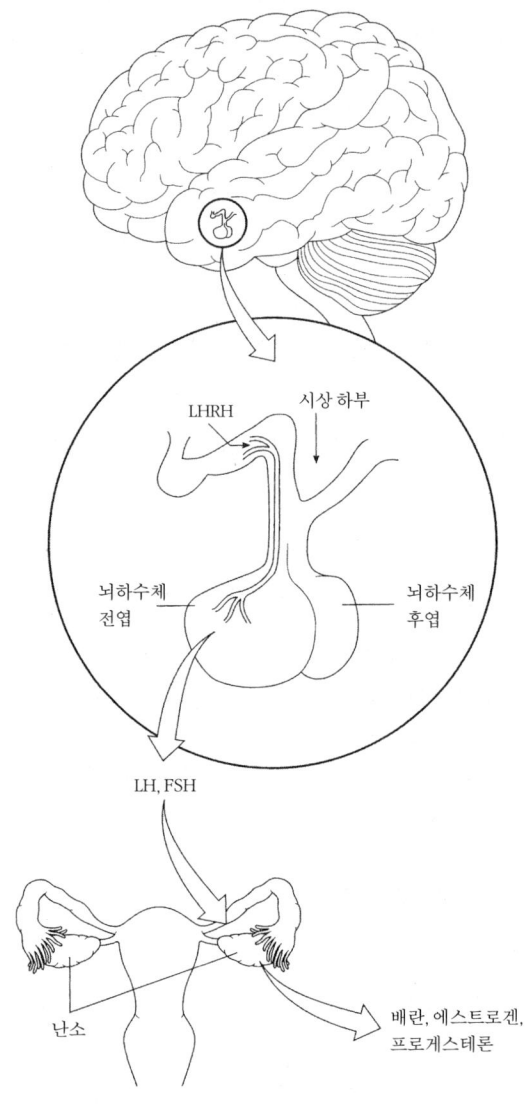

여성 생식 내분비학의 개요. 시상 하부가 LHRH를 뇌하수체 전엽에 연결되는 전용 순환계를 통해 방출한다. LHRH는 뇌하수체가 LH와 FSH를 방출하도록 하는데, 이 호르몬들이 배란을 유발하고 난소가 호르몬들을 분비하도록 한다.

수준이 상승하면서 배란이라는 정점을 향해 나아간다. 그리고 월경 주기의 후반, 즉 '황체기' 단계에 돌입한다. 이때부터는 난소의 황체에서 만들어지는 호르몬인 프로게스테론이 우세해지면서 자궁 내막을 자극하여 성숙시킨다. 그 결과로 배란 직후에 수정된 난자가 착상하여 배아로 성장할 수 있게 된다. 월경 주기 동안 호르몬 수준이 리듬을 타고 오르내리기 때문에 이 호르몬들의 방출을 조절하는 시상 하부 부분의 구조는 일반적으로 여성이 남성보다 복잡하다.

스트레스가 여성의 생식 작용에 혼란을 가져오는 첫 번째 방법은 이 체계의 놀라운 일면과 관련이 있다. 암컷 하이에나가 아니더라도 여성의 혈류 속에는 소량의 남성 호르몬이 존재한다. 사람에서는 이 호르몬이 하이에나처럼 난소에서 나오는 것이 아니라 부신에서 나온다. 여성 혈류 속의 "부신 남성 호르몬(안드로겐)"의 양은 남성의 5퍼센트에 불과하지만 문제를 일으키기에는 충분하다.[7]

보통은 여성의 지방 세포 내에 존재하는 하나의 효소가 이 안드로겐을 에스트로겐으로 변환시킨다. 별 문제가 아니다. 그렇지만 만약 흉년이 들어서 굶주리는 중이라면 어떨까? 체중이 줄고, 저장 지방이 고갈되고, 모든 안드로겐을 에스트로겐으로 바꿀 수 있는 충분한 지방이 갑자기 사라진다. 그러므로 에스트로겐이 적게 생산된다. 더 중요한 것은, 생식계의 여러 단계를 억제하는 안드로겐의 농도가 증가한다(이것이 굶주림이 생식을 억제하는 여러 메커니즘 중의 하나일 뿐이라는 것을 알아 두자).

스스로 금식을 해도 생식은 억제된다. 신경성 식욕 부진의 주요 증상은 스스로 굶고 있는 젊은 여성에게서 전형적으로 나타나는 생식의 장애이다. 최초의 정신적 스트레스가 해결되지 않으면, 몸무게가 다시 늘어나더라도 월경 주기가 반드시 정상으로 돌아오지는 않는 것으로 보아 생식의 정지에는 몸무게 감소 이외의 다른 요인들이 작용하는 것 같다. 그래도 몸무게의 감소는 결정적인 유발 요소로 작용한다. 체지방 감소에 따른 안드로겐의 증가는 극심한 신체 운동을 하는 여성에게 생식 기능에 장애가 생기는 메커니즘의 하나이다. 앞에서 본 것처럼, 이 현상은 열성적인 무용가나 달리기 선수인 젊은 여성에게서 가장 현저하게 나타나는데, 이 경우에 몇 년 동안 초경이 늦어질 수도 있다. 또 운동을 너무 많이 하는 여성은 월경 주기가 불규칙해질 수도 있고 완전히 멈출 수도 있다. 전체적으로 이는 논리적인 메커니즘이다. 사람의 평균적인 임신에는 5만 칼로리가 소비된다. 아기를 키우는 데에는 하루에 수천 칼로리가 더 필요하다. 양쪽 모두 상당량의 지방 축적 없이는 진행하기 어려운 일인 것이다.

스트레스는 지방 세포를 위축시키는 것 이외의 방법으로도 생식을 억제할 수 있다. 남성의 경우와 동일한 메커니즘들이 여성에게도 대부분 적용된다. 엔도르핀과 엔케팔린은 LHRH의 방출을 억제해서(이 현상은 앞서 말한 것처럼 여성 선수에게도 남성 선수와 마찬가지로 쉽게 일어난다.), 프로락틴과 당질 코르티코이드는 뇌하수체의 LHRH에 대한 감수성을 억제하여, 당질 코르티코이드는 난소에 작용하여 LH에 반응하지 못하도록 억제한다. 그 결과, LH, FSH 그리고 에스트로겐의 분비가 감소하고, 그 영향으로 배란의 가능성이 줄어든다. 따라서 난포기가 연장되어 전체 주기가 길고 불규칙해진다. 심한 경우에는 배란의 전체 구조가 느려지다 못해 정지해 버린다. 이것이 '무배란성 무월경'이라고 부르는 현상이다.

스트레스는 생식에 관한 또 다른 문제도 초래한다. 스트레스로 인해 프로게스테론 수준이 때때로 억제되면 자궁 내막의 성숙이 저해된다. 스트레스를 받으면 방출되는 프로락틴이 프로게스테론의 효과를 저해함으로써 이 효과를 증강시킨다. 따라서 난포기에 배란을 유도할 호르몬 활성이 충분히 존재하고 난자가 수정되었더라도 정상적으로 착상할 가능성이 매우 낮아지는 것이다.

스트레스가 지속되어 에스트로겐이 감소하면 생식 이외의 분야에도 영향이 나타난다. 예를 들면, 3장에서 소개했던 심장 혈관 질환을 예방하는지 여부에 대한 논란도 있지만, 에스트로겐이 골다공증을 예방한다는 것은 상당히 분명해 보인다. 그러므로 스트레스에 의한 에스트로겐의 감소는 뼈의 강도(强度)에도 나쁜 영향을 미친다.

스트레스를 받을 때 생식계를 억제하는 여러 호르몬 중에서 아마도 프로락틴이 가장 흥미롭다. 이 호르몬은 엄청나게 강력하며, 기능도 다양하다. 만약 배란을 원하지 않는다면 혈류 속에 이 호르몬을 증가시키면 된다. 프로락틴은 스트레스를 받을 때나 운동을 할 때에만 생식을 억제하는 것이 아니라 모유를 수유하는 것이 피임에 대단히 효과적이라는 현상의 주된 이유이기도 하다.

"그런 바보 같은 일이 있나?"하며 지금쯤 당신은 점잖게 고개를 가로젓고 있을지도 모른다. 모유를 먹이는 것이 피임에 효과가 있다니, 그런 허황된 이야기가 어디 있어? 그럴 리가 없지. 그러나 사실은 정반대이다. 수유를 하면 엄청난 효과가 있다. 제대로 하기만 한다면, 다른 어떤 피임법보다도 효과적으로 임신을 막을 수 있다.

모유 수유는 프로락틴 분비를 초래한다. 유두에서 시상 하부로 연결되는 직접적인 반사 경로가 존재하는 것이다. 만약 어떤 이유로 유두가 자극되면(남성도 여성과 마찬가지이다.) 시상 하부는 뇌하수체에 신호를 보내 프로락틴을 분비하도록 재촉한다. 우리가 알다시피, 프로락틴이 충분히 존재하면 그로 인해 생식이 중지된다.

서구 사회의 여성이 모유 수유를 해도 피임 효과가 없는 것은 그 방

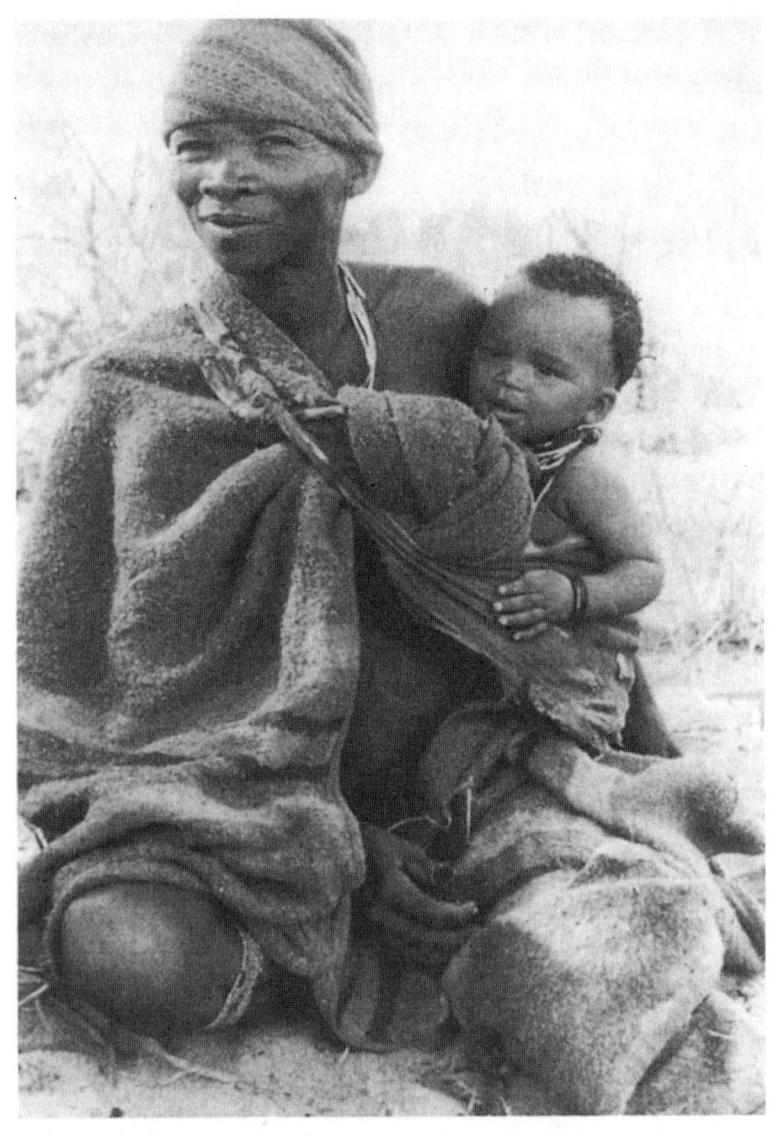
칼라하리 부시먼 족. 아기를 엉덩이 끈으로 받쳐 어깨에 걸쳐 안고 있는 어머니.

법이 틀렸기 때문이다. 모유로 키우는 6개월 정도의 기간 동안 서구의 어머니는 일반적으로 아마도 하루에 여섯 번 정도, 한 번에 30~60분 아기에게 모유를 먹인다. 어머니가 아기에게 수유를 할 때마다 혈중 프로락틴 수준은 몇 초 만에 상승한다. 그리고 수유가 끝나면 수유 개시 이전 수준으로 급속히 되돌아온다. 이렇게 되면 프로락틴의 방출 양상이 부채꼴 모양의 파형을 그리게 된다.

이것은 전 세계의 대부분의 여성들이 수유하는 방식과 다르다. 그 가장 좋은 예가 몇 년 전 남아프리카의 칼라하리 사막에 사는 수렵 채집 부족인 부시먼 족에 관한 연구에서 밝혀졌다(이 부족의 이야기는 「신은 미쳤을 거야(The Gods Must Be Crazy)」라는 영화의 소재가 되었다.). 부시먼 족 남녀는 섹스의 횟수가 많지만 아무도 피임약을 쓰지 않는데, 그런데도 4년에 한 번씩만 아이를 갖는다. 처음에는 설명이 쉬워 보였다. 서구의 과학자들은 이 현상을 보고, "수렵 채집민들은 수명도 짧고 더럽고 야만적이야. 그들은 언제나 굶주려 있는 것이 틀림없어."라고 생각했다. 즉 영양실조가 배란의 정지를 유도한다고 생각했던 것이다.

그러나 인류학자들의 자세한 조사에 의해, 부시먼 족이 전혀 가난하거나 궁핍하지 않다는 사실이 밝혀졌다. 만약 당신이 문명 사회가 아닌 곳에 살기로 작정했다면 떠도는 유목민이나 농경 민족보다는 수렵 채집민이 되는 것이 좋을지도 모른다. 부시먼 족은 하루에 몇 시간만 사냥이나 채집을 하고 나머지 대부분의 시간을 둘러앉아 기름진 음식을 먹고 있었다. 과학자들은 그들의 사회가 풍족한 사회의 원형이라고 한다. 4년에 한 번씩 아기를 낳는 것이 영양실조 때문이라는 학설은 폐기되었다.

이 긴 간격은 아마도 그들의 수유 습관 때문인 것 같았다. 이 사실은 멜빈 코너와 캐럴 워스먼이라는 두 과학자가 밝혀냈다.[8] 수렵 채집민 여성이 아이를 낳으면, 3년 동안 하루 종일 거의 15분 간격으로 1~2분간 수유를 한다(갑자기 당신은, 그런데 그게 뭐 그렇게까지 멋진 아이디어일까? 하는 생각이 들 것이다.). 아기는 어머니의 허리에 걸린 삼각 천에 싸여 안겨 있기 때문에 하루에 몇 번이고 젖을 빨 수 있다. 또 밤이 되면 아기는 부모와 함께 자는데, 부모를 깨우지 않고도 때때로 젖을 빨 수 있다(이 모양을 코너와 워스먼이 스톱워치를 한 손에 들고 적외선 야간 투시경을 보며, 새벽 2시에 클립보드에 흘려 썼을 것이 틀림없다.). 아이가 걸을 수 있게 되면 한 시간쯤 놀다가 뛰어 돌아와 1분 정도 모유를 먹는다.

이런 식으로 수유를 하면 내분비적으로는 많은 것이 달라진다. 최초 수유 단계에서 프로락틴의 수준이 상승한다. 그리고 수유가 계속해서 빈번하게 수천 번이나 계속되면 프로락틴의 수준은 몇 년 동안 높은 상태로 유지된다. 그 결과 에스트로겐과 프로게스테론의 수준이 억제되어 배란을 하지 않게 된다.

이 양상은 매력적인 점을 내포하고 있다. 수렵 채집민인 여성의 생활사를 생각해 보자. 그녀는 13세나 14세경에 사춘기가 된다(우리 사회의 여성들보다 조금 느린 편이다.). 그 후 곧 임신하고, 3년 동안 아기를 모유로 키운 후 이유시키고 나면 몇 번의 월경 주기를 겪고 다시 임신하게 된다. 이 양상은 폐경 때까지 지속된다. 이걸 생각해 보자. 그녀는 일생 동안 20회 정도밖에 월경을 하지 않는 것이다. 현대의 서구화된 사회의 전형적인 여성은, 대조적으로, 일생 동안 수백 회의 월경을 경험한다. 커다란 차이이다. 이 수렵 채집 양상은 대부분의 인류 역사를 통해 존재해 왔으며, 인간이 아닌 영장류에게서도 볼 수 있는 것이다. 현대의 여성들을 괴롭히는 병의 일부는 아마도 겨우 20번 정도 써야 하는 중요한 생리학적 기구를 수백 번이나 사용하도록 활성화한 것과 관련이 있을지도 모른다. 아마도 그 예의 하나가, 임신 횟수가 적고 임신 연령이 늦을수록 잘 생기는 자궁 내막증(자궁의 내막이 두꺼워지고 자궁과 무관한 골반 속이나 복벽에 내막 조직이 떨어져 나가는 부인과 질환)일 것이다.[9]

여성: 성욕의 감퇴

전반부까지 스트레스가 여성 생식의 기본을 이루는 자궁 내막, 난자, 난소 호르몬 등을 혼란케 만드는 메커니즘에 대해 개괄했다. 그런데 스트레스가 성행위에는 어떤 영향을 미칠까? 남성이 스트레스를 받으면 발기 부전이 되거나 발기한 그것을 가지고 무엇을 하겠다는 욕망이 사라지는 것처럼, 스트레스는 여성의 성적 충동도 분쇄해 버린다. 이것은 실험동물뿐 아니라 어떤 상황이든 스트레스를 받고 있는 여성들에서 공통되는 경험이다.

스트레스를 받는 여성이 성욕을 잃어버리는 것을 증명하는 것은 비교적 쉬운 일이다. 설문을 나누어 주고 그녀들이 솔직하게 응답해 줄 것을 기대하면 그만이다. 실험동물에서는 성적 충동을 어떻게 측정할까? 예를 들어, 암컷 쥐가 옆 우리에 든 눈이 크고 멋진 앞니를 가진 수컷을 보고 정욕에 불탄다고 하자. 우리는 그것을 어떻게 알 수 있을까? 이는 의외로 간단하다. 그 암컷이 수컷에 다가가기 위해서 레버를 누르는 빈도로 알 수가 있다. 이것이 설치류의 욕구(또는 이 분야의 전문 용어로는 '유혹성')를 과학적인 방법으로, 정량적으로 측정하는 방법이다.[10] 영장류의 유혹성을 측정하는 비슷한 실험 형태도 있다. 여성에서의 유혹성과 수용성 행위들은 생식 주기(설치류도 영장류도 성적 행동은 배란기를 전후해서 측정치가 정점에 달한다.), 최후의 교미 시기, 계절, 기분(상대 수컷이 누구인가에 따라) 등의 요소에 따라 변동한다. 일반적으로는 스트레스는 유혹성과 수용성 행위 모두를 억제한다.

이러한 스트레스의 영향은 아마도 다양한 성 호르몬의 분비가 억제되는 것이 원인인 듯하다. 설치류 중에는 암컷의 난소를 절제하면 유혹성 행위도 수용성 행위도 사라지는 경우가 있다. 이것은 난소 절제 후에 에스트로겐 분비가 없어지는 것의 영향이다. 그 증거로 난소를 절제한 암컷에 에스트로겐을 주사하면 성적 행위가 다시 돌아온다. 또 에스트로겐의 수준이 배란기에 정점에 달한다는 것이 왜 성적 행위가 거의 이 시기에만 집중되는가를 설명해 준다. 비슷한 양상은 영장류에게도 일어나지만 설치류만큼 극적이지는 않다. 영장류는 난소를 절제하면, 정도가 심하지는 않지만 성적 행위가 감소한다. 에스트로겐이 사람들의 성욕에 영향을 미치지만, 그리 대단할 정도는 아니며 사회적·개인적 관계들이 훨씬 중요하다.

에스트로겐은 뇌와 말초 조직 양쪽에서 이러한 영향을 발휘한다. 생식기를 비롯한 신체의 다른 부분들에는 에스트로겐 수용체가 풍부하게 존재하며, 이 호르몬의 자극에 민감하게 반응한다. 뇌 속에서는 에스트로겐 수용체가 성적 행위를 담당하는 부위에 출현한다. 신경내분비학적으로 그 메커니즘은 잘 알려져 있지 않지만 뇌의 이 부위에 에스트로겐이 넘치면 외설적인 생각이 떠오르게 된다.

놀랍게도 부신의 안드로겐도 유혹성과 수용성 행위에 관여한다. 그 증거로, 부신을 절제하면 성적 충동이 저하하는데 합성 안드로겐을 투여하면 회복된다. 이것은 설치류보다 영장류나 인간에서 더 잘 나타나는 경향이다. 아직 연구해야 할 부분은 많지만 어느 연구에 따르면 스트레스는 혈중의 부신 안드로겐 수준을 낮춘다. 또 스트레스는 분명히 혈중 에스트로겐 농도를 낮춘다. 3장에서 언급한 것처럼 제이 카플란은 원숭이의 세계에서는 계급이 낮은 데서 오는 스트레스가 난소 적출과 마찬가지로 효과적으로 에스트로겐 수준을 낮춘다고 지적하고 있다. 이러한 소견으로 볼 때, 스트레스가 어떻게 여성의 성적 행위에 지장을 초래하는지 비교적 쉽게 알 수 있다.

스트레스와 하이테크 수정의 성공

정신적 고통의 면에서 보면 불임처럼 심각한 의학적 재앙도 드물다. 중요한 타인과의 사이에 갈등이 생기고, 일의 집중력이나 일상적 활동에 장애가 나타나고, 친구나 가족들로부터 소외당할 수도 있고, 우울증의 위험이 증가할 수도 있다.[11] 따라서 최근의 발달된 기술에 힘입은 불임의 극복은 멋진 의학적 진보이다.

　새로운 보조 생식의 세계가 열렸다. 바로 인공 수정, 시험관 수정(in vitro fertilization, IVF)이다. 정자와 난자가 페트리 접시 속에서 만나 수정된 난자를 여성에게 착상시키는 것이다. 부모가 심각한 유전 질환이 있을 경우에는 난자가 수정된 후 DNA를 검사(착상 전 선별 검사)해서 유전 질환이 없는 수정란만 착상시킨다. 난자를 제공받을 수도 있고, 정자를 제공받을 수도 있다. 정자가 스스로 난자의 막을 뚫고 들어가지 못하는 경우에는 정자를 난자에 주입하기도 한다.

　불임 중 일부는 비교적 쉬운 처치로 해결되지만 나머지는 엄청난 새로운 기술을 필요로 한다. 그러나 이런 신기술들에는 두 가지 문제가 있다. 첫째, 이 처치가 시술받는 환자에게 엄청난 스트레스를 준다는 것이다. 또 새로운 실험적인 기술이 시도될 경우에는 매우 비싼데다 보험 처리가 되지 않는다는 것도 문제이다. 임신을 시도할 때마다 1만~1만 5000달러를 지불할 수 있는 젊은 부부가 얼마나 되겠는가?

또 대부분의 인공 수정 센터는 큰 의료 기관 부근에 존재한다. 이는 이를 시도하려는 많은 지원자들이 친구나 가족과 떨어진 낯선 도시의 모텔에서 몇 주일 동안 지내야 한다는 것을 의미한다. 어떤 유전 검사는 세계에서도 몇 군데 기관에서만 가능하기 때문에 이를 오랫동안 기다려야 하는 것 역시 또 하나의 스트레스 요인이 된다.

그러나 그런 스트레스를 유발하는 요소들은 실제 처치에서 받게 되는 스트레스에 비하면 별것 아니다. 수도 없이 아픈 합성 호르몬 및 호르몬 억제 주사를 매일 맞아야 하는데, 이것은 기분이나 정신 상태에 상당히 큰 영향을 줄 수 있다. 피를 매일 뽑고, 초음파를 매일 하고, 그날의 소식이 좋으냐 나쁘냐에 따라 감정이 항상 심하게 요동을 친다. 난포가 몇 개인가, 얼마나 큰가, 혈중 호르몬 수준이 얼마인가, 그리고 외과 처치, 그다음에는 이 모든 것을 처음부터 다시 해야 할지도 모른다는 사실을 알기 위한 기다림 등등.

둘째 문제는 성공률이 낮다는 것이다. 사람이 자연적으로 몇 번을 시도하면 수정에 성공할 수 있는지를 알아내는 것은 대단히 어려운 일이다. 또 이 새로운 기술적 처치에 의한 성공률을 알아내는 것도 어렵다. 병원들이 때때로 팸플릿의 수치를 조작하기 때문이다. "우리는 성공률을 발표하고 싶지 않습니다. 왜냐하면 우리는 가장 어렵고, 도전적인 증례만 시술하고 있기 때문입니다. 따라서 우리의 수치는 쉬운 증례만 시술하거나 속이는 다른 시설에 비해 겉으로는 약간 나쁘게 나타날 수 있습니다." 그리고 그들은 불임 문제로 처치를 받는 부부에서 가능성이 얼마나 있을지를 평가하는 것은 어렵다고 말한다. 그런데도 이렇게 녹초를 만드는 IVF 사이클의 성공 확률은 상당히 낮다.

이번 장의 앞부분에서는 첫째 문제, 즉 IVF 처치의 스트레스가 둘째 문제인 낮은 성공률 때문임을 암시하고 있다. 여러 연구자들이

IVF 사이클에서 특히 스트레스를 많이 받는 여성이 성공적인 결과를 얻게 될 확률이 낮은지를 특별히 조사했는데, 그 결과는 그럴 수도 있다는 것이었다. 대부분의 연구들은 스트레스를 많이 받는 여성일수록(당질 코르티코이드 수준, 실험적 스트레스에 대한 심장 혈관계의 반응성, 또는 설문에 대한 본인의 응답 등으로 결정한 것이다.) 실제로 IVF의 성공률이 낮다는 것을 보여 주었다. 그렇다면 왜 애매한 표현을 썼느냐고? 일부 연구는 긴 처치 과정 중의 여러 날이나 여러 주 동안 수행되었는데, 일이 잘 되고 있다는 등의 되먹이기를 여러 번 받은 여성의 경우에는, 다른 익숙해진 사람들에 비해 성공적이지 못한 결과에 대한 스트레스 반응이 강화될 수 있다. 처치 초기에 스트레스를 측정한 사람들에 대한 연구에서도, 예전에 몇 번이나 이 처치를 받았는지가 보정되어야 한다. 다른 말로 하면, 어떤 스트레스를 받은 여성은 정말로 성공할 확률이 낮지만, 그녀가 여덟 번이나 실패한 전력이 있는, 성공하기 어려운 환자이기 때문일 가능성이 있다는 것이다.

또 다르게 표현하자면, 더 많은 연구가 필요하다. 만약 두 가지가 정말로 상관관계가 있는 것으로 판명된다면, 그 결과로서, "스트레스를 받지 말도록 노력하세요. 연구에 따르면 스트레스가 IVF의 성공률을 낮출 수 있습니다."라는 의사들의 막연한 말보다는 건설적인 성과를 얻을 수 있기를 희망한다. 이 분야의 진보가, 불임이라는 복잡한 현상을 초래하는 스트레스를 실제로 제거할 수 있게 만든다면 멋진 일이 될 것이다.

유산, 심인성 유산과 조산

히포크라테스는 사람의 스트레스와 그에 따르는 자연 유산의 관계에 관해, 임신부는 불필요한 정신적 혼란을 피해야 한다고 경고하고 있다.[12] 그 이래로 그의 생각은 임신의 생태학에 관해 우리가 갖는 현란하고 낭만적인 여러 해석의 일부를 관통하는 한 갈래의 실이 되어 왔다. 헨리 8세의 무릎 위에 앉아 있는 제인 시모어(헨리 8세의 세 번째 왕비 ─ 옮긴이)를 본 것만으로 충격을 받아 유산했다고 말하는 앤 불린(헨리 8세의 두 번째 왕비. 엘리자베스 1세의 어머니. 간통죄로 몰려 사형당했다. ─ 옮긴이)이나, 소설 『미들마치(Middlemarch)』(조지 엘리엇의 최고 걸작으로 꼽히는 소설 ─ 옮긴이)에서 말 때문에 놀라서 아기를 잃었다고 주장하는 로자몬드 빈시 등도 모두 마찬가지다. 1990년의 영화 「퍼시픽 하이츠 (Pacific Heights)」에서는 멜라니 그리피스가 연기하는 집주인이 마키아벨리적인 임차인에게 정신적 학대를 받고 유산한다(레이건, 부시 정권 시대를 풍자한 이 영화를 보면서, 우리는 욕심 사나운 임차인에게 위협 받는 불쌍한 부자들을 동정하게 되었던 것이었다.). 소설 속의 상황이 아닌 좀 더 현실적인 일상생활에서는 권한이 없고 피동적인 직업을 가진 여성일수록 유산의 가능성이 많다.

다른 동물들에서도 스트레스가 유산을 초래한다. 예를 들어, 임신한 야생, 또는 목장의 동물을 어떤 이유로든(수의학적 검사 등) 잡아 두거나 수송할 때에 동물이 스트레스를 받으면 유산할 수 있다. 야생 동물에서의 사회적 위계 질서에 대한 연구는 스트레스로 인한 유산이 자주 일어나는 예를 보여 주고 있다. 여러 사회성 동물 종에서는 모든 수컷이 동등하게 번식에 기여하지 않는다. 때로 어떤 집단에서는 모든 교미를 한 마리의 수컷이 담당한다(이런 수컷을 특징적인 '하렘 수컷'이라고 부른다.). 많은 수컷 중에서 오직 몇 마리 우월한 수컷만이 교미를 할 수 있는 경우도 있다.[13] 외부에서 쳐들어 온 수컷이 원래 하렘 수컷을 죽이거나 쫓아내거나, 새로이 무리에 끼어든 수컷이 가장 높은 서열을 차지했다고 치자. 새롭게 우두머리가 된 수컷은 전의 수컷을 대신해서 자기의 자손을 늘리려고 드는 것이 전형적인 형태이다. 새 우두머리는 어떻게 할까? 어떤 종의 수컷들은 집단의 새끼들을 조직적으로 살해하여(이것은 '경쟁적 영아 살해'라고 부르는 현상인데, 원숭이 종의 대부분과 사자에서 관찰할 수 있다.) 전 우두머리의 자손을 감소시키려 든다. 새끼들이 죽고 나면, 수유를 중단한 암컷들이 곧 배란을 하게 되고 교미가 가능하게 되므로 새로운 수컷에게는 더욱 편리한 상황이 된다. 냉혹한 일이다. 그러나 이것은 오늘날 여러 진화론 신봉자들이 충분히 인식하고 있는 사실을 강력하게 뒷받침해 주고 있다. 말린 퍼킨스가 우리에게 가르쳐 주었던 것과는 반대로, 동물들은 '종의 이익을 위해서' 행동하는 것이 아니라는 것이다. 전형적으로는 자신과 자신에 가까운 친척의 유전자를 남기기 위해서 행동한다. 야생마나 개코원숭이 같은 동물의 경우에는 수컷이 임신한 암컷을 조직적으로 괴롭혀서 유산시키는 경우도 있는데 이것도 같은 이치이다.

이 양상은 설치류에서 특히 미묘한 방법으로 이루어진다. 어떤 암컷들이 한 마리의 하렘 수컷과 살고 있다. 다른 수컷이 침입해 와서 하렘 수컷을 쫓아내고 그 자리를 차지하면, 며칠 이내에, 갓 임신한 암컷이 수정란의 착상에 실패하게 된다. 특이하게도 수컷에게 육체적 괴롭힘을 당하지 않고도 임신이 종결되는 것이다. 암컷이 중도에서 임신이 종결되는 이유는 프로락틴의 수준이 극도로 상승하기 때문인데, 이는 수컷이 내는 익숙지 않은 새로운 냄새에 의해 촉발된다. 그 증거로, 연구자들은 새로운 쥐의 냄새로 이 현상(브루스-파커스 효과라고 부른다.)을 유발할 수 있음을 내세우고 있다. 그렇다면 왜 새로운 수컷이 나타나기만 해도 암컷들이 임신을 중지하는 것이 순응적인 것일까? 만약 그대로 임신을 완수하더라도 태어난 새끼는 새로 나타난 수컷에게 당장 살해되어 버린다. 그러므로 이런 최악의 상황에서의 최선책으로 임신을 중지하여 무의미한 임신에 소비될 칼로리를 아꼈다가 며칠 후의 배란에 쓰는 쪽이 표면적으로는 더욱 순응적이라고 할 수 있는 것이다.[14]

브루스-파크스 효과라는 드라마에도 불구하고 스트레스로 인한 유산은 동물에서는 비교적 드물고, 사람에서는 더욱 드물다. 유산과 같은 좋지 않은 일이 발생하면 과거를 돌아보며 "그러고 보니 직전에 심한 스트레스를 받은 것 같다."고 생각할 수 있다. 유산이 하루 정도 전에 있었던 스트레스를 주는 사건 때문이라고 여기는 경향은 이를 더욱 혼란스럽게 만든다. 실제로 대부분의 유산은 상당히 오래전에 죽은 태아가 뒤늦게 배출되는 것이다. 만약 스트레스를 주는 사건이 있었다고 하더라도 그것은 유산 직전이 아니라 며칠 또는 몇 주 전의 일일 가능성이 많다.

그렇지만 스트레스로 인한 유산이 실제로 일어나면, 어떻게 그런 일이 일어날 수 있는지에 대해 그럴듯하게들 설명하곤 한다. 태아에게 가는 혈액의 공급은 어머니의 혈류에 매우 민감하며 자궁으로 가는 혈액량을 감소시키는 것은 그것이 무엇이든 태아의 혈액 공급에 커다란 영향을 미칠 것이다. 또 태아의 심박수는 어머니의 심박수를 따라가기 때문에, 어머니의 심박수를 빠르게 또는 느리게 만들 수 있는 모든 정신적 자극들은 몇 분 후 태아의 심박수에 비슷한 변화를 초래할 수 있다. 여러 연구의 결과는 이러한 현상이 인간과 영장류 모두에게 일어난다는 것을 보여 주고 있다.

문제는 반복되는 강력한 교감 신경계 활성화의 결과인 스트레스가 노르에피네프린과 에피네프린의 분비를 증가시킨다는 데 있는 것 같다. 다른 동물을 대상으로 한 다양한 조사 결과에 따르면 이 두 가지 호르몬은 자궁으로의 혈액의 흐름을 감소시키는데, 어떤 경우에는 매우 심각하게 감소시키기도 한다. 동물을 심한 정신적 스트레스에 노출시키면(예를 들면, 임신 중인 양의 우리에 시끄러운 소리를 틀어 준다거나 임신 중인 붉은털원숭이가 있는 우리에 낯선 사람이 들락거린다면), 역시 비슷하게 혈류량이 감소하여, 태아에게로의 산소 공급이 감소한다(저산소증이 된다.). 이는 분명 좋지 않은 일이다. 그리고 이런 종류의 주산기 스트레스에 관해서는 성장을 주제로 다루었던 6장을 상기하도록 하자. 이 분야의 일반적인 가설에 따르면 여러 번의 저산소 발작이 질식을 유발할 수 있다.

그러므로 심한 스트레스가 유산의 가능성을 높일 수 있다. 또 임신 말기에는 스트레스가 조산의 위험성을 증가시킬 수 있는데, 이것은 아마 증가된 당질 코르티코이드 때문인 것 같다. 또 저체중 출생이 대사에 미치는 영향은, 앞의 장에서 보았듯이, 분명히 바람직하지 않다.

스트레스는 여성 생식에 얼마나 해로운가

이미 보았듯이 스트레스를 받는 여성에게 생식과 관련한 문제를 초래할 수 있는 일련의 메커니즘은 다양하기 이를 데 없다. 지방의 감소, 엔도르핀의 분비, 프로락틴, 뇌와 뇌하수체 그리고 난소에 작용하는 당질 코르티코이드의 분비, 프로게스테론의 부족, 자궁에 대한 프로락틴의 과다 작용 등이 그 예가 될 수 있다. 또 수정란의 착상 저해, 태아에게 공급되는 혈류량의 변화 등, 스트레스가 임신이 출산까지 유지될 가능성을 감소시키는 다양한 양상들이 존재한다. 이 다양한 메커니즘이 전부 관계한다면 몹시 작은 스트레스에 의해서도 생식계가 완전히 차단될 것 같아 보이지만, 놀랍게도 사실은 전혀 그렇지 않다. 이 메커니즘들을 모두 합쳐도 큰 영향은 없다.

이를 이해하는 방법의 하나는 낮은 정도의 만성 스트레스가 생식에 미치는 영향을 조사하는 것이다. 말라리아 같은 풍토병에 시달리고, 기생충 감염도 많고, 때때로 굶주림에 시달리는, 문명화되지 않은 사회의 전통적인 농경민들, 예를 들어 케냐의 농민들을 생각해 보자. 가족 계획이 시행되기 전까지 케냐에서는 여성 한 명이 출산하는 아이의 수가 평균 여덟 명이었다. 이것을 후터라이트 파(몬태나 주, 사우스 다코다 주 및 캐나다 일부 지역에서 농업을 영위하며 재산을 공유하는 생활을 하고 있는 그리스도교 일파 — 옮긴이)의 수치와 비교해 보면 좋을 것이다. 후터라이트 파 사람들은 아만 파(펜실베이니아에 이주하여 극히 검소한 복장, 전기나 자동차를 사용하지 않는 생활을 하는 그리스도교 일파 — 옮긴이) 사람들과 비슷한 생활을 한다. 농업은 기계화되어 있지 않지만, 케냐의 농민들과 같은 만성적인 스트레스를 경험하고 있지는 않다. 그들은 피임도 하지 않는데 케냐의 농민들과 거의 동일한 생식률을 보여서, 여성 한 명이 평균 아홉 명의 아이를 낳는다(이 둘을 정량적으로 엄격하게 비교하기는 어렵다. 예를 들어 후터라이트 파의 사람들은 결혼이 늦기 때문에 생식률이 저하되는 반면 케냐의 농민들은 그렇지 않다. 역으로 케냐의 농민들은 아이를 열심히 돌보지 않는 후터라이트 파 사람들과는 대조적으로 적어도 1년간은 아기를 모유로 키우기 때문에 생식률이 저하된다. 그러나 중요한 점은 이렇게 극단적으로 생활 양식이 다른데도 양자의 생식률이 거의 비슷하다는 것이다.).

그렇다면 극심한 스트레스를 받는 상황에서의 생식 작용은 어떨까? 여기에 관해서는 어느 논문이 이미 보고하고 있지만, 어떻게 하면 이 연구를 한 괴물들의 업적을 인정하지 않으면서 과학적인 소견만을 인용하는가에 관한 논란이 끊이지 않고 있다. 이 연구는 나치의 의사들이 제3제국의 강제 수용소에 수용되었던 여성들을 대상으로 수행한 것이다(그 의사들의 이름을 인용하지 않고, 언제나 그들의 범죄 행위에 관해 언급하는 것이 관례로 굳어져 있다.). 텔레지엔슈타트 강제 수용소의 여성들을 조사한 결과, 생식 가능 연령 여성의 54퍼센트가 월경이 정지되었다. 이는 그리 놀라운 수치가 아니다. 왜냐하면 굶주림, 강제 노동, 도저히 말로 표현할 수 없는 심리적 공포 등이 생식에 혼란을 가져오기 때문이다. 특이한 것은 월경이 중지된 여성 중 대다수가 수용소에 온 최초의 한 달 이내에 월경이 정지했다는 점이다. 즉 여성들의 월경이 정지한 것은 굶주림이나 노동에 의해 지방의 수준이 위험한 상태로 감소하기 전이라는 것이다. 많은 연구자들이 이 사실을 인용하면서 정신적 스트레스가 생식에 얼마나 파괴적인 작용을 할 수 있는가를 논했다.

　나로서는 그 정반대 되는 사실이 놀랍게 느껴진다. 굶주림과 피곤한 노동 그리고 오늘이 인생의 마지막 날이 아닐까 하는 일상적인 공포 속에서도, 겨우 54퍼센트의 여성만이 월경이 멈추었다는 사실이 놀랍다. 생식 메커니즘은 거의 반수의 여성에게서 아직 기능을 하고 있었던 것이다(비록 그중에는 배란 없는 월경을 하는 여성도 있었겠지만). 내기를 해도 좋다고 생각하지만 똑같이 무서운 상황에 놓여 있었던 많은 남성들도 아마 생식에 영향을 받지 않았을 것이다. 그러한 상황에 처해 있으면서 어떤 개인에서든 얼마만큼이라도 생식의 생리 기능이 유지된다는 것은 정말로 놀라운 일이다.

　여러 가지 미묘하게 다른 행동이나 생리적인 사건들이 다양한 생식의 단계에 관여한다. 몇몇 단계, 즉 난자의 방출이나 발기 등은 기본적이고 확실한 현상이다. 한편으로는, 마음을 바꾸게 만드는 시 한 구절, 또는 성욕을 자극하는 타인의 냄새와 같이 미묘한 요소도 있다. 이 모든 단계가 스트레스에 대해 동일하게 반응하지는 않는다. 강제 수용소의 증거가 보여 주는 것처럼, 어떤 부류의 개인들에게 있어서 생식의 기본적인 구조는 스트레스에 대해 놀라울 정도로 저항력을 가지고 있다. 생식은 가장 강력한 생리적인 반사 중의 하나이다. 산란을 위해 강을 거슬러 오르는 연어, 암컷에 가까이 가기 위해 팔다리가 잘리거나 목숨을 잃는 것도 감수하는 수컷들, 그리고 정욕에 불타는 청소년들의 눈빛 등을 보라. 그러나 섬세하고 손상되기 쉬운 성적 능력들은 미약한 스트레스에 의해서도 큰 혼란을 초래할 수 있다. 이것들이 굶주림으로 고통받는 난민이나 극심한 가뭄으로 고생하는 야생동물에게는 그리 큰 영향을 주지 않겠지만, 다양한 오르가슴의 문화와 짧은 불응기, 성적 충동의 바다 속에서 살아가는 우리에게는 중요할 수도 있다. 많은 사람들이 열중하는 것들, 예를 들어 《코스모스》나 《GQ》, 기타 성적인 자극물들을 비웃기는 쉽지만, 이런 것들을 통해 성적 자극을 얻는 것도 중요한 일이다. 그것이 비록 일시적이고 보잘것 없을지는 몰라도 커다란 즐거움인 것은 분명하기 때문이다.

8
스트레스와 면역

학문의 전당에는 머릿속에서 일어나는 일이 면역계의 기능에 얼마나 영향을 미치는가에 관해 연구하는 것을 본업으로 삼는 새로운 종류의 과학자, 즉 정신 신경 면역학자들이 등장하고 있다. 이 두 분야는 한때 전혀 무관한 것으로 여겨졌다. 면역계는 세균을 죽이고 항체를 만들고 종양을 찾아내지만, 뇌는 춤을 추게 만들고, 바퀴를 발명하고, 텔레비전 쇼를 즐겨 보게 만든다는 식이다. 이제 신경계와 면역계가 분리되어 있다는 고정관념은 사라졌다. 자율 신경계는 궁극적으로는 순환계로 들어가게 되는 면역계 세포들이 저장되어 있는 조직 속으로 신경을 보낸다. 나아가 면역계 조직은 뇌의 조절을 받는 송과체에서 분비되는 모든 흥미로운 호르몬들에 감수성을 가진다(즉 그에 대한 수용체를 가지고 있다.). 그 결과로 뇌는 면역계의 여러 가지 일에 간섭할 수 있는 커다란 잠재 능력을 가지는 것이다.

 뇌가 면역계에 영향을 미친다는 증거는, 장미꽃 알레르기가 심한 사람 앞에서 가짜 장미를 흔들어 대면 이 장미가 가짜라는 것을 모르는 상황에서 알레르기 반응이 나타난다는 것을 처음으로 증명했던 한 세기 전으로 거슬러 올라간다. 최근에는 뇌가 면역계에 영향을 끼친다는 더욱 재미있는 실험이 보고되었다. 전문적인 배우들을 모아서 하루는 우울한 장면을 종일 연기하도록 하고 다른 하루는 즐겁고 신나는 장면을 종일 연기하도록 시켰다. 그러자 전자에서는 면역 반응이 저하되었고 후자에서는 증가했다(어디서 그런 실험을 했느냐고? 물론 캘리포니아 대학교 로스앤젤레스 분교에서였다.). 그렇지만 뇌와 면역계 사이의 연관을 가장 확실하게 보여 준 것은 아마도 '조건 면역 억제'라는 패러다임이었을 것이다.

동물에게 면역계를 억제하는 약을 투여한다. 그와 동시에, 파블로프의 실험처럼, 예를 들어 특별한 향이 나는 음료와 같이 그 동물이 면역을 억제하는 약을 연상시킬 수 있는 어떤 것, 즉 '조건 자극'을 준다. 며칠 후 조건 자극 그 자체만 주어도 면역 기능 저하가 일어난다. 1982년 로체스터 대학교의 로버트 에이더와 니콜라스 코언이라는 두 뛰어난 학자는 이 패러다임을 다양하게 사용한 실험을 수행하고 보고했다. 두 연구자는 과잉 활성을 보이는 면역계로 인해 저절로 병이 생기는 종의 생쥐로 실험을 했다. 보통은 면역 억제제를 투여해서 이 생쥐들의 병을 고칠 수 있지만, 에이더와 코언은 그들의 조건화 기술을 이용하여 조건 자극이 진짜 약을 대체할 수 있으며 충분히 면역성을 변화시켜 이 동물들의 수명을 연장시킬 수 있다는 사실을 보여 주었다.

이 설득력 있는 연구는 과학자들에게 신경계와 면역계가 강한 연관이 있다는 것을 확신시켜 주었다. 만약 가짜 장미를 보거나 인공적으로 향을 낸 음료가 면역 기능을 변화시킨다면 스트레스도 그럴 것이라는 생각도 그리 놀랄 일이 아니다. 이 장의 처음 절반에서는, 지속적인 스트레스가 면역을 만성적으로 억제하여 우리 몸이 감염증과 싸우는 능력에 장애를 초래하는지 여부를 검토할 것이다. 이 흥미로운 질문에 답하기 위해서는 상당한 주의와 위험 부담이 수반된다. 스트레스가 유발하는 면역 억제가 실제로 일부 질병의 위험도와 중증 정도를 높인다는 증거가 나타나고 있기는 하지만, 그 연관이 상대적으로 약할 수도 있고 중요성이 가끔 과장되기도 한다.

이 복잡하고 중요한 분야의 결과를 평가하기 위해서 면역계가 어떻게 돌아가고 있는지를 알 필요가 있다.

면역계의 기본

면역계의 우선적인 역할은 바이러스, 세균, 곰팡이, 기생충 등의 감염성 병원체로부터 신체를 방어하는 것이다. 그 과정은 몹시 복잡하다. 일례로, 면역계는 신체의 정상적인 부분을 이루는 세포와 침입자의 세포를 구별해야만 한다. 면역학적 용어로는 '자기'와 '비자기'를 구별한다고 이야기한다. 어쨌든 면역계는 우리 몸의 모든 세포가 어떻게 생겼는지 기억하고 있다가, 본인의 세포임에 틀림없다는 서명이 확실하지 않은 세포(예를 들어 세균)는 무엇이든 공격을 가한다. 더구나 우리 몸이 새로운 침입자를 만나게 되면, 이 감염성 병원체가 어떠한 것이었는지를 다음에 더 잘 대처할 수 있도록 하기 위해 면역학적으로 기억할 수도 있다. 이는 감염성 병원체를 약화시킨 예방 주사를 미리 맞으면 면역계가 추후의 진짜 공격을 대비한 전투 준비 상태가 되는 것과 같은 과정이다.

그러한 면역 방어는 림프구와 단구(집합적으로 백혈구로 알려져 있다. '구'는 세포를 지칭한다.)라는 순환계 속에 존재하는 일련의 세포들이 담

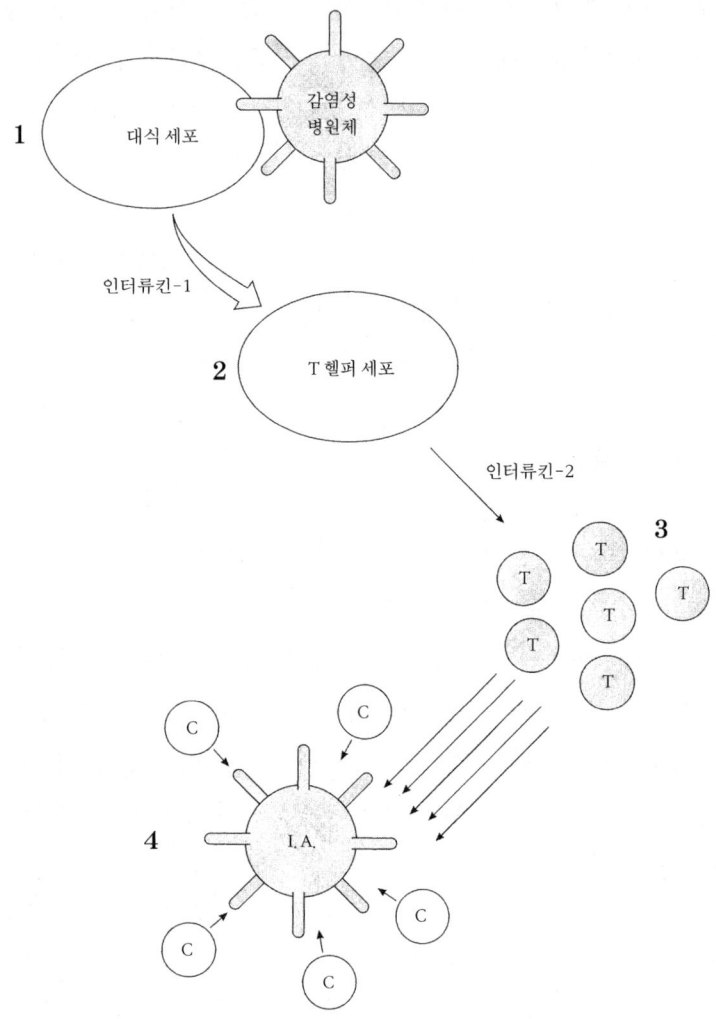

세포 매개성 면역의 단계. (1) 감염성 병원체가 단핵구의 일종인 대식 세포와 마주친다. (2) 대식 세포가 감염성 병원체를 헬퍼 세포(백혈구의 한 종류)에게 알려 준다. 또 인터류킨-1(IL-1)을 분비하여 T 헬퍼 세포의 활성을 자극한다. (3) T 헬퍼 세포는 그 결과로 인터류킨-2(IL-2)를 분비한다. (4) 이것은 궁극적으로 다른 형태의 백혈구인 세포 독성 살해 세포를 증식시켜 감염성 병원체를 파괴한다.

당하고 있다. 림프구에는 T 세포와 B 세포의 두 종류가 있다. 두 가지 모두 골수에서 만들어지지만, T 세포는 흉선(thymus, 그래서 T 세포라고 한다.)으로 옮겨 가 그 속에서 성숙되고 B 세포는 골수에서 성숙하게 된다. B 세포는 주로 항체를 만들지만, T 세포에는 여러 종류(T 헬퍼 세포, T 억제 세포, 세포 독성 킬러 세포 등)가 있다.

T 세포와 B 세포는 매우 다른 방법으로 감염성 병원체를 공격한다. T 세포는 세포 매개성 면역(옆 쪽의 그림 참조)을 담당한다. 감염성 병원체가 신체에 침입하면, 대식 세포라는 단핵구가 이를 인식한다. 대식 세포는 이 외부 입자를 T 헬퍼 세포에게 제시, 즉 알려 준다. 비유적으로 말하자면 이로써 경고가 울리고 T 세포가 침입자에 반응하여 증식을 시작한다. 이 경고 체계는 궁극적으로는 세포 독성 살해 세포의 증식과 활성화를 가져오며, 감염성 병원체를 공격하여 파괴한다. AIDS(후천성 면역 결핍증, 에이즈)에서 주로 타격을 입는 부분이 면역계의 이 T 세포 분획이다.

대조적으로, B 세포는 항체 매개성 면역(다음 쪽의 그림 참조)을 담당한다. 일단 대식 세포와 T 헬퍼 세포의 협동 반응이 일어난 후에는, T 헬퍼 세포는 B 세포의 증식을 촉진시킨다. B 세포의 주요 임무는 세포 분열을 계속하면서, 침입한 감염성 병원체의 어느 특수한 부분(일반적으로는 특이한 표면 단백질)을 인식하고 결합하는 큰 단백질인 항체를 생산해 내는 것이다.

이 특이성은 결정적으로 중요하다. 생성된 항체는 매우 형태가 독특한데, 마치 정확하게 맞아떨어지는 열쇠와 자물쇠처럼, 특이한 침입자의 구조를 완벽하게 확인할 수 있다. 특이한 구조에 결합하고 나면 항체가 감염성 병원체를 움직이지 못하게 하여 파괴의 표적으로 삼는다.

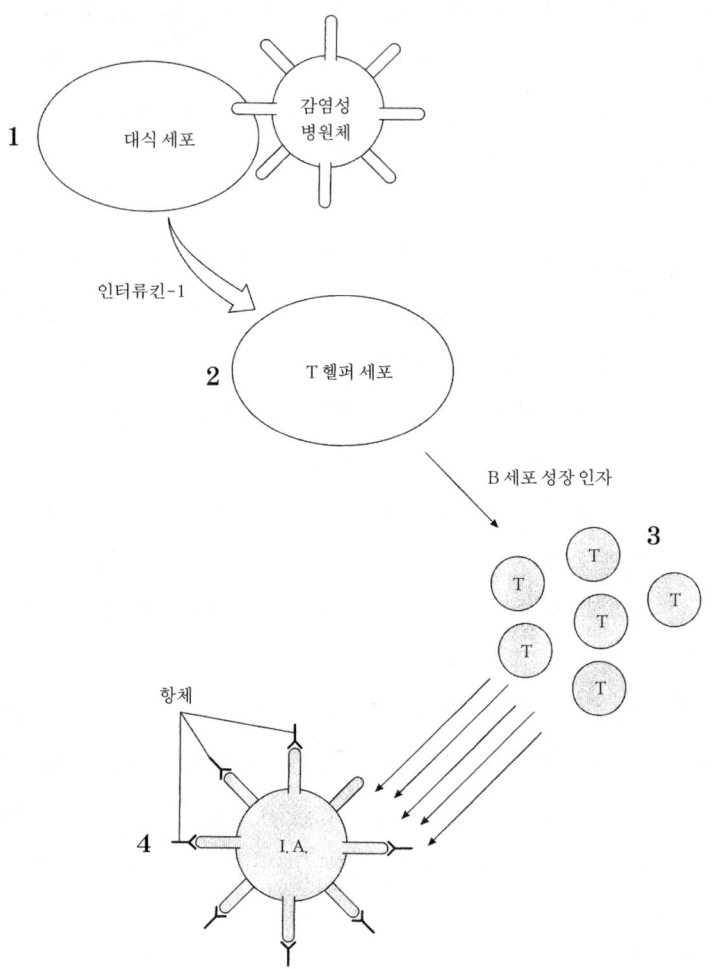

항체 매개성 면역의 단계. (1) 감염성 병원체가 단핵구의 일종인 대식 세포와 마주친다. (2) 이 만남으로 대식 세포가 자극되어 감염성 병원체를 헬퍼 세포(백혈구의 한 종류)에 제시한다. 또 인터류킨-1(IL-1)을 분비하여 T 헬퍼 세포의 활성을 자극한다. (3) T 헬퍼 세포는 B 세포 성장 인자를 분비하여 다른 종류의 백혈구인 B세포의 분열과 증식을 촉발한다. (4) B 세포는 특이 항체를 만들어 분비한다. 항체는 감염성 병원체의 표면 단백질에 결합하여 보체라는 순환계의 단백질을 동원해 병원체를 파괴하도록 유도한다.

면역계에는 조금 더 복잡한 면이 존재한다. 예를 들어서, 간의 서로 다른 부분이 협동해서 어떤 활동을 하려면 서로 옆에 붙어 있는 것이 유리할 수 있다. 그러나 면역계는 온몸에 퍼져서 분포해 있다. 이렇게 멀리 떨어져 있는 체계에서 면역학적 경고를 발하기 위해서, '시토카인(cytokine)'이라는 서로 다른 종류의 세포들끼리 정보를 교환할 수 있게 만드는 혈액 속의 화학적 전달 물질이 나타났다. 예를 들어, 대식 세포가 처음 감염성 병원체를 인식하면, 인터류킨-1(interleukin-1)이라는 전달 물질을 방출한다. 이것이 T 헬퍼 세포를 촉발시켜 T 세포의 성장을 촉진하는 인터류킨-2를 방출하게 만든다(골치 아프게도, 그밖에 각자 특별한 역할을 하는 인터류킨들이 여섯 개가 넘게 존재한다. 인터류킨의 수는 계속해서 늘어나고 있는데, 2008년 현재 35종류가 거론되고 있다. — 옮긴이). 항체에 관해서 보자면 T 세포 역시 B 세포 성장 인자를 분비한다. 인터페론 같은 다른 전달 물질들은 다양한 종류의 림프구들을 활성화한다.

 면역계에서 일어나는 자기와 비자기의 구별은 일반적으로 잘 기능하고 있다(비록 주혈흡충증을 유발하는, 정말 교활한 열대 기생충은 세포에 있는 자기라는 서명을 위조하여 우리의 면역계에 침입하기도 한다.). 면역계는 자기와 비자기를 구별하며 행복한 시간을 보내고 있는 것이다. 적혈구, 우리 편이야. 눈썹, 우리 편. 바이러스, 안 좋아, 공격. 근육 세포, 좋은 녀석…….

 만약 이 면역계의 골라내기에 이상이 생겼다면 어떤 일이 일어날까? 일어날 수 있는 한 가지 분명한 실수는 면역계가 감염성 병원체를 놓치는 것이다. 분명히 나쁜 뉴스이다. 이와 거의 같은 정도로 나쁜 뉴스는 실제로는 그렇지 않은 것을 면역계가 위험한 침입자로 잘못 판단하는 것이다. 이런 종류의 일 중의 하나가 우리 주위에 있는 세상에서 가장 완벽하게 무해한 물질이 경고 반응을 촉발시키는 것이다. 일반적으로 먹는 땅콩이나 조개, 또는 공기 중에 무해하게 날아다니는 꽃가루 같은 것들이 그럴 수 있다. 그러나 우리의 면역계가 이것들이 외부물질이며 위험하다고 결정하고 발동을 건다. 이것이 알레르기이다.

면역계가 과잉 반응을 하는 두 번째 경우로는 우리 몸의 정상적인 부분이 감염성 병원체로 오인되어 공격을 받는 것이다. 면역계가 정상적인 부분을 잘못 공격하면 다양한 무서운 '자가 면역 질환'이 나타날 수 있다. 예를 들면 다발 경화증에서는 신경계가, 인슐린 의존성 당뇨병에서는 인슐린을 정상적으로 분비하는 췌장이 공격을 받게 된다. 이제 곧 보게 되겠지만, 스트레스는 자가 면역 질환에 대해 조금 더 복잡한 영향을 미친다.

이러한 면역계의 개요를 살펴보면서, 우리는 획득 면역이라는 개념에 주의를 기울여 왔다. 우리가 어떤 새롭고 위험한 병원체인 병원체 X에 처음으로 노출되었다고 하자. 획득 면역은 세 가지 양상을 보인다. 첫째, 우리는 그 병원체를 특별히 인식할 수 있는 항체와 세포 매개성 면역에 의해, 병원체 X만을 특별한 과녁으로 삼을 수 있는 능력을 획득한다. 이것으로 우리는 병원체 X라는 이름이 새겨진 총알을 가지게 되어 유리해지는 것이다. 둘째, 병원체 X에 처음으로 노출된 후 면역을 확립하기까지는, 즉 어느 항체가 가장 잘 맞느냐를 결정하고 엄청나게 많은 수의 복제를 생산해 내는 데는 시간이 걸린다. 마지막으로, 우리가 오랫동안 병원체 X를 쫓아다니며 그에 대한 특수한 방어선을 일단 확립하고 나면, 병원체 X에 의한 반복적인 노출이 그것만을 표적으로 하는 특수한 방어를 더욱 강화하게 된다.

이 획득 면역은 비교적 새로운 것이라서 척추동물에서만 존재한다. 그렇지만 우리는 멀리 곤충들과도 공유하는, 더 간단하고 오래된

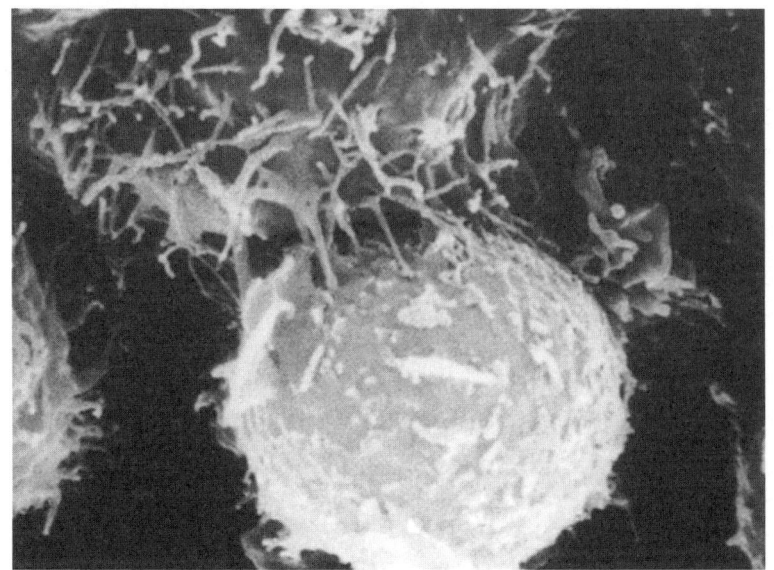

종양 세포를 공격하고 있는 자연 살해 T 세포.

종류의 면역계인 선천성 면역도 가지고 있다. 이 면역계에서는, 예를 들어 굳이 병원체 Y와는 다른 병원체 X만을 표적으로 삼기 위해 항체를 이용하는 수단을 배울 필요가 없다. 대신 어떤 병원체가 걸려들더라도, 불특정의 면역 반응이 행동에 돌입한다.

이런 일반적인 면역 반응은 피부나 입과 코 속의 젖은 점막 조직 같이 병원체가 처음으로 발판을 마련하는 교두보에서 일어나기 쉽다. 그 첫째 단계로, 당신의 침은 특수한 침입자를 목표로 삼는 수단을 획득하는 대신에 만나는 어떤 종류의 미생물이라도 공통적으로 공격하는 종류의 항체들을 포함하고 있다. 이 항체들은 분비되어 점막 표면을 항균 페인트처럼 둘러싼다. 더욱이 감염된 장소에서는 모세 혈관이 느슨해져서, 선천성 면역 반응을 담당하는 세포들이 순환계로부터 빠져나와 급성 염증 부위로 침투하도록 만든다. 대식 세포, 중성 백혈구, 자연 살해 세포 등을 포함하는 이 세포들은 미생물을 공격한다. 느슨해진 모세 혈관은 침입한 세균들과 싸우기 위한 단백질을 포함한 액체가 순환계로부터 빠져나올 수 있게 만든다. 그러면 무슨 일이 일어날까? 단백질들은 세균과 싸우지만 그 부위는 체액 때문에 부어올라 부종 상태가 된다. 이것이 선천성 면역계가 행동을 개시하여 염증을 초래하는 경과이다.[1]

이제까지 넓은 의미에서 면역계의 개요를 살펴보았다. 이제는 스트레스가 면역계에 어떠한 영향을 주는지를 알아볼 차례이다. 당연히, 우리가 추측하는 것보다 훨씬 복잡한 과정이라는 사실이 밝혀질 것이다.

스트레스는 어떻게 면역 기능을 억제하는가

셀리에가 비특이적 불쾌감을 겪은 쥐들에서 흉선과 같은 면역 조직이 위축된다는 것을 밝혀, 스트레스로 인해 유발되는 면역 억제의 증거를 최초로 제시한 지 60년 가까이 지났다. 그 후 과학자들은 면역계의 세세한 사항을 당시보다 많이 알게 되었고, 일정 기간 스트레스를 받으면 다양한 면역 기능이 붕괴되는 것이 밝혀졌다.

스트레스는 새로운 림프구의 생산 및 림프구들이 순환계로 흘러 들어가는 것을 방해하며, 이미 존재하는 림프구가 순환계에 머무르는 시간을 단축시킨다. 감염성 병원체에 대한 항체를 생산하는 것을 억제하고, 림프구 사이의 전달 물질의 분비를 통한 연락을 저해한다. 또 선천성 면역 반응을 저해하여 염증을 억제한다. 영장류, 설치류,

조류, 어류, 물론 사람에게도, 신체적·정신적을 막론하고 모든 종류의 스트레스가 이런 일을 한다.

어떻게 이러한 면역 억제가 일어나는가에 관해서는 당질 코르티코이드를 통한 작용이 가장 잘 알려져 있다. 예를 들어, 당질 코르티코이드는 흉선의 위축을 초래한다. 이것이 얼마나 신빙성이 있었는지 혈액 내의 당질 코르티코이드를 측정할 수 없었던 옛날에는 동물의 흉선이 얼마나 위축되어 있는가를 지표로 하여 간접적으로 당질 코르티코이드를 추측할 정도였다. 흉선이 작을수록 순환계 내의 당질 코르티코이드가 많은 것이었다. 대부분의 흉선 조직은 새로 형성된 림프구들로 이루어져 있고, 이들은 혈액 내로 곧 방출되지만, 당질 코르티코이드는 흉선에서 새로운 림프구가 생기는 것을 방해한다. 당질 코르티코이드가 인터류킨이나 인터페론과 같은 전달 물질들의 분비를 억제하기 때문에 순환 중인 림프구들의 감염 경고에 대한 반응성 역시 저하된다. 더욱이 당질 코르티코이드는 림프구들이 순환계에서 빠져나오도록 해서 면역 조직 내의 저장소로 집어넣는다. 대부분의 당질 코르티코이드 효과는 B 세포보다 T 세포에 대한 것인데, 이는 항체 매개성 면역보다 세포 매개성 면역이 더 큰 영향을 받는다는 것을 의미한다. 가장 인상적인 것은 당질 코르티코이드가 실제로 림프구를 죽일 수도 있다는 것이다. 이는 최근 각광을 받고 있는 의학의 한 분야인 '예정된 세포사(programmed cell death)'로 연결된다.[2] 세포들은 때때로 자살하도록 예정되어 있다는 것이다. 예를 들면, 만약 어떤 세포가 암으로 변하기 시작할 때, 세포가 조절이 불가능할 정도로 분열을 시작하기 전에 세포를 죽게 만드는 경로가 활성화된다. 이 예정된 세포사에 장애가 생겼을 경우 몇 가지 암이 생기는 것이 보고되어 있다. 당질 코르티코이드가 다양한 메커니즘을 통해 림프구에서 그러한 자살 경로를 촉발하는 것이 판명되었다.

교감 신경 호르몬, 베타 엔도르핀, 뇌 속의 CRH 역시 스트레스를 받았을 때 면역을 억제하는 역할을 한다고 알려져 있다. 어떻게 그런 일이 일어나는지 그 정확한 메커니즘은 당질 코르티코이드가 유도하는 면역 억제에 비해 아직 덜 알려진 부분이 많다. 또 다른 호르몬들의 작용은 옛날부터 당질 코르티코이드에 비해 덜 중요한 것으로 여겨져 왔다. 그러나 많은 실험에서 스트레스가 당질 코르티코이드와는 무관하게 면역을 억제시키는 것이 밝혀졌으며, 이는 이들 다른 경로의 작용을 강력히 시사하는 것이다.

스트레스를 받는 동안에는 왜 면역이 억제될까

당질 코르티코이드와 스트레스가 어떻게 면역을 억제하는가를, 특히 림프구를 죽이는 부분에 관해서, 밝혀내는 것은 현대 세포 및 분자 생물학의 매우 중요한 과제이다. 그러나 이런 첨단 과학에 흥분하기에 앞서 스트레스를 받는 동안에는 왜 우리의 면역계가 억제되는 것이 '유리'한지를 먼저 알아보는 것이 합리적일 것이다. 1장에서 이미 여기에 대해 설명한 바 있지만, 이제 스트레스에 의한 면역 억제의 과정을 좀 더 상세하게 설명하고 나니, 앞서의 설명이 이치에 맞지 않아 보이는 점이 있다. 나는 스트레스를 받는 동안에는 에너지를 더욱 시급한 곳에 쓰기 위해서 장기간에 걸친 건설 계획을 잠시 중단하는 것이 논리적이라고 이야기한 바 있다. 이 억제에는 면역계도 포함되는데, 면역계는 우리를 반년 안에 사망시킬 수 있는 종양을 발견하거나, 1주일 후에 도움이 될 항체를 만드는 데는 놀라운 위력을 발휘하지만, 눈앞에 닥친 비상 사태에는 필수적이지 않다. 앞서의 설명은 스트레스가 비상 사태가 끝날 때까지 면역에 대해 더 이상 소비하지 않고 면역계를 현재의 상태 그대로 동결시킨다고 가정할 때에만 맞다. 그러나 실제로 그런 일은 일어나지 않는다. 대신 스트레스는 에너지를 능동적으로 지출하여 기존의 면역계를 분해하는 데 사용한다. 조직은 위축되고 세포는 파괴된다. 이것은 단지 지출을 중지하는 것만으로 설명할 수 없다. 면역계를 해체하는 일에 활발하게 에너지를 지출하고 있는 것이다. 여기서 단기와 장기의 개념을 넘어선 견해가 필요하게 된다.

왜 스트레스를 받는 동안에 자신의 면역계를 해체하는 바보 같은 짓을 하도록 진화가 일어났을까? 적당한 이유가 없을 수도 있다. 이것은 실제로는 우리가 생각하는 것보다 미친 짓이 아닐지도 모른다. 신체의 모든 현상을 진화 과정의 적응으로 설명할 필요는 없다. 스트레스에 의한 면역 억제는 단순히 다른 어떤 적응에 우연히 동반된 부산물일지도 모르는 것이다.

이것은 사실이 아닌 것 같다. 감염증에서 면역계는 화학적 전달 물질인 인터류킨-1을 분비하는데, 이것은 다른 작용도 있지만 시상 하부를 자극하여 CRH를 분비하도록 만든다. 2장에서 언급했듯이, CRH는 송과체를 자극하여 ACTH를 분비하도록 하고, 이는 또 부신에서 당질 코르티코이드를 분비하도록 한다. 이것이 이번에는 면역계를 억제하는 것이다. 바꾸어 말하면, 어떤 조건에서는 면역계가 우리 몸에 대해 궁극적으로 면역계를 억제하는 호르몬을 분비하도록 요청하는 것이다. 한편으로 어떤 이유로 면역 억제가 일어날 경우, 면역계는 때때로 스스로를 격려하기도 한다. 이것이 단지 우연이지만은 않을 것이다.[3]

스트레스를 받는 동안 능동적으로 면역이 해체되며 면역계가 여기에 흔쾌히 협조하고 있다는 사실을 설명하기 위해 다양한 이론들이 제기되었다. 어떤 것은 상당히 설득력이 있어서 사람들이 더 많이 알게 된 후에야 제외할 수 있었다. 다른 것들은 굉장히 매력적인 것들이어서 그중 일부는 전번 판에서 소개한 바가 있다. 그러나 지난 10년간 정말로 이 분야를 놀라게 만든 해답이 도출되었다.

놀라움

스트레스를 받고 난 후 몇 분, 즉 약 30분 동안은 우리의 면역이 획일적으로 억제되는 것이 아니라 여러 면에서(다음 그림의 단계 A) 항진된다는 것이 판명되었다. 이는 모든 면역 분야에 공통적이었지만, 선천성 면역에서 특히 그러했다. 이는 그럴듯한 일이다. 앞으로 몇 주일에 걸쳐 항체를 증가시킬 일부 면역계를 활성화하는 것보다 당장 도움이 되는 면역계의 부분을 시급히 활성화하는 것이 더 이치에 맞는 것이다. 더 많은 면역 세포들이 순환계와 손상된 신경계로 쏟아져 들어오고, 더 많은 염증 세포들이 손상된 부위로 침투한다. 나아가 순환 중인 림프구들은 면역 전달 물질들을 더 많이 분비하고 그에 대한 반응성도 높아진다. 또 선천성 면역에 속하는 비특이성 항체들이 더 많이 침 속으로 분비된다. 이런 면역의 증강은 일부 감염성 위협에서만 일어나는 것이 아니다. 신체적 스트레스, 심리적 스트레스 모두 초기 면역 활성을 유도하는 것 같다. 더욱 놀라운 것은, 당질 코르티코이드와 같은 면역을 억제하는 악한들(교감 신경계와 더불어)이 여기에 큰 역할을 담당하는 것 같다는 사실이다.

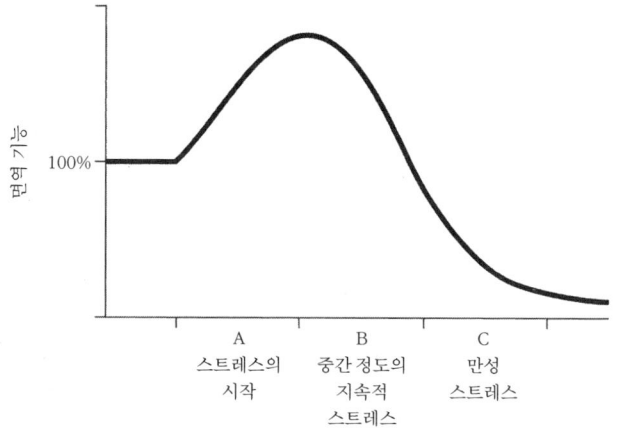

스트레스는 일시적으로 면역계를 자극하는 것으로 밝혀졌다.

그러므로 어떤 종류의 스트레스가 주어지든 면역 방어는 항진된다. 그리고 이제 우리는 양날을 가진 칼의 다른 한쪽, 즉 스트레스가 오래 지속될 때에 대비해야 한다. 한 시간 정도를 경계로, 그보다 더 오래 지속되는 당질 코르티코이드와 교감 신경의 활성은 면역을 억제하는 반대 효과를 나타내기 시작한다. 만약 스트레스가 이 정도 선에서 없어진다면 이러한 면역 억제로 무엇이 달성되었을까? 면역 기능을 출발 지점, 즉 기준선으로 되돌려 놓은 것이다(단계 B). 오래 지속되는 심한 스트레스나 정말로 많은 당질 코르티코이드에 노출되었을 때에만 면역계가 기준선으로 돌아가는 데 그치지 않고, 면역 억제라고 부를 만한 범위로 떨어지는 것이다(단계 C). 면역계를 측정하는 대부분의 지표는 지속적이고 심한 스트레스로 인해 기준선의 40~70퍼센트 이하로 감소한다.

스트레스에 동반된 면역계의 일시적인 항진에는 상당히(최소한 왜 억제되느냐에 관한 몇몇 복잡한 이론과 비슷할 정도로는) 이치에 맞는 부분이 있다. 올라간 것은 반드시 내려온다는 개념과 같다. 또 이 책에 자주 등장하는 주제와 마찬가지로, 대개는, 너무 오래 끄는 스트레스를 받으면, 그에 적응하기 위한 기준선으로의 저하가 과도해져서 문제가 발생한다는 것이다.

이것을 아는데 왜 그렇게 많은 시간이 걸렸을까? 아마도 두 가지 이유가 있는 것 같다. 첫째, 스트레스가 주어진 직후의 빠른 면역 자극성의 편차를 나타내는 단계 A를 잡아낼 만한, 작고 빠른 변화를 측정할 수 있는 수많은 면역학적 측정 기술이 극히 최근에 와서야 충분히 민감해졌기 때문이다. 그러므로 수십 년 동안 사람들이 스트레스에 대한 면역 반응을 연구한다고 생각했던 것이 실제로는 스트레스에 대한 면역 반응의 '회복'을 연구한 것이었다. 둘째, 이 분야를 연구하는 대부분의 과학자들은 심하고 지속적인 스트레스를 연구하거나 또는 다량의 당질 코르티코이드를 오랫동안 투여했기 때문이다. 이는 실험이 어떻게 이루어졌는가에 따라 발생 가능한 결과의 왜곡, 조작된 실험의 엄청난 힘을 보여 준다. 실험을 해 보고 만약 아무 일도 없으면, 다른 새로운 연구를 시작한다. 만약 무엇인가가 일어난다면 확신을 얻을 때까지 충분히 반복한다. 그 후에는 더 미묘하고 자세한 사항에 관해서만 생각한다. 그러므로 옛날에는 사람들은 단계 C로 들어가게 만드는 종류의 스트레스나 당질 코르티코이드에 대한 노출 양상만을 연구했다. 최근에 와서야 단계 B를 나타내는 미묘한 주위 상황들이 알려지게 되었던 것이다.

이 분야의 연구를 재구성한 것은, 이 분야의 대부 중 한 사람인 다트머스 대학교의 앨런 먼크(Allan Munck)의 업적이었다. 그는 1980년대 중반에 이 새로운 학설의 대부분을 예측했다. 그는 조금 있으면 다

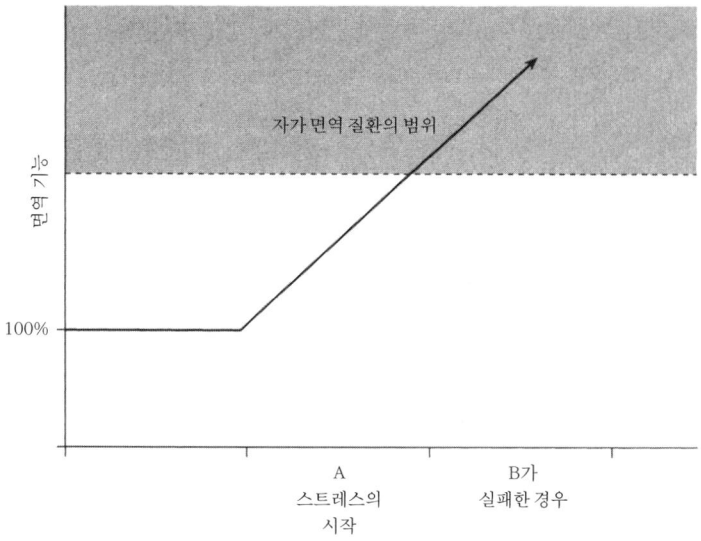

스트레스를 받았을 때 면역 기능 억제의 실패가 우리를 자가 면역 질환 방향으로 왜곡시킨다는 것을 나타내는 도표.

루게 될 어떤 질문에 대한 해답도 예측했다. 면역 기능을 스트레스를 받기 전의 수준(위 그림에서의 단계 B)으로 내리는 이유는 무엇인가? 왜 최초의 30분에 달성된 증진되고 향상된 수준으로 유지하면서 활성화된 면역계의 이점을 누리지 않는 것인가? 비유적으로 말해서, 왜 방어를 담당하는 군대를 항상 최고의 경계 태세로 두지 않는 것일까? 첫째 대답은 비용이 너무 많이 들기 때문이라는 것이다. 그리고 더 중요한 것은, 어떤 체계가 항상 최고조에 있다면, 어느 면에서는 머리카락을 살짝 건드리기만 해도, 아군끼리의 오인 사격으로 같은 편의 누군가를 쏘게 될 가능성이 높아진다는 것이다. 그리고 이것이 자기의 일부를 침입자라고 오인하기 시작하여, 면역계가 만성적으로 활성화되어 있는 상태에서 실제로 일어나는, 자가 면역 질환인 것이다.

이러한 논리에 입각하여 먼크는 단계 B로 돌아오는 것, 즉 활성화된 면역계를 기준선으로 되돌리는 대가를 지불하지 않을 경우에 자가 면역 질환이 될 위험성이 높아진다고 예측했다. 이 이론은 최소한 세 분야에서 사실로 확인되었다. 첫째는, 인위적으로 당질 코르티코이드 수준을 낮은 기준선 수준으로 고정시켜 유지한 쥐에게 스트레스를 준다. 그러면 동물들은 단계 A가 되는데(대개 에피네프린이 매개한다.), 단계 B를 완전히 달성하기 위한 당질 코르티코이드의 상승이 없어진다. 이 쥐들은 이제 자가 면역 질환의 위험도가 높아진다. 둘째로, 의사들은 때때로, 흔히 종양 환자에서, 부신(당질 코르티코이드의 원천인) 두 개 중의 하나를 제거하는 경우가 있다. 그 직후에, 남은 하나가 두 개 분량의 일을 해서 충분한 양을 만들어 낼 수 있을 때까지는, 순환하는 당질 코르티코이드의 수준이 당분간 반감한다. 당질 코르티코이드의 수준이 낮은 이 기간 동안, 스트레스를 초래하는 일이 발생했을 때 단계 B를 달성하기 위한 당질 코르티코이드가 부족하기 때문에 사람들은 자가 면역 또는 감염성 질환에 걸리기 쉽다. 마지막으로, 자연적으로 자가 면역 질환이 발생하는 종의 쥐나 닭을 보면, 당질 코르티코이드의 수준이 낮아져 있거나, 면역 또는 염증 세포들의 이 호르몬에 대한 반응 능력이 저하되어 있다든지 해서, 묘하게도 당질 코르티코이드 체계에 어딘지 이상이 있는 것을 알 수 있다. 이런 현상은 관절 류머티즘 환자의 자가 면역 질환에서와 같은 것이다.

따라서 이 스트레스 반응의 초기에는 면역 체계가 억제보다는 활성화되는데, 이러한 스트레스 반응의 중요한 역할은 면역의 활성화가 악화되어 자가 면역 질환으로 이어지지 않도록 하는 것이다.

이 분야의 수정된 이론은 이렇게 이루어졌다. 그러나 여기에 더해서, 일단 스트레스가 충분히 오래가서 면역을 억제하기 시작했다면,

전통적으로 예전에는 면역 억제라고 여겨졌던 어떠한 현상이 실제로는 면역 항진의 더욱 미묘한 형태일 수도 있을 것이다.

이것은 두 가지 방법으로 증명되었다. 누군가에게 다량의 당질 코르티코이드를 투여하거나, 몇 시간이나 지속되는 커다란 스트레스를 주면, 호르몬은 림프구를 구별하지 않고 죽여서 소탕해 버린다. 당질 코르티코이드의 수준을 잠시 동안 약간만 상승시키면(단계 B의 시작점에서 일어나는 것처럼) 이 호르몬은 특정한 분획의 림프구들 — 노쇠한 것들, 기능이 떨어진 것들 — 만 죽인다. 이 단계에서 당질 코르티코이드는 화급한 비상 사태에는 적절하지 않은 림프구를 제거하는 면역반응을 '다듬는' 일에 협조하는 것이다. 이는 간접적으로 면역 항진의 형태로 생각할 수 있다.

두 번째 미묘한 점은, 사람들이 예전부터(최소한 셀리에의 시대부터는) 알고 있는 어떤 일의 재해석을 반영하고 있다. 언급한 것처럼, 당질 코르티코이드는 림프구를 죽이기만 하는 것이 아니라 남아 있는 림프구를 순환계로부터 몰아내기도 한다. 오하이오 주립 대학교의 퍼다우스 다바르는 순환계에서 몰려 나온 이 면역 세포들이 어디로 갔는지 묻고 있다. 이 분야에 관한 이제까지의 가정들은 언제나 이 세포들이 흉선과 같은 면역 저장 조직으로 들어갔고, 활동을 정지당했기 때문에 별 쓸모가 없다는 것이었다. 그러나 다바르의 연구에 따르면 이들이 모두 저장되어 버리는 것이 아니다. 대신, 당질 코르티코이드와 에피네프린이 많은 림프구들을 피부와 같은 특정 염증 부위로 재배치한다. 면역 세포들은 비활성화되는 것이 아니라 전선으로 이동하는 것이다. 그 결과로 상처가 빨리 낫게 된다.

그러므로 스트레스에 노출된 초기에는 당질 코르티코이드와 다른 스트레스 반응 호르몬들이 일시적으로 면역계를 활성화해, 면역 방어를 증진시키고 강화시켜, 감염과의 전투 장면에 면역 세포들을 재배치하는 것이다. 체계가 자가 면역으로 과열될 위험이 있기 때문에, 당질 코르티코이드에 대한 더 오랜 노출은 이 효과를 역전시키기 시작하고, 체계를 다시 기준선으로 돌아오게 만든다. 그리고 진정으로 심한 지속적인 스트레스라는 병적인 시나리오에서는 기준선 이하로 면역이 억제된다.

이 새로운 견해들은 자가 면역 질환에 관련된 이 분야에 꾸준히 존재해 왔던 역설을 설명하는 데 도움이 된다.

아래는 자가 면역에 대한 두 가지 사실이다.

1. 자가 면역 질환이 면역계의 과잉 활성에 의한 것이라고 하는 만큼(신체의 건강한 부분을 실제로는 침입자로 인식한다는 점에서), 가장 전통적인 치료는 이런 사람들에게 '스테로이드'를 투여하는, 즉 다량의 당질 코르티코이드를 주는 것이다. 여기서의 논리는 분명하다. 면역계를 극적으로 억제함으로써 그것이 췌장이나 신경계 또는 그 밖의 어떤 잘못된 열정에 의한 부적절한 목표든 더 이상 공격할 수 없도록 하는 것이다(그리고 이러한 치료의 뚜렷한 부작용은 진짜 병원체에 대해 자신을 방어하는 면역계 역시 효과적이지 않다는 점이다.). 그러므로 이러한 스트레스 호르몬의 대량 투여는 자가 면역 질환에서의 손상을 줄인다. 더욱이 지속되는 심한 스트레스는 실험 쥐에서 자가 면역 질환의 증상을 완화한다.

2. 동시에 스트레스는 자가 면역 질환을 '악화'시킨다. 스트레스는 이런 질병들을 악화시키는 가장 신뢰할 만한 요소 중의 하나이다. 이것은 환자들이 의사에게 간혹 보고하곤 했지만 스트레스 호르몬이 자가 면역성을 감소시킬 뿐, 악화시키지는 않는다는 것을 알고 있는 의

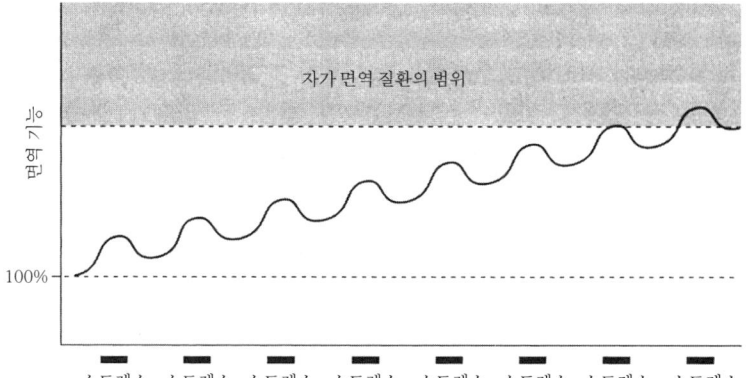

반복되는 스트레스가 어떻게 자가 면역 질환의 위험도를 증가시키는가를 보여 주는 도표.

사들이 흔히 노골적으로 무시해 왔던 현상이다. 그러나 일부 객관적인 연구 역시 다발 경화증, 관절 류머티즘, 그레이브스병, 궤양성 대장염, 염증성 장 질환 그리고 천식과 같은 자가 면역 질환에서 이런 견해를 지지하고 있다. 아직은 이러한 보고가 몇 되지 않고, 전향적이 아니라 환자들이 후향적으로 보고한 자료에 근거한 것이라는 약점이 있다. 그러나 이 소견들은 상대적으로 일관성이 있다. 자가 면역 질환의 발병 초기에 스트레스를 받은 일이 있다는 환자들이 있으며, 때때로 나타나는 나쁜 증상들의 재발이 스트레스와 동반해서 나타난다는 환자들은 더 많다. 더구나, 지금은, 이런 질병들의 동물실험 모델에서 스트레스가 자가 면역을 악화시킬 수 있다는 것을 보여 주는 강력한 문헌들이 있다.

따라서 과연 당질 코르티코이드와 스트레스는 자가 면역을 악화시키는가, 아니면 완화시키는가? 위의 그래프는 어렸을 때에는 이것이 분명치 않다는 답을 보여 주고 있다. 첫째, 수많은 일시적인 스트레스(말하자면 수많은 단계 A와 B)가 자가 면역의 위험도를 증가시키고 있는 것처럼 보인다. 어떤 이유에서든 오르내림이 반복되면서 체계를 상승시키는 것이 마치 자가 면역 쪽으로 왜곡하는 것처럼 보이게 한다. 둘째로, 단계 B가 뒤따르는 단계 A의 실제 사례가 많지는 않아도, 단계 B가 뒤따르지 '않는' 단계 A의 존재는 역시 자가 면역의 위험도를 높인다. 적당한 단계 B가 없으면 면역계는 자가 면역을 향해 곧바로 올라가게 되는 것이다.

이제 우리는 만약 지속적인 심한 스트레스를 가하거나 다량의 당질 코르티코이드를 투여하면, 면역계가 단계 C, 즉 극적인 면역 억제 상태가 되어 자가 면역의 증상을 완화시킨다고 기대할 수 있을 것이다. 급성 스트레스가 다발 경화증 모델 쥐의 위험도를 증가시키는 반면, 만성 스트레스는 이 자가 면역 질환의 증상을 억제한다는 연구는 이러한 견해를 지지하고 있다.

만성 스트레스와 질병의 위험도

이 책에서 반복되는 주제는 길게 또는 너무 자주 가해지는 평범하고 일상적인 스트레스에 대한 일부 생리학적 반응이 포유동물에서 어떻게 문제를 일으키게 되는가 하는 점이다. 면역을 기준선 이하로 억제하는 심한 스트레스의 효과도 분명 이런 것에 속한다. 스트레스에 의한 면역 억제는 실제로 얼마나 무서운 것인가? 에이즈 바이러스가 가르쳐 주었듯이 면역계를 충분히 억제하면 30대인 사람들이 50년 경력의 의사라도 노인들에게서나 드물게 볼 수 있는 암이나 폐렴을 앓게 된다. 그러나 만성 스트레스가, 면역 기능이 정상일 때는 걸리지 않았을 어떤 병에 대해 더 취약해지게 만들 만큼, 면역계를 억제할 수 있을까? 또 일단 병에 걸리고 나면 그 병과 싸우는 일이 더 힘들어질까?

사방에서 쏟아져 나오는 증거들을 보면, 스트레스가 우리의 면역계를 손상시키고 질병에 걸릴 위험도를 증가시키는 것이 틀림없는 것 같다. 그러나 이런 놀라운 발견들에도 불구하고, 정상이라면 면역계가 싸워 극복할 수 있을 병에 대해, 우리가 취약해지도록 만들기 위해서는 얼마나 많은 만성적인 스트레스가 필요한지 분명히 밝히는 일은 아직도 요원하다. 혼란스러운 최신 연구들을 이해하기 위해서, 그것들을 내용에 따라 구분하여 살펴보기로 하자.

본질적으로 이런 연구들은 모두 스트레스의 증감과 질병 또는 사망률 사이의 상관관계에 관련되어 있다. 많은 정신 신경 면역학자들은 이 연관이 다음과 같은 단계를 거쳐 확립된다는 가정에 근거하여 연구를 수행하고 있다.

1. 문제가 되는 개인이 스트레스를 받고 있다.
2. 스트레스 반응(당질 코르티코이드, 에피네프린의 분비 등)이 개시되도록 한다.
3. 개인들이 나타내는 스트레스 반응의 길이와 강도는 면역계를 충분히 억제할 수 있을 만큼 크다.
4. 스트레스는 개인들이 감염성 질환에 걸릴 가능성을 높이거나, 병에 걸렸을 때의 질병에 대한 방어 능력을 손상시킨다.

그러므로 면역과 관련된 어느 특정한 질병이 스트레스를 받는 상황에서 더 자주 발생한다는 사실을 알았다고 가정해 보자. 이제는 두 가지 결정적인 질문을 해야 한다. 첫째, 질병이 있고 스트레스를 받고 있는 개인들에게 1에서부터 4까지의 단계가 일어난 것을 증명할 수 있을 것인가? 둘째, 스트레스로부터 시작해서 질병에 걸리게 되는 현상을 설명할 수 있는 또 다른 길은 없는가?

위의 네 가지가 모두 일어난다는 것을 증명하기가 얼마나 어려운지를 알기 위해 각각의 단계를 분석해 보기로 하자.

1단계, "개인들이 스트레스를 받고 있다." 사람이 아닌 동물을 상대로 한 실험 연구에 따르면, 충분한 스트레스를 받을 경우에는 2에서 시작되어 4단계에까지 도달할 수 있다는 것이 통설이다. 그러나 동물실험에서 사용되는 실험적 스트레스를 인간에게 적용하는 것에는 문제가 있다. 동물 연구에서 사용되는 스트레스는 평소에 우리가 겪는 전형적인 스트레스에 비해 엄청나게 강력한 것일 경우가 많기 때문이다. 그뿐 아니라 우리가 어떤 것을 진짜 스트레스로 느끼는 정도가 개인에 따라 엄청나게 다르기도 하다. 개인차에 관한 전반적인 사항은 이 책의 마지막 장에서 중점적으로 검토할 예정이다. 그러므로 사람들의 면역계에 대한 스트레스의 영향을 연구하기 위해서는 대상이 되는 사람에서 어떠한 일이 실제로 스트레스로 작용할 것인가라는 문제와 씨름해야 한다. 간추려 말하면, 스트레스와 면역 관련 질병의 연구에서 1단계를 만족하기 위해서는, 사랑하는 이의 죽음, 이혼, 재정적 위협이 되는 실직 등 누구에게나 큰 위협이 되는 사안들을 스트레스로 포함해야 한다. 겉으로 보아서 많은 사람들이 스트레스라고 느끼지 않는 사안이라면 단계 1의 상태에 있다고 말할 수 없다는 것이다.

1단계에는 또 하나의 문제가 있다. 사람들이 스스로 스트레스에 노출되었다고 주장하는 것이 과연 진짜 스트레스였는지 여부가 불분명하다는 점이다. 우리는 일상생활에서 어떤 일이 일어나고 있는지 별로 주의를 기울이지 않는 경향이 있다. 가공의 실험을 해 보자. 100명의 운 좋은 사람들을 골라 며칠 동안 심한 복통을 일으키는 약을 먹인다. 그 후 이 실험에 비밀리에 참여하고 있는 의사에게 데리고 간다. 의사는 이 사람들이 위궤양이라고 말한 다음 짐짓 질문을 한다. "최근에 뭔가 스트레스를 받은 일이 있습니까?" 아마도 사람들의 90퍼센트는 궤양의 원인이 되었을 법하다고 생각되는 그럴듯한 무엇인가를 떠올릴 것이다. 후향적 연구에서는, 병에 걸린 사람들은 자신에게 스트레스가 심한 어떤 일이 일어나고 있다고 생각하기 쉽다. 그러므로 사람에서는 후향적 연구에 너무 의존하게 되면 스트레스와 질병 사이의 인과 관계를 과대 평가할 우려가 있다. 그리고 문제는 이 분야의 대부분의 연구가 후향적이라는 것이다(소화계의 질환에 관한 장에서도 나왔던 문제점이다.). 비용과 시간이 많이 드는 전향적 연구는 최근에 와서야 증가하기 시작했다. 전향적 연구는 예를 들어, 일단의 건강한 사람들을 선택하여 수십 년에 걸쳐 이들이 언제 스트레스에 노출되었는지, 병에 걸렸는지 등을 객관적 외부자의 입장에서 기록하며 추적 조사하는 것이다.

다음 단계로 넘어가 보자. 스트레스로 인해 스트레스 반응이 생긴다(1단계에서 2단계로). 다시 말해서 생체에 강력한 스트레스를 가하면 당연히 강력한 스트레스 반응이 일어난다. 약한 스트레스는 약한 스트레스 반응을 일으킨다.

2단계에서 3단계로 옮겨 갈 때에도 똑같은 일이 일어난다. 동물실험에서 당질 코르티코이드를 대량으로 투여하면 면역계가 완전히 정지한다. 사람에서도 당질 코르티코이드를 분비하는 종양(쿠싱 증후군)이 있거나, 다른 어떤 병을 치료하기 위해 합성 당질 코르티코이드를 복용하는 경우에 같은 일이 일어난다. 그러나 이제 우리가 아는 것처럼, 여러 가지 스트레스에 대한 반응으로써 당질 코르티코이드 수준이 어느 정도 상승하게 되면 면역계는 억제되는 것이 아니라 항진된다. 더욱이 일부 암 종류에서는 당질 코르티코이드 수준의 상승은 방어적인 역할을 한다. 앞의 장에서 보았듯이, 엄청나게 높은 당질 코르티코이드 수준은 여성에서는 에스트로겐을, 남성에서는 프로게스테론의 수준을 떨어뜨린다. 그리고 일부 암 종류는 이 호르몬들의 자극을 받는다('에스트로겐 감수성' 유방암과 '프로게스테론 감수성' 전립선암이 유명하다.). 이 경우에는 스트레스가 많으면 당질 코르티코이드가 많아지고, 그에 따라 에스트로겐이나 프로게스테론이 적어져서, 암이 천천히 자라게 된다는 것이다.

3단계에서 4단계로 옮겨 가자. 면역계가 변화하면 질병의 양상은 얼마나 바뀌는 것인가? 뜻밖에도 면역학자들은 여기에 관해 확신을 가지지 못하고 있다. 면역계가 매우 심하게 억제되어 있다면 병이 될 가능성이 높아지는 것은 틀림없다. 과량의 당질 코르티코이드를 처방받아 복용하고 있는 사람들은 쿠싱 증후군 또는 에이즈 환자들과 마찬가지로, 면역력이 매우 저하되고, 각종 감염성 질환에 취약해진다.

그러나 면역계의 변화가 미약할 경우에는 질병과의 연관이 그리 분명치 않다. "면역 기능의 어떤 부분이 경미하게 감소할 때마다 질병의 위험도가 증가한다."라고 단언할 수 있는 면역학자는 그리 많지 않다. 그들이 망설이는 이유는 면역력과 질병의 상관관계가 직선적이지 않을 수가 있기 때문이다. 다른 말로 하면, 일단 면역 억제의 어떤 문턱(역치)을 넘고 나면, 노 없이 여울을 거슬러 오르는 것과 같다. 그러나 그 전까지는 약간 면역력이 변화하더라도 그리 큰 문제가 되지 않을지도 모른다는 것이다. 또 면역계는 너무 복잡해서, 스트레스에

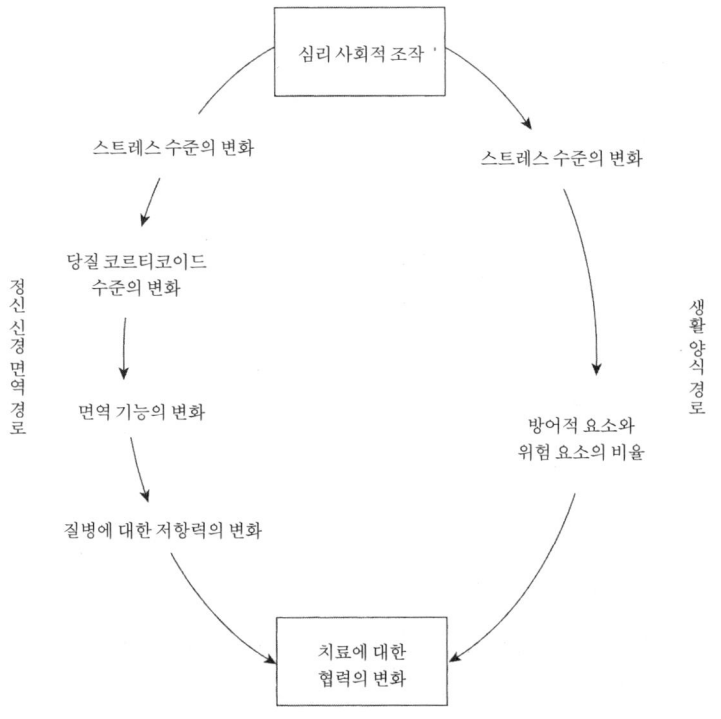

반응하여 면역계의 어떤 부분이 변화한다고 해도, 전체로 보아서는 면역계에 큰 영향이 나타나지 않을지도 모른다. 따라서 상대적으로 작은 면역의 변동과 사람의 질병 양상 사이의 상관관계는 상대적으로 미약하다.

　실험실에서의 연구 결과를 현실 세계로 일반화하기 어려운 데에는 또 다른 이유가 있다. 실험실에서 1, 2, 3단계가 발병(4단계)에 미치는 영향을 조사한다고 해 보자. 대부분의 과학자들에게 실험용 쥐가 수명을 다할 때까지 쥐의 스트레스, 당질 코르티코이드, 면역 수준을 조작하여 이 쥐가 대조군의 쥐보다 병에 걸리기 쉬운가를 조사하는 것은 매우 귀찮고 불편한 일이다. 여기에는 많은 시간과 경비가 소요된다. 그러므로 과학자들은 보통 인위적으로 유발시킨 질병을 관찰한다. 어떤 바이러스에 노출시킨 쥐를 대상으로 하여 단계 1, 2, 3을 조작하고 무슨 일이 일어나는가를 관찰하는 것이다. 그렇게 하면, 인위적으로 유발시키는 심한 병의 발병을 다루는 과정에서 1, 2, 3단계가 4단계와 관련된다는 정보를 얻게 된다. 그러나 이러한 접근 방법은, 어느 과학자가 계획적으로 우리를 병에 걸리게 하려고 애쓰기 때문에 우리가 병에 걸리는 것은 아니라는 부분을 간과하고 있는 것이 분명하다. 대신 우리는 산재한 발암 물질, 때때로 닥치는 유행병, 방 저쪽에서 누가 하는 재채기 등을 겪으며 살고 있다. 인위적으로 유발시킨 질병이 아니라 자연적으로 발생하는 질병을 관찰하는 동물실험은 비교적 적다.

　이것들은 우리에게 여러 가지를 경고해 주고 있다. 이제부터는 면역 기능 이상으로 인한 질병과 스트레스의 연계가 존재하는 분야들을 고려해 보기로 한다. 그렇게 함으로써 우리는 이 연계들이, 1단계에서 4단계로 진행하는, 스트레스와 질병을 연결하는 '정신 신경 면역 경로'에서 얼마나 역할을 하는지를 평가할 수 있을 것이다. 또 각각의 모든 사례에서, 1단계에서 4단계의 과정을 우회하며 스트레스와 면역 관련 질환들을 연결하는, 느슨하게 '생활 양식 경로'라고 부를, 다른 과정이 혹시 존재하는지도 고려할 것이다.

스트레스와 질병의 연계를 검사하는 방법들

사회적 지원과 사회적 소외

사회적 관계가 부족한 사람일수록 평균 기대 수명은 짧아지고 각종 감염성 질환이 나쁜 영향을 미친다. 의학적으로 유익한 관계는 결혼, 친구와 친척, 교회 동료들과의 사귐, 또는 다른 그룹 활동에의 참가 등의 형태를 띠고 있다. 이것은 여러 가지 다른 연구들에서도 일관성 있게 나타나는 양상이다. 더구나 이러한 일반적인 견해들은 몇몇 사려 깊은 전향적 연구를 근거로 하고 있으며, 성별은 물론, 인종, 도시와 시골, 미국 사람과 유럽 사람 간의 차이도 없이 공통적인 것이다. 가장 중요한 것은 그 영향이 크다는 것이다. 평균 기대 수명에 미치는 사회 관계의 효과는 최소한 흡연, 고혈압, 비만, 육체 활동의 수준 등의 변수들과 비슷한 정도로 크다고 생각되고 있다. 동일한 병에서 연령, 성별, 건강상태 등의 변수를 보정한 대조군 실험에서 사회 관계가 가장 적은 사람은 가장 많은 사람에 비해 사망할 확률이 거의 두 배 반이나 높다.

매우 흥미로운 일이다. 이 관계는 무엇을 설명해 주는 것일까? 아마도 이것은 1단계에서 4단계까지에 이르는 정신 신경 면역 경로를 통해 다음과 같은 것을 보여 주고 있을지 모른다. 사회적으로 소외된 사람은 욕구 불만을 표출하거나 사회의 지원을 기대할 수 없기 때문에 더 많은 스트레스를 받는다(1단계). 이것은 스트레스 반응의 만성적 활성화를 초래한다(2단계). 면역 억제를 초래한다(3단계). 더 많은 감염성 질환에 걸린다(4단계).

이 단계의 각각에 어떠한 지원이 있는지 살펴보기로 하자. 첫째, 사회적으로 소외되어 있다는 것이 바로 스트레스를 의미하는 것은 아니다. 또 다른 번잡한 파티를 뒤로 밀쳐 놓으며 행복해하는 독신주의자들도 있다. 사회적 소외가 스트레스라고 하는 것은 주관적인 평가이다. 그러나 이런 연구들의 대부분에서는 대상자들이 스스로를 사회적으로 소외되어 외롭다고 평가하는데, 이는 분명 부정적인 감정이다. 그래서 1단계는 검사가 끝났다. 2단계의 사람들은 만성적인 과도한 스트레스 반응을 보이는가? 여기에 대해서는 그렇다는 증거도, 그렇지 않다는 증거도 거의 없다.

3단계는 어떤가? 사회적 소외에 연관되어 면역 기능의 일면이 저하되는가? 여기에 관해서는 많은 증거가 있다. 한 연구에 따르면 외로울수록, 사회에서 더 소외된 개인일수록 백신에 의한 항체 형성 반응이 저하되어 있다. 에이즈에 걸린 사람들에 관한 다른 연구에서는 주요 림프구 분획의 감소가 더 빨라진다고 한다. 유방암의 여성에 관한 또 다른 연구에서는 자연 살해 세포의 활성이 더 저하된다고 한다.

그러면 4단계로 가 보자. 이 정도의 면역 억제가 실제로 질병을 일으키는 역할을 했다는 것을 증명할 수 있을까? 여기에 관한 근거는 비교적 약하다. 어떤 연구들은 사회적 소외와 3단계를, 다른 연구는 소외와 4단계를 연관시킨다. 그러나 소외가 두 단계 모두와 연관이 있다거나, 3단계의 강도가 4단계로 넘어가는 데에 연관이 있다는 것을 보여 주는 연구는 드물다.

그러나 아직 이러한 경로의 관여를 시사하는 비교적 좋은 증거가 있다. 생활 양식 경로는 어떨까? 문제가 무엇이든 사회적으로 소외된 사람은 매일같이 약을 먹도록 상기시켜 주는 특별한 누군가가 존재하지 않는다면? 소외된 사람들은 의학적 지시에 잘 따르지 않는다는 것이 알려져 있다. 영양가가 있는 음식 대신 다시 데운 패스트푸드로 연명할 확률이 높다면? 아무도 말리는 사람이 없기 때문에 흡연과 같이 어리석은 위험한 행위에 빠져들기 쉽다면? 여러 형태의 생활 양식이 사회적 소외와 감염증을, 단계적인 과정을 우회하여, 연계시킬 수 있다. 또는 혹시 인과 관계가 역전되어서, 즉 병든 사람이 안정적인 사회 관계를 유지하기가 어렵기 때문에 연관이 생기는 것이라면?

수많은 연구들이 흡연, 식사, 복약 지시 준수 여부 등의 위험한 생활 습관들을 보정한 후에 이루어졌는데, 소외와 열악한 건강이라는 연관은 여전히 존재했다. 더구나 결정적으로, 자신의 생활을 햄버거나 술, 흡연 등으로 혼란에 빠뜨리지 않는, 다른 척추동물에서도 같은 현상이 일어난다는 것이 알려졌다. 사람 에이즈 바이러스(HIV)와 비슷한 역할을 하는 원숭이 면역 결핍 바이러스(simian immunodeficiency virus, SIV)를 원숭이에 감염시키면 사회적으로 더 소외된 동물들이 당질 코르티코이드의 수준이 높고, 바이러스에 대한 항체가 적으며, 몸 속에 바이러스가 더 많고, 사망률이 더 높다. 다른 말로 하자면, 1단계에서부터 4단계까지가 존재하는 것이다.

전체적으로 볼 때, 사회적 소외는 면역에 대한 스트레스의 효과로 인해 건강에 영향을 미치는 상당히 그럴듯한 사례라고 볼 수 있다. 그러나 이 사례에 전혀 빈틈이 없는 것은 아니다.

사별

사회적 소외의 극단적 형태인 사별(死別)은, 물론, 사랑하는 사람의 상실을 말한다. 엄청나게 많은 문서들이 사별했을 때 우울증이 동반된다고 밝히고 있지만, 이것은 그와는 완전히 별개의 문제이다. 흔히 살아남은 쪽, 즉 슬퍼하는 배우자, 자식을 잃은 부모, 심지어는 주인을 잃은 애완동물까지 수척해져서 일찍 죽게 된다는 대중들의 믿음이 있다. 상당히 많은 연구들이 비록 그 효과가 강력하지는 않지만 사별이 사망의 위험도를 증가시킨다는 것을 보여 준다. 이것은 아마도 추가적인 생리적 또는 심리적 위험 요소가 사별과 복합적으로 작용하는 일부 사별한 사람들에서만 위험이 나타나기 때문인 것 같다. 레바논 전쟁에서 사망한 이스라엘 병사들의 부모들을 10년 동안 추적 조사한 신중한 전향적 연구를 살펴보면, 일반적으로 자식을 잃었다는 요소는 슬퍼하는 부모 집단의 사망률에 영향을 주지 않았다. 그러나 이미 배우자를 잃었거나 이혼한 상태였던 부모들의 사망률은 유의하게 높게 나타났다. 다시 말해서, 이 스트레스는 사회적 지원이 매우 적은 상태의 부모에서 추가적인 위험 요소로 작용했을 때 사망률 증가와 연관되는 것이다.

따라서 우리는 사회적 소외라는 주제로 되돌아 왔다. 역시, 정신 신경 면역 경로에 관한 증거가 상당히 있지만, 생활 양식 경로의 가능성도 또한 많이 존재한다. 슬퍼하는 사람들은 잘 먹지 않고, 잠도 잘 안 자고, 건강을 위해 운동을 하지도 않을 것이다. 때로는 어느 쪽인지 미묘해서 구분이 혼란스러운 경우도 있다. 사람들은 인종적으로나 유전적으로 자기 자신과 비슷한 사람과 결혼하려는 경향이 있다. 이러한 '동류 교배'를 향한 경향의 내면에는 우연보다 높은 확률로 환경적 요인을 공유하려는 부부들의 경향(뿐만 아니라 질병과 관련된 유전자를 불균형적으로 공유함으로써 이러한 생활 양식 경로의 구성 요소가 실제로는 생활 양식과 연관되지 않도록 한다.)이 있다. 이것은 부부가 동시에 병에 걸릴 가능성을 높인다. 어쨌건, 혼란스럽기는 하지만, 아마도 정신 신경 경로 1에서부터 4단계까지는 사회적 지원이 결핍된 사별한 개인에서 사망률을 증가시키는 데 관련이 있는 것 같다.

감기

모든 사람들이 스트레스를 받으면 감기에 걸릴 확률이 증가한다는 것을 알고 있다. 시험 기간 동안 피로가 쌓여 기진맥진하고 수면 부족인 상태에서 기침과 콧물이 나던 학창 시절을 생각해 보자. 대학의 보건 진료소의 의무 기록을 조사해 보면 시험 기간 중에 감기에 걸리는 학생들이 많다는 사실을 발견할 수 있다. 많은 사람들이 수십 년 후에도 같은 경향, 다시 말해 무리해서 심신이 피로해지면 갑자기 목이 간질간질해지는 현상을 발견할 수 있을 것이다.

정신 신경 면역 경로 1에서 4단계는 상당히 설득력이 있는 것처럼 보인다. 일부 연구들은 재정적 위협이 되는 실직과 같은, 대부분의 사람들이 상당히 심한 스트레스를 느끼는 표면적 사건들을 다루고 있다(1단계). 그러나 스트레스 반응의 강도를 살펴본 연구는 별로 없다(2단계). 그렇지만 면역을 평가하는 신빙성 있는 지표들의 변화는 보고되어 있다. 예를 들면, 스트레스가 감기의 위험도를 높인다는 연구는 이런 사람들의 침이나 코 속에서 감기에 대항하는 항체의 분비가 감소한다는 것을 보여 주고 있다(3단계와 4단계).

그러나 위와는 다른 생활 양식 경로의 가능성도 고려해 보아야 한다. 기억에 미치는 스트레스의 파괴적 영향은 우리가 코트의 단추를 잠그지 못하게 할 수 있다. 마찬가지로 사회적 소외 때문에 스트레스를 받고 있다면, 얼굴도 가리지 않고 재채기를 해대는 분별없는 사람과 더 친해지고 싶어질지도 모른다.

그렇다고 혼란스러워할 필요도 없고 너무 걱정할 것도 없다. 하지만 스트레스는 생활 양식을 바꾸고, 생활 양식이 달라진다는 것은 감기 바이러스에 노출되는 정도가 달라진다는 것을 의미한다.

이 가능성은 일련의 유명한 연구에 의해 보정되었다. 그중 하나에서는, 쾌활하고 협조적인 자원자들을 주요한 생활 양식의 혼란을 조절할 수 있게 만든 숙소에 모은 후 자신들이 얼마나 스트레스를 느꼈는지를 적어 내도록 했다. 그리고 각자의 코에 감기의 원인이 되는 리노 바이러스를 스프레이로 투여했다. 물론 모든 사람이 같은 양의 병원체에 노출되었다. 그 결과? (짜잔! 박수!) 바이러스에 노출된 후 감기에 걸릴 확률은 스트레스를 더 받은 쪽이 세 배나 되었다. 한 달 이상 지속된 사회적 스트레스가 가장 위험도가 높았다.[4] 더구나 같은 일이 실험실의 생쥐와 인간 이외의 척추동물에서도 나타난다 — 리노 바이러스를 스프레이하고 스트레스를 주면 사회적으로 하위에 있는 동물에서 코감기와 같은 증상이 나타난다.

종합적으로, 스트레스가 최소한 부분적으로는 정신 신경 면역 경로를 통해 감기에 더 잘 걸리도록 하는 것은 상당히 설득력이 있는 것처럼 보인다.

에이즈

에이즈가 광범위한 면역 억제를 동반하는 질환이고 심한 스트레스가 면역계를 억제한다면, 스트레스가 HIV 양성인 사람에게서 에이즈가 발현되도록 할 가능성이 있을까? 그리고 일단 에이즈가 발병하고 나면 스트레스가 병의 경과를 더 악화시킬 수 있을까?

이 의문은 에이즈가 유행하기 시작하면서부터 언론에 다루어졌다. 이 책의 지난번 판 이후에 3제 병합 항레트로바이러스 치료법이 개발되어 에이즈를 치명적인 질병에서 처치가 가능한 만성병으로 바

꾸어 놓았기 때문에 이는 더욱 의미 있는 문제로 떠올랐다.[5]

스트레스가 에이즈의 경과를 변화시킨다는 약간의 간접적인 증거가 존재한다. 사람 림프구를 페트리 접시에 키우고 거기에 HIV를 노출시켰다고 가정하자. 만약 세포를 당질 코르티코이드에도 노출시키면 세포가 바이러스에 감염될 확률은 높아진다. 또 노르에피네프린도 바이러스가 세포를 침입하기 쉽게 만들며, 세포 속에서의 바이러스 증식을 항진시킨다. 이미 소개한 사람이 아닌 척추동물, 즉 SIV(원숭이의 HIV)에 감염된 원숭이에 관한 연구 역시 이러한 소견을 지지하는데, 이것은 1부터 4단계까지를 HIV에 적용할 수 있다는 것을 시사한다. 이 연구의 저자들은 사회적으로 더욱 소외된 원숭이(1단계)가 당질 코르티코이드 수준이 높고(2단계), 바이러스에 대한 항체가 적고(3단계), 사망률이 높다(4단계)는 것을 보여 주었다. 사람은 어떨까?

우선 같은 양의 HIV를 가지고 있다고 하면 다음 중의 하나를 가진 사람에서 항체가 빨리 감소하고 사망률이 높게 나타난다. 첫째, 부정하는 형태로 대처하는 양식,· 둘째, 아주 적은 사회적 지원, 셋째, 사회적으로 억제된 기질, 넷째, 사랑하는 사람의 상실과 같은 더 큰 스트레스들. 이것들의 효과가 엄청난 것은 아니지만 이런 소견들에는 어느 정도 일관성이 있어 보인다. 따라서 이들은 1단계를 만족하는 것 같다.

이러한 개인들이 과잉의 스트레스 반응을 가지는가(2단계)? 당질 코르티코이드 수준이 HIV의 경과를 예측할 수 있는 지표가 되지는 않는다. 그러나 위험도가 더 높은 사회적으로 억제된 기질의 사람들에서는 교감 신경 활성이 상승되어 있는데, 과잉 활성의 정도는 성격 자체보다 더 좋은 쇠약의 지표가 된다. 따라서 2단계도 지나가자.

많은 스트레스, 억제된 기질, 거절, 사회적 지원의 부족이 사망률을 높일 뿐 아니라(4단계) 면역 기능의 빠른 저하(3단계)를 예측할 수 있게 만드는가? 이 역시 사실인 것 같다.

따라서 에이즈는 정신 신경 면역 경로를 따르는 것처럼 보인다. 생활 양식 경로는 어떨까? HIV 치료의 의학적 처방은 엄청나게 복잡하기 때문에 스트레스를 더 많이 받고 있는 사람들은 이 항바이러스제제를 복용하지 않거나 또는 정확하게 복용하지 않을 가능성이 있다는 말에는 일리가 있다. 내 생각으로는 이런 연구에서 위험한 생활 습관을 보정하는 것은 쉽지 않다. 만약 이 관계가 반대 방향으로 연결된다면 어떨까? 만약 이 질병으로 인한 빠른 쇠약이 본인을 사회적으로 억제되도록 만들고 더 적은 사회적 관계를 만들게 한다면? 이것은 상당히 설득력이 있다. 그러나 중요한 대조로서, 성격 양상으로 여러 달 뒤의 면역학적 양상을 예측할 수 있다는 것이 알려져 있다.

요약하면, 정신 신경 면역적인 면이 스트레스와 에이즈가 악화되는 것 사이의 연계에 기여한다. 그러나 얼마나 많은 스트레스가 사람들이 치료를 위한 처방을 따르는 일에 영향을 미치는지, 또는 처방이 얼마나 잘 듣는지를 검토할 더 많은 연구가 필요하다.

잠복 바이러스

리노 바이러스, 에이즈 바이러스 다음으로 바이러스의 마지막 범주가 남아 있다. 일단 감염된 후에 잠복하는 종류이다. '잠복'이란 일단 우리 몸의 일부 세포를 뚫고 들어온 바이러스가 우리 세포의 DNA 옆에 숨어서, 스스로를 복제하여 증식하지 않고 한동안 동면하는 것을 의미한다. 최근의 견해로는 무언가가 동면 중인 바이러스가 잠복에서 깨도록 촉발하면 바이러스가 다시 활성화된다고 한다. 복제를 몇 번 반복한 후 수가 증가한 바이러스 입자는 또 세포에 침투하고 다시 잠복한다. 헤르페스 바이러스가 그 고전적인 예인데, 이 바이러스는 일부 신경 세포에 감염되면 재발할 때까지 수 년, 심지어는 수십 년 동안 잠복한다.

이것은 바이러스들이 진화해 온 영리한 전략이다. 어떤 세포에 감염한다, 복제한다, 그 과정에서 세포를 터뜨리고 나온다, 일이 복잡해져서 면역계에 각종 경보를 울린다, 활성화된 면역 세포가 막 몰려들기 시작할 때에, 다른 세포를 뚫고 들어간다. 면역 세포들이 머물고 있는 동안 바이러스는 다시 잠복한다.

그다음에 바이러스가 하는 영리한 짓은 무엇인가? 아무 때나 시간만 되면 다시 활성화되지 않는다는 것이다. 숙주의 면역계가 느슨해질 때를 기다렸다가 재빨리 또다시 복제를 감행한다. 그렇다면 면역계가 언제 가장 느슨해지는가? 그렇다. 모든 종에서 신체적·정신적 스트레스를 받는 동안 헤르페스 같은 잠복 바이러스가 재발한다는 것은 끊임없이 보고되고 있다. 이는 엡스타인-바르 바이러스나 수두와 대상 포진을 일으키는 수두양 대상 포진 바이러스 등의 잠복 바이러스에서도 마찬가지이다.

이런 매우 진화한 바이러스는 놀라울 따름이다. 이제 중요한 질문이 생긴다. 결국은 교육도 못 받은, 신경 세포 속에 뭉쳐 있는 DNA 몇 줄에 불과한 잠복 헤르페스 바이러스가 어떻게 우리가 면역이 억제되어 있다는 것을 알 수 있는가? 가능성 중의 하나는 헤르페스는 끊임없이 잠복으로부터 나오려고 시도하고 있는데, 만약 우리의 면역계가 잘 돌아가고 있다면, 낌새를 채고 중지한다는 것이다. 두 번째 가능성은 헤르페스가 어떤 식으로든지 면역계가 잘 돌아가는지를 측정한다는 것이다.

재미있게도 그 해답이 불과 몇 년 전에 나왔다. 헤르페스가 우리 면역계의 기능을 측정하는 것이 아니다. 헤르페스는 이 목적을 위해 필요한 정보를 주는 다른 어떤 것, 당질 코르티코이드 수준을 측정하는 것이다. 헤르페스의 DNA는 상승된 당질 코르티코이드 신호에 민감한 부분을 포함하고 있어서, 그 수준이 올라가면 DNA에 있는 센서가 잠복에서 빠져나오도록 하는 데 관련된 유전자를 활성화한다. 엡스타인-바르 바이러스나 수두양 대상 포진 바이러스 역시 당질 코르티코이드에 민감한 구조를 포함하고 있다.

그리고 이제 이 바이러스들의 더욱 귀신같이 영악한 부분을 살펴보자. 헤르페스가 신경에 감염되면 어떤 다른 일을 할까? 헤르페스는 시상 하부에서 CRH를 내도록 한다. 이 CRH는 당질 코르티코이드의 수준을 올리는 ACTH를 내도록 하는 호르몬이다. 믿어지는가? 정말로? 그러므로 특별한 스트레스가 필요하지도 않다. 감염되어 들어온 헤르페스에 의해, 우리의 당질 코르티코이드 수준(2단계)은 올라가게 된다. 이것이 다시 우리를 3단계로 올려 바이러스가 잠복에서 깨어나도록 한다. 더구나, 상승된 당질 코르티코이드 수준은 활성화된 헤르페스에 대한 신체의 면역 방어를 손상시킨다. 이것은 4단계로 연결된다. 곧 입술 주위에 물집이 생기는 것이다. 이런데도 우리는 큰 뇌와 다채로운 기능을 가진 엄지손가락을 보유한 인간이 훨씬 영리하다고 생각하고 있다.

지금까지 우리는 정신 신경 면역학과 관련한 몇 가지 유용한 주제를 살펴봄으로써 스트레스가 어떻게 일부 면역 관련 질환의 가능성, 병의 심한 정도, 또는 두 가지를 모두 증가시킬 수 있는지를 확인해 보았다. 이 모든 것은 전 분야에서 가장 이론의 여지가 많은 다음의 주제를 다루기 위한 전제에 불과하다. 이 마지막 부분은 이 책에서 가장 중요한 부분 중 하나인데, 걱정스러울 정도로 널리 퍼져 있는 민간의 지혜라는 것과는 반대되는 것이다.

스트레스와 암

스트레스는 암의 발생과 어떤 관련이 있을까?
  스트레스가 암의 발병 위험을 높일 수 있다는 첫 번째 증거는 동물실험에서 비롯되었다. 현재까지, 그런 대로 설득력이 있는 동물실험에 따르면 스트레스가 몇 종류의 암의 경과에 영향을 미친다고 한다. 예를 들어 생쥐에게서 어떤 종양이 성장하는 비율은 생쥐를 어떤 우리 속에서 키우느냐와 관련이 있다. 시끄럽고 스트레스가 많은 우리에 넣은 생쥐는 종양이 자라는 속도가 빠르다. 다른 연구에 따르면, 쥐에게 전기 충격을 주더라도 쥐가 결국은 그 충격에서 벗어나 도망갈 수 있게 해 주면 이식한 종양이 거부된다. 그러나 전기 충격을 회피하는 능력을 제거한 후 같은 정도의 전기 충격을 가하면 종양을 거부하는 능력이 사라진다. 쥐의 우리를 회전하는 판(본질적으로는 레코드 플레이어와 같다.) 위에 올려놓아 스트레스를 주면 회전수와 종양의 성장 사이에 확실한 상관관계가 보인다. 회전 스트레스를 당질 코르티코이드로 대체하더라도 종양의 성장은 가속된다. 이상은 이 분야에서 가장 주목할 만한 활약을 하고 있는 연구자들이 신중하게 수행한 연구의 성과들이다.
  이 동물들에게 스트레스는 정신 신경 면역 경로를 통해 작용하는가? 최소한 부분적으로는 그런 것 같다. 이 스트레스들은 이 연구들에서 당질 코르티코이드의 수준을 상승시켰다. 그리고 이 당질 코르티코이드들은 면역 및 비면역 차원 모두에서 종양의 생태에 직접적인 영향을 미친다. 첫 번째 메커니즘으로, 면역계는 종양이 퍼지는 것을 방지하는 특별한 종류의 세포(자연 살해 세포로 알려져 있다.)를 포함하고 있다. 이 연구들에 따르면 스트레스는 순환하고 있는 자연 살해 세포의 수를 감소시킨다. 두 번째는 아마도 면역학과는 무관하다. 일단 종양이 자라기 시작하면, 엄청난 양의 에너지를 필요로 하게 되므로 종양이 하는 최초의 일 중의 하나가 가장 가까운 혈관에 신호를 보내 종양 속으로 모세 혈관이 무수히 자라도록 만드는 것이다. 이러한 '혈관 형성'은 혈액과 영양분을 배고픈 종양에게 공급하는 역할을 한다. 당질 코르티코이드는 스트레스를 받을 때에 나타나는 농도에서 혈관 형성을 돕는다. 마지막 방법은 포도당의 공급과 관련이 있다. 종양 세포들은 혈액으로부터 포도당을 흡수하는 능력이 뛰어나다. 얼룩말이 사자를 피해 달아날 때를 생각해 보자. 순환하는 포도당 농도를 상승시키기 위해 에너지를 저장하는 일을 중지하고, 그것을 근육에서 사용하도록 하자는 것이었다. 하지만 몇 년 전에 내 실험실에서 보고한 바에 따르면, 스트레스를 받는 쥐에서 순환하는 포도당 농도가 높아지고, 최소한 한 종류의 실험적 종양은 근육이 포도당을 흡수하기 전에 포도당을 흡수할 수 있다는 것이 판명되었다. 근육용으로 저축했어야 할 에너지 저장고가 비고, 그 대신 엉뚱하게도 식욕이 왕성한 종양에게 포도당이 전달되어 버리는 것이다.

동물에서 몇 가지 스트레스와 암의 연관을 찾아보고 이 효과를 설명할 수 있는 약간의 정신 신경 면역학적 메커니즘에 대해 알아보았다. 이를 사람에게도 적용할 수 있을까? 이 동물실험들의 두 가지 큰 특징이 그 타당성을 제한하고 있다. 첫째, 이 연구들은 종양 세포를 동물에 주사하거나 이식한, '유도된' 종양에 관한 것이라는 점이다. 따라서 우리는 스트레스가 동물에서 암을 '일으키는' 것을 본 것이 아니라, 스트레스가 인위적인 방법으로 도입된 암의 경과를 변화시키는 것을 본 것이다. 내가 아는 한 어떠한 동물실험도 스트레스가 자연발생적 종양의 발병률을 증가시킨다는 것을 보여 준 바 없다. 더 나아가, 이 연구들에 사용된 대부분의 종양들을 바이러스가 유발한 것이라는 점이 있다. 그런 경우에 바이러스는 세포의 복제 기구를 차용하여 분열을 개시하도록 하고 무질서하게 자라도록 만든다. 사람의 경우에 대부분의 암은 바이러스 때문이 아니라 유전적인 요소에서, 또는 주위의 발암 물질에 노출됨으로써 생긴다. 동물을 사용한 실험에서는 이런 것들을 대상으로 삼은 적이 거의 없다. 따라서 동물실험으로부터 알게 된 주의점은 다음과 같다. 스트레스는 몇 가지 종양의 증식 속도를 가속시킨다. 그러나 이런 종류의 암들은 그 결과를 그대로 사람에게 적용하기에는 제한이 있으며, 또한 완전히 인위적인 방법으로 유도된 것이다.

그러므로 주의를 사람에게 돌리자. 우리의 첫 번째 가장 간단한 질문은 바로 이것이다. 즉 심한 스트레스를 받은 과거력이 후일 암이 발병할 위험도와 상관이 있는가?

여러 연구들이 이를 보여 주고 있는 것 같지만, 이것은 모두 주로 후향적 연구의 결과라는 공통되는 문제점을 내포하고 있다. 다시 말하지만, 암이라고 진단을 받은 사람은 엄지발가락의 관절이 좀 부은 사람보다 예전에 스트레스를 받았던 경험을 잘 기억해 내는 경향이 있다. 만약 당신이 후향적 연구를 하면서, 가족의 죽음이나 실직, 또는 이혼과 같이 확인할 수 있는 스트레스의 과거력에 의존한다고 하면 어떨까? 몇몇 연구들이 그런 심한 스트레스들이 5~10년 후의 대장암 발병률과 관련이 있다고 보고하고 있다. 몇몇 연구들, 특히 '유사 전향적' 형태를 띠는, 유방암 환자들에 관한 연구들은, 유방의 혹을 생검하는 시점에서 여성의 스트레스 과거력을 조사한 다음, 암 진단을 받은 사람과 그렇지 않은 사람을 비교했다. 그중 일부는 스트레스와 암의 연관을 보여 주었는데, 결국 만약 여성들이 자신이 암이라는 사실을 끝내 모르고 지낸다면 후향적 왜곡이 없을 것이고, 따라서 신뢰할 만한 연구가 될 것이다. 그런데 여기서는 무엇이 문제일까? 이 여성들은, 이 병의 가족력이나 위험 요인에 대한 개인적인 노출에 관한 지식을 반영하여, 우연보다 큰 확률로 자기가 암인지 여부를 추측할 수 있었음에 틀림없다. 따라서 이런 유사 전향적 연구들은 이미 유사 후향적인 것이며, 따라서 그리 믿을 만한 것이 못 되는 것이다.

드문 전향적 연구들에 따르면, 스트레스와 암이 연관된다는 것의 증거로서는 별로 좋지 않은 소견들이 밝혀져 있다. 예를 들어, 앞으로 14장에서 보게 되겠지만, 주요 우울증은 스트레스 및 당질 코르티코이드의 과잉 분비와 깊은 관련을 가지고 있다. 웨스턴 일렉트릭 발전소의 2,000명을 대상으로 시행한 유명한 연구는 우울증이 10년 후 암의 위험도를 두 배로 증가시키는 것을 보여 주었다. 그러나 이 자료를 주의 깊게 분석한 결과, 여기서의 우울증과 암의 상관은 어떤 주요한 발암물질에 노출되며 일하다 우울해진 사람들의 집단이 포함되었기 때문이라는 사실이 밝혀졌다.

다른 인구 집단에 관한 이후의 전향적 연구들에서는 우울증과 암의 관련은 물론 생물학적으로 의미가 있는 어떤 사소한 것도 밝혀지지 않았다. 더구나 이 연구들은 우울한 사람에서 암의 위험도를 높이는 두 가지 다른 길, 즉 생활 양식 경로인, 우울한 사람이 흡연과 음주를 더 한다는 요소를 제외하지 않았다. 사별을 스트레스로 상정한 다른 주의 깊은 전향적 연구에서도 비슷한 소견 — 후속의 암과 연관되지 않는다는 소견 — 을 보였다.

그러므로 이제 다른 문헌으로 옮겨 가 보자. 11장에서 우리는 수면 부족과 변화된 수면 형태가 (밤낮이 바뀌는 것과 같은) 중대한 스트레스가 된다는 것을 보게 될 것이다. 스트레스와 암의 연관을 찾기 위해, 오랜 기간(이 연구에서는 수십 년간) 밤에 일하느라고 밤낮이 바뀐 생활을 한 여성에서 유방암의 위험도가 증가하는가를 보더라도 그리 놀라운 일이 아닐 것이다. 그러나 여기서의 가장 설득력 있는 해답은 스트레스와는 아무 관련이 없다는 것이다. 그 대신 밤낮의 흐름이 바뀌면 멜라토닌이라는, 빛에 반응성인 보이는 호르몬의 수준이 극적으로 감소하는데, 이 호르몬이 고갈되면 유방암을 포함한 몇 종류의 암 발생률을 크게 증가시킨다.

다른 더 많은 추측들 역시 인정을 받지 못했다. 검토했던 것처럼, 장기 이식을 받은 사람들은 거부 반응의 위험이 있는데, 이를 예방하는 전략 중 하나가 면역계가 거부 반응을 일으키지 못할 수준까지 억제되도록 당질 코르티코이드를 투여하는 것이다. 그런 사람들 중의 극히 일부에서는 일종의 피부암(흑색종이 아닌 형태의, 별로 중하지 않은 암이다.)이 증가한다. 더구나 이미 언급했듯이, 에이즈로 인해 면역계가 매우 억제된 사람에서 극히 적은 종류의 암이 증가한다. 이 소견은 암과 스트레스 사이의 연관을 엮어 주는 것일까? 아니다. 왜냐하면 이것은, 첫째, 스트레스는 그 정도로 심하게 면역계를 억제하지는 않으며, 둘째, 만약 면역계가 그 정도로 억제되어 있다고 하더라도, 에이즈 환자나 장기 이식 환자의 극히 일부 집단에서만 암이 발생하고, 셋째, 일부 암 종류에 국한되기 때문이다.

따라서 대장암에 대한 앞서의 두 보고 외에는, 스트레스가 암의 발생을 증가시킨다는 견해를 지지하는 이론이 없다(그리고 이 결론은, 사람에서 가장 스트레스와 관련이 있을 것이라고 추측되어 왔던 수많은 유방암에 관한 연구들을 포함한 것이라는 것을 꼭 밝혀 두고 싶다.). 그러나 스트레스에 대한 어떤 특정한(그리고 잘못된) 대처 양식을 가진 인구 집단이 있다면 이들의 경우에는 스트레스로 인한 암 발생 위험도가 높아지는 것일까? 5장의 요약에서 이미 보았듯이, 기능성 소화기 질환에 특히 취약한 개인적 특성은 존재한다. 암에 유독 취약한 특성이 존재한다는 것이 스트레스에 원만히 대처하지 못하기 때문이라고 해석할 수 있을까?

일부 과학자들은 그렇다고 생각한다. 이 분야의 많은 일이 유방암을 대상으로 하여 이루어졌는데, 부분적으로는 유방암이 흔하고 중대하기 때문이기도 하다. 그러나 비슷한 양상은 다른 암에 대한 연구에서도 보고되고 있다. 우리가 말하는 암에 취약한 특성이란 억압 — 감정, 특히 분노가 내면으로 치우치는 — 의 일종이다. 이것은 내성적이며, 기쁨에 대한 강한 욕구를 가진 존경할 만한 개인의 순응적인 적응 양식이다. 이 견해에 따르자면 그렇게 안에 쌓인 감춰진 감정이 있으면 그것이 암으로 표출될 확률이 증가한다는 것이다.

이런 연구의 대부분은 후행적이고 유사 후행적인데, 우리는 이미 이러한 연구가 가지는 근본적인 문제를 살펴본 바 있다. 어쨌거나 전향적인 연구는 비록 작기는 하지만 약간의 연관이 있다는 것을 보여 주고 있다.

정신 신경 면역 경로의 1~4단계는 어떻게 관련이 되느냐고? 내 의견으로는 아직 아무도 밝혀내지 못하고 있다. 15장에서 보겠지만, 억압된 성격은 당질 코르티코이드 수준의 상승과 상관이 있으므로 2단계의 범위 내에 있다고 할 수 있다. 그러나 내가 아는 한에는, 그것이 어느 정도 암의 발생과 관계가 있다는 것을 제외하고는 아무도 3단계, 즉 어떤 종류의 면역 억제가 일어난다는 증거를 제시하지 못하고 있다. 더구나 잘 계획된 어떤 전향적인 연구도 생활 양식 경로(흡연이나 음주, 또는 유방암에서의 지방의 과다 소비 등)를 제외하지 못하고 있다. 따라서 여기에 관해서는 판단을 보류하기로 하자.

결국 종합적으로, 한 종류의 암에 대한 두 가지 연구를 제외하고는, 전반적으로 사람에서 스트레스가 암을 증가시킨다는 시사점은 없다.

스트레스와 암의 재발

만약 암이 치유되었다면 어떻게 될까? 스트레스가 그 암을 도로 불러오지는 않을까? 여기에 관한 얼마 되지 않는 연구들은 암의 재발에 스트레스가 관계한다고 시사하고 있지 않다. 그중 몇몇 연구는 그렇다고 하는 반면, 거의 같은 수의 다른 연구들은 그렇지 않다고 주장한다.

스트레스와 암의 경과

이제 가장 복잡하고 이론의 여지가 많은 주제에 대해 살펴보자. 좋다, 스트레스는 우리가 암에 걸리는 것과는 무관하다고 치자. 그렇지만 일단 암이 되고 나면, 스트레스가 암의 성장을 가속시켜서 이 병으로 사망할 확률을 높이지는 않을까? 또 스트레스를 줄여 주면 암의 성장이 느려져서 생존 기간을 연장할 수 있지 않을까?

앞에서 보았던 것처럼 스트레스는 동물에서 종양의 성장을 촉진한다. 그러나 인위적으로 유도된 특정 종류의 종양이라는 점과 그로 인한 다른 생물학적 특성 때문에 이 연구 결과를 사람의 암 발생에 적용하기에는 신뢰성의 한계가 있다. 그러므로 사람을 대상으로 한 연구를 살펴보아야 한다. 그런데 여기서부터가 엄청나게 혼란스럽다.

우리는 우선 대응 방식에 따라 암의 서로 다른 경과를 예측할 수 있는가를 살펴보아야 한다. 암에 대해 '투쟁 정신(이것은 긍정적이고 단호하다는 의미이다.)'을 가지고 대처하는 환자와, 우울증으로 의기소침해져서 거절만 하거나 억압으로 대응하는 환자들을 비교하면 암의 심한 정도를 보정한 후에도 전자가 오래 산다는 결론을 얻는다.

이러한 소견들 때문에, 암의 경과를 호전시키기 위해 스트레스를 줄이고 더욱 투쟁 정신을 가지도록 설득하려는 임상가들이 더 많이 연구에 끼어들어가 간섭하게 되었다. 그 대표적인 예가 1970년대에 스탠퍼드 대학교의 심리학자였던 데이비드 스피겔이 수행한 연구였다. 전이성 유방암 진단을 받은 여성을 무작위적으로 두 그룹으로 나누고 한쪽은 표준적인 치료를, 다른 한쪽은 표준 치료와 더불어 집중적인 집단 지원적 정신 요법을 추가했던 것이다. 이 유명한 연구에서 스피겔이 강조한 것은, 집단 요법이 환자들의 정신적 괴로움을 덜어 줄 수 있을 것으로만 기대했지 암의 생물학적 경과에까지 영향을 미치리라고는 기대하지 않았다는 것이었다. 그런데 그의 회의에도 불구하고, 집단 요법을 받은 그룹의 생존 기간이 평균 18개월이나 연장되었다는 엄청나게 놀라운 효과가 나타났다.

이 뉴스는 신문의 1면에 실렸다. 그러나 그 후에 커다란 문제가 생겼다. 심리 사회학적 중재가 실제로 작용했는지 여부가 불분명했기 때문이다. 스피겔의 연구 이래 열 개가 넘는 후속 연구들이 수행되었지만, 집단 요법이 방어적인 효과가 있는지 여부에 대해 의견이 반반으로 나뉘었다. 그중에서 아마도 가장 철저하게 스피겔의 실험을 재현한, 유명한 《뉴잉글랜드 저널 오브 메디슨》에 2001년에 게재된 한 연구에 따르면, 집단 요법은 환자들의 생존 기간에 아무런 영향을 주지 않았다.

  이 결과를 재현하는 것이 왜 그렇게 어려웠을까? 스피겔 등은 이것이 수 년간에 걸쳐 굉장히 달라진 '암의 문화'와 관계가 있다는 설득력 있는 설명을 하고 있다. 수십 년 전만 해도 암에 걸린다는 것은 묘하게 창피한 느낌을 주었다. 의사들은 환자에게 부끄럽고 희망이 없는 진단을 이야기해 주기를 꺼렸고 환자들은 자기의 병을 숨기고 싶어 했다. 하나의 예로, 1961년의 조사에 따르면, 미국 의사의 90퍼센트가 환자에게 직접적으로 암이라는 진단을 밝히지 않는다고 응답했는데, 20년도 지나지 않아서 그 숫자가 3퍼센트 이하로 감소했다. 더구나 시간이 지날수록 의사들은 환자들의 정신적 행복이 암과의 투쟁에 필수적이며, 의학적 치료에 환자와 의사가 협력해야 한다고 생각하게 되었다. 스피겔의 말처럼, 그가 연구를 시작하던 1970년대에는 가장 큰 과제가 '실험' 집단이 집단 요법과 무관한 사안들로 시간을 보내도록 만드는 것이었다. 대조적으로, 1990년대에 이루어진 이런 형태의 연구에서는 가장 큰 과제가 '대조군' 사람들을 집단 요법을 받지 않도록 설득하는 것이 되었다. 이 견해에 따르면, 스트레스를 감소시키는 정신적 중재의 도입이 대조군에 비해 암 환자의 생존 기간을 연장시킨다는 것을 증명하기가 어려워진 것은, 대조군을 포함한 모든 사람들이, 비록 '2주간의 집단 정신 요법'이라는 공식 도장이 찍히지는 않더라도, 이제는 암 치료에 스트레스를 줄일 필요가 있다는 것을 인식하고, 어느 곳에서나 정신적 지원을 찾고 있기 때문이다.

  이 설명이 맞는다고 가정하자. 이것은 정말 그럴듯하다. 그러므로 우리는 스트레스를 감소시키는 심리 사회학적 중재가 암에서의 생존 기간을 늘린다는 가정을 수용한다. 이제 정신 신경 면역 경로의 단계를 통해 집단 요법이 왜 효과가 있는지 우리가 이해할 수 있을지를 살펴보자. 정신 사회학적 중재가 환자의 스트레스를 감소시킨다고 느껴지는가(1단계)? 개인적인 예외도 있을 수 있지만, 여러 연구들은 전반적으로 그렇다고 밝히고 있다.

그 정신 사회학적 중재는 스트레스 반응의 저하와 연관되는가(2단계)? 일부 연구들이 정신 사회학적 중재가 당질 코르티코이드의 수준을 저하시킨다고 밝히고 있다. 질문을 다른 방향으로 뒤집어 보자. 과잉의 스트레스 반응을 가진다는 것으로 암 환자의 생존 기간이 짧아지는 것을 예견할 수 있는가? 아니다. 스피겔의 전이성 유방암 환자 집단을 추적한 이에 관한 가장 정밀한 후속 연구에 따르면, 진단 당시의 높은 당질 코르티코이드 수준과 환자의 생존 기간 사이에는 관련이 없었다.[6]

따라서 정신 사회학적 중재가 당질 코르티코이드의 수준을 저하시키지만, 당질 코르티코이드 수준이 높은 환자가 생존 기간이 짧을 것이라고 예측할 수 있는 증거는 거의 없다. 그렇지만 정신 사회학적 지원을 많이 받는 환자가 면역 기능이 좋은 것은 사실일까(3단계)? 그럴 것 같다. 사회적 지원을 많이 받거나 어떤 종류의 집단 요법을 받는다고 응답한 환자들에서 자연 살해 세포의 활성이 높았던 것에 비해, 스트레스를 많이 받는다고 응답한 유방암 환자들에서는 자연 살해 세포의 활성이 낮았다. 이러한 면역학적 변화가 생존 기간의 변화와 상관이 있는 것인가(4단계)? 아마도 아닌 것 같다. 왜냐하면 이런 종류의 연구들에서 어떤 사람의 자연 살해 세포의 활성으로 생존 기간을 예측할 수는 없기 때문이다.

그러므로 정신 신경 면역 경로를 위한 증거는 그리 많지 않다. 생활 양식 경로는 어떨까? 스트레스와 암의 경과 간에 생활 양식이 중요한 역할을 할 것이라는 데에는 많은 이유가 있다. 그러나 이것은 미묘해서 밝히기가 매우 어렵다. 암 치료의 가장 큰 혼동 중의 하나는 환자의 4분의 1이 처방대로 약을 복용하지 않고, 때로는 화학 요법을 받기로 한 예약을 잊어버린다는 것이다. 치료가 얼마나 두려운 것인지를 생각해 보자. 그리고 자신과 똑같은 지옥을 겪고 있는 사람들로 둘러싸인 집단 요법에서는 어떤 일이 생길까? "당신은 화학 요법을 한 번 더 견딜 수 있을 거예요, 나는 알 수 있어요. 맞아요. 나도 화학 요법을 받을 때면 항상 두려워요. 하지만 당신은 할 수 있다고요." "오늘 식사하셨어요? 알아요. 저도 오늘은 식욕이 없어요. 그렇지만 이거 끝나고 나면 곧 뭐라도 좀 먹으러 갑시다." "오늘 약 드셨어요?" 치료에 대한 협력이 증가하는 것이다. 협력을 증진시키는 모든 중재가 치료 성공률을 높인다. 그리고 암 환자는 치료 방침에 완벽하게 협력하지 않는다는 것을 스스로 인정하기가 몹시 어렵기 때문에, 어떤 방어적인 정신 사회학적 치료가 이 경로를 통한 것인지를 정확하게 잡아 내기가 어렵다.[7]

우리가 가진 것은 엄청나게 재미는 있지만 깊이를 알 수 없는 바다와 같다. 스트레스를 많이 받았던 과거력과 암의 발생 또는 암의 재발 사이에는 실제로 아무 연관이 없는 것 같다. 어떤 특정 성격 유형에서 암의 위험도가 높은 것 같기는 하지만, 어떤 연구도 이 이야기에 맞는 스트레스 생리학을 밝혀내지 못하는 상태이며, 생활 양식 경로와 혼동되는 부분도 제외시키지 못하고 있다. 그 다음, 스트레스를 감소시키는 정신 사회학적인 중재가 암의 경과를 개선시키는지에 관해서는 의견이 반반으로 나뉜다. 끝으로, 정신 사회학적 중재가 어디에 유효할 것인가 하는 점을 고려할 때, 정신 신경 면역 경로로 그 효과를 설명하기는 어렵고, 그와는 다른 생활 양식, 또는 치료에 대한 협력과 같은 대체 경로가 중요하다고 믿을 만한 그럴듯한 이유들이 있다.

그러면 우리는 어떻게 해야 하는가? 당연한 말이지만, 물론 더 연구를 해야 한다. 훨씬 더 많이 해야 한다. 그러나 이제는 이런 소견들을 이용하여 '하지 말아야' 할 것들에 대해 검토할 때가 되었다.

암과 기적

이 주제는 긴 비판적 논쟁의 시작이라고 할 수 있다. 심리적인 요인들, 스트레스를 감소시키는 중재술 등이 암과 같은 질병에 영향을 준다는 사실을 일단 알고 나면, 때때로 이런 요소들을 이용하면 암을 조절할 수 있다는 간절하고 희망적인 결론으로 비약하는 수가 있다. 그러나 그것이 틀렸다는 것을 알고 나면 파괴적이고 유해한 다른 면이 나타난다. 만약 긍정적인 사고로 암을 예방하거나 치유하는 능력이 생겼다고 잘못 믿고 있었다면 암으로 죽어갈 때가 되어서야 자신의 생각이 틀렸다고 한탄하게 될지도 모른다.

정신과 건강의 관련을 과장하는 주창자들의 주장 중에는 일부 열광적인 이단자들의 어리석은 목소리만 있는 것이 아니다. 의사 면허를 가지고, 이를 이용하여 자신의 허무맹랑한 이야기에 신빙성을 더하는 영향력 있는 의사들 중에도 그런 이들이 있다. 여기에서는 예일대학교의 외과 의사이면서 베스트셀러 작가로서 일반인들에게 자신의 생각을 대대적으로 퍼뜨리고 있는 버니 시겔의 주장에 초점을 맞추어 검토해 보기로 한다.

시겔의 대표작인 『사랑, 의학 그리고 기적』(뉴욕: 하퍼 앤 로, 1986)의 전제는 면역계를 자극하는 가장 효과적인 방법은 사랑이며, 기적적인 치료는 사랑을 할 수 있는 용기를 가진 환자에게서 일어난다는 것이다. 시겔은 이것을 증명하려고 시도한다.

이 책을 펴면 시겔이 살고 있는 세계가 기묘하다는 것을 알게 된다. 마취 상태의 환자를 수술하면서 "나는 필요하다면 (마취된) 환자에게 피를 흘리지 말라고 요구할 때도 있다."고 주장한다(49쪽). 그의 세계에서는 죽은 사람이 새처럼 되돌아오고(222쪽), 사람이 100년이 넘도록 조화롭게 살고(140쪽), 무엇보다 좋은 것은 올바른 정신을 가진 사람은 암과 싸워 이길 수 있을 뿐 아니라 다른 사람을 위해 고장 난 차를 운전해 줄 수도 있다(137쪽).

이것은 그래도 비교적 양성인 횡설수설이다. 역사를 좋아하는 사람이라면 중세 농노의 신앙 체계로 살아가고 있는 사람이 우리 중에 있다는 것을 알고 안심했을지도 모른다. 그러나 시겔이 이 책의 주제에 집중하기 시작하면서 문제는 눈에 띄게 심각해진다. 그는 사람들이 죄의식을 느끼게 하려는 의도는 없었다고 누누이 주장하지만, 이 책이 전제하고 있는 것은, 다음과 같다. 첫째, 암은 사람의 정신 사회학적 요인들에 의해 생긴다. 둘째, 암(내가 보기에는 어떤 병이라도 관계가 없다.)은 환자가 충분한 용기, 사랑, 정신력을 갖추고 있으면 나을 수 있다. 셋째, 환자가 낫지 않는 것은 이런 훌륭한 성품이 부족하기 때문이다. 방금 살펴본 것처럼 이것은 암이 어떤 것인가를 이야기하고 있지 않다. 간단히 말해서, 의사가 중병을 앓고 있는 사람들에게 엉뚱한 말을 하면 안 된다.

그의 책에는 너무 긴장해서 또는 정신력이 부족해서 암에 걸린 사람들의 이야기로 가득 차 있다. 그는 유방 때문에 억압을 느끼는 여성을 예로 들면서 이렇게 말한다. "그녀가 유방암에 걸린 것은 (내가 강조하고 싶은 점인데) '당연' 하다."고 주장한다.(85쪽) 이 문장은 시겔이 암에 취약한 성격에 관한 문헌을 알고 있다는 것을 가리키지만, 그러나 그것은 주의 깊은 여러 연구들의 일면일 뿐이다. 다른 환자에 대해서는 "그녀는 내성적이라서 백혈병이 되었다."라고 쓰거나(164쪽) "암은 일반적으로 상실에 대한 반응으로 나타난다. …… 나는, 사람들이 이때에 감정적으로 성장하는 것을 회피하면 그 내면에 존재하는 충동이 악성 생리학적 성장으로 비뚤어져 나타난다고 믿는다."(123쪽)라는 황당한 말도 하고 있다.

당연히 충분한 용기와 사랑 그리고 정신력을 가진 사람은 암과 싸워 이길 수 있다. 가끔은 시겔의 부추김을 받을 필요도 있는 것이다. 그는 108쪽에서, 우리가 병과 보상을 연계시키는 교육을 받으며 자랐기 때문에 그렇다며, 중병에 걸린 사람들은 스스로 병을 원했던 것은 아닌지 돌이켜 생각할 필요가 있다고 충고하고 있다. 110쪽에서 시겔은 우리가 카드나 꽃을 받았던 것을 상기시키고 있다. 때로 시겔은 자기 말을 듣지 않는 환자에 대해 약간 엄격한 태도를 취하기도 한다. 어떤 여성은 그림을 잘 그리지 못하게 되었는데, 시겔이 그리라고 하는 것을 도저히 그릴 수가 없었다. 그는 "그림을 그릴 용기도 없으면서 어떻게 암을 극복하기를 기대하느냐고 (그녀에게) 물었다."(81쪽) 만약 결국 그녀가 죽는다면 당신은 그것이 누구의 잘못 때문인지 알 수 있는 것이다.

그러나 좋은 환자가 태도의 문제를 극복하고 치료 계획에 성의를 다하면 눈에 띄는 모든 곳에서 기적이 일어나기 시작한다. 적절한 상상을 떠올리는 기술을 익힌 환자는 암과 관절염 그리고 20년이나 된 성기능 장애까지 고칠 수 있었다(153쪽). 다른 환자에 대해서는 "그녀는 삶의 길을 택했고, 그녀가 성장하자, 그녀의 암은 줄어들었다."라고 씌어 있다(113쪽). 다음과 같은 대화를 살펴보자(175쪽).

내가 들어가자 그가 말했다.

"그녀의 암이 없어졌어요."

내가 말했다.

"필리스, 무슨 일이 일어났는지 그들에게 이야기해요."

"오, 선생님은 알고 계시잖아요?"

내가 말했다.

"나는 내가 알고 있다는 것을 압니다. 그러나 다른 사람들도 알았으면 좋겠어요."

필리스는 대답했다.

"저는 100살까지 살기로 결심했어요. 복잡한 일은 하느님께 맡기기로 하고요."

나는 정말로 여기서 이 책을 끝내도 좋다고 생각한다. 왜냐하면 마음의 평화는 모든 것을 낫게 할 수 있기 때문이다.

따라서 아마도, 암으로 죽는 환자는 100살까지 살겠다고 결심한 적이 없는 사람들인 것이다. 시겔에 따르면 암은 올바른 속성을 조합하면 완치할 수 있으며, 그런 점에서 부족한 사람에게 암이 생기고 그 때문에 죽게 된다. 불치병은 병에 걸린 사람의 책임인 것이다. 그는 때때로 자신의 메시지를 부드럽게 포장하기도 하면서 "암의 복잡한 원인들 전부가 마음속에 있는 것은 아니다."라고 주장하기도 한다(103쪽). 75쪽에서는 자기가 사람들에게 죄의식을 심어 주려는 것이 아니라 질병에 대한 각자의 역할을 이해하게 되기를 바랄 뿐이라고 말하기도 한다. 그러나 개개의 환자에 대한 일화를 피력하며 자신의 전제를 가장 광범위한 의미로 사용할 때, 이 말들은 분명히 유해한 것이다. "대부분의 환자들이 직면하는 근본적인 문제점은 스스로를 사랑하지 않는다는 것이다."(4쪽) "나는 모든 질병이 궁극적으로는 사랑의 결핍과 관련이 있다고 느낀다."(180쪽)

시겔은 이 책에 암에 걸린 아이들과 왜 그렇게 되었을까 이해하려고 애쓰는 부모들을 위해 특별히 몇 장을 할애해 놓았다. 여기서 그는 아이들이 이제까지 여겨져 왔던 것보다 훨씬 높은 지각 능력을 가지고 있다는 발달 심리학자들의 견해를 언급한 뒤에 "어린아이의 암이 아기가 자궁 속에서 지각한 부모의 싸움이나 불화와 관계가 있다고 하더라도 그리 놀랄 일이 아니다."(75쪽)라고 말하고 있다. 다른 말로 하면, 만약 당신의 아이가 암에 걸린다면, 당신이 원인일 수 있다고 생각하라는 것이다.[8]

또 심지어는 "낫게 할 수 없는 병은 없다. 오직 낫게 할 수 없는 사람이 있을 뿐이다."(99쪽)라고 직접적으로 말하고 있다(최근의 스트레스 연구자인 허버트 위너의 글과 비교해 보라. "질병은 단지 추상적인 것일 뿐이다. 어떤 병을 앓는 사람을 올바로 이해하지 않고 그 질병을 이해할 수는 없다." 얼핏 보면 시겔과 위너의 말은 서로 유사한 점이 있다. 그러나 위너의 말은 질병과 개인의 기질에 관한 학설로서 과학적으로 근거가 있는 주장이다. 내가 보기에 시겔의 말은 그 상호 작용을 비과학적으로 왜곡하고 있는 것 같다.).

중세 이후 질병이 자연에 있어서의 배덕자(背德者)라는 철학적 사고가 있었으므로, 병은 신이 벌을 내린 것(모든 죄는 에덴 동산에서 저지른 인류의 타락에서 비롯된다.)이라고 여겨졌다. 이런 생각에 집착한 사람들은 세균, 감염, 신체의 역할 등에 관해 전혀 몰랐던 것이 분명하다. 이 견해는 이미 흘러간 것이지만(그렇지만 이 쪽과 관련된 후주에서는 레이건 정부 내에 존재했던 고루한 생각의 극단적인 예를 볼 수 있다.) 시겔의 책을 읽다 보면, 시겔이 하느님에게 책임을 전가하고 있을 뿐 아니라, 질병이 단지 훌륭한 새로운 시대 정신이 부족해서 생기는 것이 아니라는 사실을 알면서도, 무의식적으로 그러한 사상이 재현되기를 기다리게 된다. 마지막으로 179쪽에 이러한 사상이 표면으로 터져 나와 노출되고 있다. "나는 환자들에게 병이 신의 뜻이 아니라, 우리가 신의 뜻에서 벗어났기 때문에 병이 생긴다고 생각하도록 권유한다. 내 생각에는 어려움을 유발하는 것은 정신력의 결핍이다." 따라서 암은, 당신이 신의 뜻에서 벗어났을 때 걸리는 것이다.

참, 시겔의 견해에 대해 한 가지 더 짚고 넘어가야 할 부분이 있다. 그는 자신의 생명, 정신, 질병의 본질에 대한 생각을 반영한 '특별한 암 환자들'이라는 암 치료 계획을 만들었다. 내가 아는 한, 이 치료와 생존 기간에 미치는 치료의 영향에 관해서는 오직 두 편의 연구 논문만이 출판되었는데, 두 편 모두 치료 계획이 생존 기간에 아무런 영향을 미치지 않았다고 보고했다. 이 좋은 의사는 그의 첫 번째 연구에서 (두 번째 연구는 그가 이 책을 쓸 때까지 출판되지 않았다.) 슬쩍 발을 빼면서 이렇게 말하고 있다. "나는 각각의 환자에게 효과적인 방법을 사용하고 싶다. 통계는 내가 알 바가 아니다."(1쪽)

왜 이 주제에 관해 이렇게 길게, 그것도 15년 이상 전에 출판된 책에 관해, 이야기할 필요가 있는가? 시겔의 사고 방식이 아직 엄청난 영향력을 가지고 있기 때문이다. 소름이 끼칠 정도의 예가 있다. 어느 연구에서 유방암 환자들에게 무엇 때문에 암에 걸렸다고 생각하느냐고 설문 조사를 했다. 수백 명의 응답자들이 유전, 환경, 호르몬, 식사 그리고 외상 등을 꼽았다. 그런데, 단연 크게 차이가 나는, 가장 흔한 원인은? 스트레스였다. 이것은 새로운 천년의 새벽인 2001년에 출판된 논문이다.

이 주제에 관해서는 이 책의 마지막 장에서 스트레스에 대처하는 이론을 검토할 때 다시 살펴볼 것이다. 분명히 이 책의 주제는 스트레스가 신체에 얼마나 나쁜 영향을 주며, 그러한 사실을 각자 이해하는 것이 얼마나 중요한가에 관한 것이다. 그러나 이것만을 강조하는 것은 매우 무책임한 일일 수 있다. 모든 어린이가 대통령이 되는 것이 아니다. 단지 손을 마주 잡고 노래를 부른다고 모든 전쟁을 없앨 수는 없다. 또 배고픔은 단지 기아가 없는 세상을 보여 줌으로써 사라지는 것이 아니다. 현대인의 건강에 나쁜 것 모두가 스트레스 때문인 것은 아니다. 또 스트레스를 줄이고 용기와 사랑과 정신력이 충만한 건강한 생각을 한다고 해서, 최악의 의학적 악몽들을 모두 고칠 수 있는 것도 아닌 것이다. 그건 그렇다. 이런 견해를 팔아서 이익을 챙기려는 자들은 부끄러운 줄을 알아야 한다.

후기: 의학사의 기괴한 부분

정신이 면역에 영향을 미칠 수가 있고 정서적인 스트레스가 질병에 대한 저항력을 변화시킬 수 있다는 생각은 매력적이다. 이런 점에서 정신 신경 면역학은 커다란 영향력을 가지고 있다. 그런데도 나는 세상에 새로 등장하는 정신 신경 면역학자들이 그토록 많은 것이 놀랍다. 그들은 이제 세부 전공별로 분화하기 시작했을 정도로 많아졌다. 인간에 국한해서 연구하는 사람도 있고, 동물을 대상으로, 큰 인구 집단의 역학적 경향을 분석하는 사람도, 세포만을 연구하는 사람도 있다. 학회의 휴식 시간에 정신 신경 면역학의 소아과 의사 팀이 정신 신경 면역학의 노년 의학자 팀과 배구를 할 정도이다. 나이 든 내가 솔직히 고백하자면, 예전에는 그런 적이 없었다. 지금 나는 백악기의 공룡이 된 듯한 느낌으로 새로 나타난 포유류들이 번식하는 것을 보고 있다. 그렇지만 더 옛날에는 스트레스가 면역 조직을 위축시키는 원인이라는 상식도 모르던 시대가 있었다. 그리고 그 결과, 의학 연구자들이 어떤 영향력 있는 연구들을 수행하고 그 자료를 잘못 해석함으로써, 간접적으로 수천 명의 사람들을 죽음에 이르게 한 일이 있었다.

19세기에 과학자와 의사들은 어린아이의 새로운 병에 관심을 가지기 시작했다. 때때로 부모들이 겉보기에는 완벽하게 건강한 아기를, 밤에 이불에 싸서 평화롭게 침대에 재웠는데, 다음날 아침 아기가 죽어 있었다는 '침대사', 즉 영아돌연사 증후군(SIDS)이 주목을 끌기 시작했던 것이다. 이 병이 발생하면 먼저 부모의 폭행이나 학대의 가능성을 조사했지만 곧 제외되었고, 왜 건강한 아기가 아무 이유도 없이 수면 중에 사망하는지 그 이유는 수수께끼로 남게 되었다.

오늘날 과학자들은 SIDS를 조금 더 이해하게 되었다. 이 증후군은 태아가 임신 말기 3개월 동안에 뇌의 산소가 결핍되는 어떤 위기를 맞아서 호흡을 조절하는 뇌간의 일부 신경 세포가 손상을 받기 쉬운 상태가 된 영아에서 발생하는 것 같다. 그러나 19세기에는 아무도 어떻게 된 상황인지 단서조차 찾지 못하고 있었다.

1800년대에 일부 병리학자들이 논리적인 일련의 연구를 개시했다. 그들은 SIDS 영아들을 신중하게 부검하고 이를 정상 영아들의 부검 자료와 비교했다. 그런데 여기서 미묘하고 치명적인 실수가 발생했다. '정상 영아들의 부검 자료.' 도대체 누가 부검의 대상이 되었을까? 교육 병원의 의사들은 누구를 해부했던 것일까? 누구의 사체가 의과 대학 1학년의 해부 실습에 제공되었던 것일까? 보통은 가난한 사람들이었다.

19세기에는 덩치가 좋은 야행성의 사람들은, 교육과 연구용으로 의과 대학의 해부학자들에게 시체를 파는 '사체 도둑'으로, 즉 묘지도굴이나 사체 강탈 등을 저지르곤 했다. 가난한 사람들의 사체는 대부분 관도 없이 공동 묘지에 허술하게 묻혔고, 부자들은 대조적으로 3중으로 만든 관에 넣어져서 묻혔다. 사체 도둑이 극성을 떨자 부자들은 대책을 세웠다. 1818년에 도굴을 확실히 막아 준다는 '특허를 받은 관'이 비싸게 팔려 나갔을 정도였다. 신사 계층이 들어가는 공동 묘지의 사체 임시 저장소에는 파수꾼이 경계를 섰다. 여기서 충분히 보호된 사체들은 고상하게 악취를 내며 서서히 해부학자들이 흥미를 가지지 않는 사체로 바뀌어 간다. 그리고 때가 되면 안전하게 매장되는 것이다. 이 시기에 버킹(burking)이라는 동사가 생겨났다. 이 동사는 식사를 구걸하는 사람들을 꾀어 목을 졸라 죽인 다음 재빨리 해부학자에게 넘기는 일을 최초로 시작한 고령의 사체 판매업자 윌리엄 버크의 이름에서 유래했다(이야기는 역설적으로 끝이 난다. 즉 버크와 그의 공범자는 교수형을 당한 후 해부학자에게 넘겨졌다. 이들을 해부할 때 사람들은 그의 두개골에 관심을 기울였는데, 그 이유는 이 끔찍한 범죄의 골상학적 원인을 규명하기 위해서였다.).

    이 모든 것들은 생물 의학적으로 도움이 되었지만 일부 퇴행적인 면도 없지는 않았다. 가난한 사람들은 (굳이 이름을 만들자면) 이러한 '의학-사체 도둑 연합'에 엄청난 불쾌감을 표출했다. 폭도로 변한 군중들이 붙잡은 사체 도둑들을 폭행하고, 해부학자들의 집을 공격하고, 병원에 불을 질렀다. 가난한 사람들의 사체를 불법적으로 약탈한 데서 기인한 상해 사건을 중시한 정부는 사체 도굴을 단호하게 감시하게 되었다. 19세기 초 유럽 각국의 정부는 해부학자들에게 적절한 사체를 공급할 수 있도록 법을 제정했으므로 사체 판매업자나 사체 도둑들은 일자리를 잃었고 가난한 사람들의 불만은 사라졌다. 이 편리한 법의 내용은 수용소나 빈곤한 사람을 돌보는 공립 병원에서 사망한 사람의 사체는 전부 해부학자에게 넘긴다는 것이었다.

따라서 의사들은 가난했던 사람들의 사체와 조직을 연구함으로써 정상적인 인간의 신체가 어떻게 되어 있는가 훈련을 쌓았던 것이다. 그러나 가난한 사람의 사체는 빈곤이라는 스트레스가 많은 환경에 따라 변화한다. 당시의 의사들이 '정상적'인 생후 6개월의 인구 집단을 해부한 결과, 아이들의 사망 원인의 대부분을 차지하는 질병은 만성 설사, 영양 불량, 결핵이었다. 지속적인 스트레스를 받는 질병들인 것이다. 따라서 그들의 흉선은 위축되어 있었다.

이제 앞서 말한, SIDS 영아와 '정상적'인 영아 사망자를 비교한 병리학자들에게 돌아가 보자. 정의에 따르면, 만약 아이들이 SIDS로 사망했다고 분류되었다면 다른 이상은 없었다는 말이 된다. 즉 스트레스도 받지 않았을 것이고, 따라서 흉선도 위축되지 않았을 것이다. 연구자들은 연구를 시작하자 놀라운 사실을 발견하게 된다. SIDS 아이들이 '정상적'으로 사망한 아이들에 비해 흉선이 훨씬 컸던 것이다. 이것이 그들이 실수를 저지르는 근본이 되었다. 스트레스가 흉선을 위축시킨다는 것을 몰랐기 때문에, '정상적'으로 사망한 인구 집단의 흉선의 크기가 정상이라고 생각했던 것이다. 그들은 일부 '비정상적'으로 큰 흉선을 가진 아이에서, 비대해진 흉선이 기관을 위에서부터 압박하기 때문에 어느 날 밤 갑자기 질식사하는, SIDS가 된다고 결론을 내렸다. 그 후 얼마 지나지 않아서 이 실체가 없는 병은 '흉선 림프 체질'이라는 그럴듯한 이름으로 불리게 되었다.

SIDS에 대한 이 가상의 생물학적 설명은 부모가 범죄자 또는 무능력자라고 추정하던 당시의 일반적이었던 설명을 인간적으로 대체하는 것이었다. 또한 당시의 가장 진보적인 의사들(17장의 영웅인 루돌프 피르호를 포함해서) 중의 일부도 이 '큰 흉선' 학설을 공식적으로 지지했다. 문제는 이 착오를 근거로 하여, 의사들이 SIDS를 '예방'할 수 있는 방법을 결정한 것이었다. 그것은 당시에는 완벽하게 논리적인 것으로 여겨졌다. 큰 흉선을 제거하는 것이었다. 처음에는 가능하다고 생각했지만 수술이 기술적으로 상당히 어렵다는 것이 판명되었다. 곧 가장 좋다고 생각되는 치료 방법이 떠올랐다. 방사선 조사로 흉선을 위축시키는 것이었다. 이 치료 때문에 그 후 수십 년 동안 약 1만여 명이 흉선 부근에 위치하는, 갑상선에 암이 생긴 것으로 추정된다. 내가 이 주제를 강의할 때마다 그 때문에 부모가 목에 방사선 치료(늦게는 1950년대에까지도 시행되었다고 한다.)를 받았다는 사람들을 만나곤 한다.

흉선 림프 체질의 역사에 대해 사람들은 어떤 문제를 제기할까? 나라면 이렇게 말하고 싶다. 어차피 모든 인간이 평등하게 태어나 평등한 삶을 살지는 못하지만, 최소한 해부만은 평등하게 이루어져야 한다고 말이다. 좀 더 큰 문제에 대해서 이렇게 이야기하면 어떨까? 경제적 불평등 때문에 흉선이 작아진 영아들에 대해서 뭔가 대책이 강구되어야 한다고 말이다.

그렇다. 좀 더 취급하기 쉬운 규모의 무엇인가를 목표로 연구를 해 보자. 예를 들면, 우리는 의학 연구를 할 때 특별한 무엇, 예를 들면 인간 유전체의 염기 서열을 작성하는 연구를 하기 위해 엄청난 노력을 쏟고 있지만, "정상 흉선의 크기는 얼마인가?"와 같은 한심해 보이는 단순한 문제를 연구하는 똑똑한 사람들도 필요하다. 왜냐하면 그런 일이 때로는 그리 간단하지 않기 때문이다. 또 하나의 교훈은, 예상하지 않았던 방면에서 혼동이 출현할 수 있다는 것이다(매우 똑똑한 예방의학 전문가들이 이런 문제와 씨름하는 것을 업으로 삼고 있다.). 도덕적으로 가장 중요한 것은, 과학 연구를 할 때에는(또는 우리 사회처럼 비판적인 사회에서는 무엇을 하더라도) 매우 신중해야 하고, 확실한 증거가 없을 때에는 기준이 될 수 있는 어떤 것도 공표하지 말아야 한다는 것이다. 왜냐하면 그 순간부터, 가정된 기준에 대해 예외가 되는 현상을 객관적으로 검토하는 것이 지극히 곤란해지기 때문이다.

9
스트레스와 통증

제2차 세계 대전을 배경으로 하는 조지프 헬러의 명작 소설 『캐치-22(*Catch-22*)』의 등장 인물 요새리언은 어느 여성과 뜻밖에도 신의 본성에 관해 논쟁을 하게 된다. 여기서 뜻밖이라고 하는 것은 두 사람이 다 무신론자라서 이 주제에 관해서는 당연히 의견이 일치할 것 같았기 때문이다. 그러나 실제로는 그렇지 않았다. 그는 신의 존재를 믿지 않고 신이라는 개념 전체를 부정하고 있었지만, 그녀가 믿지 않는 것은 선량하고 따뜻하면서 사랑을 베푸는 신이었던 것이다. 그는 그녀를 맹렬하게 공격한다.

"자기가 창조하는 체계에 가래나 충치 같은 현상도 포함시킬 필요가 있다는 그 지고한 존재를 어떻게 당신은 숭배할 수가 있는 것입니까? 노인에게서 배변을 조절하는 능력을 빼앗아 가는 신의 일그러진 악마적이고 비열한 정신에 일관되고 있는 것은 도대체 무엇이란 말입니까? 왜 신은 이 세상에 통증을 만들어 놓았습니까?"

"통증이요? 통증도 필요한 증상의 하나지요. 신체의 위험을 경고해 주니까요."

샤이스코프 소위의 부인은 이겼다는 듯이 말을 받았다.

"그러면 위험은 누가 만들었나요?"

요새리언은 응수했다. 그리고 웃으면서 빈정거렸다.

"그렇구나, 신은 자비심이 깊은 나머지 우리들에게 통증을 주신 것이 로구나! 그런데 신은 왜 통증 대신에 초인종 소리나 성가대의 노래 소리로 위험을 알려 주시지 않을까요? 아니면 이마 한가운데에 붉고 푸른 네온사인 시스템을 달아 주시지 않았을까요? 솜씨 좋은 자동 전축 기술자라도 그 정도는 만들었을 텐데. 왜 신은 그렇게 하시지 않았을까요?"

"사람들이 이마 한가운데에 빨간 네온사인 등을 달고 걸어 다닌다면 정말로 우스울 거예요."

"고통으로 몸부림치거나 모르핀으로 의식이 몽롱해져 있는 사람들이 그러고 다닌다면 분명 멋있게 보일지도 몰라요. 그렇죠?"

안타깝게도 우리들의 이마 한가운데에는 네온사인이 달려 있지 않다. 위험을 알려 주는 무해한 신호가 없다는 것은 우리가 고통을 느낄 필요가 있다는 의미가 된다. 통증은 몹시 아픈 경우도 있지만, 통증 덕분에 불에 너무 가깝게 있다는 것을 깨닫거나 왕년에 먹고 체했던 음식을 피하게 되는 것이다. 우리가 다친 다리로 걸으려고 하지 않는 것도 통증이 있기 때문이다. 다리를 고정하여 움직이지 않도록 함으로써 낫도록 하는 것이다. 우리처럼 문명화된 생활을 하는 사람들에게 통증은 더 늦기 전에 의사에게 보이는 것이 낫다는 바람직한 신호일 경우가 많다. 날 때부터 통증을 느끼지 못하는 사람('통각 결여증'으로 알려진 증상)은 큰일이다. 다리에 궤양이 생기거나 무릎 관절이 다 망가지기도 하고, 어느 정도의 힘으로 발을 땅에 디뎌야 하는지 알 수 없어서 다리뼈에 금이 가는 일도 있다. 알지 못하는 사이에 화상을 입거나, 발가락 하나가 떨어져 나가는 데도 모르는 사례가 있다.

통증은 어떤 장애로 인해 유발되는 것이라도 우리의 행동을 수정하여 통증의 근원인 장애를 경감시키려는 동기를 부여한다는 점에서 유용한 것이다. 왜냐하면 장애는 예외 없이 우리의 조직을 상하게 만들기 때문이다. 그러나 우리가 감당할 수 없는 엄청난 무서움을 알리는 통증은 아무런 쓸모가 없으며 우리를 쇠약하게 만들 뿐이다. 위가 비었다는 사실을 알려 주는 시스템을 우리들에게 부여해 준 진화 또는 신에 대해서는 감사해야 한다. 그러나 동시에 도저히 손을 쓸 수 없는 격통을 동반하는 말기 암 환자를 용서 없이 괴롭히는 우리의 생리적 시스템을 생각하면 깊은 비탄에 잠길 수밖에 없다.

우리의 이마에 네온사인이 달릴 때까지는, 통증은 매우 곤란한 문제이기는 하지만, 꼭 필요한 자연적인 생리 기능의 일부로 남아 있을 것이다. 놀라운 것은 통증 신호들이 대단히 순응성이 있다는 것이다. 통증 신호의 세기는 통증과 동시에 발생하는 감각, 감정, 사고에 따라 변화한다. 이러한 조절의 일례로 스트레스를 받는 상황에서 통각이 둔화되는 현상을 들 수 있는데, 이것이 이번 장의 주제이다.

통각의 기본

통증은 우리 몸 전체에 분포하는 수용체에서 시작된다. 어떤 수용체는 몸속 깊이 있으면서 근육의 통증, 물이 차 부어오른 관절, 장기의 손상에 관해 알려 주기도 하고 어떤 것은 방광이 팽창되었다는 현실을 알려 주기도 한다. 우리 피부에 존재하는 다른 수용체들은 베였거

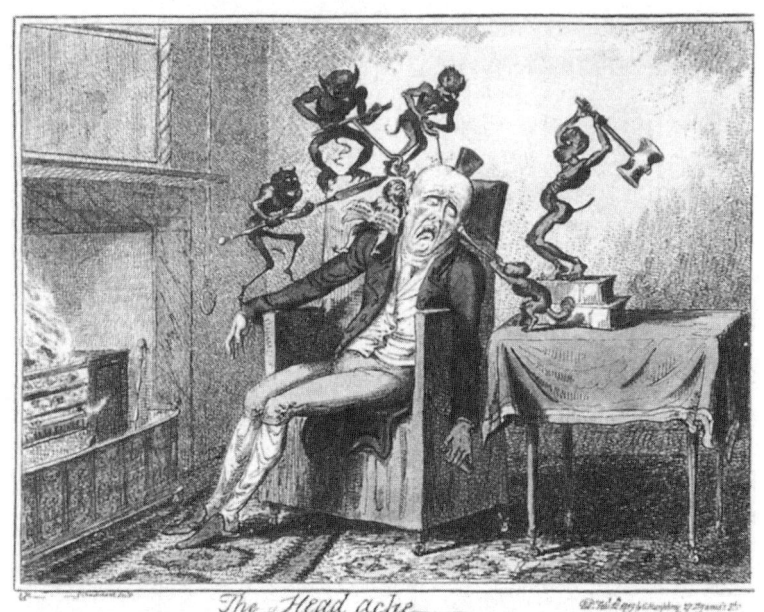

조지 크뤼크섕크, 「두통」, 손으로 색을 칠한 에칭 판화.

나, 데였거나, 쓸렸거나, 눌린 것을 알려 준다.[1] 피부의 이 수용체는 때때로 국부 조직 손상의 신호에 반응하기도 한다. 작은 칼로 신체를 베면 미세한 여러 세포들이 잘라져서 그 내용물들이 얼굴을 내밀게 된다. 상처 입은 곳에서 흘러나온 이 세포액 속에는 통증 수용체의 행동을 촉발시키는 다양한 화학적 전달 물질이 들어 있는 것이 보통이다.

통각 수용체 중에는 통증에 관한 정보만을 전달하는 것도 있지만 (예를 들어 베인 상처에 반응하는 수용체), 통증 이외의 일상적인 감각에 관한 정보를 전달하는 것도 있다. 예를 들면 나는 아내가 등을 긁어 주면 등에 있는 여러 촉각을 통해 커다란 기쁨을 느낀다. 그렇지만 좋은 일에도 한도가 있다는 증거로, 아내가 손가락으로 살살 긁어 주는 대신에 굵은 사포로 난폭하게 문지른다면 조금도 즐겁지 않을 것이다. 이와 마찬가지로, 온도를 느끼는 우리의 수용체가 따뜻한 햇볕을 받아서 자극되면 즐거워지지만, 끓는 물에 화상을 입고 기뻐하는 일은 없다. 때때로 통증은 일상적인 감각이 증폭되어서 생길 수도 있는 것이다.

어느 통증에 어떤 수용체가 활성화되는지와는 무관하게, 모든 수용체들은 신경의 투사를 척수에 보낸다. 이는 척수 반사를 활성화하고 척수의 신경 세포들은 근육들에게 재빨리 명령을 보낸다(그 결과, 예를 들면, 우리의 손가락이 반사적으로 뜨거운 불꽃을 피해 도망치게 되는 것이다.). 통증을 유발하는 자극에 관한 정보들은 뇌까지 전달되어 올라가기도 한다(여기에 대해서는 나중에 자세히 살펴보도록 한다.).

통각 지각의 조절

통각 체계에서 인상적인 것은 다른 요소가 개재되면 쉽게 통각이 조절된다는 것이다. 예를 들어 척수에 서로 다른 감각 정보가 동시에 모여 들면, 통증 신호의 세기가 그에 따라 변하는 경우가 있다. 그래서 근육에 통증을 느낄 때에 어떤 다른 정보가 들어오면 기분이 좋아진다. 또 만성으로 욱신거리는 통증(동통)은 예리한 일과성 자극이 더해지면 억제되는 수가 있다.

이러한 현상의 배경에 있는 생리 기능은 우리가 알고 있는 신경계의 배선 중에서도 가장 세련된 것이다. 이 회로는 수십 년 전 통증을 연구한 생리학자 패트릭 월과 로널드 멜잭이 밝혀냈다. 신경 투사(말초에서 척추에 통증 정보를 전달하는 신경 섬유)에는 한 종류만 있는 것이 아

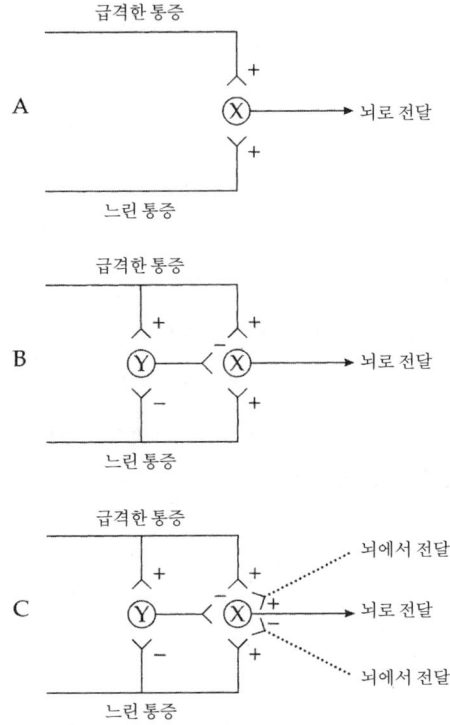

통각 정보가 어떻게 뇌로 들어가고 뇌에 의해 어떻게 조절되는지에 관한 월-멜잭의 모델. (A) 통증 신경 섬유에 의해 자극을 받은 척수의 신경 세포(X)는 어떤 아픈 일이 일어났다고 하는 신호를 뇌로 보낸다. 통증 신경 섬유들은 급격한 통증이나 느리고 광범위한 통증들에 관한 정보를 전달한다. (B) 실제로 이 체계가 어떻게 기능하는지에 관한 좀 더 현실적인 도식인데, 왜 급격한 통증과 느린 통증 정보가 구분되는가를 보여 주고 있다. 급작스러운 통증이 발생하면, 급격한 통증을 전달하는 신경 섬유가 신경 세포 X를 자극한다. 그러면 이 통증 정보는 뇌로 전달된다. 급격한 통증을 전달하는 신경 섬유는 한편으로는 개재 신경 세포(Y)를 자극하는데, 이 신경 세포는 약간의 시차를 두고 신경 세포 X를 억제한다. 따라서 신경 세포 X는 잠시 동안만 통증 신호를 뇌로 보내고 만다. 이와는 대조적으로, 느린 신경 섬유는 신경 세포 X를 자극하고 신경 세포 Y를 억제한다. 따라서 Y는 X를 억제하지 않으므로, X는 계속해서 통증 신호를 뇌에 보낸다. 그 결과 느리고 둔한 통증이 나타난다. (C) 자극성 신경 섬유와 억제성 신경 섬유는 모두 뇌에서 나와서 신경 세포 X로 정보를 보냄으로써 통증 정보에 대한 감수성을 조절한다. 따라서 뇌는 신경 세포 X가 통증 신호에 대해 민감해지도록 하거나 무디어지도록 할 수 있다.

니라는 사실을 알아낸 것이다. 통증에 관여하는 신경 섬유는 급격한 통증에 관한 정보를 전달하는 신경 섬유와, 느리고 광범위하며 지속적으로 욱신거리는 통증에 관한 정보를 전달하는 신경 섬유로 나뉘어 있는 것으로 생각된다. 이 신경 섬유들은 둘 다 척수의 신경 세포로 연결되어 신경 세포들을 활성화한다. 그러나 그 방법은 서로 다르다(옆쪽 그림 A 참조).

척수에서 발견된 두 종류의 신경 세포는 통증 정보의 영향을 받는다.(같은 쪽 그림 B 참조) 최초의 신경 세포(X)는 앞에서 그림으로 설명한 것과 동일한 신경 세포이다. 이 신경 세포가 통증 정보를 뇌에 중계한다. 두 번째 신경 세포(Y)는 '개재 신경 세포(interneuron)'라고 불리는 국소적인 신경 세포이다. Y가 자극을 받으면 X의 활동을 억제한다.

예리하게 아픈 자극이 느껴지면 그 정보는 반응이 빠른 신경 섬유를 통해 보내진다. 이 신경 섬유는 신경 세포 X와 신경 세포 Y 양쪽 모두를 자극한다. 그 결과 X는 통증에 따른 신호를 척수에 보낸다. 그러면 그 직후에 Y가 활동을 개시하여 X를 차단한다. 뇌는 이렇게 해서 압정을 밟았을 때에 느끼는 것과 같은 순간적이고 예리한 통증을 느끼게 되는 것이다.

이와는 대조적으로 둔하고 욱신거리는 통증이 느껴지면 그 통증 정보는 반응이 늦은 신경 섬유를 통해 보내진다. 이 신경 섬유 역시 신경 세포 X와 신경 세포 Y 양쪽 모두와 연결되지만 이때의 연결 방법은 속도가 빠른 신경 섬유의 경우와는 다르다. 이때에도 신경 세포 X가 자극되어 통증을 동반하는 어떤 일이 발생했다는 것을 뇌에 알린다. 그렇지만 이번에는 느린 신경 섬유가 신경 세포 Y가 활동을 개시하는 것을 억제한다. Y는 계속 침묵하고 X가 활발하게 활동하므로, 결과적으로 뇌는 화상을 입었을 때와 같은 느리고 욱신욱신하는 통증을 느끼는 것이다.

만약 당신이 끊임없이 욱신거리는 통증, 예를 들면 곤충에 쏘여서 아프다거나, 통증을 동반하는 피부병 때문에 괴롭다고 하자. 이때 당신은 어떻게 통증을 가라앉힐 것인가? 반응이 빠른 신경 섬유를 조금만 자극하면 된다. 그러면 순간적인 통증이 더해지지만 개재 신경 세포 Y가 자극되어 통증 체계가 당분간 차단된다. 이는 그러한 상황에서 우리가 자주 경험하는 일이다. 상처를 입어서 상당히 강력한 통증이 전달되는 경우에도 근육통 같은 동통은 당분간 억제된다. 곤충에 물렸을 때의 통증이나 가려움은 참기 어렵다. 그럴 때 우리는 물린 부분을 긁어서 통증을 누그러뜨리려 하거나 자기의 몸을 꼬집는다. 이러한 경우에 만성 통증의 느린 경로가 차단되는 것이다.

이 모델은 임상에서 중요한 의미를 가진다. 우선 이 덕분에 과학자들은 만성적으로 심한 통증을 나타내는 증후군인 사람들(예를 들어 등에 있는 신경근(神經根, nerve root)이 파괴되어 버린 환자 등)의 치료 방법을 생각해 낼 수 있었다. 통증이 빠르게 전달되는 경로에 작은 전극을 묻어 환자의 허리에 장착하는 자극 장치에 연결함으로써 환자 자신이 때때로 이 경로에 신호를 보내 만성 통증을 진정시키는 것이 가능하게 되었다. 이는 대부분의 경우에 큰 효과를 발휘한다.

정상보다 오래가는 통증

만약 누가 당신을 반복해서 콕콕 찌른다면 번번이 통증을 느낄 것이다. 마찬가지로 며칠 동안 지속되는 염증을 동반하는 상처가 생겼다면 역시 며칠 동안 통증이 있을 것이다. 그러나 때로는 통각 수용체와 척수 사이의 통증 경로에 무언가가 잘못되어 해로운 자극이 끝난 후에 또는 상처가 나은 후에도 오래도록 통증을 느끼거나, 또는 전혀 아프지 않을 정상적인 자극에 반응하여 통증을 느끼는 경우가 있다. 이렇게 정상적인 자극에 통증을 느끼는 현상을 이질통증(allodynia)이라고 한다.

어떤 이질통증은 통각 수용체 자체에서 발생하여 내려온다. 조직에 상처가 생기면 어떻게 염증 세포들이 그 부위로 모여들고, 그 세포들이 내는 화학 물질이 어떻게 국소적인 통각 수용체를 더욱 흥분성으로 만들어 더 쉽게 자극되도록 하는가를 상기해 보자. 염증 세포들이 화학 물질을 닥치는 대로 내놓으면 그중 일부는 상처 부위 바깥의 수용체 쪽으로 스며들어 흥분성이 되도록 만든다. 그리하여 상처에 둘러싸인 완전히 정상적인 조직이 더불어 상하기 시작한다.

이질통증은 통증 경로의 신경 세포들이 손상되었을 때도 일어날 수 있다. 만약 통각 수용체 부근의 신경 종말이 끊어지면 염증 세포들은 신경의 재생을 촉진하는 성장 촉진 인자들을 분비한다. 때로 신경의 재생이 잘못되어 신경 종말이 신경종(神經腫)이라는 조직으로 엉키게 되는 수가 있는데, 이 신경종은 과흥분성이기 때문에 주위의 조직이 완전히 정상인데도 통증 신호를 보낸다. 그리고 척추 부근에서 통증 정보를 전달하는 신경 돌기가 끊어지면 척추 신경, 즉 척수를 과흥분 상태로 만드는 염증의 연쇄 반응이 일어날 수 있다. 이럴 때에는 슬쩍 건드리기만 해도 엄청나게 아프다.

앞서 제시한 월과 멜잭의 모델로 두 가지 형태의 심한 당뇨병 모두에서 나타나는 이질통증의 또 다른 예를 설명할 수 있다. 4장에서 보았듯이 혈중 포도당의 농도가 올라가면 동맥 경화의 위험도 증가하여 혈관이 막힌다. 그 결과로 이 혈관들을 통한 에너지 공급이 원활하지 못하게 되고, 이 에너지에 의존하는 신경들이 손상을 입을 가능성이 있다. 이 경우에 일반적으로 빠른 신경 섬유 쪽이 손상된다. 왜냐하면 전달 속도가 빠른 신경 섬유는 유지 관리를 담당하는 느린 신경보다 많은 에너지를 필요로 하기 때문이다. 그러므로 당뇨병이 심한 사람은 전달 경로 중에서 개재 신경 세포 Y를 차단하는 능력이 없어지고, 다른 사람들에게는 그저 가벼운 일시적인 통증인데, 끊임없이 욱신거리는 아픔에 시달리게 되는 것이다.

뇌가 없으면 통증도 없다

우리는 온몸에 분포하고 있는 통각 수용체에서 시작하여 그로부터 투사를 받는 척수를 살펴보았다. 통증에 의해 활성화된 대부분의 척수 신경 세포들은 뇌에 투사를 보낸다. 이야기는 이제부터 정말로 재미있어진다.

세 가지 시나리오를 생각해 보자. 첫째, 사방에서 사람들이 죽어 가는 치열한 전투에서 부상을 당한 병사의 경우이다. 그는 생명이 위험하지는 않지만 후송되어 치료를 받아야 한다. 둘째, 실험적인 약을 복용하고 있는 간암 환자를 생각해 보자. 며칠 내로 그의 장은 심하게 아플 텐데, 이것은 약이 암세포를 죽인다는 신호이다. 셋째, 거친 카펫 위에서 맨살을 문질러 대면서 정열적으로 섹스를 하는 누군가를 생각하자. 이들이 가진 공통점은 무엇일까? 그들의 통증이 그다지 고통스럽지 않을 것이라는 점이다. 이제 전투는 끝났어, 약이 듣고 있어, 카펫이 무슨 상관이야? 뇌가 느끼는 통증은 지극히 주관적일 수 있다.

1980년대의 어느 연구는 통증을 느끼는 것이 주관적이라는 놀랄 만한 예를 보고하고 있다. 이 과학자는 시골에 있는 한 병원의 10년간의 기록을 검토했는데, 단순한 담낭 수술만을 받은 환자들을 대상으로 삼아, 어떤 환자가 진통제를 더 많이 요구했는지를 조사했다. 그 결과, 창 밖으로 나무나 풀을 볼 수 있는 환자가 무미건조한 벽만 보이는 병실의 환자보다 진통제 요구량이 현저히 적은 것을 발견했다. 다른 연구는, 만성 통증에 시달리는 환자들의 경우에 사물에 대한 판단력과 같은 정신적 변수를 조작하면 그들이 요구하는 진통제의 양이 극적으로 변한다는 것을 밝히고 있다(이 중요한 현상은 이 책의 마지막 장에서 상세히 설명할 것이다.).

  이런 현상은 뇌가 단순히 통증의 단위를 재기만 하는 아무 생각 없는 통증 측정 기계가 아니기 때문에 나타난다. 분명 뇌의 어떤 영역은 가끔 우리로 하여금 객관적인 측정을 할 수 있게 한다("이 물은 아기가 목욕하기에는 너무 뜨겁군."). 또 통증 측정 기계 역할을 하는 이 영역이 통증을 얼마나 많이 느끼게 할 것인지를 조절할 수 있는 인자들도 있다. 예를 들면 포유류에서 출산과 모성적 행동에 관여하는 호르몬인 옥시토신은 이러한 경로를 통해 통증에 대한 반응을 무디게 만든다. 그렇지만 통증에 대한 대부분의 뇌 반응에는 감정적인 반응이 뒤따르게 되고, 그로 인해 우리는 그 통증에 관련된 전후 사정을 이해하게 된다. 이것이 대퇴부에 총을 맞고 고통에 헐떡이면서도, "나는 살아남았고, 곧 집에 간다."라고, 몽환적인 승리감에 도취될 수 있는 이유이다.

  뇌가 통증에 반응하여 그것을 해석하는 감정적인 방법에는 세 가지 중요한 요소가 있다.

  첫째, 감정 또는 해석의 정도는 척수에서 뇌로 올라오는 통증 신호의 객관적인 양과 일치하지 않을 수 있다. 다시 말해 얼마나 심한 통증을 느끼는가와 그 통증으로 인해 얼마나 기분이 나쁜가는 별개의 문제인 것이다. 전쟁과 암 그리고 살갗이 벗겨지는 시나리오에는 이것이 함축되어 있다. 이를 더욱 명확하게 보여 주는 실험도 있다. 이 실험 자원자들에게 통증을 느끼지 않도록 최면을 걸기 전후에, 뜨거운 물에 두 손을 담그도록 하고, 손을 담그고 있는 동안 뇌의 어느 부분이 활성화되는지를 촬영했다. 그 결과, 뇌의 감각을 처리하는 피질 영역(이 경우에는 통각 측정 기계의 일종이라고 할 수 있다.)은 최면과 관계없이 동일한 정도로 활성화되었는데, 이는 자극된 열에 민감한 통각 수용체의 수가 거의 비슷하고 자극의 정도도 비슷했다는 것을 의미한다. 그러나 더 감정적인 뇌 영역은 최면을 걸기 전에만 활성화되었다. 통증은 양쪽이 같았지만 그에 대한 반응은 그렇지 않았던 것이다.

둘째, 더 감정적인 뇌의 이 영역이 척수를 타고 올라오는 통증 정보에 어떻게 반응하느냐를 조절할 수 있을 뿐 아니라 척수 자체가 통증 정보에 대해 어떻게 반응하는지도 조절한다는 것이다.

그리고 셋째, 이곳이 바로 유쾌할 때에 스트레스가 도달하는 곳이라는 것이다.

스트레스로 인한 무통

1장에서 나는 전투 중에 자신이 중상을 입은 줄도 모르는 병사의 예를 들었다. 스트레스로 인한 이러한 무통(anodynia canalgesia)을 처음 발견한 사람 중에 하버드 대학교의 마취과 의사 헨리 비처가 있다. 그는 제2차 세계 대전에 군의관으로 참전하여 부상한 병사들을 돌보았다. 그가 병사들과 민간인들을 비교해 보았더니, 비슷한 정도로 중상을 입은 민간인의 거의 80퍼센트가 모르핀을 요구하는 것에 비해 병사들은 부상자의 겨우 3분의 1만 모르핀을 요구하는 것이었다.

우리 중에 전쟁터에서 스트레스로 인한 무통을 경험하는 사람은 거의 없다. 우리가 평상시에 무통을 경험하는 경우 중 하나는 운동 시합 중에 자신의 경기에 흥분했거나 열중했을 때이다. 이럴 때는 부상을 입어도 크게 신경이 쓰이지 않는 수가 있다. 또 다른 일상생활에서의 스트레스로 인한 무통은 많은 사람들이 운동을 하면서 겪는다. 언제나 그렇지만 최초의 스트레칭은 힘들다. 처음에는, 이러다 심근 경색이라도 일으키면 어쩌나, 별 이유를 다 꼽으며 운동을 그만두고 싶어지지만 30분만 자신을 괴롭히고 있으면 통증은 거짓말처럼 사라져버린다. 황홀해지기까지 한다. 이런 모험이야말로 자신이 생각할 수 있는 가장 즐거운 자기 발전인 것 같고, 매일같이 이렇게 체력을 단련하여 100살까지 살고 싶다고 생각하게 된다(물론 다음날이 되면 이런 결심을 까맣게 잊어버리게 되고 다시 통증이 시작되겠지만 말이다.).[2]

전통적으로 권위주의적인 실험실의 연구자들은 스트레스로 인한 통각 결여와 같은 현상과 마주치면 이를 '정신 상태의 영향을 받는' 것이라고 가볍게 생각해서, 정신이 육체를 이겼다고 애매하면서도 간단히 정리해 버리지만, 통각 결여증은 실제로 있는 생물학적 현상이다.

그 증거로 스트레스로 인한 무통은 자기 나라 군대나 자기가 다니는 회사 야구 팀의 승리를 기뻐하는 사람들뿐만 아니라 동물에게도 일어난다. 이는 전열기를 사용한 동물실험에서 볼 수 있다. 쥐를 전열기에 올려놓고 스위치를 작동한다. 그리고 쥐가 처음으로 약간 불쾌감을 느끼고 다리를 들 때까지의 시간을 측정한다(이 시점에 쥐를 전열기에서 내려놓는다.). 다음에는 물속에서 수영을 시키거나 고양이 냄새를 맡게 해서 미리 스트레스를 준 쥐에게 같은 실험을 한다. 그러면 이 쥐가 전열기의 열을 느낄 때까지의 시간이 먼젓번 쥐보다 더 길어지는 것을 알 수 있다. 이것이 스트레스로 인한 통각 결여이다.

무통을 일으키는 화학 물질을 발견하여 무통이 실제로 일어나는 현상임을 증명한 것은 신경 화학이었다. 1970년대에 최첨단을 달리던 야심적인 신경 화학자들은 많은 사람들이 환각제로 사용하고 있던 헤로인, 모르핀, 아편 등과 같은 약에 흥미를 가졌는데, 이 화합물들은 모두 비슷한 화학 구조를 가지고 있었다. 1970년대 초에 각기 다른 세 그룹의 신경 화학자들이 거의 동시에 이 아편제들이 뇌 속에서 진통 작용을 담당하는 특수한 오피에이트 수용체에 결합한다는 것을 밝혔다. 그리고 이 수용체는 뇌가 통증을 느끼는 부위에 분포하는 경향을 보였다. 그리하여 드디어 "아편제가 어떻게 통증을 차단하는가?"라는 문제가 해명되었다. 이 화합물들은 앞서 나온 신경 세포 X의 감도를 둔하게 만드는 하행 경로를 활성화하는 것이었다.

멋진 발견이었다. 그러나 그에 따른 의문이 생겨났다. 뇌는 왜 식물인 양귀비가 합성하는 화합물에 대한 수용체를 만들고 있는가? 이야기는 점점 구체화되었다. 신경 전달 물질인지 호르몬인지 알 수는 없지만 화학 구조가 아편과 비슷한 화학 물질이 몸속에 존재하는 것이 분명했다. 일종의 내인성 모르핀이 뇌 속에서 자연적으로 생겨나는 것이 틀림없었다.

신경 화학자들은 열광적으로 내인성 모르핀을 찾아 나섰다. 그들은 곧 그들이 찾던 바로 그것, 즉 아편제와 화학 구조가 유사한 내인성 화합물을 발견했다. 그것은 세 가지 다른 종류로 나뉜다는 것이 밝혀졌는데 엔케팔린, 다이노르핀 그리고 그중 가장 유명한 엔도르핀(내인성 모르핀의 줄임말이다.)이 그것이었다. 예상했던 대로 오피에이트 수용체가 이들 내인성 오피오이드 화합물과 결합하는 것이 발견되었다. 나아가 오피오이드 화합물들이 뇌의 일부분에서 생산되고 분비되어 통증의 지각을 조절하고, 척수로 통증을 전달하는 일부 신경 세포들을 덜 흥분하도록 만드는 것이었다.(아편을 뜻하는 '오피에이트'는 헤로인이나 모르핀처럼 통상 체내에서 만들어지지 않는 진통제를 가리킨다. 그리고 '오피오이드'는 체내에서 만들어지는 이와 비슷한 화합물을 가리킨다. 이 분야는 아편에 관한 연구가 발단이 되었기 때문에 새로운 수용체가 발견되자 오피에이트 수용체 ─ 아직 오피오이드가 발견되기 전이었다 ─ 라고 불리게 되었다. 그러나 이 수용체들이 실제로 오피오이드와 결합하는 것은 분명하다.)

7장에서 엔도르핀과 엔케팔린 역시 성호르몬의 분비를 조절한다는 연구 결과를 소개했다. 오피오이드의 역할에 관한 흥미 있는 발견을 하나 더 덧붙이자면, 이 화합물들의 방출 덕택에 침구(鍼灸) 치료가 어떻게 효과를 나타내는지가 밝혀졌다는 것이다. 1970년대까지 서양의 많은 과학자들은 이 현상을 들어 본 적은 있었지만, 대부분 이를 심각하게 받아들이지 않고 인류학적으로 기괴한 일 ─ 사람의 몸에 침을 놓는 중국의 한의사, 부두의 주술로 사람을 죽이는 아이티의 무당, 비방의 닭고기 수프로 어떤 질병도 전부 고친다는 유대의 어머니들 등 ─ 중의 하나라며 쓰레기통에 처박아 놓고 있었다. 그런데 그 후 아편에 대한 연구가 왕성해진 시기에 닉슨 대통령의 주도로 중국과 서방 세계의 교류가 시작되자 실제 침구 치료에 관한 자료가 공개되었다. 중국 수의사들이 동물의 수술에 침을 사용한다는 사실을 알게 된 과학자들은 침구 치료의 진통 작용이 문화적인 세뇌에서 오는 위약 효과라는 가설을 폐기하게 되었다(자신이 속한 문화에 공헌하기 때문이라는 이유만으로 마취 없이 수술을 받는 것에 동의하는 소가 세상에 있을 리 없다.). 더욱 결정적이었던 것은 서방의 저명한 저널리스트인《뉴욕 타임스》의 제임스 레스턴이 중국에서 충수염에 걸려서 마취 대신 침을 맞고 수술을 받은 사실이었다. 그는 살아남았고 건강을 회복했다. 이때 많은 사람들이 아마 이렇게 생각했을 것이다. "어라? 이건 정통파야. 백인종에게도 듣잖아?"

침은 내인성 오피오이드를 다량으로 방출시키도록 자극한다. 그 이유는 아직 밝혀지지 않았다. 이를 잘 나타내는 것이 오피오이드 수용체를 차단하는 약물(흔히 날록손이라고 부른다.)을 써서 방출되는 내인성 오피오이드의 일부 활성을 무효화하는 뺄셈 실험이라는 실험이다. 수용체가 차단당하면 통증 지각을 둔하게 만드는 침의 효과는 약해진다.

내인성 오피오이드가 위약 효과를 설명하는 데에 관련이 있다는 것도 밝혀졌다. 위약 효과란 실제로 어떤 의학적 처치가 이루어진 것과는 무관하게, 본인이 그 처치를 받았다고 믿기 때문에 건강이 좋아졌다고 느끼거나 건강에 대한 본인의 평가가 나아지는 것을 말한다. 이 현상은 새로 나온 약을 시험하는 연구에서 설탕으로 만든 가짜 약을 가짜인 줄 모르고 먹은 사람들이 나아졌다고 느끼는 때에 나타난다. 위약 효과는 아직 이론의 여지가 남아 있다. 수년 전 널리 읽히던 의학 잡지인 《뉴잉글랜드 저널 오브 메디슨》에 실린 어느 논문에 의학의 모든 영역에 걸쳐 전 세계적으로 위약 효과를 조사한 결과가 발표되었다. 연구자들은 114가지 다른 연구의 예를 조사했는데, 전체적으로 보아 위약 치료는 효과가 없었다고 결론짓고 있다. 이 연구는 내게는 별 의미가 없게 느껴졌는데, 왜냐하면 논문의 저자들이 도저히 위약 효과를 기대할 수 없을 것 같은 분야를 모두 포함시켰기 때문이었다. 다시 말해서, 간질, 콜레스테롤 혈증, 불임, 세균 감염, 알츠하이머병, 빈혈, 정신 분열증 등, 실제로 그 병을 앓고 있는 사람이 아니면 별로 도움이 되지 않을 질병에 대해서까지 위약 효과를 조사한 연구였던 것이다.

그리하여 위약 효과는, 이미 의학적으로 확립된 각종 요소들의 호언장담에 둘러싸여 배척되고 말았는데, 그 논문이 놓친 것은 위약 효과가 통증에 대해서만은 매우 효과적이라는 분명한 적용 기준이었다.

이제부터 뇌 속에서 통증이 어떻게 처리되는가를 보려는 우리에게 이는 많은 점을 시사하고 있다. 위약 효과의 한 예로, 정맥으로 투여하는 진통제는 환자 바로 눈앞에서 주사할 때가 몰래 주사할 때보다 효과가 있다. 즉 통증을 경감시키려는 처치를 받고 있다는 사실을 환자가 아는 것이 약의 효과를 증강시키는 것이다. 나는 몇 년 전 두 살 된 딸이 귀에 염증이 생겼을 때 그 좋은 예를 보았다. 너무 아파해서 보기에도 불쌍할 정도였던 딸은 소아과에 가서 아프다고 울부짖으면서 진찰을 받았다. "알았습니다. 양쪽 귀가 많이 곪았군요." 의사가 이렇게 말하고 항생제 주사를 가지러 사라졌을 때였다. 우리는 아이가 조용해진 것을 깨달았다. "선생님께서 고쳐 주셨기 때문에 이제 귀가 많이 나은 것 같아."라고 아이는 말했다. 아이의 귀에 뭔가 진찰기구가 닿은 것이 위약 효과를 나타낸 것이었다.

위약 효과가 내인성 오피오이드에 의해 나타난다는 것이 밝혀진 것은 놀라운 일이 아니었다. 그 증거가 되는 예가, 날록손으로 오피에이트 수용체를 차단하면 위약이 더 이상 효과를 내지 못한다는 사실이다.

이상이 스트레스도 오피오이드를 방출한다는 발견에 이르게 된 경위이다. 이 사실은 1977년 로저 기유맹이 처음으로 보고한 것이다. 2장에 소개한 발견으로 노벨상을 받은 기유맹은 스트레스가 원인인 엔도르핀, 즉 베타 엔도르핀이 뇌하수체에서 방출되는 것을 증명했다.

그 다음은 다 아는 이야기이다. 30분 정도 달리면 갑자기 나타나는 현상으로 유명한 '러너스 하이'는 우리 모두 알고 있다. 곧 쓰러질 것 같더니 갑자기 고통이 사라지고 신비한 도취감을 느끼게 되는 바로 그것이다. 운동하는 동안 뇌하수체에서 분비된 베타엔도르핀의 혈중 농도가 30분 정도에 통각 결여를 일으킬 정도로 상승하는 것이다. 다른 오피오이드, 특히 엔케팔린도 대개는 뇌와 척수 속에 동원된다. 이들은 뇌에서 나오는 하행 경로를 활성화하여 척수 중의 신경 세포 X를 차단한다. 그리고 척수에 직접 작용하여 통각 결여를 일으킨다. 그 밖의 모든 스트레스도 같은 효과를 초래한다. 수술, 저혈당, 추위에 노출되는 것, 시험, 척추 천자, 출산 등의 경우가 그렇다.[3] 어떤 스트레스는 오피오이드가 관여하지 않는 경로로 통각 결여를 초래하기도 한다. 그러나 이 경로가 어떻게 효과를 나타내는지, 또는 오피오이드가 관여하는 스트레스와 같은 체계적인 형태가 존재하는지 여부를 확실히 아는 사람은 아직 없다.

따라서 스트레스가 통증 지각을 차단함으로써, 상처를 입었는데도 사자를 피해 도망칠 수 있게 만들고, 최소한 직장 상사와의 스트레스 받는 회의에서 아부의 미소를 계속 지어서 생기는 근육통을 참을 수 있게 하는 것이다. 이것이 모든 것을 설명하고 있다. 만약 스트레스를 받는 상황에서 이런 일이 일어나지 않는다면 통증이 완화되기는커녕 악화될 것이다.

치과에서 듣는 음악 소리는 왜 아프게 느껴지는가

 스트레스로 인한 통각 결여라는 것이 창자가 흘러나온 얼룩말에게는 도움이 되겠지만, 만약 당신이 채혈을 위해 주사기의 뚜껑을 여는 간호사만 보아도 팔이 떨리는 그런 사람이라면 어떨까? 이제부터는 스트레스로 인한 과도한 통각(이하 통각 과민)에 대해 알아보자.
 비록 스트레스로 인한 통각 결여보다는 연구가 덜 되었지만 이 현상은 많이 보고되어 있다. 스트레스로 인한 통각 과민은 실제로 더 많은 통증을 지각하는 것이 아니며 척수의 통각 수용체와 아무 관련이 없다는, 완전히 이치에 맞는 사실이 알려져 있다. 대신 여기서는 통증에 대해 더 많은 감정적 반응성이 관여해서, 같은 감각이라도 더 불쾌하게 만든다. 따라서 스트레스로 인한 통각 과민은 단지 우리의 머릿속에만 존재하는 것이다. 한편으로, 스트레스로 인한 통각 결여 역시 우리 머리의 다른 부분에 존재한다. 우리 뇌의 통증 측정 부위는 스트레스로 인한 통각 과민인 사람들과 마찬가지로 정상적으로 통증에 반응한다. 통각 과민인 사람들에서 과도하게 반응하는 것은 뇌의 더욱 감정적인 영역들이며, 이 영역은 우리의 불안과 공포의 중심이다.
 이는 통각 과민 상황에서 뇌의 통증 회로 중 어디가 더 활성화되는지를 보는 영상 연구로 알 수 있다. 또 발륨이나 리브륨 같은 항불안증 약물이 스트레스로 인한 통각 과민을 차단한다는 연구 결과로도 알 수 있다. 신경증이나 불안증 검사에서 높은 점수가 나오는 사람들의 대부분은 스트레스를 받으면 통각 과민이 되기 쉽다. 재미있는 것은 불안증 형질을 가지도록 교배된 쥐의 종(種) 중에도 이런 현상이 나타난다는 점이다.
 따라서 우리는 과학을 불완전하다고 여기게 만드는 또 하나의 갈

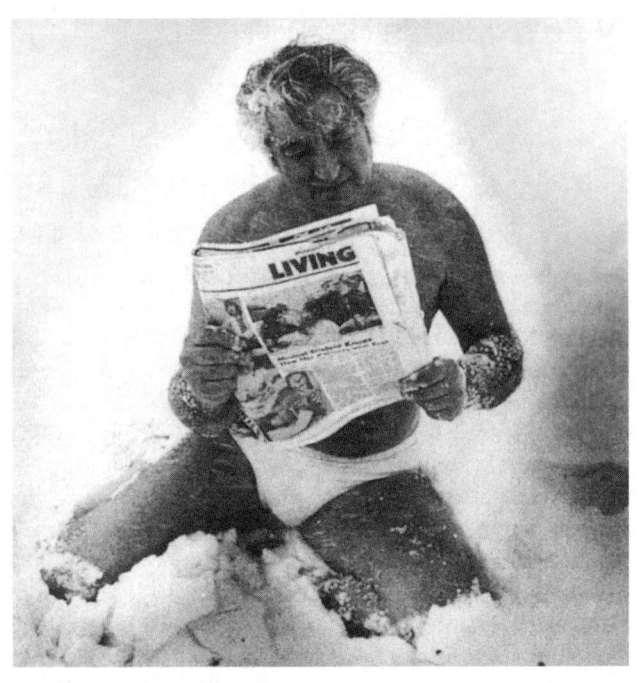

'미스터 빙산'으로 유명한 뉴욕 폴라베어 클럽의 일원 빅 보프가 1978년 눈보라 속에서 헤엄을 친 다음 눈 위에 앉아 있다.

림길에 서게 되었다. 우리는 "스트레스는 식욕을 증진시킨다. 또 감소시키기도 한다."라는 말처럼 "스트레스는 통증 지각을 완화시킬 수 있다. 그러나 때로는 그 반대로 작용한다."라는 것을 알게 되었다. 어떻게 스트레스의 이 반대되는 효과를 결합시키는가? 내가 문헌으로 조사한 바에 따르면 통각 결여는 큰 육체적 상처를 입은 상황에서 더 잘 일어난다. 온몸의 절반에 화상을 입고 발목은 접지른 상태에서 사랑하는 사람을 지옥으로부터 안고 나오는 상황에서는 스트레스로 인한 통각 결여가 우세한 것이다. 어깨에 약간 아픈 수상한 점이 자라는 것을 발견하고 스스로 치명적인 흑색종이라고 단정한 후 공황 상태에 빠져 주치의에게 전화를 했더니 자동 응답기에서 흘러나오는 사무적인 목소리를 통해 그가 3일간 주말 휴가를 떠났다는 것을 알았다고 하자. 그 후 갑자기 어깨에 만져지는 점이 너무 아프게 느껴져서 3일 동안 잠을 잘 수 없었다면 그것이 스트레스로 인한 통각 과민이 우세할 때인 것이다.

이것은 주의 깊게 다루어야 할 주제를 제시하고 있다. 사실 매우 조심스러운 문제라서 이 책의 지난 판(版)에서는 과감하게도 아예 다루지 않기로 했을 정도였다. 그것은 섬유근통(纖維筋痛, fibromyalgia)에 관한 이야기이다. 이는 통증에 대한 참을성이 현저히 감소되며 온몸의 여러 부위가 아픈 기묘한 병이다. 때로는 마비가 나타날 정도로 아픈데도 어디가 잘못되었는지 아무런 이상을 발견할 수가 없다. 신경에 문제가 있는 것도 아니고 관절염이나 염증도 없다. 정통파 의학은 수십 년 동안 섬유근통이 심신증(쉽게 말해서 "그만 내 사무실에서 나가시오. 그리고 정신과 의사에게나 가 보시오.")에 속한다고 치부해 왔다. 섬유근통이 긴장성이거나 신경질적인 사람에게서 더 잘 나타난다고 해도 소용이 없었다. 아무 이상도 없다는 것이 전형적인 의학적 결론이었다. 그러나 이는 사실이 아닐지도 모른다. 처음 증상이 나타나는 환자들은 감정적·맥락적 통증의 평가를 중개하는 뇌 부위의 활동이 비정상적으로 높은 수준이 된다. 이 부위는 스트레스에 의한 통각 과민 때에 활성화되는 바로 그 부위이다. 더구나 그들의 뇌척수액을 분석하면, 'P 물질'이라고 부르는, 통증을 매개하는 신경 전달 물질의 농도가 높다. 그리고 2장에서 소개했지만, 예기치 못하게 섬유근통 환자에서의 당질 코르티코이드 농도는 정상인보다 낮다. 아마도 일종의 당질 코르티코이드 분비 장애를 가진 사람들이 심한 스트레스를 받을 경우 스트레스로 인한 통각 결여가 되는 대신 통각 과민이 되어 버리는 것이 아닌가 싶다.[4] 나는 잘 모른다. 내가 아는 한 아무도 모르는 것 같다. 그러나 이러한 증례들에서 무엇인가 진짜로 생물학적인 현상이 일어나고 있다는 증거가 늘어 가고 있다. 그래서 나는 이 문제를 다루기로 한 것이다. 다음 판에서는 모르겠으나 여기서는 이 정도의 소개로 그치기로 하자.

통증과 만성 스트레스

이제 흔한 의문을 제기할 때가 되었다. 만성 스트레스가 있으면 통증 지각에 어떠한 일이 일어나는가? 스트레스로 인한 통각 과민이 있을 때, 아마도 추측하건대, 통증은 계속되고 더 악화될 수도 있을 것이다. 그러나 스트레스로 인한 통각 결여 때는 어떨까? 급성 스트레스 상황, 즉 사자에게 상처를 입은 시나리오에는 이를 적용할 수 있다. 앞의 장들에서와 같은 식으로 표현하자면 이것은 좋은 뉴스이다. 그렇다면 나쁜 뉴스는 무엇일까? 우리에게 익숙한 만성의 정신적 스트레스가 우리를 괴롭힐 때에, 오피오이드가 과잉으로 방출되면 어떻게 질병으로 발전하는 것일까? 만성 스트레스 때문에 우리는 내인성 오피오이드 중독이 되는 것일까? 스트레스가 오피오이드를 다량 방출한 결과로 우리는 몸에 필요한 통증을 느끼지 못하게 되는 걸일까? 만성 스트레스의 부정적인 면은 어떤 것일까?

여기서 답이 궁해진다. 왜냐하면 그것은 이 책이 다루고 있는 모든 생리 체계와 다르기 때문이다. 셀리에가 처음으로 만성 스트레스가 질병을 일으킨다고 깨닫기 시작했을 때, 그는 질병은 생체가 스트레스에 대한 반응을 다 소진해 버렸기 때문에 생긴다고 생각했다. 즉 여러 호르몬과 신경 전달 물질이 고갈되어 버려 생체가 스트레스의 공격에 무방비 상태가 된다는 것이다. 그러나 지난 장들에서 본 것처럼, 현대의 해답은 스트레스에 대한 반응은 고갈되지 않는다는 것이다. 대신 스트레스에 대한 반응 자체가 궁극적으로 인체에 해를 끼치기 때문에 병에 걸린다는 것이다.

오피오이드는 위의 규칙에 해당하지 않는다. 스트레스로 인한 통각 결여는 영구히 계속되지 않는다. 그 가장 좋은 증거는 오피오이드의 고갈이다. 우리가 언제까지나 파산한 채로 있는 것은 아니지만 공급이 수요를 따라가려면 시간이 걸린다.

그러므로 내가 아는 한 스트레스가 지속되어 오피오이드가 다량 방출되었다고 해서 스트레스 관련 질병에 걸리는 일은 없다. 이 책의 관점에서 보더라도, 또한 만성의 정신적 스트레스에 대한 우리의 경향에 비추어서도, 이는 좋은 소식이다. 스트레스 관련 질병에 대한 걱정거리가 하나 줄어든 셈이기 때문이다. 통각 지각 및 진정한 육체적 스트레스의 세계라는 관점에서 볼 때, 오피오이드의 궁극적인 고갈은 스트레스로 인한 통각 결여의 진통 효과가 미봉책에 불과하다는 것을 의미한다. 말기 암으로 고통을 받고 있는 나이 든 여성이나 전투에서 중상을 입은 병사, 살점이 뜯겨 나간 채 살아남은 얼룩말에게도 결과는 명백하다. 통증은 곧 되돌아온다.

10
스트레스와 기억

나는 나이를 먹었다. 그것도 아주 많이. 나는 지금까지 일생 동안 많은 것을 보아 왔다. 그렇지만 오늘은 그게 바로 어제였던 것처럼 생생하게 기억하는 어느 날에 관해 이야기하려고 한다. 스물넷, 아니면 스물다섯 살 때의, 추운 봄날 아침이었다. 모두 회색이었다. 회색 하늘, 회색 진창길, 회색 인간들. 나는 일거리를 찾고 있었는데, 운이 별로 좋지 않았고, 전날 저녁과 그날 아침에 마신 맛없는 커피 때문에 뱃속도 편하지 않았다. 약간 배가 고팠고, 내가 쓰레기를 뒤지는 굶은 동물처럼 보이지나 않을까 걱정이 되었다. 배고픈 듯이 보인다면, 마지막까지 전당 잡히지 않은 초라한 양복도 마음에 걸렸지만, 면접에서 그리 좋은 인상을 줄 수가 없을 터였기 때문이었다.

  나는 생각에 잠겨서 터벅터벅 걷고 있었다. 그때 어떤 사람이 손을 하늘로 쳐들고 소리를 지르며 모퉁이를 돌아 달려왔다. 내가 아직 그를 제대로 보기도 전에 그는 내 얼굴에 대고 소리를 질렀다. 그는 말을 더듬거리며 뭔가 '최고'가 된다거나 '최고'라고 부르는 것에 대해 외치고 있었다. 나는 그가 무슨 말을 하는지 알 수 없었고 그는 달려가 버렸다. 별 미친놈이 다 있네, 나는 그렇게 생각했다.

그런데 다음 길모퉁이를 돌아선 나는 더 많은 사람들이 소리를 지르며 뛰어 돌아다니고 있는 것을 보았다. 그중 두 사람이, 남자와 여자가 내게로 달려왔고, 그제야 나는 무슨 일이 일어났다는 것을 깨달았다. 그들은 내 팔을 잡고 소리쳤다. "이겼다! 이겼다! 이제 모두 돌아오는 중이야!" 그들은 상당히 흥분된 상태였지만, 그들의 말은 아까 그 남자보다는 알아듣기 쉬웠다. 결국 나는 그제야 그들이 무슨 말을 하고 있는지 알 수 있었다. 믿을 수가 없었다. 나는 무슨 말을 하려고 했지만 목이 메었고 그들이 마치 내 형제자매이기나 한 듯이 껴안았다. 우리 셋은 길로 뛰어들었고, 길에는 수많은 군중이 모여들고 있었다. 사람들이 사무실 건물에서 나왔고, 차를 몰다가 세우고, 밖으로 뛰어나왔다. 모두가 비명을 지르며 울고 웃었고, 사람들은 "이겼다! 이겼다!"를 외치고 있었다. 누군가가 내게 어떤 임산부가 갑자기 진통이 시작되었다고 말했고, 다른 이는 어떤 노인이 방금 기절했다고 일러 주었다. 해병 몇 명이 나타났는데, 그중 하나가 빠르게 걸어와서 사진 속에서 허리를 뒤로 젖히고 있는, 전혀 모르는 여자에게 키스를 했다. 누군가가 그들이 키스하는 장면을 찍었고, 나는 나중에 그 사진이 유명해졌다는 사실을 들었다.

신기한 것은 그게 얼마나 오래된 일인가 하는 점이다. 처음에 내게 말을 걸었던 남녀들은 아마도 멀리 가 버렸을 테지만, 나는 아직도 그들의 얼굴을 알겠고, 그들이 어떤 옷을 입었었는지, 그 남자의 면도 크림 냄새, 머리 위의 창문에서 사람들이 뿌린 색종이 조각을 흩날리던 미풍의 느낌을 기억하고 있다. 아직도 생생하게 기억하고 있다. 마음이란 재미있는 것이다. 어쨌거나 이것이 내가 말하던, 내가 영원히 기억할, 유럽에서 전쟁이 끝나 병사들이 고국으로 돌아올 수 있게 된 바

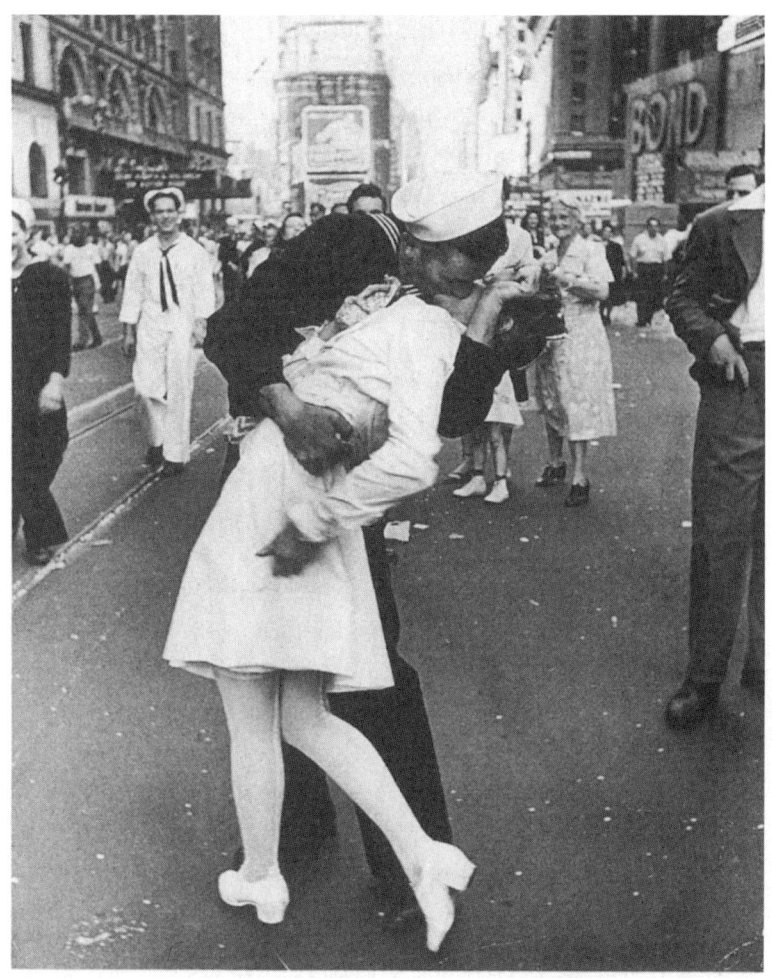

잊지 못할 날!

로 그날이다.

우리는 모두 비슷한 경험을 가지고 있다. 첫 키스, 결혼식, 전쟁이 끝난 순간. 그리고 나쁜 기억 역시 마찬가지이다. 두 명의 강도가 뒤에서 당신의 목을 조르던 15초, 차가 고장 나 트럭과 정면으로 충돌할 뻔했던 그 순간, 지진이 났던 순간에 있었던 곳, 케네디 대통령이 총을 맞았을 때, 9·11 테러 사건 때에 있었던 장소. 모두 당신의 마음속에 영원히 새겨져 있다. 인생을 바꾼 사건들이 발생하기 24시간 이전의 사안들을 미세한 부분까지 기억할 수 있다는 것은 불가사의한 일이다. 스트레스를 받았던 순간을 포함해서, 놀랍고 흥분되던 순간의 기억들은 금방 정리되어 저장된다. 스트레스는 기억을 증강시키는 것이다.

동시에 우리 모두는 반대되는 경험도 가지고 있다. 학기말 시험의 중간처럼 짜증이 나고 피곤할 때에는 평소에 쉽게 기억나던 사실들조차 기억이 잘 나지 않는다. 긴장되고 위협적인 분위기에서는 물론, 결정적인 순간인데 인사를 해야 할 상대방의 이름이 생각나지 않는다. 아내가 될 사람의 집에 처음으로 '불려 갔을 때' 나는 몹시 긴장했다. 저녁을 먹은 다음 편을 갈라 단어를 맞히는 놀이가 흥분 속에 시작되었는데, 나는 장모가 될 분과 한 팀이 되었고, 결정적인 순간에 '냄비'라는 단어를 기억하지 못해 우리 팀이 지고 말았다. 기억을 할 수 없는 것 중의 일부는 과거의 커다란 상처 주위를 영원히 맴돌고 있는 경우가 있다. 이루 말할 수 없는 지옥과 같은 전장을 경험한 제대 군인, 어렸을 때 성적 학대를 받았던 피해자들에게는 자세한 기억이 망각이라는 안개 속에 스러져 버린다. 스트레스가 기억을 파괴할 수도 있는 것이다.

이제 우리는 이런 이분법적인 분류에 상당히 익숙해진 것 같다. 스트레스가 어떤 상황에서는 어떤 기능을 증강시키고 어떤 상황에서는 그 기능을 방해한다는 것을. 시간 경과라는 관점에서 생각해 보자. 초원에서의 30초간의 질주와 수십 년에 걸쳐 마음을 아프게 만드는 걱정거리를 말이다. 단기간의 경미하거나 중등도의 스트레스는 기억을 항진시킨다. 그러나 매우 심하거나 지속적인 스트레스는 기억을 방해한다. 스트레스가 기억에 미치는 영향을 이해하기 위해서는, 기억이 어떻게 형성되고(경화, consolidation) 재생되는지, 또 그 과정들이 어떻게 저해되는지를 간단히 알아볼 필요가 있다.

기억으로의 첫걸음

우선, 기억은 한 가지로만 되어 있지 않으며 다양한 특징을 가지고 있는데, 특히 중요한 이분법적 분류는 기억을 단기 기억과 장기 기억으로 구별하는 것이다. 단기 기억은 전화번호를 본 다음, 곧 잊어버릴까 봐 방을 건너 뛰어가 번호를 누른 다음, 영원히 잊어버리는 것이다. 단기 기억은 30초쯤 공을 던져 돌리는 것에 상당하는 뇌의 일이다. 그와는 대조적으로 장기 기억은 어제 저녁에 무엇을 먹었는지, 대통령이 누군지, 손자가 전부 몇 명인지, 내가 다니던 대학은 어디였는지를 기억하는 것이다. 신경 심리학자들은 장기 기억을 특수한 세부 항목으로 다시 나눌 수 있다는 것을 알아냈다. 먼 과거의 기억은 어린 시절로 거슬러 올라가는 기억이다. 동네 이름, 고향의 언어, 할머니의 빵 굽는 냄새 등을 기억하는 것이다. 이것들은 좀 더 새로운 장기 기억과는 별도로 정리, 저장되어 있는 것 같다. 예를 들면 장기 기억을 대부분 잃어버린 치매 환자들에게 때때로 더 먼 옛날의 기억이 멀쩡하게 남아 있는 경우가 있다.

또 하나의 중요한 구분은 '명시적(또는 '선언적')' 기억과 '내재적' 기억(중요한 세부 구분인 '행동적 기억'을 포함하는 개념)이다. 명시적 기억은 사실과 사건에 관한 것으로, 그것을 알고 있다는 인식을 포함한다. 예를 들면, 나는 포유류이다, 오늘은 월요일이다, 나의 치과 주치의는 눈썹이 짙다 등이다. 대조적으로, 내재적 행동적 기억이란 기술이나 습관에 관한 것으로, 그에 대해 주의 깊게 생각하지 않으면서도, 어떻게 '하는지'를 아는 것이다. 운전 중에 기어를 바꾸어 넣는 것, 자전거를 타는 것, 사교춤을 추는 것 등이 여기에 해당된다. 그런데, 명시적 형태로 저장된 기억과 내재적 형태로 저장된 기억들은 서로 왕래하며 옮겨 갈 수 있다. 예를 들면 당신이 새롭고 어려운 피아노곡의 악절을 조금씩 배우고 있는 중이라고 하자. 당신은 연습을 할 때마다 의식적으로 무엇을 할 것인가를 명시적으로 생각한다. 팔꿈치를 집어넣고, 어떤 진동음을 친 후에는 엄지를 밑으로 가게 한다. 그리고 어느 날, 연주를 할 때, 아무 생각 없이 방금 그 악절을 완벽하게 연주하고 지나친 것을 깨닫게 된다. 명시적이라기보다는 내재적 기억으로 해낸 것이다. 당신은 아마 처음으로, 손이 뇌보다 기억을 잘하는 것 같다는 생각을 할지도 모르겠다.

  억지로 내재적인 기억을 명시적인 통로로 끌어들일 때, 기억이 극적으로 방해를 받을 수가 있다. 여기서 들 한 가지 예는, 신경 생물학이 운동 경기에 어떻게 도움이 되는지를 설명함으로써, 나중에 당신이 이 책을 읽을 가치가 있었다고 느끼게 해 줄지도 모른다. 당신을 번번이 이기는 어떤 사람과 테니스를 친다고 생각해 보자. 당신의 적이 멋지게 백핸드를 성공시킬 때까지 기다린 후 따뜻한 미소를 지으며 다음과 같이 말해 보라. "당신은 정말 대단한 테니스 선수입니다. 정말 멋지군요. 방금 친 그 수법 말입니다. 어떻게 그렇게 쳤나요? 그렇게 백핸드로 치려면 엄지손가락을 이렇게 하나요, 아니면 어떻게 하나요? 그리고 다른 손가락들은? 또 엉덩이는 어떻게 하나요, 왼쪽 엉덩이에 힘을 주면서 오른쪽 발가락들에 힘을 주나요? 아니면 다른 방법은 없나요?" 제대로만 하면, 다음에 그런 백핸드가 필요해졌을 때 당신의 상대 또는 희생자는 그것을 명시적으로 생각하다가 실수를 하게 되고 공은 전혀 엉뚱한 곳으로 날아갈 것이다. 언젠가 요기 베라(월드시리즈 14회 출장의 기록을 가진 뉴욕 양키스 팀의 전설적인 투수. 함축성 있는 명언들을 많이 남겼다.— 옮긴이)는 "생각과 타격을 동시에 할 수는 없다."라고 말한 적이 있다. 두 살쯤에 해 본 이래 하지 않았던 명시적인 태도로, 예를 들어 "좋아, 왼쪽 무릎을 굽히고, 오른쪽 엉덩이를 살짝 올리면서 발가락의 무게 중심을 앞으로 옮긴다."라고 생각하면서 계단을 실제로 내려가 보라.

기억에 여러 다른 종류가 있듯이, 기억의 저장과 상기(想起)를 담당하는 뇌의 영역들도 다르다. 매우 중요한 부위 중 하나는 피질인데, 피질은 주름이 진 넓은 영역이다. 다른 하나는 피질의 아랫부분에 움츠리고 있는 해마(海馬, hippocampus)라는 영역이다(hippocampus는 라틴 어로 '바다의 말'이라는 뜻이지만, 해변이 아닌 신경 해부학에서 볼 때는 별로 닮은 것 같지 않다. 사실은 젤리를 넣은 롤빵에 가깝다고 할 수 있지만 라틴 어로 그걸 뭐라고 하는지 누가 알겠는가?). 이 두 영역은 기억에 필수적이다. 예를 들면, 알츠하이머병에서 선택적으로 손상되는 부위가 해마와 피질 부위이다. 정말로 단순하게 컴퓨터에 비유하자면, 피질은 컴퓨터 본체이고, 해마는 피질에 기억을 집어넣거나 이미 존재하는 피질의 기억에 접근하는 수단인 키보드라고 생각하면 된다.

다른 종류의 기억을 담당하는 또 다른 뇌 영역이 있다. 이 구조들은 신체의 동작들을 조절한다. 이런 부위들은, 예를 들어 소뇌는 기억과 무슨 관련이 있을까? 이들은, 아무 생각 없이 반사적으로 이루어져야 하는 동작들, 즉 내재적 행동적 기억을 담당하는 것 같다. 말하자면 당신이 기억하기 전에 신체의 이 부위가 먼저 어떻게 해야 할지를 기억하는 것이다.

명시적 기억과 내재적 기억의 구분, 그리고 이 구분의 신경 해부학적인 기초는, 아마도 가장 유명한 신경과 환자 중의 하나이면서 정말로 흥미진진한 비극적인 인물 덕분에 처음으로 알려졌다. 문헌 속에서 오직 이름의 머리 문자만으로 알려져 있는 그는, 해마가 거의 없어진 사람이었다. 1950년대에 청소년이었던 H. M.은 해마를 중심으로 발생한 심한 형태의 간질을 앓았는데, 당시의 약으로는 치료가 어려웠다. 하는 수 없이 어느 유명한 신경 외과 의사가 그의 해마의 대부분을 상당량의 주변 조직과 함께 절제했다. 발작은 거의 없어졌지만 그 다음이 문제였다. H. M.은 새로운 단기 기억을 장기 기억으로 바꾸는 기능을 사실상 완전히 상실하고 말았던 것이다. 정신적으로 그 시간에 영영 정지하고 말았던 것이다.[1] 그 후 그에 관해 무수한 연구가 이루어졌고, 건망증이 극심한데도 불구하고 그는 어떤 일을 '하는' 것은 학습할 수 있다는 것이 점차 드러났다. 그에게 기계를 조립하는 과제를 주고 매일 연습하도록 시키면, 언제나 자기는 이것을 전에 본 적이 없다고 완강하게 부정하면서도, 다른 사람과 거의 같은 속도로 조립을 하는 것이었다. 해마와 명시적 기억은 파괴되었지만, 뇌의 나머지 부위는 행동적 기억을 습득하는 능력과 더불어 정상 상태로 남아 있었던 것이다.

이제는 뇌가 어떻게 기억을 처리하며 스트레스가 거기에 어떠한 영향을 미치는지를 조금 더 자세히 조사해 보자. 피질과 해마의 신경 세포 다발들에서는 무슨 일이 일어나는가? 피질을 연구하는 사람들은 오랫동안 각각의 피질 신경 세포는, 실제로 그렇다고 밝혀지기도 했지만, 한 가지 일, 즉 한 가지 사실만 안다고 믿어 왔다. 이런 견해는 1960년대에 하버드 대학교의 데이비드 후벨과 토어슈타인 위셀의 엄청나게 중요한 업적에 힘입어 더욱 고무되었다. 뒤돌아보면 그것

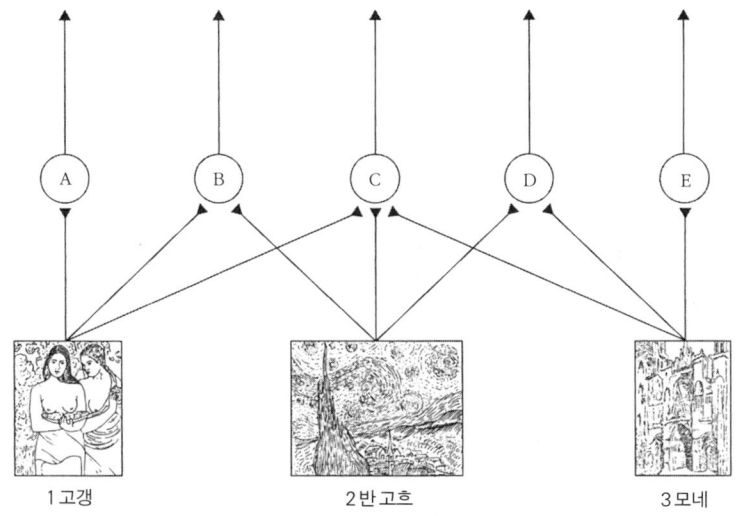

인상파 그림을 '아는' 신경 세포에 관한 매우 가상적인 신경 회로.

은 피질의 더욱 단순한 전초 기지라고 할 수 있는 시각 정보를 처리하는 영역에 관한 연구였다. 그들은 시각 피질의 첫 번째 부분에는 각각의 신경 세포가 한 정보에 하나씩만, 즉 주로 망막에 비친 빛의 점 하나에만 반응한다는 것을 발견했다. 일련의 연결된 점에 반응하는 신경 세포들이 그 영상들을 다음 층에 있는 한 개의 신경 세포에 전달한다. 그러면 이 신경 세포는 어떻게 반응하는가? 한 개의 직선이라고 생각한다. 이런 신경 세포들의 집합이 다음 단계로 영상을 전하면 거기에 있는 한 개의 신경 세포는 이를 특정의 움직이는 선이라고 반응한다. 그래서 사람들은 네 번째 단계의 신경 세포도 있을 것이고, 거기의 신경 세포는 특수한 선들의 집합에 반응할 것이라고 믿게 되었고, 다섯 번째, 여섯 번째 단계로 올라가 결국 수십 번째 단계가 되면, 거기에도 오직 한 가지에만 반응하는 신경 세포가 있어서, 주로 특정한 각도에서 본 할머니의 얼굴에(그리고 그 옆에는 할머니의 얼굴을 조금 다른 각도에서 본 신경 세포, 또 그 옆에는……) 반응한다는 것이었다. 사람들은 과연 어떤 신경 세포가 정말 이런 '할머니' 신경 세포인지, 피질의 위층에 있을, 복잡하게 뒤섞인 감각적인 자극 하나만을 주로 '알고 있는' 신경 세포를 찾기 시작했다. 그러나 시간이 지나자, 피질에는 그런 신경 세포가 별로 없다는 것이 밝혀졌다. 왜냐하면 단순하게 생각해도, 그렇게 한 가지밖에 모르는 너무나도 전문화된 신경 세포의 존재를 용인할 수 있을 만큼, 신경 세포의 수가 충분치 않았기 때문이었다.

기억과 정보는 한 개의 신경 세포에 저장되기보다는 많은 신경 세포 다발의 흥분하는 양상으로 저장된다. 현대식 용어로는 신경 세포 '회로'이다. 그중 한 예를 들어 보자. 앞의 그림과 같이 대강 단순화한 신경 회로를 생각하자.

첫 번째 층의 신경 세포들(신경 세포 1, 2, 3)은 전형적인 후벨과 위셀 형태의 신경 세포로 한 개씩만 아는 것이 자신들의 임무이다. 신경 세포 1은 고갱의 그림을 인식하고, 2는 반 고흐, 3은 모네를 안다(그러므로 이 가상의 신경 세포들은 한 임무에 정통하므로 뇌에 존재하는 다른 어떤 신경 세포들보다 좀 더 '할머니 신경 세포적'이라고 할 수 있지만 신경 회로를 설명하는 데는 도움이 된다.). 이 세 신경 세포는 회로의 두 번째 층에 있는 신경 세포 A에서 E까지에 투사한다. 즉 정보를 보낸다. 이 투사 양상에 주의하기 바란다. 1은 A, B, C에 말을 하고, 2는 B, C, D에, 3은 C, D, E에 말한다.

신경 세포 A는 어떤 '지식'을 가지고 있을까? 신경 세포 1로부터의 정보, 즉 고갱의 그림에 관해서만 안다. 또 하나의 할머니 같은 신경 세포이다. 비슷한 이치로 E는 신경 세포 3에서만 정보를 받으므로 모네에 관해서 알 뿐이다. 그렇지만 신경 세포 C는 어떨까? 무엇을 알고 있을까? '인상파'에 대해서, 즉 이 세 화가가 가진 공통점을 알고 있는 것이다. 비유적으로 말해서, 이 신경 세포는 이렇게 말할 수 있다. "나는 각각의 화가나 그림을 구분할 수는 없지만, 이것들이 인상파의 작품이라는 것은 알고 있다." 이 신경 세포는 어떤 하나의 신경 세포에서 온 지식만을 가지는 것이 아니라 들어오는 정보들의 '집중'을 통해 형성된 지식을 가지고 있는 것이다. 신경 세포 B와 D도 인상파 신경 세포이다. 그러나 신경 세포 C만큼 유식하지는 않다. 왜냐하면 연구 대상으로 삼은 사례가 더 적기 때문이다. 피질에 있는 신경 세포의 대부분은, 신경 세포 A, E가 아니라, 신경 세포 B, C, D처럼 기억을 처리한다.

이런 집중하는 회로들은 우리가 가물가물하는 기억을 끌어내려고 할 때에도 유용하다. 계속해서 미술의 역사를 주제로 삼아서, 당신이 지금 어떤 화가의 이름을 기억해 내려고 애쓴다고 가정해 보자. 그 사람의 이름이 뭐였더라? 키가 작고 턱수염을 기른 사람이었는데('키가 작은' 신경 세포 회로와 '턱수염' 신경 세포 회로가 활성화된다.). 그는 파리의 무희들을 그렸어. 드가는 아니야(회로 두 개를 더 끌어냈다.). 고등학교 때의 미술 선생님이 그를 좋아했지. 그 여선생님 이름을 기억해 낼 수 있다면 이 화가의 이름이 기억날 텐데……. 미술관에 갔을 때 정말로 예쁜 사람이 있어서 내가 말을 걸려고 했던 곳이 이 화가의 그림 앞이라는 것은 기억이 나는데……. 맞아, 그 화가 이름으로 농담을 했었지. 무슨 기차의 트랙이 노슨해졌다고(loose) 그랬던 것 같은데……. 이 회로들이 충분히 활성화되면 당신은 결국 이 모든 것이 교차하는 하나의 사실, 툴루즈 로트레크, 신경 세포 C에 상당하는 화가의 이름에 도달하게 되는 것이다.

이상은 신경 세포 회로가 어떻게 작동하는가에 대한 대략을 설명한 것이었지만, 신경 과학자들은 학습과 기억의 저장 과정에서 일부 가지들이 회로의 다른 부분보다 '강화'된다는 것을 생각해 냈다. 이 강화는 어떻게 일어날까? 이제 마지막 단계로까지 확대해서 자세히 살펴보기로 하자. 연결되는 두 신경 세포의 실처럼 생긴 가지와 가지 사이에는 시냅스라고 부르는 작은 빈 공간이 있다. 한 신경 세포가 재미있는 소문을 듣고 이를 전달해 줄 때에는, 전기적 흥분의 파도가 쓸고 지나가는데, 이것은 시냅스 속을 헤엄쳐 건너 다음 신경 세포를 흥분시키는 화학적 전달자들, 즉 신경 전달 물질의 방출을 촉발한다. 십여 개가 넘는, 아마도 수백 개의, 신경 전달 물질이 존재하지만 해마와 피질에 있는 시냅스들은 이 부위에서 가장 흥분성의 신경 전달 물질인 것처럼 보이는 글루타민산을 선택적으로 사용한다.

초흥분성이라는 것 이외에도 '글루타민산' 시냅스는 기억에 결정적으로 중요한 두 가지 특성을 가지고 있다. 첫째는 이 시냅스들이 기능적으로 직선적이지 않다는 것이다. 이게 무슨 뜻이냐고? 보통 시냅스에서는 첫 번째 신경 세포에서 신경 전달 물질이 조금 나오면 두 번째 신경 세포가 조금 흥분된다. 만약 조금 더 많은 신경 전달 물질이 방출되면 조금 더 많은 흥분이 생긴다. 글루타민산 시냅스에서는 약간의 글루타민산이 방출되면 아무 일도 일어나지 않는다. 더 많은 양이 방출되어도 아무 일이 없다. 그런데 드디어 글루타민산 농도가 어떤 정해진 역치를 넘어서면, 갑자기 두 번째 신경 세포의 모든 제어 장치가 풀려서 커다란 흥분의 파도가 나타난다. 이것이 학습이다. 교수가 졸리는 목소리로 잘 알 수 없는 강의를 하면, 어떤 사실이 한쪽 귀로 들어와서 다른 쪽 귀로 나가 버린다. 이 강의를 반복하고, 또 반복해서 들어도 이해가 안 된다. 결국 강의를 100번 반복하자, 갑자기 머릿속에 불이 들어오고, "아하!" 그리고 이해가 된다. 가장 단순하게 말하자면, 결국 이해를 하는 그 순간에 글루타민산 농도가, 흥분 전달을 위한 직선적이지 않은 역치에 도달한 것이다.

두 번째 양상은 더욱 중요하다. 정상적인 조건에서, 시냅스가 충분한 수의 글루타민산에 의한 "아하!"들을 경험할 때, 어떤 일이 일어난다. 그 시냅스는 이후 지속적으로 흥분하기 쉬운 상태가 되어 버리는 것이다. 따라서 다음에는 작은 흥분 신호에도 "아하!"를 할 수 있게 된다. 이 시냅스가 무엇인가를 학습한 것이다. 즉 '강화' 된 것이다. 매우 놀라운 사실은 이 시냅스의 강화가 오랜 기간 지속된다는 것이다. 수많은 신경 과학자들이 이 '장기적 기억의 강화'가 어떻게 형성되는지를 밝히기 위해 꾸준히 연구하고 있는 중이다.

신경 세포끼리의 새로운 연결을 통해 새로운 기억이 형성(이미 존재하던 기억의 강화 역시 일어나지만)된다는 증거가 늘어 가고 있다. 더 극단적으로는, 새로운 신경 세포 그 자체가 새로 생긴다는 견해도 있다. 후자는 앞으로 검토해야 하겠지만 아직 약간의 논란이 있는 학설이다. 현재로서는 이 정도가 우리가 알고 싶은, 우리의 뇌가 어떻게 결혼 기념일과 스포츠 관련 기록들; 남의 눈동자 색깔, 왈츠를 추는 법 등을 기억하느냐에 관해 밝혀진 것들이다. 이제는 스트레스가 이 과정에 어떻게 작용하는지를 살펴보자.

스트레스로 인한 기억의 증강

첫 번째는 물론 경미하거나 중등도인 단기적 스트레스가 기억을 증강시킨다는 것이다. 이런 종류의 적당한 스트레스는 우리를 정신 차리고 집중하게 만드는 '자극'이 될 수 있다. 이런 영향은 실험동물이나 사람에서도 밝혀져 있다. 이 분야의 탁월한 연구가 캘리포니아 대학교 어빈 분교의 래리 카힐과 제임스 맥가우에 의해 수행되었다. 우선 대조군에게는 별로 재미가 없는 이야기를 읽어 준다. "어떤 소년이 어머니와 함께 동네를 걸어간다. 이 가게 저 가게를 지나간다. 길을 건너서 소년의 아버지가 일하고 있는 병원으로 들어간다. 방사선 촬영실에 들어간다……." 반면에 실험군에게는, 핵심적인 부분에 약간 감정이 실린 것만 다를 뿐, 동일한 이야기를 들려준다. "소년과 어머니가 동네를 걸어간다. 이 가게 저 가게를 지나간다. 길을 건너는데 여기서 소년이 차에 치인다! 급히 병원으로 실려간 소년은 방사선 촬영실에 들어간다……." 몇 주 후에 검사를 했더니 실험군이 대조군보다 자신들이 들은 이야기를, 단지 중간에 나오는 재미있는 부분만, 더 잘 기억하고 있었다. 이것은 사람들이, 자기가 목격한 범죄와 같은, 자극적인 장면을 더 생생하게 기억한다는 '섬광 전구 기억'의 양상과 들어맞는다. 평범하고 자세한 사항은 기억이 잘 되지 않는 반면 감정적인 성분들에 관한 기억은, 비록 그 정확도는 썩 좋지 않지만, 증강되는 것이다.

 이 연구는 기억에 대한 이런 영향이 어떻게 작용하는지를 알려 준다. 스트레스를 주는 이야기를 들으면 스트레스 반응이 촉발된다. 이제는 우리 모두 알게 되었지만, 이 반응에는 교감 신경계가 작동을 시작하여 에피네프린과 노르에피네프린을 혈류 속에 쏟아 내는 것도 포함되어 있다. 교감 신경 자극이 결정적이라고 생각되는 이유는, 카힐과 맥가우가 피험자들에게 교감 신경 활성화를 차단하는 약(혈압을 내리는 데 사용하는 베타 차단제인 프로프라놀롤)을 투여하자, 실험군이 대조군에 비해 이야기의 가운데 부분을 더 잘 기억하는, 앞에서 말한 현상이 나타나지 않았기 때문이다. 중요한 것은 프로프라놀롤이 단순히

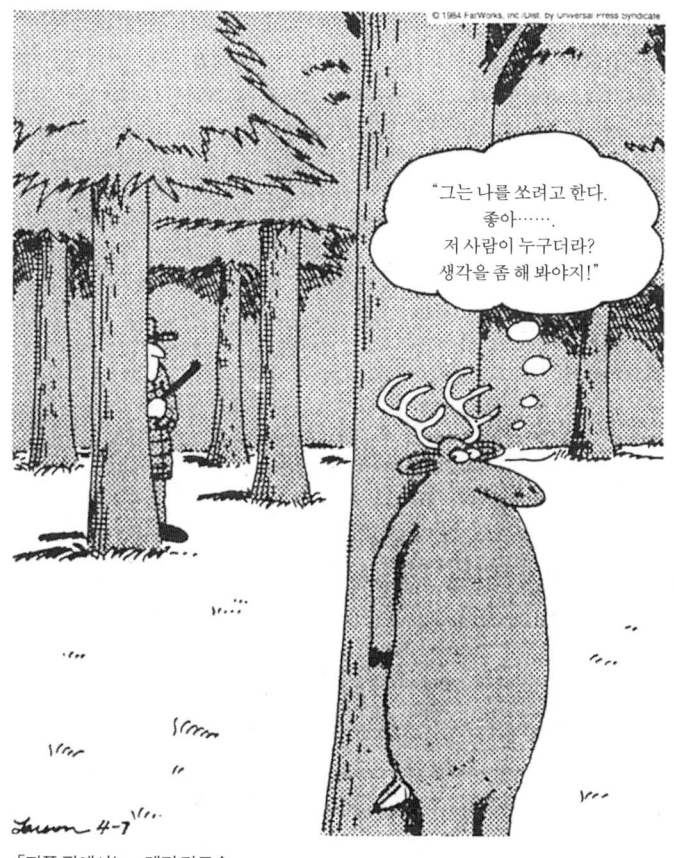

「저쪽 편에서는」, 게리 라르손

모든 기억의 형성을 방해하는 것이 아니라, 스트레스로 인해 항진되는 기억의 형성을 방해한다는 점이다(다르게 말하면, 프로프라놀롤은 실험군이 대조군에 비해 지루한 부분을 기억하는 능력을 떨어뜨리지 않았으며, 단지 감정이 실린 중간 부분을 대조군보다 더 잘 기억하는 일을 방해했을 뿐이라는 것이다.).

교감 신경계는 해마를 더욱 각성시키고 활성화해서 간접적으로 기억을 강화시킨다. 이 과정에는, 불안을 이해하기 위해 15장에서 주로 다루게 될, 편도라는 뇌의 부분이 관여한다. 교감 신경계는 인식을 증강시키는 또 하나의 수단을 가지고 있다. 해마에서 글루타민산으로 섬광 전구를 켜서, 폭발적이고 비직선적인 장기간에 걸친 기억의 강화를 수행하려면 많은 에너지가 필요하다. 교감 신경계는 혈류 속으로 포도당을 이동시키고 뇌로 가는 혈액의 양을 증가시켜서 그런 에너지 수요를 충당하는 데 도움을 준다.

이런 변화들은 상당히 잘 순응한 결과라고 할 수 있다. 스트레스를 받을 일이 생겼을 때는 기억을 최선의 상태로 상기하거나("지난번에는 이런 곤란에서 어떻게 빠져나왔지?"), 기억을 새로 형성하는("만약 여기서 살아남으면, 다음에 또 이런 일을 당하지 않으려면, 내가 무엇을 잘못해서 이런 곤경에 처하게 되었는지를 기억해 두는 것이 좋을 거야.") 좋은 기회이다. 그러므로 스트레스는 급격하게 뇌로 가는 포도당 수송을 증가시켜 신경 세포가 더 많은 에너지를 쓸 수 있도록 하며, 그 결과 기억 형성과 상기가 더욱 잘 일어나게 된다.

그러므로 스트레스를 받을 때의 교감 신경의 각성은, 열광적으로 옛날 코카콜라에 관한 노래를 부르고 있는 군중들의 얼굴을 기억하는 것과 같은(코카콜라 광고를 빗댄 표현 — 옮긴이), 비용이 많이 드는 기억의 과정에 간접적으로 연료를 보급하는 역할을 한다. 한편 당질 코르티코이드 수준의 경미한 상승(중등도의 단기적인 스트레스에서 나타나는 양상이다.)도 기억에 도움을 준다. 이는 해마에서 일어나며, 어느 정도 상승된 당질 코르티코이드의 수준은 장기 기억의 강화를 촉진한다. 마지막으로, 약간 불명확한 메커니즘에 따라, 중증도의 단기적 스트레스가 감각 수용체를 더욱 예민하게 만든다는 견해가 있다. 미뢰(미각 수용체가 분포하는 미각 종말기 중의 하나 — 옮긴이), 후각 수용체, 귀 속의 달팽이관 세포들은 모두 중등도의 스트레스를 받을 때, 보통 때보다 더 작은 자극에 반응하여 뇌로 정보를 전달한다. 그런 특수한 상황에서는, 수백 미터 밖에서 탄산 음료가 든 캔을 따는 소리를 들을 수도 있는 것이다.

불안: 약간의 사전 경고

방금 우리는 중등도의 일시적인 스트레스가 어떻게 해마가 주로 담당하는 명시적 종류의 기억을 증강시키는가에 관해서 살펴보았다. 그런데 이런 스트레스가 다른 종류의 기억도 증강시키는 것이 밝혀졌다. 이것은 감정적인 기억에 속하는데, 해마와는 무관하고 사실적인 요소들과도 별로 관련이 없다. 다른 형태의 이 기억과 스트레스로 인한 이러한 기억의 촉진은, 전에 언급했던 뇌 부분인 편도를 중심으로 돌아가고 있다. 스트레스에 대한 편도의 반응은 15장에서 불안과 외상 후 스트레스 장애를 이해하는 데에 필수적인 요소이다.

스트레스가 너무 오래 지속될 때

'초원의 질주' 대 '장기간에 걸쳐 집값을 갚아야 하는 걱정'이라는 이분법적 분류에 관해서는 충분히 살펴본 것 같다. 이제 우리는 스트레스가 너무 크고 오래갈 때 기억의 형성과 상기가 어떻게 뒤틀리게 되는지를 살펴볼 수 있게 되었다. 학습과 기억에 관한 연구에 종사하는 사람들은 이를 '역 U자형' 상관이라고 부른다. 스트레스가 없다가 중등도의 일시적인 양으로 증가할 때 자극의 범위 내에서는 기억력이 향상된다. 그러나 심한 스트레스로 변하면, 기억력이 떨어진다.

이러한 기억의 감소는 실험실 쥐에 결박, 충격, 고양이 냄새의 노출 등의 다양한 스트레스를 부가한 다수의 연구에서 밝혀져 왔다. 스트레스 대신 대량의 당질 코르티코이드를 투여해도 똑같은 현상이 일어난다. 그렇지만 이것 자체만으로 특별히 흥미로운 일이라고 할 수는 없다. 심한 스트레스나 다량의 당질 코르티코이드는 뇌에서 총체적인 혼란을 유도하기 때문이다. 이 쥐들은 근육의 공조나 감각적 정보에 대한 반응 등의 기능이 떨어진다. 그러나 신중한 대조 연구를 해 보면, 내재적 기억 같은 뇌 기능의 다른 면은 멀쩡한 것을 알 수 있다. 쥐들이 고양이 냄새에 신경 쓰느라고 너무 바빠서, 아니면 너무 동요된 나머지 눈앞에 주어진 퍼즐을 푸는 일에 별 진전을 보이지 않기 때문에, 학습과 기억의 장애가 그리 심하지 않은 것처럼 나타나는지도 모른다. 그리고 명시적 기억의 문제라는 범위 내에서는, 기존의 기억을 상기하는 일이 새로운 기억을 형성하는 것보다 더 스트레스에 취약한 것 같다. 이와 비슷한 소견들은 인간을 제외한 영장류에서도 보고되어 있다.

사람의 경우는 어떨까? 거의 비슷하다. 몇 가지 특수한 종양에서 다량의 당질 코르티코이드가 분비되는 병이 쿠싱 증후군인데, 이 병을 앓는 환자에서 어떠한 일이 일어나는가를 이해한다면, 이 책의 반이상 — 고혈압, 당뇨병, 면역 억제, 생식 질환 등 — 을 아는 것이나 마찬가지이다. 그리고 수십 년간 이 병이 기억, 특히 명시적 기억에 문제를 초래한다고 알려져 왔으며, 이런 현상을 '쿠싱형 치매'라고 불렀다. 8장에서 본 것처럼 합성 당질 코르티코이드는 때때로 염증이나 자가 면역 질환 환자에게 투여되기도 한다. 치료가 장기화되는 경우에 역시 환자들의 명시적 기억에 문제가 발생한다. 그렇지만 이것이

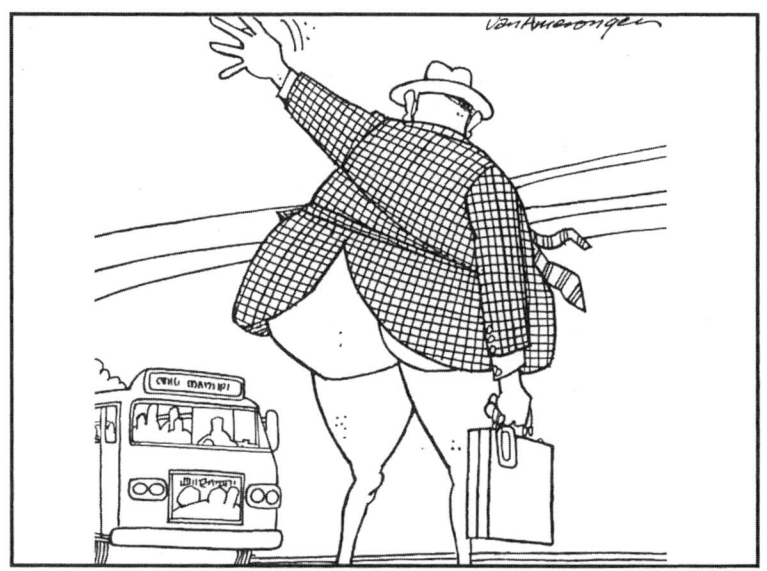

힘겹게 살아가는 사업가 빌리 슬로언이 지속적인 스트레스가 사람의 기억을 저해한다는 사실을 학습하려는 중이다.

투여된 당질 코르티코이드 때문이 아니라 질병 그 자체 때문일 가능성도 있다. 그래서 웨인 주립 대학교의 파멜라 키넌은 이런 염증 질환을 가진 환자들을 스테로이드성 항염증제(당질 코르티코이드)를 쓴 집단과 비스테로이드성 항염증제를 쓴 집단으로 나누어 비교했다. 그 결과, 기억의 문제는 당질 코르티코이드로 인한 것이며 질병 자체 때문에 나타나는 것이 아니라는 사실이 밝혀졌다.

가장 분명한 증거로는, 건강한 지원자들에게 합성 당질 코르티코이드를 며칠 동안 다량으로 투여하면 명시적 기억에 장애를 초래한다는 것이 있다. 이러한 연구를 해석할 때의 문제점은 합성 호르몬들이 진짜 호르몬들과는 좀 다르게 작용할 수 있다는 것인데, 투여되는 호르몬이 형성하는 당질 코르티코이드 수준은 정상적인 신체가 생산하는 수준, 또는 심지어 스트레스를 받았을 때의 호르몬 수준보다 높다. 중요한 것은, 스트레스 그 자체, 또는 사람에서 만들어지는 것과 똑같은 당질 코르티코이드를 스트레스를 받았을 때의 수준으로 주사해도, 기억에 장애가 생긴다는 것이다. 다른 동물들에서의 연구와 마찬가지로, 내재적 기억은 괜찮았지만, 기존의 정보를 끌어내는, 기억을 상기하는 기능이 새로운 기억을 정착시키는 기능보다 더 쉽게 손상된다는 것이 밝혀졌다.

비록 그 수는 적지만, 스트레스가 이른바 '고차 기능'이라고 하는 것을 방해한다는 것이 알려져 있다. 이것은 기억과는 좀 다른 것이다. 이것은 사실을 저장하고 상기하는 인식의 범주라기보다 그 사실들을 가지고 무엇을 하는가, 즉 사실들을 전략적으로 배열하는가, 판단과 결정을 어떻게 지도하는가 등에 관한 것이다. 이는 전전두엽 피질이라고 부르는 뇌 부위가 담당하는 영역이다. 16장에서는 스트레스가 판단과 결정 및 충동의 조절에 어떻게 관여하는지를 좀 더 자세히 살펴볼 것이다.

스트레스와 해마의 손상

지속적인 스트레스가 해마 의존성 기억을 방해하는 작용의 체계가 동물실험에서 밝혀졌다.

첫 번째로, 해마 신경 세포의 성능이 떨어진다. 스트레스는 당질 코르티코이드 없이도(예를 들면 부신을 절제한 쥐에서도) 해마에서 이루어지는 장기간에 걸친 기억의 강화를 방해할 수 있는데, 교감 신경계의 극심한 활성 증가가 중요한 역할을 한다. 그렇지만 이 분야의 연구는 대

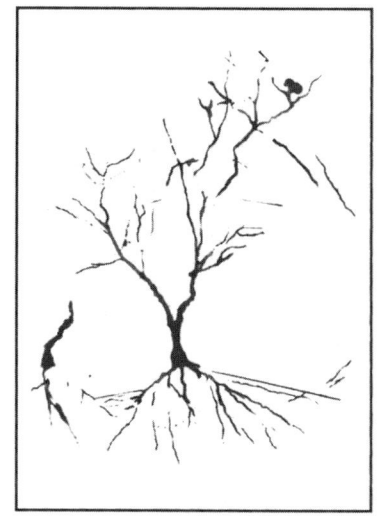 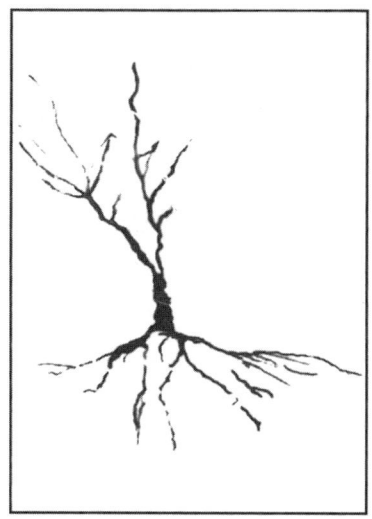

쥐 해마의 신경 세포. 왼쪽은 건강한 신경 세포들, 오른쪽 신경 세포들은 지속된 스트레스 때문에 돌기들이 위축되어 있다.

부분 당질 코르티코이드에 초점을 맞추고 있다. 심하고 지속적인 스트레스로 인해 당질 코르티코이드의 수준이 경미하거나 중등도의 스트레스에서 상승하는 범위를 넘어서 상승하게 되면, 이 호르몬은 더 이상, 두 신경 세포 사이의 시냅스가 점점 더 흥분성으로 되는 과정을 통한, 장기 기억을 증강시키지 않는다. 당질 코르티코이드는 오히려 이 과정을 저해한다. 더구나 비슷한 정도의 높은 당질 코르티코이드 수준은 '장기 우울'이라고 부르는 현상을 증강시킨다. 이는 아마도 해마에서 일어나는 "아하!"와는 동전의 양면 같은, 망각의 과정에 관여하는 메커니즘인 듯하다.

당질 코르티코이드 수준은 어떻게 해서 약간 올라갈 때(중등도의 스트레스를 받을 때)에는 일(신경 세포 사이의 교통을 증강시키는 일)을 하고, 더 많이 올라갔을 때에는 반대되는 작용을 할 수가 있을까? 1980년대 중반, 네덜란드 위트레흐트 대학교의 론 데 클뢰트는 매우 훌륭한 답을 발견했다. 해마에는 두 가지 형태의 당질 코르티코이드 수용체가 있다는 사실을 밝힌 것이다. 한 종류의 수용체에는 다른 종류에 비해 이 호르몬이 열 배나 더 잘 결합하는 것이었다(이런 수용체를 '고친화성' 수용체라고 부른다.). 이는 당질 코르티코이드 수준이 약간만 상승할 때에는 대부분의 호르몬 효과가 해마의 고친화성 수용체에 의해 매개된다는 것을 뜻한다. 대조적으로 심한 스트레스를 받을 때에는 이 호르몬은 거의 대부분 '저친화성' 수용체를 활성화하는 것이다. 그리하여 논리적으로, 고친화성 수용체의 활성화는 장기적 강화를 항진시키고, 저친화성 수용체의 활성화는 그와 반대 작용을 한다는 것이 밝혀졌다. 이것이 위에서 언급한 '역 U자형' 작용의 기본이다.

나는 앞에서 편도라는 뇌 부위가 불안과 관련된 감정적 기억에 중요한 역할을 한다고 말했다. 그런데 여기서도 편도가 관련된다. 편도는 심한 스트레스를 받으면 매우 활성이 높아지고, 크고 영향력 있는 신경 세포 투사를 해마로 보낸다. 이 경로의 활성화가 스트레스가 해마의 기능을 저해하는 전제 조건인 것 같다. 쥐의 편도를 파괴하거나 해마와의 연결을 끊어 버리면, 비록 보통 정도로 높은 수준의 당질 코르티코이드가 존재하더라도, 스트레스는 해마가 매개하는 이런 종류의 기억을 방해하지 못하게 된다. 이것은 스트레스가 '각인된다'는 지난 주제와 관련된 소견을 설명해 주며, 일부 호르몬 활성들이 정서적으로 싫지 않은, 신체적 불균형과 관련해서 나타날 수 있다는 것을 보여 주고 있다. 예를 들면, 쥐는 교미할 때 당질 코르티코이드 수준이 상승하지만, 편도가 활성화되지 않고, 해마의 기능도 저해되지 않는다.

두 번째로는, 신경 세포 회로가 끊어진다. 앞서 나온 '인상파 신경 세포'를 생각해 보면, 신경 세포가 다른 신경 세포와 연락하는 방법을 나타내는 상징이 있었다는 것을 알 수 있다. 이를 한 신경 세포가 다른 신경 세포에 '투사'한다고 표현한다. 그 얼마 후의 문장에서 언급했지만, 이 투사들은 상당히 엄밀하고 정확하다. 한 신경 세포에서 나오는 길고 가지가 많은 줄들이 다른 신경 세포의 가지를 친 줄들과 시냅스를 형성한다. 이 줄들(축삭 도는 수상 돌기라고 한다.)은 분명 신경 세포끼리의 통신 및 신경 세포 회로의 핵심을 이룬다. 브루스 매큐언은 최소 몇 주 동안 스트레스나 과량의 당질 코르티코이드에 노출된 쥐에서, 이 줄들이 시들기 시작하고 약간 위축되고 수축하는 것을 관찰했다. 똑같은 일은 영장류의 뇌에서도 일어난다. 이때에는 시냅스 연결이 떨어지고 신경 세포 회로의 복잡성이 감소한다. 다행히 지속적이던 스트레스가 끝나면, 신경 세포들이 다시 자라나 연결을 재생시킨다.

이러한 일시적인 신경 세포 돌기들의 위축은 만성적인 스트레스가 초래하는 기억 장애의 특징적인 양상을 설명해 줄 수 있다. 심한 뇌졸중이나 알츠하이머병의 말기에서처럼 해마의 신경 세포들이 광범위하게 파괴되면 기억이 엄청나게 손상된다. 완전히 기억이 상실될 뿐 아니라 회복되지도 않는다. 예를 들면, 자신의 배우자 이름과 같이 결정적인 것도 기억하지 못하게 된다. 그러나 만성 스트레스로 인해 신경 세포 나무들의 복잡한 가지들이 수축되어 신경 세포 회로가 '약해졌을 때'에는 툴루즈 로트렉의 이름과 같은 기억들이 아직 그 자리에 있다. 다만 회로들이 효율적으로 기능하지 않기 때문에 이를 끄집어 내기 위해서는 더 많은 연관된 신호로 두드릴 필요가 있는 것이다. 기억이 상실되는 것이 아니라 접근하기가 어려울 뿐이다.

세 번째로는, 새로운 신경 세포가 탄생하는 것이 억제된다. 지난 수천 년 동안 어떤 신경 생물학 입문 과정에서도 성인의 뇌는 새로운 신경 세포를 생성하지 않는 것으로 가르쳐 왔다. 최근의 10년 동안에 이것이 완전히 틀린 것으로 밝혀졌다.[2] 그 결과, '성인의 신경 발생'에 관한 연구가 신경 과학의 가장 뜨거운 논의의 여지가 있는 주제가 되고 있다.

이 신경 발생의 두 가지 양상들이 이 장과 깊은 관련이 있다. 첫째는, 뇌에서 새로운 신경 세포가 발생하는 단 두 곳 중의 하나가 해마라는 것이다.[3] 둘째로는, 신경 발생의 속도가 조절된다는 것이다. 학습, 풍족한 환경, 운동, 에스트로겐에 대한 노출 등은 신경 발생의 속도를 항진시킨다. 반면에 지금까지 쥐의 경우에 밝혀진 가장 강력한 억제 요소는, 아마도 추측할 수 있겠지만, 최소 몇 시간에 걸친 스트레스와 당질 코르티코이드이다.

여기서 두 가지 중대한 의문이 떠오른다. 첫째, 스트레스가 중지되면 신경 발생이 회복되는가? 회복된다면 얼마나 빠르게 되는가? 아직 아무도 모른다. 둘째, 스트레스가 성인의 신경 발생을 억제하면 문제가 무엇인가? 이 의문의 내면에는 성인의 신경 발생은 무엇을 위한 것인가라는 좀 더 큰 의문이 담겨 있다. 이것은 과학자들이 실제 학회의 단상에서 붙들고 싸울 정도로 지극히 논란이 많은 주제이다. 한쪽 극단의 연구들은, 정상적인 조건에서 성인 해마에서 대량의 신경 발생이 일어나 신경 세포들이 다른 신경 세포들과 연결을 형성하는데, 이 새로운 연결이, 사실은, 어떤 특정한 학습에 필요하다는 것이다. 다른 극단은 이 모든 소견이 의심스럽다는 것이다. 따라서 아직 결론이 나지 않고 있다.

네 번째로는, 해마의 신경 세포가 위태로워진다는 것이다. 언급한 것처럼, 스트레스 발생 몇 초 이내에 뇌로 가는 포도당의 공급이 증가한다. 스트레스가 지속되면 어떻게 되는가? 스트레스가 약 30분가량 지속되면 포도당 수송은 더 이상 항진되지 않고 다시 정상 수준으로 돌아가 버린다. 스트레스가 더 계속되면, 뇌, 특히 해마 부위에 대한 포도당 공급이 억제되기도 한다. 공급이 약 25퍼센트 억제되는데, 이는 당질 코르티코이드의 영향 때문이다.[4]

건강하고 행복한 신경 세포는 이 정도의 포도당 흡수 감소가 별것 아니다. 약간 속이 울렁거리거나 어지럽게 만들 뿐이다. 그러나 신경 세포가 건강하지 않고 행복하지도 않다면, 대신 어떤 신경학적 위기를 겪고 있는 중이라면 어떨까? 보통 때보다 더 죽을 가능성이 높다.

당질 코르티코이드는 해마 신경 세포들이 일련의 공격을 견디고 살아남을 능력을 저하시킨다. 쥐에게 심한 간질 발작과 높은 당질 코르티코이드 수준을 동시에 부과하면 더 많은 해마 신경 세포들이 죽는다. 뇌에서 산소와 포도당 공급이 중단되는 심장 마비, 또는 뇌 속의 혈관 하나가 차단되는 뇌졸중에서도 마찬가지이다. 뇌진탕에 의한 뇌 손상, 또는 산소 라디칼을 생성하는 약물 등에서도 마찬가지이다. 꺼림칙한 것은, 알츠하이머병에서 손상되는 신경 세포에 해당되는 쥐의 신경 세포가 가장 비슷한 양상을 보인다는 것이다(알츠하이머 관련 독소인 베타아밀로이드 조각에 신경 세포를 노출시키고 죽는 것을 본다.). 쥐 해마에서 에이즈 관련 치매에 상당하는 부위도 마찬가지이다(신경 세포를 에이즈 바이러스의 해로운 구성 성분인 gp120에 노출시킨다.).[5]

나의 실험실 및 다른 연구자들은, 스트레스나 당질 코르티코이드에 의한 포도당 저장 억제가 초래하는 상대적으로 경미한 에너지 문제가, 앞서 열거한 여러 신경학적 공격 중 하나를 받아서 악화되고 있는, 약점을 가진 신경 세포를 더 어렵게 만든다는 것을 밝혀냈다. 모든 신경학적 질병들은 결국 신경 세포의 에너지 위기라고 할 수 있다. 신경 세포로 가는 포도당을 차단하고(저혈당), 또는 포도당과 산소를 모두 차단하고(허혈 및 저혈당), 또는 신경 세포를 미친 듯이 일하게 만들면(발작) 저장된 에너지가 급격히 감소한다. 그러면 고장 난 신경 전달 물질들과 이온들의 파동이 엉뚱한 곳으로 넘쳐흐르고, 산소 라디칼이 발생한다. 여기에 당질 코르티코이드를 끼얹으면 신경 세포는 이 혼란을 수습할 능력조차 떨어지게 된다. 신경 세포의 일생에서 가장 운이 없는 날이 되려니까, 뇌졸중이나 발작 덕분에, 은행에 저장된 에너지가 보통 때보다 25퍼센트 적다는 것만으로 위기에 빠지는 것이다.

마지막으로, 이제는 정말로 오래 지속되는 스트레스나 당질 코르티코이드는 실제로 해마 신경 세포를 죽일 수 있다는 증거가 있다. 여기에 관한 첫 번째 단서는 1960년대에 발견되었다. 두 사람의 연구자가 기니피그를 약리학적 수준(즉 신체가 정상적으로는 생산해 내지 못할 수준으로 높은 농도)의 당질 코르티코이드에 노출시키면 뇌가 손상된다는 것을 밝혔던 것이다. 묘하게도 손상은 주로 해마에 국한되어 있었다. 이는 마침 매큐언이 해마에 당질 코르티코이드 수용체가 많다는 것을 보고한 것과 비슷한 시기였는데, 당시까지 아무도 해마가 뇌의 당질 코르티코이드 작용의 중심인지를 몰랐다.

1980년대 초가 되자, 나를 포함한 다양한 연구자들이, '당질 코르티코이드 신경 독성'이 단순한 약리학적 효과가 아니라, 쥐 뇌의 정상적 노화와 관련이 있다는 것을 밝혀냈다. 종합하면, 그 연구들은 자주 (스트레스를 받을 때에 증가하는 범위 내의) 당질 코르티코이드에 노출되거나 많은 스트레스 자체가 노화하는 해마의 퇴화를 촉진한다는 것을 보여 주었다. 반대로, 쥐의 부신을 제거하여 당질 코르티코이드 수준을 감소시키면 해마의 노화를 지연시켰다. 이제는 예상할 수 있겠지만, 쥐가 일생 동안 노출되었던 당질 코르티코이드의 정도에 따라, 나이가 들었을 때, 해마의 퇴화 정도뿐 아니라 기억 상실의 정도도 결정되는 것이다.

당질 코르티코이드와 스트레스는 어디서 우리의 뇌세포를 죽이기 시작할까? 스트레스 호르몬은 여러 가지 방법으로 질병을 초래하지만, 신경 독성까지 유발한다는 것은 좀 심한 것이 아닐까? 10여 년 동안 연구들을 했지만 우리는 아직도 잘 모른다.

인간의 해마 손상

이 장의 초반에서 우리는 과도한 스트레스 그리고(또는) 당질 코르티코이드가 해마의 기능을 손상시킨다는 것을 알았다. 그렇다면 우리가 지금까지 검토했던 유형들과 같은 인간 해마의 명백한 손상을 보여 줄 수 있는 증거가 있을까? 말하자면, 돌기들을 위축시켜서 신경 세포 회로들의 연결을 끊거나, 새로운 신경 세포의 탄생을 억제하거나, 다른 신경학적인 손상에 따른 신경 세포의 사멸을 악화시키거나, 또는 공공연하게 신경 세포를 죽일까?

지금까지는, 여섯 종류의 연구 결과들이 사람에서도 그럴 수 있을 것이라는 우려를 증폭시키고 있다.

1. 쿠싱 증후군: 위에서 검토한 것처럼, 쿠싱 증후군은 다량의 과도한 당질 코르티코이드를 분비하는 몇 가지 종류의 종양을 가진 환자에게 나타나는 질병인데, 해마 의존성 기억의 장애가 나타난다. 미시건 대학교의 모니카 스타크맨은 뇌 영상 촬영 기술을 쿠싱 환자에게 사용하여 뇌의 전반적인 크기 및 각 부위의 크기를 조사했다. 그녀는

이 환자들에서 해마의 부피가 선택적으로 작아져 있다고 보고했다. 더구나 당질 코르티코이드 과잉이 심할수록 해마의 부피 상실이 컸으며, 그에 따른 기억 장애 역시 컸다고 한다.

2. 외상 후 스트레스장애(Post-traumatic stress disorder, PTSD): 15장에서 더 자세히 검토하겠지만, 이 불안 장애는 다양한 형태의 외상 후 스트레스를 통해 초래될 수 있다. 에모리 대학교의 더글라스 브렘너의 선구적인 업적 및 다른 이들의 재현 실험에 따르면, 한 번의 외상에 의한 환자와는 대조적으로 반복된 외상에 의한 PTSD 환자들, 즉 심하고 치열한 전투를 반복해서 겪은 군인들, 또는 어려서 반복적으로 학대를 받은 사람들의 해마가 작았다. 다시 말해서, 부피 감소는 해마에 국한되어 있었고, 외상의 병력이 심할수록 부피의 감소가 컸다.

3. 주요 우울증: 14장에서 자세히 검토하겠지만, 주요 우울증은 지속적인 스트레스와 밀접한 연관이 있으며, 이 연관은 주요 우울증 환자의 약 반수에서 당질 코르티코이드 수준이 상승되어 있다는 것을 포함한다. 워싱턴 대학교의 이베트 셸린과 다른 연구자들은 지속적인 주요 우울증이, 작은 해마와 상관이 있다는 것을 다시 한 번 밝혔다. 우울의 병력이 더 길수록, 부피의 감소가 더 많았다. 더구나, 당질 코르티코이드 수준이 상승되어 있는 우울증의 아형(亞形)이, 작아진 해마와 가장 큰 상관을 보였다.

4. 반복되는 시차: 11장에서는 대륙 사이를 오가며 시차를 겪는 항공회사 승무원들을 조사한 어떤 흥미로운 연구를 검토할 것이다. 거기에 따르면, 전체 경력을 통해, 커다란 시차에서 회복하는 데 필요한 주어진 평균 시간이 짧을수록, 해마가 작고 기억력의 문제도 많았다.

5. 표준적인 노화: 맥길 대학교의 소니아 루피엔이 처음 시도했고, 다

른 연구자들이 확인한 연구에서는 건강한 노인들을 대상으로 당질 코르티코이드 수준, 해마의 크기, 해마 의존성 기억의 질 등을 검사한 다음, 몇 년 뒤에 다시 검사를 시행했다. 12장에서 검토하겠지만, 다양한 개인 차이가 있을 수 있지만, 사람에서는 노화에 따라 당질 코르티코이드의 기준 수준이 상승한다. 연구 개시 후 몇 년 동안 당질 코르티코이드 수준이 상승한 사람에서 해마의 부피 상실이 심했고 기억의 감소가 현저했다.

6. 당질 코르티코이드와 신경학적 손상의 상호 작용: 소수의 연구들은 뇌졸중의 정도가 같더라도, 응급실에 도착했을 당시의 당질 코르티코이드 수준이 높은 사람일수록 궁극적인 신경학적 장애가 심했다고 보고하고 있다.

따라서 이 연구들은, 종합적으로, 당질 코르티코이드가 사람의 해마를 손상시킨다는 것을 보여 주고 있다. 그렇다면, 잠시 생각을 해 보자. 여기에는 약간의 문제와 부작용이 있을 수 있다.

우선, PTSD에서 당질 코르티코이드의 수준이 정상보다도 '낮은' 경우가 있다는 것을 시사하는 연구들이 있다. 따라서 이것은 이 호르몬이 해마를 손상시킨다는 사례에 해당하지 않는다. 그러나 낮은 호르몬 수준을 가진 PTSD 환자들의 경우에는 당질 코르티코이드에 대한 감수성이 매우 높은 것처럼 보인다. 그러므로 아직은 이 호르몬이 범인일 가능성이 남아 있다.

두 번째 문제는 PTSD 환자에서 보이는 해마 부피의 감소가 외상 그 자체에 의한 것인지 아니면 외상 후에 생긴 것인지 여부가 확실치 않다는 것이다. 이런 불확실성에 더해서, 이 두 가지 학설 모두를 혼란에 빠뜨리는 한 멋진 연구는, 작은 해마라는 요소가 PTSD '이전' 부터 존재하며, 실제로는 이런 사람이 외상을 입을 경우 PTSD로 발전할 가능성이 더 높다는 것을 시사하고 있다.

마지막으로, 노화에 관한 연구들은 상관관계가 있는 관련만을 보여 준다는 것을 염두에 두어야 한다. 다르게 말하자면, 당질 코르티코이드 수준의 상승에 따라 해마의 위축이 일어난다는 것도 그렇다. 그러나 이와는 다른, 오히려 진행성인 해마의 위축이 당질 코르티코이드 수준의 상승을 초래한다는 생각도 충분히 있을 수 있다(12장에서 더 자세히 검토하겠지만, 해마 역시 원래는 당질 코르티코이드 방출을 억제하도록 돕는데, 위축된 해마는 이런 기능이 떨어지기 때문이다.).

다른 말로 하자면, 무엇이 어떻게 돌아가는지 아직 누구도 자신 있게 이야기할 수가 없다. 가장 큰 문제 중의 하나는 사람이 죽은 '후'에까지 조사한 연구가 없다는 점이다. 신경 세포의 수가 감소해서 해마가 작아진 것인지, 또는 신경 세포의 서로 연결되는 가지들이 감소하거나 짧아져서 작아진 것인지, 아니면 그 두 가지 다인지를 알기 위해서는, 엄청나게 치밀한 연구가 이루어져야 할 것이다. 만약 신경 세포의 수가 감소한 것이라면, 신경 세포가 보통보다 더 많이 죽어서 그런 것인지, 적게 태어나서 그런 것인지, 아니면 두 경우 모두에 해당하는 것인지를 구별해 낼 수 있을지도 모른다.

실제로, 사망 후의 연구가 없더라도, 해마의 부피 상실에 관해서는 몇 가지 단서가 존재한다. 흥미롭게도, 쿠싱 증후군을 초래하는 종양을 제거해서 당질 코르티코이드 수준이 정상으로 회복되면, 해마는 서서히 정상 크기로 돌아온다. 앞서 언급했듯이, 당질 코르티코이드에 의한, 신경 세포 사이를 연결하는 줄들의 위축은 영구적인 것이 아니다. 당질 코르티코이드 과잉이 해소되면 이 돌기들은 서서히 재생된다. 그러므로 쿠싱에서의 부피 감소는 돌기들의 수축에서 기인하는 것이라는 것이 가장 그럴듯한 추측이다. 그와는 대조적으로, PTSD나 주요 우울증에서의 용적 감소는 뭔가 영구적인 변화에 가까운 것 같다. 전자에서는 용적 감소가 외상 후 수십 년이 지나도 그대로 지속되며, 후자에서는 약물 요법으로 우울증 증상이 개선되고 난 몇 년 혹은 몇십 년 후에도 지속된다. 그러므로 이런 사례들에서는, 위축이 가역적인 현상이라고 전제할 때, 해마의 부피 감소가 신경 세포 돌기의 위축 때문이라고 보기 어렵다.

해마가 이러한 상황에서 왜 작아지는지 현재로서는 누구도 더 이상 알 수가 없다. 과학자들은 무슨 조건 반사라도 하는 것처럼, 더 많은 연구가 필요하다고들 말하지만, 여기에는 정말로 더 많은 연구가 필요하다. 내 생각으로는, 스트레스 그리고(또는) 지속적인 당질 코르티코이드에의 노출이, 우리가 원치 않는 해마의 기능적인 변화뿐 아니라 오랫동안 남는 구조적인 변화를 초래할 수 있다는, 결정적이지는 않지만 그럴듯한 증거들이 있다고 이야기하는 것이 타당할 것 같다.

이러한 소견에 함축되어 있는 혼란스러운 점은 무엇일까? 첫째로는 신경과 의사가 뇌졸중 환자에게 (하이드로코르티손, 덱사메타존, 또는 프레드니존과 같은) 합성 당질 코르티코이드를 투여하는 일과 관련이 된다. 2장에서 호르몬과 분비샘에 관해 간단히 살펴보았듯이 당질 코르티코이드는 고전적인 항염증 화합물이며, 뇌졸중 발작 후에 자주 나타나는, 치명적인 뇌의 부종을 완화시키는 데 사용되었다. 당질 코르티코이드는 뇌종양 등에 동반되는 뇌부종은 잘 차단하지만 뇌졸중으로 생긴 부종에는 그리 큰 효과가 없다. 오히려, 이 유명한 항염증제가 실제로는 염증을 유발할 수 있으며, 손상된 뇌의 염증을 악화시킬 수 있다는 증거가 늘어 가고 있다. 이 분야의 최고 권위자들이 당질 코르티코이드가 신경학적으로 결과를 악화시키는 경향이 있다고 수십 년 동안 경고해 왔지만, 아직 수많은 신경과 의사들이 이 약을 처방하고 있다. 따라서 최근에 발견된 이런 소견들은 그 경고에 또 하나의 목소리 — 불확실한 해마를 포함하는 신경 질환에서는 당질 코르티코이드의 임상적 사용이 바람직하지 않다는 경고 — 를 추가할 것이다(단서를 달자면, 그러나 다량의 당질 코르티코이드가 때때로 척수 손상 후의 장애를 완화시키는 것이 밝혀져 있다. 그 이유는 스트레스 또는 이 책의 대부분의 내용과 무관하다.).

이것과 관련하여 주의할 점은 의사들이 신경계 이외의 문제를 치료하기 위해 대량의 합성 당질 코르티코이드를 사용한다는 것이며, 그 과정에서 해마를 위험에 빠뜨릴 수 있다는 것이다. 특히 필자의 마음에 걸리는 시나리오는 이 호르몬이 gp120에 의한 신경 세포의 손상 및 그에 따른 에이즈 관련 치매를 악화시킨다는 것이다(gp120 단백질이 에이즈 바이러스에서 발견되었으며, 신경 세포를 손상시키고 치매를 유발하는 데 결정적인 역할을 한다는 사실을 기억하는가?). 만약 더 많은 연구가 이루어져서, 당질 코르티코이드가 에이즈 바이러스 감염의 경과를 악화시킬 수 있다고 드러난다면, 이는 상당히 우려할 만한 일이다. 이는 에이즈에 걸린 사람들이 단순히 스트레스를 받기 때문만은 아니다. 에이즈 환자들은 이 병의 다른 양상을 극복하기 위해 엄청나게 많은 양의 합성 당질 코르티코이드를 치료제로 사용하기 때문이다.

당질 코르티코이드의 사용에 관해서는 똑같은 논리가 다른 분야의 임상에서도 확대하여 적용될 수 있다. 미국에서는 매년 약 1600만 장의 처방전이 당질 코르티코이드를 처방하고 있다. 대부분은 옻나무 피부염에 쓰는 작은 하이드로코르티손 크림, 무릎이 부었을 때 쓰는 하이드로코르티손 주사, 천식 때에 사용하는 하이드로코르티손 흡입약과 같은 경미한 것들이다(이것들은 뇌가 걱정될 정도로 당질 코르티코이드를 흡수하게 만들지는 않는다.). 그러나 수십만 명의 사람들은 자가 면역 질환에서 나타나는 부적절한 면역 반응을 억제하기 위해 고농도의 당질 코르티코이드를 복용하고 있다(루푸스나 다발성 경화증, 또는 관절 류머티즘 등이 그렇다.). 이미 검토했던 것처럼, 이런 사람들의 경우에 장기적인 당질 코르티코이드에 대한 노출은 해마 의존성 기억의 장애와 상관이 있다. 그렇다면 우리는 자가 면역 질환에서 해마의 노화를 촉진할 가능성이 있는 당질 코르티코이드 사용을 피해야 할까? 대개는 거의 그렇지 않다. 이 질병들은 때때로 아주 파괴적인 병이고 당질 코르티코이드는 때때로 매우 효과적인 치료제이다. 잠재적으로 나타날 수 있는 기억 장애는 정말로 냉혹한, 피할 수 없는 부작용인 것이다.

이보다 더 우리를 혼란스럽게 만드는 것은, 당질 코르티코이드가 해마에 위험을 초래한다는 것이 밝혀져서(신경 세포들이 신경학적 손상으로부터 살아남기가 더 힘들어진다면) 신경과 의사가 당질 코르티코이드를 처방하지 않는다고 하더라도 곤란하기는 마찬가지라는 사실이다. 우리의 신체는 여러 신경학적 위기가 닥칠 때 대량의 호르몬을 분비하기 때문이다. 신경학적 손상을 받아서 응급실에 온 사람들은 혈류 속의 당질 코르티코이드 수준이 엄청나게 높다. 쥐에서 알 수 있는 것은 이런 때에 쏟아지는 대량의 당질 코르티코이드는 손상을 악화시킨다는 사실이다. 뇌졸중이나 발작 후에 곧 부신을 절제하거나, 부신에서 일시적으로 당질 코르티코이드 분비를 차단하는 약물을 사용하면, 해마가 덜 손상된다. 다르게 표현하자면, 우리가 전형적이라고 생각하는 뇌졸중이나 발작 후에 발생하는 뇌 손상의 정도는, 우리 신체가 엉뚱하게 나타내는 스트레스 반응 때문에 더욱 악화된 결과인 것이다.

이것이 얼마나 기괴하고 순응적이지 않은지를 생각해 보자. 사자가 우리를 쫓아온다. 우리는 에너지를 허벅다리 근육에 보내기 위해 당질 코르티코이드를 분비한다. 이는 훌륭한 조치이다. 선을 보러 나갔다. 에너지를 허벅다리 근육에 보내기 위해 당질 코르티코이드를 분비한다. 이것은 뭔가 부적절하다. 간질의 대발작이 일어났다. 에너지를 허벅다리 근육에 보내기 위해 당질 코르티코이드를 분비한다. 그리하여 뇌 손상이 더 악화된다. 이것들은 스트레스 반응이 항상 우리 신체에 이롭게만 작용하는 것이 아니라는 사실을 극명하게 보여주고 있다.

왜 이런 부적합한 반응이 진화되었을까? 가장 그럴듯한 설명은, 단순히 우리의 신체가 신경학적 위기 상황에서 당질 코르티코이드를 분비하지 '않는' 기능을 아직 진화시키지 못했다는 것이다. 스트레스가 유도하는 당질 코르티코이드의 분비는 거의 모든 포유류, 조류, 어류에서 비슷하게 작용한다. 그리고 그 여러 종 중에 문명화된 오직 한 종, 즉 사람마저도 뇌졸중 같은 병에서 살아남을 확률이 높아진 것은 아직 반세기 전의 일에 불과하다. 그러므로 단순히, 광범위한 신경학적 손상에 대한 신체의 반응을 확립시킬 만큼의 진화를 이루려는 압력이 아직은 그리 크지 않았기 때문이라고 보는 것이 더 논리적이다.

우리가 궤양, 혈압, 성생활 등 스트레스에 민감한 사안에 대해 생각하기 시작한 지 이제 50~60년 정도이다. 우리 대부분은 스트레스가 학습과 기억을 어떻게 방해하는지를 알게 되었다. 이 장에서는 신경계에 미치는 스트레스의 영향이 신경 세포를 손상시킬 가능성을 제기해 보았다. 다음 장에서는 이 주제에 이어서 스트레스가 어떻게 뇌의 노화를 촉진하는가를 살펴볼 것이다. 유명한 신경 과학자 우디 앨런(미국의 작가 겸 감독. 저자의 유머러스한 표현임. 다음 장을 참조할 것—옮긴이)은 "뇌는 내가 두 번째로 좋아하는 장기이다."라고 말한 적이 있다. 내 생각으로는 우리의 대부분은 뇌가 더 높은 순위를 차지해야 한다고 생각하고 있을 것 같다.

11
스트레스와 수면

내 아들이 생후 2주째 되던 어느 날의 일이다. 첫 아이였기 때문에 우리 부부는 부모로서 아이를 어떻게 키워야 할지 상당히 신경이 곤두서 있었다. 그날은 순조로웠다. 아이는 밤새 잘 잤고, 젖을 먹느라 몇 번 깼고, 낮잠도 오래 자서 우리도 덩달아 낮잠을 잘 수가 있었다. 모든 것이 예정대로 잘 되고 있었다. 아내는 젖을 먹였고, 나는 아내가 출산 때부터 집착하던 크랜베리 주스를 여러 병 사 왔다. 우리 아들은 때맞춰 기저귀를 적셨고, 녀석의 모든 몸짓이 우리에겐 신기하기만 했다.

저녁이 되자 아이는 잠이 들었고 우리는 며칠 만에 처음으로 설거지를 하거나, 인간의 신체 상태에 관한 몇몇 논문의 편집에 몰두하는 일상적인 생활로 돌아갔다. "제대로 하기만 하면 아기를 키우는 일도 그리 어려운 일은 아니야. 협동해서, 순서에 맞게, 남들 하는 대로만 하면 되는 거야." 나는 잠시 이런 환상에 빠져 있었다.

그날 밤, 아들은 우리가 막 잠이 들려고 할 때 일어나 젖을 달라고 했다. 녀석은 토닥거려 주지 않으면 잠을 자지 않고 보챘는데 내가 손을 멈출 때마다 깨어나 칭얼거리곤 했다. 한 시간이나 이런 상태를 지속하다 아이는 다시 젖을 보챘다. 그리고 다시 토닥거리고 있을 때 녀석이 대변을 보는 바람에 기저귀뿐만 아니라 나까지 온통 더러워지고 말았다. 내가 씻겨 주는 동안 녀석은 자지러지게 울어 댔다. 결국 아이는, 이번에는 토닥거리지 않았는데도 만족한 듯이 잠들었다. 하지만 20분도 지나지 않아서, 젖을 달라기도 전에, 다시 한 번 대변을 봐 온통 칠갑을 해 놓는 것이었다. 그런데 문제는 세탁을 하지 않아서 새 기저귀가 없다는 사실을 그제야 발견한 것이었다.

뭔가 필요한 일을 하는 대신 나는 거의 정신이 나간 상태에서 일장 연설을 했다. "도저히 안 되겠어. 우리는 죽고 말 거야. 정말이야, 사람은 잠을 못 자면 죽는 거야. 이런 일은 불가능해. 이건 생리학적으로 증명된 일이야. 우리는 모두 죽고 말 거야." 나는 강조하는 뜻에서 손을 휘두르다가 그만 크랜베리 주스가 든 유리잔을 쳐 넘어뜨리고 말았다. 잔은 큰 소리를 내며 박살이 났고, 이 때문에 이제 겨우 행복하게 잠이 들었던 아이가 깨어났고, 그만 우리 셋은 다 함께 울고 말았다. 아이는 결국 잠이 들었고 아침까지 잘 잤지만, 나는 녀석이 언제 다시 깰지 모른다는 불안감에 한숨도 못 자고 뒤척였다.

위의 이야기 속에는 이 장에서 살필 요점 두 가지가 들어 있다. 잠을 충분히 못 자는 것도 스트레스이다. 스트레스를 받으면 잠이 더 안 온다. 자, 이제 이 두려운 악순환 속으로 들어가 보자.

수면에 관한 기본 지식

아무리 생각해 봐도 수면은 좀 섬뜩한 느낌이 든다. 인생의 3분의 1을

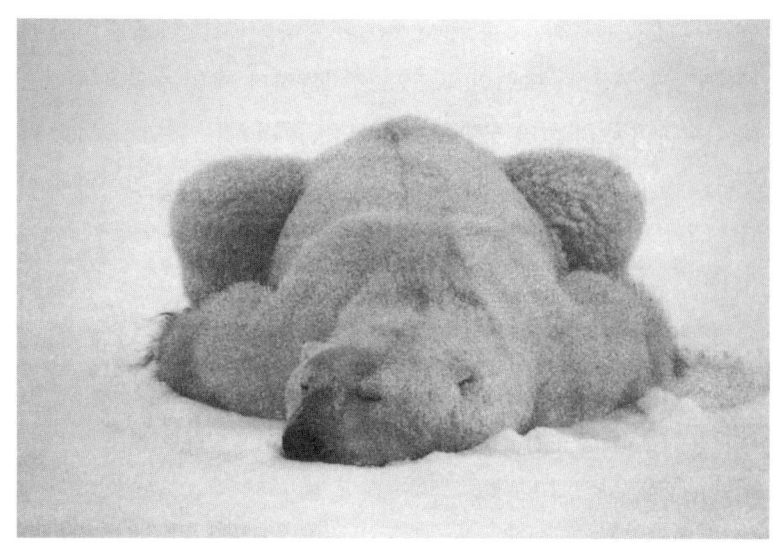

차지하고, 우리가 거기에 실제로 존재하지도 않고, 뭔가 붕 뜬 상태에서 모든 것의 속도가 느려진다. 때로는 깨어 있을 때보다 뇌가 활성화되고, 눈꺼풀에 경련이 일어나며, 낮의 기억을 강화하고 문제를 해결하기도 하는 경우도 있지만, 꿈을 꿀 때도 있고, 아무것도 느끼지 못할 때도 있다. 때로는 자면서 말을 하기도 하고 걷기도 한다. 또는 침을 흘리기도 한다. 또 신비스럽게도 밤에 자는 동안 간헐적으로 음경이나 음핵이 발기되기도 한다.[1]

불가사의한 일이다. 도대체 어떻게 된 일일까? 우선 수면은 단선적인 일정한 현상이 아니다. 수면에는 여러 가지 다른 종류가 있다. 금방 깰 수 있는 얕은 수면(1단계와 2단계이다.), 깊은(3단계와 4단계 또는 '서파 수면(徐波睡眠, slow wave sleep)'이라고 한다.), 아이들의 손이 꿈틀거리고, 우리 눈이 재빠르게 왔다 갔다 하며, 꿈을 꾸게 되는 급성 안구 운동성 수면(rapid eye movement sleep, REM 수면)이 있다. 이처럼 단계도 여러 가지지만, 그 구성, 즉 수면의 구조 또한 다양하다. 우리는 얕은 수면으로 시작하여 점차 서파 수면으로 들어가고, REM 수면이 그 뒤를 따른다. 그러고는 다시 돌아와 전 과정을 90분 정도 걸려서 반복하게 된다(14장에서는 주요 우울증이 되면 수면 구조에 문제가 생길 수 있다는 것을 보게 될 것이다.).

당연한 일이지만 뇌는 각기 다른 수면 단계에서 다른 기능을 한다. 이것은 뇌를 스캔하는 장치 속에 사람을 재워 놓고 여러 다른 뇌 부위의 활성 수준을 측정해 가면서 연구할 수 있다. 지원자를 몇 명 골라서 장시간 잠을 자지 못하게 한 다음, 이 영상 촬영 장치에 집어넣고, 깨어 있는 동안의 뇌 활성을 측정하는 동안, 조금만 더 잠을 못 자도록 콕콕 찌르다가, 작동하는 장치 속에서 편안하게 잠을 자도록 하면 되는 것이다.

서파 수면 중 뇌의 영상은 여러 가지를 알려 준다. 깨어 있는 활성에 관여하는 뇌의 영역은 활성이 느려진다. 근육의 운동에 관여하는 뇌 영역도 마찬가지이다. 흥미롭게도, 기억을 강화하고 정리하는 일에 관여하는 뇌 영역은 대사가 그리 많이 감소하지 않는다. 그러나 그런 영역 정보를 전달하거나 그 영역에서 나가는 경로는 극적으로 차단되어 이 영역을 고립시킨다. 지각 정보에 처음으로 반응하는 뇌 영역의 대사도 상당히 감소하지만, 더욱 인상적인 것은 지각 정보와 연관되어 이 정보를 종합하여 의미를 부여하는 하방의 뇌 부위이다. 대사가 정지되어 있는 수면 중인 뇌는 무엇을 하고 있는 것일까? 깊은 서파 수면 중에 에너지의 복구가 진행된다는 것은 매우 그럴듯한 이야기이다. 이것은 수면 결핍의 정도가 전체 수면 시간이 아니라 서파 수면이 얼마나 많았는가에 따라 좌우된다는 사실로 알 수 있다. 매우 활성이 높은 뇌 또는 수면 결핍인 뇌는 특정한 형태의 에너지원을 다량으로 소모하는 경향이 있으며, 이 결핍된 특정 에너지원의 분해 산물은 서파 수면을 유도하는 신호로 작용한다.

REM 수면에서는 매우 다른 영상이 나타난다. 전반적으로 활성이 증가해 있다. 어떤 뇌 영역은 심지어 깨어 있을 때보다도 더 대사 활성이 증가한다. 근육의 운동을 조절하는 뇌 부위, 호흡과 심박수를 조절하는 뇌간 등의 대사 속도가 모두 증가한다. 감정에 관여하는 대뇌 변연계라고 부르는 뇌 영역 역시 대사가 증가한다. 기억과 지각 처리, 특히 시각과 청각에 관여하는 부위들도 마찬가지이다.

시각을 처리하는 영역에서는 특히 미묘한 일들이 일어난다. 시각 정보를 처음으로 처리하는 뇌 피질 부위의 대사는 그리 많이 증가하지 않는 반면, 단순한 시각 정보를 종합하는 하방 영역의 대사가 급격히 증가한다.[2] 눈을 감고 있을 때, 어떻게 그런 일이 생길까? 꿈을 꾸고 있는 것이다.

이것은 꿈의 상(像)이 어떻게 나타나는가를 가르쳐 주고 있다. 그러나 뇌에서 일어나는 다른 어떤 일은 꿈의 내용에 관해서 가르쳐 준다. 지난 장에서 간단히 언급했던 뇌 부위 중에 전두엽이라는 부분이 있다. 전두엽은 사람의 뇌에서 가장 최근에 진화한 부분으로, 영장류의 전두엽은 특별히 크고 가장 나중에 성숙하는 부위이다. 전두엽은 뇌 영역 중 초자아(超自我, superego)와 가장 관계가 깊은 곳이다. 이 영역은 배변 조절을 시작으로 우리가 쉬운 일보다는 힘든 일을 하게끔 도와준다. 예를 들어, 두서없이 아무렇게나 되는 대로 생각하는 대신 논리적이고 순차적으로 생각하도록 만들어 준다. 단지 그러고 싶다고 느끼기 때문에 사람을 죽이는 일을 막아 주며, 남의 끔찍한 장신구에 대해 생각하는 그대로 말하는 대신 뭔가 아부할 수 있는 점을 찾게

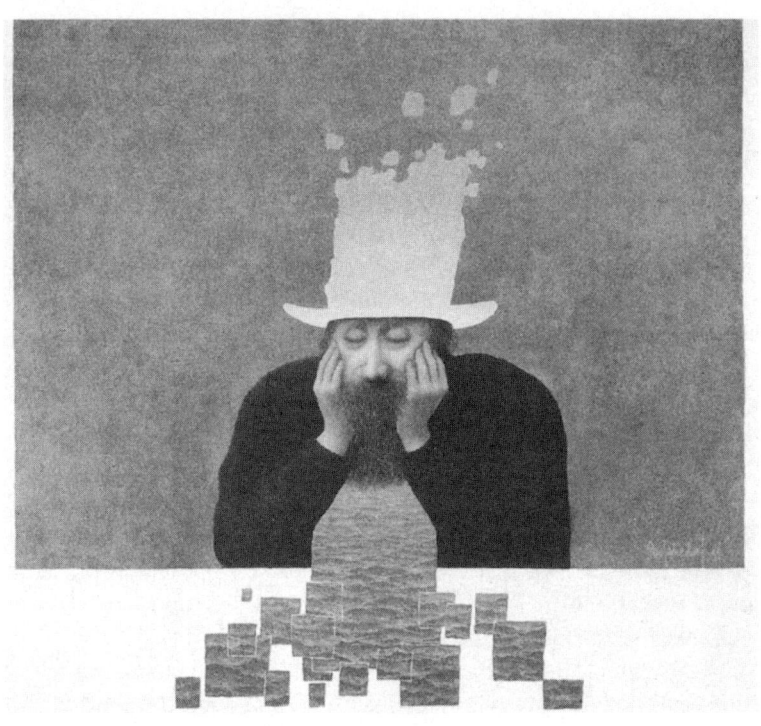

알프레도 카스타녜다, 「우리의 꿈」(세부), 1999.

만든다. 전두엽은 천박하고 감정적인 대뇌 변연계를 억제하여 우리로 하여금 이 모든 절제가 가능하게 해 준다.³ 전두엽에 손상을 입으면, '전두엽 억제가 잘 되지 않는' 상태가 된다. 예전에는 전혀 하지 않았던, 생각 나는 대로 말하거나 행동하게 된다. REM 수면 중에는 전두엽의 대사가 감소하고, 심히 이상한 생각만을 떠올리는 변연계를 억제하지 못하게 된다. 이것이 왜 꿈이 꿈같은지를 설명해 주는 이유이다. 비논리적이고, 차례도 없고, 너무도 감정적이다. 물속에서 숨을 쉬고, 하늘을 날고, 텔레파시로 의견을 전달한다. 모르는 사람에게 자기의 사랑에 대해 이야기를 하고, 언어를 발명하고, 왕국을 통치하고, 버스비 버클리(미국 최초로 댄스를 중심으로 하는 브로드웨이 뮤지컬과 영화를 감독한 저명한 연극 및 영화 감독—옮긴이) 뮤지컬의 주인공이 된다.

이런 것들이 수면의 기본이다. 그러면 수면은 무엇 때문에 필요한가? 잠을 못 자면 죽는다. 심지어 광대파리들도 그렇다. 가장 분명한 대답은 뇌가 절반 정도의 속력으로 달리며 에너지를 축적하기 위해 긴장을 푼다는 것이다. 계산을 끝까지 하거나 교향곡을 다 쓰기 위해서 뇌는 엄청난 에너지를 소비한다. 뇌는 우리 몸무게의 3퍼센트밖에 안 되지만 에너지는 거의 4분의 1이나 사용한다. 따라서 낮 동안에 비축량(대부분 글리코겐이라고 부르는 물질로 저장하며, 간과 근육에도 저장되어 있다.)이 줄어들면 이를 도로 채우기 위해 제대로 된 서파 수면이 필요하다.[4]

다른 사람들은 수면이 뇌의 온도를 낮추는 역할을 한다고 추측한다. 즉 낮 동안의 집중 교육에서 벗어나 머리를 식히거나, 뇌의 해독 작용을 한다. 기묘하게도, 수면의 또 하나의 중요한 용도는 꿈을 꾸는 것이다. 만약 하룻밤 잠을 못 자면, 다음 날 밤 드디어 잠이 들었을 때 정상보다 더 많은 REM 수면을 하게 되는데, 이것은 그동안 가장 부족했던 꿈꾸기를 보충한다는 것을 암시한다. 떠올리기만 해도 역겨워지는 몇몇 지극히 어려운 연구에 따르면, 사람이나 동물에서 REM 수면을 선택적으로 결핍시키면, 다른 형태의 수면을 같은 시간만큼 결핍시킨 것보다 더 빨리 엉망진창이 된다.

따라서 이제 꿈은 도대체 무엇을 위해 필요한가 하는 의문을 제기해 보자. 어머니에 대한 어떤 풀리지 않는 문제를 해결하려고? 초현실주의자나 다다이스트들을 먹여 살리려고? 그래서 깨어 있을 때는 불가능한 어떤 상대와 섹스를 하는 꿈을 꾼 다음 날 아침, 회사의 음료수 자판기 옆에서 마주치면 어색하게 행동하게 되는 것일까? 아마도 그럴 것이다. REM 수면 중의 현저한 대사 활성의 상승이, 깨어 있을 동안 가장 억제되었던 몇몇 부위들에서 나타나는 것은, 일종의 '용불용설' 시나리오로서, 그렇지 않으면 너무 적게 사용되어 잃어버릴지도 모르는 뇌의 경로들(말하자면, 자주 무시되는 버스비 버클리 뮤지컬을 담당하는 뇌 순환 회로 등)에게 꿈이 일종의 에어로빅과 같은 운동을 시켜 준다는 것을 암시한다.

사물을 인식하는 데 수면이 일정한 역할을 담당한다는 것이 분명해졌다. 예를 들면 수면은 문제의 해결을 촉진할 수 있다. 이것은 '하룻밤 곰곰이 문제를 생각해 보는' 차원에 속하는, 다음 날 아침 눈을 비비며 눈가의 눈곱을 떼고 있을 때 갑자기 해결책을 발견하는 그런 것이다. 하버드 대학교의 신경 생물학자 로버트 스틱골드는 이런 형태의 문제 해결이, 도움이 되지 않는 혼란스러운 사실들을 헤치고 솟아나와 어떤 느낌에 도달하는 그런 종류의 것이라고 강조한다. 그는 "하룻밤 곰곰이 생각해서" 기억을 되살리면, 전화 번호를 잊어버리는 일은 없다고 주장한다. 복잡하거나 애매한 일이 있으면 시도해 볼 일이다.

서파 수면과 REM 수면은 모두 전날의 정보를, 종일 깨어 있는 동안 별로 접근하지 못했던 정보까지도 강화해서 새로운 기억을 형성하는 데 기여하는 것 같다. 이를 지지하는 증거의 한 형태로는 동물에게 어떤 임무를 가르쳐 주고 그날 밤 잠을 방해하면 그 새로운 정보가 강화되지 않는다는 사실이 있다. 이러한 사실은 여러 다른 방법으로 제시되었기 때문에 아직 해석에 논란의 여지가 남아 있다. 지난 장에서 보았듯이, 스트레스는 기억의 강화를 방해한다. 곧 자세히 살펴보겠지만, 수면 결핍은 스트레스이다. 스트레스가 정상적으로 기억의 강화를 돕는 수면을 방해해서 수면 결핍을 초래하므로, 수면 결핍이 기억의 강화를 방해하는 원인이 오직 스트레스 때문일지도 모른다. 그러나 수면 결핍이 유발하는 기억 장애의 양상은 스트레스로 인해 유발되는 양상과 다르다.

다른 형태의 증거는 서로 상관되는 것이다. 낮 동안 다량의 새로운 정보에 노출되는 것은 밤에 REM 수면이 많아지는 것과 상관된다. 더구나 그날 밤의 특정 수면 형태들의 양으로 다음 날 새로운 정보들을 얼마나 잘 기억할지를 예측할 수 있다. 예를 들면, 밤에 REM 수면이 많으면 그날 낮에 있었던 감정적인 정보들을 잘 강화하고, 2단계 수면이 많으면 낮에 익혔던 운동 관련 정보를 잘 강화하며, REM 수면과 서파 수면의 조합이 많으면 감각 정보 관련 기억을 더 잘 강화한다고 예측할 수 있다. 다른 사람들은 더 나아가 어떤 특정한 학습을 단지 수면 형태의 양뿐만 아니라 그 수면들이 언제 나타나는가, 즉 이른 밤에 나타나는가 아니면 늦은 밤에 나타나는가, 여부로도 예측할 수 있다고 주장한다.

"수면이 기억을 강화한다."라는 이야기에 관한 다른 형태의 증거는 애리조나 대학교의 브루스 맥너턴이 처음 제시했다. 10장에서 본 것처럼 해마는 명시적 학습에 중심적 역할을 한다. 맥너턴은 쥐 해마의 신경 세포 하나씩을 골라 활성을 조사했는데, 쥐가 새로운 명시적 학습을 할 때 특히 바빠지는 신경 세포들이 있었다. 그리고 그날 밤 서파 수면 중에 그 신경 세포들이 또 특별히 바빠지는 것을 발견했다. 이를 좀 더 넓게 해석하자면, 그는 학습할 때 나타났던 해마 신경 세포의 활성 증가가 수면 중에 반복되는 경향이 있다는 것을 보여 준 것이다. 사람의 뇌 영상 연구도 비슷한 현상을 보인다. REM 수면 중에 기억 강화가 진행될 동안 신경 세포들 사이에 새로운 연결이 일어나도록 하는 유전자가 활성화된다는 증거도 있다. 서파 수면 동안에는 해마를 비롯한 부위들의 대사가 매우 높은 상태로 유지된다. 뇌는 수면 중에 새로운 기억 형태를 반복해서 연습하고, 이를 제자리에 고정시키는 일을 하는 것처럼 보인다.

신기하게도 수면 결핍이 인식을 방해한다는 일반적인 견해들에 더해, 최소한 한 가지 유형의 학습은 수면 결핍 때에 촉진된다는 것을 나의 대학원생인 일레이나 헤어스턴이 최근에 밝혀냈다. 1년의 열두 달의 이름을 12월부터 거꾸로 가능한 한 빨리 외워 보라는 별로 있음 직하지도 않은 임무를 맡았다고 하자(우리나라는 아라비아 숫자를 붙여서 1월, 2월, 3월로 부르지만, 영어에서는 January, February, March 등으로 부른다.—옮긴이). 이 일은 왜 힘들까? 평생 반복해서 해 왔던 1월에서부터 차례로 외우는 방식이 새롭게 거꾸로 외우려는 노력을 방해하기 때문이다. 과거에 너무 많이 배운 임무가 거꾸로 하는 새로운 임무를 방해하는 것이다. 그러면 누가 이런 일을 더 잘할까? 과거에 습관적으로 1월, 2월, 3월, 이런 순서로 외워 본 적이 없는 사람일 것이다. 만약 쥐의 수면을 결핍시켜 비슷한 반전(反轉) 임무를 부가하면 대조군 쥐들보다 더 잘하게 된다. 왜? 이 쥐들은 현재의 임무를 간섭하는 과거에 너무 배운 임무를 기억하지 못하기 때문이다.

이로써 우리는 수면에 관한 기본 지식과 수면이 어디에 필요한지를 알았다. 이제 스트레스로 들어가 보자.

수면 결핍은 스트레스다

서파 수면으로 빠져 들어갈 때 스트레스 반응계에서도 여러 가지 일들이 벌어진다. 우선, 조용한 식물성 부교감 신경계를 위해 교감 신경계가 정지한다. 또 당질 코르티코이드 수준이 저하한다. 2장에서 소개했듯이, CRH는 시상 하부의 호르몬인데, 부신에서 당질 코르티코이드 분비를 촉발하는 ACTH를 뇌하수체가 방출하도록 만든다. 시상 하부는 촉진과 제동을 통해, 즉 방출하도록 하는 인자와 방출을 억제하는 인자를 통해 뇌하수체 호르몬의 방출을 어느 정도 조절하고 있다. 지난 몇 년 동안 CRH와 반대되는 역할을 해서 ACTH의 방출을 억제하는 시상 하부의 '코르티코트로핀 억제 인자(corticotrophin inhibiting factor, CIF)'가 있다는 것을 시사하는 증거들이 제시되어 왔다. CIF가 무엇인지, 그것이 정말 존재하기는 하는 건지 아무도 확신할 수는 없지만, CIF가 서파 수면을 가져오는 뇌의 화학 물질('델타 수면 유도 인자'라고 부른다.)이라는 증거들이 상당히 보고되고 있다. 그러므로 잠이 깊게 들면 당질 코르티코이드의 분비가 중지된다.

대조적으로, REM 수면 동안에는, 에너지를 동원해서 이상한 꿈의 영상을 만들고 눈을 재빠르게 돌리기 위해서 당질 코르티코이드 분비와 교감 신경계가 되살아난다. 그러나 제대로 자는 잠의 대부분이 서파 수면으로 구성된 것을 감안하면 수면은 스트레스 반응의 중단이 우세한 시간이다. 이는 주행성(말하자면 우리처럼 어두울 때에 자는 종), 야행성 동물에 관계없이 나타나는 현상이다. 잠에서 깨기 약 한 시간 전에 CRH, ACTH 그리고 당질 코르티코이드가 증가하기 시작한다. 이것은 잠에서 깨는 것이 일부 에너지의 이동을 필요로 하는 작은 스트레스이기 때문이 아니라, 증가하는 스트레스 호르몬들이 잠을 끝내게 만드는 역할을 하기 때문이다.

따라서 수면 결핍이 되면 수면이 유도하는 스트레스 호르몬들의 수준은 감소하지 않는다. 그리고 오히려 증가한다. 당질 코르티코이드 수준이 증가하고 교감 신경계가 활성화되며, 지난 장에서 검토했던 모든 것들과 균형을 맞춰서, 성장 호르몬과 다양한 성호르몬들의 수준이 감소한다. 비록 엄청난 정도로는 아니지만, 수면 결핍은 분명히 당질 코르티코이드 분비를 촉진한다(수면 결핍이 정말로 길어지지 않는 한에서 그렇다. 그러나 어떤 잡지의 문헌은 "(심한 수면 결핍에 반응하는) 이 호르몬의 상승이 수면 손실 때문이 아니라 죽음의 스트레스 때문이라고 하는 가설도 있다."라고 냉정하게 주장하고 있다.).

수면 결핍 시에 상승한 당질 코르티코이드의 수준은 뇌 속에 저장된 에너지의 일부를 분해하는 역할을 한다. 이것은, 기억에 대한 당질 코르티코이드의 다른 여러 가지 역할과 더불어, 수면 결핍이 되었을 때 학습과 기억이 심한 지장을 받는 것과 관련이 있을 수 있다. 우리 모두 경험이 있지만, 마지막 시험에서 밤샘을 하고 나면, 다음 날 아침 머릿속에 전날 억지로 집어넣은 지식들만 조금 남고, 지금이 몇 월인가가 기억나지 않는 그런 것이다. 최근 한 연구에서, 잠을 자지 않고 골똘히 생각을 할 때 뇌에 장애가 생기는 메커니즘이 밝혀졌다. 정상적으로 휴식하고 있는 피험자를 골라 뇌 영상 장치에 넣고 '작업 기억' 문제를 풀라고 한다(어떤 사실에 대한 기억을 유지한 채 이를 조작하는 것— 세자리 숫자의 더하기 계산 같은 것이다.). 그 결과, 피험자의 전두엽은 대사가 증가하여 밝은 영상이 나타난다. 다음으로 수면 결핍인 피험자를 택한다. 그런데 그에게는 이 작업 기억 임무가 터무니없이 어렵다. 그의 머릿속에 무슨 일이 일어나고 있을까? 아마도 이번에는 전두엽이 이런 임무를 감당하기에는 너무 지쳐서 대사가 저하되어 있을 것이라고 생각할 것이다. 그러나 그 반대의 일이 일어난다. 전두엽은 활성화되고, 나머지 많은 피질 부위도 역시 활성화된다. 이는 마치 수면 결핍이 전두엽의 반짝이는 컴퓨터를 수염도 안 깎은 채 횡설수설하는 신경 세포들의 집합체로 저하시켰기 때문에, 뇌의 나머지 피질 부분들에게 이 어려운 계산 문제 푸는 일을 도와 달라고 요청한 것 같다.

그러면 수면 결핍이 스트레스인 것이 무슨 상관이냐고? 그건 분명하다. 우리는 현대 생활의 각종 편리함에 익숙해져 있다. 하루 만에 배달되는 소포, 새벽 2시에 전화를 걸어도 도움을 주는 간호사, 24시간 서비스를 하는 기술자들. 그러므로 수면 결핍 상태에서 일을 해야 하는 사람들이 있는 것이다. 우리는 야행성 동물이 아니기 때문에, 어떤 사람이 밤에 일해서 밤낮이 바뀌게 되면, 결국은 합쳐서 얼마나 많은 시간을 자느냐 하는 것과는 별개로, 생물학적으로는 자연을 거스르는 일이다. 이런 시간대에 일을 하는 사람들은 스트레스 반응이 과도하게 활성화되어 있는 경향이 있는데, 일을 계속해도 별로 익숙해지지 않는다. 과도한 스트레스 반응이 이 책 전체와 관련이 있다는 것을 생각하면, 야근이나 밤낮이 바뀌는 일이 심장 혈관 질환, 소화기 질환, 면역 억제, 불임 등의 위험도를 높인다는 것이 그리 놀랍지 않을 것이다.

몇 년 전의 널리 알려진 어떤 연구는 이런 점에 초점을 맞춘 것이었다. 지속적인 스트레스와 당질 코르티코이드가 어떻게 해마에 손상을 주고, 해마 의존성인 명시적 기억을 방해하는지를 상기해 보자. 브리스톨 대학교의 케이 초는 두 곳의 항공사에 근무하는 승무원들을 대상으로 연구를 했다. 한 항공사에서는 심한 시차를 가져오는 대륙 간 비행을 하고 나면 다음 대륙 간 비행 예정까지 15일의 간격을 가지도록 되어 있었다. 대조적으로, 두 번째 항공사는, 아마도 노동 조합이 약해서 그렇겠지만, 다음 대륙 간 비행까지 5일의 간격을 두고 있었다.[5] 초는 전체 비행 시간과 비행으로 인해 바뀌는 시간대의 전체 숫자를 보정했다. 그랬더니 두 번째 항공사의 승무원들은 전체 시차를 적게 경험했고, 회복하는 데 걸리는 시간이 적었다. 마지막으로 초는 이 일에 5년 이상 종사한 사람들만을 대상으로 조사했다. 그 결과, 두 번째 항공사의 승무원들에게 평균적으로 더 많은 명시적 기억의 장애가 있었고, 당질 코르티코이드 수준이 높았으며, 측두엽(해마를 포함하는 뇌 부위)의 크기가 더 작았다(이 연구는 10장에서 간단하게 언급한 바 있다.). 이는 이러한 조건에서 근무하는 사람들에게 좋은 일은 아닌 것이 분명하다. 이는 승무원이 17C 좌석의 승객이 진저에일과 탈지 우유 섞은 것에 얼음을 띄운 음료를 요구했다는 것을 기억하기가 더 어렵게 만들 수 있다. 5일 만에 돌아온 조종사가 엔진 스위치를 켰는지 껐는지 기억을 못 하지 않을까 걱정스럽기도 하다.

이런 수면 결핍에 대한 걱정은 오전 9시부터 저녁 5시까지 낮 시간에 근무하는 사람들과도 관계가 있다. 사람들을 수면 결핍으로 만드는 방법은 무수히 많은데, 그중의 하나가 실내 조명이다. 1910년에는 보통의 미국인들은 하루에 9시간을 잤고, 가끔 역화(逆火: 비정상적으로 미리 점화된 연료로 인한 내연 기관 폭발—옮긴이)를 일으키는 T형 모델(당시 대량 생산되던 포드 자동차의 모델—옮긴이)이 수면을 방해할 뿐이었지만, 현재는 7.5시간이 되었고 점점 줄어들고 있다. 하루 24시간 내내 재미있는 일과 활동, 오락의 유혹이 있고, 한편으로 일 중독자에게는 어디선가, 누군가가, 내가 자는 사이에 일을 더 하고 있을 거라는 생각이 들기 때문에, 우리 스스로를 끌어당기는 '몇 분만 더'라는 압력에 점점 더 저항하기가 어렵다. 그리고 장애를 초래한다.[6]

수면을 방해하는 스트레스

스트레스를 받는 동안 수면에는 어떤 일이 일어나는가? 얼룩말을 중심으로 보는 세계에서는 간단하다. 사자가 온다, 졸지 마라(또는 오래된 농담처럼, "사자와 양이 같이 잘 수는 있다. 하지만 그 양이 잠을 너무 많이 잘 수는 없다."). 이 효과에는 CRH 호르몬의 역할이 가장 크다. 기억하겠지만, 이 호르몬은 뇌하수체에서 ACTH를 방출시켜 당질 코르티코이드 단계들을 촉발시킬 뿐 아니라, 모든 종류의 공포, 불안 그리고 각성 경로를 활성화하는 뇌 속의 신경 전달 물질이기도 하다. 잠자고 있는 쥐의 뇌에 CRH를 주입하면 수면이 억제된다. 이는 마치 행복하게 졸고 있는 신경 세포들에게 얼음물을 끼얹은 것이나 마찬가지이다. 일부는 CRH가 뇌에 직접 작용해서, 일부는 CRH가 교감 신경계를 자극해서 효과를 나타낸다. 우리가 고산 지대에 적응하지 않은 채로 올라가면, 힘든 일을 하지 않아도 심장이 빨리 뛴다. 이것은 우리가 스트레스를 받아서 그런 것도 아니고 불안해서 그런 것도 아니다. 단순히 심장이 충분한 산소를 공급하기 위해 더 많이 박동을 해야 하는 것일 뿐이다. 눈동자가 1분에 110회씩 리드미컬하게 박동을 하면 몹시 잠들기 어렵겠다는 생각이 들 것이다. 교감 신경 활성화의 신체적 결과는 이런 식으로 잠을 자기 어렵게 만든다.

별로 놀라운 일도 아니지만, 불면증 증례의 75퍼센트가 어떤 중대한 스트레스로 인해 촉발된다. 더구나 전부는 아니지만 많은 연구들이 잠을 잘 자지 못하는 사람들은 교감 신경 각성 수준이 높고, 혈류 중의 당질 코르티코이드 수준도 높다는 것을 보여 주고 있다.

그러므로 스트레스가 많으면 잠을 적게 잘 가능성이 있다. 그러나 스트레스는 수면의 총량을 감소시키기만 하는 것이 아니라, 우리가 취하는 수면의 '질'을 변화시킬 수 있다. 예를 들면, CRH를 주입하면 수면의 총량이 감소하는데, 에너지 복구를 위해 필요한 수면의 형태인 서파 수면이 주로 감소한다. 대신 수면의 좀 더 얕은 단계가 우세

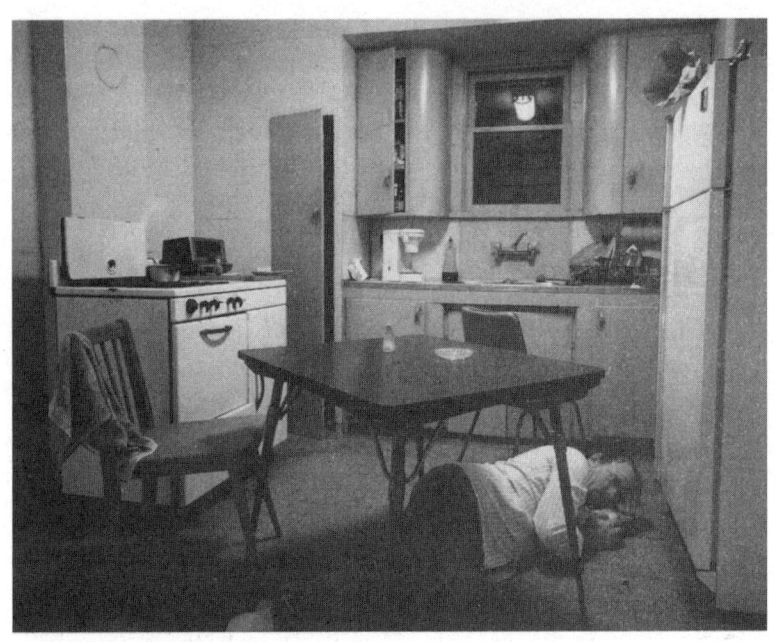

제프 월, 「불면증」, 1994.

해지고, 이는 좀 더 쉽게 깰 수 있는 상태—단편적인 수면, 즉 토막잠—를 의미한다. 더구나, 서파 수면을 하더라도 수면으로 얻는 이득이 없다. 에너지 저장량을 회복하고 있는 이상적인 서파 수면에서는 뇌파를 기록하면 특징적인 '델타 파워 분포역'이라는 모양이 검출된다. 자기 전에 스트레스를 받은 사람, 또는 자는 동안 당질 코르티코이드를 주입한 사람에서는 서파 수면 중에 이런 유익한 수면의 양상이 줄어든다.

당질 코르티코이드는 양질의 수면 중에 일어나는 다른 면들에도 나쁜 영향을 미친다. 독일 루베크 대학교의 얀 보른은 자고 있는 사람에게 당질 코르티코이드를 주입하면 서파 수면에서 정상적으로 이루어지는 기억의 강화가 손상된다는 것을 밝혔다.

A가 B를, B가 다시 A를, A가 다시……

그런데 약간의 잠재적인 문제가 있다. 수면 부족이나 저질의 수면은 스트레스 반응을 활성화하고, 활성화된 스트레스 반응은 다시 수면 부족이나 저질의 수면을 초래한다. 서로가 서로를 유발하는 것이다. 이는 극히 가벼운 스트레스를 받거나, 늦게까지 테드 코펠이 지구 온난화의 증거에 관해 브리트니 스피어스를 인터뷰하는 것을 한 번 보는 것만으로 — 그래, 이제 넌 끝장이야. — 스트레스와 수면 결핍의 나락으로 빙빙 돌며 가라앉게 된다는 것을 의미할까?

당연히 그렇지 않다. 이미 언급했지만 수면 결핍은 그렇게 강력한 스트레스 반응을 유발하지 않는다. 또 수면 욕구가 어떤 심한 스트레스라도 결국에는 극복해 버린다.

그런데 잠을 잘 못 자서 스트레스를 받고, 그 결과로 저질의 수면을 취하게 된다고 할 때, 수면 결핍과 스트레스의 상호 작용을 시사하는 흥미로운 연구가 있다. 이 연구에서는, 한 지원자 집단에게 원하는 만큼 실컷 잠을 자라고 지시했다. 이 사람들은 오전 9시경에 깨어났는데, 예상했던 것처럼 스트레스 호르몬 수준이 8시경에 상승했다. 이를 어떻게 해석할 것인가? 이 사람들은 충분한 수면을 취해서, 행복하게 에너지를 저장량을 회복했고, 오전 8시경에 뇌가 이 사실을 알았다. 이제 수면을 끝내기 위해서 스트레스 호르몬을 분비하기 시작한 것이다.

그렇지만 두 번째 지원자 집단에게는 같은 시각에 잠을 자라고 지시하면서 아침 6시에 깨울 것이라고 말했다. 그들에서는 어떤 일이 일어났을까? 아침 5시에 스트레스 호르몬 수준이 상승하기 시작했다.

이것은 중요한 소견이다. 다른 집단보다 세 시간 먼저 스트레스 호르몬이 상승한 것은 그들이 세 시간을 적게 자도 되는 사람들이었기 때문일까? 분명히 아니다. 여기서는 그들이 충분한 에너지를 회복했기 때문에 호르몬의 수준이 상승한 것이 아니다. 필요한 만큼보다 잠을 덜 자고 깨야 한다고 예상하는 스트레스 때문에 상승하는 것이다. 이는 뇌가 자면서도 여전히 일을 한다는 것을 보여 주는 좋은 예이다.

그러면 원하는 시각보다 일찍 깨야 한다는 것을 생각하며 잠을 자기도 하면서, 거기에 더해서 그게 언제가 될지 예측마저 불가능한 경우에는 어떤 일이 일어날까? 즉 지금 자는 잠 일분 일분이 언제라도 오늘 밤의 마지막 잠이 될 수 있을 때는 어떨까? 잠을 깨우는 전화 소리를 예상하면서, 스트레스 호르몬 수준이 밤새도록 올라가 있을 가능성이 농후하다. 이미 본 것처럼, 수면 시의 상승된 스트레스 반응 때문에 수면의 질이 지장을 받게 되는 것이다.

그러므로 질이 낮은 수면 중에도 순서가 있다. 지속적이고 방해를 받지는 않았지만 너무 짧은 수면의 경우, 즉 원고 마감이 다가올 때, 잠을 늦게 자기 시작했을 때, 일찍 일어나야 할 때 등은 좋지 않다. 더 나쁜 것은 토막토막 끊어진 수면이다. 예를 들면, 나는 어떤 실험을 할 때 하루 종일 3시간 간격으로 동물들의 혈액 표본을 채취한 적이 있었다. 채혈하는 시간 이외의 그날 낮과 밤의 나머지 시간은 내내 잠만 잤는데도(실제로 전체 수면 시간의 합은 평소보다도 길었다.), 나는 너무나 힘들었다. 그러나 그중 가장 나쁜 짧은 수면은 '예측할 수 없게' 토막토막으로 분단되는 수면이다. 드디어 잠을 잘 수 있게 되었다. 그러나 앞으로 다섯 시간이나 5분 안에 어떤 환자가 또 응급실로 찾아올지 모른다, 또는 언제라도 경보가 울리면 불자동차로 출동해야 한다, 또는 아들 녀석이 언제일지는 모르지만 틀림없이 기저귀에 대변을 볼 것이다…….

이것은 좋은 수면이 무엇이며 스트레스는 어떻게 이를 방해하는지를 가르쳐 준다. 앞으로 나올 여러 장에서 보겠지만, 여기에는 수면을 넘어 무엇이 정신적 스트레스를 초래하는가에 대해 일반화할 수 있는 점이 있다. 말하자면, 우리가 피하고 싶은 일 목록의 제일 위에는 '앞을 예측할 수 없다는 것'과 '자신이 아무것도 통제할 수 없다는 것'이 적혀 있다는 것이다.

12
스트레스와 노화

아마도 그것은 예기치 않았던 때에 찾아올 것이다. 나는 그때 지루해하며 몽상에 잠겨서, 젊은 학생들을 앞에 두고 작년과 똑같은 강의를 하고 있을지도 모른다. 갑자기 경이롭기까지 한 생각이 떠오른다. "여러분, 아무렇지도 않은 듯 자리에 잘도 앉아 있군요. 우리 모두 언젠가는 죽는다는 것을 깨닫고 있는 사람은 나밖에 없나요?" 아니면 어떤 학회에 참석해서, 여러 학자들 속에 섞여서, 다른 연구자의 강의를 겨우 알아듣고 있는 중에, 묘한 슬픔에 사로잡힐지도 모른다. "당신들 모두 의학의 대가라고 주장하지만, 나를 영원히 살게 할 수 있는 사람은 아무도 없지 않은가?"

사춘기의 어떤 시기에 우리는 그것을 막연하게 느끼게 된다. 사랑과 죽음에 관해서는 한때 우리의 교주와 같은, 퇴색하지 않는 존재였던 우디 앨런은 영화 「애니 홀」(우디 앨런과 다이앤 키튼이 주연한 1977년 영화. 1978년도에 여러 개의 아카데미상을 받았다. 뉴욕의 신경질적인 유대인 코미디언과 야심만만한 여가수의 사랑 이야기를 다루었다.—옮긴이)에서 죽음의 간접적인 공격을 완벽하게 묘사하고 있다. 과거를 회상하는 장면에서

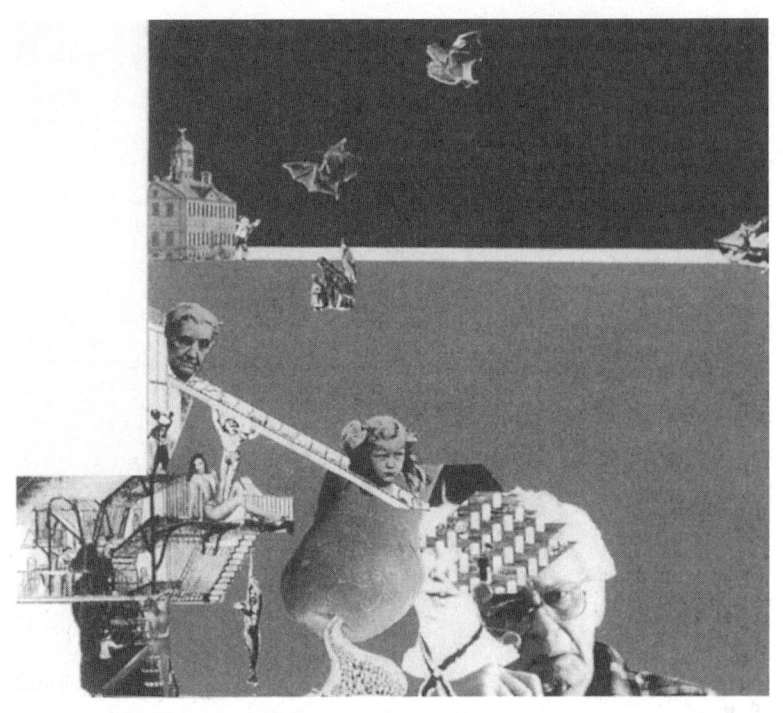

모리스 즐라포, 「제페토의 치매」, 콜라주, 1987.

주인공은 젊은 청년으로 등장한다. 걱정스런 얼굴로 자신을 의사에게 끌고 가 진찰을 받게 하려는 어머니 때문에 그는 몹시 우울하다. "그가 뭐라고 하는지 들어 봅시다. 어디가 아프지요? 감기라도 들었나요?" 앨런처럼 보이는 청년은 절망과 공황으로 혼란에 빠져서 무심코 말한다. "우주는 팽창하고 있어요." 그렇다. 우주는 팽창하고 있다. 보라. 우주는 얼마나 무한하고 영원하며, 우리는 또 얼마나 유한한 존재인가? 그는 우리 인류의 커다란 비밀, 우리는 죽을 것이고 우리 모두 그 사실을 알고 있다는 것을 깨닫게 된 것이다. 그는 이 통과의례를 통해, 가장 불합리하고 난폭한 순간들에, 가장 이기적이면서도 이타적인 것들, 죽은 자를 추모하면서도 죽음을 부정하는 신경증적인 논리들, 식사와 운동, 천국과 부활의 신화 등에 기름을 붓는 정신적 에너지의 주된 광맥을 발견한다. 이는 마치 무너진 광산의 갱도 속에 갇혀서 구해 달라고 외치는 것과 같다. "살려 줘. 우리는 살아 있지만 점점 늙어 가는 중이고 언젠가는 죽을 거야."

그리고 물론 죽기 전에 우리 모두는 늙는다. 어린아이들에게는 해당되지 않는, 교묘하게 진행되는 과정이며 파멸의 고통이다. 치매가 심해서 자기 자식들조차 알아보지 못한다. 유동식을 먹고, 본의 아니게 은퇴해야 한다. 인공 항문용 주머니가 필요할지도 모른다(대장암 등을 수술한 후 인공 항문을 만드는 경우가 있다. — 옮긴이). 근육이 말을 듣지 않고, 각종 장기들이 반란을 일으키고, 아이들에게 무시당한다. 자신의 일이 사랑스럽고, 삶의 기쁨을 음미할 수 있을 만큼 성숙해지고 지식이 쌓였을 때, 어느덧 그림자가 길어진 것을 알게 되고 안타까워서 가슴이 미어져 온다. 남은 시간이 너무도 짧기 때문에.

아니, 꼭 그렇게 나쁘지만은 않을지도 모른다. 다년간 나는 해마다 몇 달씩 동부 아프리카에 가서 야생 개코원숭이들의 스트레스에 관한 연구를 해 왔다. 그곳에 사는 사람들은 다른 비서구화 사회의 사람들과 마찬가지로, 늙는다는 것에 대한 생각이 우리와는 매우 다르다. 아무도 늙는다는 것을 우울하게 생각하지 않는다. 왜 그럴까? 그들은 일생 동안 힘있는 노인이 되기 위해 기다린다. 나의 가장 가까운 이웃은 방랑하는 유목민인 마사이 족 사람들이었다. 나는 그들의 작은 상처나 가벼운 질병을 고쳐 주곤 했는데, 하루는 마을에서 가장 나이가 많은(아마도 60세쯤 되었을 것이다.) 사람 중의 한 명이 비틀거리며 우리 캠프로 들어왔다. 얼굴에는 깊은 주름이 파였고, 손가락 몇 개가 끝부분이 없었으며, 귓불은 찢어져 있었고, 오래된 전투의 상흔이 있

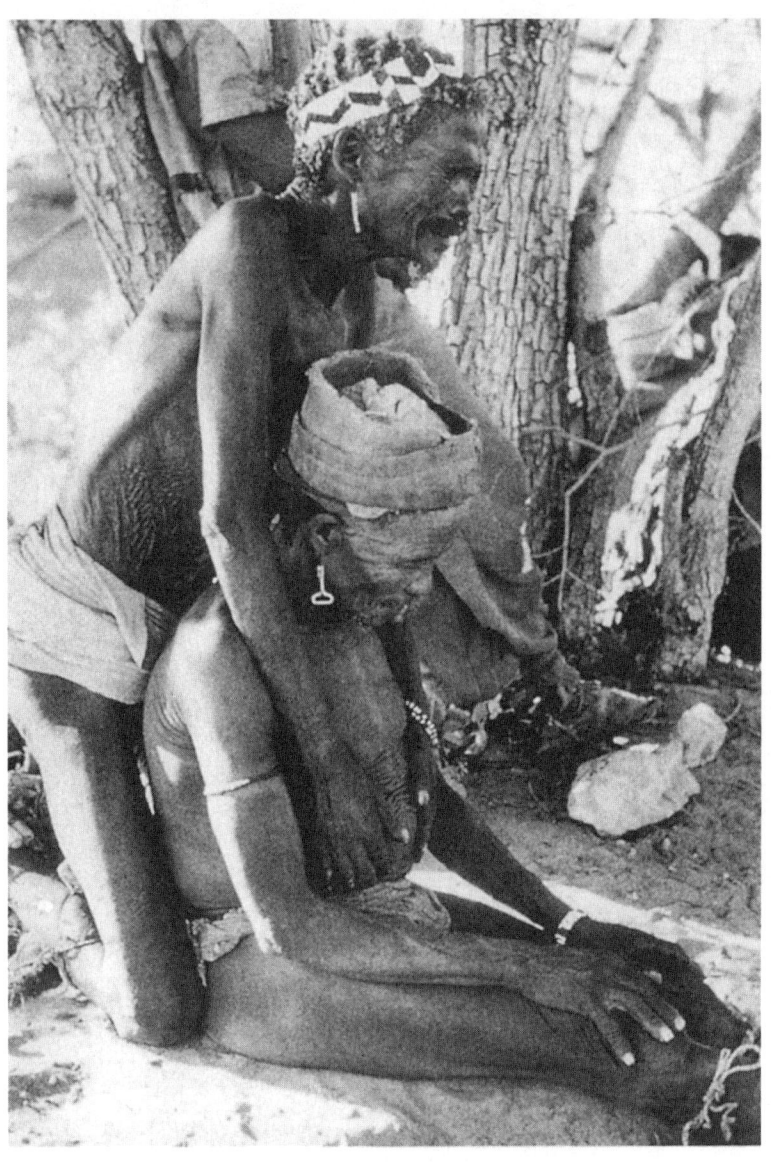

칼라하리 사막의 수렵 채집 부족의 노인 무당

었다. 그는 마사이 말밖에 몰랐기 때문에 동부 아프리카의 공용어인 스와힐리 어를 할 수가 없어서 이웃에 사는 중년 여성을 통역으로 데리고 왔다. 노인의 다리에는 감염이 된 궤양성의 상처가 있었는데, 나는 상처를 소독하고 항생 물질이 든 연고를 발라 주었다. 그는 눈도 잘 보이지 않았는데 — 나의 빈약한 지식으로 볼 때 백내장인 듯했다. — 나는 눈은 내 능력으로는 고칠 수 없다고 설명을 해 주었다. 그는 체념하는 듯했는데 그리 크게 실망하는 것 같지는 않았다. 그는 허리에 천 하나만 두른 채 햇볕을 쬐며 다리를 꼬고 앉아 있었고, 통역으로 따라온 여성이 뒤에 서서 그의 머리를 안마해 주고 있었다. 그러고는 마치 지난해의 기후에 대해 이야기라도 하는 듯 "젊었을 때는 강하고 아름다운 사람이었어요. 그는 곧 죽을 거예요."라고 말하는 것이었다. 그날 밤 텐트 속에서 나는 마사이 족 사람들이 부러워서 잠이 잘 오지 않았다.

"말라리아도 기생충도 감수할 수 있어. 엄청나게 높은 영아 사망률도, 사자나 들소에게 쫓기는 것도 참을 수 있어. 오직 그들처럼 죽음을 두려워하지 않을 수만 있다면."

우리도 존경받는 마을 어른들처럼 될 수 있는 행운을 누릴 수 있을지도 모른다. 위엄과 지혜를 갖추며 늙어 갈지도 모른다. 존경을 받으며, 우리에게는 불멸의 상징처럼 여겨지는 건강과 생식력을 가진, 강하고 행복한 아이들에게 둘러싸일지도 모른다. 노화 과정을 연구하고 있는 노인 의학자들에 따르면, 우리 중의 상당수가 어느 정도까지는 꽤 성공적으로 늙을 수 있을 것이라는 증거들이 증가하고 있다. 입원하거나 장애를 가진 노인은 예상되어 왔었던 것에 비해 훨씬 적다. 나이와 더불어 사회 생활의 범위가 줄어들지만 인간 관계의 질은 나아진다(이런 것들은 단순히 어떤 사실들을 쉽게 기억할 수 있어서라기보다는 이런

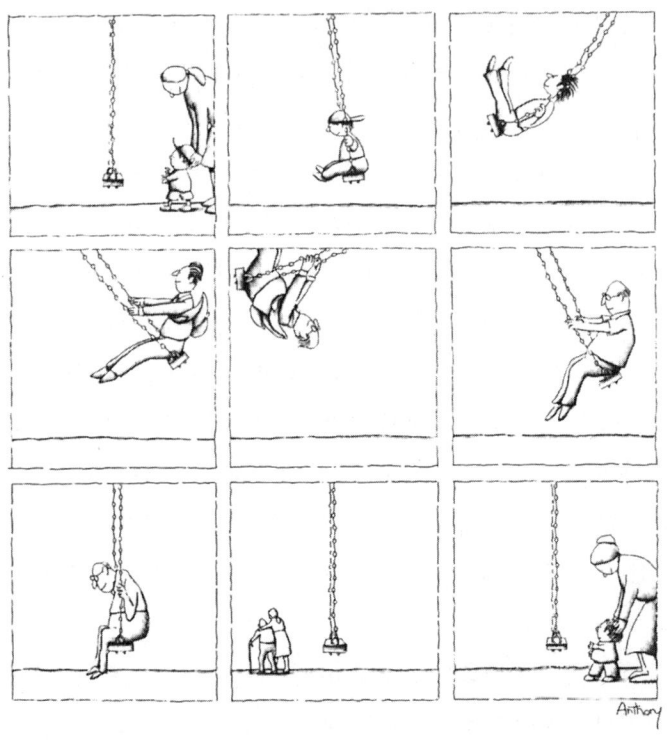

사실들을 전략적으로 잘 이용하는 능력과 그리고 사회적 지능과 관련이 있다.). 평균적인 노인들은 자신의 건강 상태가 평균 이상이라고 생각하면서 거기서 기쁨을 얻는다. 그리고 가장 중요한 것은, 노령에서 평균적인 행복의 수준이 증가한다는 것이다. 부정적인 감정이 더 적게 발생하고, 발생하더라도 그리 오래 지속되지 않는다. 이와 관련한 뇌 영상 연구는, 젊은 사람에 비해서 노인은 부정적인 영상이 뇌 대사에 영향을 덜 미치는 반면 긍정적인 영상이 더 큰 영향을 미친다는 것을 보여 준다.

그러므로 나이가 많다는 것은 그렇게 나쁜 것만도 아니다. 이 책의 마지막 장에서는 특히 성공적으로 나이를 먹은 노인들에서 나타나는 공통적인 양상들을 검토할 것이다. 이번 장의 목적은 어떤 스트레스가 노화와 관련이 있으며, 어떻게 하면 우리가 과연 존경스러운 마을 어른이 될 수 있을지, 반대로, 어떻게 하면 유동식을 먹거나 인공 항문을 하는 경우가 될지를 검토하는 것이다.

늙은 개체와 스트레스

늙은 개체는 스트레스를 어떻게 처리하는가? 잘 처리하지 못한다고 판명되었다. 많은 점에서 노화는 스트레스에 대처하는 능력을 점차 잃어 가는 상태라고 정의할 수 있으며, 이는 노인은 약하고 취약하다는 우리들의 느낌과 분명히 일치한다. 더 엄밀하게 말하면, 늙은 생체의 몸과 마음은 무리를 하지 않는다면 젊었을 때와 똑같이 제대로 기능한다. 늙은 개체는 운동, 손상 또는 질병, 시간적인 압력, 새로운 일과 같은 육체적 · 인식적 · 정신적 스트레스 속에 던져지면 이를 잘 처리하기가 어렵다.

스트레스 반응 백화점에서 "그리 잘 처리하지 못한다."는 것은 이제부터 익숙해져야 할 최소한 두 가지의 형태를 들 수 있다. 첫째는, 필요할 때에 충분한 스트레스 반응을 활성화하기가 어렵다는 것이다. 이는 노화의 여러 단계에서 일어난다. 예를 들면, 세포들은 각각 세포 수준의 스트레스 반응을 유도하는 도전에 반응하여 동원할 수 있는 다양한 방어 메커니즘을 가지고 있다. 세포를 건강을 해치는 정도로 가열하면 위기에 처한 세포 기능을 안정시키기 위해 '열쇼크 단백질'이 합성된다. DNA가 손상되면 DNA 복구 효소들이 활성화된다. 산소 라디칼들이 생산되면 그에 반응하여 항산화 효소가 만들어진다. 그리고 도전에 대한 이 모든 세포 수준의 스트레스 반응은 노화가 진행될수록 적어진다.

신체 장기 전체 수준에서 보았을 때도 비슷한 양상이 나타난다. 예를 들어, (질병이 아닌 노화만을 연구하기 위해) 연구 대상에서 심장병을 앓고 있는 노인들을 배제한 후에 조사해 보면, 심장 기능의 많은 면은 나이에 상관없이 일정하다. 그러나 예를 들면, 운동을 심장 혈관계에 부가하면 늙은 심장은 젊은 심장과 똑같게 적절히 반응하지는 않는다. 달성 가능한 최대 작업 능력도, 최대 심박수도, 젊은 사람의 그것과는 현저한 차이가 있다.[1] 이와 비슷하게, 스트레스가 없으면 늙은 쥐나 젊은 쥐 모두 대개 같은 양의 에너지를 저장하고 있다. 그러나 산소나 영양분의 흐름을 차단하여 이 장기에 스트레스를 가하면 늙은 뇌의 에너지 수준이 더 빨리 감소한다. 또는, 고전적인 예로, 약 37도인 정상 체온은 나이에 따라 변하지 않는다. 그러나 노화된 신체는 체온 조절 스트레스 반응이 손상되어 있기 때문에, 덥거나 추워진 몸을 정상 체온으로 회복시키는 데 더 많은 시간이 걸린다.

이런 생각은 인식의 측정에도 적용된다. 나이가 들면서 IQ 검사의 점수는 어떻게 변화할까(내가 '지능' 검사라고 쓰지 않은 것에 주목하기 바란다. IQ 검사가 무엇과 상관이 있는지에 대해서는 논란이 있으며, 나는 그에 관해서는 언급하고 싶지 않다.)? IQ 검사의 점수는 나이가 들면 떨어진다는 것이 왕년의 이 분야의 정설이었다. 그러나 그 후의 연구에서 떨어지지 않는다는 것이 밝혀졌다. 어떻게 검사를 하는가에 따라 달라지는 것이다. 젊은이든 노인이든 충분한 시간을 주고 끝까지 문제를 풀라고 하면 둘 사이에 그리 큰 차이가 나타나지 않는다. 그러나 여기에 스트레스를 가하면, 이 경우에는 시간을 제한하여 피험자들끼리 경쟁을 시킨다든가 하면, 양자 모두 점수가 떨어지는데, 노인에서 그 정도가 훨씬 심하다.

따라서 때로 노화의 문제는 스트레스 반응이 불충분하다는 것이다. 그러나 어떤 분야에서는 스트레스 반응이 너무 심한 것이 문제이다. 계속 반응 신호가 켜져 있다거나, 스트레스가 끝난 후 신호를 끄는 데 너무 오랜 시간이 걸린다는 것이다.

예를 들면, 노령 개체들은 스트레스가 끝난 뒤에 에피네프린, 노르에피네프린, 또는 당질 코르티코이드 분비를 중지하는 기능이 손상되어 있다. 이 물질들의 수준이 기준선까지 돌아오는 데 더 많은 시간이 걸리는 것이다. 더구나 스트레스가 없는 경우조차, 노령 쥐에서는 에피네프린, 노르에피네프린 및 당질 코르티코이드 수준이 전형적으로 상승되어 있는데, 이런 현상은 사람 이외의 영장류 그리고 사람에게서도 나타난다.[2]

노령 개체는 스트레스 반응에 관여하는 이 성분들이 너무 자주 분비되어 항진되어 있는 대가를 치르고 있을까? 아마도 그런 것 같다. 예를 하나 들자면, 기억에 관한 장에서 검토했지만, 스트레스와 당질 코르티코이드는 어른 해마에서의 새로운 신경 세포의 탄생을 억제하고, 이미 존재하는 신경 세포에서는 새 돌기가 자라는 것을 억제한다. 새로운 신경 세포의 탄생이나 이미 존재하는 신경 세포에서의 새 돌기의 성장이 노령 쥐에서 선택적으로 억제되는가? 그렇다. 만약 그 쥐들의 당질 코르티코이드 수준을 낮추어 주면, 신경 세포 생성과 돌기의 성장이 젊은 동물에게서 관찰되는 수준으로 증가한다.

지금까지 우리는, 이상적으로는, 나쁜 일만 일어나지 않는다면 스트레스 반응의 호르몬들은 얌전하고 조용하게 적은 양이 분비된다는 것을 알았다. 스트레스를 받는 응급 상황이 생기면, 신체는 크고 빠른 스트레스 반응을 필요로 한다. 그리고 스트레스가 끝나면 모든 것이

즉시 정지되어야 한다. 노령 개체에게 전형적으로 결핍되어 있는 것이 바로 이런 특성들이다.³

진짜 늙은 연어를 보기 힘든 이유

이제 노화와 스트레스의 관련성에 대해서 나머지 반쪽 면 ─ 노령의 개체가 스트레스를 어떻게 처리하는지가 아니라 스트레스가 노화를 촉진시키는지 여부 ─ 을 살펴보기로 하자. 과도한 스트레스가 노화와 관련된 질병의 위험도를 증가시킬 수 있다고 믿을 만한 근거들이 있다. 놀랍게도, 10여 종이 넘는 동물 종의 경우에 당질 코르티코이드 과잉이 노령기의 사망 원인이 된다.

말린 퍼킨스의 감동적인 야생 동물 사진들을 보자. 남극의 겨울 추위 속에서 다리로 알을 따뜻하게 품고 서 있는 펭귄들, 사자의 방해를 피해 식사를 하기 위해 사냥한 먹이를 입에 물고 나무 위로 끌어 올리는 표범들, 수십 킬로미터를 물을 먹지 않고 행진하는 낙타들, 그리고 태어난 하천으로 돌아가기 위해 폭포나 댐을 뛰어오르는 연어들. 무수한 알을 방출하면 대부분의 연어는 몇 주일 후에 죽음을 맞는다.

연어는 왜 산란을 한 후에 곧 죽을까? 아무도 확실히 알 수는 없지만, 진화 생물학자들은 동물 세계의 몇몇 희귀한 '계획된 죽음'의 사례가 진화의 면에서 어떤 의미가 있는지에 관해 다양한 가설을 제시해 왔다. 그러나 이 급작스런 사멸의 근저에 있는 중요한 메커니즘은 알려져 있다("수천 년에 걸친 진화의 양상으로 본 왜 죽을까?"가 아니라 "신체의 어떤 기능이 갑자기 고장이 나서 죽을까?"라는 의미이다.). 그것은 당질 코르티코이드의 분비이다.

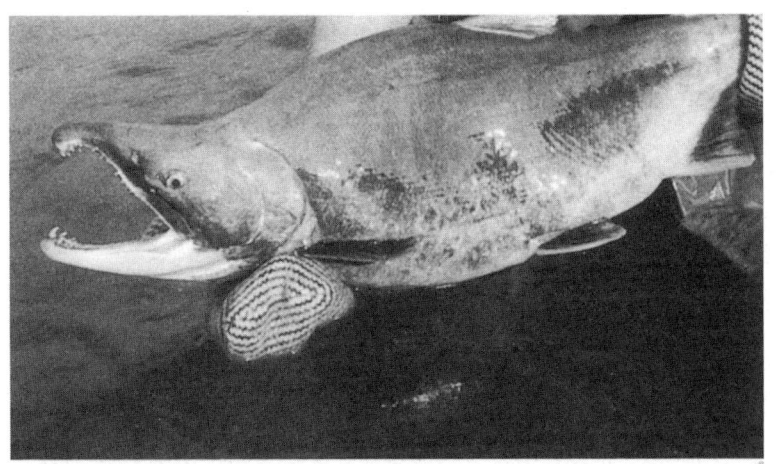

계획된 노화가 시작된 후의 수컷 연어.

 산란 직후의 연어를 잡아 아가미 주변의 초록색 부분을 관찰해 보면 커다란 부신을 발견할 수 있고, 소화성 궤양이나 신장의 병변을 찾아볼 수 있다. 연어의 면역계는 파괴되어 기생충이 들끓고 있고, 감염성 질환에 걸려 있다. 언젠가 언급했던 셀리에의 쥐도 그랬다.[4] 더구나 연어의 혈중 당질 코르티코이드 수준은 엄청나게 높다. 연어는 산란하고 나면 당질 코르티코이드 분비 조절 기능이 붕괴되어 버린다. 근본적으로, 뇌는 순환 중인 호르몬의 양을 정확히 측정할 수 없게 되고, 부신에 대해 호르몬을 더 많이 분비하라는 신호를 계속 보내게 된다. 다량의 당질 코르티코이드는 당연히 연어의 상처를 곪게 만드는 모든 질병을 초래할 수 있다. 그런데 연어는 정말 당질 코르티코이드 과잉 때문에 죽는 것일까? 그렇다. 산란 직후에 포획해서 부신을 제거한 연어는 그 후 1년 정도 생존할 수가 있다.
 신기한 것은, 이러한 일이 다섯 종류의 연어뿐만 아니라 오스트레일리아의 주머니고양이류 10여 종에게도 일어난다는 것이다. 수컷

주머니고양이는 계절적인 교미가 끝나면 곧 죽는다. 그렇지만 이들의 부신을 제거하면 역시 더 오래 살 수 있다. 태평양연어와 주머니고양이는 가까운 관계가 아니다. 최소한 두 번, 즉 두 다른 동물 종이 완전히 독립적으로, 동일한 진화의 역사가 이루어진 것이다. 빨리 퇴화하고 싶으면 당질 코르티코이드를 엄청나게 분비하면 되는 것이다.

만성 스트레스와 노화의 주요 과정

이상의 소견은 젊음의 원천을 찾으려는 연어에게는 도움이 되겠지만 우리를 포함하는 대부분의 포유동물은 시간을 들여 가며 천천히 나이를 먹어 갈 뿐, 며칠 이내에 극적으로 파멸하지는 않는다. 스트레스는 포유동물의 점진적인 노화의 속도에도 영향을 미칠까?

직관적으로 볼 때 스트레스가 노화의 과정을 촉진한다는 가설은 그럴듯하다. 어떻게 사느냐가 어떻게 죽느냐와 관련이 있다는 것을 우리는 알고 있다. 1900년경, 광적인 영감을 가진 독일의 생리학자 막스 루브너는 이 관련을 과학적으로 정의하려고 시도했다. 그는 각종 가축을 관찰해서 평생 동안의 심박수와 평생 동안의 대사율 등을 계산했다(다른 많은 과학자들이 되풀이해서 실험을 할 수 있는 그런 종류의 일은 아니다.). 그는 신체가 평생 수행할 수 있는 일에는 한계가 있어서, 생명의 기구가 닳아 없어질 때까지 1킬로그램에 해당하는 살, 즉 신체의 무게당 수행할 수 있는 최대로 많은 호흡, 심박수, 대사량은 일정하다는 결론을 내렸다. 쥐는 1분에 약 400회 심장이 뛰는데, 정해진 심박수 할당량을 코끼리(심장이 1분에 35회 박동하고 60년 정도의 수명을 가지고 있다.)보다 빨리(약 2년 만에) 써 버린다는 것이다. 이런 계산의 바탕에는 왜 어떤 종은 다른 종보다 오래 사는가 하는 의문이 깔려 있다. 곧 이와 비슷한 종류의 생각이 한 종 안에서 왜 어떤 개체는 오래 사는가라는 형태로 적용되었다. 우리가 만약 열여섯 살 때 연애 때문에 심장의 박동수를 낭비했다면 80세가 되었을 때 남아 있는 대사 기능이 훨씬 적을까?

일반적으로, 다른 종 간의 비교 수명에 관한 루브너의 가설은 이를 엄격한 의미에서 적용했을 때에 잘 들어맞지 않는다. 또 그가 촉발시킨 같은 종 내에서의 '삶의 속도' 가설은 더욱더 조리에 닿지 않는다. 그렇지만 이 가설들은 이 분야의 많은 사람들에게 환경적 교란이 체계를 영원히 마모시킬 수 있다는 사실을 시사해 주었다. 이러한 '마모'의 개념은 스트레스라는 개념과 잘 어울린다. 이미 본 것처럼, 과도한 스트레스는 인슐린 비의존성 당뇨병, 고혈압, 심장 혈관 질환, 골다공증, 생식계의 퇴화, 면역 억제의 위험도를 증가시킨다. 이 모든 질병들은 나이가 들수록 흔해진다. 또 4장에서 본 것처럼, 스트레스를 많이 받으면 대사 증후군의 위험도가 증가하고 사망의 위험도 역시 증가하는 것으로 나타났다.

매우 늙은 쥐, 사람, 영장류의 혈류 중에 당질 코르티코이드의 기준 수준이 상승되어 있는 경향으로 도로 이야기를 옮겨 가자. 당질 코르티코이드의 정상적인 분비 조절을 담당하는 몇 가지 기능이 노화와 더불어 손상된다. 왜 이런 일이 생기는지를 이해하기 위해, 1장에서 말한 대로, 왜 수세식 화장실의 물탱크는 물이 다시 찰 때에 넘치지 않는가를 생각해 볼 필요가 있다. 다시 말하면, 물을 다시 채우는 과정에서 물탱크 속에 떠 있는 장치인 수위 감지기를 촉발하여 탱크 속에 흘러드는 물의 양을 감소시키는 것이다. 기술자들은 이런 과정을 '부정적 되먹이기 억제' 또는 '종산물(終産物) 억제'라고 부른다. 탱크에 담겨 증가하는 물의 양이 물이 더 흘러나올 가능성을 감소시키는 것이다.

CRH, ACTH, 당질 코르티코이드 축을 포함한 대부분의 호르몬계는 이러한 되먹이기 억제 과정을 통해 조절된다. 뇌는 더 많은 CRH를 계속해서 분비해야 하는지 그 여부를 알아야 한다. 뇌는, 뇌를 통과하는 혈액에서 표본을 취해 호르몬을 측정함으로써, 순환계의 당질 코르티코이드 수준이 적정값보다 높은지 낮은지를 감지한다. 만약 수준이 낮으면 뇌는 CRH를 계속 분비한다. 변기의 수위가 아직 낮을 때와 마찬가지이다. 당질 코르티코이드의 수준이 적정값에 도달하면, 부정적 되먹이기 신호가 발생해서 뇌는 CRH 분비를 중지한다. 더 복잡하고 흥미로운 것은 이 적정값이 변할 수 있다는 사실이다. 스트레스가 없을 때, 뇌가 원하는 혈중 당질 코르티코이드 수준은 스트레스가 부가되었을 때의 수준과 다르다(이는 뇌가 CRH 분비를 정지시키기 위해 필요한 당질 코르티코이드의 수준이 상황에 따라 달라진다는 것을 의미한다.).

이상이 이 체계가 정상적으로는 어떻게 돌아가고 있는가에 관한 내용인데, 이는 사람에게 합성 당질 코르티코이드(덱사메타존)를 다량 주사하는 실험으로 증명할 수 있다. 뇌는 급격한 당질 코르티코이드의 상승을 감지하면 경고를 발한다. "이게 뭐야. 바보 같은 부신에 무슨 일이 일어나고 있군. 당질 코르티코이드가 너무 많은 거 아니야?" 덱사메타존이 부정적 되먹이기 신호를 전달하면, 곧 CRH, ACTH, 당질 코르티코이드의 분비가 정지된다. 이 사람은 덱사메타존에 '반응하는' 사람이라고 할 수 있다. 그렇지만 부정적 되먹이기 조절이 별로 듣지 않을 때 그 사람은 덱사메타존에 '저항성'인 사람이라고 한다. 이런 사람은 당질 코르티코이드 신호가 켜졌는데도 여러 호르몬들을 지속적으로 분비한다. 그리고 이것이 바로 노령의 인간, 노령의 영장류, 노령 쥐에서 일어나는 일이다. 당질 코르티코이드 되먹이기 조절이 더 이상 잘 작동하지 않게 되는 것이다.

이것으로 왜 매우 늙은 개체가 (스트레스가 없는 상황에서도, 스트레스가 끝난 회복기에도) 과도하게 당질 코르티코이드를 분비하는가를 설명할 수 있다. 그러면 이 되먹이기 조절은 왜 손상될까? 이는 뇌의 어떤 부분이 나이를 먹으면서 퇴행하기 때문이라는 상당량의 증거가 있다. 뇌의 모든 부분이 '당질 코르티코이드 감지기'인 것은 아니다. 대신에 이 역할을 담당하는 것은 당질 코르티코이드 수용체 수가 매우 많은 몇몇 부분과 시상 하부에 대해서 CRH 분비 여부를 지시를 할 수 있는 부분뿐이다. 10장에서 나는 해마가 어떻게 학습과 기억을 담당하는지 기술한 바 있지만, 해마가 당질 코르티코이드 분비를 부정적으로 조절하는 뇌의 중요한 되먹이기 부위이기도 하다는 사실이 밝혀졌다. 또 노화의 과정에서 해마의 신경 세포들의 기능에 장애가 생길 수 있다는 것도 밝혀졌다. 그럴 경우, 약간의 폐해가 발생하는데, 당질 코르티코이드의 과잉 분비 경향도 그중의 하나이다. 이것으로 노인들에게서 호르몬의 기본 수준이 높아져 있고, 스트레스가 끝난 뒤에도 분비를 중지하는 것이 곤란하고, 덱사메타존 저항성이 되는 이유를 설명할 수 있다. 마치 체계의 브레이크 중 하나가 고장이 난 것과 같이, 호르몬 분비는 강화되어 있는데 그 조절 기능은 일부 고장 난 상태인 것이다.

노령에서 당질 코르티코이드의 수준이 상승해 있는 것은, 그러므로, 손상을 입은 해마의 되먹이기 조절에 문제가 생겼기 때문이다. 그럼 왜 노령 개체의 해마 신경 세포는 손상을 입을까? 10장에서 검토한 것처럼, 그것은 당질 코르티코이드에 노출되었기 때문이다.

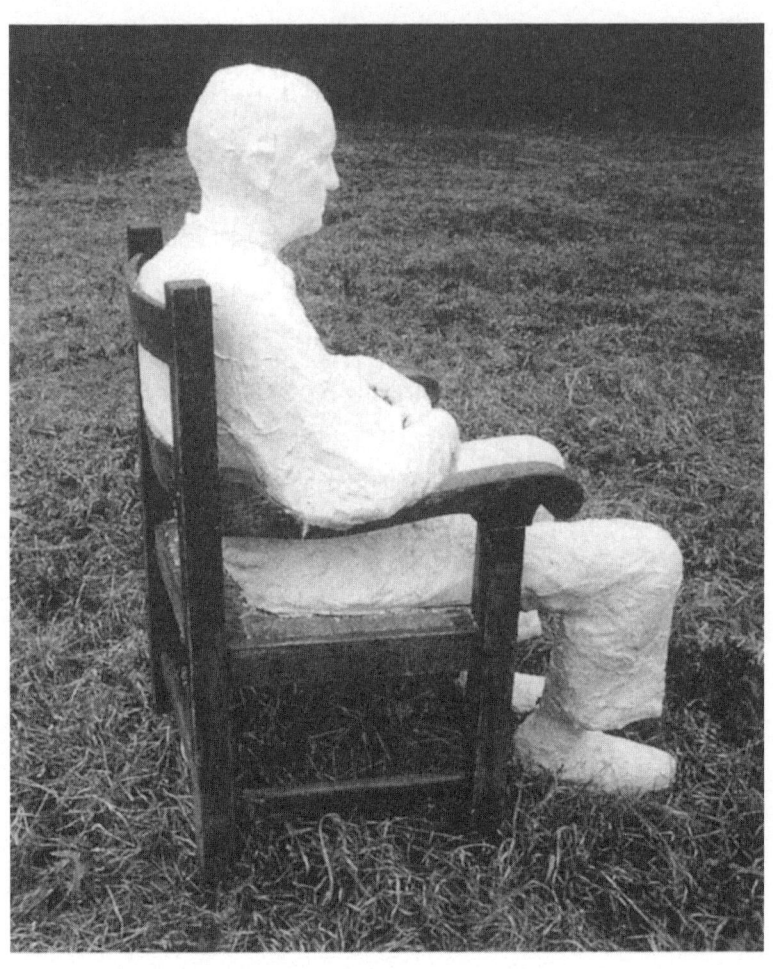

조지 시걸, 「의자에 앉은 사람」, 나무와 석고, 1969.

 주의 깊게 읽은 독자라면 이런 소견들 속에 감추어져 있는 정말로 방심할 수 없는 무엇인가를 알아챘을 것이다. 해마가 손상을 입으면, 쥐는 더 많은 당질 코르티코이드를 분비한다. 그러면 해마는 더욱 손상을 받을 수밖에 없다. 그러면 다시 더 많은 당질 코르티코이드를 분비하게 된다. 즉 두 요소가 각자 서로 다른 한 요소를 악화시키는, 많은 노령 쥐에게서 볼 수 있는 퇴화의 단계들을 초래하는데, 그 잠재적인 병리학적 경과는 실제로 이 책 전체에 걸쳐 자세히 기술되어 있다.

사람의 경우에도 이 퇴화의 단계들이 일어날까? 사람의 당질 코르티코이드 수준도 나이가 매우 많아지면 상승한다. 10장에서는 이 호르몬들이 인간의 해마에 나쁜 영향을 미칠 수 있는 첫 번째 증거를 개략적으로 살펴보았다. 영장류와 인간의 해마는 당질 코르티코이드 분비의 부정적 되먹이기 조절 기구 역할을 하는 듯하므로, 쥐의 경우와 마찬가지로, 이런 해마의 손상은 당질 코르티코이드 과잉과 관련이 있다. 즉 사람에게도 이런 단계들의 단편이 일부 존재하며, 심한 스트레스를 받은 과거력 또는 어떤 질병을 치료하기 위해 다량 투여한 합성 당질 코르티코이드 등이 이 다단계의 양상을 가속시킬 가능성이 높아진다.

이는 모든 노화에 이런 종류의 장애가 어쩔 수 없이 동반된다는 것을 의미하는 것일까? 분명히 그렇지 않다. 두 문단 위에서 필자가 '모든' 노령 쥐라고 표현하지 않고, '많은' 노령 쥐라고 한 것은 우연히 표현한 것이 아니다. 일부 쥐들은 많은 사람들이 그러하듯이 이런 다단계들을 성공적으로 회피해 나간다. 이에 관한 즐거운 이야기는 이 책의 마지막 장의 일부분이 될 것이다.

따라서 '당질 코르티코이드 신경 독성' 이야기를 우리의 뇌의 노화에 어떻게 적용할 것인가는 아직 분명치 않다. 불행히도 그 해답이 몇 년 이내에 도출될 것 같지도 않다. 사람을 상대로 해서 이런 주제를 연구하기가 힘들기 때문이다. 그러나 쥐와 원숭이 실험을 통해서 알아낸 이런 과정들은, 당질 코르티코이드 신경 독성이라는 메커니즘이 스트레스가 노화를 촉진하는 여러 방식들 중의 현저한 일례라는 것을 시사하고 있다. 이를 사람에게도 적용할 수 있다고 판명된다면, 그것은 특수한 위협을 내포하는 노화의 한 양상이 될 것이다. 만약 사고로 장애가 된다면, 시력이나 청력을 잃는다면, 심장병으로 쇠약해져서 누워 있기만 하게 된다면, 우리는 인생을 가치 있게 해 주는 많은 일들을 할 수 없게 된다. 그러나 손상을 입은 것이 우리의 뇌라면, 예전 기억을 회상하거나 새로운 기억을 형성하는 능력이 파괴된다면, 지각이 있는 유일무이한 개인으로서 존재하는 것을 중지하게 될까 봐 두렵다. 이것이 우리를 가장 괴롭히며 따라다니는 노화의 양상이다.

가장 참을성이 많은 독자라고 하더라도, 12장에 걸쳐서 스트레스 때문에 얼마나 많은 것들이 나빠질 수 있는지 자세히 알게 된 지금쯤은 상당히 지치고 혼란스러울 것이다. 이제는 스트레스에 대처하고 극복하는 법, 스트레스 반응의 개인차 등을 검토하기 위해서, 책의 후반부로 넘어갈 시간이다. 몇 가지 좋은 소식들을 알아보기로 하자.

13
정신적 스트레스

어떤 사람은 생물학을 위해 태어난 것 같다. 그런 사람은 어릴 때부터 금방 알아볼 수 있다. 장난감 현미경을 손쉽게 조작하고, 식탁 위에서 죽은 동물을 해부하고, 도마뱀에 집착하다가 학교에서 따돌림을 받기도 한다.[1] 그러나 요즘은 온갖 종류의 사람들이 다른 분야에서 생물학으로 진출해 오는 것 같다. 화학자들, 심리학자들, 물리학자들, 수학자들 말이다.

스트레스 생물학이 시작되고 수십 년이 지난 후, 이 분야에는 과거에 공학을 전공했던 사람들이 넘쳐 나게 되었다. 그들은 생리학자들과 마찬가지로, 신체의 기능은 장대한 논리에 따르는 것이라고 여겼지만, 그들에게 인체는 라디오에 붙어 있는 회로도 같은 것이었다. 입력과 출력의 비율, 임피던스(교류 회로에서의 전압과 전류의 비율 — 옮긴이), 되먹이기 루프, 서보 기구(일종의 자동 조종 장치 — 옮긴이) 등으로 이루어진 회로도. 나는 그 분야에 대해 전혀 모르기 때문에 이런 단어들을 쓰는 것만으로도 어지러워진다. 그러나 생체 공학자들은 엄청난 활력을 불어넣음으로써 이 분야에 크게 공헌했다.

언제 당질 코르티코이드의 분비를 중단할 것인지, 즉 이제는 충분하다는 것을 뇌가 어떻게 아느냐 궁금하다고 하자. 이제까지는 모두가 막연하게 뇌가 순환계 중의 당질 코르티코이드 양을 측정할 수 있고, 이를 적절하다고 정해 놓은 수준과 비교하여 CRH를 계속 분비할지, 아니면 수도꼭지를 잠글지를 결정하는 것으로 알고 있었다(화장실의 물탱크 모델로 돌아가 생각해 보자). 여기에 생체 공학자들이 나타나 사람들이 상상했었던 것 이상으로 이 과정이 흥미롭고 복잡하다는 것을 밝혀 주었다. '다중 되먹이기 영역'이라는 것이 있어서 뇌는 어느 시점의 혈류 중의 당질 코르티코이드의 '양'을 측정하고, 때로는 그 농도가 변화하는 '속도'를 측정한다는 것이다. 생체 공학자들은 다른 결정적인 문제도 해결했다. 스트레스 반응은 '직선적'인 것인가, 아니면 '전부 아니면 전무'의 형태를 띠는가? 에피네프린, 당질 코르티코이드, 프로락틴, 기타 다른 물질들이 스트레스를 받을 때에 분비된다. 그런데 이 물질들은 스트레스의 강도에 관계없이 같은 정도로 분비되는가('전부 아니면 전무' 형태의 반응인가)? 그들은 이 체계가 믿을 수 없을 만큼 스트레스의 크기에 예민하며, 예를 들면 혈압이 떨어지는 정도와 에피네프린 분비의 정도, 저혈당(혈중 포도당 농도)의 정도와 글루카곤의 분비 등은 직선적인 상관관계를 보인다는 것을 밝혀냈다. 신체는 스트레스를 느낄 뿐만 아니라, 스트레스를 통해 우리 몸의 신항상성이 얼마나 빠르고 심하게 균형을 잃는가를 놀라울 정도로 정확하게 측정하고 있는 것이다.

 멋지고 중요한 발견이었다. 셀리에는 생체 공학자들을 사랑했다. 그것도 그럴 것이 당시의 일부 주류 생리학자들은 스트레스의 전 분야를 좀 우습게 보는 경향이 있었기 때문이다. 생리학자들은 신체가 너무 추울 때 어떤 일을 하고 너무 더울 때는 그와 반대되는 다른 일을 할 뿐이라고 생각하고 있었다. 그런데 셀리에와 그 동료들은 춥거나 덥거나 똑같이 반응하는 메커니즘이 있다고 주장한 것이었다. 아니 더 나가서 다쳤을 때와 저혈당일 때와 저혈압일 때에도 똑같이 나타나는 스트레스 반응이라는 것이 있다고 주장했다. 포위되어 공격을 당하던 스트레스 전문가들은 생체 공학자들을 반갑게 맞아들였다. "모두들 잘 보라고. 스트레스는 수학적으로 계산할 수 있고, 그래프로 그릴 수가 있고, 되먹이기 루프, 공식······." 그야말로 생체 공학의 전성기였다. 그 체계가 예상했던 것보다 훨씬 더 복잡하기는 했지만, 그 복잡한 점은 정밀하고 논리적이며 기계론적으로 설명할 수 있다는 것이 판명되었다. 곧 신체를 거대한 투입과 산출 관계 모형으로 만드는 것이 가능하게 되었고, 어떤 개체에 스트레스가 어느 정도 가해지는지(그것이 얼마나 혈당, 혈액량, 적정 체온 등의 신항상성을 깨뜨리는지), 또 어떤 규모의 스트레스 반응이 일어날지를 정확하게 파악할 수 있을 것 같았다.

  이 접근 방법은 지금까지의 어떤 방법보다도 멋진 것이었다. 아마도 이 접근 방법 덕에 사자를 피해 도망치는 얼룩말의 췌장이 그때 어떤 역할을 담당하는지를 정확하게 예측할 수 있을 것 같았다. 그러나 이 접근 방식으로는 공장이 문을 닫아 직장을 잃은 우리 중에서 누가 궤양이 생길 것인지를 알 수가 없다. 1950년대 후반이 되자, 스트레스 생리학에 새로운 유형의 실험이 등장했고, 명쾌하고 기계론적인 생체 공학의 거품은 터지고 말았다. 이를 설명하는 데는 예를 하나만 들어도 충분할 것이다. 어떤 개체가 통증 자극을 받을 때 얼마나 큰 스트레스 반응이 나타날 것인가가 궁금하다고 하자. 생체 공학자들은 피험자의 주변에 모여 자극의 강도와 기간 및 반응과의 관계를 도표로 나타내려고 해 왔다. 그러나 이번에는, 통증 자극이 시작될 때 개체가 어머니에게 가서 품에 안겨 울 수 있도록 한다. 이런 상황에서 개체는 전보다 적은 스트레스 반응을 보인다.

생체 공학자들의 깨끗하고 기계적인 수단으로는 이 현상을 설명할 수가 없었다. 투입이 같다면 이 어린 개체가 통증을 느끼는 동안 같은 수의 통각 수용체가 활성화되어야 한다. 그러나 산출은 완전히 달랐다. 연구자들 사이에 비판적인 인식이 휘몰아쳤다. 생리학적인 스트레스 반응이 심리적 요소에 의해 조절되는 것이었다. 신항상성을 같은 정도로 혼란케 만드는 똑같은 두 가지 스트레스가 다르게 지각되고, 다르게 평가될 수 있는 것이다. 이로 인해 전반적인 양상이 바뀌게 된다.

갑자기 스트레스 반응이 심리적 요인들에 의존하여 커지거나 작아질 수 있다는 사실이 알려졌다. 다른 말로 하면, 심리적 변수들이 스트레스 반응을 조절한다는 것이었다. 필연적으로, 실제 생리학적으로는 아무런 변화, 즉 신항상성의 혼란이 없더라도, 정신적 변수만으로 스트레스 반응을 촉발할 수 있다는, 다음 단계가 밝혀졌다. 이런 접근 방식을 취한 선구자의 한 사람이었던 예일 대학교의 생리학자 존 메이슨은 흥분한 나머지, 모든 스트레스 반응이 심리적인 스트레스 반응이라고까지 주장하기도 했다.

보수파들은 기뻐할 수가 없었다. 스트레스의 개념이 체계화되고, 엄밀해지고, 겨우 신뢰를 얻게 된 순간, 시비를 거는 심리학자들이 대거 등장해서 전체 그림에 먹칠을 해 버렸기 때문이었다. 일련의 지상 토론이 벌어졌고, 처음에는 같은 학파의 선배 학자들을 포함해서 상대방을 서로 칭찬하던 셀리에와 메이슨은 결국 상대의 업적에 트집을 잡기 시작했다. 메이슨은 심리적 주도권과 스트레스 반응의 조절에 관해 쏟아져 나오는 문헌들을 점잖게 지적했고, 셀리에는 불리한 가운데에서도, 마취된 개체를 외과적으로 절개해도 스트레스 반응이 일어난다면서, 모든 스트레스 반응이 심리적이거나 감각적이지는 않다고 주장했다.

심리학자들은 드디어 테이블에 자리를 잡는 데 성공했다. 그들이 식탁의 예절을 배우고, 백발이 늘어 가자, 사람들은 그들을 예전에 그랬던 것보다는 야만인으로 취급하지 않게 되었다. 이제 우리는 어떤 심리적 변수들이 중요한지 생각해 보아야 한다. 왜 정신적 스트레스가 스트레스를 줄까?

정신적 스트레스의 구성 요소

욕구 불만의 배출구

독자는 결정적인 심리적 변수라는 것이 이해하기 어려운 개념이라고 예상하겠지만, 록펠러 대학교의 제이 와이스라는 생리학자가 일련의 세련된 실험을 통해 무엇이 여기에 포함되는 것인지를 정확하게 보여 주었다. 그 실험의 주인공은 약한 전기 충격을 받는 쥐였다(우리가 카펫에서 발을 조금 비볐을 때 느끼는 정전기와 비슷한 정도의 충격이다.). 반복해서 충격을 가하면 쥐는 지속적인 스트레스 반응을 나타낸다. 예를 들면, 심박수와 당질 코르티코이드 분비 속도가 증가한다. 편의상 이 쥐에게 궤양이 생길 가능성이 얼마나 높은가 여부로 장기적인 결과를 나타내 보자. 이 상황에서는 가능성이 높다. 다른 방에서는 다른 쥐들이 똑같은 강도와 똑같은 양상의 충격을 받고 있다. 이 쥐들의 신항상성은 정확히 똑같은 정도로 위협을 받고 있는 것이다. 그러나 이번에는, 쥐가 충격을 받을 때마다 나무 막대 위로 올라가 씹어 댈 수 있게 만들어 준다. 이 상황의 쥐는 궤양에 걸릴 가능성이 훨씬 적다. 쥐에게 '욕구 불만의 배출구'를 제공한 것이다. 다른 형태의 배출구도 비슷한 효과를 낸다. 스트레스를 받는 쥐가 먹거나, 물을 마시거나, 쳇바퀴를 돌 수 있게 해 주면 궤양에 덜 걸리는 것이다.

우리 인간들도 욕구 불만의 배출구가 있으면 스트레스에 잘 대처할 수 있다. 주먹으로 벽을 치거나 달리기를 한다거나, 취미에서 위로를 얻는다. 다행스럽게도 우리는 이런 배출구를 상상하는 것만으로 어느 정도 위안을 얻는다. 골프 시합을 지극히 세세하게 상상 속에 떠올리며 시간을 보내는 전쟁 포로를 생각해 보자. 내게는 장기간 심한 스트레스를 받는 질병에 걸렸던 친구가 있었는데, 침대에 누워서 지내야 했던 그는 메모지에 연필로 산의 지형도를 그리고, 상상 속에서 그 산 속을 하이킹을 하며 병을 극복했었다.

효과적인 배출구의 요점은 그것이 스트레스에서 벗어나 주의를 돌리게 만들 수 있느냐에 있다. 그러나 분명 더 중요한 것은 그것이 긍정적인 것이라야 한다는 것이다. 옛날에 우리를 화나게 만들고 스트레스를 주었던 것이 아니라 우리의 인생에 도움이 되었다고 기억된 것이라야 한다. 욕구 불만을 완화시키는 운동의 영향은, 너무 자주 반복되는 것 같지만, 목숨을 살리기 위해 뛰는 얼룩말과 정신적으로 스트레스를 받은 사람이라는 필자의 이분법에 또 하나의 이점을 더해 준다. 스트레스 반응은 신체가 '바로 지금' 에너지를 폭발적으로 연소시키려고 준비를 하고 있는 것이다. 정신적 스트레스 역시 아무런 신체적 원인이 없는데도 신체에게 거의 같은 일을 시키려 하고 있는 것이다. 그러므로 운동은 결국 신체가 이미 준비했던 배출구를 제공하는 역할을 하는 것이다.

와이스의 실험을 조금 변형시킨 다른 실험에서 특수한 양상의 '욕구 불만 배출구 반응'이 발견되었다. 이번에는 동일한 일련의 전기 충격을 받고 당황하던 쥐가 딴 우리로 가서 다른 쥐를 물어뜯을 수 있게 만들어 주었다. 스트레스로 인한 '치환 공격'이라는 것이다. 이것은 스트레스를 최소화하는 데 매우 유용하다. 치환 공격은 영장류의 전매 특허이기도 하다. 싸움에서 진 수컷 개코원숭이가 욕구 불만에 차서 주위를 서성거리다 아무 잘못도 하지 않은, 자기보다 낮은 서열의 수컷을 공격한다. 영장류의 공격 성향 중에는, 이런 식의 아무 잘못도 없는 제3자에 대한 욕구 불만 치환 공격이 엄청나게 높은 비율을 차지한다. 이 수법에는 사람도 꽤 능숙하다. 우리가 스트레스에 관련된 질병이 문제가 될 때, 이런 현상을 기술적으로 표현하는 방법이 있다. "그는 궤양이 생기지 않는 종류의 인간이야. 대신 남의 궤양을 만들어 주지." 남에게 대신 겪게 만드는 것, 이것은 스트레스의 충격을 최소화하는 데는 정말로 효과적인 방법이다.

사회적 지원

다른 개체와의 상호 작용을 통해 스트레스의 충격을 최소화하는, 우리 지구의 장래를 위해서도 치환 공격보다는 더 나을 것 같은 또 다른 방법이 있다. 쥐는 가끔 이 방법을 쓰지만 영장류는 여기에 익숙하다. 영장류를 불쾌한 상황에 놓아두면 스트레스 반응을 나타낸다. 이 개체를 다른 영장류가 가득 찬 방에 집어넣고 같은 스트레스를 가하면, 이 개체는 남에게 의존한다. 만약 이 개체가 다른 영장류들을 전혀 모른다면 스트레스 반응은 악화된다. 그러나 그들이 친구들이라면 스트레스 반응이 감소한다. 사회적 지원망, 즉 어깨에 기대어 울 수 있게 해 준다거나, 손을 잡아 준다거나, 내 말을 귀기울여 들어 준다거나, 나를 돌보아 준다거나, 괜찮을 거라고 위로해 주는 그런 관계가 도움이 된다.

야생의 영장류에서도 같은 현상을 볼 수 있다. 나는 스트레스나 당질 코르티코이드가 뇌에 어떻게 작용하는지를 알기 위해 대부분의 시간을 실험실에서 지내지만, 여름에는 케냐의 국립 공원에서 스트레스와 관련한 생리학이나 질병을 연구하기 위해 야생의 개코원숭이를 관찰하고 있다. 수컷 개코원숭이의 사회 생활에는 스트레스가 상당히 많다. 치환 공격의 피해자가 되어 얻어맞기도 하고, 애써 먹을 수 있는 괴경(塊莖: 고구마와 같은 식물에서 영양분을 저장하는 줄기나 뿌리 부위 — 옮긴이)을 찾아내 깨끗하게 껍질을 벗기고, 막 먹으려고 할 때쯤에 더 서열이 높은 녀석이 빼앗아 가기도 한다. 서열이 낮은 개코원숭이들의 당질 코르티코이드 수준은 올라가 있다. 또 집단 전체로 볼 때는, 지배 서열이 불안정하거나 공격적인 수컷이 새로이 집단에 합류하는 경우에도 당질 코르티코이드 수준이 상승한다. 그러나 친구가 많은 수컷 개코원숭이는 이러한 배출구가 없는 비슷한 서열의 동료 수컷보다 당질 코르티코이드의 수준이 낮다. 여기서의 친구란 아이들과 같이 놀며, 교미는 하지 않으면서 암컷들과 틈틈이 교제를 하는 것을 의미한다(이러한 사회적 교류는 인간 이외의 영장류의 혈압을 낮추어 주는 작용을 한다.).

사회적 지원이 인간에서도 방어적으로 작용한다는 것은 분명하다. 그리고 그 지원이 일시적인 경우라도 이런 사실을 증명할 수 있다. 대중 앞에서 연설을 해야 한다거나 암산 시험을 본다거나, 모르는 사람과 논쟁을 하는 상황에서 친구가 있느냐 없느냐에 따른 차이를 관찰한 몇 가지 연구에 따르면, 모든 사례에서 사회적 지원은 심장 혈관

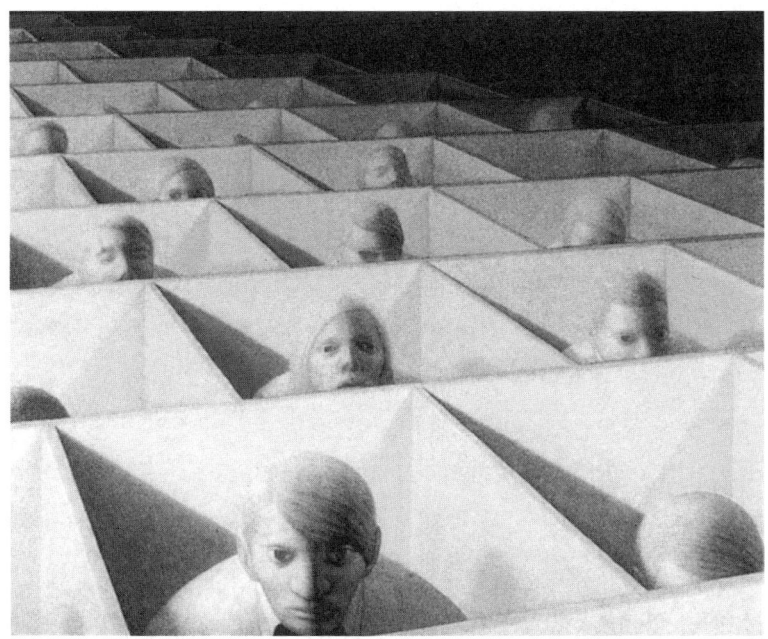

조지 투커, 「인물들이 있는 풍경」, 석고 위의 달걀 템페라화, 1966.

계의 스트레스 반응을 누그러뜨리는 것으로 나타났다. 사회적 지원 정도의 근본적이고 지속적인 차이는 사람의 생리학에도 영향을 줄 수 있다. 같은 가족 내에서도 입양된 아이들이 친자들에 비해 당질 코르티코이드 수준이 높다. 다른 예로, 전이된 유방암을 앓는 여성에서는 사회적 지원이 많을수록 코르티솔의 기준치가 낮다.

8장에서 언급했듯이 배우자가 있거나 친한 친구가 있는 사람들이 수명이 길다. 배우자가 죽으면, 사망의 위험도가 상승한다. 같은 장에 나왔던, 레바논 전쟁에서 전사한 이스라엘 병사들의 부모에 관한 연구를 상기해 보자. 이미 이혼했거나 사별한 사람들을 제외하고는 이 스트레스로 인한 질병이나 사망의 위험은 증가하지 않았다. 그밖에 추가적인 몇 가지 사례는 심장 혈관계에 관련된 것이다. 사회적으로 고립된 사람은 전반적으로 교감 신경계 활성이 높은 상태에 있다. 이것이 고혈압과 혈관 내에서의 혈소판 응집을 촉진할 가능성을 생각하면(3장에서 나왔을 것이다.), 이런 사람들이 심장병을 앓을 가능성이 2~5배 높다. 그리고 심장병을 앓게 되면, 이들이 더 젊은 나이에 사망한다는 것이 밝혀졌다. 심한 관상 동맥 질환을 가진 환자들에 관한 듀크 대학교의 레드퍼드 윌리엄스와 동료들의 연구에 따르면 사회적 지원이 없는 환자의 절반이 5년 이내에 사망했다고 한다. 이는 심장병의 중한 정도를 보정한 후에 비교한, 배우자나 가까운 친구가 있는 환자들의 사망률보다 세 배가 높은 것이었다.[2]

마지막으로, 넓은 지역 사회 차원의 지원도 존재할 수 있다(17장을 참조해 보라.). 만약 당신이 소수 인종에 속한다면, 인근 주민들 중에 같은 인종이 적을수록 정신병의 발병, 정신병으로 인한 입원 · 자살의 위험도가 증가한다.

예측 가능성

와이스는 쥐를 대상으로 한 연구로 스트레스 반응을 조절하는 또 하나의 변수를 찾아냈다. 쥐들에게 동일한 형태의 전기 충격을 가했으나, 이번에는 충격을 주기 직전에 경고음을 울렸더니 궤양이 적게 생겼던 것이다. 예측 가능성은 스트레스를 완화시킨다. 경고음을 듣는 쥐는 두 가지 정보를 얻게 된다. 언제 무서운 일이 일어나는지를 학습한다. 나머지 시간에는 무서운 일이 일어나지 않는다는 것을 알게 되므로 긴장을 풀 수 있다. 그러나 경고음이 들리지 않는 쥐는 항상 언제 다음 충격이 닥칠지 모르는 상태에 놓여 있는 것이다. 실제 정보를 주어서 예측 가능성을 증가시키면, 나쁜 소식을 듣는 것이기는 하지만 더 이상은 나빠지지 않는다는 생각에 안심할 수도 있다. 곧 충격이 오겠지만, 경고도 없이 충격을 받아 놀랄 일은 없는 것이다.

우리 모두가 사람에게도 이 원칙에 상응하는 일이 일어난다는 것을 알고 있다. 치과 치료용 의자에 누워 있다. 마취를 하지 않은 채 의사가 드릴로 이를 간다. 10초 동안의 신경을 쥐어짜는 통증, 씻어 내고, 5초 동안 이를 갈고, 잠시 치과 의사가 멈칫거리는 동안 중지, 다시 15초간 이를 간다……. 또다시 잠깐 쉴 때, 녹초가 되어서 흐느끼지 않으려고 애쓰면서 갈망을 담아 묻는다. "거의 다 됐어요?"

"뭐라고 말할 수가 없군요." 의사가 중얼거리며 다시 간헐적인 드릴이 시작된다. 의사가 이런 말 대신 "두 번만 더 하면 끝나요."라고 대답해 준다면 얼마나 고마울 것인지를 생각해 보자. 두 번째 드릴이 멈추는 순간 혈압이 내려갈 것이다. 스트레스가 온다는 소식을 들음과 동시에 내재적으로는 더 이상의 스트레스가 오지 않는다는 것을 알고 안심하게 되는 것이다.

예측 가능성이 도움을 주는 또 다른 일례로는, 생체가 예측 가능한 스트레스를 반복해서 겪게 되면 결국은 거기에 익숙해진다는 것이다. 생리학적 신항상성을 무너뜨리는 스트레스라고 하더라도, 수십 번 반복되면 익숙해져서, 예측이 가능한 스트레스가 되고, 결국은 스트레스 반응이 작아지게 되는 것이다. 사람에서의 전형적인 예는 낙하산 훈련을 받던 노르웨이 군인들에게서 볼 수 있었다. 교육 과정이 진행됨에 따라 처음에는 머리카락이 곤두서던 낙하 훈련이 나중에는 잠을 자면서도 가능할 정도로 익숙해졌고, 그들의 초조함에서 비롯된 스트레스 역시 처음에는 엄청나게 컸으나 나중에는 사라져 버렸다.

예측 가능성을 상실한다는 것이 정신적 스트레스가 된다는 사실은 한 미묘하고 훌륭한 연구를 통해 밝혀졌다. 쥐가 하고 싶은 대로 하도록 내버려 두면서 일정 간격을 두고 우리 속에 사료를 넣어 준다. 쥐는 즐겁게 먹는다. 이것이 '단속적 강화 스케줄'이라고 부르는 것이다. 그 후, 이번에는 쥐가 같은 한 시간 경과 중 '정확하게' 똑같은 양을 먹기는 하지만, 시도 때도 없이 불규칙한 간격으로 사료를 넣어 준다. 쥐는 같은 양의 보상을 받지만 예측 가능성이 낮아서 당질 코르티코이드 수준이 상승한다. 이 쥐의 세계에는 어떤 신체적 스트레스도 존재하지 않았다. 굶주림도, 통증도, 목숨을 건 달리기도 없다. 신항상성을 손상시키는 것은 아무것도 없다. 어떤 스트레스도 없는데, 예측 가능성의 상실이 스트레스 반응을 촉발하는 것이다.

실제로는 바깥 세상이 스트레스를 덜 주는데도, 어떤 사람에게 스트레스 반응이 더 일어나기 쉬운 상황이 있을 수도 있다. 워싱턴 대학교의 동물학자 존 윙필드의 업적에 따르면 야생 조류의 경우에서 그 실례를 찾아볼 수 있다. 한대와 열대 지방을 오가는 철새들을 생각해 보자. 새 1은 한대 지방에 있는데, 그 지역의 평균 기온은 5도이고 지금 실제 기온이 5도라고 하자. 새 2는 열대 지방에 있고, 평균 기온은 80도이지만 오늘은 이상하게 60도로 내려갔다고 하자. 누가 스트레스 반응이 더 클까? 흥미롭게도, 새 2이다. 열대 지방의 기온이 한대 지방보다 55도나 높다는 것은 문제가 되지 않는다(그게 어떤 종류의 스트레스가 될지는 모르지만). 열대 지방의 기온이 예기했던 것보다 20도나 춥다는 것이 문제인 것이다.

사람에서도 이와 비슷한 경우가 기록되어 있다. 나치가 영국에 전격적인 폭격을 감행했을 때 런던은 매일 밤 어김없이 두들겨 맞았다. 엄청난 스트레스였다. 한편, 교외에서는 폭격이 뜸해서 1주일에 한 번 정도였다. 스트레스는 적고, 예측 가능성은 떨어졌다. 이 시기에 궤양 환자가 늘어났다. 어디서 많이 생겼을까? 교외의 인구 집단이었다(예측 가능성이 중요하다는 것을 나타내는 다른 일도 일어났다. 폭격이 3개월쯤 지속되자 모든 병원에서 궤양 환자의 비율이 정상으로 돌아갔다.).

예측 가능성의 상실에 대한 반응이 인간과 동물 사이에 비슷한 점이 있지만, 나는 한 가지 중대한 점에서 완전히 동일하지는 않다고 생각한다. 쥐에게 충격을 가하기 직전의 경고는 충격을 받는 동안의 스트레스 반응의 크기에는 거의 영향을 미치지 않는다. 대신에, 쥐로 하여금 경고가 없을 때는 걱정할 필요가 없다는 확신을 가지도록 만들어서, 초조함에서 오는 나머지 시간의 스트레스 반응을 완화시키는 것이다. 이와 유사하게 의사의 "두 번만 더 하면 끝나요."라는 말은 두 번째 드릴이 멈추는 순간 우리의 긴장을 풀어 준다. 그러나 내가 비록 증명할 수는 없지만, 쥐와는 달리 우리에게 적절한 정보가 주어진다면 통증이 오는 동안의 스트레스 반응도 감소될 것이라고 생각한다. 만약 당신이 "두 번만 더 하면 끝나요." 대신 "열 번만 더 하면 끝나요."라는 말을 들었다면 이에 대처할 다른 정신적 전략을 사용하지 않을까? 당신의 주의를 다른 데로 돌리게 만들어 줄 가장 즐거운 상상은 나중을 위해 아껴 두지 않을까? 어떤 숫자에서 시작해 제로까지 거꾸로 세어 내려가는 것은 어떨까? 예측이 가능하게 만드는 정보는 우리가 스트레스를 받는 동안 어떤 전략으로 대처하는 것이 가장 좋을지를 알려 준다.

우리는 때때로 어떤 의학적 문제의 경과에 대한 정보를 원한다. 왜냐하면 우리가 그것을 어떻게 극복할 것인가에 관한 전략을 세우는 데 도움이 되기 때문이다. 간단한 예를 들어 보자. 당신이 어떤 경미한 외과 수술을 받을 때, 예측 가능한 정보를 들었다고 하자. 수술 후 첫

날은 상당히 통증이 지속될 것이다. 그렇지만 둘째 날에는 약간 결리는 정도일 것이다. 이 정보로 무장한 당신은, 첫날은 주의를 다른 데로 돌리게 만들 비디오테이프 여덟 개를 보고, 둘째 날은 다른 일을 하기보다는 하루 종일 심오한 일본 시를 짓기로 하는 계획을 세우게 되지 않을까? 다른 이유도 있지만, 우리 모두가 언젠가는 직면하게 될 가장 무서운 종류의 의학적 정보, 즉 우리가 "내게 남은 시간이 얼마나 되나요?"라는 질문에 대한 답을 들을 때야말로 우리의 대처 전략이 최고가 되었으면 좋겠다.

통제

쥐를 대상으로 한 연구에서 정신적 스트레스와 관련된 또 다른 일면이 밝혀졌다. 쥐에게 일련의 동일한 충격을 가한다. 그러나 이번에는 전기 충격을 피할 수 있도록 막대를 누르는 훈련을 받은 쥐를 사용한다. 막대를 치워 버리고 쥐에게 충격을 주면 쥐는 광범위한 스트레스 반응을 나타낸다. 마치 쥐가 이렇게 생각하는 것 같다. "이럴 수가, 나는 전기 충격에 어떻게 대처하는지를 알고 있단 말이야. 그 막대를 주기만 하면 나는 이 상황을 처리할 수 있다고. 이렇게 억울할 수가." 궤양이 생길 수밖에 없다(그뿐만 아니라 당질 코르티코이드 수준도 높아지고, 면역 기능도 저하되고, 종양도 빨리 커진다.). 훈련을 받은 쥐에게 막대를 주면, 그 막대가 충격 장치와 연결이 되어 있지 않아도 도움이 된다. 스트레스 반응을 완화시키는 것이다. 전에 더 큰 충격에 노출된 쥐일수록, 현재의 약한 충격은 자기가 상황을 통제하기 때문이라고 생각한다. 이것은 스트레스 반응을 조절하는 매우 강력한 변수이다.

사람을 대상으로 한 유사한 실험에서도 비슷한 결과가 나왔다. 두 개의 방에 한 명씩 들여보낸 후 둘 모두 불쾌하고 시끄러운 소음에 노출시킨다. 이때 단추를 누르면 더 이상 시끄러워지는 것을 막을 수 있다고 생각하는 쪽이 혈압이 덜 높아진다. 이 실험의 변형 중의 하나에서는, 단추를 주어도 그것을 누르려고 하지 않았던 피험자들 역시 단추를 누른 사람들과 같은 결과를 나타냈다. 즉 통제를 '행사하는' 것은 중요하지 않았다. 오히려 통제할 수 있다는 '믿음'이 중요하다는 것이다. 일상적인 예를 하나 들어 보자. 비행기가 자동차보다 안전하다. 그렇지만 비행기에 타는 것을 무서워하는 사람이 더 많다. 왜? 왜냐하면 보통 정도의 운전 기술을 가진 사람들도, 자기는 평균적인 운전사보다 운전을 잘하므로 더 통제가 가능하다고 믿기 때문이다. 비행기 속에서는 우리는 아무것도 통제할 수가 없다. 아내와 나는 비행기 여행 중에 비행기를 통제하는 권한을 서로에게 넘기며 장난을 친다. "알았어, 당신은 좀 쉬시구려. 이제부터는 내가 조종사가 뇌졸중으로 쓰러지는지 집중하고 있을 테니까."

통제라는 주제는 스트레스 심리학에 관한 문헌 전반에 걸쳐 있다. 마지막 장의 스트레스에 대처하는 방법에서도 검토하겠지만, 운동은 스트레스를 크게 감소시킨다. 그러나 그것은 막연하게나마 바람직하다고 생각하는 한에서만 그렇다. 흥미롭게도, 쥐에게도 똑같은 현상이 나타난다. 쥐가 쳇바퀴에서 마음대로 돌도록 내버려 두면 쥐는 기분이 좋은 것 같아 보인다. 그러나 쥐가 똑같은 정도의 운동을 그렇게 하도록 강제하면 심한 스트레스 반응을 보인다.

통제라는 주제는 직업적 스트레스와 관련된 문헌에서도 많이 다루어진다. 물론 너무 많은 통제권과 책임을 가지고 있기 때문에 스트레스를 받는 직업도 있다. 이런 드문 직업들에는, 일상적으로 지역 공항에서 상공을 맴돌고 있는 점보 제트기들을 각각 길을 찾아 주며 착

류을 유도해야 한다거나, 혼자서 환자의 뇌동맥류를 절제한다거나, 이번 가을의 밀라노 패션쇼에 호박단(빳빳하고 반짝이는 비단—옮긴이) 을 출품할지 여부를 최종적으로 결단을 내려야 하는 일들이 있다. 그러나 대부분의 직업적 스트레스는 통제를 상실한, 기계의 부품처럼 일해야 하는 작업 형태에 더 많이 관련되어 있다. 끝없는 연구들이 직업적 스트레스가 심장 혈관 질환 및 대사 질환의 위험도 증가와 상관이 있다는 것을 밝혔으며, 결론은 많은 요구와 적은 통제라는 최악의 조합에 귀결되었다. "나는 일을 열심히 해야 한다. 나에게 많은 것을 기대한다. 그런데 그 과정을 거의 통제할 수가 없다." 이는 전형적인 조립 생산 라인의 양상이며 마르크스가 노동자들을 선동할 수 있게 만든 스트레스들의 조합이다. 통제라는 요소는 요구라는 요소보다 더 강력하다. 적은 요구와 적은 통제가 많은 요구와 많은 통제보다 더 건강에 나쁘다.

그러나 직업적인 통제의 상실이라는 스트레스는 오직 일정한 분야에서만 적용된다. 예를 들어, 무슨 제품을 만들 것인가라는 주제와 관련해서는 통제의 상실이 별로 스트레스가 되지 않는 경향이 있다. 유능하고 열성적인 모든 동료들이, 공장에서 볼 베어링 대신에 대량의 스누피 인형을 기계적으로 생산해 내야만 한다는 신념에 차 있기 때문에 궤양이 생기는 사람은 거의 없는 것이다. 그 대신 과정에 대한 통제의 상실이 스트레스가 된다. 일하는 속도는 얼마여야 하며, 그 속도에는 얼마나 융통성이 주어지는가, 어떤 설비가 있으며 그것을 얼마나 마음대로 쓸 수 있는가, 그 당국자는 얼마나 권위주의적인가?

이런 문제들은 우리가 예상하지 못할 정도로 대단히 고상하고, 선망받는 직업군에도 실제로 적용할 수 있다. 예를 들면, 오케스트라의 전문 연주자들은 일반적으로 작은 합주단(현악 사중주단 같은)에 비해 직업에 대한 만족도가 낮고 스트레스를 더 받는 것으로 나타났다. 왜? 이에 대해서는 한 쌍의 연구자가 오케스트라에 자율성이 부족해서 그렇다고 주장하는 논문을 발표한 일이 있다. 수세기에 걸친 전통이 오케스트라를 변덕스러운 지휘자의 독재에 순종하도록 만들어 버렸다는 것이다. 예를 들어, 오케스트라의 단원 노동 조합이 연습 중에 정기적으로 책정된 휴게 시간을 이용하여 화장실에 갈 수 있는 권리를 쟁취한 것은 최근의 일이었다. 그 전까지는 관악기 연주자들은 얼마나 볼일이 급한지를 지휘자가 알아차리고, 특별히 배려해 줄 때까지 기다릴 수밖에 없었다.³

그러므로 통제라는 변수는 매우 중요하다. 자신이 얻을 수 있는 보상을 자신이 통제하는 것이 그것을 공짜로 얻는 것보다 바람직하게 느낀다는 연구도 있다. 극단적인 예를 하나 들자면, 비둘기도 쥐도, 주는 먹이를 그냥 먹는 것보다 자기가 레버를 눌러 먹이를 얻는 것을 좋아한다(그 작업이 그리 어렵지 않다면). 이런 원리는 대부호의 자제로 태어나서, 목표도 없고 노력도 하지 않으며 불확실성이 전혀 없는 인생을 보내는 많은 사람들의 언행이나 활동에서도 발견할 수 있다.

통제의 상실과 예측 가능한 정보의 부족은 깊은 관련이 있다. 일부 연구자들은 이 두 가지 요소가 개체가 새로운 상황을 겪는다는 공통점을 가지고 있다는 것을 지적하며 이 관련성을 강조한다. 어떻게 처리하면 좋은지, 다음에는 어떤 일이 일어날 것인지를 알고 있다고 생각하고 있었는데, 새로운 상황이 되면 그것이 틀렸다는 것을 알게 된다는 것이다. 한편, 다른 연구자들은 이런 유형의 스트레스들이 우리의 각성과 경계심을 불러일으켜서 우리로 하여금 새로운 통제와 예측에 관한 규칙을 모색하게 만든다고 강조하고 있다. 이 두 가지 견해는 같은 문제의 다른 측면을 다루고 있다.

악화된다는 인식

스트레스 반응에서의 또 하나의 결정적인 심리적 변수가 밝혀졌다. 한 가상적인 예를 들어 보자. 두 마리의 쥐에게 일련의 전기 충격을 각각 주고 있다고 하자. 첫날에는 한 마리에게 한 시간에 10회, 다른 한 마리에게는 50회의 충격을 준다. 다음 날에는 두 마리에게 다 25회의 충격을 준다고 치자. 어느 쪽이 혈압이 올랐을까? 충격이 10회에서 25회로 늘어난 쥐일 것이 분명하다. 다른 쥐는 이렇게 생각할 것이다. "25회? 별것 아니군. 문제없어. 나는 버텨 낼 수 있어." 같은 정도의 신 항상성적 혼란이 주어지더라도 상황이 개선되고 있다는 인식이 큰 도움이 되는 것이다.

   이런 원리는 인간의 질병과 관련해서도 자주 나타난다. 9장에서 통증이 스트레스를 주는 것이 아니라 오히려 반갑기까지 했던, 예를 들어 항암제가 듣기 때문에 통증이 나타나며, 이제 암이 줄어들 것이라고 생각하는 시나리오를 상기해 보자. 어떤 고전적인 연구에서는 25퍼센트의 사망 확률이 있는 소아암 환자의 부모들을 조사했다. 놀랍게도 이 부모들의 혈류 속 당질 코르티코이드 수준은 중등도의 상승을 보이는 데 그치고 있었다. 어떻게 그럴 수가 있을까? 그것은 이 아이들이 죽을 확률이 훨씬 높았던 상태를 겪은 후, 관해(寬解)라고 부르는 일시적으로 안정된 상태에 있었기 때문이었다. 그들은 오히려 사망할 확률이 25퍼센트밖에 안 된다는 것은 기적이라고 생각했을 것이 틀림없다. 한 시간에 25회의 충격, 어느 정도의 사회적 불안정성, 25퍼센트의 아이가 사망할 확률, 이것들은 좋은 소식이기도 하고 나쁜 소식이기도 하다. 이를 나쁜 소식이라고 받아들이는 경우에만 스트레스 반응이 자극된다. 외부에 실제로 존재하기 때문이 아니라,

우리가 거기에 의미를 부여하기 때문에 생기는 것이다.

이런 양상은 내가 케냐에서 연구하고 있는 개코원숭이에서도 관찰된다. 일반적으로 지배 구조가 불안정하면 당질 코르티코이드의 기준 수준이 상승한다. 이것은 일리 있어 보인다. 불안정은 스트레스를 만들어 내기 때문이다. 그러나 개개의 개코원숭이들을 보면 좀 더 미묘한 양상을 발견할 수 있다. 동일한 정도의 불안정성이라고 하더라도 서열이 '떨어지고 있는' 수컷이 당질 코르티코이드 수준이 높다. 반면에 서열이 '상승하고 있는' 수컷에게서는 이러한 내분비학적 특성을 찾아볼 수가 없다.

서두르지 말 것

그러므로 어떤 강력한 정신적인 요소들, 즉 통제 또는 예측 가능성의 상실, 욕구 불만으로부터의 배출구나 지원의 상실, 일이 더 악화된다는 인식은 그 자체가 스트레스를 촉발할 수도 있고 다른 스트레스를 더 심하게 만들 수도 있다. 이렇게 서로 다른 요소들은 분명히 그 의미가 서로 겹치는 부분이 있다. 알다시피 통제와 예측 가능성은 밀접하게 연관되어 있다. 이들을 악화된다는 인식과 결부시켜 보면, 나쁜 일이 일어나는데, 내가 통제할 수 없고, 전혀 예측할 수가 없는 상황이 있을 수 있다. 영장류학자인 캘리포니아 대학교 로스앤젤레스 분교의 조앤 실크는 영장류에서 우두머리가 지배를 유지하는 가장 좋은 방법은 자신의 공격 성향을 무작위적이고 잔인한 방법으로 구성원들에게 할당하는 것이라고 강조한다. 이것이야말로 공포 정치의 요체(要諦)이다.

때로는 서로 다른 변수들이 충돌을 일으켜 어떤 것이 더 강력한가에 대한 의문이 생길 때도 있다. 이것은 흔히 통제 및 예측 가능성에 관한 문제와 상황이 개선되는가, 악화되는가에 관한 문제라는 이분법을 이루기도 한다. 예를 들어, 어떤 사람이 예기치 않게 큰 복권에 당첨되었다고 하자. 이것은 스트레스일까? 해답은 '상황이 좋아지고 있다는 인식'의 이로운 부분과 '예측 가능성의 상실'의 스트레스를 주는 부분 중 어느 쪽이 더 강력한가에 달려 있다. 당연한 일이지만, 당첨된 복권의 액수가 충분히 크면, 사람들의 영혼은 대부분 약간의 불가능했던 예측에 충분히 견뎌 낼 수가 있다. 그러나 실험자가 집단의 서열을 결정해 주도록 고안한 일부 영장류에 관한 연구에서는 이와는 다를 수도 있는 것 같다. 즉 변화가 몹시 예측이 불가능하다면, 비록 그것이 좋은 방향의 변화라고 하더라도 스트레스로 작용할 수 있다는 것이다(심리 치료에서는 때때로 사람들이 왜 행복한 변화를 원하지 않고 현재의 알려진 고통 속에 안주하려고 하는지를 열심히 조사해야 할 경우가 있다.). 반대로, 상황이 몹시 두려운 것일 때는 그것을 예측할 수 있다는 사실이 별로 위로를 주지 않는다.

이 요소들은 우리가 스트레스로 가득 찬 일생을 어떻게 헤쳐 나갈 것인지를 설명할 때에 커다란 역할을 담당하겠지만, 스트레스에 대한 취약성은 개인차가 심하다. 이 책의 마지막 장에서는 이 개인차의 원인에 관해 자세히 검토할 것이다. 이것은 우리가 이러한 심리적 변수를 생활 속에서 어떻게 살려 나갈 수 있느냐, 즉 어떻게 하면 스트레스에 적절히 대처할 수 있을까를 분석하기 위한 청사진이 된다.

이러한 서로 다른 정신적 변수들의 상호 작용은 마지막 장을 지배할 한 가지 요점을 부각시킨다. 스트레스에 대처하는 방법이 오직 "통제를 최대로, 예측 가능성을 최대로, 욕구 불만의 배출구도 최대로 하자."라는 단순한 해답으로만 이루어질 수는 없기 때문이다. 이제 살펴보겠지만, 이것은 생각보다 상당히 복잡하게 얽혀 있다. 가장 명확한 첫 번째 예로, 약간의 통제 및 예측 가능성의 상실은 멋진 일이 될 수 있다는 것이다. 롤러코스터를 타는 것, 엄청나게 무서운 영화를 보는 것, 깜짝 놀랄 반전을 보이며 끝나는 미스터리 소설을 읽는 것, 복권에 당첨되는 것, 우연히 남이 베푸는 친절의 대상이 되는 것 등이 그렇다. 그리고 때로는 예측 가능성이 너무 많은 것이 재앙일 때도 있다. 직업에서 오는 권태가 그렇다. 적당한 정도의 통제 및 예측 가능성의 상실을 우리는 자극이라고 부른다. 16장에서는 왜 자극이 스트레스를 주는 대신 우리를 행복하게 만드는지의 생물학에 관해 살펴볼 것이다. 그 목표는 생체 항상성에 대한 도전이 전혀 없는 인생을 만들고 싶지 않다는 데에 있다. 이 장의 나머지 부분에서는 통제와 예측 가능성의 인식 증가가 스트레스를 완화시키는 경우를 살펴보자.

예측 가능성의 미묘한 부분들

예측 가능성이 어떻게 스트레스의 결과를 완화시키는지 우리는 이미 살펴보았다. 일련의 충격을 받는 쥐는 충격 직전에 경고를 준 쥐에 비해 궤양이 생길 위험도가 높았다. 그렇지만 예측 가능성이 언제나 도움이 되는 것만은 아니다. 여기에 대한 문헌들은 상당히 복잡한데, 약간의 인간을 대상으로 한 실험을 살펴보면 좀 더 알기 쉬울 것 같다(이 시나리오에서는 스트레스를 피할 수가 없다는 것을 기억하자. 경고를 받더라도 그것을 바꿀 수 없으며 단지 그것을 지각할 뿐인 것이다.).

 '그 스트레스가 경고 없이 어느 정도 예측이 가능한가?' 어느 날

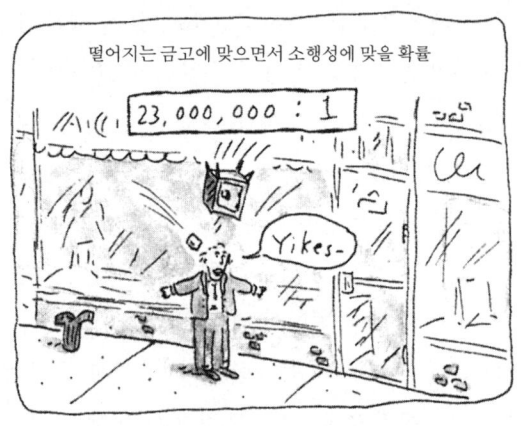

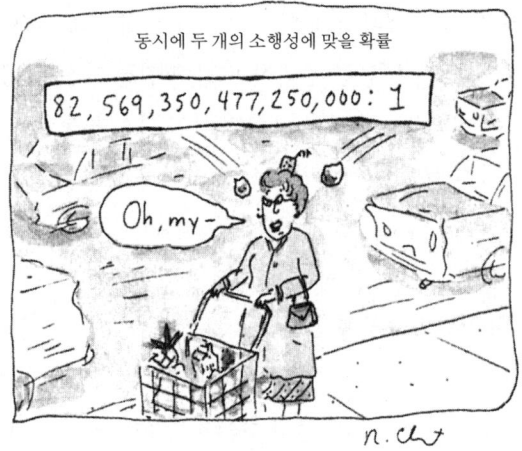

아침, 전지전능한 목소리가 다음과 같이 속삭인다면 어떨까? "피할 수는 없지만, 오늘 당신이 일하고 있는 동안 당신 차에 운석이 충돌할 것이다(그렇지만 금년에는 이번이 마지막이다.)." 전혀 위로가 안 된다. 내일은 그런 일이 일어나지 않는다는 것은 좋은 소식임에 틀림없지만 그래도 거의 위로가 되지 않는다. 당신이 자주 초조하게 걱정하는 사안이 아니기 때문이다. 다른 극단적인 예를 들어 보자. 어느 날 아침 전능한 목소리가 속삭인다. "오늘 출근길의 고속도로는 스트레스가 심할 것이다. 차도 많고, 가다 서다 하면서. 내일도 그럴 것이다. 사실 금년은 내내 그럴 것이다. 단 11월 9일만 빼고. 그날은 교통 정체가 거의 없고, 운전자들이 예의 바르게 행동할 것이며, 고속도로 순찰대의 경찰은 커피 케이크를 나눠 먹자며 당신 차를 세울 것이다." 매일 차로 출근하는 것이 스트레스라는 이런 당연한 사실에 관한 예측을 필요로 하는 사람이 어디 있겠는가? 그러므로 매우 희귀한 스트레스(보통 때에 운석에 대해 심히 염려하는 사람은 별로 없다.)나 매우 흔한 스트레스(이런 것들은 경고가 없더라도 예측이 가능하기 때문이다.)에 대한 경고는 효과가 덜하다.

'스트레스가 오기 얼마 전에 경고를 할 것인가?' 당신은 매일같이 신비한 약속을 위해 어디로 가야 한다. 당신은 눈을 가린 채 어떤 방으로 들어가 푹신한 의자에 편안하게 앉는다. 어느 정도는 예상했지만, 갑자기 따뜻한 아저씨 같은 느낌의 목소리가 당신이 어렸을 때 즐겨 듣던 이야기를 들려준다. 당신이 막 잠이 들려고 할 때쯤 갑자기 얼음물 한 바가지가 머리에 끼얹어진다. 추측하건대 이것은 분명 즐거운 상황은 아니다. 그런데 만약 5초 전에 이런 대우를 받을 것이라는 경고를 받았다면 불안이 조금은 더 해소되었을까? 그렇지 않을 것이다. 이 정보로부터 정신적인 도움을 얻기에는 시간이 충분치 않기 때문이다. 다른 극단적인 예로서, 아주 먼 미래에 관해 예측하는 정보는 어떨까? 당신은 전능한 목소리가 "지금부터 11년 27일 후에 당신은 얼음물에 10분 동안 빠질 것이다."라고 말해 주기를 원할까? 스트레스의 직전이나 아주 오래전에 주어지는 정보는 심리적 초조함을 완화시키는 효과가 별로 없다.

어떤 형태의 예측하는 정보는 초조한 스트레스의 총량을 증폭시킬 수도 있다. 예를 들어 스트레스가 정말로 무서운 것일 때가 그렇다. 당신은 다음과 같은 전능한 목소리를 들으면 위로가 되겠는가? "내일 피할 수 없는 사고로 당신의 왼쪽 다리가 박살이 날 것이다. 그러나 당신의 오른쪽 다리는 멀쩡할 것이다."

마찬가지로 예측에 대한 정보가 애매할 때에도 사태가 악화될 수 있다. 나는 이 부분을 쓰면서 9·11 테러 사건 이후의, 지옥에서 보는 점성술과 같은, 말도 안 되게 애매한 경고 때문에 스트레스를 받고 있다. "오렌지 경보. 우리는 그 위협이 무엇인지 모르지만, 앞으로 며칠간은 모든 것을 더욱 경계하시기 바랍니다."[4]

결론적으로, 이러한 시나리오들은 예측 가능성이 언제나 우리를 스트레스로부터 지켜 주는 역할을 하는 것은 아니라는 것을 말해 주고 있다. 훨씬 더 체계적인 동물 실험에 의한 연구들은 예측 가능성이 도움이 되는 것은, 스트레스와 그 빈도가 중등도일 때, 정확한 정보가 일정한 시간 이전에 주어질 경우에 국한된다는 사실을 시사하고 있다.

통제의 미묘함

스트레스에 미치는 통제의 영향에 관한 미묘한 부분들을 이해하기 위해서는, 쥐가 충격을 받는 상황으로 돌아갈 필요가 있다. 쥐는 실험 전에 충격을 회피하기 위해 막대를 누르는 훈련을 받았다. 그리고 지금은 미친 듯이 막대를 눌러 대고 있다. 그러나 막대는 아무런 역할도 하지 않는다. 쥐는 계속 충격을 받는다. 그러나 궤양이 생길 가능성은 적다. 왜냐하면 쥐는 자기가 상황을 통제하고 있다고 생각하기 때문이다. 이 실험에 통제라는 개념을 도입하면 쥐의 스트레스 반응이 감소한다. 왜냐하면 쥐는 이렇게 생각하기 때문이다. "한 시간에 충격 10회. 나쁘지는 않군. 만약 내가 이 막대로 상황을 통제할 수 없었다면 얼마나 충격이 빈번했을지를 상상해 보라고." 그렇지만 거꾸로 뒤집어 보면, 통제의 개념을 도입한 쥐는 이렇게 생각할 수도 있을 것이다. "한 시간에 충격 10회. 도대체 어떻게 된 거지? 내가 막대를 가지고 있는데. 충격을 회피할 수 있었어야 해. 이건 내 잘못이야." 만약 우리가 실제로는 통제할 수 없는 스트레스를, 스스로 통제할 수 있다고 믿고 있었다면, 어떤 피할 수 없는 사태가 발생했을 때 그것을 자신의 탓으로 돌릴 수도 있는 것이다.

무서운 일에 직면했을 때의 통제에 대한 부적절한 감각은 우리를 두렵게 만든다. 우리가 비극을 겪은 사람들에게 건네는 위로의 말들은, 그들이 상황을 통제할 수 있었다는 인식을 최소화하려는 것들이다. "그것은 당신의 잘못이 아니야. 아무도 그 순간에 차를 세울 수는 없었어. 그 여자가 차 사이로 뛰어들었다니까." "그것은 당신이 어떻게 해 볼 도리가 없었던 일이야. 당신은 최선을 다했어. 지금 경제가 불황이라서 그렇다니까." "여보, 세상에서 제일 훌륭한 의사라도 그 아이를 낫게 할 수는 없었을 거예요." 그리고 스트레스에 대한 개인의 통제 책임을 실재했던 것보다 더 크게 강조하는 몹시 잔인하고 냉정한 사회적 풍조도 있다. "옷을 그렇게 입는 것은 그걸 원한다는 뜻이라고(강간의 피해자는 강간을 당하지 않도록 통제가 가능하다.)." "아이의 정신 분열증은 육아 형태에서 비롯된다(이는 이 병이 신경 화학적인 질환이라는 것이 밝혀지기까지 수십 년 동안 정신 의학을 지배해 온 파괴적인 믿음이었다.)." "조금만 더 융화하려는 노력을 기울였어도, 이런 문제가 생기지 않았을 것이다(소수 인종들은 그들에 대한 박해를 예방할 수 있는 힘이 있다.)."

스트레스를 통제한다는 인식의 영향은 사건의 정황, 즉 전후 관계에 크게 의존한다. 일반적으로 스트레스가 훨씬 더 심한 것이었을 가능성이 쉽게 상상되는 경우에는 통제의 인식을 인위적으로 바꾸는 것이 도움이 된다. "대단히 안된 일이지만, 만약 내가 X를 하지 않았다면 훨씬 더 큰 일이 났을 거야." 그러나 스트레스가 정말로 심한 것이었을 경우에는 인위적인 통제의 인식은 해롭게 작용한다. 스스로의 통제 하에 회피할 수 있었던 더 나쁜 시나리오를 상상하는 것은 어렵지만, 도저히 막을 수가 없었던 재난이라고 놀라고 마는 것은 쉽기 때문이다. 결과가 무서운 것일 때는 그 통제 불가능한 일을 내가 통제할 수 있었어야 한다고 느낄 필요가 없는 것이다. 도저히 통제할 수 없는 어떤 일에 직면했을 때, 강력한 내재화된 통제점을 가지고 있는 사람들(다른 말로 해서, 자기가 자기 배의 선장이라고, 즉 주변에서 일어나는 일이 자신의 행위를 반영한다고 생각하는 사람들)은, 외재화된 통제점을 가진 사람들에 비해, 훨씬 더 큰 스트레스 반응을 보인다. 이것은 인생에서 점점 더 많은 통제 불가능한 일에 부딪히게 되는 노년기(특히 노년 남성)에 특징적인 위험이다. 마지막 장에서 검토하겠지만, 통제가 불가능한 나쁜 상황에 직면하면 통제를 내재화하려는 경향을 보이는 성격을 가진 사람들에게서 특정 질환의 위험도가 심히 증가하는 경우조차 존재한다.

통제와 예측 가능성의 이러한 미묘한 점은 스트레스에 관한 연구들이 혼란스러운 양상을 띠는 이유를 잘 설명해 주고 있다. 일반적으로는 통제나 예측 가능성이 적을수록 스트레스가 유도하는 질병에 걸릴 위험도가 높다. 그러나 1958년 조지프 브래디가 시행한 원숭이 실험은 통제와 예측 가능성이 많을수록 궤양이 잘 생긴다는 견해를 탄생시켰다. 이 실험에서는 동물의 반은 막대를 눌러 충격을 연기시킬 수 있고('관리직' 원숭이), 나머지 반은 이 '관리직'에 수동적으로 연결되어 그들이 충격을 받을 때마다 같이 충격을 받도록 되어 있었다. 이 널리 알려진 연구에서는 관리직 원숭이들이 궤양이 더 많이 생겼다. 그리하여 '관리직 스트레스 증후군'이라는 개념이 퍼져 나갔고, 사람들은 여기서 통제, 지도력, 책임 등의 많은 스트레스에 짓눌리는 관리직의 모습을 연상했다. 그러나 뉴저지 주 이스트 오렌지의 재향군인 병원의 벤 네이틀슨은 제이 와이스와 함께 이 연구의 몇 가지 문제점을 지적했다. 첫째는, 이 실험은 통제와 예측 가능성이 나쁜 소식이라는 매개 변수에 의해 이루어졌다는 점이다. 둘째는, '관리직'과 '비관리직'을 무작위로 선별한 것이 아니라, 여러 번 시행한 예비 조사에서 먼저 막대를 누르는 경향이 강한 원숭이를 관리직으로 골랐다는 점이었다. 먼저 막대를 누르는 원숭이가 그만큼 감정적으로 반응성이 크다는 것을 알면서, 반응이 빠른 궤양이 되기 쉬운 원숭이를 관리직에 배치한 것이 잘못이라는 것이었다. 17장에서 보겠지만, 일반적으로 어떤 종이든 관리직은 자기가 궤양이 되기보다는 남에게 궤양을 만드는 경향이 있다.

요약하자면, 스트레스 반응은 욕구 불만의 배출구가 없다거나, 사태가 더욱 악화될 것을 인식한다거나, 어떤 상황의 통제나 예측이 불가능했다고 생각하는 심리적 변수들에 의해 조절되는 경우도 있으며, 이 변수들에 의해 촉발되는 경우도 있다. 이러한 생각들은 다음과 같은 문제에 대해 대답할 수 있는 우리들의 능력을 크게 향상시켜 주었다. 왜 우리 중의 일부만 스트레스 관련 질병에 걸리는가? 이는 분명히 사람에 따라 받는 스트레스의 수가 다르기 때문이다. 생리학 책을 다 읽고 나면, 우리의 부신이 당질 코르티코이드를 만드는 속도, 우리의 지방 세포 속 인슐린 수용체의 수, 위벽의 두께 등이 각각 다르다는 것을 추측할 수 있게 된다. 그러나 이제는 이런 생리적 차이에 다른 차원을 더 추가할 수 있게 되었다. 세상의 스트레스를 인식하는 정신적 필터도 사람에 따라 다른 것이다. 두 사람이 동일한 사건, 예를 들어 슈퍼마켓 계산대의 긴 행렬, 대중 연설, 비행기에서 낙하산으로 뛰어내리는 일에 참가하더라도 사건을 인식하는 심리 상태는 극적으로 다를 수 있는 것이다. "그럼 잡지라도 읽어 가며 기다릴까(욕구 불만의 배출)," "엄청 긴장되는데. 하지만 이 만찬 연설만 잘 마치면 틀림없이 승진할 거야(상황이 개선되고 있다.)," "신난다. 나는 꼭 한 번 스카이다이빙을 해 보고 싶었다고(나는 이것을 통제할 수 있다.)."

다음의 두 장에서 우리는 실제 세상의 스트레스와 개인이 그럴 것이라고 느끼는 스트레스 사이의 잘못된 조합이 존재하는 정신과적인 질병인 우울증과 불안증 그리고 성격 장애에 대해 검토할 것이다. 앞으로 알게 되겠지만 이 둘 사이의 잘못된 조합은 다양한 형태로 나타난다. 그러나 공통적인 것은 환자가 상당한 대가를 치를 가능성이 있다는 것이다. 그 다음의 16장에서는, 어떤 정신적 스트레스가 약물 중독의 과정과 관련되는지를 검토한다. 그다음에는 개인의 사회적 위치, 개인이 속한 사회의 형태 등이 어떻게 스트레스 생리학과 질병의 양상에 중대한 영향을 미치는지를 검토한다. 마지막 장에서는 이 정신적 방어 메커니즘을 어떻게 이용할 것인가를 가르침으로써 스트레스에 대처하는 기술이 우리에게 어떻게 도움이 될 것인지를 검토한다.

14
스트레스와 우울증

우리는 괴상한 질병에 이상할 정도로 관심이 많다. 이런 질병들은 텔레비전 드라마, 타블로이드 신문, 장래 의과 대학에 진학하려고 생각하는 젊은이들을 대상으로 하는 책 소개 등에 많이 등장한다. 엘리자베스 여왕 시대의 코끼리 인간병(19세기에 영국의 조지프 메릭이라는 사람이 걸렸던 희귀한 병. 용모가 괴물같이 변하는 것이 특징이었다. 그는 영화나 연극의 주인공으로 다루어졌을 정도로 세인의 관심을 끌었다. 당시에 이 병은 피부가 코끼리처럼 변하는 열대 풍토병인 상피증(象皮症)으로 생각되었으나 1980년대에 와서 프로테우스 증후군이라는 병으로 밝혀졌다.—옮긴이) 환자, 다중 인격의 살인자, 조로증에 걸린 열 살짜리 아이, 비범한 재주를 지닌 자폐증 환자, 쿠루병(뉴기니에서 발견되는, 사람의 뇌를 먹어서 전염되는 치명적인 뇌신경 질환—옮긴이)에 걸린 식인종 등에 호기심을 보인다. 이런 병에 전혀 관심이 없는 사람은 없겠지만, 인생의 진정한 의미를 알고 싶다면, 주요 우울증에 관해 알아보라. 이 병은 인생을 위협하는 수도 있다. 환자가 오랫동안 쌓아 온 경력이나 가정을 붕괴시키는 경우도 있다. 더구나 이 병은 상당히 흔하다. 심리학자인 마틴 셀리그먼은 우울증을 정신 병리학의 흔하디 흔한 감기라고 형용하고 있을 정도이다. 우리의 5~20퍼센트에 이르는 사람들이 인생의 어느 시기에 도저히 해결할 수 없는 심각한 우울증에 걸려 상당한 기간 입원하거나 약을 먹어야 하거나, 아니면 혼자서 아무것도 할 수 없게 된다. 이 병은 수십 년 동안 착실히 증가세를 보여 왔으며, 2020년까지는 아마도 전 세계에서 두 번째로 흔한 의학적 장애의 원인이 될 것으로 추정되고 있다.

이 장은 스트레스라는 개념을 전면에 내걸었던 지금까지의 장과는 약간 다르다. 처음 부분은 우울증에 초점을 맞출 것이므로 스트레스와 무관한 것처럼 보일 것이다. 그러나 이 두 가지는 서로 뒤엉켜 있으며 스트레스라는 개념은 이 장의 곳곳에 등장한다. 스트레스가 질병에 깊은 관련이 있다는 것을 이해하지 않는다면 주요 우울증의 생물학적면 또는 정신적인 면을 이해할 수 없을 것이다.

이 관계를 이해하려면 이 질병의 특징을 어느 정도 인식해야 한다. 먼저 용어의 의미를 분명히 해 두자. '우울'이라는 단어는 우리 모두가 일상적으로 사용하는 용어이다. 우리에게 약간 또는 상당히 힘든 일이 닥치면, 당분간 '우울한 기분'이 된 후 회복된다. 이것은 심리학자나 정신과 의사가 말하는 '주요 우울증'과는 다른 것이다. 문제는 이것이 지속성을 띤다는 것이다. 주요 우울증이 될 때는 증상이 최소 2주 이상 지속된다. 또 다른 문제는 증상이 심하다는 것이다. 이 병은 엄청난 장애를 동반하므로 사람을 자살로 몰아 가기도 한다. 이런 사람들은 잠자리에서 일어나지도 못하며, 자신의 건강이 더 이상 좋아질 가치가 없다고 비관하여 정신과 의사를 찾아가는 것도 거부하기 때문에 직업, 가족, 또는 사회와의 모든 관계가 단절되어 버릴 가능성도 있다. 이것은 매우 무서운 병이며, 내가 이 장에서 말하고자 하는 우울이라는 용어는 '기분이 우울하다'는 것처럼 우리가 평소에 아무 생각 없이 쓰는 일과성의 우울한 기분에 관해서가 아닌, 훨씬 심하고 무서운 형태의 우울증이다.

증상

주요 우울증의 결정적인 특징은 즐거움을 잃는다는 것이다. 주요 우울증을 내 나름대로 정의하자면 '유전적 또는 신경 화학적 장애의 하나로, 어떤 환경에 기인하는 강한 자극이 원인이 되어 발생하며, 특징적 증상은 석양 노을조차 즐길 줄 모르게 되는 것'이라고 할 수 있겠다. 우울증은 암이나 척수 손상과 같은 정도로 비참할 수 있다. 각자 인생이란 무엇인가에 대해 생각해 보자. 영원히 살 수 있는 사람은 아무도 없다. 그리고 때때로 실제로 그렇다고 생각한다. 우리의 일상은 실망이나 실패, 짝사랑 같은 것으로 가득하다. 그러나 우리는 그것들을 극복해 나가면서 때로는 커다란 기쁨을 맛보기도 한다. 내 이야기라 말하기가 좀 쑥스럽기도 하지만, 나는 축구를 잘 못하면서도 2주에 한 번씩 시합을 즐기고 있다. 가끔은 나보다 훨씬 잘하는 사람에게 한 방 먹이는 때도 있다. 나는 숨을 헐떡이기도 하고, 한숨을 쉬기도 하며, 환희에 몸을 떨기도 한다. 아직 경기 시간은 많이 남아 있는데 시원한 바람이 불어오면, 동물로서의 나 자신의 존재에 감사하면서 갑자기 현기증을 느낄 때도 있다. 그리고 이 병을 정의하는 증상처럼, 이런 멋진 능력을 우리로부터 빼앗아 버리는 것 이상으로 비극적인 일이 어디에 있겠는가?

　이러한 특성을 '쾌감 결여'라고 부른다. 쾌락주의가 '즐거움을 추구하는' 것이라면 쾌감 결여는 '즐거움을 느끼지 못하는 상태'를 말

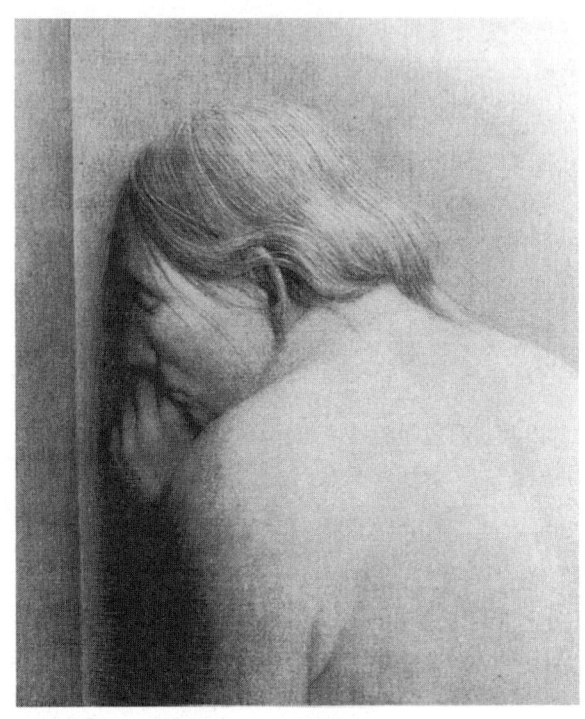

조지 투커, 「벽에 기댄 여자」, 석고에 그린 달걀 템페라화, 1974.

한다(또는 '불쾌감'이라고도 부르는데, 나는 두 용어를 같은 의미로 사용할 것이다.). 이는 우울증 환자에서 일관되게 나타난다. 오랫동안 원해 오다 막 승진한 여성, 꿈에 그리던 이상의 여성과 드디어 약혼한 남성이 있다고 치자. 그러나 우울증에 걸리게 되면 이런 것들이 무감동하고, 아무 의미가 없으며, 자기에게는 그럴 자격이 없다고 사람들에게 말할 것이다. 우정, 성취, 섹스, 음식, 유머, 그 어떤 것도 아무런 즐거움을 주지 못하는 것이다.

이상이 전통적인 우울증의 양상이다. 그리고 애리조나 대학교의 심리학자 알렉스 자우트라의 업적을 중심으로 한 최근의 연구는 사정이 더 복잡하다는 사실을 보여 준다. 특기할 만한 것은 긍정적인 감정이나 부정적인 감정들이 단순히 반대되기만 한 감정이 아니라는 것이다. 만약 우리가 어떤 주제를 정해서, 하루 중의 아무 때나, 어느 순간에 그것이 어떻게 느껴지는가를 기록해 보자. 일반적으로 좋은 느낌과 나쁜 느낌의 빈도가 역상관관계를 이루는 일은 없다. 인생에 겪는 다수의 매우 긍정적인 감정과 다수의 매우 부정적인 감정 사이에는, 정상적인 경우에 별로 큰 상관관계가 없다. 우울증은 이 두 가지 독립적인 축이 하나의 역상관관계, 즉 너무 적은 긍정적 감정과 너무 많은 부정적 감정들로 합병되어 가는 상황을 나타낸다. 물론 이 역상관관계는 완전치 못하다. 그러므로 최근의 많은 연구는 긍정적 감정이 거의 없다거나 부정적 감정이 훨씬 많다는 것을 기준으로 우울증을 더 자세하게 분류할 수 있을 것인가 여부에 초점을 맞추고 있다.

주요 우울증이 되면 깊은 슬픔과 큰 죄의식이 동반된다. 일상의 슬픔 중에 우리도 그런 상태에 빠지는 경우가 있고, 이를 우울증이라고 부르기도 한다. 그러나 의학적으로 말하는 심한 우울증인 주요 우울증이 되면 절망에 빠져서 아무 일도 하지 못하게 된다. 여기에는 예를 들면, 우울증의 원인이 된 어떤 강박적인 죄의식뿐만 아니라 우울증 자체에 대한—그로 인한 가족들의 고통, 우울증을 극복하지 못하는 것, 한 번뿐인 인생을 이 따위 병으로 낭비한다는 것에 대한—강박적 죄의식처럼 복잡한 감정의 층들이 존재할 수 있다. 놀랍게도 전 세계에서 우울증으로 자살하는 사람의 수는 매년 80만 명에 이르고 있다.[1]

이런 부류의 환자들에게는 슬픔과 죄의식이 망상이 되어 나타난다. 여기서의 망상은 정신 분열증에서 보이는 사고 장애에 의한 망상을 가리키는 것이 아니다. 우울증 환자가 품는 망상은, 사실이 왜곡되어 과대 또는 과소하게 해석되기 때문에, 사태를 심각하게 여기고 더욱 악화될 것으로 생각해 희망이 없다고 결론을 내리지 않고는 견딜 수 없는 그런 종류의 것이다.

예를 하나 들어 보자. 어느 중년 남성이 우울한 기분이 되면 심장 발작을 일으킨다. 죽을 것 같은 예감과, 인생이 달라지게 된 것에 대해 고민하던 그는 주요 우울증에 빠진다. 그런데 발작 증상은 점점 좋아지고 있으며 보통의 생활로 돌아올 수 있는 가능성은 충분하다. 그렇지만 그는 증상이 매일같이 악화되고 있다고 확신한다.

그가 입원한 병원은 동그란 건물이라서 원형인 복도가 하나 있다. 어느 날 간호사가 그에게 복도를 한 바퀴 돌도록 했다. 피곤해져서 침대로 돌아온 그는 쓰러져 잤다. 다음 날에는 두 바퀴를 돌았다. 그는 점점 건강해지고 있었다. 그날 밤 면회를 온 가족에게 그는 자기가 낙담하고 있다고 말했다. "무슨 말씀이세요? 간호사 말이 오늘은 두 바퀴나 걸었다면서요? 어제는 한 바퀴였다고 하던데요?" 그는 연신 아니라고 슬픈 듯이 고개를 흔들면서, 당신들은 모른다고 하며 그 이유를 설명했다. 병원은 수리하는 중인데, 어제 기존의 복도를 차단하고 새로 만든 짧은 복도를 열어놓았다. 새로운 복도의 길이는 예전 복도의 반도 되지 않는다. 따라서 오늘 두 바퀴를 돌았어도 어제보다 적게 걸었다는 것이었다.

이 특수한 예는 실은 내 친구 아버지의 이야기이다. 기술자인 그는 병원이 하루 만에 건물의 중앙부에 새로운 복도를 설치했다는 것을 가족들이 믿도록 하기 위해 반경과 원주의 길이에 관해 알아듣기 쉽게 묘사하고 있었다. 망상적인 사고란 이런 것을 말한다. 분석과 평가의 배후에 있는 감정적 에너지가 비뚤어져서, 일상의 세계에 대해 두렵다, 점점 악화되고 있다, 나는 이래서 마땅하다고 해석하는 우울증적인 결론으로 이끌리게 된다.

펜실베이니아 대학교의 에런 벡과 같은 인지 요법을 쓰는 의사들은 우울증이 감정의 혼란이라기보다는 주로 사고의 혼란이라고까지 이야기한다. 환자들은 세계를 왜곡되고 부정적으로 보게 된다는 것이다. 벡과 그의 동료들은 이에 대한 증거를 얻기 위해 놀라운 연구를 시행했다. 예를 들면, 연구자들이 어떤 사람에게 두 장의 사진을 보여 준다. 한 사진에서는 어떤 집단의 사람들이 테이블에 앉아서 즐겁게 식사를 하고 있다. 다른 한 장은 같은 사람들이 관 주위에 모여 있다. 이 두 장의 사진을 잠깐 동안 또는 동시에 보여 준다. 어느 쪽이 기억에 남아 있을까? 우울증인 사람은 우연보다 높은 확률로 장례식 사진을 기억한다. 그들은 무엇인가에 낙담해 있을 뿐 아니라 주변에서 일어나는 일들을 왜곡하여 보기 위해 더욱 그런 감정을 강화하고 있는 것이다. 그들의 술잔은 항상 반이나 비어 있는 것이다.

주요 우울증에서 자주 나타나는 다른 증상으로는 정신 운동 지체가 있다. 환자의 말이나 행동이 느려지는 것이다. 무슨 일을 하더라도 엄청난 집중력과 노력을 요한다. 환자는 의사와 만날 예약을 하는 행동만으로도 탈진하며, 침대에서 잘 일어나지도 못하고, 옷을 입는 것도 어려워한다(모든 우울증 환자가 정신 운동 지체를 보이는 것은 아니다. 일부는 반대로 정신 운동 흥분을 나타내기도 한다.). 정신 운동 지체가 우울증의 주요 임상상을 이루기 때문에 심히, 깊은 우울증에 빠진 사람들은 자살을 시도하는 일도 드물다. 이들은 자신이 좀 나아졌다고 생각할 때까지는 자살을 시도하지 않는다. 정신 운동의 양상이 너무 심해서 침대에서 일어나지도 못할 정도인 사람은 자살을 하는 데 필요한 만큼의 에너지가 없다는 것을 잘 알고 있기 때문이다.

우리는 우울증 환자가 우리와 비슷한 일상의 문제를 안고 있는 것에 불과하다고 생각하기 쉽지만, 그들에게 우울은 자신의 의지로는 도저히 빠져나갈 수가 없다는 점이 매우 중요하다. 그런데 그런 사람들을 향해 별것도 아닌 인생의 고민조차 처리하지 못하고 자기 자신에만 빠져 있다고 몰래 흉을 보는 사람도 있다("왜 자기 자신도 주체하지 못하는 거야?"). 그러나 주요 우울증은 당뇨병과 같은 진짜 질병이다. 우울증의 다른 일련의 증상이 이런 견해를 뒷받침한다. 기본적으로 우울증인 사람은 신체의 여러 면이 특이하게 반응한다. 우리도 매일같이 우울해지지만 그럴 때에 우리는 보통 때보다 오래 자거나 많이 먹어서 기분 전환을 도모하는 것이 보통이다. 그렇게 함으로써 기분이 좋아질 것을 어느 정도 확신하기 때문이다. 이러한 경향은 주요 우울증 환자들에서 흔히 나타나는 증상과는 정반대이다. 우울증에서는 식욕이 감소한다. 수면도 극단적으로 줄어든다. 잠이 잘 오지 않는다는 것보다는 아침에 일찍 눈이 떠진다는 것이 우울증 환자들의 특징적인 문제점이다. 몇 달이나 수면 부족이 지속되고 매일 아침 3시 30분부터 이미 피곤해 있는 것이다. 수면이 적어지는 것뿐만 아니라 11장에서 언급했듯이 '수면의 구조' 역시 달라진다. 깊은 수면과 얕은 수면 간의 전환이라는 정상적인 패턴과, 꿈을 꾸기 시작하는 리듬에 장애가 생기는 것이다.

　이 장과 깊이 관련되는 또 다른 특징은, 주요 우울증 환자들의 경우 빈번히 혈중 당질 코르티코이드의 농도가 높아져 있다는 것이다. 이는 우울증 증상이 실제로 어떠한 것인지를 분명히 하는 데 결과적으로 도움이 될 것이다. 침대에 걸터앉아 잘 움직이지도 못하는 우울증 환자는 얼핏 체력도 기력도 다 잃어버린 듯이 보인다. 하지만 더 정확하게 살피자면 우울증 환자의 상태는 단단하게 철사가 감긴 실패처럼 팽팽하게 긴장되어 있으며 활동적인 것이다(그러나 오직 내면적으로

만 그렇다.). 나중에 알게 되겠지만, 정신 역학적으로 보면 우울증 환자는 자신의 내면에서 필사적으로 싸우고 있는 것이다. 그러므로 스트레스 호르몬의 농도가 높아지는 것이 당연하다.

10장에서 우리는 이미 당질 코르티코이드가 해마에 의존하는 기억 양상을 어떻게 손상시키는지 그리고 우울증에서 자주 보이는 높은 당질 코르티코이드의 수준이, 해마 의존성 기억에 문제가 발생하는 이 병의 또 다른 양상을 설명하는 데 도움이 된다는 것을 고찰했다. 이 기억 장애는, 부분적으로 우울증 환자 측의 동기 부족을 반영하거나("아무런 의미도 희망도 없는데 왜 정신과 의사가 하자는 기억 테스트를 열심히 해야 하나?"), 어떤 일에서 무엇인가를 기억했을 때 주어질 보상에 대해 반응하는, 쾌감 결여에서 오는 무능력을 반영하는 것일 수도 있다. 어쨌건 그런 추가적인 요소들에 둘러싸여서, 우울증 환자의 경우에는 해마를 통해 기억을 저장하고 복구하는 과정이 빈번하게 손상을 받게 된다. 곧 알게 되겠지만, 이것은 많은 우울증 환자들의 해마가 평균보다 작다는 최근의 발견과 놀라울 정도로 합치되는 소견이다.

우울증의 다른 양상들도 이 병이 단순히 일상적 희비의 변화를 처리하지 못하는 사람들의 상태를 말하는 것이 아닌 진정한 질병이라는 것을 입증해 준다. 우울증에는 여러 형태가 있고 이들은 확연히 다르게 보인다. 그중 하나인 단극성 우울증 환자는 극단적으로 우울할 때와 상당히 정상적인 감정 상태일 때 사이를 오락가락한다. 다른 형태에서는 깊은 우울과 거칠고 분열성의 활동 항진 사이를 오락가락한다. 이것이 양극성 우울증, 또는 흔히 말하는 조울증(躁鬱症)이다. 여기서 또 다른 귀찮은 일이 생긴다. 왜냐하면 우리가 우울이라는 단어를 의학적 용도가 아닌 일상적 의미로 사용할 때가 있는 것처럼, 조증(躁症)이라는 단어도 일상적으로 쓰이기 때문이다. 때로는 이 단어를 왜곡하여 미쳤다는 뜻으로 쓰는 일도 있다. 텔레비전에 나오는 살인을 저지르는 미친 사람을 지칭할 때가 그렇다. 또 어떤 예상치 못했던 좋은 소식을 듣고 들떠 웃고 떠드는 사람을 표현할 때에도 이 단어가 쓰인다. 그러나 조울증 환자에서 볼 수 있는 조증의 정도는 이런 것과는 상당히 다르다. 그 예를 하나 들어 보자. 한 여성이 응급실에 왔다. 이 여성은 양극성으로, 완전한 조증 상태인데 약물 치료를 받지 않고 있었다. 그녀는 생활 보호 대상자로 돈이 한 푼도 없다. 그런데도 그 전 주에 사채업자에게 돈을 빌려 캐딜락을 세 대나 구입했다. 더구나 그녀는 운전도 할 줄 모른다. 조증 상태인 사람들은 하루에 세 시간만 자도 충분히 쉰 것같이 느끼고, 몇 시간이나 쉬지 않고 이야기를 계속하는 수가 있다. 머릿속에 순서도 없는 무수한 생각들이 흘러넘쳐 침착하게 생각하는 것이 불가능한 것이다. 이 생각들은 대개는 이치에 맞지 않는 과대망상이다. 그들은 이 때문에 자신이나 타인에 대해서 무모하고 위험한 행동을 할 수 있다. 예를 들면 자신이 불사신이라는 것을 증명하기 위해 스스로 독을 마시거나, 지나가던 사람이 구해 줄 거라고 생각하며 자기 집에다 불을 지르는 수도 있다. 이 병은 매우 파괴적인 병인 것이다.

우울증에 확연하게 다른 여러 가지 유형이 있다는 것은 이 병이 하나의 질병이 아니라는 것을 시사하며, 이런 이질적인 면들은 각각의 형태가 생물학적으로 다른 배경을 가지고 있다는 것을 나타낸다. 다른 양상들도 이 병이 생물학적으로 정상이 아니라는 것을 가리킨다. 열대 지방에서 어떤 환자가 병원에 왔다고 생각해 보자. 환자는 고열이 단속적으로 지속되고 있다. 열이 내리기는 하는데 하루나 이틀이 지나면 다시 오르는 상황이 48시간 또는 72시간을 주기로 반복된다. 이런 경우 의사는 즉시 말라리아라는 진단을 내리게 되는데, 그 이유는 이 병의 리듬 때문이다. 이 리듬은 말라리아 기생충이 적혈구에서 간장 및 비장으로 이동하는 것과 관계가 있다. 리듬이 생태계에 소리 높여 신호를 보내고 있는 것이다. 마찬가지로, 우울증은 유형별로 독특한 리듬을 가지고 있다. 조울증인 사람은 5일간 조증 상태가 지속되면 다음의 1주일은 매우 우울한 상태가 된다. 이어서 약 반 주 정도 가벼운 우울이 나타나고 나면 몇 주 동안 아무 증상도 없는 시기가 유지된다. 그리고 다시 처음부터 시작한다. 이런 상태가 10년 정도 지속된다. 좋은 일도 나쁜 일도 일어난다. 그러나 이 주기적인 리듬은 계속된다. 그런데 이 리듬은 말라리아 원충의 생활사처럼 결정론적인 생물학적 배경을 암시하고 있다. 다른 부류의 우울증 중에 1년을 주기로 하는 것이 있다. 환자들은 매년 겨울에 우울해지는데, 이러한 증상을 계절성 정동 장애(季節性情動障碍, seasonal affective disorder, SAD)라고 부른다. 이 병은 햇빛에 노출되는 양상과 관련되는 것으로 추측되며, 최근의 연구에 따르면 일부 빛의 세기를 감지하는 망막 세포가 놀랍게도 뇌의 감정적 영역인 변연계에 직접 정보를 보낸다고 한다. 다시 말해서 외부의 인간적인 사건들과는 독립적으로 리듬이 발생하는 것이다. 즉 체내에 시간을 측정하는 생물학적 시계가 있고 이것은 감정과 관련이 있는데, 이 체내 시계가 어딘가 크게 고장이 난 것이다.

우울증의 생물학

신경 화학과 우울증

우울증 환자의 뇌에서 화학 반응이 뭔가 잘못 이루어지고 있다는 증

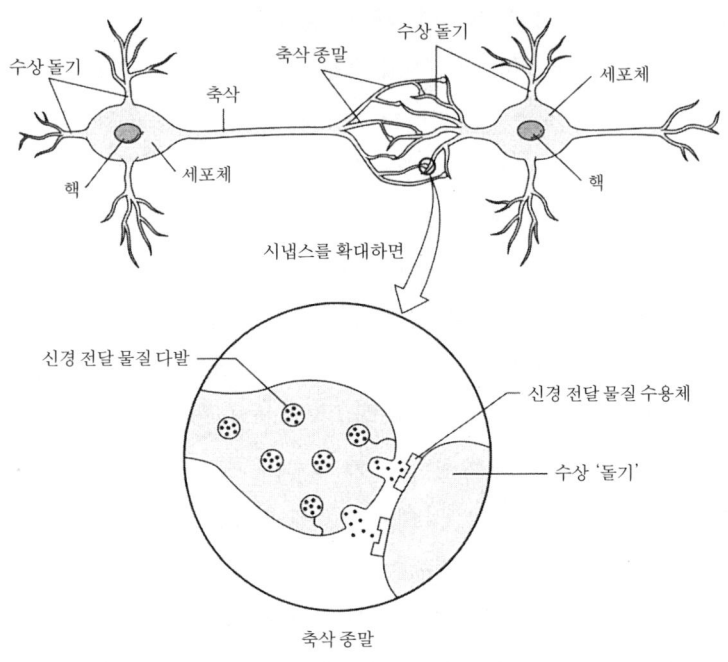

자극을 받아 흥분한 신경 세포는 신경 세포끼리 연결되는 부위인 시냅스에서 화학적 신호라는 수단을 통해 다른 신경 세포에게 정보를 전달한다. 신호를 주는 신경 세포의 축삭 종말에 도달한 임펄스는, 신경 전달 물질 분자들의 분비를 유도한다. 전달 물질들은 좁은 틈새를 건너 확산하여 다른 신경 세포의 수상 돌기에 있는 수용체에 결합한다.

거는 상당히 많다. 이를 이해하기 위해서는 뇌의 세포들이 서로 어떻게 연관되어 있는지를 조금 공부할 필요가 있다. 위 그림은 두 가지 주요 뇌세포, 즉 신경 세포를 도식화한 것이다. 만약 신경 세포가 어떤 생각 또는 기억에 의해 흥분하게 되면(비유적으로 말해서), 이 흥분은 전기적인 것으로서, 전기의 파장은 세포체 상부의 수상 돌기에서 축삭을 거쳐 축삭 종말에 도달한다. 이 전기적 자극의 파장이 축삭 종말에 도달하면 여기서 시냅스에 흘러나가는 화학 전달 물질이 방출된다.

이 전달 물질, 즉 신경 전달 물질은 인접한 수상 돌기의 특수한 수용체에 결합한다. 그리하여 다음(제2의) 신경 세포가 전기적으로 흥분한다.

아직 이것은 사건의 일부에 불과하다. 그러면 신경 전달 물질이 일을 끝내고 수용체로부터 떨어져 나오면 그 분자는 어떻게 되는가? 어떤 때에는 재활용된다. 첫 신경 세포의 축삭 종말에 다시 흡수되어 장래에 대비하여 재포장된다. 또는 시냅스 속에서 분해되어 부스러기들이 바다(뇌척수액 그리고 혈액, 그 후에는 소변으로)에 버려지는 수도 있다. 만약 신경 전달 물질이 시냅스에서 깨끗하게 제거되지 않으면(재흡수가 중지되거나 분해가 중단되거나, 아니면 양쪽 모두일 때) 갑자기 굉장히 많은 신경 전달 물질이 시냅스에 남아 보통 때보다 강력한 신호를 다음 신경 세포에게 전달하게 된다. 그러므로 이렇게 강력한 신경 전달 물질을 적절히 제거하는 것이 정상적인 신경 세포끼리의 연계에 필수적이다.

뇌 속에는 몇조 개에 이르는 시냅스가 존재한다. 그렇다고 몇조 개나 되는 특이한 신경 전달 물질이 필요할 것인가? 물론 그렇지는 않다. 일정한 숫자의 전달 물질만으로도 무한한 수의 정보를 만들 수 있다. 26개의 알파벳으로 얼마나 많은 단어를 만들 수 있는지를 생각해 보자. 비유적으로 말하자면, 같은 전달 물질이 문맥 중에서 다른 의미를 전달할 수 있게 만드는 규칙만 있으면 되는 것이다. 한 시냅스에서 신경 전달 물질 A가 췌장을 조절하는 신호를 보내는 한편, 다른 시냅스에서는 같은 물질이 사춘기의 짝사랑에 관여하고 있을는지도 모르는 것이다. 신경 전달 물질은 매우 종류가 많아서 몇조까지는 아니더라도 몇백 종에는 이를 것으로 생각된다.

이제까지 신경 세포들이 신경 전달 물질을 통해 서로 어떻게 연락하고 있는지 알아보았다. 우울증에서는 신경 전달 물질인 노르에피네프린, 세로토닌, 도파민의 수준이 비정상적이라는 유력한 증거가 있다. 증거를 검토하기 전에 요점을 정리해 두는 것이 중요하다. 아마도 당신은 "이 책의 여러 장 전에 교감 신경계와 노르에피네프린에 관한 내용이 뭔가 있었던 것 같은데?"라는 생각이 들 것이다. 옳은 말이다. 그리고 이는 한 가지 전달 물질이 다양한 역할을 한다는 중요한 사실을 입증하고 있다. 우리 몸의 한 곳(예를 들면 심장)에서는 자극이나 4F에 관한 정보를 전달하는 노르에피네프린이 신경계라는 다른 곳에서는 우울증의 증상과 관련이 있는 것 같아 보인다.

왜 우울증의 경우에 노르에피네프린, 세로토닌, 도파민에 문제가 있다고 여겨지는가? 가장 좋은 증거는 우울증을 완화시키는 약물들이 이 신경 전달 물질들로 인한 신호의 양을 증가시킨다는 것이다. 항우울제의 하나인 삼환식 화합물(분자의 화학 구조상 세 개의 고리가 있는 화합물이라는 뜻이다.)은 축삭 종말에서 이 신경 전달 물질들이 재활용 또는 재흡수되는 것을 막는다. 그 결과 신경 전달 물질들은 시냅스 속에 오래 머물러 해당되는 수용체를 몇 번 더 때리게 된다. 다른 부류의 약물로는 MAO 억제제가 있는데, 이 약은 시냅스 속에서 신경 전달 물질 분해에 중요한 역할을 하는 효소인 모노아민 산화 효소(또는 MAO)를 억제하여 신경 전달 물질의 분해를 막는다. 그 결과, 이번에도 시냅스 속에 더 많은 전달 물질이 남아 신호를 받는 신경 세포의 수상돌기를 자극한다. 이러한 소견들은 상당히 직설적인 결론을 유도한다. 만약 우리가 뇌 속에 있는 시냅스들에서 노르에피네프린, 세로토닌, 도파민의 양을 증가시킬 수 있으면, 그리고 그 결과로 사람들의 우울증이 좋아진다면, 무엇보다도 그 신경 전달 물질들이 부족했음이 틀림없다. 이야기는 끝났다.

당연히 이렇게 빨리 끝날 리가 없다. 첫 번째로 혼란스러운 주제는 도대체 "노르에피네프린, 세로토닌, 도파민 셋 중의 어느 것이 문제인가?"라는 점이다. 삼환식 화합물이나 MAO 억제제는 세 신경 전달 물질 체계 전반에 걸쳐 작용하므로 이 병에 무엇이 가장 결정적인지를 구분해 낼 수가 없다. 이제껏 사람들은 위에 든 고전적인 항우울제들이 노르에피네프린 시냅스에서만 작용한다고 생각해서 노르에피네프린이 범인일 것이라고 생각해 왔다. 요즘에는 오직 세로토닌 시냅스에서만 작용하는 재흡수 억제제(선택적 세로토닌 재흡수 억제제, selective serotonin reuptake inhibitor, SSRI. 그중에서도 프로잭이 가장 유명하다.)의 효과 때문에 세로토닌에 모두의 시선이 집중되고 있다. 그러나 최근 개발된 일부 항우울제들은 세로토닌보다 나머지 두 물질에 더 큰 작용을 한다는 것이 알려져 있어서, 이 두 신경 전달 물질들도 일부 역할을 담당할 것이라고 믿을 만한 이유가 아직은 남아 있다.[2]

두 번째 혼란은 사실 좀 더 큰 문제이다. 신경 전달 물질과 관련한 이 우울증에서의 장애는 정말로 시냅스 속에 신경 전달 물질이 부족해서 생기는 것인가? 당신은 아마 이것이 이미 확립된 학설이라고 생각할 것이다. 효과적인 항우울제가 시냅스 속의 신경 전달 물질의 양을 증가시키고 우울증이 완화된다. 그러므로 애초에 그 물질이 거기에 너무 적었음이 틀림없다. 그러나 일부 임상 자료는 이것이 그렇게 간단한 문제가 아니라는 것을 시사하고 있다.

이 장애물은 타이밍과 관련이 있다. 뇌를 삼환식 화합물에 노출시키면 이 시냅스 속의 신경 전달 물질로 인한 신호의 양은 몇 시간 내에 변한다. 그러나 같은 약을 우울증 환자에게 투여하면 기분이 좋아지는데 몇 주가 걸린다. 무언가 잘 맞지 않는 것이다. 이 타이밍의 문제를 조정하기 위해 최근 몇 년 동안 두 가지 학설이 등장했지만 둘 다 엄청나게 복잡하다.

수정주의 학설 1: "신경 전달 물질이 너무 적은 게 아니다. 실제로는 너무 많다." 먼저 예습을 좀 하자. 만약 누가 당신을 향해 계속 소리를 질러 댄다면 당신은 더 이상 듣기 싫어진다. 마찬가지로 세포가 신경 전달 물질의 홍수 속에 잠겨 버리면 세포는 더 이상 주의 깊게 '듣지' 않을 것이다. 그 전달 물질에 대한 감수성을 감소시키기 위해 세포는 그에 대한 수용체의 수를 하향 조절, 즉 감소시킬 것이라는 것이다. 예를 들어 세포의 수상 돌기에 도달하는 세로토닌의 양이 50퍼센트 증가했는데 세포가 세로토닌 수용체의 수를 50퍼센트로 감소시킨다면 변화는 거의 상쇄된다. 만약 세포가 수용체를 50퍼센트보다 적게 감소시켰다면 결과적으로 시냅스 속의 세로토닌 신호는 많아진다. 50퍼센트보다 많게 감소시켰다면 실제로는 더 적은 신호가 전달되는 결과가 된다. 다시 말해서 어떤 시냅스 속의 신호가 얼마나 강력한가 여부는 첫 번째 신경 세포가 얼마나 큰 소리를 지르느냐(분비된 신경 전달 물질의 양)와 두 번째 신경 세포가 얼마나 주의 깊게 듣는가(그 신경 전달 물질에 대한 수용체의 양)라는 두 가지 작용의 합이라는 것이다.

이제 본론으로 들어가자. 이 수정주의 학설은 우울증 환자의 뇌의 일부분에 실제로 노르에피네프린, 세로토닌 그리고(또는) 도파민이 너무 많다는 원초적인 문제를 설명하고 있다. 그렇다면 우울증 환자에게 이 신경 전달 물질들의 신호를 더욱 증강시키는 항우울제를 투여하면 어떻게 될까? 처음에는 우울증의 증상이 더 심해진다.(일부 정신과 의사들은 실제로 이런 일이 일어난다고 주장한다.) 그러나 몇 주일이 지나면 수상 돌기들은 이렇게 말하게 된다. "이런 신경 전달 물질들 같으니라고. 도저히 견딜 수가 없군. 우리 수용체들을 하향 조절하는 수밖에 없군." 만약 이런 일이 일어나, 학설의 결정적인 부분이지만, 증가된 신경 전달 물질 신호보다 더 많은 대상 작용이 일어나게 되면, 신경 전달 물질 과잉에 따른 우울증의 문제는 사라지게 된다. 환자의 상태가 좋아지는 것이다.

수정주의 학설 2: "어쨌거나 결국은 노르에피네프린, 세로토닌 그리고(또는) 도파민이 너무 적어." 이 학설은 위의 학설보다도 더 복잡해서 물론 예습이 필요하다. 수상 돌기만 신경 전달 물질에 대한 수용체를 가지고 있는 것이 아니라 정보를 '보내는' 신경 세포의 축삭 종말도 자기가 내는 신경 전달 물질들에 대한 수용체를 가지고 있다는 것이 밝혀졌다. 이 자기 수용체라고 부르는 것은 무슨 목적으로 존재하는 것일까? 신경 전달 물질은 분비되어 시냅스 속에 떠다니게 되고, 두 번째 신경 세포의 정규 수용체에 결합하게 된다. 그러나 어떤 신경 전달 물질 분자는 떠다니다 거꾸로 흘러서 자기 수용체와 결합하게 된다. 이들은 일종의 되먹이기 신호와 같이 작용한다. 만약, 예를 들어, 분비된 신경 전달 물질의 5퍼센트가 자기 수용체에 도달하면, 첫 번째 신경 세포는 자기 발가락을 세어서, 즉 20을 곱해서, 얼마나 많은 신경 전달 물질을 자기가 분비했는지를 알 수가 있다. 다음에는 결정을 내리게 된다. 더 많이 분비해야 하나? 아니면 그만 해야 하나? 더 많이 만들기 시작해야 하나? 만약 이런 과정이 첫 번째 신경 세포가 신경 전달 물질의 소비량을 기억하기 위한 것이라고 한다면, 신경 세포가 자기 수용체를 많이 하향 조절하는 경우에 무슨 일이 일어날 것인가? 자기가 분비한 신경 전달 물질을 과소 평가한 신경 세포는 무심코 합성 및 분비의 양을 늘리기 시작할 것이다.

이를 배경으로 두 번째 학설(우울증 환자의 뇌의 일부분에는 정말로 노르에피네프린, 세로토닌, 도파민이 너무 적다.)의 논리를 검토해 보자. 신경 전달 물질의 신호를 증가시키는 항우울제를 투여한다고 하자. 신호가 증가하므로, 몇 주일 후에는 노르에피네프린, 세로토닌 그리고 도파민 수용체의 하향 조절이 일어난다. 이 학설의 결정적인 부분은 첫 번째 신경 세포의 자기 수용체 하향 조절이 두 번째 신경 세포의 수용체 하향 조절보다 더 많이 일어난다는 점이다. 이런 일이 일어난다면, 두 번째 신경 세포는 역시 잘 '듣지' 않으려고 하는데, 첫 번째 신경 세포는 이를 보상하고도 남을 만큼의 훨씬 더 많은 신경 전달 물질을 분비하게 되는 것이다. 최종적인 순수 효과는 신경 전달 물질의 신호를 증강시킨 결과가 되어 우울 증상이 사라진다(이 메커니즘으로 전기 경련 치료, ECT 또는 '충격 치료'의 효율성을 설명할 수도 있다. 수십 년 동안 정신과 의사들은 이 수법을 주요 우울증을 완화시키는 데 사용해 왔지만 아무도 이것이 왜 효과를 나타내는지 몰랐다. ECT에는 여러 가지 효과가 있겠지만, 적어도 동물실험 모델에서는 ECT가 노르에피네프린의 자기 수용체 수를 감소시킨다는 것이 밝혀졌다.).

만약 당신이 지금 좀 혼란스럽다면, 이야기의 줄거리를 잘 파악하고 있는 것이다. 왜냐하면 이 분야는 모든 면에서 확립된 것이 거의 없기 때문이다. 노르에피네프린, 세로토닌 그리고 도파민? 신호가 너무 많거나 적다? 그렇다면 예를 들어 세로토닌의 신호가 너무 적다는 것은 시냅스 속에 분비되는 세로토닌이 너무 적은 것인가? 아니면 세로토닌 수용체의 감수성을 둔화시키는 어떤 결함이 있는 것인가(얼마나 혼란스러운지 조금 예를 들자면, 기능과 효율 그리고 뇌 속의 분포가 각각 다른, 한 다스가 넘는 세로토닌 수용체들이 존재한다는 사실이 현재까지 알려져 있다.)? 우울증에 이르는 다양한 신경 화학적 귀결들이 있으며, 우울증의 종류(단극성과 양극성, 외부의 사건으로 인해 촉발되는 것과 내부의 생체 시계가 문제인 것, 또는 정신 신체 지체가 우세한 것과 자살 경향이 우세한 것)에 따라 그 경로들도 서로 다를 수 있다.

한 가지 더 궁금한 것이 있다. 신경 전달 물질들이 너무 많거나 적으면 왜 우울증이 되는가? 신경 전달 물질들과 기능은 다양하게 연관되어 있다. 예를 들면 세로토닌은 어두운 생각 속에 어쩔 수 없이 빠지게 만드는, 우울증에서의 끊임없는 관념 형성에 관여한다고 한다. 이와 관련하여 SSRI들은 강박 관념, 즉, 강박 충동 장애가 있는 사람들에게 자주 효과를 나타낸다. 공통점이 있지만, 우울증 환자에게 강박 관념이란 실패, 파멸, 실망에 관한 강박적인 감각을 의미하며, 강박 충동이란 나오면서 집의 가스를 끄지 않았던 것은 아닌지, 또는 손이 더러우니 씻어야 되는 것은 아닌지 하는 강박적인 걱정을 의미한다. 동일한 사고나 감정 주위를 맴도는 자신의 마음에서 헤어나지 못하는 것이다.

노르에피네프린은 우울증의 증상과 관련하여 조금 다른 역할을 하는 것으로 알려져 있다. 노르에피네프린을 사용하는 주 경로는 청반(青班, locus ceruleus, 뇌의 제4뇌실저의 상부에 있는 색소를 함유한 융기 — 옮긴이)이라고 불리는 뇌 부분에서 나오는 투사들이다. 이 투사들은 뇌에 광범위하게 퍼져 있는데, 다른 뇌 영역을 깨우는 역할을 하는 것 같다. 기본적인 활성의 수준을 올리고 외부의 자극에 반응하는 역치를 낮춘다. 따라서 이 경로에서 노르에피네프린이 부족해진다는 것으로 정신 운동 지체를 설명할 수 있을지도 모른다.

한편, 도파민은 앞으로 16장에서 길게 소개하겠지만 쾌감과 관련이 있다. 수십 년 전에 일단의 신경 과학자들이 중대한 발견을 했다. 그들은 쥐의 머리 이곳저곳에 전극을 꽂아 전기 자극을 가해 무슨 일이 일어나는지를 관찰했다. 이 실험의 결과, 자극만 가하면 쥐들이 행복해지는, 매우 특이한 뇌 부위가 발견되었다. 쥐가 매우 행복하다는 것을 우리가 어떻게 알 수 있느냐고? 쥐가 특정한 막대를 누를 때마다 이 부위에 전기 자극을 주면, 쾌감을 느끼는 쥐는 더 많은 쾌감을 맛보기 위해 막대를 자꾸 누르게 된다. 우리는 쥐가 막대를 얼마나 자주 누르는지를 기록하기만 하면 되는 것이다. 쥐들은 자극을 얻기 위해 죽을 때까지 막대를 누르는 것으로 판명되었다. 쥐들은 굶은 상태에서 사료를 먹는 것보다, 섹스를 하는 것보다, 또는 금단 증상이 일어날 정도로 중독된 상태에서 주는 약물보다도, 이 자극에 더 집착했다. 이 연구에서 밝혀진 뇌의 영역은 곧 '쾌감 경로'라는 이름으로 널리 알려졌다.

사람에게도 쾌감 경로가 있다는 사실은 신경외과 수술 중에 사람 뇌의 비슷한 부위를 자극함으로써 밝혀졌다.[3] 놀라운 결과였다. "아아, 기분 좋아. 누가 등을 긁어 주는 것 같기도 하고, 섹스를 하는 것 같기도 하고, 어렸을 때 낙엽이 쌓인 뒷마당에서 놀고 있는데 엄마가 뜨거운 초콜릿을 먹으라고 부를 때 같기도 하고, 막 잠옷으로 갈아입었을 때와 같기도 한" 그런 종류의 기분인 것이다. 우리 같으면 이중 어떤 기분을 느끼게 될까?

이 쾌감 경로는 다량의 도파민을 신경 전달 물질로 사용하고 있는 듯이(그리고 16장에서 우리는 도파민이 어떻게 보상 자체에 대한 신호보다 보상을 기대하는 신호를 더 많이 전달하는지를 살펴볼 것이다.) 보인다. 그 가장 큰 증거는 도파민과 비슷한, 코카인처럼 쾌감을 유발하는, 약물들의 효능이다. 갑자기 앞에서 언급한 불쾌를 특징으로 하는 우울증은 도파민이 너무 적은 나머지 쾌감 경로에 이상이 생겨서 나타난다는 가정이 그럴듯해 보인다.

이상이 우울증에 관련되는 세 가지 주요 신경 전달 물질들인데, 요즘은 세로토닌이 가장 주목을 받고 있으며 도파민이 그중 덜한 것 같다. 대표적인 항우울증 약물들 —— SSRI들, 삼환성 화합물, 또는 MAO억제제와 같은 오래된 약물들 —— 은 대개 이중 하나 또는 두 종류 이상의 신경 전달 물질의 수준을 변화시킴으로써 작용을 나타낸다. 그러나 어떤 종류의 사람이 어떤 항우울제에 잘 반응하는지에 관해서는 현재까지 확실하게 밝혀진 바가 없다.

당연히 관련이 있을 법한 신경 전달 물질들이 쏟아져 나오고 있다. 그중에서 특히 흥미로운 것은 물질 P이다. 수십 년에 걸친 연구에 따르면 물질 P는 통증의 지각에 관여하는데, 9장에서 소개한 척수 경로를 활성화하는 것이 주된 역할이다. 최근의 연구들은 물질 P의 활성을 차단하는 약물들이 일부 환자들에게 항우울제로 작용할 수도 있다고 한다. 이는 무엇을 의미하는 것일까? 아마도 질병의 '정신적 통증'이 우울증의 감각이라는 것을 암시하고 있는 것은 아닐까?

신경 해부학과 우울증

우울증 환자는 이미 소개한 신경 화학적 이상에 더해서 뇌의 기능 역시 비정상적일지 모른다. 이 두 번째 경우를 검토하기 위해 뇌의 해부도를 보기로 하자. 뇌의 어떤 부분은 우리의 호흡이나 심박수 같은 과정을 조절한다. 시상 하부도 여기에 속하는데, 이 부위는 호르몬을 방출하거나 자율 신경계에 지시를 내리는 등의 일로 바쁘다. 만약 우리의 혈압이 갑자기 낮아져서, 이를 보상하기 위한 스트레스 반응이 일어난다고 할 때, 열심히 일을 하기 시작하는 부위가 시상 하부, 중뇌 그리고 후뇌이다. 척추동물들은 이 부위에 거의 같은 구조의 연락망을 가지고 있다.

그 위의 층을 이루는 것이 대뇌 변연계라고 불리는 부분이며, 감정과 관련이 있는 기능을 수행한다. 우리 포유류들은 커다란 대뇌 변연계를 가지고 있지만 도마뱀의 변연계는 비교적 작은 편이다. 이는 도

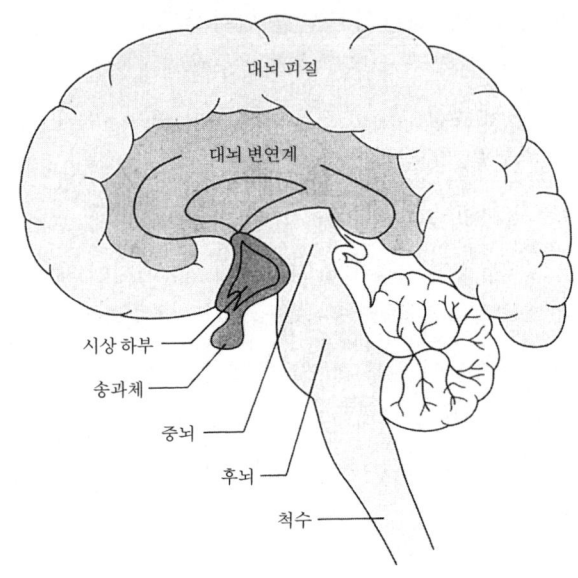

삼위일체인 뇌

마뱀이 복잡한 정서적인 생활을 하지 않는다는 것을 나타낸다. 만약 당신이 위협적인 경쟁자의 냄새를 맡고 스트레스 반응을 보인다면, 바로 이때에 관여하는 부분이 대뇌 변연계인 것이다.

변연계의 위를 덮고 있는 것이 대뇌 피질이다. 대뇌 피질이 없는 동물은 없다. 그러나 이 대뇌 피질이야말로 영장류의 전매 특허라고 할 만한 것이다. 대뇌 피질은 추상적 인식을 가능케 하고, 철학을 만들어 내게 하고, 자동차 열쇠를 어디에 두었는지를 기억하게 한다.

여기서 잠깐 생각을 해 보자. 만약 당신이 코끼리의 상아에 받혔다고 하자. 그러면 갑자기 기쁨이나 슬픔을 느끼는 것이 불가능해질지도 모른다. 약간의 정신 운동 지체에 빠졌다고 볼 수 있는 것이다. 미용 체조에도 심드렁해질 것이다. 잠을 자거나 먹는 일에도 혼란이 생길지 모른다. 성욕도 당분간 없어질지 모른다. 취미에 대한 의욕도 감퇴하고 친구들과 사귀는 것에도 흥미를 잃게 된다. 아무리 잘 차린 식사라도 먹을 마음이 나지 않는다. 왠지 우울증의 일부 증상과 비슷하다고 생각되지 않는가?

그러면 우울증에서는 무슨 일이 일어날까? 자신이나 사랑하는 사람의 죽음에 대해 생각한다. 난민 캠프의 아이들, 사라져 가는 열대 우림과 멸종 위기의 동물들, 최근에 들은 베토벤의 현악 사중주 등을 떠올리게 된다. 그러다 갑자기 코끼리 상아에 받힌 후에 경험한 것과 같은 증상이 나타난다. 이처럼 대뇌 피질이 추상적인 부정적 사안을 생각하고 있을 때, 뇌의 다른 부분이 이 부정적인 생각을 신체적 스트레스와 동일하게 현실적인 것으로 파악하게 되면, 당신은 믿을 수 없을 정도로 간단히, 우울한 상태를 경험하게 된다. 이렇게 본다면, 만성적으로 우울한 상태에 있는 사람은 대뇌 피질이 뇌의 다른 부분에 대해 끊임없이 슬픈 생각들을 속삭이고 있다는 이야기가 된다. 따라서 우울한 상태에 있는 뇌의 다른 부분과 대뇌 피질 사이의 연락을 차단하면 대뇌 피질은 더 이상 뇌의 다른 부분들을 우울하게 만들 수 없을 것이라는, 놀랍고도 난폭한 추측이 가능해진다.

주목할 만한 것은 이것이 실제로 유용한 경우가 있다는 것이다. 신경 외과 의사들은 약이나 다른 치료법, 또는 ECT에 듣지 않는 심하게 절박한 우울증 환자에 대해 이 처치를 하는 수가 있다. 그리고 나면 우울한 증상이 완화되는 것처럼 보인다.[4]

이는 물론 실상을 매우 단순화한 것이다. 실제로는 대뇌 피질 전체가 뇌의 다른 부분과 완전히 차단되는 사람은 없다. 또한 대뇌 피질이 소설 『생쥐와 인간』의 마지막 장을 읽고 언짢아져서 침울해하는, 그런 일만을 담당하는 것이 아니다. 대상회 절제술(cigulotomy) 또는 대상회속 절단술(帶狀回束切斷術)이라고 불리는 이 수술은 실제로는 전방 대상 피질(anterior cingulate cortex(ACC))이라고 부르는 대뇌 피질의 앞쪽으로 향하는 단 한 부분만을 차단한다. ACC는 심한 우울증, 즉 주요 우울증에서 우리가 차단하고 싶은 뇌 영역의 모든 특징을 가지는 것으로 밝혀지고 있다. 뇌의 이 부위는 감정과 밀접한 관련이 있다. 예를 들면, 사람들에게 일련의 사진을 보여 준다. 한쪽은 사진 속의 인물들이 어떤 감정 상태에 있는가를 관찰하라고 한다. 다른 쪽은 사진이 집에서 찍은 것인지 야외에서 찍은 것인지를 자세히 보라고 한다. 그러면 전자의 경우에만 ACC가 활성화된다.

그리고 ACC가 관여하는 것은 부정적인 감정으로 보인다. 사람에게 뭔가 재미있는 것을 보여 줘서 긍정적인 상태를 유도하면 ACC의 대사는 감소한다. 대조적으로, 사람의 ACC를 전기적으로 자극하면 그들은 형언할 수 없는 공포와 혐오의 감정을 느낀다. 더구나, 사람을 포함하여 ACC의 신경 세포들은 모든 종류의 통증에 반응한다. 그러나 ACC의 반응은 진정으로 통증 자체에 대한 것이 아니다. 통증에 대한 느낌에 더 관련되는 것이다. 9장에서 소개했듯이 얼음물에 손을 집어넣어도 아프지 않을 것이라고 최면을 걸면, 척수에서 통증 투사를 받는 최초의 뇌 부분은 최면을 걸지 않았을 때와 마찬가지로 활성화되지만, ACC는 활성화되지 않는다.

여기에 더해서, ACC와 그 주변의 뇌 부위는 사랑하는 사람을 잃은 사람에게 죽은 이의 사진을 보여 주었을 때에도 (모르는 사람의 사진을 보여 주었을 때와는 달리) 활성화된다. 비슷한 또 하나의 예를 보자. 자원한 피험자를 뇌 영상 촬영 장치에 넣고 그 속에서 컴퓨터의 제어 레버로 다른 두 사람과 게임을 하도록 지시한다. 어느 정도 시간이 흐른 후 (실제로는 컴퓨터 프로그램인) 다른 두 사람이 점점 자기들끼리만 놀면서 피험자를 상대하지 않도록 조작한다. 그러면 ACC의 신경 세포 활성이 활성화되는데, 피험자가 자신이 소외되었다고 심하게 느낄수록 ACC는 강력하게 활성화된다. 마지막까지 팀에 뽑히지 못할까 봐 두려워하는 중학생의 감정과 뭔가 관련이 있다고 생각되지 않는가? 정확한 대조 실험을 위해 이번에도 피험자가 두 사람과 게임을 하도록 지시한다. 전과 마찬가지로 피험자를 제외한 두 사람끼리만 서로 게임을 하게 만든다. 다른 점은 피험자에게 미리 약간의 기계적인 문제로 컴퓨터 레버가 작동하지 않는다고 알려 주는 것이다. 단지 기술적인 장애로 인해 소외된 것을 알면, ACC는 활성화되지 않는다.

   ACC의 이러한 기능을 알고 나면 우울증인 사람에서 그 활성의 기본 수준, 즉 그 신경 세포들에서 느껴지는 공포와 불안과 혐오감의 정도가 증가되어 있다는 사실이 그리 놀라운 일이 아니다. 흥미로운 것은, 우울증 환자에서는 편도라고 부르는 다른 뇌 부위 역시 활성이 항진되어 있는 점이다. 다음 장에서 이 부위와 관련된 공포나 불안에 대해 많이 언급하겠지만, 우울증인 사람들에서는 편도가 조금 다른 역할을 하는 데 동원되는 것 같다. 예를 들어 우울한 사람에게 무서운 인간의 얼굴을 보여 주어도 그의 편도는 (정상인의 편도에서 나타나는 반응과는 대조적으로) 크게 활성화되지 않는다. 그러나 같은 사람에게 슬픈 얼굴을 보여 주면 편도가 매우 심하게 활성화된다.

   ACC의 바로 앞쪽에 자리하고 있는 전두엽은 11장에서 보았듯이, 뇌에서 가장 독특하고 인간적인 영역이다. 위스콘신 대학교의 리처드 데이비드슨의 연구에 따르면 전전두엽 피질(prefrontal cortex, PFC)이라고 부르는 소영역이 기분과 깊은 관계가 있고, 좌뇌나 우뇌 한쪽의 지배를 받는다. 특히 왼쪽 PFC의 활성화는 긍정적인 기분과 상관이 있고 오른쪽 PFC의 활성화는 부정적인 기분과 관련된다. 예를 들어 어떤 사람을 (생애에서 가장 행복했던 날을 서술하라고 요청하거나 해서) 긍정적인 상태로 유도하면 왼쪽 PFC가 그 기쁨에 대한 피험자의 주관적 평가에 비례하여 밝아진다. 슬펐던 기억을 떠올리라고 요청하면 오른쪽 PFC가 우세해진다. 이와 비슷하게, 새끼 원숭이를 어머니로부터 격리시키면 오른쪽 PFC의 대사가 항진되고 왼쪽 PFC의 대사는 감소한다. 따라서 우울증인 사람에서는 왼쪽 PFC의 활성이 감소하고 오른쪽 PFC의 활성이 증가한다.

그밖에도 우울증에서 나타나는 해부학적 변화가 없지 않지만, 이를 알기 위해서는 이 질병과 호르몬의 관계를 알아야만 한다.

유전과 우울증

요즘은 유전이 관련되지 않는 생물학적 현상을 거의 찾아볼 수 없는데, 우울증 역시 예외가 아니다. 우울증은 유전적 소인을 가지고 있다. 첫째로 우울증은 가계를 타고 전해진다. 오랫동안, 일부 민족에서, 우울증이 유전적으로 연계되어 있다는 충분한 증거가 있다고 알려져 왔지만, 이 결론은 가계에 전해지는 유전자뿐만 아니라 환경도 중요하게 작용한다는 명백한 사실로 인해 취소되었다. 가난한 가정, 아이들을 괴롭히고 학대하는 가정에서 자라면 우울증의 위험이 증가하지만, 가계를 따라 전해지는 이 위험성은 유전과는 아무 관련이 없다.

따라서 우리는 좀 더 밀접한 관계를 찾아보아야 한다. 두 개인이 가깝게 연계될수록 그들이 공유하는 유전자가 많아지고, 밝혀지고 있는 중이지만, 우울증의 소인을 공유할 확률이 높아진다. 가장 비근한 예가 형제(일란성 쌍둥이가 아니다.)를 대상으로 한 연구이다. 형제들은 유전자의 50퍼센트를 공유한다. 그중 하나가 우울증의 병력이 있을 경우 나머지 하나가 우울증이 될 확률은 25퍼센트로, 보통 사람이 우연히 우울증이 생길 확률보다 유의미하게 높다. 이제, 모든 유전자를 공유하는, 두 일란성 쌍둥이를 비교해 보자. 둘 중의 하나가 우울증이면 나머지가 우울증이 될 확률은 50퍼센트이다. 이것은 상당히 인상적이다. 공유하는 유전자가 많을수록 질병을 공유할 가능성도 높아지는 것이다. 그러나 아직 이론의 여지는 남아 있다. 가족 내에서 더 많은 유전자를 공유할수록 더 많은 환경 역시 공유하기 때문이다.(일란성 쌍둥이가 이란성 쌍둥이보다 더 비슷한 대접을 받으며 자란다는 사실을 상기해 보자.)

관계를 더 엄밀하게 좁혀 보자. 아주 어려서 입양된 아이들을 살펴보자. 아이를 낳은 어머니가 우울증이 있고 기른 어머니는 없다고 하자. 이 아이들은 우울증의 위험이 증가한다. 이는 생모로부터의 유전적 전승을 추측하게 한다. 그러나 6장에서 보았던 것처럼, 여기에도 이론의 여지가 남는다. 왜냐하면 '환경'이란 출생 후에 시작되는 것이 아니라, 더 일찍, 즉 생모의 자궁 내에서 순환 환경을 공유하는 시기부터 시작되는 것이기 때문이다.

21세기의 공인된 분자 생물학자라면 누구나 생각하겠지만, 유전과 우울증의 관계를 증명하기 위해서는, 특정 유전자를 밝혀내고 그 DNA 배열에 들어 있는 유전 정보에 따라 만들어지는 단백질이 우울증의 위험성을 증가시킨다는 것을 밝혀야만 한다. 곧 알게 되겠지만, 바로 그런 일들이 최근에 일어나고 있다.

면역학과 우울증

이 세부 항목은 예전에 출판된 제2판에는 없었다. 면역은 병균과의 싸움에 관한 것이고 우울증은 슬픔을 느끼는 것에 관한 것이라서, 둘은 별로 관련이 없는 문제들이다. 그런데 이것들은 서로 연관이 될 수 있다. 그것도 바보라도 알 수 있을 만큼 명확하게, 마치 사람들이 아프면 우울해질 수 있듯이 말이다.

그러나 사실은 그보다는 좀 더 복잡하다. 면역 체계를 과도하게 활성화하는 만성 질병(예를 들면 만성 감염증, 우연히 활성화된 면역 체계가 스스로의 신체를 공격하게 되는 자가 면역 질환 등)은 비슷한 정도로 심하고 오래 끌지만 면역 체계를 침범하지 않는 다른 만성 병들에 비해 우울증을 유발하기 쉽다. 면역 세포 사이의 정보 전달을 담당하는 시토카인들도 일익을 담당한다. 8장의 기억을 되살려 보면, 시토카인은 뇌 속으로도 들어가 CRH를 분비하게 만든다. 최근에는 시토카인이 노르에피네프린, 도파민, 세로토닌 체계와 상관이 있다는 것이 분명해지고 있다. 결정적으로 말해서, 시토카인은 우울증을 유발한다. 이는 우울증의 동물 모델에서 밝혀졌다. 더구나 암의 일부 유형은 시토카인으로 치료하는데(면역력을 항진시키기 위해 시토카인을 쓴다.) 이때에 전형적인 우울이 나타난다. 이런 부분들은, 면역학적 기능과 기분의 관련성이라는, 생물학적 정신 의학의 새로운 분야를 보여 주고 있다.

내분비학과 우울증

여러 가지 호르몬들의 비정상적인 수준이 때때로 우울증에 관계한다. 우선 갑상선 호르몬이 너무 적게 분비되는 사람들에게서 주요 우울증이 생길 수 있는데, 이들이 우울증이 되면 항우울제에 저항성을 보이는 수가 있다. 이는 매우 중요한 부분인데, 왜냐하면 순전히 정신적 원인에 의한 우울증이라고 보였던 사람들이 실은 갑상선 질환을 앓고 있었던 경우가 많기 때문이다.

호르몬이 일정한 역할을 담당함으로써 나타나는 우울증의 다른 양상도 있다. 단극성 주요 우울증의 발병률은 성별에 따라 크게 다르며, 여자가 훨씬 높다. 조울증 발병률에는 성별 차이가 없지만 여성이 남성보다 더 심한 우울을 경험한다.

왜 여성이 많은 듯이 보일까? 여성이 남성보다 우울증에 관해 의료 전문가들과 상담할 가능성이 더 많아서라는, 그럴듯해 보이는 첫 번째 가정과는 아무 상관이 없는 것 같다. 차이는 이러한 보고의 오류를 시정한 후에도 여전히 존재하기 때문이다. 가설 중의 하나인 인지 치료학파의 학설은, 이러한 현상이 남녀의 사고 차이에서 기인한다는 것이다. 여성은 기분 나쁜 일이 생기면 그 일만 생각하게 되고, 고민하며, 남에게 상담하려 든다. 한편 여성에 비해 의사 소통 능력이 현저히 떨어지는 남성은, 아예 다른 것을 생각하거나 나아가서는 운동이나 음주 또는 전쟁 등 원래의 문제와 관계없는 다른 어떤 일을 해서 기분을 풀려고 한다. 인지 심리학자들의 학설에 따르면 매사를 곰곰이 생각하는 사람이 우울증에 걸리기 쉽다는 것이다.

성차에 관한 또 다른 가설은 사회 심리학적인 성격을 띠고 있다. 나중에 설명하겠지만 우울증의 심리 상태가 권력과 통제 능력을 잃은 데서 오는 질병이라는 것을 시사하는 다양한 학설이 있다. 여러 사회에서 여성들은 스스로의 생활 환경을 결정할 수 없는 경우가 많기 때문에 우울증에 걸릴 위험이 높다고 지적하는 과학자들이 있다. 이를 지지하는 소견으로써, 여성들이 더 이상 종속적이지 않게 된 전통적인 사회에서 여성의 우울증 발병률이 남성들의 그것과 거의 같은 수준으로 감소하였다는 심리학자들의 자료가 있다. 한편 남성도 여성과 거의 비슷한 확률로 우울증에 걸리지만, 단순한 약물 중독이나 알코올 중독 등으로 가장할 가능성이 여성보다 더 많다고 주장하는 또 다른 가설도 있다.

이 학설들은 분명 일리가 있지만 양극성 우울증의 확률이 왜 남녀가 동일한지를 설명하지 못하는 문제가 있다. 여성에서 많이 나타나는 것은 단극성 우울증뿐이니까 말이다. 이 학설들의 약한 부분은, 특정 생식 단계, 특히 월경 기간, 폐경기, 출산 직후에 증가하는 여성 우울의 주요 양상을 설명할 수 없다는 점이다. 많은 연구자들은 이러한 위험성의 증가가 월경, 폐경 그리고 출산 시에 일어나는 두 가지 중요한 호르몬인 에스트로겐과 프로게스테론 수준의 심한 변동과 관련이 있다고 생각하고 있다. 그 증거로, 인위적으로 에스트로겐과 프로게스테론 모두 또는 어느 한쪽의 수준을 변화시키면(예를 들어 피임약을 먹었을 때) 우울증이 될 수 있다는 사실을 인용하고 있다. 이 두 가지 호르몬이, 노르에피네프린이나 세로토닌과 같은 신경 전달 물질의 대사를 포함한, 뇌 속의 신경 화학적 현상을 조절할 수 있다는 것은 주목할 만한 일이다. 호르몬 수준의 대폭적인 변화(프로게스테론의 경우 출산 시에는 약 1,000배 증가한다.)에 관해서 말하자면, 최근에는 에스트로겐의 프로게스테론에 대한 비율이 심하게 변동할 경우 충분히 주요 우울을 촉발시킬 수가 있다는 점이 주목을 받고 있다. 이 연구는 아직 시작일 뿐이고 도출된 결론도 언뜻 모순되는 것처럼 보이지만, 과학자들 사이에는 여성이 우울증이 되기 쉬운 것은 호르몬과 깊은 관련이 있기 때문이라는 공감대가 형성되어 가고 있다.

분명한 것은, 다음 주제가 되는 호르몬과 우울증에 대한 당질 코르티코이드의 역할이다. 이 부분이 이 책 전체에서 얼마나 중요한 위치를 차지하는가를 알기 위해서는 이 주제에 관해 더 살펴볼 필요가 있다.

스트레스와 우울증 생물학과의 상호 작용

스트레스, 당질 코르티코이드 그리고 우울증의 발병

스트레스와 우울증의 첫 번째 연관은 자명한 것으로 스트레스와 우울증이 동반되는 경향이 있다는 것이다. 이는 두 가지 방향에서 접근할 수 있다. 그 하나가 우울증인 사람들에서의 '스트레스 발생학'이라는 연구로, 우울증에 걸리기 쉬운 사람은 같은 정도의 스트레스에 대해 예상보다 더 많이 스트레스를 받는 경향이 있다는 사실을 보여 주었다. 이런 경향은 이들을 다른 건강 문제나 정신병을 가지는 개인들과 비교했을 때도 나타난다. 이 스트레스의 대부분은 사회적 원조가 없는 주변 상황에 둘러싸였을 때에 생성되는 듯이 보이는데 환자는 이 때문에 악순환에 빠질 가능성이 높아진다. 만약 누가 자신을 둘러싼 어떤 애매한 사회적 상호 작용을 거절의 신호라고 해석하고, 거절당한 것처럼 반응한다면, 이로 인해 사회적으로 소외되어 버릴 기회가 증가하고, 다시금 거절당하고 있다는 자신의 감각을 확인하게 되는 것이다.

그러나 스트레스와 우울증의 연관에 관한 사람들의 주된 생각, 그리고 여기서 우리의 관심을 끄는 생각은, 앞서와는 다른 방향을 향한 인과 관계이다. 구체적으로, 생활의 스트레스가 많은 사람은 평균보다 주요 우울증에 걸리기 쉬우며, 처음 주요 우울증에 빠진 사람은 최근에 심한 스트레스를 평균보다 많이 겪었다는 점이다. 물론 큰 스트레스를 받은 사람들이 모두 우울증에 빠지는 것은 아니다. 그리고 이러한 개인적인 차이가 어디에서 기인하는 것인가는 이 장을 읽으면서 분명해질 것이다.

이미 언급한 것처럼, 어떤 불행한 사람들은 1년에 걸쳐 주기적으로 반복되는 우울증 발병으로 고통을 겪는다. 이런 사람들의 병력을 살펴보면 오직 처음 몇 번의 발병 시에만 스트레스가 촉발 요인으로 작용한다. 다르게 표현하자면, 두세 번 심각한 우울증에 빠졌던 사람은 다른 누구보다도 스트레스로 인한 주요 우울증에 빠질 확률이 낮다는 말이다. 그러나 네 번째 부근부터는 고장 난 체내 시계가 임무를 떠맡아서 바깥 세상에서 스트레스가 닥치거나 말거나 우울증의 파도를 몰고 온다. 이 전환이 어떻게 일어나는지를 이제부터 살펴보자.

실험실에서의 연구로도 스트레스와 우울증의 증상이 연관되어 있다는 사실을 알 수 있다. 실험실의 쥐에게 스트레스를 주면 쾌감 결여가 된다. 구체적으로, 이런 쥐에서는 쾌감을 느끼는 쾌감 경로를 활성화하려면 정상보다 강력한 전류가 필요하다. 쾌감을 느끼는 역치가 마치 우울증 환자처럼 올라가 있는 것이다.

결정적인 것은, 당질 코르티코이드가 이와 똑같은 일을 한다는 사실이다. 10장에서의 요점은 당질 코르티코이드와 스트레스가 기억을 파괴할 수 있다는 것이었다. 그 증거의 일부는 쿠싱 증후군(복습을 하자면, 혈중에 다량의 당질 코르티코이드를 분비하는 몇 종류의 종양 때문에 나타나는 질병 양상을 지칭한다.)인 사람들이나 몇몇 병을 고치기 위해 고농도의 당질 코르티코이드를 복용 중인 사람들에서 볼 수 있다. 일부 쿠싱양(樣) 환자나 합성 당질 코르티코이드를 복용 중인 환자들이, 기억 장애와는 무관하게, 임상적으로 우울해져 있다는 것 역시 수십 년 동안 알려져 온 사실이다. 이를 명확하게 밝히는 일은 그리 쉽지 않다. 첫째, 합성 당질 코르티코이드를 복용하기 시작하면 초기에는 기분이 좋아지거나 심하게는 조증이 되는 경향을 보이는데, 그러다 1주일쯤 지나면 우울증이 찾아온다. 얼핏 스트레스를 단기와 장기라는 이분법으로 나누었던 스트레스의 생리학을 떠올려 보자. 16장에서는 일시적인 도취감이 어디에서 오는지를 더 자세히 살펴볼 것이다. 두 번째 복잡한 문제는, 쿠싱 증후군 환자들이나 합성 당질 코르티코이드를 복용 중인 사람들이 우울해지는 것이 당질 코르티코이드가 그런 상태로 만드는 것인가 아니면 우울해질 만한 병을 앓고 있다는 사실을 본인들이 알고 있기 때문인가 하는 것이다. 만약 이들이 같은 병을 앓고 있지만 당질 코르티코이드를 복용하지 않고 있는 사람들보다 높은 확률로 우울증이 된다면 범인이 당질 코르티코이드라고 말할 수 있을 것이다. 아직은 이러한 현상에 관한 예측성 연구가 부족하다. 예를 들면, 어떤 의사도 고농도의 당질 코르티코이드를 투여하면서 어느 환자가 우울증이 될 것인가, 어느 정도의 용량이 우울증을 가져오는지, 언제 복용량을 증감시켜야 하는지 등을 사전에 신빙성 있게 예측할 수가 없다. 그래도 당질 코르티코이드의 혈중 농도가 높아지면 우울증이 될 위험도도 증가한다.

스트레스와 당질 코르티코이드는 또 다른 결정적인 방법으로 우울증이 되기 쉬운 환자의 생물학과 밀접하게 관련되어 있다. 우울증의 유전적 요인이 존재했던 것을 상기해 보자. 이것은 만약 우울증 유전자(들)를 가지고 있는 사람은 반드시 우울증이 된다는 것을 의미하는가? 분명 그렇지는 않다. 가장 좋은 증거가 일란성 쌍둥이들에 관한 연구이다. 이들은 모든 유전자를 공유하면서도 한 사람이 우울증에 걸렸을 때 다른 한쪽도 우울증이 될 확률이 50퍼센트로 일반인들에 비해 상당히 높다. 유전이 관계된다는 상당히 명확한 근거이다. 그러나 뒤집어 생각하면, 우울증인 사람과 유전자를 100퍼센트 공유하는데도 아직 50퍼센트의 확률로 병에 걸리지 않는다는 것이기도 하다.

사람에게, 그것도 뇌나 행동에 관해 유전자가 필수적인 경우는 드물다. 유전자들은 취약성, 성향, 추세 등을 나타낸다. 이 경우에는 오직 어떤 특정한 환경, 즉 스트레스가 심한 환경에서만 유전자들이 우울증의 위험도를 증가시킨다. 이러한 사실은 여러 가지 연구를 통해 밝혀졌지만 최근의 런던 킹스 칼리지의 아브샬롬 카스피의 연구가 가장 극적이었다. 과학자들은 사람에게서 우울증의 위험도를 증가시키는 특정한 유전자를 발견해 냈다. 좀 더 구체적으로 말하자면, 이 유전자는 소수의 다른 대립 형질의 형태(기능이 약간 다른 종류 또는 취향)로 이루어진 것이었는데, 그중의 하나가 존재하면 위험도가 증가했다. 그것이 무슨 유전자였는지 나는 아직 언급하지 않았다. 너무도 멋지기 때문에 이 장의 끝부분까지 아껴 놓으려는 것이다. 하지만 요점은 이렇다. Z 유전자의 X 유형을 가지면 확실히 우울증이 되는 것이 아니라 우울증의 위험도만 증가시킨다. 그리고 실제로 어떤 사람이 Z 유전자의 어느 유형을 가졌는가를 아는 것만으로는 그 사람이 우울증이 될 것인가를 예측할 수 없다. X 유형은 반복되는 심한 스트레스라는 병력이 있을 때에만 우울증의 위험도를 증가시킨다. 놀라운 것은 Z 유전자에 해당하는 유전자를 가지는 인간 이외의 척추동물 종에서도 비슷한 현상이 나타나는 것이 밝혀져 있다는 것이다. 유전자가 원인인 것이 아니라 유전자가 특정 환경과 상호작용을 하는 것이다. 구체적으로는, 유전자가 스트레스를 받는 환경에 있을 때 우울증에 취약해진다.

우울증이 되고 난 후 당질 코르티코이드의 양상

놀라운 일도 아니지만, 임상적으로 우울증인 사람의 당질 코르티코이드 수준은 전형적인 비정상을 보인다. 상대적으로 드문 우울증의 구분인 '비정형 우울증'은 무기력한 정신 신체적 소모를 보이는 정신 운동 양상이 주로 나타난다. 이 비정형 우울증의 특징은 만성 피로 증후군 환자에서와 똑같이 정상보다 당질 코르티코이드의 수준이 낮다는 것이다. 그렇지만 우울증의 공통된 특징은 과도하게 항진된 스트레스에 대한 반응, 즉 과도하게 항진된 교감 신경계와 더욱 극적인 당질 코르티코이드 수준의 상승이다. 이것은 침대에 걸터앉아 일어날 힘도 없으면서, 끊임없이 주위를 경계하고, 항상 자극된 상태로 있는 우울증 환자의 자태를 연상하게 만든다. 그들은 자신들의 내면에서 싸우고 있는 것이다.

40년 전부터 왜 우울증 환자들에서 당질 코르티코이드의 수준이 자주 상승되어 있는지에 대해서 기본적인 연구가 시행되어 왔다. 이 수준의 상승은 부신에서 우울증을 위해 스스로 당질 코르티코이드를 대량으로 생산해 내기 때문이 아니라 뇌에서 나오는 스트레스 신호가 너무 많기 때문인 것처럼 보인다(2장으로 돌아가서, 부신은 송과체를 경유한 뇌의 명령을 받았을 때에만 당질 코르티코이드를 분비한다는 것을 상기하자). 더욱이 당질 코르티코이드의 과다한 분비는 되먹이기 저항이라고 부르는 현상, 다시 말해 뇌가 당질 코르티코이드 분비를 효과적으로 차단하지 못하기 때문이다. 정상적으로, 이 호르몬의 수준은 엄격하게 조절된다. 뇌가 순환 중인 당질 코르티코이드의 수준을 감지하고, 만약 필요한 수준('필요한 수준'은 일어나는 사건이 차분한 성질의 것인지 스트레스를 받는 성질의 것인지에 따라 변화한다.) 이상으로 높으면 CRH의 분비를 중지한다. 마치 화장실의 물탱크와 똑같다고 생각하면 된다. 우울증인 사람에서는 이 되먹이기 조절이 고장 나 있다. 즉 뇌가 되먹이기 신호를 감지하지 못하기 때문에 순환 중인 당질 코르티코이드의 수준이 높은데도 이 체계를 차단하지 못하는 것이다.[5]

상승된 당질 코르티코이드의 수준은 우울증이 되기 전후에 어떻게 변화할 것인가

첫 번째로 중요한 의문은 당질 코르티코이드가 많아지면 왜 우울증이 될 위험성이 증가하는가 하는 것이다. 이번 장의 앞부분에서는 매우 길고 자세하게 우울증과 세로토닌이나 노르에피네프린, 또는 도파민의 관계와 관련하여 상당히 혼란스러운 부분에 관해 살펴보았다. 이 이야기들이 어느 정도 사실이라고 한다면, 당질 코르티코이드라는 관점은 이 호르몬이 세 가지 신경 전달 물질 체계 모두의 양상, 즉 합성되는 신경 전달 물질의 양, 분해 속도, 각각의 신경 전달 물질에 대한 수용체의 수 및 그 수용체의 효율 등을 변화시킬 수 있다는 점에서 적절하다. 더구나 스트레스 역시 같은 변화를 초래하는 것이 알려져 있다. 스트레스가 지속되면 '쾌감 경로'에서 도파민을, 그리고 뇌의 다른 부위를 깨우는 청반에서 노르에피네프린을 고갈시키게 된다. 또 스트레스는 세로토닌의 합성, 분비, 효과, 분해의 모든 과정을 변화시킨다. 스트레스의 어떤 효과가 가장 중요한지는 분명치 않다. 단순히 어느 신경 전달 물질(들)이 가장 중요한지도 분명치 않기 때문이다. 그러나 우울증에 동반된다고 밝혀져 있는 어떤 신경 화학적 장애보다, 이러한 장애를 가져오는 스트레스나 당질 코르티코이드라는 요소가 선행한다고 말할 수는 있을 것이다.

상승된 당질 코르티코이드의 수준은 또 다른 결과를 초래하는 듯하다. 우울증인 사람들이 약간 면역력이 저하되고 골다공증이 되기 쉽다는 사실에도 당질 코르티코이드가 관련된다. 또 장기간에 걸친 주요 우울증에서는 금주, 금연을 하더라도 심장 질환의 위험도가 서너 배 증가하는데, 과도한 당질 코르티코이드가 한 요인으로 작용하는 것 같다.

또 다른 문제도 생길 수 있다. 10장으로 돌아가 당질 코르티코이드가 해마를 손상시키는 여러 가지 방법에 관한 고찰을 상기해 보자. 그 글은 1980년대에 나온 문헌으로 주요 우울증인 사람들은 해마에 문제가 있을 수 있다는 것을 직접적으로 시사하는 것이었다. 우울증에서 가장 심각하게 손상되는 종류의 기억인 서술 가능한 기억이 해마에 의해 중개된다는 사실이 이 가정을 뒷받침한다. 10장에서 소개한 것처럼 장기간 우울증을 앓은 사람의 해마는 위축되어 있다. 이 위축은 우울의 결과로서(우울에 선행하는 것이 아니라) 나타나는데, 우울증의 병력이 길수록 위축이 심하며 기억 장애도 심해진다. 아직 누구도 우울증에서의 위축이 당질 코르티코이드와 관계가 있다고 명확히 밝히지는 못했지만, 당질 코르티코이드 과잉이 가장 흔하게 나타나는 우울증 유형에서 이 위축이 가장 흔하다. 만성 우울증에서 전두엽의 부피가 감소한다는 연구들도 있다. 처음에 우리같이 매사를 당질 코르티코이드와 관련시켜 생각하던 사람들에게 이 연구 결과는 조금 뜻밖이었다. 그러나 최근에 와서 이 문제는 해결을 보았다. 쥐의 경우에는 해마가 뇌 속에서 작용하는 당질 코르티코이드의 주된 표적이 되지만, 사람의 경우에는 해마와 전두엽이 당질 코르티코이드에 대해 거의 동일한 감수성을 보인다는 것이다.

따라서 일부 그럴듯한 정황 증거는 우울증에서의 당질 코르티코이드 과잉이 해마나 전두엽의 부피 감소와 관계가 있다는 것을 나타내고 있다. 10장에서는 당질 코르티코이드가 신경 세포에 대해 할 수 있는 일련의 나쁜 짓들에 관해 언급했다. 매우 꼼꼼히 수행된 몇몇 연구들은 우울증에서 전두엽의 부피만 감소하는 것이 아니라 세포들도 감소한다는 것을 보여 주고 있는데, 조금 혼란스럽겠지만, 감소하는 것은 신경 세포가 아니라 지지 조직인 신경 교세포(神經膠細胞)이다. 그러나 해마에서는, 아직 아무런 단서도 없지만, 신경 세포 그 자체가 위축 또는 사멸하거나, 새로운 신경 세포가 생성되는 것을 억제하거나, 이 두 가지가 다 일어날 수도 있다.[6] 이러한 세포 수준에서의 설명과는 무관하게, 약을 복용한다든가 해서 어느 정도 치료된 주요 우울증 환자라고 해도 몇 년에서 몇십 년간 부피가 감소해 있는 것으로 보아, 이 변화는 영구적인 것 같다.

항당질 코르티코이드 항우울제

당질 코르티코이드와 우울증의 연관은 중요한 의미를 내포하고 있다. 내가 이 장의 도입부에서 이 연관을 소개했던 것은 우울증이라는 것 — 해면처럼 힘이 빠진 채, 가만히 침대에 걸터앉아 있지만 내면적인 전쟁을 겪으며 끓고 있는 — 에 대해 약간의 인식을 심어 주기 위해서였다. 그러한 서술에는 우울증이 실제로는 매우 심한 스트레스를 받는 상태이며, 그러므로 당질 코르티코이드의 분비가 자극된다는 뜻을 포함하고 있는 것이다. 방금 전에 검토한 자료들은 정반대의 시나리오를 시사하고 있다. 스트레스와 당질 코르티코이드 과잉이 우울증의 결과로서 나타나는 것이 아니라 우울증의 원인이 된다는 것이다.

만약 그것이 사실이라면, 새로운 임상적 수단을 생각할 수 있다. 부신에서 당질 코르티코이드의 분비를 감소시키는 작용을 가진 약을 찾아 우울증인 사람에게서 나타나는 당질 코르티코이드 과잉 현상을 해소한다면, 우울증도 나아질 것이다. 그리고 흥미롭게도 실제로 그런 것이 알려져 있다. 그러나 이런 방법에는 많은 문제가 동반된다. 당질 코르티코이드가 매우 중요한 호르몬이라는 사실이 이제 분명히 밝혀졌으므로, 이 책의 많은 곳에서 이야기한 것처럼, 그 수준을 너무 낮추는 것은 바람직하지 않다. 더구나 부신에서 스테로이드 생산을 억제하는 약물들은 약간의 괴로운 부작용을 가지고 있다. 그러나 일부 믿을 만한 보고들은 이 약물들이 당질 코르티코이드 과잉으로 인한 우울증에서 항우울 효과가 있다는 것을 보여 주고 있다.

이 같은 접근 방법의 다른 형태로는 뇌에서 당질 코르티코이드 수용체를 차단하는 약이 있다. 이런 약들은 실제로 있고 상대적으로 안전하며, 최근의 보고에 의하면, 효과도 상당히 좋다.[7] 당질 코르티코이드가 그 수용체와 결합하는 것을 방해하는 능력을 가진 DHEA는, 비교적 잘 알려지지 않은 호르몬으로서 최근에 어느 정도 항우울 효과를 발휘한다고 보고되었다. 그러므로 이러한 최근의 연구들은 우울증의 기초적인 지식을 가르쳐 줄 뿐만 아니라 이 병을 고칠 완전히 새로운 길을 열어 주고 있는 것이기도 하다.

연구자들은 이런 관찰들을 근거로 상당히 과격한 의견을 제시한다. 우울증에 대한 호르몬의 영향에 관심이 있는 생물학적 정신 과학자들을 위해서는, 위에서 개요를 설명한 전통적인 당질 코르티코이드 시나리오가 있다. 이 시나리오에 따르면, 우울증에서는 스트레스가 심하기 때문에 당질 코르티코이드 수준을 상승시킨다. 항우울제로 치료를 받으면 비정상적인 신경 화학(세로토닌이나 노르에피네프린 등)

이 정상화되고 우울증이 호전되어서, 결과적으로 생활에서 스트레스를 덜 느끼게 되고, 그 부산물로서 당질 코르티코이드 수준이 정상으로 되돌아온다. 새로운 시나리오 역시 방금 검토한 것처럼 뒤집힌 인과 관계의 논리적 연장이다. 이 시나리오에 따르면, 무슨 이유에서든 어떤 사람의 당질 코르티코이드 수준이 상승하면(스트레스를 많이 받거나 당질 코르티코이드의 규칙적인 조절이 고장 나서) 세로토닌(또는 노르에피네프린)의 화학적 변화를 초래해 우울증이 된다. 즉 항우울제가 당질 코르티코이드의 수준을 정상화하는 작용을 하고, 그렇게 함으로써 뇌의 화학을 정상화하고, 우울증을 낫게 만든다는 것이다.

이 견해가 지지를 받으려면 각종 항우울제들이 당질 코르티코이드 체계에 작용하고, 우울증의 증상이나 뇌의 화학적 변화에 선행하여 당질 코르티코이드 수준이 변화한다는, 가장 중요한 작용 메커니즘이 밝혀져야 한다. 일부 연구자들은 항우울제가 뇌의 당질 코르티코이드 수용체의 수를 급격히 변화시키고, 신체의 조절 기능을 변화시켜서 당질 코르티코이드 수준을 내리며, 또한 이러한 변화가 우울증의 전형적인 증상에 선행한다고 주장하지만, 다른 연구자들은 이에 동의하지 않고 있다. 언제나 그렇듯이 더 많은 연구가 필요하다. 그러나 만약 일부 환자들에서 우울증이 상승된 당질 코르티코이드 수준으로 인해 촉발된다고(그리고 그 수준을 내림으로써 우울증이 좋아진다고) 하더라도 이것이 모든 우울증 환자들에 공통되는 메커니즘은 아니다. 왜냐하면 우울증 환자의 절반 정도에서만 당질 코르티코이드 수준이 상승되어 있기 때문이다. 나머지 절반에서는 당질 코르티코이드 체계가 완벽하게 정상적으로 돌아가고 있다. 스트레스와 우울증의 이 특수한 연관은 아마도 초기 몇 회(내부적인 주기성이 나타나기 전)까지의 우울증이나, 또는 일부 사람들만 관련되는 것인지도 모른다.

이제까지 우리는 스트레스와 당질 코르티코이드가 우울증의 생물학과 뒤얽혀 있는 방식을 보았다. 이 병의 정신적인 양상을 고려하면 이 뒤얽힘은 더욱 심해진다.

스트레스와 주요 우울증의 정신 역학

프로이트를 비판하는 것이 요즘 유행이라는 사실은 알고 있지만 이 야기를 프로이트로부터 시작할 수밖에 없다. 물론 그에 대한 일부 비판은 타당하지만, 그가 주장한 학설의 대부분은 오늘날에도 통용되고 있다. 거의 한 세기 후에도 그 업적이 옳고 중요하다고 여겨지며, 그것을 도서관의 문서 보관소에 넣어 두는 대신 어떻게든 틀린 점을 지적하려고 현재에도 많은 학자들이 연구 대상으로 삼고 있는 과학자는 프로이트 이외에는 거의 없을 것이다.

우울증에 관심이 많았던 프로이트는 우리가 처음 다루었던 문제, 즉 대부분의 사람들은 무서운 일을 겪고 우울해지더라도 얼마 후 회복하는데, 일부 사람은 왜 주요 우울증에 빠지는가 하는 문제에 초점을 맞추었다. 그의 고전적 논문 「비탄과 울증」(1917)에서 프로이트는 이 두 가지의 공통점을 찾는 일부터 시작한다. 그는 양쪽 모두에 사랑하는 대상의 상실이 존재한다고 느꼈다(프로이트학파의 용어로는 대상은 대개 사람을 지칭하지만 때로는 목표나 이상도 대상이 될 수 있다.). 프로이트의 공식에 따르면 모든 연애 관계에는 양가(兩價) 감정(논리적으로 서로 어긋나는 표상의 결합에서 오는 혼란스러운 감정. 동일한 대상에 대해 동시에 서로 대조적인 감정을 가지는 정신 상태를 말한다.—옮긴이), 즉 사랑과 증오의 요소가 뒤섞인 감정이 존재한다. 비탄과 같은 작고 반응성인 우울에서는 건강한 태도로 이 뒤섞인 감정에 대처할 수가 있다. 상실감을 느끼고, 슬퍼하고, 그리고 회복하는 것이다. 심한 울병성 우울증의 경우에는 양가 감정에 사로잡히게 된다. 심한 증오와 동시에 느껴지는 사랑 사이에서 동요하게 되는 것이다. 프로이트에 따르면 울병, 즉 주요 우울증은 이 양가 감정에 의해서 생기는 내면의 갈등이다.

주요 우울증 환자가 경험하는 심한 슬픔도 이 이론으로 설명할 수 있다. 만약 당신이 이 뒤섞인 감정에 사로잡혀 있다면, 상실 후에 오는 슬픔은 배로 늘어난다. 왜냐하면 사랑하는 사람을 잃었을 뿐 아니라 그 사람과의 사이에 존재하던 어려운 문제들을 해결할 기회도 잃었기 때문이다. "그때 제대로 이야기했더라면, 그때 서로 오해를 풀었었다면······." 하면서 스스로 양가 감정에서 헤어 나올 기회를 잃고 마는 것이다. 남은 인생을 위해서, 당신은 순수한 세상으로 들어가는 문을 찾지만 당신은 절대로 그 문에 도달할 수 없다.

이것은 또 주요 우울증에서 자주 경험하는 심한 죄의식도 설명할 수 있다. 만약 당신이 어떤 상대에 대해 진정으로 심한 증오와 사랑의 감정을 동시에 가지고 있다면, 상대를 상실한 후에는 슬픔과 더불어 한편으로 틀림없이 기쁨을 느낄 것이다. "그는 죽었다. 슬픈 일이다. 그러나······ 고맙습니다, 하느님, 이제는 이런저런 것에서 벗어나 살아가게 될 거야, 결국은 더 성장하게 될 것이고." 그리고 이렇게 생각한 바로 그 순간, 반드시 그렇다고 해도 좋을 만큼, '이럴 때에 안도하고 기뻐하다니, 나는 어쩌면 이렇게 짐승만도 못할까.' 하는 생각이 들면서 아연해지고, 빠져나올 수 없는 죄의식에 사로잡히게 되는 것이다.

이 이론은 또 이런 상황에 처한 주요 우울증 환자들이 묘하게도 예전에 자신이 사랑하고 증오했던, 잃어버린 사람의 특성, 그중에서도 특히 자신을 가장 화나게 만들었던 특성을 답습하려는 경향을 설명해 준다. 정신 역학적으로, 이것은 굉장히 논리적이다. 어떤 특성을 물려받음으로써 이제는 없는, 예전에 나를 믿었던 사람에 대해 성실하려고 한다. 그리고 그가 자신을 화나게 만들던 특성을 물려받음으로써, 자신이 화가 났던 것이 당연하다고 세상 사람들을 납득시키려 하는 것이다. "당신도 나한테 그런 일을 당하면 싫지? 나는 그걸 몇 년이나 참았어." 그리고 자신을 화나게 만들던 특성을 선택함으로써, 무엇보다도 여전히 잃어버린 사람과의 논쟁을 유리하게 전개할 뿐 아니라 그런 논쟁을 하던 자기 자신을 벌하려고 하는 것이다.

우울증에 관한 프로이트학파의 가장 적절한 서술 중의 하나가 '내면을 향한 공격성'이라는 말이다. 갑자기 기쁨의 상실, 정신 행동 지체, 자살 충동 등을 모두 설명할 수 있다. 상승된 당질 코르티코이드의 수준도 마찬가지이다. 이는 단지 기운이 없어서 몸이 기능하지 않는 사람을 말하는 것이 아니다. 자기 인생의 여러 가지 사안 때문에 고민하고 소모된, 의식이 내면으로만 향하는 우울증 환자의 실제 모습과 비슷하다. 이것이 정신적인 스트레스가 아니라면 무엇이란 말인가?

프로이트의 다른 훌륭한 업적들처럼, 이 생각들은 충분히 수긍이 가고 임상적 특성과도 잘 맞는다. 이것들은 '옳은 것' 같다. 그러나 이들을 현대의 과학, 특히 생물학적 심리학으로 융합시키는 것은 어려운 일이다. 예를 들어 세로토닌 수용체의 밀도와 내면을 향한 공격성의 상관관계 또는 에스트로겐-프로게스테론 비율이 사랑-증오 비율에 미치는 효과 등을 연구할 방법은 없다. 필자가 스트레스와 가장 밀접하게 연관이 있고, 유용하다고 생각하는 우울증에 관한 이론 심리학이라는 분야는 실험 심리학에서 유래했다. 최근 이 분야에서 매우 유익한 우울증에 관한 모델이 개발되었다.

스트레스, 학습성 무원감, 우울증

다음에 설명할 모델의 기초가 되는 실험적 연구들을 이해하기 위해 10장의 정신적 스트레스를 상기해 보자. 우리는 10장에서 정신적 스트레스를 주는 특정한 양상에 대해 살펴보았다. 어떤 상황에서의 통제 능력 및 예측 가능성의 상실, 욕구 불만을 해소할 방도의 상실, 지원 근거의 상실, 악화하는 삶의 지각 등이 그것이다. 심리학자인 마틴 셀리그먼과 스티븐 메이어가 개척한 실험에서는 위에 열거한 스트레스를 동물을 대상으로 병적으로 심하게 가한다. 그 결과는 인간에서의 우울증과 지극히 비슷한 증상이었다.

실제 스트레스와는 다르지만, 이 연구는 동물을 완벽하게 통제가 불가능한 상태로 두고 반복해서 스트레스를 가하는 것이 요점이다. 예를 들어 쥐는 장기간 빈번하게, 스스로 통제할 수 없는 예측 불가능한 충격이나 소음에 노출되는데, 욕구 불만을 해소할 수도 없는 상태에 놓이는 것이다.

그리고 얼마가 지나면 쥐에 이상이 발생하며, 이는 실험으로 보여줄 수 있다. 스트레스를 받지 않은 건강한 쥐를 골라 어떤 쉬운 사항을 학습시킨다. 예를 들어 바닥을 둘로 나눈 방에 쥐를 넣는다. 그리고 때때로 바닥의 절반에만 약한 충격을 일으키는 전류를 흐르게 한다. 그리고 전기를 흘리기 직전에 바닥의 반쪽에 전기가 흐른다는 것을 알리는 신호를 보낸다. 어려운 시련을 겪은 쥐는 이 '적극적 회피 행동'을 쉽게 학습하게 되고, 금방 신호에 따라 자기가 앉을 곳으로 재빨리 침착하게 이동한다. 간단한 일이다. 그러나 최근에 스스로 통제가 불가능한 반복성 스트레스를 받은 쥐는 그렇지 못하다. 그런 쥐는 학습이 되지 않는다. 어떻게 해야 할지를 모른다. 오히려 무원감을 느끼게 되는 것이다.

학습성 무원감(學習性無援感)은 보편적인 현상이다. 동물은 스스로 통제할 수 없는 스트레스에 노출되면 다양한 사물에 대처하지 못하게 된다. 이러한 무원감은 일상생활에도 미친다. 예를 들면 음식물을 얻기 위해 다른 동물들과 경쟁한다든가 사회적 공격을 회피해야 할 상황에서도 포기 상태가 되는 것이다. 이 무원감이 충격을 받는다는 신체적 스트레스에서 오는 것인지, 아니면 충격을 조정할 수도 없고 이를 예측할 수도 없는 정신적 스트레스에서 오는 것인지 궁금할 것이다. 정답은 후자이다. 이는 두 마리의 쥐를 가지고 실험을 해 보면 명백하게 알 수 있다. 한 마리에게는 미리 충격에 대한 예고를 해 주고 어느 정도 통제가 가능해진 상태로 만든 후에 충격을 준다. 나머지 한 마리에게는 통제도, 예측 가능성도 없이 충격을 준다. 그러면 후자가 무원감을 느끼게 되는 것이다.

셀리그먼은 학습성 무원감에 빠진 동물은 우울증 상태에 있는 인간과 정신 면에서 많은 공통점이 있다고 주장한다. 이 논리에는 설득력이 있다. 우선 그러한 동물은 동기 유발에 문제가 있다. 그 증거로 어떤 새로운 상황에 직면하더라도 거기에 대처하기 위한 반응을 전혀 보이지 않는 경우가 많다. 이는 그렇게만 한다면 자신의 생활이 개선될 텐데, 그 간단한 일조차 하려고 하지 않는 우울증 여성 환자와 상당히 비슷하다. "나는 이제 너무 지쳤어. 그런 일은 내게 너무 무리야. 그리고 그렇게 해 봐야 어차피 나아지지 않을 거야……."

한편, 학습성 무원감에 빠진 동물은 인식에도 문제가 있다. 세상에 대한 지각 방식이나 사고 방식이 왜곡되는 것이다. 대처 반응을 거의 보이지 않기 때문에, 그것이 효과가 있는지 여부를 모르게 되는 것은 동물도 마찬가지이다. 예를 들어 대처 반응과 보상 사이의 연상을 강화하면 정상 쥐의 반응률은 높아진다(다시 말해서 대처 반응이 효과를 발휘하면 쥐는 이 반응에 집착한다.). 이와는 대조적으로 가끔씩밖에 반응을 보이지 않는 무원감을 느끼는 쥐의 경우, 대처 반응에 대한 보상을 강화하더라도 반응률에 거의 변화가 없다. 셀리그먼은 이것이 무원감을 느끼는 동물이 일의 규칙을 잊어버려서 생기는 결과가 아니라, 그 대신 괴로움에 주의를 기울이지 않도록 학습한 결과라고 생각한다. 논리대로라면 그 쥐는 "충격을 받으면 내가 할 수 있는 일은 없어. 무서운 일이지만, 세상은 그게 다가 아니야. 모든 것이 그럴 리는 없어."라고 학습해야 한다. 그런데 그 대신 "내가 할 수 있는 일은 없어, 절대로."라고 학습했다는 것이다. 만약 다시 통제 능력과 지배력을 획득할 수 있는 상태에 놓이더라도 이 쥐는 그 점을 인식하지 못한다. 이것은 언제나 잔이 반이나 비어 있다고만 생각하는 우울증 환자와 매우 비슷하다. 벡과 다른 인지 치료사들이 강조하는 것처럼, 우울증의 많은 부분들은 어떤 무서운 일에 대한 반응과 그것의 과도한 일반화를 중심으로 구성되어 있다. 세상이 비뚤어져 보이는 것이다.

    이 학습성 무원감이라는 패러다임은, 주요 우울증인 사람과 놀라울 정도로 비슷한 여러 가지 증상을 보이는 동물을 만들어 낸다. 쥐에게도 쾌감 결여와 비슷한 증상이 있다. 털을 핥지도 않고, 교미나 사료에 대해서도 흥미를 보이지 않는다. 대처 반응도 보이지 않는 이 쥐의 행동은 쥐도 인간의 정신 운동 지체와 비슷한 증상을 경험한다는 것을 시사한다.[8] 학습성 무원감의 어떤 모델에서는 자신의 사지를 절단하거나 스스로를 깨물어 자해하는 경우도 있다. 또 수면 부족, 수면 구조의 혼란, 당질 코르티코이드의 상승 등과 같은 기능 부전 증상 역시 많이 나타난다. 가장 결정적인 것은, 이 동물들 뇌의 특정 부위에 노르에피네프린이 고갈되는 경우가 있다는 점인데, 항우울제나 ECT는 학습성 무원감 상태로부터의 회복을 촉진시킨다.

학습성 무원감은 설치동물, 고양이, 개, 새, 물고기, 곤충 그리고 사람을 포함하는 영장류에서 유발할 수 있다. 사람을 포기시켜 일반적인 무원감 상태에 빠지게 하는 데는 그 사람이 통제할 수 없는 불쾌감을 약간만 가하면 된다. 도널드 히로토의 연구 중의 하나에 다음과 같은 것이 있다. 자원한 학생들을 피할 수 있는 큰 소음과 피할 수 없는 큰 소음에 각각 노출시킨 뒤(이런 연구는 모두가 그렇지만, 학생들은 대조되는 두 그룹으로 나뉘어 같은 양의 소음을 듣는다.), 학습 과제를 주고, 과제에 바르게 반응할 경우 큰 소음이 멎도록 했다. 그 결과 '피할 수 없었던' 그룹의 학생들은 과제를 학습하는 능력이 현저히 떨어졌다. 무원감은 혐오감을 주지 않는 학습 현장에까지도 일반화가 가능한 것이다. 히로토와 셀리그먼은 다시, 통제가 가능한 소음과 통제가 불가능한 소음으로 후속 연구를 시행했다. 그러자 후자에서는 단순한 단어 문제를 푸는 능력도 떨어지는 것을 알았다. 한편, 이런 포기는 통제가 불가능한 큰 소음보다 훨씬 작은 스트레스로도 유발된다. 다른 연구에서, 히로토와 셀리그먼은, 문제를 해결하는 중에 알게 될 어떤 규칙에 따라 특정한 색깔의 카드를 찾아내도록 하는 학습 과제를 자원자들에게 부과하면서, 한 그룹은 규칙을 학습할 수 있게, 다른 그룹은 도저히 규칙을 알아낼 수 없게(카드의 색깔에 아무 규칙성도 없게) 만들어 놓았다. 그 결과 후자에서는, 다른 간단하고 쉬운 문제를 푸는 능력도 저하되는 것을 알았다. 셀리그먼과 동료들은, 사회적 대처 상황 속에서, 도저히 해결할 수 없는 과제들이 무원감을 유발한다는 것을 증명한 것이다.

그러므로 비록 일시적이기는 하지만, 인간들은 놀랍도록 간단하게 학습성 무원감에 빠질 수 있다. 당연히 무원감에 빠지는 정도 —

우리 중의 일부는 남들보다 취약하다(그리고 이것이 우리가 마지막 장에서 스트레스의 관리에 관해 고찰할 때 중요하다는 것을 기억해 두자.). —— 에 관해서는 엄청난 개인차가 있다. 피할 수 없는 소음을 동원한 실험을 하기 전에 히로토는 학생들의 인성 검사를 시행했다. 따라서 그는 어떤 학생이 강력한 '내재화된 통제점', 즉 스스로가 운명의 주인이라고 믿고 인생의 많은 부분을 스스로 통제하는 경향을 가지고 실험에 임했는지, 또 이와는 대조적으로, 누가 결과를 우연이나 행운으로 돌리려는 경향이 많은, 심하게 '외재화된 통제점'을 가진 학생이었는지를 알 수 있었다. 실험의 결과, 스스로 통제가 불가능한 스트레스를 받을 경우, 외재화된 학생이 훨씬 더 학습성 무원감에 취약하다는 것이 밝혀졌다. 이를 현실 세계로 옮겨 보면, 내재화된 통제점을 더 많이 가진 사람이 똑같은 정도의 외적 스트레스를 받아도 우울증에 덜 걸린다는 것이다.

종합해서 말하자면, 이 연구들이 스트레스와 성격과 우울증을 연관시킨다는 점에서 나는 깊은 감명을 받았다. 우리의 삶은 불합리하게 무원감을 느끼게 되는 사건들로 가득 차 있으며 그중 어떤 것은 우스꽝스럽거나 대수롭지 않은 것도 있다. 나는 7장에 나오는 하이에나를 연구한 동물학자 로런스 프랭크와 아프리카에서 캠핑을 한 적이 있는데, 그때 우리는 마카로니와 치즈를 캠프파이어의 불 위에서 요리하다 사고를 냈다. 엉망진창이 된 요리를 보며 포장에 써 있는 주의사항을 미리 읽어 보았더라면 이런 일이 생기지 않았을 것이라고 생각했으나 이미 엎질러진 물이었다. 우리 둘 모두 설명문 읽는 것을 회피했던 것인데, 사실은 둘 다 그런 설명문을 읽더라도 뜻을 이해할 수가 있을지 왠지 자신이 없었던 것이었다. 프랭크가 상황을 요약했다. "그것 봐. 우린 요리의 학습성 무원감에 빠져 있다고."

그러나 인생에는 더 중요한 사례들이 많다. 만약 배워야 할 결정적인 시기에 선생님이, 또는 감정이 발달하는 결정적인 시기에 사랑하는 사람이, 자기들만의 특수하고 통제가 불가능한 스트레스에 우리를 노출시킨다면, 우리는 '나는 학습이 불가능하다거나, 나는 사랑을 받지 못할 것'이라는 비뚤어진 믿음을 가지고 자라날 수 있다. 이를 보여 주는 좋은 예로, 심각한 읽기 능력 문제를 가지고 있는 빈민가의 아이들에 관한 심리학적 연구가 있다. 그 아이들은 정말로 지능적인 문제가 있어서 읽지 못하는 것일까? 전혀 아니었다. 심리학자들은 아이들의 읽기 공부에 대한 저항을 한자를 가르침으로써 우회적으로 해결했다. 몇 시간 이내에 그들은 영어로 되어 있다면 읽을 수 없었을 더 복잡하고 상징적인 문장, 즉 한문을 읽을 수 있게 되었다. 아이들이 그동안 "너희들은 영어를 읽을 능력이 없다."라는 선입관에 사로잡힌 교육을 너무나도 잘 받아 온 것이 분명했다.

이러한 결과들은 사전에 심리적으로 취약한 상태에 있는 사람에게 스스로 통제가 불가능한 심한 시련이 닥칠 때에 주요 우울증이 촉발될 수 있음을 시사한다. 이것으로 부모가 사망했거나, 이혼했거나, 부모에게 학대를 당하는 스트레스를 받은 아이가 장차 우울증이 될 위험이 높다는 일련의 현상을 설명할 수 있을지 모른다. 자신의 세계관을 형성하기 시작했을 때에 스스로 통제할 수 없는 무서운 일을 체험하는 것만큼 무서운 교훈이 어디 있겠는가? 이를 뒷받침하는 것으로 에모리 대학교의 폴 플로츠키와 찰스 네머로프의 연구가 있다. 그들에 따르면, 생애의 초기에 스트레스에 노출되었던 쥐나 원숭이는 일생 동안 뇌 속의 CRH 수준이 상승되어 있다고 한다.

셀리그먼은 "우리의 모델에 따르면, 우울증은 일반화된 비관주의가 아니라, 자신의 기능을 행동으로 옮겼을 때 나타나는 효과에 대한 특수한 비관주의"라고 쓰고 있다. 통제할 수 없는 스트레스를 많이 받으면 우리는 무원감을 느끼게 된다. 최악의 경우를 가정하기 때문에 삶의 의욕을 잃고, 사태가 호전되고 있는데도 그것을 확실하게 인식하지 못하며, 매사에 기쁨을 느끼지 못하게 되는 것이다.[9]

종합을 시도하며

심리학적 접근을 통해 우울증의 본질을 이해하기 위한 몇 가지 통찰을 얻을 수 있다. 어느 학파는 우울증이 통제 능력이나 욕구 불만을 해소할 방도의 상실 등에 병적일 정도로 과도하게 노출된 결과 유발되는 것이라고 한다. 프로이트학파는 이것이 양가 감정 때문에 생기는 내면의 갈등, 즉 내면을 향한 공격성이라고 밝힌다. 이 견해들은 좀 더 생물학적인 견해, 예를 들면 우울증은 신경 전달 물질의 비정상적인 수준, 뇌의 특정 부위끼리 연락 이상, 비정상적인 호르몬 비율, 유전적 감수성 등으로 인한 질병이라는 견해와는 대조되는 것이다.

　세상을 보는 방법은 매우 많기 때문에 각기 다른 방향에 있는 연구자나 임상 실험가들은 그들의 공통 관심사인 우울증에 대해 서로 한 마디 대화도 하지 않는 것이 보통이다. 때로는 너무 심할 정도로 서로 다른 언어 —— 정신 역학적 양가 감정 대 신경 전달 물질의 자기 수용체, 인식의 과도한 일반화 대 유전자의 대립적 변이와 같은 —— 언어로 대화하고 있다는 생각이 들 때도 있다.

　이 장에서 내가 주장하는 주된 논점은, 스트레스야말로 생물학과 심리학이라는 몹시 다른 실의 가닥을 잡아당겨 통합시키는 주제라는 것이다.

우리는 지금까지 스트레스와 우울증 사이의 몇 가지 연관을 살펴보았다. 극심한 심리적 스트레스는 실험동물에서 우울증과 상당히 비슷하게 보이는 상태를 유발할 수 있다. 그뿐만 아니라 스트레스는 사람에게도 우울증을 유발하는 요소이며, 우울증에 특징적인 일부 전형적인 내분비학적 변화를 가져온다. 더구나 우울증을 유발하는 유전자는 스트레스가 심한 환경에서만 그 역할을 발휘한다. 관련을 더 엄격하게 좁혀 보면, 스트레스 반응의 중심이 되는 호르몬인 당질 코르티코이드는 동물에서 우울증과 비슷한 상황을 만들고, 사람에게는 우울증을 유발한다. 그리고 마지막으로, 스트레스와 당질 코르티코이드는 우울증에서 나타나는 신경 화학적 변화를 초래한다.

이러한 견해들을 바탕으로 조각들을 서로 맞추어 보자. 스트레스, 특히 통제가 불가능하고 욕구 불만을 해소할 방도도 없는 심한 형태의 스트레스는 사람에게서 일련의 해로운 변화를 초래한다. 인식적으로, 이것은 그 사람을 어떤 상황에 놓이더라도 통제가 불가능하고 불만을 해소할 방도도 없을 것이라는 왜곡된 믿음, 즉 학습성 무원감에 빠뜨린다. 정서적으로는 쾌감 결여가, 행동은 정신 운동 지체가 된다. 신경 화학적으로는 세로토닌, 노르에피네프린 그리고 도파민 신호의 장애 — 16장에서 볼 것처럼 지속적인 스트레스는 쾌감 경로에서 도파민을 고갈시킨다. — 가 생길 수 있다. 생리학적으로는, 다른 많은 변화 중에서도 특히 식욕, 수면 양상, 당질 코르티코이드 체계의 되먹이기 조절에 대한 감수성 등이 변화한다. 종합적으로 이런 일련의 변화를 주요 우울증이라고 부른다.

이것은 매우 멋진 일이다. 이제 스트레스와 관련된 질환들은 우리 손안에 들어왔다. 하지만 아직 몇 가지 결정적인 의문이 남아 있다. 하나는 왜 서너 차례 병이 나타난 후에는 스트레스와 우울증의 연관이 분리되는 것일까? 그것은 실제로 외부 세계로부터 얼마나 괴로운 스트레스를 받는가와 무관하게 돌아가는 체내의 리듬과 관련되는 문제이다. 왜 그런 전환이 일어나는 것일까? 현재까지 많은 이론이 제시되고 있지만, 구체적인 자료는 거의 없다.

그러나 아직 가장 근본적인 의문이 남는다. 왜 우리 중의 일부만 우울증에 걸리는가? 분명한 대답은 우리 중의 일부가 남들보다 훨씬 많은 스트레스에 노출되어 있다는 사실이다. 성장 과정을 분석해 보면, 그것은 개인의 병력을 포함하는 방식으로 설명될 수 있다. 우리 중의 일부가 단지 더 많은 스트레스를 받는 것만이 아니라, 인생의 초기에 큰 스트레스에 노출되었기 때문에 그 후 어떤 스트레스가 닥칠 경우 다른 사람보다 취약해진다는 것이다. 이는 본질적으로 연속되는 서로 다른 부하에 의한 소모를 의미하며, 어린 시절 심한 스트레스에 노출된 어떤 곳에 취약성이 잠복하고 있다는 것이다.

따라서 우울증의 발병률 차이는 스트레스의 양 그리고(또는) 스트레스 병력의 차이로 설명될 수 있다. 그러나 아무리 같은 스트레스를 같은 시기에 받는다고 하더라도 우리 중의 누군가는 다른 사람보다 더 취약하다. 왜 우리 중의 일부는 더 쉽게 병이 들까?

이를 이해하기 시작하려면, 이 의문을 뒤집어서 좀 더 염세적으로 물어보아야 한다. 우리 중의 누군가가 우울해지는 것을 '회피하려' 든다면 어떨까? 아무리 생각해 봐도 이 세상은 좋아질 수도 있으며, 때로는 우리 중의 누군가가 절망에 저항할 수도 있다는 사실이 멋져 보일 것이 틀림없다.

문제의 답은 우리의 몸속에 우울증을 유발하는 스트레스의 효과로부터 회복시키는 생물학적 메커니즘이 만들어져 있다는 것이다. 이미 본 것처럼, 스트레스와 당질 코르티코이드는 우울증과 관련된 신경 전달 물질 체계의 여러 가지 공통적인 변화를 초래한다. 가장 많이 알려진 연관이 스트레스가 노르에피네프린을 고갈시킨다는 것이다. 아무도 정확히는 모르지만, 아마도 그러한 고갈은 노르에피네프린의 소비가 평소보다 항진되는 현상(평소보다 생산이 늦어져서가 아니라)과 관련이 있는 것 같다.

결정적인 것은, 스트레스가 뇌에서 노르에피네프린을 고갈시키기만 하는 것이 아니라, 동시에 노르에피네프린을 점점 더 많이 합성하도록 유도한다는 것이다. 스트레스가 시작된 직후 노르에피네프린의 양이 급격히 감소하는 것과 같은 시각에, 뇌는 노르에피네프린 합성에 필수적인 타이로신 수산화 효소를 더 많이 만들기 시작한다. 당질 코르티코이드 그리고 간접적으로는 자율 신경계가 새로운 타이로신 수산화 효소를 만드는 데 관여하는 것으로 보인다. 중요한 것은, 우리 모두 스트레스를 받으면 노르에피네프린이 감소하지만 그것은 어디까지나 일시적인 것이라는 점이다. 세로토닌에도 비슷한 메커니즘이 존재한다는 것을 곧 살펴보게 될 것이다. 그러므로 일상의 스트레스가 우울증의 증상과 연관된 신경 전달 물질의 변화를 가져오는 동안 우리는 우울해진다. 그러나 동시에 우리는 회복을 위한 메커니즘을 만들고 있다. 우리가 그것을 해결하면, 그것은 과거의 일로 남고, 그것을 균형 잡힌 시각으로 판단할 수 있게 되고, 우리의 삶을 살아갈 수 있게 된다. 우리는 낫고, 회복하는 것이다.

같은 스트레스와 같은 스트레스에 관한 병력을 가지면서도 왜 우리 중의 일부만 우울증이 되는가? 우울증에 대한 취약성은 생물학적으로 스트레스에 대한 회복이 잘 되지 않기 때문이라는 합리적인 해답을 지지하는 증거가 점점 늘어나고 있다. 우울증에 대한 위험도를 증가시키지만, 심한 스트레스의 병력과 연관되어서만 발병하는 'Z

유전자'의 다른 유형들에 관한 연구로 돌아가 보자. 이 유전자는 세로토닌 수송체(5-HTT라고도 불린다. 왜냐하면 세로토닌의 화학식이 5-HT이기 때문이다.)라고 불리는 단백질 정보를 저장하는 것으로 밝혀졌다. 다른 말로 하면, 이 단백질은 시냅스로부터 세로토닌을 재흡수하는 일에 사용되는 펌프인데, 그 기능이 프로작과 같은 SSRI들, 즉 선택적 세로토닌 재흡수 억제제에 의해 억제되는 것이다. 드디어 전체의 모든 부분들이 이제 막 맞아떨어지려 하고 있다. 5-HTT 유전자의 다른 대립 유전형은 시냅스에서 얼마나 세로토닌을 제거할 수 있느냐에 차이가 있다. 그러면 스트레스는 어디에 어떻게 맞아 들어갈까? 당질 코르티코이드는 유전자로부터 얼마나 많은 5-HTT가 만들어지는지 조절하는 일을 돕는다. 그리고 결정적으로, 당질 코르티코이드의 작용은 그 사람이 5-HTT의 어떤 대립 유전자를 가지고 있는지에 따라 달라진다. 이로써 우울증의 위험도에 관한 우리의 모델을 설명할 수 있게 된다. 이 이야기는 간단하지만, 유전자들과 스트레스 사이에는 이 스트레스/당질 코르티코이드/5-HTT 학설보다 훨씬 더 많은 실례들이 관여하고 있을 가능성이 충분히 존재한다.[10] 어쨌거나 다음과 같은 일들이 일어나고 있는 것 같다. 심한 스트레스를 받으면 그에 따라 우울증의 신경 화학적 변화가 생긴다. 더 어린 시기에 스트레스 병력을 가질수록, 특히 생애의 초기에 해당할수록, 이러한 신경 생물학적 변화를 초래하는 데 필요한 최소한의 스트레스의 크기는 작아진다. 그러나 동일한 스트레스 신호에 의해, 즉 주로 당질 코르티코이드에 의해 노르에피네프린의 합성, 세로토닌의 수송 등의 회복을 위한 반응이 시작된다. 유전적으로 이러한 소질이 없으면 이 회복 기능이 제대로 작동하지 않는다.

    이상이 생물학과 임상 의학 간에 일어나는 상호 작용의 요점이다.

충분히 심한 스트레스를 받으면, 연구들이 시사하는 것처럼 우리는 모두 절망하게 된다. 인생에서 겪게 되는 몇몇 악몽들에 부딪혔을 때, 아무리 뛰어난 신경 화학적 회복 메커니즘이라고 하더라도 언제나 평정을 유지하게 할 수는 없다. 반대로, 충분히 스트레스가 없는 인생을 살면, 비록 유전적 소인을 가지고 있다고 하더라도 안전하다. 브레이크가 고장 나 있는 차라고 하더라도 운전을 하지 않으면 위험하지 않은 것과 같다. 그러나 이 두 극단 사이에서, 우리 중의 누가 이 무서운 질병의 희생자가 될 것인가를 결정 짓는 것은, 우리가 인생에서 겪어야 할 애매한 경험들과 취약성이나 회복력에 관련된 생물학 사이에 일어나는 상호 작용인 것이다.

15
스트레스와 성격

13장의 요점은 심리적 요인들이 스트레스 반응을 조절할 수 있다는 것이었다. 예를 들어, 욕구 불만을 해소할 방도가 있고, 통제가 가능하고 예측을 가능케 하는 정보를 갖는 상황에 놓여 있다면, 스트레스 반응을 나타낼 가능성이 적다. 이 장에서는 심리적 변수들로 스트레스 반응을 조절하는 방법이 사람들의 습관에 따라 다르다는 사실에 대해 알아본다. 우리의 유형이나 성격 및 체질은, 통제의 기회나 안전에 관련한 신호가 나타났을 때 이를 정상적으로 인식하는지, 모호한 상황을 일관성 있게 좋은 뉴스 또는 나쁜 뉴스라고 판단하는지, 또한 사회적 지원의 이점을 찾아내 유용하게 이용하는지와 많은 관련이 있다. 어떤 사람들은 이런 방법으로 스트레스를 조절하는 능력이 탁월하지만, 어떤 사람들은 서툰데, 이들은 리처드 데이비슨이 '감정적인 유형'이라고 구분하는 큰 범주에 속한다. 그리고 이는 왜 어떤 사람들이 다른 사람들에 비해 스트레스 관련 질환에 걸리기 쉬운지를 이해하는 데 매우 중요한 요소이다.

대조적인 연구로 이야기를 시작해 보자. 게리를 생각해 보자. 게리는 인생의 전성기에 있으며 누가 보더라도 성공적인 삶을 살고 있다. 그는 물질적으로 별 문제가 없고, 굶주림 근처에도 가 보지 않았다. 그는 보통 동료보다 많은 애인들을 가지고 있다. 그리고 깨어 있는 시간의 대부분을 차지하는 사회 생활의 위계 질서 상으로도 매우 잘 지내고 있다. 그는 자신이 해야 하는 일, 즉 경쟁에 탁월한 능력을 보인다. 그는 이미 서열 2위를 차지했고, 자기 만족에 빠져 약간 느슨해져 있는 우두머리의 뒤를 바싹 쫓고 있다. 모든 일이 순조롭고, 더 나아지고 있는 것 같다.

하지만 게리는 만족하지 않는다. 사실, 그는 단 한 번도 진심으로 만족해 본 적이 없다. 그에게는 모든 것이 싸움이다. 단순히 경쟁자의 모습이 보이기만 해도 긴장해서 동요되며, 누가 조금이라도 잠재적 경쟁자와 관계를 가지면 이를 자신에 대한 정면 도전으로 받아들인다. 그는 사실상 모든 상호 관계를 경계하고 불신한다. 게리는 대화할 친구가 없다. 부하들은 욕구 불만을 자기들에게 풀려는 경향이 있는 그를 두려워하여 될 수 있는 한 큰 거리를 두고 지낸다. 그는 아내 캐서린에게도 마찬가지로 행동하고, 딸인 케이틀랜드에 대해서도 잘 알지 못한다. 가장 귀여운 아이들에게조차 전혀 무관심한 그런 종류의 사람이다. 그리고 자신이 달성한 모든 일들을 돌아보면서도, 아직 자신이 우두머리가 아니라는 생각만 하고 있다.

게리의 특성은 이에 상응하는 생리적 결과를 보인다. 그에게 삶이란 하나의 큰 스트레스이기 때문에, 지속적인 약한 스트레스 반응을 나타내는 기초 당질 코르티코이드 수준의 증가가 나타난다. 가장 나쁜 적조차 안타깝게 여길 만한 면역 체계 이상이 생긴다. 혈압이 상승하고, '좋은' 콜레스테롤 대 '나쁜' 콜레스테롤의 비율이 불건전해지고, 이미 심각한 동맥 경화증의 초기 단계에 있다. 그리고 조금 더 앞을 내다본다면, 중년기 후반에 때 아닌 죽음이 기다리고 있다.

이를 케니스와 비교해 보자. 그도 마찬가지로 전성기에 있고 자신의 세계에서 2위의 자리를 차지하고 있지만, 그는 어렸을 때부터 익숙한 삶에 대한 다른 접근법을 통해, 다른 경로로 그 위치에 도달했다. 신랄하거나 무관심한 이들은 그가 정치적인 것뿐이라며 폄하해 버리겠지만, 근본적으로 그는 착한 사람이다. 다른 이들과 잘 어울리고, 남을 잘 도와주기 때문에, 남들도 그를 마찬가지로 대해 준다. 합의를 이끌어 내고, 전체를 위해 행동하며, 만약 욕구 불만이 있더라도, 분명 그런 일은 거의 없지만, 절대로 주위에 있는 이들에게 화를 내지 않는다.

몇 년 전, 케니스는 우두머리의 위치에 오를 기회가 있었지만, 스스로 그 자리에서 물러난다는 놀라운 일을 해냈다. 시대가 좋았기 때문에 굶을 일은 없었고, 삶에는 싸워서 서열을 올리는 것보다 더 중요한 것들이 있다는 것을 깨닫고 있다. 그는 자신의 자녀인 샘, 앨런과 함께 시간을 보내고, 이들이 안전하고 건강하게 자랄 수 있도록 주의를 기울인다. 그에게는 아이들의 엄마인 바버러라는 최고의 친구가 있고, 일단 등을 돌린 일들에 대해서는 더 이상 생각하지 않는다.

당연한 일이지만, 케니스는 게리와는 상당히 다른, 기본적으로는 모든 스트레스 관련 측정치에서 정반대인 생리적 특성을 가지고, 튼튼하고 좋은 상태를 즐기고 있다. 그는 원숙한 노년을 자녀와 손자 손녀 그리고 바버러에게 둘러싸여 보낼 운명이다.

이런 개인의 신상에 관해서는 사생활을 보호해야 하겠지만, 나는 이제 게리와 케니스의 사진을 제시함으로써 이런 생각을 깨뜨릴 것이다. 이들의 모습을 보라.

멋지지 않은가? 어떤 개코원숭이들은 상어처럼 쫓아다니며, 남에

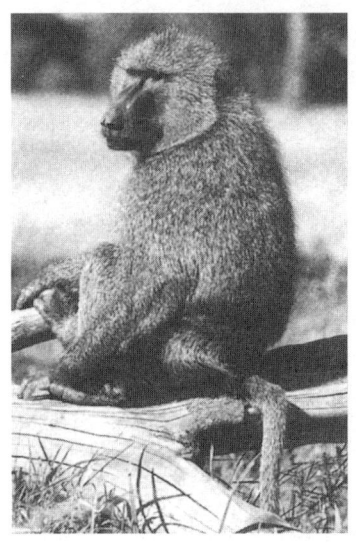
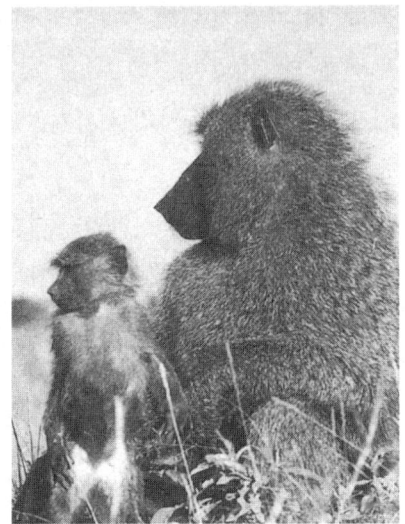

게리　　　　　　　　　　　새끼와 함께 있는 케니스

게 궤양이 생기도록 해서 자신의 궤양이 생기지 않도록 하고, 세상에는 반이나 비어 버린 우물이 많다고 생각한다. 또 어떤 개코원숭이들은 모든 면에서 정반대이다. 애완동물을 기르는 사람들에게 물어보면, 그들의 잉꼬새와 거북이, 또는 토끼의 바뀌지 않는 성격에 대해 열성적으로 증언할 것이다. 이들의 견해가 맞는 부분도 있다. 어떤 사람들은 동물의 성격에 대한 논문을 발표할 정도이다. 어떤 사람들은 실험실에서 쥐들을 연구했다. 어떤 쥐들은 스트레스에 대처하는 데에 있어서, 우리 속에 넣어 준 새로운 물체를 깔짚 아래 묻어 버리는 식의 공격적이고 능동적인 성격 유형을 보였다. 이러한 동물들은 당질 코르티코이드를 경유하는 스트레스 반응이 그리 크지 않다. 이와는 대조적으로, 위협에 대해 회피하는 것으로 반응하는 동물들이 있다. 이들은 더 큰 당질 코르티코이드 스트레스 반응을 보인다. 스트레스와 관련된 거위들의 성격 차이에 대한 연구가 있다. 개복치(민물고기의 일종)의 성격에 대한 훌륭한 연구가 발표되기도 했다(부끄러움을 많이 타거나 사교적인 나비들에 대한 연구도 있다.). 이처럼 동물들은 매우 개성이 강하며, 영장류의 경우에는 성격과 기질, 스트레스에 대처하는 양상이 개인마다 놀라울 정도로 차이가 크다. 이러한 차이점들은 일부 특징적인 생리학적 결과를 초래하며, 스트레스와 관련된 질병의 위험성을 내포하고 있다. 이 연구들은 외부의 스트레스가 건강과 어떤 연관성이 있는지를 조사한 것이 아니다. 대신 개체가 외부적인 스트레스를 어떻게 인식하고, 반응하고, 대처하는지에 따라 건강에 어떤 영향이 나타나는지를 살펴본 것이다. 동물에서 얻은 이러한 교훈들은 사람에서도 놀라울 정도로 비슷하게 적용 가능하다.

스트레스와 성공한 영장류

일상생활에서의 스트레스에 관심이 있고, 왜 어떤 사람들은 다른 사람들보다 스트레스에 잘 대처할 수 있는지를 알고 싶다면, 세렝게티 국립 공원에 사는 개코원숭이 무리를 연구해 보면 된다. 개코원숭이들은 50~150개체가 한 무리를 이루어 살고 있는, 크고 똑똑하고 오래 살며 매우 사회적인 동물이다. 포식자와의 문제가 거의 없고, 영아 사망률도 낮으며, 먹이를 쉽게 구할 수 있는 세렝게티는 개코원숭이들에게는 매우 살기 좋은 곳이다. 개코원숭이들은 하루 네 시간 정도를 과일, 나무뿌리나 풀 등의 식량을 구하기 위해 나무와 들판을 돌아다닌다. 이 사실이, 지난 20년간 여름마다 연구실을 빠져나와 세렝게티에서 지낸 내가, 개코원숭이를 연구 대상으로 완벽하다고 생각하게 하는 데 결정적인 역할을 했다. 개코원숭이들이 배를 채우는 데 하루에 4시간만을 소비한다면, 해가 떠 있는 동안 서로를 괴롭힐 수 있는 시간이 8시간이나 남는 것이다. 개코원숭이들은 사회적 경쟁을 하고, 다른 동물들에 대항하기 위해 연합을 형성하고, 기분이 안 좋은 수컷은 자기보다 작은 누군가를 때린다거나 다른 이의 뒤에서 비열한 행동을 한다. 우리와 똑같이 말이다.

단지 재미로 이런 이야기를 하는 것은 아니다. 첫 장의 주제들, 즉 식량을 찾아 하루 16킬로미터를 걸어야 하기 때문에 궤양이 생기거나, 우물에 남아 있는 마지막 물을 마시려고 다른 사람과 주먹질을 하며 싸우다 고혈압이 되는 사람이 얼마나 적은지를 생각해 보자. 우리는 주로 사회적 및 정신적인 일 때문에 스트레스를 받을 정도로 생태학적으로는 충분한 여유와 특권을 누리고 있다. 세렝게티의 생태계는 사바나의 개코원숭이들에게 매우 이상적이기 때문에, 그들은 우리와 같은 사회적 정신적 스트레스 요인으로 서로를 병들게 만들 만큼 풍족하게 살고 있다. 물론 우리와 마찬가지로 개코원숭이들의 세계도 인정과 우정, 서로 돕는 친척들로 채워져 있다. 또한 잔인할 정도로 경쟁적인 사회이기도 하다. 만약 세렝게티의 어느 개코원숭이가 불행하다면, 틀림없이 다른 개코원숭이가 그를 오랜 시간에 걸쳐 심하게 괴롭혔기 때문일 것이다. 각 개체들이 사회적 스트레스를 극복하는 유형은 매우 중요한 것 같다. 그러므로 내가 실험한 것들 중 하나가 그런 유형들을 구분함으로써 스트레스와 관련된 생리학 및 질환에 나타나는 차이를 예견할 수 있는지 여부였다. 나는 개코원숭이들의 행동에 관한 자세한 자료를 관찰하여 수집한 후, 통제된 상태에서 마취총을 사용해 개코원숭이를 마취시켰다. 원숭이들이 의식을 잃으면, 기준 상태와 스트레스를 받은 상태의 일정한 범위 내에서 당질 코르티코이드 수준과 항체 생성 능력, 콜레스테롤 분포 양상 등을 측정

할 수 있다.¹

우리는 이미 개코원숭이 수컷들이 얼마나 다른지를 게리와 케니스의 사례를 통해 알고 있다. 비슷한 지위에 있는 두 수컷들은 각자 얼마나 선뜻 다른 수컷들과 협동적인 동료 관계를 형성할 수 있는지, 얼마나 암컷들을 돌보기 좋아하는지, 아이들과 잘 노는지, 싸움에 진 후 침울해 있는지, 아니면 더 작은 수컷을 때리는지 등에서 매우 다를 수 있다. 저스티나 레이와 찰스 버진이라는 두 학생과 나는, 성격과 행동양식의 어떤 요소가 개체별로 어떻게 다른가를 공식화하기 위해 몇 년에 걸친 개코원숭이들의 행동 자료를 분석했는데, 우리는 성격 유형과 생리학 사이의 아주 재미있는 상관관계를 발견했다.

개별적인 서열과는 무관하게 사회의 평균보다 상위에 속하는 수컷들을 관찰한 결과, 우리는 당질 코르티코이드의 낮은 기준 수준과 관련된 몇 가지 행동적 특성들을 관찰할 수 있었다. 이 특성 중 일부는 수컷끼리의 경쟁 양상과 관계가 있었다. 첫 번째 특성은 수컷이 경쟁자와의 관계에서 위협과 중립적 상호 작용의 차이를 구분할 수 있는지 여부였다. 개코원숭이가 이를 구분하는지 어떻게 알 수 있을까? 특정 수컷에 대한 두 개의 다른 시나리오를 살펴보자. 첫 번째 시나리오는 최악의 경쟁자가 와서, 옆에 앉아 위협적인 태도를 취하는 것이다. 우리의 수컷은 다음에 어떤 행동을 취할까? 다른 시나리오는, 최악의 경쟁자가 곁으로 왔다가, 그리고 다른 곳으로 가서 잠을 청하는 것이다. 우리의 수컷은 이 상황에서 어떻게 할까?

일부 수컷들은 이 상황들의 차이를 이해한다. 바로 곁에서 위협을 받으면 그들은 동요하고 경계하며 대비한다. 대신 경쟁자가 낮잠을 자고 있는 것을 보면 자신이 하던 일을 계속한다. 그들은 한 상황은 나쁜 소식이고, 다른 상황은 의미가 없는 것이라고 구분할 줄 안다. 하지만 어떤 수컷들은 경쟁자가 들판 건너편에서 낮잠을 잘 때조차 동요한다. 이런 상황은 하루에 다섯 번씩 발생한다. 만약 어떤 수컷 개코원숭이가 두 상황의 차이를 알지 못한다면, 차이를 구분할 수 있는 수컷에 비해 평균적으로 두 배 높은 기준 당질 코르티코이드 수준을 보인다. 이들의 서열을 변수로서 보정한 수치이다. 만약 들판 건너편에서 낮잠을 자고 있는 경쟁자 때문에 어떤 수컷이 불안하다면, 후자는 지속적인 스트레스 상태에 빠지게 된다. 이 수컷의 당질 코르티코이드 수치가 높아지는 것도 무리가 아니다. 이렇게 스트레스를 받는 개코원숭이들은 제이 카플란이 연구한 과도하게 반응하는 짧은꼬리원숭이들과 유사하다. 3장의 내용을 다시 떠올려 보면, 세상에는 모든 사회적 자극에 과도한 스트레스 반응을 보이고 훨씬 더 많은 심장 혈관 질환 위험성을 가진 개체들이 있는 것이다.

다음 변수: 만약 상황이 정말로 위협적이라면(경쟁자가 바로 옆에 서서 위협적인 움직임을 하고 있다면), 그 수컷은 수동적으로 앉아서 싸움을 기다리는가, 아니면 상황을 통제하며 먼저 공격을 가하는가? 분석할 때 사회적 서열을 보정하고 나면, 통제하기를 포기하고 수동적으로 앉아 있는 수컷은 먼저 공격을 가하는 수컷보다 당질 코르티코이드 수준이 훨씬 더 높다. 이 같은 양상은 서열의 높낮이에 상관없이 관찰된다.

세 번째 변수: 싸운 후, 누가 이기고 누가 졌는지를 개코원숭이가 구분할 수 있는가? 일부 수컷들은 탁월한 능력을 보인다. 그들은 싸움에 이기면 가장 친한 친구들을 돌보아 준다. 싸움에 지면 더 작은 녀석들을 때린다. 승패를 분간하지 못하는 개코원숭이들은 결과에 상관없이 똑같이 행동한다. 그들은 삶이 향상되고 있는지 악화되고 있는지를 구분하지 못한다. 승패를 구분하지 못하는 개코원숭이들은, 구분할 줄 아는 원숭이들에 비해 평균적으로 당질 코르티코이드 수준이

훨씬 높은데, 이는 서열과 무관하다.

마지막 변수: 만약 수컷이 싸움에 진다면, 그다음에 어떤 행동을 취하는가? 혼자 침울해져 있거나, 누군가를 돌보거나, 누군가를 때리는가? 실망스럽게도, 방향이 틀린 공격 성향을 보이며 다른 누군가를 때릴 가능성이 높은 수컷일수록 낮은 당질 코르티코이드 수준을 보인다. 이 또한 서열을 보정한 수치이다. 이는 상위 서열이나 하위 서열의 개코원숭이들 모두에서 나타나는 사실이다.

이에 더해, 서열을 보정한 후, 위협과 중립적 상호 작용을 구분하는 수컷, 상황이 명확하게 위협적이면 능동적으로 행동하는 수컷, 승리와 패배를 가장 잘 구분하는 수컷, 그리고 졌을 경우 다른 개체에게 보복을 하는 수컷들의 기준 당질 코르티코이드 수준이 낮았다. 이는 정신적 스트레스를 다룬 장의 주제와도 공명하는 점이 있다. 가장 잘 극복할 줄 아는 수컷들은 (적어도 이 내분비적 측정법에 따르면) 높은 수준의 사회적 통제 능력(선제 공격을 가한다.)과 예측 가능성(그 상황이 위협적인지, 어떤 결과가 좋은 소식인지를 정확하게 평가할 수 있다.), 욕구 불만을 해소할 줄 안다(궤양을 얻기보다 주는 경향이 있다.). 특기할 만한 것은, 이 성격 유형들은 이러한 개체들의 삶에서 몇 년이 넘도록 안정적으로 나타나며, 이런 낮은 당질 코르티코이드 특성들을 모두 갖춘 수컷들은, 평균보다 현저히 오랫동안 높은 서열에 머무르게 되는, 커다란 보상을 얻는다는 것이다.

후속 연구를 통해 낮은 당질 코르티코이드 기본 수준을 예견하는 또 다른 특징들이 발견되었다. 이 특징들은 수컷들끼리의 경쟁과는 아무 관련이 없다. 그 대신 사회적 협력에 관련된다. (즉흥적인 성적 관심에서가 아닌, 그저 오래된 좋은 정신적 친구로서) 많은 시간 동안 암컷들을 돌보고, 암컷들에게 가장 빈번히 보살핌을 받으며, 많은 시간을 어린 새끼들과 놀면서 보내는 수컷들이 낮은 당질 코르티코이드 개체들이다. 최소한(그리고 전혀 의인화한 표현을 하지 않고도), 이들은 우정을 쌓는 능력이 가장 뛰어난 수컷 개코원숭이들이다. 이 소견은 앞 장들에서 논의된, 사회적 협력이 사람의 스트레스 관련 질환에 대해 미치는 방어 효과와 놀라울 정도로 유사하다. 그리고 이 책의 마지막 장에서 검토하겠지만, 이 특성들의 집합은 오랫동안 안정적으로 나타나며, 수컷 개코원숭이의 일생에, 사람의 성공적인 노년기에 상응하는 명백한 이익을 가져온다.

더불어 일부 수컷 개코원숭이들 중에서 사회적 서열과 상관없이 당질 코르티코이드의 기준 수준이 높아지는 경우가 최소 두 가지 존재한다. 제대로 된 경쟁을 할 능력이 없는 것과 사회적 고립이 그것이다. 미국 국립 보건원의 스티븐 수오미는 붉은털원숭이들을 연구해 생리학적 상관관계를 갖는, 익숙해 보이는 또 다른 성격 유형을 발견했다. 붉은털원숭이의 약 20퍼센트가 그가 말하는 '높은 반응을 보이는 개체'였다. 낮잠을 자고 있는 경쟁자에게 위협을 느끼는 개코원숭이처럼, 이 원숭이 개체들은 모든 곳으로부터 도전을 받는다고 생각한다. 하지만 이들의 경우, 감지된 위협에 대한 반응은 겁을 먹고 움츠리는 것이다. 다른 붉은털원숭이라면 주위를 탐험해 보고 싶어 할 만한 새로운 장소에 이들을 풀어 놓으면, 이들은 두려움으로 반응해 당질 코르티코이드를 방출한다. 이들을 새로운 동료들 사이에 두면 불안감에 얼어붙는다. 수줍어 하며 위축되어 또다시 다량의 당질 코르티코이드를 방출한다. 이들을 자신의 짝과 떨어뜨려 놓으면 비정상적인 우울증에 빠져드는데, 과도한 당질 코르티코이드 분비, 부교감 신경 체계의 과도한 활성화 그리고 면역 억제가 일어나게 된다. 이런 성격들은 영아기 초부터 나타나는데, 동물들은 평생 동안 이 성격적 유형에 따라 바깥 세상을 대하는 것 같다.

 이런 다양한 영장류의 성격들은 어디서 나오는 것일까? 개코원숭이에 관해서는 알 길이 없다. 사춘기에 접어든 수컷 개코원숭이들은, 때로는 합류할 성체들의 무리를 찾아 수십 킬로미터를 이동해서 무리를 바꾼다. 한 개체를 출생에서 성체에 이르기까지 추적하는 것이 실질적으로 불가능하기 때문에, 나는 그들의 유년 시절이 어땠는지, 혹 그들의 어미가 관대했는지 엄격했는지, 피아노 연습을 억지로 해야 했는지 등에 대해 전혀 알 수가 없다. 하지만 수오미는 이러한 성격적 차이에 유전적 · 환경적 요소가 모두 관여한다는 훌륭한 업적을 이루어 냈다. 그는, 예를 들어 아버지가 없는 사회적 집단이 형성되더라도, 새끼 원숭이는 아버지의 성격적 특성을 공유할 가능성이 높다는 사실을 보여 주었다. 이는 대대로 전해 내려오는 유전적 요소가 관여한다는 확실한 단서였다. 이와 대조적으로, 자극에 과도하게 반응하는 성격은 새끼를 열심히 돌보는 어미에게 어릴 때부터 양육을 위탁함으로써 완벽하게 예방된다. 이는 성격이 양육 방식에 따라 형성된다는, 환경적 요인에 한 표를 던지게 해 주는 강력한 소견이다.

 넓게 보면, 이 다양한 연구들은 영장류의 성격 유형이 스트레스 관련 질환으로 이어지는 두 가지 경로를 제시하고 있다. 첫 번째 경로는 이 원숭이들이 직면한 스트레스의 강도와 스트레스 반응의 정도에 괴리가 있다는 것이다. 중립적인 상황을 적개심이나 대립적인 반응이 요구되는 위협(내 연구의 개코원숭이나 카플란의 짧은꼬리원숭이처럼), 또는 긴장해야 하는 거절로(수오미의 일부 원숭이처럼) 받아들인다. 가장 극적인 경우에는, 분명히 아무런 스트레스가 없는 상황에서조차(예를 들어 싸움에서 이겼을 때조차) 스트레스를 받아 괴로운 듯이(마치 싸움에 진 원숭이처럼) 반응한다. 두 번째 경로는, 스트레스를 극복하는 반응을 제대로 활용하지 못하는 것이다. 어려운 상황에서 최소한의 통제 능력을 발휘하지 않고, 상황이 심각해져도 효과적으로 욕구 불만을 해소할 방도를 마련하지 않으며, 사회적 지원도 결핍되어 있다.

이런 불행한 동물들에게 심리 치료학적 조언을 하는 것은 상대적으로 단순한 일인 것처럼 보인다. 하지만 이는 현실적으로 불가능한 일이다. 개코원숭이와 짧은꼬리원숭이들은 심리 치료에 집중할 수가 없기 때문이다. 예를 들면, 습관적으로 책꽂이에서 책을 꺼내 떨어뜨리고, 요일을 몰라 계속해서 진료 약속을 어기고, 대기실의 화초들을 먹어 버릴 것이다. 그러므로 과도한 스트레스 반응을 일으키는 경향이 있어서 스트레스 관련 질환의 위험성이 높은 인간에게 이런 지식을 적용하는 편이 훨씬 더 유용하다.

인간의 영역: 주의 사항

현 시점에서 스트레스 관련 질환과 사람의 성격 유형을 관련 짓는, 상당히 인상적이고 설득력 있는 연구들이 존재한다. 하지만 내가 보기에 약간은 가감해서 들어야 할 여러 가지 연관성에 대해 약간의 주의를 기울이는 것이 적절한 듯싶다. 나는 이미 특정 성격 유형과 대장염의 연관성을 언급한 초기의 정신 분석학적 이론에 대한 회의론을 언급한 적이 있다(5장을 참조할 것). 또 다른 예는 유산과 낙태에 관련된 것이다. 7장에서 우리는 스트레스가 유산을 야기할 수 있는 메커니즘과, 유산과 손상이 관련되어 있다는 단서를 찾기 위해 구태여 몸소 체험해야 할 필요는 없다는 사실을 검토했다. 이렇듯 반복적으로 유산을 하는데도 의학적으로 명쾌하게 설명을 들을 수 없는—어떤 전문가도 무엇이 잘못됐는지 단서를 찾지 못했다.——불행을 겪는 여성들의 특이한 고통을 상상할 수 있을 것이다. 이렇듯 '심인성 유산 환자'로 낙인 찍힌 여성들에게 공통적인 성격적 특성을 찾으려 시도해 온 사람들은 이 틈새를 공략했다.

어떤 연구자들은 반복적인 심인성 유산을 겪는 여성들의 일부(전체 심인성 유산 환자의 약 반수에 달하는) 집단을 '정신 발달이 지체'되어 있다고 판정했다. 이 여성들은 감정적으로 미성숙한 여성들이며, 남편에게 크게 의존하고, 무의식적으로 곧 있을 아이의 출생을 자신과 배우자 간의 유아적 관계에 대한 위협으로 본다는 것이다. 이와는 정반대로 정말로 자녀를 원치 않는 독단적이고 독립적인 성격을 가진, 또 다른 성격 유형의 여성들이 있었다. 이 두가지 가상적인 특성의 공통점은, 자녀를 배우자의 관심에 대한 경쟁자로 인식하거나, 자녀로 인해 독립적 생활 양식을 속박받는 것을 싫어해서, 아기를 원치 않는 무의식적인 욕구를 가지고 있다는 것이다.

그러나 많은 전문가들은 이러한 특성을 부여하는 연구들에 대해 회의적이다. 첫 번째 이유는 필자가 이 책의 앞부분에서 주장했던 경고로 되돌아간다. 모든 심인성 질환(발기 부전, 무월경, 유산 등)은 통상적으로는 소거법에 의해 진단이 내려진다. 다른 말로 하면, 의사가 어떤 질병이나 기질적 원인을 찾을 수가 없을 경우, 뭔가 하나 발견되기까지는 그 장애가 심인성으로 분류되는 것이다. 합리적으로 생각해 보면, 이는 아주 어려운 정신적 변수로만 설명할 수 있다는 것을 뜻하거나, 단순히 이에 관련된 호르몬이나 신경 전달 물질, 유전적 이상이 아직 발견되지 않았다는 것을 뜻한다. 일단 뭔가가 발견되고 나면, 그 심인성 질환은 신기하게도 기질적인 문제로 탈바꿈하게 된다. "이런, 역시 당신의 성격 때문인 것은 아니었군요." 최근에 습관성 유산에 관한 새로운 생물학적 견해들이 많이 밝혀지고 있다. 다시 말해서, 지난 10년 동안의 심인성 유산의 많은 부분을 이제 와서 기질적 장애 때문이었다고 설명할 수 있다면, 이러한 경향은 지속될 가능성이 크다. 때문에 현재 '심인성'이라는 표지가 붙은 모든 것에 대해서는 의심해 볼 필요가 있는 것이다.

또 다른 어려움은 이러한 연구들의 연구 형태가 모두 후향적이라는 점에 있다. 연구자들이 이미 반복적인 유산을 경험한 여성들의 성격을 검사하는 것이다. 어떤 연구는 연속적으로 세 번의 유산을 경험한 한 여성의 사례를 인용하며, 그녀가 감정적으로 폐쇄적이며 남편에게 의존적이라는 점을 언급하고 있다. 그러나 이런 연구 형태 때문에 아무도 이 특성이 유산의 원인인지, 아니면 유산에 대한 반응인지를 구별할 수가 없다. 세 차례의 연속적인 유산은 커다란 감정적 대가를 요할 수 있으며, 이는 아마도 환자를 소극적으로 만들어 남편에게 더 의존하도록 할 것이다. 이러한 현상을 정확히 연구하기 위해서는, 즉 누가 반복적으로 유산할지를 이러한 특성들을 지표로 삼아 예견하기 위해서는, 임신하기 전에 여성들의 성격 유형을 살펴볼 필요가 있다. 내가 아는 한 이런 종류의 연구는 아직까지 수행된 적이 없다.

마지막 문제는 그 어떤 연구도 특정 성격 유형이 어떻게 해서 태아를 유산시키는 경향을 야기하는지에 대한 논리적인 가설을 제기하지 못하고 있다는 점이다. 이를 매개하는 생리적 메커니즘은 무엇인가? 어떤 호르몬과 장기의 기능에 장애가 있는 것인가? 필자는 여기에 관한 아무런 과학적 근거가 없다는 점 때문에 그런 주장들에 대해 회의적이다. 정신적 스트레스는 유산의 위험도를 높일 수 있다. 하지만 비록 특정 유형의 성격이 유산의 위험도를 높인다고 생각하는 의학 논문이 있다 하더라도, 성격이 유산의 원인 또는 결과인지에 관해서는 물론이고, 성격과 유산이 상관이 있다는 것을 주장할 수 있으려면 아직도 과학자들이 가야 할 길이 멀다.

정신적 장애와 비정상적인 스트레스 반응

많은 정신적 장애들이 특이한 스트레스 반응에 연관되는 성격과 역할, 기질들과 관련되어 있다. 우리는 우울증에 대해 검토했던 앞 장에서 이런 예를 보았다. 우울증 환자들의 약 절반은 다른 사람들보다 기준 당질 코르티코이드의 수준이 극도로 높고, 때때로 대사와 면역에 문제를 일으킬 정도로 높아진다. 또 어떤 우울증 환자들의 경우에는, 뇌가 차단 신호에 둔감해져서 당질 코르티코이드 분비를 중단시키지 못한다.

인간을 제외한 영장류의 문제들을 다룬 앞부분의 주제는 이들이 노출된 스트레스와 이를 극복하기 위한 반응 사이에 괴리가 있다는 것이었다. 전에 살펴본, 우울증의 기반이 되는 학습성 무원감은 이러한 괴리의 또 다른 예라고 할 수 있다. 도전이 발생하면, 우울한 개인의 반응은 어떨까? "난 할 수 없어, 너무 힘들어, 왜 이 일을 해야 해? 어차피 잘 안 될 게 뻔한데, 내가 하는 일은 제대로 되는 게 없었어……." 여기에서의 괴리는 스트레스를 동반한 도전에 직면했을 때, 우울한 사람은 이를 극복하기 위한 반응을 시도조차 하지 않는다는 것이다. 한편으로, 불안 경향이 있는 사람들에게는 또 다른 유형의 괴리가 나타난다.

불안 장애

불안이란 무엇인가? 지속적인 경계만이 효과적으로 자신을 보호할 수 있는 유일한 희망이라는 느낌, 걱정스럽고 병에 걸린 듯하며, 발 밑의 모래땅이 꾸준히 위협적으로 변화하는 듯한 느낌을 말한다.

불안 장애에는 여러 가지 특징적 유형이 있다. 몇 가지만 꼽아 보자면, 일반적인 불안 장애는 말 그대로 일반화된, 즉 특정 사물에 초점이 맞춰진 공포증이다. 공황 발작의 증상은 감각 마비와 과호흡을 동반하는 불안이 폭발하여 교감 신경계가 극심하게 활성화되는 것이다. 강박 장애 증상은 마음을 진정시키기 위해 산만한 행동을 끊임 없이 반복하며 그 분주함 속에 불안 자체를 묻어 버리려고 하는 것이다. 외상 후 스트레스 장애에서는 특정 외상이 불안의 원인이 된다.

이러한 사례들 중 그 어느 불안도 공포는 아니다. 공포는 경계하는 것이며, 어떤 현실적인 것으로부터의 도피를 필요로 한다. 불안은 걱정하고 예감하는 것으로, 상상을 통해 극대화된다. 우울증과 유사하게, 불안은 인식의 왜곡에 뿌리를 두고 있다. 불안해지기 쉬운 사람들은 위험을 과대 평가하고 나쁜 결과가 나올 것이라고 생각하는 경향이 짙다.

우울증과 달리, 불안 경향이 있는 사람들은 지속적으로 대처 반응을 작동시키려고 시도한다. 하지만 이들의 괴리는 스트레스가 모든 곳에 항상 존재하며, 지속적인 대처 반응의 활성화만이 안전을 위한 유일한 희망이라는 왜곡된 믿음에 있다. 이들의 삶은 다른 사람들은 존재한다고 생각조차 하지 않는 문제들을 풀기 위한 구체적인 긴장으로 채워져 있다.[2]

끔찍한 일이다. 또 엄청난 스트레스를 주는 일이기도 하다. 당연한 일이지만, 불안 장애는 만성적으로 과도하게 활성화된 스트레스 반응 및 이 책의 많은 지면을 차지하는 여러 질환들에 걸릴 위험성의 증가(예를 들어 쉽게 불안해 하는 쥐들은 수명이 짧다.)와 상관이 있다. 그러나 보편적으로 나타나는 반응은 당질 코르티코이드 과다가 아니다. 대신, 교감 신경의 과도한 활성화 및 순환계의 카테콜아민(에피네프린과 노르에피네프린) 과잉이 나타난다.

우리는 당질 코르티코이드와 카테콜아민(에피네프린과 노르에피네프린) 사이의 흥미로운 차이점을 살펴보았다. 2장에서는 몇 분에서 몇 시간에 걸쳐 새로운 보호용 무기를 만들어 내는 당질 코르티코이드와는 대조적으로, 어떻게 후자가 단 몇 초 내에 총을 무기고에서 꺼내 줌으로써 스트레스로부터 우리를 보호하는지를 강조했다. 이는 또 당질 코르티코이드가 다음 스트레스에 대한 준비를 매개하는 동안, 현재의 스트레스에 대한 반응을 카테콜아민이 매개한다는, 시간 경과를 고려한 역작이라고 할 수도 있다. 정신적 장애의 경우에는, 카테콜아민의 증가는 아직 무엇인가를 극복하려는 노력과 상관이 있는 반면에, 과다한 당질 코르티코이드는 이를 극복하려는 시도를 아예 포기했다는 신호에 가까운 듯하다. 이는 실험용 쥐에서도 관찰할 수 있다. 야행성 동물인 쥐들은 밝은 빛을 싫어하며 빛 때문에 불안해한다. 쥐가 숨을 수 있을 만큼 가장자리만 어둡게 만든 우리에 쥐를 넣는다. 쥐는 매우 굶주려 있는데, 맛있는 음식은 우리 한가운데 아주 밝은 빛 아래에 놓여 있다. 쥐는 엄청난 불안 속에서 음식에 다가가다 뒤로 물러나기를 반복하고, 미친 듯이 빛을 피해 음식을 얻는 방법을 알아내려고 애쓴다. 이렇게 극복을 위한 무질서한 시도가 바로 불안이며, 이 단계에서는 카테콜아민이 우세하다. 그러나 만약 이런 상태가 너무 오래 지속되면, 이 동물은 포기하고 그늘진 경계선 안에 누워 버리게 된다. 이것이 우울증이며, 당질 코르티코이드가 우세한 단계이다.

불안의 생물학

이 장의 요점은 여러 정신적 장애들과 성격 유형들에서 어떻게 스트레스에 적절히 대처하지 못하게 되는지를 밝혀내자는 것이며, 우리는 방금 불안이 그런 메커니즘에 들어맞는지를 알아보았다. 하지만 이 질환의 생물학에 대해서도 조금 살펴볼 필요가 있다.

포유동물에게는 선천적으로 불안을 느끼는 대상이 존재한다. 쥐에게는 밝은 빛이 그렇다. 육지의 동물이라면 공중에 매달려 있는 것이 불안하다. 거의 대부분의 동물들은 숨이 막히면 불안하다. 하지만 우리를 불안하게 하는 대부분의 것들은 학습된 것이다. 아마 이들은 어떤 외상과 연관이 있거나, 우리가 이들을 어떤 외상과 연관된 사물과의 유사성에 근거하여 일반화하기 때문일 것이다. 예를 들어 인간과 거미, 또는 원숭이와 뱀처럼, 어떤 개체들은 다른 개체들보다 이러한 연관성을 더 쉽게 학습하는 경향이 있다. 하지만 우리는 현수교 위를 빨리 지나가기 위해 속도를 낼 때나, 소형 트럭에 탄 남자가 알카에다 요원일지도 몰라서 걱정하는 것처럼, 완전히 색다른 것들에 대한 불안도 학습이 가능하다.

이것은 우리가 10장에서 초점을 두었던 해마 및 명시적 학습과는 다른 유형의 학습이다. 이는 내재적 학습으로, 몸속에서 특정한 자율신경 반응이 조건화되는 것을 말한다. 그러므로 습격을 받아 외상을 입은 한 여성을 생각해 보자. 그녀의 뇌는 습격한 남자와 비슷하게 생긴 남자를 볼 때마다 심장을 빨리 뛰게 만들도록 조건화되어 있다. 파블로프적인 학습이다. 음식과 연관되게 종을 울리면, 뇌는 침샘을 활

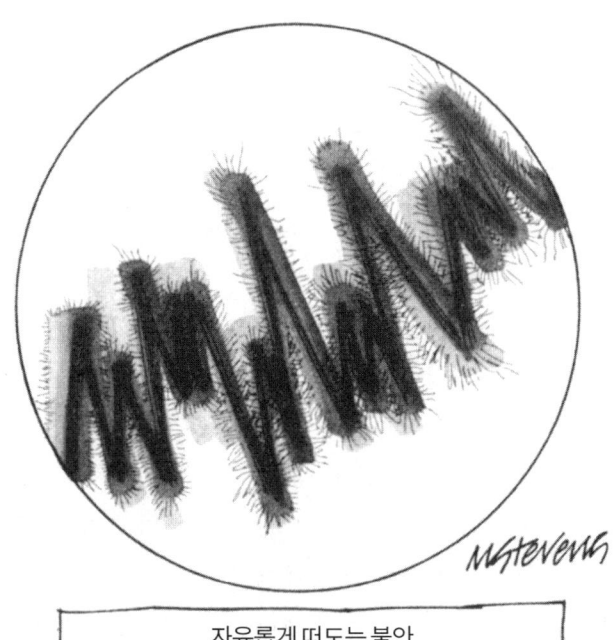

자유롭게 떠도는 불안
(2억 배 확대)

성화하도록 학습하는 것이다. 특정 유형의 얼굴을 보면, 그녀의 뇌는 교감 신경계를 활성화하도록 학습된 것이다. 조건 반사적 기억은 자신이 이를 인식하지 못하더라도 이끌려 나온다. 그 여성은 혼잡한 파티에 참석해 좋은 시간을 보내던 중에, 갑자기 불안을 느껴 숨이 가빠지고 심장 박동이 빨라지는데, 그녀는 전혀 영문을 모른다. 몇 초 후, 그녀는 바로 뒤에서 이야기하고 있는 남자의 말투가 '그 남자'와 똑같다는 것을 깨닫는다. 몸은 그 유사성을 인식하기도 전에 반응하는 것이다.

10장에서 살펴본 것처럼, 경미하고 일시적인 스트레스가 명시적 학습을 강화하는 반면, 오랫동안 지속되거나 심한 스트레스는 이를 방해한다. 그러나 이런 무의식적·내재적·자율적 학습의 경우, 어떤 유형의 스트레스를 통해서도 강화된다. 예를 들어, 큰 소리를 내면 실험용 쥐는 깜짝 놀라는 반응을 보인다. 순간적으로 쥐의 근육은 긴장으로 딱딱해진다. 사전에 쥐에게 스트레스를 가해 놓으면, 그 스트레스의 유형과는 무관하게 깜짝 놀라는 반응이 심해지며, 습관적이고 조건 반사적인 반응이 될 가능성이 커진다. 이는 우리도 마찬가지다.

앞서 언급했듯이, 이는 우리가 누군가의 생일을 기억할 수 있게 도와주는, 놀랄 만큼 이성적인 명시적 기억의 경로인, 해마의 범위 밖에 있다. 불안과 공포의 조건화는 편도라는 부위에서 이루어진다.[3] 편도의 기능을 이해하기 위해서는 편도에 신경 세포의 투사를 보내고 반대로 편도가 투사하는 뇌 부위를 살펴보아야 한다. 편도로 가는 한 가지 길은 통증 경로를 통한다. 어떻게 통증이 발생하고 어떻게 통증을 주관적으로 해석하게 되는지를 설명한 9장의 내용을 상기해 보자. 편도는 후자와 관련이 있다. 이 부위는 감각 정보도 입수한다. 놀랍게도 편도는 그 정보가 대뇌 피질에 닿아 감각을 의식에서 인식하게 만들기도 전에 감각적 정보를 입수한다. 그 여성이 남자의 말투를 알아차리기도 전에 심장 박동이 빨라지는 것처럼 말이다. 편도는 자율 신경계로부터 정보를 얻는다. 이것의 의미는 무엇일까? 예를 들어, 확실치 않은 정보가 입수되면, 편도는 지금이 불안해져야 할 시간인지 아닌지를 '결정'한다. 만약 심장이 뛰고 위가 목에 붙을 정도로 긴장이 된다면, 이 정보는 편도가 불안에 한 표를 던지도록 만든다.[4] 그리고 전체 그림을 완전하게 맞추자면, 편도는 당질 코르티코이드 신호에 굉장히 민감하다.

편도에서 나오는 신경 세포 투사들의 의미는 분명하다. 당질 코르티코이드를 방출하는 다단계 반응을 야기하고 교감 신경계를 활성화하는 시상 하부와 그에 관련된 전초 기지에 대부분이 투사된다.[5] 그리고 편도는 어떻게 이것을 전달할까? CRH를 신경 전달 물질로 사용한다.

불안에 편도가 관여한다는 가장 설득력 있는 업적은 뇌 영상 연구에서 나왔다. 사람을 영상 촬영 장치에 넣고 다양한 그림을 순간적으로 비추어, 각각의 그림에 대한 반응으로써 뇌의 어떤 부위가 활성화되는지를 관찰한 것이다. 무서운 얼굴을 보여 주면 편도가 밝아진다. 그림을 의식하지 못하도록 만들어도, 의식적으로 보기에는 너무 짧은 시간인 (그리고 대뇌 피질의 시각 영역을 활성화하기에는 너무 짧은) 1,000분의 1초 동안 비추어도, 편도가 밝게 나타난다.[6]

편도의 기능은 불안과 어떤 관련이 있을까? 불안 장애를 가진 사람들은 심하게 놀라는 반응을 보이며, 남들에게는 보이지 않는 위협들을 본다. 일련의 무의미한 단어들이 순간적으로 비치는 가운데서 진짜 단어를 빨리 찾아내는 읽기 시험을 친다고 하자. 위협적인 단어를 보았을 때는 모든 사람이 읽는 속도가 약간 늦어진다. 그러나 불안 장애가 있는 사람은 더욱 늦다. 이런 소견과 비슷한 범주에 속하는 것으로, 그런 사람의 편도는 비슷한 과민 반응을 보인다는 연구가 있다. 대조군에서는 별로 편도를 활성화하지 않는 무서운 그림을 불안 장애를 가진 사람에게 보여 주면 편도가 활성화된다. 대조군의 편도를 활성화하지 않는, 의식할 틈도 없이 순간적으로 지나가는 무서운 그림에, 불안한 사람은 반응을 보인다. 이처럼 편도가 항상 경고를 울리고 있기 때문에 교감 신경계가 빨리 달릴 수밖에 없는 것이다.

왜 불안한 사람의 편도는 다르게 작용하는가? 최근 몇 년 동안에 이루어진 멋진 연구들이 어떻게 이런 일이 일어나는지를 보여 준다. 10장에서 보았듯이, 심한 스트레스와 당질 코르티코이드는 해마의 기능을 방해한다. 시냅스는 장기적인 기억의 강화 작업을 하지 못하게 되고, 신경 세포의 수상 돌기는 위축된다. 그런데 놀랍게도 편도에서는 스트레스와 당질 코르티코이드가 정반대의 작용을 한다. 시냅스는 더 쉽게 흥분성이 되고, 신경 세포는 성장하여 세포 사이를 잇는 줄을 더 만들어 낸다. 그리고 만약 쥐의 편도를 인위적으로 흥분성으로 만들면, 이 쥐는 나중에 불안 장애와 비슷한 양상을 보인다.

불안과 관련해서 편도를 연구한 뉴욕 대학교의 조제프 르두는 이런 소견들을 바탕으로 그럴듯한 가설을 만들어 냈다. 편도의 기능을 증강시키는 동시에 해마의 기능에 장애를 초래하기 충분할 정도로 큰 외상성 스트레스가 발생했다고 하자. 그 후 어느 시점에서 비슷한 상황이 벌어지면, 불안해서 자율 신경이 활성화되고 동요되고 두렵기는 하지만 왜 그런지 이유를 모르게 된다. 왜냐하면 그 사건에 대한 기억이 해마를 통해 정리되지 않은 반면, 편도가 매개하는 자율 신경 경로는 이를 확실히 기억하기 때문이다. 이런 양상을 '자유 부동성(自由浮動性) 불안'이라고 한다.

심장 혈관 생리학 속의 A형과 가구업자의 역할

성격과 심장 혈관 질환과의 관련성에 관한 보고는 많이 있다. 그중에서도 성격과 심장병의 연관성을 제안한 한 연구 보고는 너무나 많이 알려졌고 최고의 찬사를 받았다. 다르게 말하자면, 많은 사람들의 마음속에 — 보통 다른 사람을 비난하고 싶을 때나, 간접적으로 자기자랑을 하고 싶을 때, 핑계거리를 제공하는 가장 거슬리는 어떤 행동적 특성에 관한 연구로 잘못 인식되어 있다. 나는 지금 'A형' 인간에 대해 말하려고 한다.

두 명의 심장병 전문가 메이어 프리드먼과 레이 로젠먼은 1960년대 초에 그들이 어떤 특정한 인물들에서 발견한 특성들의 집합을 설명하기 위해 A형이라는 용어를 만들어 냈다. 이들은 이러한 특성들을 스트레스에 관련된 용어로 기술하지는 않았지만(예를 들어 A형 사람들을 중립적이거나 모호한 상황에서 스트레스를 받는 사람이라고 정의하는 것과 같다.), 나는 다음 내용에서 이를 재구성할 생각이다. 대신, 이들은 A형 사람들이 매우 경쟁적이고, 성취에 집착하며, 시간에 압박을 느끼고, 인내심이 부족하고, 공격적이라고 설명했다. 그들은 이런 특성을 가진 사람들은 심장 혈관 질환의 위험성이 높다고 보고했다.

이 보고는 같은 분야 내의 대단히 많은 연구자들의 의심에 직면했다. 1950년대의 심장병 전문가라면, 심장 판막과 순환계 속의 지방에 관해서 생각할 뿐 사람들이 슈퍼마켓 계산대의 느릿느릿한 행렬에 어떻게 대처하는지에는 관심이 없었을 것이다. 때문에 관련 분야의 대다수 사람들이 보인 초기의 경향은, 프리드먼과 로젠먼이 제안한 것과는 반대 방향의 행동과 질환 사이의 연관성을 보는 것이었다. 즉 심장병이 생기면 A형처럼 행동하게 된다는 것을 증명하려고 했던 것이다. 그러나 프리드먼과 로젠먼은 A형 성격이 심장병에 우선한다는 것을 증명한 전향적 연구를 수행했다. 이 발견은 모두를 놀라게 했고, 1980년대에는 심장학의 대가들이 모여 증거를 검토해, A형이 적어도 흡연이나 높은 콜레스테롤 수치만큼이나 심장 혈관 질환의 위험도를 높인다고 결론지었다.

모든 사람들이 기뻐했고, A형은 상용어가 되었다. 문제는 그 직후에 프리드먼과 로젠먼의 연구를 모방한 주의 깊게 진행된 연구들이 똑같은 소견을 재현할 수 없었다는 점이었다. 갑자기 A형은 신뢰를 잃었다. 그리고 설상가상으로, 두 가지 연구를 통해서 이미 관상 동맥 질환을 가진 사람일 경우에는 A형이 오히려 생존율이 더 높다는 사실이 밝혀졌다(이 책의 마지막 부분에서 필자는 이런 소견들을 설명할 수 있는 미묘한 방법에 대해 검토할 것이다.).

1980년대 말까지 A형의 개념은 크게 변했다. 하나는 젊은 나이에 첫 심장 발작을 겪은 사람들의 경우, 성격이 심장 질환을 예견할 수 있는 근거가 된다는 인식이었다. 그 반면 노년에 처음 나타나는 심장 발작은 지방과 흡연에 더 영향을 받는 것으로 나타났다. 이에 더해서, 듀크 대학교의 레드퍼드 윌리엄스는, A형의 특징적 증상들을 적은 목록 중에서 가장 중요한 요소는 적개심이라고 주장했고, 대부분의 사람들이 그의 이론에 동의했다. 예를 들면, 기존의 A형에 대한 연구들을 과학자들이 재분석하고 특성들의 집합체를 개별적으로 따져 보면, 적개심이 심장 질환을 예측할 수 있게 하는 유일한 통계적으로 의미 있는 요소였다는 것이다. 25년 전에 의과 대학에서 실습을 겸한 성격 검사를 받았던 중년 의사들을 대상으로 한 연구에서도 같은 결과가 발견되었다. 그리고 미국 변호사들이나 핀란드의 쌍둥이들, 웨스턴 엘렉트릭 회사 직원 등의 인구 집단에서도 이와 같은 사실이 확인되었다. 또 다른 예로는, 미국의 10개 도시 거주민들의 적개심과 심장 혈관 질환으로 인한 사망률 간의 상관관계가 있다.[7] 적개심이 높을수록 관상 동맥 질환, 동맥 경화증, 뇌출혈이 잘 생기고, 이 질환들로 인한 사망률이 높다는 것이 다양한 연구들을 통해 제기되고 있다. 더구나 이 연구들의 대부분은 나이, 몸무게, 혈압, 콜레스테롤 수치, 흡연과 같은 주요 변수들을 보정한 것이었다. 그러므로 적개심과 심장 질환의 연관이 다른 요소(예를 들어, 적대적인 사람들은 흡연할 가능성이 높기 때문에 이들의 심장 질환은 적개심이 아닌 흡연으로 인한 것이라는 등의 요인)에 기인

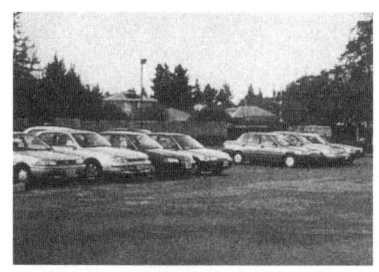 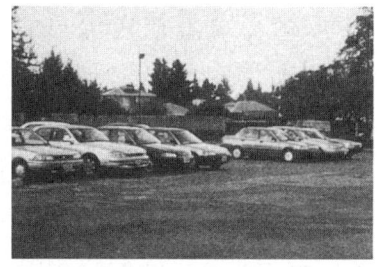

A형의 행동. 왼쪽 사진은 심장 혈관 질환을 가진 A형 환자들을 후원하는 집단의 이른 아침의 주차 형태를 보여 준다. 모두 다 1초도 낭비하지 않고 빨리 빠져 나갈 수 있도록 차가 출입구를 향해 서 있다. 오른쪽은 그날 늦은 시간, 같은 장소이다.

할 가능성은 거의 없다. 더 최근에 진행된 연구들은 심장 질환뿐만 아니라, 모든 질병에서 적개심이 사망률의 증가와 의미 있는 연관이 있다는 것을 보여 주고 있다.[8]

프리드먼과 그의 동료들은 다른 견해를 내놓았다. 그들은 적개심의 핵심에는 '시간에 대한 압박감'이라는 인식이 있다고 제안했다. "저 은행 직원은 정말 일을 느리게 하네. 오늘 하루 종일 여기 있게 생겼군. 내 인생을 이렇게 은행에서 줄만 서면서 낭비할 수는 없어. 저 녀석이 내가 얼마나 바쁜지 알 리가 없지. 정말 죽여 버리고 싶다니까." 그리고 시간에 대한 압박감의 중심에는 맹렬한 불안이 존재한다. 이들은 다른 사람이 이룬 것을 즐기기는커녕 자신이 달성한 그 어떤 것도 음미할 시간이 없다. 왜냐하면 처음부터 다시 모든 면에서 스스로를 증명하기 위해 서둘러야 하고, 자신이 사기꾼이라는 사실을 하루라도 더 숨기려고 노력해야 하기 때문이다. 비록 이 분야에서 소수의 지지를 얻고 있기는 하지만, 그들의 연구는 지속적인 불안감이, 실제로 심혈관 질환을 예견하는 데에 적개심보다 좋은 지표라고 제안하고 있다.

적개심이 심장과 어떤 연관성이 있다고는 하지만(그것이 주요 요소이든 종속 변수이든 간에), 적개심의 어떤 측면이 나쁜 소식인지는 명확하지 않다. 예를 들어, 변호사들을 대상으로 한 연구에 따르면, 분명한 적개심과 냉소적인 불신이 결정적이라고 한다. 다른 말로 하자면, 분노를 자주 개방적으로 표현하는 것이 심장병을 예측할 수 있는 지표라는 것이다. 이를 뒷받침하듯, 실험적인 연구들이 분노를 완전히 표출하는 것이 심장 혈관계에 강력한 자극이 된다는 것을 보여 주고 있다. 이와는 대조적으로, 원래의 A형에 관한 자료를 재분석한 결과, 심장 혈관 질환을 예견할 수 있는 특히 강력한 요소는 높은 적개심뿐만 아니라, 화가 났을 때 이를 표출하지 않는 경향이었다. 후자의 이러한 관점은 스탠퍼드 대학교의 제임스 그로스의 멋진 업적이 뒷받침하고 있다. 지원자들에게 어떤 강한 감정을 불러일으키는 짧은 영상을 보여 준다. 혐오감을 예로 들어 보자(누군가의 다리가 피투성이가 되어 절단되는 장면에 감사하면서). 이들은 불편함과 혐오감에 빠지고, 당연히 그들의 교감 신경계가 작동되었다는 생리적 표지가 나타난다. 이번에는 다른 지원자들에게 같은 영상을 보여 주되, 감정을 표현하지 말라고 지시한다("누가 당신을 관찰하더라도 당신이 무슨 생각을 하고 있는지 알 수 없도록 하시오."). 이제 피와 내장을 보여 주면 그들은 의자의 손잡이를 꽉 잡으며 조용하게 냉정을 유지하려 하겠지만, 교감 신경 활성은 오히려 더욱 커진다. 강한 감정을 표현하지 못하도록 억제하는 것은 이에 따르는 생리학적 변화의 강도를 증강시키는 것 같다.

왜 커다란 적개심이 종류를 불문하고 심장에 나쁜 것일까? 그 원인의 일부는 적대적인 사람들이 담배를 더 많이 피우고, 잘 먹지 않고, 과음을 한다는, 간접적인 위험 요인의 범주에 속할 가능성이 있다. 더구나 적대적인 사람들은 다른 사람들을 몰아대기 때문에 사회적 지원이 부족하다는 정신 사회적 변수들이 있다. 그러나 적개심으로 인한 직접적인 생물학적 결과도 존재한다. 주관적으로 말해서, 적대적인 사람이란 보통 사람들은 가볍게 흥분하고 말거나 전혀 아무렇지도 않을 사건에 대해 크게 흥분하거나 분노하는 사람이라고 설명할 수 있다. 이와 비슷하게, 보통 사람들의 스트레스 반응을 작동시키지 못하는 상황에서도, 적대적인 사람들의 스트레스 반응은 맹렬하게 작동한다. 적대적인 사람들과 그렇지 않은 사람들에게 똑같이 사회성과 무관한 스트레스(수학 문제와 같은)를 주면 아무 일도 일어나지 않는다. 모두들 거의 같은 정도의 가벼운 심장 혈관 활성을 나타낼 뿐이다. 그러나 만약 사회적 도발이 개재되는 상황을 만들어 주면, 적대적인 사람들이 더 많은 에피네프린, 노르에피네프린, 당질 코르티코이드를 혈관 속으로 방출하고 고혈압이 되며, 바람직하지 않은 심장 혈관계의 여러 양상들이 나타나게 된다. 모든 종류의 사회적 도발이 연구들에 사용되어 왔다. 피험자들이 시험을 치는데, 문제를 푸는 동안 자꾸 방해를 받는다. 또는 상대방이 이기도록 조작되어 있을 뿐 아니라 남을 얕보는 건방진 사람처럼 행동하는 상대방과 대결하는 비디오 게임을 할 수도 있다. 이런 여러 사례들에서, 적대적이지 않은 사람들의 심장 혈관 스트레스 반응은 상대적으로 경미하다. 그러나 적대적인 사람의 혈압은 하늘로 치솟는다(스트레스에 대한 이들의 증강된 교감신경계 반응과 심혈관 질환의 위험도 증가가 제이 카플란이 연구한 과도하게 반응하는 원숭이들과 얼마나 비슷한지 놀라울 정도이다. 또 자신들의 세계에 일어나는 위협적인 사건과 그렇지 않은 사건을 구분하지 못했던 나의 개코원숭이들과도 비슷하지 않은가? 거기에는 꼬리가 달린 전형적인 A형 개체들이 있었던 것이다.). 여기에 그 괴리가 다시 나타난다. 불안한 사람들에게 삶은 경계를 요하며 대처 반응을 필요로 하는 위협적인 스트레스로 가득 차 있는 것이다. A형 사람들에게 삶은 특히 적대적인 주변 환경에 대한 경계를 요하며 대처 반응을 필요로 하는 위협적인 스트레스로 가득 차 있는 것이다. 아마 그들의 여생도 마찬가지일 것이다. 이들의 일상이, 다른 사람들은 별일이 아니라고 생각하는데, 심장 혈관을 도발하는 일들로 채워져 있다면, 삶은 천천히 이 적대적인 사람들의 심장에 망치질을 해 나갈 것이다. 심장 혈관 질환의 위험도가 높아지는 것이 당연하다.

즐거운 일은 A형 성격이 영원하지 않다는 것이다. 치료를 통해 A형 인간의 적개심의 구성 요소를 감소시킬 수 있다면(마지막 장에서 설명할 몇 가지 접근법을 통해), 향후 심장 질환이 발생할 위험도를 완화할 수 있다. 이것은 매우 좋은 소식이다. A형 인간을 치료하는 보건 전문가들은, 이들을 교정하기 위해 많은 노력을 기울인다. 기본적으로 주변의 많은 사람들에게 A형 인간들은 엉덩이 속을 괴롭히는 통증과 같은 것이다. A형 전문가들과 대화할 때, A형 성격이 일종의 윤리적 실패이며, 이 용어가 다른 사람들을 잘 대하지 않는 사람들(이들의 대부분은 의심할 여지 없이 완벽한 A형의 예이다.)을 의학적으로 좋게 표현하는 것이라는, 어떤 묘한 분위기를 띠는 함축이 느껴진다. 이에 더해서, 나는 많은 A형 전문가들을 설교자나 성직자의 후예들처럼 느꼈다. 이런 종교적인 연관성이 은근히 영향을 미칠 수도 있다. 나는 한 명은 무신론자이고 또 한 명은 불가지론자인 이 분야의 지도자 두 명과 이야기를 나눈 적이 있다. 그들은 A형인 사람들에게 그것이 왜 나쁜지를 설명하려 들 때 종교적인 설교를 이용한다고 내게 말해 주었다.[9] 나는 마지막으로 이 두 명의 의사들에게 한 가지 간단한 질문을 했다. "당신들은 혈관과 영혼 중 어느 쪽 분야에 종사하십니까?" 그들이 하는 일은 심장병에 관한 것인가, 아니면 윤리에 관한 것일까? 두 명 모두 조금도 망설이지 않고 윤리를 선택했다. 심장병은 그저 더 큰 문제를 이끌어 내기 위한 수단일 뿐이었던 것이다. 그것은 매우 멋진 일일 것이다. 사람들끼리 더 가까워지게 만들고, 그들의 힘이 되어 주기 위해서, 관상 동맥을 우리의 면죄부로 바꾸고, 순환 지방을 감소시키는 행동을 속죄의 행위로 간주할 수 있다면 말이다.

과학적 방법론으로서의 실내 장식

이 분야에 대한 마지막 질문은 A형 행동이 어떻게 발견되었는가에 관한 것이다. 우리 모두는 과학자들이 어떻게 발견을 해냈는지 알고 있다. 목욕탕 안에서의 발견(아르키메데스와 물의 비중에 관한 통찰), 잠 속에서의 발견(케큘레와 원형을 이루며 춤을 추는 탄소 분자의 꿈), 교향곡을 듣는 중의 발견(과중한 업무에 짓눌린 우리의 과학자는, 사랑하는 사람에게 콘서트 참석을 강요당한다. 목관 악기가 연주하는 조용한 악절에서, 갑작스런 깨달음이 찾아온다. 음악회 프로그램 위에 휘갈겨 써 놓은 공식, 그리고 "여보, 나는 실험 때문에 가 봐야겠어." 나머지는 역사에 남는다.) 등을 알고 있다. 하지만 다른 사람이 발견을 하고 과학자를 찾아와 그에 관해 이야기를 해 주는 경우도 있다. 그럼 그 다른 사람은 누구일까? 때때로 어떤 과정에서 그런 역할을 하는 사람을, 누군가의 냄비잡이(뜨거운 냄비를 잡을 때 쓰는 두꺼운 천)를 꾸미는 역할만으로 끝나지 않을, 가상의 격언으로 요약할 수 있다. "만약 동물원의 코끼리가 배가 아픈지 알고 싶다면, 수의사가 아니라 우리를 청소하는 사람에게 물어 보라." 쓰레기를 치우는 사람들은 그곳에 있는 쓰레기의 분량을 변화시키는 상황을 잘 알고 있는 것이다. 1950년대에 한 사람이 거의 의학사의 방향을 바꿀 수 있을 어떤 사실을 발견했으나, 안타깝게도 기회를 놓치고 말았다.

나는 메이어 프리드먼 박사에게 직접 이야기를 듣는 영광을 얻을

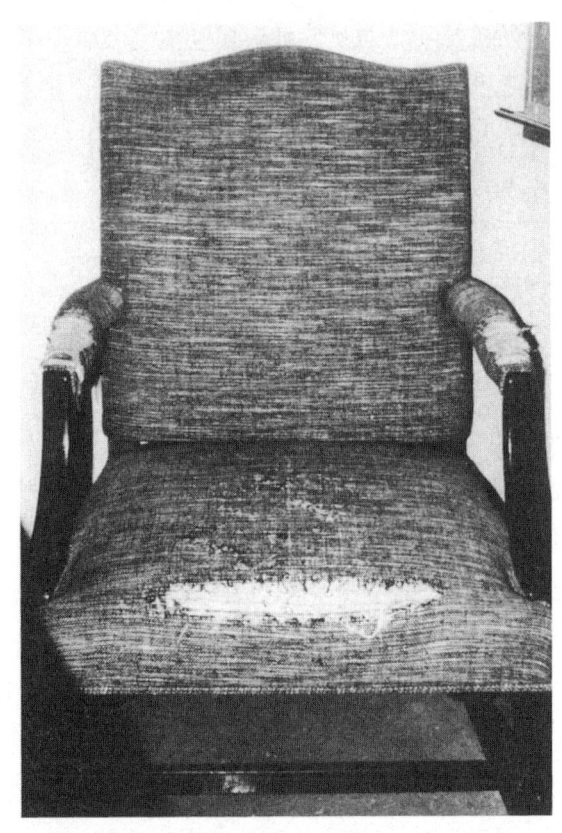

모든 것의 시작……이 될 뻔했던 것.

수 있었다. 1950년대 중반, 프리드먼과 로젠먼은 성공적으로 심장병 환자들을 진료하고 있었는데, 예기치 않았던 문제를 겪고 있었다. 대기실의 의자를 수선하기 위해 막대한 비용이 들었던 것이다. 이는 심장병 전문가의 주의를 끌 만한 일이 아니었다. 그렇기는 했지만, 수선해야 할 의자들은 끝이 없어 보였다. 하루는 새 가구업자가 문제를 파악하기 위해 찾아와 의자들을 한 번 보더니 A형과 심혈관 질환의 연관성을 발견했다. "당신 환자들은 대체 어디가 잘못된 거지요? 보통 사람들은 의자를 이런 식으로 헐게 만들지는 않거든요." 마치 매일 밤 사무실에서 키 작은 비버가 의자 앞부분을 물어뜯기 위해 목을 길게 내민 것처럼, 앉는 쿠션의 맨 앞부분의 몇 인치와 덧댄 팔걸이가 닳아서 찢어져 있었다. 대기실의 환자들이 모두 습관적으로 의자 끝에 앉아 조바심을 내며 팔걸이를 움켜잡고 있었던 것이다.

나머지는 역사가 되었어야만 했다. 가구업자의 팔이 붙잡히고, 날카로운 시선이 그에게 향해지면서, 음악 소리가 크게 들려와야 한다. "세상에, 이봐요, 당신이 지금 한 말의 의미를 알고 있습니까?" 가구업자들과 다른 심장병 전문가들 사이에 급한 회의가 열린다. 가구업/심장학 본부에 이 새로운 발견을 전하기 위해 이상주의적인 젊은 가구업자들의 팀이 나라 전체에 널리 퍼져 나가는 동안 열광적이고 잠 못 이루는 밤이 계속된다. "아닙니다. 비뇨기과 대기실 의자는 이런 모양으로 헐지 않습니다. 신경학이나 종양학, 족병학(발의 병을 다루는 전문 분야ㅡ옮긴이)도 아닙니다. 심장학에서만 그렇습니다. 심장병을 앓는 사람들에게는 뭔가 다른 점이 있습니다." 그렇게 해서 A형을 치료하는 전문 분야가 시작된다.

그러나 전혀 위에 언급한 것과 같은 일은 일어나지 않았다. 프리드먼 박사는 한숨을 쉬면서 고백했다. "저는 그 남자에게 아무런 관심도 쏟지 않았습니다. 저는 너무 바빴습니다. 한쪽 귀로 듣고, 다른 한쪽으로 흘려 버렸습니다." 환자들을 대상으로 한 연구가 약간의 단서를 찾기 시작했을 즈음, 프리드먼 박사에게 이 기억이 청천벽력같이 되살아났다. 4~5년이 더 지난 후였다. 이런, 맙소사, 그 가구업자가 의자의 닳는 방식에 대해 말하던 것 기억나? 그리고 오늘날까지 그 가구업자의 이름은 밝혀지지 않았다.[10]

성격과 기질, 스트레스와 관련된 생리학에 관한 여러 가지 다른 연구가 진행되어 왔다. 과학자들은 낙관주의자와 비관주의자는 스트레스에 관련된 면역 기능에 차이가 있다고 주장한다. 다른 사람들은 사교적인 상황에서 부끄러움을 많이 타는 개체들이 더 높은 당질 코르티코이드 수준을 보인다는 것을 입증했다. 다른 사람들은 신경증을 하나의 요소로 지목한다. 그러나 대상을 하나만 더 생각해 보기로 하자. 전 세계에서 가장 마지막으로 스트레스를 받을 것이라고 생각되는 사람들에 관한 흥미로운 이야기이다.

꽉 쥐어짜는 삶 외에 아무것도 없을 때

이 장에서는 과도한 스트레스 반응을 나타내는 성격 유형들을 검토하고, 여기에서 공통되는 주제가 이들의 삶에서 발생하는 스트레스와 그들이 이를 극복하기 위해 나타내는 대처 반응 사이의 괴리라는 것을 주장했다. 이 마지막 부분은 새로이 알려진 과도한 스트레스 반응의 유형에 관한 것으로 약간 당혹스럽기도 하다.

이들은 스트레스에 대해 너무 수동적·지속적으로, 너무 심한 경계심을 가지고, 너무 적대적으로 대처하는 사람들이 아니다. 그들은 수많은 스트레스를 전혀 겪지 않는 듯하다. 그들은 자신들이 우울하거나 불안하지 않다고 주장하며, 심리 검사도 그들의 말이 옳다는 것을 나타낸다. 사실, 그들은 자신들을 상당히 행복하고, 성공적이며, 어느 정도 성취를 이루었다고 주장한다(그리고 성격 검사에 의하면, 정말로 그렇다.). 하지만 이런 사람들은(인구의 약 5퍼센트를 차지하는) 만성적으로 활성화된 스트레스 반응을 나타낸다. 이들의 문제는 무엇일까?

내 생각으로는, 이들의 문제는 우리 인간 심리의 예상치 못한 취약

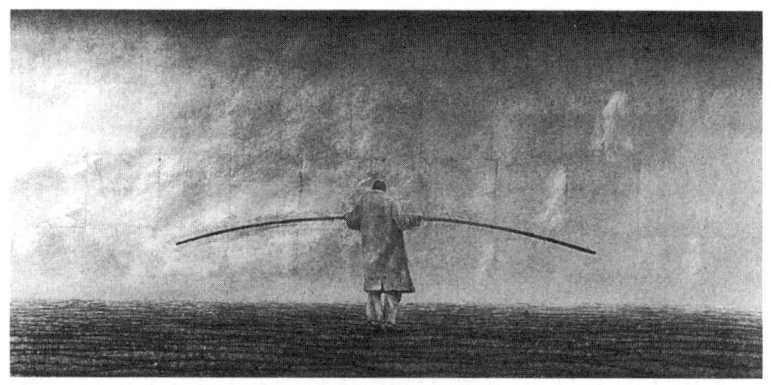

클리퍼드 굿이너프, 「풍경 속에서 걷는 인물」, 금박, 템페라 화법, 섬유판 유화, 1991.

성을 통찰하게 만드는 것 중의 하나이다. 문제의 사람들은 '억제적' 성격을 가지고 있다고 말하는데, 우리 모두 그런 사람을 만난 적이 있다. 사실, 우리는 이런 사람들을 대할 때 조금은 부럽기도 하다. "나도 저 사람들처럼 원칙이 있었으면 좋겠다. 저 사람들에게는 모든 일이 다 쉬운가 봐. 어떻게 그럴 수가 있지?" 하고 말이다.

　이런 사람들은 모든 t자에 반드시 옆으로 선을 긋고 모든 i자에 꼭 점을 찍는 표준형 인간들이다. 이들은 놀라는 것을 싫어하고, 예정된 대로 규칙에 따라 사는 계획적인 사람이라고 자신을 설명한다. 출근할 때 매일 같은 길을 걸어가고, 항상 같은 모양의 옷을 입는다. 이번 수요일의 2주 후까지는 어느 날 어떤 점심을 먹을지 미리 이야기할 수 있는 그런 종류의 사람들이다. 당연히 이들은 모호한 것을 싫어하고, 자신들의 세계를 흑백으로 구분하려 들며, 사람들을 좋은 사람과 나쁜 사람으로 구별하고, 허가된 행위와 엄격하게 금지된 행동을 분류하기 위해 애쓴다. 이들은 자신들의 감정을 빈틈없이 억제한다. 금욕적이며 조직적이고 근면하고, 생산적이며 충실한 이들은 절대로 군중 속에서 두드러지지 않는다(당신이 지극히 보수적인 그들에게서 굳이 보수적이지 않은 성격을 찾으려고 하지만 않는다면 말이다.).

리처드 데이비슨이 개발한 몇몇 성격 검사는 억제적인 개체를 구분해 낸다. 이미 언급한 것처럼 처음에는, 성격 검사가 이들이 우울하거나 불안하지 않다는 것을 보여 준다. 대신, 성격 검사들은 이들이 사회적 조화를 필요로 하고, 사회적 비난을 두려워하며, 절대적인 틀에 맞는 문장 또는 '절대로'와 '언제나'로 가득 채워진 문장에 동의하는 비율이 극히 높다는 데서 알 수 있듯이, 모호함을 불편해한다는 것을 보여 준다. 여기에 중간 색은 없다.

이런 특성들에 얽혀 있는 것이 특징적인 감정 표현의 부족이다. 이 검사들은 억제적인 사람들이 어떻게 '부정적인 정서를 억제하는지'를 보여 준다. 남에 대한 혼란스럽고 복잡한 감정을 표현하지 않으면서, 다른 사람들의 이런 복잡한 감정을 인식하지 못하는 것이다. 예를 들어, 억제적인 사람과 그렇지 않은 사람들에게 특정의 강렬한 감정에 관련된 경험을 상기하도록 하면, 양쪽 모두 특정한 감정을 비슷한 세기로 보고한다. 그러나 그밖에 어떤 것들을 느꼈는지 물어보면, 억제적이지 않은 사람들은 전형적으로, 별로 중요하지 않은 일련의 감정을 덧붙여 이야기한다. "글쎄, 화가 몹시 났지만, 약간 슬프기도 하고, 조금 싫기도 했어요······." 억제적인 사람들은 단호하게 이차적인 감정이 없었다고 말한다. 검고 흰 감정이 있을 뿐이며, 미묘한 섞임에 대한 관용이 거의 없는 것이다.

이런 사람들은 실제로도 그럴까? 아마 그렇지 않을 것이다. 아마도 이들의 차분한 외견 밑에는 실제로 자신의 여린 점을 인정하지 않으려는 불안한 혼돈이 있을 것이다. 주의 깊은 연구들은 일부 억제적인 사람들이 실제로 외모를 유지하는 것에 가장 신경을 쓴다고 지적한다(또 하나의 단서는 성격을 묻는 설문에서 익명으로 답할 수 있을 때는 이들이 덜 "억제된" 답을 쓰는 경향이 있다는 것이다.). 그리고 이들이 나타내는 스트레스의 생리학적 증상은 쉽게 설명할 수 있다. 우리는 이 사람들을 명단에서 집어낼 수 있다.

그렇다면 나머지 억제적인 사람들은 어떨까? 그들은 자신을 속일 수가 있을까? 불안함에 혼란스럽지만 스스로는 그런 것을 전혀 알아차리지 못하는 것인가? 아주 조심스럽게 만들어진 설문들조차 이런 종류의 자기 기만을 간파할 수는 없다. 이를 캐내기 위해 전통적으로 심리학자들은 덜 구상화되고 더 개방적인 검사에 의존한다("이 그림에서 무엇이 보입니까?"와 같은 종류의 검사다.). 이런 검사들에 따르면, 그렇다는 것이 밝혀졌다, 일부 억제적인 사람들은 실제로 자신이 깨닫고 있는 것보다 훨씬 더 불안해하는 것으로 나타났다. 그들의 생리학적 스트레스도 역시 쉽게 설명이 가능하다.

불안한 자기 기만자들을 명단에서 지운 후에도, 여전히 단단히 억제된 성격을 가진 많은 사람들이 남아 있는데, 이들은 정신적으로 건강하고, 행복하며, 생산적이고, 사교적인, 정말로 정상적인 사람들이다. 하지만 이들은 과도하게 활성화된 스트레스 반응을 나타내고 있다. 이들의 혈류 속 당질 코르티코이드 수준은 심각한 우울증 환자들만큼 높아져 있으며, 교감 신경 긴장도 역시 높아져 있다. 인식 가능한 도발에 노출되었을 때, 억제적인 사람들은 심박수, 혈압, 발한, 근육 긴장도가 비정상적으로 크게 증가한다. 그리고 이런 과도하게 일어나는 스트레스 반응은 그에 상응하는 대가를 요구한다. 예를 들어, 억제적인 개체들은 상대적으로 면역 기능이 취약하다. 그에 더해서, 억제적 성격을 가진 관상 동맥 질환 환자들은 그렇지 않은 사람들보다 심장병의 합병증에 더 취약하다.

과도하게 활동성인, 위험을 초래하는 스트레스 반응에도 불구하고 아직 이 사람들은 스트레스를 받지도 않고, 우울하거나 불안하지도 않아 보인다. 우리가 부러워하던 생각으로 되돌아가 보자. "나도 저 사람들처럼 원칙이 있었으면 좋겠다. 어떻게 그럴 수가 있지?" 내 생각으로는, 그들이 쓰는 방법은 모호함이나 놀라움이 없는 잘 짜이고 억제된 세계를 만들기 위해서, 미친 듯이 일을 하는 것이다. 그리고 여기에는 생리학적인 청구서가 뒤따른다.

　밴더빌트 대학교의 데이비슨과 앤드루 토마큰은 뇌파 기술을 사용해 억제적인 사람들의 전두엽 피질 일부분이 특히 활성이 증강된다는 사실을 밝혔다. 다음 장에서 길게 다루겠지만, 전두엽 피질은 충동적인 감정과 인식을 억제하는 데 관여하는 뇌의 부위이다(예를 들어, 이 부위의 대사 활성은 폭력적인 이상 성격자의 경우에 감소되어 있다고 보고되어 있다.). 이 부위는 우리의 초자아에 가장 가까이 대응하는 해부학적 구조이다. 당신에게 끔찍했던 저녁이 맛있었다고 말하게 만들고, 새로운 머리 모양을 칭찬하고, 대소변을 가리도록 한다. 전두엽 피질은 그런 감정들을 엄격하게 통제하는데, 감정적 억제에 관한 그로스의 연구가 보여 주었듯이, 특히 감정의 괄약근을 꽉 쥐어짜 유지하는 데에 큰 역할을 한다.

　바깥 세상은 무서울 수도 있고, 우리의 신체는 그런 어둡고 위협적인 숲을 뚫고 지나가야 하는 우리의 노력을 잘 반영할 수도 있을 것이다. 야생 동물이 짖어 대는 곳에서 멀리, 아주 멀리 떨어진 별장의 햇볕이 내리쬐는 현관에 앉아 긴장을 풀고 쉴 수 있다면 얼마나 좋을까? 그러나 휴식처럼 보이는 것이 피로일 수도 있다. 별장 주위에 벽을 쌓기 위한 노동에서 오는, 불안정하고 도발적이며 자극적인 세계를 차단하기 위한 노력에서 오는 피로일 수 있는 것이다. 억제적 성격 유형과 이들의 눈에 보이지 않는 무거운 짐에서 얻는 교훈은, 때로는 스트레스 없는 세계를 만들려는 일이 엄청난 스트레스가 될 수 있다는 것이다.

16
스트레스와 중독

스트레스가 어떻게 작용하며, 어떻게 하면 더 건강한 삶을 살고 세상을 더 좋은 곳으로 만들 수 있을지 이해하려고 애쓰는 것은 멋진 일임에 틀림없다. 그렇지만 이제는 우리가 약간의 시간을 내서 정말로 중요한 주제를 다룰 때가 되었다. 우리는 왜 스스로를 간질이지 못하는 걸까?

이 근본적인 질문에 도전하기 전에, 우선 왜 모든 사람들이 당신을 간질일 수 없는지를 생각해 보아야 한다. 간지럽기 위해서는 아마도 간질이는 사람을 당신이 좋아해야만 하는 것 같다. 그러므로 당신이 다섯 살이라면, 당신 속에 있는 간지러움을 일깨우는 데는 방 안에서 당신을 쫓아오는 우둔한 삼촌이 최고일 것이다. 또는 당신이 열두 살이라면, 당신 배 속에 나비가 가득 찬 것처럼 느끼게 하고 다른 신체 부위가 불가사의하고 이상하게 느껴지게 만드는 중학교에 있는 누군가 일 것이다. 아마도 이것이 만약 슬로보단 밀로셰비치(동유럽 세르비아의 전 대통령. 전범으로 재판을 받았다.—옮긴이)가 간질인다고 해도, 우리 대부분이 웃지 않는 이유이다.

우리 대부분은 자신에 대해 상당히 긍정적으로 생각한다. 그런데 왜 우리는 우리 자신을 간질이지 못하는 것일까? 철학자들은 이 문제에 대해 오랫동안 고민해 왔고, 여러 가지 가설을 세웠다. 하지만 스스로를 간질이는 것에 관한 이론은 흔해 빠진 것들뿐이었다. 결국, 한 과학자가 실험을 통해 이 수수께끼에 도전했다.

런던 대학교의 사라 제인 블랙모어가 처음으로 사람은 정확히 언제 그리고 어디에 간지럽힘을 당할지 '알기 때문에' 자기 자신을 간질이지 못한다는 가설을 세웠다. 여기에는 전혀 놀라운 요소가 없다. 그래서 그녀는 간질이는 기계를 발명해 이것이 사실인지를 검토했다. 이 기계는 손잡이에 부드러운 패드가 달려서, 컴퓨터로 움직이는 다양한 도르래와 받침대 덕분에 한 손으로 손잡이를 조종하면, 그 움직임에 따라 패드가 다른 편 손바닥을 간질이도록 고안되어 있었다.

엄격한 정통파 과학자였던 블랙모어는 이 모든 것을 정량화했고 간지러움 지수라는 개념을 만들어 냈다. 그러고는 핸들을 조금 고쳐서, 만약 다른 사람이 손잡이를 조종하면 피험자를 간질이지만, 대상자가 직접 조종하면 움직이지 않게 만들었다. 여기에도 전혀 놀라운 요소가 없다. 간질이는 기계로도 스스로를 간질일 수는 없는 것이다.

블랙모어는 다음으로 스스로를 간질이는 과정에서 예측 가능성을 인식하지 못하도록 만들어서 그녀의 가설을 시험했다. 첫째, 언제 간질일지에 대한 예측 가능성을 제거했다. 사람이 손잡이를 움직이면, 예상할 수 없는 시간차가 있은 후에, 패드가 움직이도록 한 것이다. 시간차가 10분의 3초보다 더 커지면 다른 사람이 조종한 것과 비슷한 높은 간지러움 지수를 기록한다. 다음에는, 어디를 간질일지에 대한 예측 가능성을 인식하지 못하도록 만든다. 말하자면, 사람이 손잡이를 앞뒤로 움직이면, 예상치 못하게, 패드가 엉뚱한 방향으로 움직인다. 패드가 움직일 것이라고 예상한 장소로부터 90도 이상의 편차가 있는 곳은 다른 사람이 조종한 것과 마찬가지로 간지럽다.[1]

이제 우리는 어느 정도 알게 되었다. 간지럼을 당해도 놀라움의 요소가 없는 이상 간지럽다고 느껴지지 않는 것이다. 예상 가능성의 상실, 통제 능력의 결핍. 그런데 갑자기 이 아름다운 간지러움에 관한 과학적 세계가 산산이 부서져 내린다. 우리는 얼마 전에 많은 시간을 들여 심리적 스트레스의 중요한 개념들이 통제 능력과 예측 가능성의 상실을 바탕으로 세워졌다는 것을 배웠다. 통제 능력과 예측 가능성의 상실은 나쁜 것이었지만, 우리는 우리가 좋아하는 사람에게 간지럼을 당하는 것을 좋아한다.[2]

이런, 잠깐만 더 기다려 보자. 우리가 쌓아 놓은 더 많은 멋진 구조물들이 산산이 부서지려고 한다. 우리는 자신들을 놀라게 만들 무서운 영화를 보기 위해 줄을 길게 서서 기다리고, 무엇보다도 확실히 통제 능력과 예측 가능성의 상실을 가져오는 번지점프나 롤러코스터를 즐겨 탄다. 우리는 때때로 스트레스를 받기 위해 상당한 값을 지불하기도 하는 것이다. 그리고 이미 살펴보았지만, 섹스를 하는 동안 교감신경 체계를 작동시키고, 다량의 당질 코르티코이드를 분비한다. 이건 대체 무슨 일일까? 9장에서는, 우리가 스트레스를 받는 동안 덜 끔찍하게 느끼도록 만드는 '스트레스로 인한 통각 상실'의 역할에 대해 설명했다. 그러나 이 장을 시작하는 주제는, 적당한 양의 스트레스를 받는다면, 즉 적절히 균형이 잡힌 도전을 받는다면, 스트레스가 덜 끔찍하게 느껴지는 정도에서 그치는 것이 아니라, 매우 기분이 좋다고까지 느껴질 수 있다는 것이다.

그렇다면 도대체 어떻게 된 것일까? 그리고 왜 어떤 사람들은 스트레스와 위험을 감수하는 것을 즐거워하며 그것에 중독되는 것일까?

그리고 중독성을 초래하는 여러 물질들의 특성은 무엇이며, 즐거움과 스트레스는 어떤 상호 작용을 하는 것일까?

기쁨의 신경 화학

14장에서 보았듯이, 뇌 속에는 신경 전달 물질인 도파민을 많이 쓰는 기쁨 경로가 있으며, 만약 그 경로에서 도파민이 고갈되면 무쾌감증이나 불쾌감이라는 결과를 가져올 수 있다. 이 '도파민 작용성' 투사는 복측 피개(腹側被蓋)라는 뇌 속 깊은 부위에서 시작된다. 이는 측핵(側核)이라고 불리는 어떤 부위에 전달되며, 그곳에서 온갖 다른 장소로 가게 된다. 이 과정에는 우리가 10장과 12장에서 본 것처럼, 판단이나 충동의 제어와 같은 고위 기능에 중요한 역할을 하는 전두엽 피질이 관여한다. 14장에서 보았듯이 슬픔을 느끼는 역할을 담당하는 전방 대상 피질로 향하는 투사도 있다(도파민 작용성 투사가 정상적으로는 대상회(띠이랑)를 억제한다는 생각과 연결되는 소견이다.). 편도에도 많은 투사가 향하는데, 바로 앞 장에서 본 것처럼 이 투사는 불안과 공포에 결정적인 역할을 한다.

  도파민과 기쁨의 관계는 미묘하면서도 매우 중요하다. 첫 번째로, 이 신경 전달 물질이 즐거움이나 보상과 관련이 있을 것이라 추측할 수 있다. 예를 들어, 원숭이에게 어떤 과제를 훈련시켰다고 해 보자. 특색 있는 종 소리가 들리면, 원숭이가 레버를 10번 누르고, 10초 후에 먹음직스러운 음식을 상으로 준다고 하자. 우선 도파민 경로가 활성화되어, 전두엽 피질 속의 신경 세포들이, 보상에 반응하여 가장 큰 활성을 보일 것이라고 추측할 수 있다. 스위스 프라이부르크 대학의

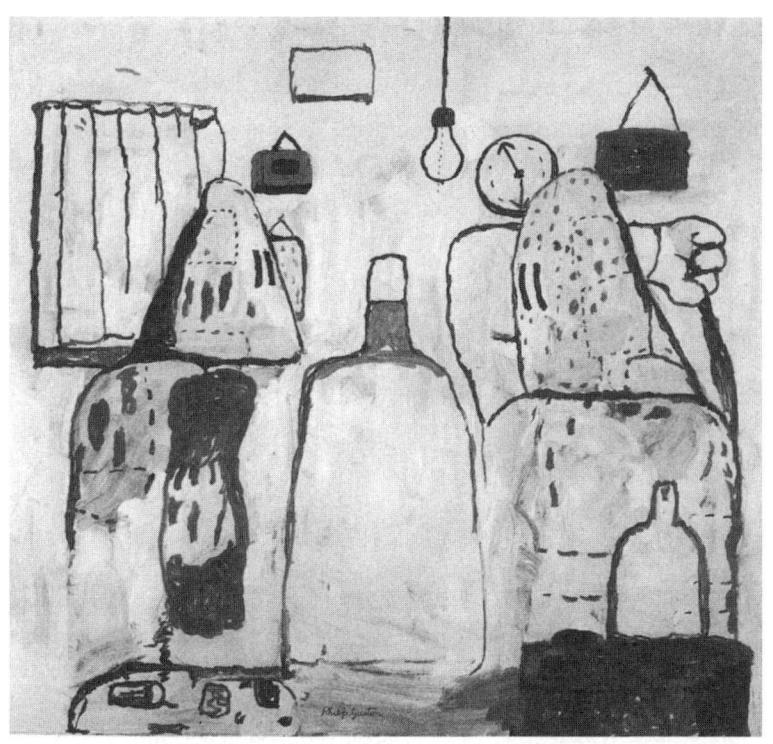

필립 거스턴, 「나쁜 버릇들」, 캔버스유화, 1970.

볼프람 슐츠의 명민한 연구들은 더 재미있는 결과를 보여 주었다. 물론, 전두엽 신경 세포가 보상에 반응하여 흥분한다. 하지만 가장 큰 반응은 더 빨리, 즉 종이 울리고 과제가 시작될 즈음에 나타난다. 이것은 "기분이 좋다."라는 신호가 아니다. 이것은 숙달과 예측과 자신감에 대한 것이다. 이는 "나는 저 불빛이 무엇을 뜻하는지 알고 있어. 나는 규칙을 알아. 만약 내가 막대를 누르면, 그다음에 나는 음식을 얻게 될 거야. 난 다 알아. 앞으로도 잘 될 거야."라는 것이다. 즐거움은 보상을 예상하는 데에 있는 것이다. 도파민이라는 관점에서 보자면, 실제의 보상은 덤에 불과하다.

심리학자들은 보상을 예상하고 기대하며 일하는 시기를, 욕망으로 가득 찬 '욕망' 단계라고 부르며, 보상이 시작되는 단계를 '소비' 단계라고 부른다. 슐츠의 발견이 가르쳐 주는 것은, 만약 당신이 곧 배고픔이 충분히 채워질 것이라는 사실을 안다면, 즐거움은 포만감보다는 식욕으로부터 나온다는 것이다.[3]

다음으로 알아야 하는 중요한 사실은, 도파민과 이에 관련된 즐거움을 기대하는 느낌이, 그에 따른 보상을 얻는 데 필요한 일을 하게 만드는 연료가 된다는 것이다. 노스캐롤라이나 대학교의 폴 필립스는 10분의 1초 이내에 방출되는 쥐의 도파민을 측정하기 위해 굉장히 세련된 기술을 사용했는데, 현재까지의 방법 중에서는 가장 훌륭한 시간 분석을 통해 도파민의 방출이 어떤 행동의 직전에 일어난다는 것을 발견했다. 그리하여, 결정적으로, 인공적으로 도파민의 방출을 자극하자, 갑자기 쥐가 막대를 누르기 시작했다. 도파민이 실제로 행동을 야기하는 동력이 된 것이다.

다음으로 중요한 점은 이런 경로들의 강도가, 뇌의 다른 부위와 마찬가지로 변할 수 있다는 것이다. 신호가 켜지기만 하면 도파민 작용성 기쁨이 폭발하므로, 쥐가 막대를 누르는 양은 점점 증가한다. 그러나 즐거움에 대한 기대 때문에 방출되는 도파민이라는 연료를 꾸준히 보급하려면, 신호와 보상 사이의 간격이 더 길어지도록 훈련을 쌓는 수밖에 없다. 이는 희열을 보류하는 것이 어떤 작용을 하는지 보여 준다. 어떤 목표를 향한 행동의 핵심에는 기대가 있다는 것이다. 그러므로 우리는 원하는 양로원에 들어가기 위해 좋은 직업을 얻고, 좋은 직업을 얻기 위해 좋은 대학교에 가며, 좋은 대학교에 들어가기 위해 좋은 점수를 받고, 좋은 점수를 받기 위해 눈앞의 즐거움을 보류하고 있는 것이다.

슐츠의 최근 연구는 여기에 새로운 요소를 하나 더 첨가했다. 한 설정에서 대상이 신호를 받고 과제를 달성하면 보상을 얻는다고 하자. 두 번째 설정에서는 신호, 과제 다음에 확실한 보상을 주지 않고 보상을 얻을 가능성을 높여 준다. 다시 말하자면, 일반적으로 호의적인 환경, 즉 결국은 좋은 결과를 얻을 가능성에 놀라움의 요소를 더하는 것이다. 이런 조건에서는 더욱 많은 도파민이 방출된다. 과제가 달성되자마자 도파민이 방출되기 시작해, 평소보다 훨씬 더 높이, 보상을 받기 직전의 수준으로 올라간다. "잘 될 거야. …… 어쩌면 …… 아마도……."라고 생각하면서, 신경 세포들은 기대에 차 사방에 도파민을 분출하는 것이다. 우리가 심리학 입문에서 배운 것처럼, 이것이 바로 간헐적인 강화가 강력한 핵심적인 이유이다. 이 소견들이 보여 주는 것은 만약 식욕을 충분히 채울 확률이 높다면, 즐거움은 포만감보다 식욕에서 비롯한다는 것이다.

그러므로 도파민은 즐거움을 기대하고, 성과급에 반응하여 분발하게 만드는 중요한 역할을 한다. 그러나 이것으로 즐거움과 보상, 기대에 관한 모든 현상을 설명할 수 있는 것은 아니다. 예를 들어, 이 경로에서 인공적으로 도파민을 고갈시킨 쥐도 아직 어느 정도 수준까지는 보상에 대해 반응을 한다. 여기에는 다른 경로를 통해 오피오이드가 관여하는 것 같다. 더구나 도파민 경로는 아마도 일시적이고 강렬한 유형의 기대에 더 관련이 있는 것으로 보인다. 최근의 아주 흥미로운 연구가 이를 보여 준다. '진실한 사랑' 관계에 있다고 믿는 대학생(성별에 상관없이)을 몇 명 선발한다. 이들은 뇌 영상 촬영 장치에 집어넣고 그들이 아는 다양한 얼굴들을 비춰 보여 준다. 이 과정에서 그 학생이 사랑하는 사람의 얼굴도 보여 준다. 사귀기 시작한 지 몇 달쯤 된 사람들의 경우, 도파민 경로가 밝게 나타났다. 그런데 교제 기간이 몇 년이 넘는 사람들에서는 다른 일이 일어났다. 우울증을 다룬 장에서 나왔던 뇌 부위인 전방 대상회가 활성화된 것이다. 복측 피개/측핵 도파민 체계는 '신경이 날카로워지는, 기대에 차 미칠 정도의 정열'과 관계가 있는 것으로 보인다. 그렇지만 아마도 대상회가 무게를 두는 것은, 2년쯤 경과한, 편안하고 따뜻한 느낌을 주는, 호흡이 가빠지지 않는 그런 유형의 사랑인 것이다.

스트레스와 보상

간지럼을 당할 때 정말로 좋은 것은 간지럼에 대한 기대이다. 여기에는 예측 가능성과 통제 능력의 결여라는 요소가 포함되어 있다. 다시 말해서, 우리는 처음으로 되돌아왔다. 도대체 통제 능력이나 예측 가능성의 결여가 왜 때로는 도파민을 방출시켜 즐거움을 증강시키고, 다른 때에는 정신적 스트레스에 의한 스트레스를 악화시키는 데 핵심적으로 작용하는 것일까?

    열쇠는 그 불확실성의 내용이 양호한 것인지 또는 해로운 것인지에 달려 있는 것 같다. 만약, 정말로 만약에 당신이 한창 성적으로 민감한 청소년인데 좋아하는 사람이 당신을 간질였다면, 그로 인해 그 사람의 손을 잡는다든가 하는 정말로 좋은 일이 뒤따를 수도 있다. 대조적으로, 만약, 정말로 만약에 밀로셰비치가 당신을 간질인다면, 얼마 후 그가 당신을 인종 청소의 대상으로 삼을지도 모르는 일이다. 만약 그 내용이 당신에게 충격을 줄 위험성이 있다면, 예측 가능성의 결여는 스트레스를 더해 준다. 만약 그 내용이 특별한 누군가가 결국 "예."라고 말할 가능성이 크다면, 그녀의 망설임에도 불구하고 당신은 50년짜리 구애를 해야 할 필요가 있다. 라스베이거스를 그렇게 중독성이 강한 도박의 세계로 만드는 것 중의 하나는 사람들이 그 환경을 유해한 것이 아닌 양호한 것으로 생각하도록 조작하는 교묘한 수법이다. 당신만큼 운이 좋고 특별한 누군가에게는 특히 좋은 결과가 나올 것이라는 기대……, 당신이 꾸준히 동전을 넣고 손잡이를 당기는 한 말이다.

불확실성이 스트레스가 아니라 즐겁게 느껴지는 양호한 유형의 환경이란 어떤 것일까? 중요한 요소 중의 하나는 그 경험이 얼마나 지속되는가 여부이다. 즐겁게 느껴지는 통제력의 결여는 모두 일시적인 것에 속한다. 롤러코스터를 괜히 3주가 아닌 3분만 타는 것이 아니다. 불확실성이 즐거움 쪽으로 치우치게 만드는 또 다른 요소는 그 불확실성이 더 큰 통제 능력과 예측 가능성의 틀 속에 한정되어 있다는 것이다. 무서운 영화가 아무리 뱃속을 뒤틀리게 만들 정도로 사실적이라 하더라도, 당신은 앤서니 퍼킨스가 뒤쫓고 있는 사람이 당신이 아닌 자넷 레이라는 것을 알고 있다. 번지점프가 아무리 거칠고 무섭고 예측 불가능하고 흥분된다 하더라도, 당신은 번지점프를 운영하는 사람들이 번지점프 안전 경찰대에서 발행한 면허를 갖고 있다는 사실을 알고 있다. 일정 수준까지 통제하기를 포기한다는 것, 이것이 놀이의 본질인 것이다. 개가 다른 개와 놀기 위해 몸을 웅크려 작아 보이게 만들어 더 약하고 덜 지배적이라는 것을 나타내는 것을 생각해 보자. 그러나 이런 행동은 더 큰 안전성의 범위 안에서 이루어져야 한다. 아무리 장난이라고 하더라도 조심스럽게 냄새를 맡아 보지 않은 누군가의 앞에서 뒹굴어 무방비하게 당신의 목을 드러내지는 말아야 하는 것이다.

이제 이 모든 것을 하나로 연결하는 정말로 예상치 못한 신경 화학에 대해 소개할 시간이 되었다. 우리가 배운 모든 스트레스와 관련된 병리학에서 실제로 범죄 현장에서 발견되는 호르몬인 당질 코르티코이드, 즉 그 사악한 당질 코르티코이드가 기쁨 경로에서 도파민 방출을 유도한다는 사실이다. 이것은 뇌 속의 모든 도파민 경로에 일반적으로 일어나는 현상이 아니라 기쁨 경로에만 해당하는 현상이다. 놀라운 사실은, 프랑스 보르도 대학교의 피에르 빈센초 피아자와 미셸르 모알이 밝힌 소견으로, 실험용 쥐들이 방출되는 도파민의 양을 최대화하는 데 필요한 정확한 양의 당질 코르티코이드를 주입받기 위해 막대를 누르는 횟수를 스스로 조절한다는 것이다.

그러면 도파민 방출을 최대화하는 당질 코르티코이드에 대한 노출 양상은 무엇일까? 당신은 이미 추측할 수 있을 것이다. 너무 오래 지속되지 않는 적절한 수준의 상승이다. 우리가 보아 왔던 것처럼, 심하고 지속적인 스트레스를 경험하면, 학습과 시냅스의 유연성, 면역 방어력 등이 손상된다. 그러나 적절하고 일시적인 스트레스를 경험하면, 기억과 시냅스의 유연성, 면역 방어력이 강화된다. 여기에서도 마찬가지이다. 또 14장으로 돌아가 보면, 심하고 지속적인 당질 코르티코이드에 대한 노출을 경험하면 도파민이 고갈되고 불쾌감과 우울증이 나타난다. 그러나 적절하고 일시적인 당질 코르티코이드 증가는 도파민의 유리를 유도한다. 그리고 편도의 일시적인 활성화도 도파민을 방출시킨다. 당질 코르티코이드 증가와 이에 따른 교감 신경계의 활성화를 묶어서 생각하면, 뇌로 향하는 포도당과 산소 공급 역시 강화되는 것이다. 집중력이 생기고, 정신이 맑아지고, 생동감이 느껴지고, 동기가 유발되며, 예감에 넘치게 된다. 즉 기분이 매우 좋아진다. 이런 일시적인 스트레스를 우리는 '자극'이라고 부른다.[4]

아드레날린 중독자

그렇다면 다른 사람들이 궤양에 걸리는 상황에서도 가장 잘 살아남고, 스트레스를 잘 다루며 위험을 무릅쓰는 일부 사람들은 도대체 어떻게 된 것일까?[5] 이 사람들은 배짱이 두둑하다. 모노폴리 게임에서 본전을 모두 걸고, 공공 장소에서 몰래 섹스를 하고, 중요한 손님을 저녁 식사에 초대해 놓고 조리법이 복잡한 요리를 처음으로 시도하고, 《용병》잡지의 광고에 응한다(저자는 돈을 받고 싸우는 직업 군인이라는 뜻인 《용병》이라는 미국 군사 잡지에 나오는 용병 모집 광고를 말하고 있는 듯하다. 최근에는 같은 이름의 컴퓨터 게임도 나와 있는데, 잔인한 전쟁 장면이 너무나 사실적이라는 점에서 인기를 끌고 있다.—옮긴이). 이 사람들은 왜 이러는 것일까?

우리가 가진 정보로 어느 정도는 추측할 수 있다. 아마 이 사람들은 비정상적으로 적은 양의 도파민을 유리할지도 모른다. 아니면 같은 문제의 또 다른 형태로, 아마 이들은 비정상적으로 도파민 신호에 잘 반응하지 않는 유형의 도파민 수용체를 가지고 있는지도 모른다. 이 시나리오에 따르면, 어떤 사람의 전반적인 삶에 즐거움을 느끼게 만드는 '그렇다'가 그리 많지 않을 때, 어떤 스릴을 느끼게 하는 것에 대해 '아니다'라고 말하기는 어렵다(이는 조금 후에 약물 남용을 고려할 때 다시 짚어 볼 부분이다.). 중독성 성격을 가진 사람들이 가지고 있는 도파민 수용체의 비정상적인 유형들에 대한 보고가 이 학설을 뒷받침하고 있다.[6]

또 다른 가능성으로는, 도파민 신호의 기본적인 수준은 정상이지만, 일시적인 자극이 도파민의 급격한 상승을 유발하여, 다른 사람들보다 큰 예측 가능성 즐거움의 신호가 발생하는 것이다. 이는 분명 그 사람이 그 일을 다시 시도하고 싶어지도록 만들 것이다.

다른 가능성도 아직 남아 있다. 적절한 강도와 기간 동안 스릴을 경험하면 도파민이 기쁨 경로로 방출된다. 경험이 끝나면 도파민의 수준은 기준치로 다시 내려간다. 만약 누군가의 뇌가 기쁨 경로에 지속적으로 도파민 저장량을 유지하는 능력이 떨어진다면 어떻게 될까? 그 결과, 도파민 방출을 증가시킨 자극이 끝나면, 도파민의 수준이 기본 수준으로 떨어지는 것이 아니라 기본 수준 아래로 떨어지게 된다. 다른 말로 하자면, 당신이 시작한 곳보다 약간 낮은 수준으로 내려간다는 것이다. 이 가벼운 불쾌감과 즐거움을 기대하는 데 있어서의 가벼운 무능력을 만회하기 위한 유일한 해결책은 무엇일까? 즉 예전과 같은 도파민 피크를 달성하기 위해서는, 조금 더 위험하고 스릴 있는 무언가를 찾아야 한다. 그 후, 당신의 기본 수준은 조금 더 낮아진다. 당신이 처음에 도달했었던 아찔한 수준의 높은 도파민을 찾으려면, 또 다른 것, 또 다른 자극을 필요로 하며 그 하나하나가 조금 더 커지게 된다.

이것이 중독이라는 하방성 톱니바퀴의 본질이다. 아주 옛날, 방금 새로 딴 운전 면허증을 가지고 운전대를 잡고 있던 16세의 이블 크니블은 빨간 신호에 걸리지 않으려고 속도를 냈고, 이 행위에 재미를 느꼈다. 다음에 한 번 더 그랬을 때, 그는 그것이 지난번보다 재미가 없다는 것을 깨달았다(이블 크니블은 모터사이클 곡예 운전을 특기로 하는 미국의 모험가이다.—옮긴이).

중독

세상에는 여러 다른 문화에서 형성되어, 우리를 파멸에 이끌 정도로 중독시킬 수 있는, 부정적인 결과를 초래하는데도 강박적으로 찾게 만드는 물질들이 놀라울 정도로 많다. 오랫동안 중독성 물질을 연구하는 분야는 이런 다양한 화합물들이 뇌 화학에 미치는 효과를 이해하기 위해서 노력해 왔다. 술은 담배나 코카인과는 매우 다르다. 우선 도박이나 쇼핑에는 어떻게 중독되는지부터 알아보자.

비록 다양하기는 하지만 이 화합물들은 모두 복측 피개-측핵 경로에서, 그 정도가 모두 똑같지는 않지만, 도파민을 방출시킨다는 결정적인 공통점이 존재한다. 이런 신경 세포들에서 직접적으로 도파민 방출을 촉발시키는 코카인은 지극히 효과적인 약물이다. 반면에 이 경로의 관련 단계를 방해함으로써 같은 작용을 하는 다른 약물들, 예를 들어 알코올은 효능이 상대적으로 매우 약하다. 하지만 이들은 모두 최소한 어느 정도의 효과를 나타내며, 약물 중독자의 뇌 영상 촬영 연구에 따르면, 어떤 사람이 특정 약물에 노출되어 주관적으로 더 즐겁다고 느낄수록 이 경로가 더 활성화된다. 이는 충분히 있을 수 있는 일이며, 중독성 물질을 정의하고 있다. 그 물질이 주는 즐거움을 기대하기 때문에, 더 큰 즐거움을 위해 다시 돌아오는 것이다.

하지만 중독성 물질들은 중독성일 뿐 아니라, 전형적으로 내성이나 습관성을 초래하는 특성을 가지고 있다. 다르게 표현하자면, 예전과 같은 활력을 기대하기 위해서는 더 많은 양을 필요로 하게 된다. 이는 부분적으로는 이런 화합물들로 인해 방출되는 도파민의 양으로 설명할 수 있다. 우리의 기쁨이 어디에서 나오는가 생각해 보자. 직장에서의 승진, 아름다운 노을, 황홀한 섹스, 아직 주차 시간이 남아 있는 미터기 앞에 주차할 수 있는 경우, 이런 사건들은 대부분의 사람들이 도파민을 방출하도록 만든다. 쥐도 마찬가지이다. 배고픈 쥐에게 음식을, 성적으로 흥분한 쥐에게 섹스를 주면, 이 경로의 도파민 수준

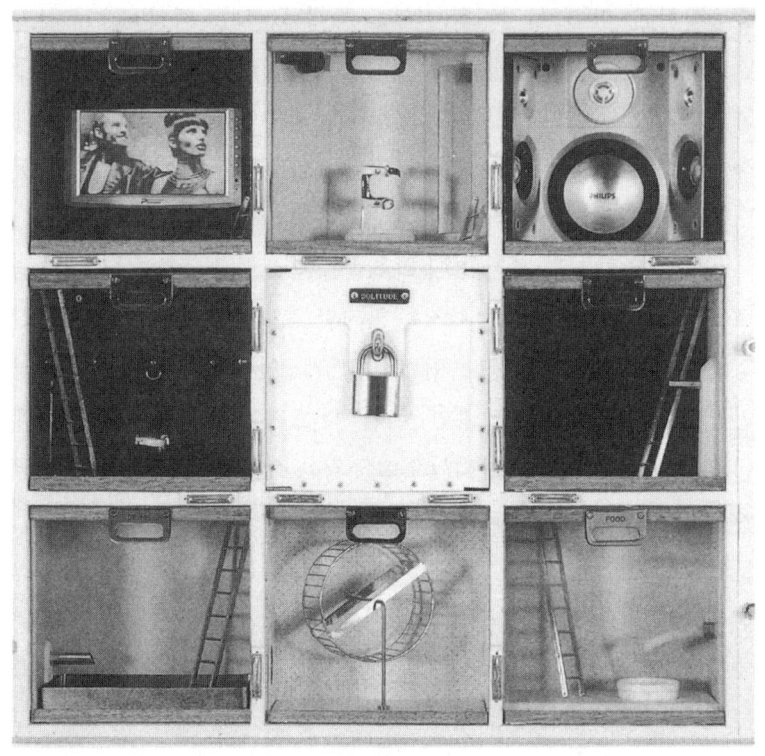

톨런드 그리넬, 「설치류 중독 체계(백색)」, 세부, 혼합 매체, 2003.

이 50~100퍼센트 증가한다. 하지만 그 쥐에게 코카인을 주면 도파민 방출이 1,000배나 늘어난다.

이런 주기적인 도파민의 파장이 초래하는 신경 화학적 결과는 무엇일까? 우리는 이와 관련된 유형을 14장에서 논의했다. 만약 어떤 사람이 항상 당신에게 소리를 지른다면, 당신은 더 이상 듣지 않게 될 것이다. 만약 당신이 시냅스를 보통 때보다 수천 수억 배나 많은 신경 전달 물질로 가득 채운다면, 이를 수용하는 신경 세포는 덜 민감해져서 이에 대처한다. 도파민 폭발에 대응하는 이 '대항 과정'이라고 불리는 메커니즘이 무엇인지 정확히 아는 사람은 아무도 없다. 아마 도파민 수용체가 적거나, 도파민 수용체에 연결된 그 어떤 것이 적어질 수 있다. 하지만 이 메커니즘과 상관없이, 다음번에 같은 신경 세포에 같은 충격을 초래하기 위해서는 더 많은 도파민의 방출이 필요하다. 이것이 약물 사용이 점점 증가하는 중독성 순환이다.

이 점과 관련해서 중독 과정에서 전환점이 나타난다. 초기에 중독은 그 효과를 기대하면서 약물을 '원하는' 것인데, 약으로 인해 쏟아져 나오는 도파민의 수준이 얼마나 높은지가 중요하다(이에 더해, 이 시기에 방출되는 내인성 오피에이트는 '원하는' 감각을 항진시킨다.). 약물이라는 보상을 받는 것이 동기가 되는 것이다. 그러나 시간이 지나 약물을 '필요로 하는' 전환점에 도달하면, 중독은 약물이 없는 상태에서 도파민이 얼마나 낮아지는지가 문제가 된다. 중독의 무서움은 약물이 얼마나 기분을 좋게 만드는지가 아니라, 약물이 없을 때 얼마나 기분이 나쁜지에 있다. 약물이 없음으로써 겪어야 할 벌을 회피하려는 것이 동기가 되는 것이다. 스크립스 연구소의 조지 쿱은 중독된 쥐들에게 그 약물의 투여를 중단하면, 특히 편도와 같이 두려움과 불안을 조절하는 경로의 뇌 속 CRH 수치가 10배나 증가한다고 밝히고 있다. 끔찍한 일이다. 이 단계의 약물 사용자에 대한 뇌 영상 연구들에 따르면, 이들이 포르노 영화보다 배우들이 약물을 사용하는 듯이 연기하는 영화를 볼 때 뇌 속의 도파민 경로가 더 활성화되었다고 한다.

이 과정은 우리가 앞서 논의한 불확실하고 간헐적으로 보강되는 배경 속에서 나타난다. 당신은 약을 사기에 충분한 돈을 모았다고 생각하고, 약을 파는 사람을 찾을 수 있다고 자신하며, 잡히지 않을 것이라 믿고, 약을 하면 기분이 좋을 것이라고 확신할 것이다. 하지만 그 기대 속에 아직 불확실한 요소가 있고, 이 점이 미친 듯이 중독성에 불을 붙이는 것이다.

그러므로 우리는 이를 통해 중독의 획득 과정, 가속도가 붙은 듯이 약화되는 약물에 대한 내성, 이런 과정이 일어날 수 있는 심리적 배경 등을 알 수 있다. 여기서 논의해야 할 중독의 마지막 기본적 특성이 있다. 드물지만 중독을 이겨내고, 자기 속의 악마를 버리고 재기하여 새로운 삶을 시작한 사람이 있다고 치자. 그가 약물을 가까이 했던 것은 몇 달, 몇 년, 아니 몇십 년 전이라고 하자. 그러나 도저히 통제할 수 없는 상황들이 그를 항상 약물을 사용하던 시절로 돌아가게 만든다. 같은 거리 모퉁이 뒤쪽, 같은 음악 스튜디오, 컨트리 클럽의 주점 근처에 놓여 있는 똑같이 지나치게 푹신한 팔걸이 의자로 돌아가면, 그게 바로 어제 일이었던 것처럼 약에 대한 갈망이 휘몰아친다. 이 갈망을 일으키는 능력은 시간이 가면서 점점 줄어들지는 않는다. 이런 상황에 처한 많은 약물 남용자들은 아마도, 자신들이 전혀 약을 끊었던 적이 없었던 것처럼 느껴진다고 말할 것이다.

이것이 상황 의존적 재발이라는 현상이다. 예전의 약물 사용과 관련된 장소라면 다른 장소보다 특히 더 참기가 힘든 것이다. 같은 현상을 실험용 쥐에서도 관찰할 수 있다. 쥐들을 어떤 물질을 주입받기 위해 미친 듯이 막대를 누를 정도로 중독시킨다. 이들을 막대가 달린 새로운 우리에 넣고 막대를 눌러도 그 물질을 주입하지 않는다. 그러나 쥐들을 다시 약물에 노출했던 그 우리에 넣으면 미친 듯이 막대를 눌러 댄다. 그리고 사람들과 마찬가지로, 시간이 흐른다고 반드시 재발 가능성이 줄어드는 것은 아니다.

특정 환경과 약물 사용을 연관시킨 이 과정은 학습의 한 종류이며, 현재 진행되고 있는 많은 연구들이 이런 학습에 관련된 신경 생물학을 탐구하고 있다. 이 연구는 도파민 신경 세포보다는 도파민 신경 세포에 투사하는 신경 세포들에 초점을 맞추고 있다. 이 신경 세포들의 대부분은 환경에 대한 정보를 전달하는 피질과 해마 영역에서 나온다. 만약 같은 상황에서 약물을 반복적으로 사용하면, 도파민 신경 세포에 투사하는 이 신경 세포들이 반복적으로 활성화되고, 결국은 우리가 10장에서 배운 해마의 시냅스와 같은 방법을 통해 더 강력해지고 강화된다. 이 투사들이 충분히 강해졌을 때 그 상황으로 돌아가게 되면, 약물로 인한 도파민 증가 기대가 단순히 동일한 배경만으로도 촉발된다. 이런 상황에 있는 실험용 쥐는 같은 환경에 다시 넣을 필요도 없다. 단지 도파민 신경 세포에 투사하는 경로에 전기 자극을 주기만 하면, 약물에 대한 갈망이 원래의 상태로 돌아온다. 중독에 대한 다음과 같은 진부한 문장이 있다. "과거에 중독자였던 사람 같은 것은 존재하지 않는다. 단지 약물 사용을 촉발하지 않는 상황에 처한 중독자가 있을 뿐이다."

스트레스와 약물의 남용

드디어 스트레스와 약물 남용 간의 상호 관계를 고려해야 할 때가 되었다. 우선 다양한 정신 자극성 약물을 복용하는 것이 스트레스 반응에 어떠한 영향을 미치는지에 대해서 살펴보자. 이미 모두 알고 있는 것과 마찬가지로 그 해답은, "나는 아무 통증도 느끼지 않는다."라는 것이다. 약물 남용은 스트레스를 덜 느끼게 만든다.

일반적으로 몇 가지 단서가 붙기는 하지만, 이에 관한 증거들은 상당히 많이 존재한다. 어떤 정신 자극성 약물의 효과가 나타난 후에 스트레스가 주어지면, 사람들은 보통 자신들이 스트레스를 덜 받은 것처럼 느끼고 덜 불안하다고 고백한다. 가장 잘 알려진 예로 알코올이 있는데, 학문적으로는 불안 관해제, 즉 불안을 해소하거나 녹이는 약물이라고 부른다. 이는 실험실 쥐를 통해서도 알 수 있다. 앞 장에서 이야기했듯이, 밝은 빛으로 비추면 쥐들은 어두운 구석으로 숨어든다. 우리 한가운데 빛을 받는 곳에 음식을 두고, 배고픈 쥐를 넣는다. 그러면 쥐가 불안을 극복하고 음식을 얻으러 갈 때까지 얼마나 걸릴까? 알코올은 많은 다른 중독성 화합물들과 마찬가지로 이 시간을 줄인다.

어떻게 이런 일이 일어날까? 알코올을 포함한 많은 약물들을 복용하면 처음에는 당질 코르티코이드 수준이 증가한다. 그러나 더 오래 사용하게 되면, 다양한 약물들은 스트레스 반응의 기본을 무디게 만든다. 예를 들어 알코올은 교감 신경계의 각성 정도를 저하시키고 CRH가 매개하는 불안을 억제한다는 사례가 보고되어 있다. 이에 더해, 약물들은 스트레스에 대한 인지적 평가를 변화시킨다. 이 전문 용어들이 무슨 뜻이냐? 기본적으로, 만약 당신이 어떤 동물 종에 속하는지조차 기억하지 못할 정도로 맛이 간 어지러운 상태라면, 스트레스를 주는 어떤 일이 일어났다는 미묘한 사실을 알아차릴 수 없을 것이라는 이야기이다.

이 설명 속에 내재되어 있는, 불안을 줄이는 경과의 부정적인 면은 이 효과가 점점 약해진다는 것이다. 혈중 약물 농도가 낮아질수록, 약의 효과가 점점 사라져 갈수록 인지 능력과 현실 감각이 조금씩 돌아오며, 이때 만약 어떤 일이 생기면 약물은 정반대로 불안을 만들어 내게 된다. 이런 많은 약물들의 체내 역동을 살펴보면, 스트레스를 완화시키는 효과를 나타내기 위해 혈중 약물의 농도가 증가하는 데 걸리는 시간이 저하하는 데 걸리는 시간보다 짧다. 그렇다면 해결책은 무엇일까? 처음부터 다시 마시고, 섭취하고, 흡입하고, 코로 들이마시고, 혈관에 주사하는 것이다.

그래서 다양한 정신 자극성 물질들은 스트레스 반응을 감소시키고, 이차적으로는 스트레스 반응의 메커니즘을 둔화시키며, 나아가 당신이 스트레스가 있었다는 것을 알아차리지도 못할 정도로 어지러운 혼란 속에 빠지게 한다. 이 관계의 이면은 어떨까? 스트레스와 약물을 사용하는 것(그리고 남용하는 것)은 무슨 상관이 있을까? 명확한 것은, 그것이 정확히 어떻게 작용하는지는 완전히 알려져 있지 않지만, 스트레스가 더 많은 약물 사용을 부추기며 재발하도록 만들 확률을 높인다는 것이다.

첫 번째 주제는 최초에 중독이 되는 과정에 미치는 스트레스의 영향에 관한 것이다. X라는 막대를 몇 번 누르면 자동적으로 중독 가능한 약물 — 알코올, 암페타민, 코카인 — 을 주입받을 수 있는 상황에 놓이면, 놀랍게도 그중의 일부 쥐들만 중독될 만큼 반복해서 약물을 '자기에게 주입' 한다(조금 후 어떤 쥐들에서 그럴 가능성이 더 큰지를 설명할 것이다.). 만약 쥐를 약물에 노출시키기 전에 쥐에게 스트레스를 주면, 쥐가 중독될 때까지 자기 주입을 하게 될 가능성이 커진다. 13장을 근거로 예상할 수 있듯이, 예기치 못하는 스트레스는 예측 가능한 스트레스보다 더 효과적으로 쥐를 중독으로 이끈다. 이와 유사하게, 쥐나 원숭이가 사회적으로 하위 서열에 놓이면, 마찬가지로 중독이 될 위험성이 증가한다. 그리고 당연히, 사람의 경우에도 스트레스는 알코올 섭취를 증가시킨다.

중요한 것은, 스트레스가 약물에 노출되기 직전에 가해져야만 스트레스로 인한 약물 중독의 가능성이 증가한다는 것이다. 다르게 표현하자면, 단기적 스트레스가 필요하다. 일시적으로 도파민 수준을 상승시키는 유형 말이다. 왜 스트레스가 이런 영향을 나타낼까? 새로운 중독 가능성이 있는 약물에 한 차례 노출된다고 상상해 보라. 당신이 약물이 잘 듣지 않는 유형의 쥐거나 사람이라면, 도파민이나 이와 관련된 다른 신경 전달 물질을 다량으로 방출하지 않고, 나중에 약물을 다시 주입하고 싶어지는 예감이 생기지 않는다. 그러나 같은 정도의 도파민 증가가 스트레스로 인한 증가와 동시에 일어나게 되면, 우와, 당신은 지금 막 굉장한 일이 일어났다고 잘못 생각하게 된다. 그리하여 어떻게 하면 이 약을 더 얻을 수 있을까 자꾸 생각이 나게 되는 것이다. 그러므로 급성 스트레스는 약물의 강화 잠재력을 증강시킨다.

모든 것이 이치에 맞는다. 그러나 원래 일들은 더 복잡해지는 법이다. 스트레스는 약물에 중독될 정도로 자기 스스로에게 약을 주입할 가능성을 증가시키지만, 이번에는 어릴 때의 스트레스, 또는 아예 태아 시절의 스트레스에 대해 이야기해 보자. 임신한 쥐에게 스트레스를 주면, 그 새끼는 어른이 되었을 때 약물의 자기 주입 경향이 증가한다. 실험적으로 출산 때 쥐에게 잠깐 산소 공급을 중단해 출산 합병증을 일으켜도 같은 결과가 나타난다. 새끼 쥐에게 스트레스를 주어도 같은 결과를 얻는다. 인간 이외의 영장류에서도 마찬가지이다. 성장 도중에 새끼 원숭이를 어미에게서 분리하면, 이 새끼 원숭이는 성체가 되었을 때 약물을 자기 주입하게 될 가능성이 크다. 같은 결과가 사람에서도 관찰된다.

이런 예들에서 보는 것처럼, 성장기에 가해진 스트레스는 단순히 일시적인 도파민 증가를 야기함으로써만 작용을 나타내는 것이 아니다. 어떤 장기적인 일이 일어나야 한다. 6장으로 다시 돌아가 보면, 주산기의 경험들은 뇌와 몸에 평생 가는 '각인'을 새겨 놓는다. 그러나 보상 경로의 감수성에 영구적인 변화를 초래한다는 분명한 사실 외에, 중독성 물질과 관련하여 이 메커니즘이 어떻게 작용하는지는 명확하지 않다.

일단 중독이 되고 나면 어떻게 될까? 지속적인 스트레스는 약물 남용의 정도에 어떤 영향을 줄까? 당연히 스트레스는 남용을 증가시킨다. 어떻게 작용할까? 아마도 일시적인 스트레스가 도파민 수준을 잠깐 증가시켜서 약물의 효과를 증강시키기 때문일 것이다. 그러나 이제는, 중독자들의 주안점이 혈중의 약물 농도를 원하는 만큼 높이려는 것만이 아니라, 중단했을 때 그 수준이 낮아지는 것을 회피하려는 데에도 있다. 언급된 것처럼, 이 시기에는 불안을 매개하는 CRH가 편도에서 증가한다. 더구나, 약물 투여가 중단된 동안의 당질 코르티코이드 분비는 도파민이 고갈될 때까지 지속적으로 높은 범위 내로 유지된다. 만약 이때 추가로 스트레스를 받으면 어떤 일이 일어날까? 이 시나리오에서 여분의 당질 코르티코이드가 할 수 있는 일은 도파민의 고갈을 더욱 악화시키는 것뿐이다. 그러므로 약물로 인한 도파민 증가에 대한 갈망은 더 커지게 된다.

그것이 어떤 약물이었든 간에, 남용을 중단하고 드물게 중독에서 벗어나는 데 성공한 사람들에서는 어떨까? 스트레스는 그들이 다시 약물을 사용하게 만들 가능성을 높인다. 언제나처럼, 쥐들의 경우에도 그렇다. 중독될 때까지 막대를 눌러 약물을 자기 주입하는 쥐가 있다고 하자. 이제, 쥐에 주입하는 약물을 식염수로 바꾼다. 그러면 쥐의 막대 누르기가 '소실'된다. 즉 포기하고 막대를 건드리지 않게 된다. 얼마 후, 약물과 연관된 막대가 있는 그 우리에 다시 넣으면, 쥐가 약물을 얻기 위해 막대를 다시 누르려고 할 가능성이 크다. 쥐가 그 친숙한 장소에 돌아가기 직전에 약간의 약물을 주입하면, 쥐가 다시 자기 주입을 시작할 가능성은 더 커진다. 쥐가 그 약물의 맛을 다시 각성하게 만든 것이다. 만약 쥐가 우리로 돌아가기 직전에 스트레스를 준다면, 약물 사용을 다시 시작할 가능성이 훨씬 더 커진다. 언제나 그랬듯이, 예측할 수 없고 통제할 수 없는 스트레스일수록 정말로 약물 사용을 재개시키는 작용을 한다. 그리고 언제나 그랬듯이, 사람을 대상으로 한 연구도 기본적으로는 같은 소견을 보인다.

　스트레스가 어떻게 이런 일을 하는지 아직 완전히 밝혀지지는 않았다. 도파민을 방출시키는 당질 코르티코이드의 영향이 아마 관련이 있겠지만, 나는 아직까지 이 둘의 상호 작용을 설명할 수 있는 명확한 가설을 보지 못했다. 아니면 스트레스로 인해 유도된, 편도 속의 CRH에 의해 매개되는, 교감 신경계 자극의 증가 때문일 수도 있다. 또, 스트레스가 기쁨 경로에 연관된 투사의 강도를 증가시킨다는 것을 암시하는 증거도 있다. 이는 아마도 정상적으로는 만족을 보류하도록 억제적인 판단을 내리는 합리적인 전두 피질의 기능을 스트레스가 방해하는 것과 관련이 있는 것 같다. 전두 피질을 차단하면 갑자기 도저히 거부할 수 없는 현명한 어떤 생각이 떠오른다. "옳다, 내 삶을 거의 망가뜨릴 뻔한 그 약을 다시 먹기 시작해야지."

　스트레스는 우선 중독될 때까지 약물을 남용하게 하고, 복용을 중단하기 어렵게 만들며, 재발 확률을 증가시킬 수 있다. 왜 이 모든 일들이 일부 사람에게만 더 잘 나타나는 것일까? 이 질문에 대한 답은 피아자와 르모알의 엄청나게 흥미로운 연구에서 실마리를 찾을 수 있다.

　5장에 나왔던 사과형과 배형을 기억하는가? 내장 주위에 지방이 쌓이는 덜 건강한 지방 축적 유형인 사과형 체형이 되기 쉬운 사람이 누구였던가? 우리는 이런 사람들이 스트레스에 반응할 때 당질 코르티코이드를 분비하는 경향이 더 크고, 스트레스 반응에서 회복하는

데 시간이 오래 걸리는 사람들의 경우에 그 가능성이 크다고 배웠다. 여기에서도 마찬가지이다. 어떤 쥐가 기회가 주어졌을 때 자기 주입을 할 가능성이 가장 높으며, 한 번 자기 주입을 하면 점점 단계가 높아져 중독에까지 이르게 될까? '높은 반응성'을 보이는 쥐들, 즉 새로운 환경에 놓이면 가장 행동이 혼란스러워지고, 스트레스에 더 많이 반응하는 쥐들이 그렇다. 스트레스에 반응할 때 이들은 다른 쥐보다 당질 코르티코이드를 더 오랫동안 분비하는데, 이는 약물에 처음 노출되었을 때 더 많은 도파민을 방출하게 만든다. 그러므로 당신이 특히 스트레스 때문에 정상이 아닌 이런 종류의 쥐라면, 당장 눈앞의 좋아 보이는 어떤 일을 시도할 가능성이 비정상적으로 크다.

합성된 즐거움의 영역

13장에서는 긍정적이고 부정적인 감정들이 단순히 서로 반대되는 것이 아니라, 각각 독립적으로 우울증에 걸릴 위험도에 영향을 미칠 수 있다는 중요한 점을 지적했다. 중독도 넓게는 두 가지 분리 가능한 기능을 다룬다는 점에서 이것과 잘 맞아떨어진다. 하나는 긍정적인 효과이다. 약물은 즐거움을 만들어 낼 수 있다(비록 일시적인 보상을 상쇄하기 위해 결정적인 대가를 치르긴 하지만). 다른 기능은 부정적인 영향과 관련된 것이다. 약물은 고통이나 우울증, 공포, 불안, 스트레스에서 벗어나려고 스스로를 치료하려 들 때 사용된다. 약물의 이 이중적인 사용 목적은, 사회가 건강한 즐거움의 기회나 공포와 불안의 원천을 공평하게 분배하지 않는다는 것이 주제인 다음 장으로 우리를 이끌어 간다. 지속적으로 삶의 위협을 경계해야 할 필요가 있고, '그렇다'고

긍정적으로 대답할 수 있는 다른 일들이 거의 없을 때, 어떤 것을 단순히 '아니다'라고 말하며 거절하기는 어렵다.

이 책의 전제는 우리 인간들, 특히 서구화된 인간들이, 일부 상당히 부정적 감정의 원천을 만들어 냈다는 것이다. 다시 말해서, 공간적 시간적으로 잘못 배치된 순수하게 정신적인 사건에 대해 걱정하고 그 때문에 슬픔을 느낀다는 것이다. 그러나 우리 서구화된 인간들은 마찬가지로 새로운 긍정적 감정의 원천들을 만들어 내기도 했다.

언젠가 교회의 오르간 음악 콘서트 중에, 소름이 끼칠 정도의 소리의 해일 한가운데에 앉아서, 한 가지 생각이 떠올랐다. 아주 옛날 중세의 농부들이 듣는다면, 이것은 그들이 경험해 본 인간이 만들어낼 수 있는 소리 중에 가장 큰, 오늘날의 우리가 도저히 상상할 수 없을 정도로 경외심을 불러일으키는 그런 소리였을 것이다. 당연히 그들은 전도를 받았고 종교에 귀의했을 것이다. 그리고 지금 우리는 작고 기묘한 교회의 오르간 소리에 지속적으로 부딪히고 있다. 그 옛날 수렵 채집민들이 드물게 야생 벌집 속의 꿀과 같은 노다지를 캘 기회가 있었다고 하더라도, 우리 인간의 가장 고유한 본능인 음식에 대한 갈망을 잠깐밖에 충족시킬 수 없었을 것이다. 지금 우리는 조심스럽게 생산되고, 설계되고, 판매되는, 자연 식품과는 비교할 수 없을 만큼 폭발적으로 기분을 좋게 만드는, 섭취가 빠르도록 가공된 당분이 가득한 수백 종류의 상업적인 음식을 가지고 있다. 예전에 우리는 상당한 궁핍과 부정적인 요소들의 한가운데에 살면서, 어렵게 얻을 수 있었던 일련의 조그맣고 다양한 즐거움을 누려 왔다. 그런데 지금 우리는 경련을 일으킬 정도의 즐거움을 주는, 약물 없는 세상의 어떤 자극에 비해서도 1,000배 이상 높은 수준의 도파민을 방출시키는 약물을 가지고 있는 것이다.

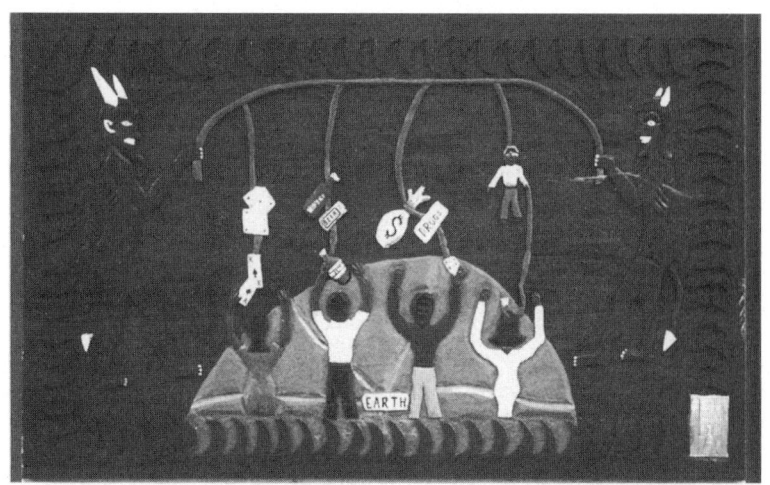

르로이 알먼, 「사탄 부부의 고기잡이」, 1994.

 신항상성으로 유명한 피터 스털링은 우리의 즐거움의 원천이 어떻게 좁아지고 인공적으로 강화되었는지에 대해 현명하게 기록하고 있다. 그의 생각은 우리의 기대성 기쁨 경로가 수많은 다른 사건들의 자극을 받는다는 사실에 근거를 두고 있다. 이를 가능토록 하려면, 그 경로가 항상 다음 자극에 반응하기 위한 준비가 되어 있어야 하며, 그러기 위해서는 경로가 어떤 자극에 대해서도 너무 민감해지지 않도록 빨리 익숙해져야만 한다. 그러나 인위적으로 강력히 합성된 경험과 감각과 즐거움의 폭발은 부자연스러울 정도로 강력한 습관성을 촉발한다. 이는 두 가지 결과를 가져온다. 첫 번째는 우리가 어느덧 가을의 낙엽이나 사랑하는 사람의 미련이 남는 듯한 눈길, 아주 오래 걸리고 어렵지만 보람 있는 과제를 달성한 후에 올 보상의 약속에 의해 생기는 미묘한 기쁨의 속삭임을 알아차리지 못하게 된다는 것이다. 나머지 하나의 결과는, 우리는 곧 그런 강력하고 순간적인 인공적인 즐거움의 범람을 습관화하게 된다는 것이다. 만약 우리가 조그만 항상성의 법칙을 따르는 기계에 불과하다면, 소비를 하면 할수록 원하는 것은 줄어든다. 그러나 우리의 비극은 먹을수록 더 배가 고파진다는 데에 있다. 더 빠르고 더 강한 것을 원하게 되는 것이다. 내일이 되더라도, '현재'가 과거의 그것보다 못한 것이다.

17
스트레스와 사회적 서열

첫 장의 마지막 부분에서 나는 한 가지 당부를 했다. 이 책에서 스트레스가 질병을 초래한다고 하는 것은, 스트레스로 인해서 병에 걸려 앓게 될 가능성이 높아진다는 것을 간단히 줄인 말이라고 말이다. 기본적으로 이것은 매우 다른 두 진영의 악화된 건강에 대한 사고방식을 조정하는 방법의 하나이다. 한 극단에는 귀납적인 생물학만을 고려하는 의학의 주류가 있다. 이들에게 건강의 악화란 세균과 바이러스, 유전적 돌연변이 등과 같은 문제들을 중심으로 일어나는 현상이다. 다른 한쪽의 극단에는 마음의 문제에 중점을 두고, 건강 악화가 정신적 스트레스와 통제 또는 효율성의 결여 때문에 야기된다고 생각하는 사람들이 있다. 이 책의 많은 부분은, 그것이 이 책을 쓴 목적이기도 하지만, 이 두 가지 관점들 사이의 연계를 더욱 발전시키기 위한 것이다. 이는 귀납적 생물학이 일부 정신적 요소들에 얼마나 민감할 수 있는지를 보여 주고, 또 그것을 설명할 수 있는 메커니즘을 찾아보는 형식으로 이루어진다. 이는 또 양쪽 진영의 극단을 비판하는 형태로 이루어진다. 한쪽에서는, 사람이 하나의 DNA 순서로 규정된다는 생각이 얼마나 한계가 있는 일인지를 밝히려 하고, 다른 한쪽으로는 인간의 생리학과 질병의 현실성을 부정하는 것이 얼마나 해롭고 어리석은 일인지를 지적하기 위해 노력하고 있다. 이상적인 해결책은, 질병에 대해 가장 귀납적인 사람들조차 아픈 사람을 고려하지 않고서는 질병을 이해할 수 없다는, 8장에서 언급한 허버트 위너의 지혜로 되돌아간다.

멋진 일이다. 이제서야 거의 목적지에 다 와 가는 것 같다. 그러나 이 분석과 지금까지 이 책에서 다룬 내용의 대부분이 의자의 세 번째 다리를 고려에 넣지 않았었다. 건강의 악화는 위축되는 경제 상황에서의 열악한 직업이나, 너무 많은 콜라나 치토스로 구성된 식단을 제공하는 식량 배급표, 유독성 폐기물 처리장에 가깝거나 겨울에 충분한 난방이 들어오지 않는 지저분하고 혼잡한 아파트에 사는 것 등과도 관계가 있는 것이다. 길거리에서 살거나, 전쟁 와중에 피난민 캠프에서 사는 것은 말할 필요조차 없다. 만약 우리가 아픈 사람을 고려하지 않고는 질병에 대해 고려할 수가 없다면, 그 사람이 병들게 된 사회 환경이나 사회에서의 그 사람의 위치에 대한 고려 없이 질병을 생각할 수도 없다는 것이다.

나는 최근 예기치 않은 곳에서 이런 관점을 지지하는 사례를 발견했다. 신경 해부학은 신경계의 다른 영역들 사이의 연결을 공부하는 것인데, 때때로 우표 모으기와 비슷하게 마음이 설레는 때가 있다. 여러 개의 철자로 된 이름을 가진 뇌의 일부가, 축삭 돌기를 다른 여러 철자로 된 이름을 갖는 투사 속에서, 열여덟 개의 철자로 된 표적 부위에 보낸다, 그러면 뇌 속의 다음 부위는······. 길을 잘못 들기 쉬운 젊은 시절에, 나는 신경 해부학을 많이 공부하는 것에 특히 즐거움을 느꼈고, 그것이 애매모호할수록 더 좋았다. 내가 좋아했던 이름들 중 하나는 뇌를 감싸고 있는 두 장의 질긴 섬유로 된 뇌막 사이에 존재하는 아주 작은 공간에 붙은 것이었다. 그것은 '피르호-로빈 공간'이라고 하는데, 이 이름을 쉽게 외우던 나는 주위의 바보 같은 동료들보다 신경 해부학을 잘 안다고 자만하기도 했었다. 로빈이 누구인지 전혀 알 수가 없지만, 피르호는 19세기 독일의 병리학자이자 해부학자였던 루돌프 피르호였다. 뇌를 감싼 두 층의 랩 사이에 있는 현미경적 공간에 자신의 이름을 붙이는 영광을 누린 인물, 분명 그는 그럴 만한 가치가 있는 귀납적 기초 과학의 왕이었을 것이다. 나는 그가 분명 외알 안경을 끼고, 현미경을 볼 때엔 안경을 벗는 그런 인물이라고 상상했다.

그리고 그 후 나는 루돌프 피르호에 관해 조금 조사해 봤다. 젊은 의사였던 시기에 그는 두 가지 파괴적인 사건을 경험했다. 1847년 발진티푸스가 대규모로 발생했을 때는 직접 이 질병과 싸웠고, 1848년에 유럽에서 일어난 혁명을 겪었던 것이었다. 첫 번째 사건은 질병이 미생물보다는 열악한 생활 조건에 더 좌우될 수 있다는 것을 가르쳐 주는 완벽한 사례였다. 두 번째 사건은 권력 구조가 그 열악한 생활 조건에 있는 사람들을 얼마나 효과적으로 복종시킬 수 있는지를 가르쳐 준 사례였다. 이 영향으로 그는 단순히 과학자, 의사, 공중 위생의 개척자, 진보적 정치가 — 그것만으로도 충분히 특이하지만 — 가 된 것이 아니었다. 이에 더해, 창의적인 종합을 통해서, 그는 이 모든 역할을 하나의 총체적인 발현으로 보았다. 그는 "의학은 사회 과학이며, 정치는 큰 규모의 의학에 다름 아니다."라고 썼다. 또 "의사는 가난한 사람들의 자연적인 변호인"이라고 썼다. 이것은 현미경적인 공간에 자신의 이름이 붙은 사람치고는 이례적으로 거대한 관점이며, 현대에서도 매우 특이한 의사가 아닌 이상, 캔버스에 물감을 뿌리고 「게르니카」라고 부르며 파시즘을 막을 수 있다고 생각한 피카소만큼이나 슬픈, 예외적인 관점으로 보일 것이다.

8장의 마지막 부분에 자세히 소개했던 '흉선 림프 체질', 즉 영아의 흉선 비대에 의해 나타난다고 생각했던 상상 속의 질병의 역사는, 사회에서의 위치가 결과적으로 죽을 때까지 흔적을 남길 수 있다는 것을 가르쳐 주었다. 이 장의 목적은 사회에서의 위치, 또는 사회의 종류가 우리가 살아 있는 동안 겪는 질환에 어떤 흔적을 남기게 되며, 이런 흔적을 이해하는 데는 스트레스의 개념을 포함해야 한다는 것을 보여 주려는 것이다. 이는 스트레스의 관리에 관한 중요한 내용을 다룰 이 책의 마지막 장에서, 자신이 속한 사회적 서열에 따라 달라지는, 스트레스를 줄이는 특수한 기술들을 검토하기 위한 준비로서 필요하다.

그동안 여러 장에서 필자가 사용한 전략은 어떤 현상들을 동물들, 대개는 사회성 생활을 하는 영장류의 맥락에서 소개하는 것이었다. 이는 인간의 복잡성을 다루기 전에 원리를 더 단순화된 형태로 보여 주기 위한 것이었다. 이 장에서도 같은 방법으로, 동물들의 사회적 서열과 건강 및 스트레스 관련 질환이 어떤 연관성이 있는지에서부터 시작하기로 한다. 그러나 이번에는 마지막 부분에 몹시 우울해 보이는 역설적인 뒤틀림이 기다리고 있다. 이번에는 잔인하고 단순한 유형을 보여 주는 것이 인간이고, 우리의 사촌인 인간 외 영장류들은 미묘한 차이를 보여 준다.

꼬리 달린 동물 사이의 먹는 순서

동물들 사이의 사회적 서열을 나타내는 먹는 순서는 처음에는 암탉

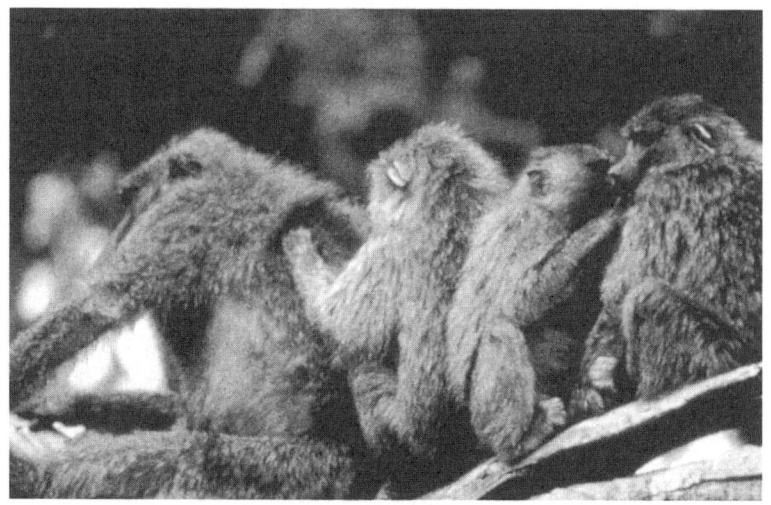

모든 이들의 등을 공평하게 긁어 주지 않는 사회 속에서의 털손질은 사회적 단결과 스트레스 완화를 위한 훌륭한 방법이다.

들 사이에서 관찰되었는데, 모든 종에서 존재한다. 자원이 아무리 풍부해도 공평하게 나눠지는 일은 드물다. 모든 경쟁 가능한 품목을 두고 이와 발톱을 피로 물들이며 싸우는 대신, 사회적 서열이 생겨나게 된 것이다. 이러한 공식적으로 불공평한 체계는, 자신이 처한 처지를 알 만큼 똑똑한 동물들끼리 지속적으로 싸우는 일을 방지할 수 있는 좋은 대안이다.

사회적 서열 경쟁은 영장류가 보여 주는 동물적 복잡성의 극치라고 여겨져 왔다. 100여 마리가 큰 사회 집단을 이루며 사바나의 여기저기를 뛰어다니는 개코원숭이를 생각해 보자. 어떤 경우에는 사회적 서열에 유동성이 있으며 서열이 항시 변화한다. 또 다른 경우에, 서열은 세습되고 평생 변하지 않는다. 어떤 사례에서는 상황에 따라 서열이 다르다. 음식을 두고 경쟁할 때는 A가 B보다 상위에 있지만, 이성을 두고 경쟁할 때에는 역전된다. 사회적 서열은 순환할 수도 있다. A는 B를 이기고, B는 C를 이기고, C는 A를 이긴다. 서열은 협력적 지원에 따라서도 달라질 수 있다. C의 시의적절한 협조가 없으면 B는 A에게 진다. 협조가 잘 되면 A가 짐을 싸야 한다. 두 개체 사이에 벌어지는 실제적인 대결은, 거의 치명적인 요란한 싸움에서부터 아주 높은 서열에 있는 개체가 위협적인 태도로 낮은 개체에게 겁을 주는 정도에 이르기까지 폭넓게 이루어진다.

만약 당신이 사바나의 개코원숭이라면, 누구든 하위 서열에 속하고 싶지는 않을 것이다. 당신이 2분 동안 앉아서 땅을 파서 뿌리를 뽑아 깨끗하게 만들어 먹으려 하는데……, 당신보다 높은 서열의 누군가가 빼앗아 간다. 당신은 누군가에게 털 속에 박혀 거슬리는 가시와 쐐기풀, 기생충을 떼어 내 달라고 몇 시간 동안 열심히 달콤한 말로 털손질을 부탁한다. 하지만 당신보다 우위에 있는 누군가가 그저 재미로 당신을 괴롭히려 싸움을 걸어와 털손질을 할 시간이 엉망이 된다. 또는 당신이 스스로의 일만을 생각하고 있는데, 예를 들면 새를 보며 앉아 있는데, 하루를 잘 못 보내 기분이 언짢은 어떤 상위 서열의 개코원숭이가 와서 당신을 송곳니로 물며 화풀이를 한다.(이런 제3자에 대한 '치환 공격'은 개코원숭이의 폭력에서 큰 부분을 차지한다. 중간 서열에 있는 수컷은 싸움에 지면 자신보다 하위에 있는 아직 다 크지 않은 수컷을 쫓아다닌다. 이 수컷은 성인 암컷을 걷어차고, 암컷은 더 어린 개코원숭이를 물고, 이 원숭이는 새끼 개코원숭이를 때린다.) 하위 동물의 삶은 신체적인 스트레스뿐만 아니라 심리적인 스트레스에 관해서도 불균형으로 가득 차 있다. 통제 능력과 예측 가능성 그리고 욕구 불만을 표출할 방도가 결여되어 있는 것이다.

그러므로 당연히 하위인 수컷 개코원숭이들의 당질 코르티코이드 기준 수준은 상위 개체들의 그것보다 현저히 높다. 하위 서열에게는

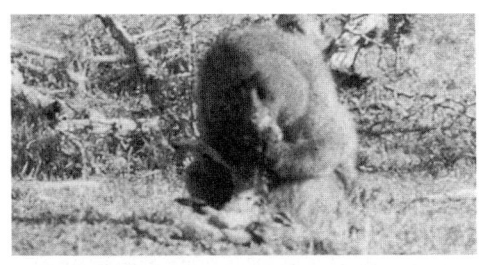

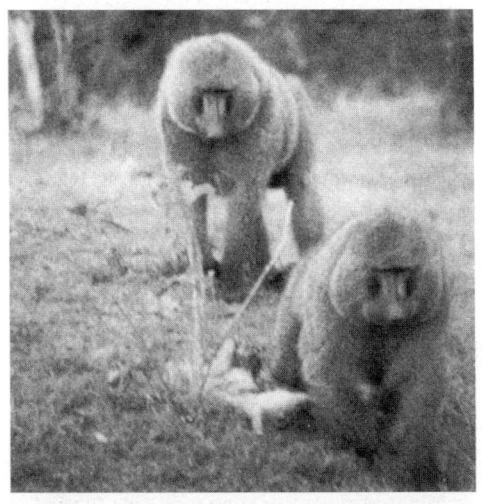

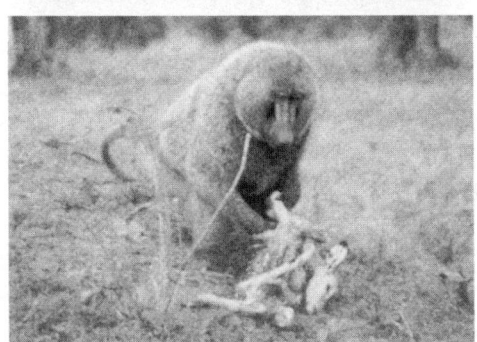

아침 내내 임팔라를 쫓아다닌 중간 서열 개코원숭이가 죽은 임팔라를 가지고 있었으나, 상위 서열 수컷에게 뺏기고 만다.

일상적인 기본 상황이 스트레스를 준다. 이는 하위 서열이 가지고 있는 당질 코르티코이드 문제의 시작에 불과하다. 실질적인 스트레스가 더해질 때, 이들에서 나타나는 당질 코르티코이드 반응은 상위 개체의 그것보다 작고 느리다. 그리고 스트레스가 지나간 후의 회복도 지연되는 듯이 보인다. 이 모든 것들은 비효율적인 스트레스 반응의 양상이다.[1]

하위 서열의 개체들은 더 많은 문제를 가지고 있다. 높아진 기준 혈압, 실제 스트레스에 대한 느린 심혈관 반응, 느린 회복력, 좋은 HDL 콜레스테롤 수준의 저하, 수컷에서는 하급에 속할수록 상위보다 스트레스로 인해 테스토스테론 수준이 저하되기 쉬우며, 순환 백혈구 수가 적고, 상처 회복을 돕는 인슐린 유사 성장 인자-I이라고 불리는 물질의 순환 수준을 낮춘다. 이 책의 많은 부분에서 명백히 나타났던 것처럼, 이 모든 것들은 만성적인 스트레스를 받고 있는 신체의 지표이다.

만성적으로 활성화된 스트레스 반응(높아진 당질 코르티코이드 수준, 너무 높은 기준 혈압, 또는 동맥 경화증이 될 위험도의 증가)은 다른 많은 종에서도 낮은 서열에 있는 개체를 나타내는 표지가 된다. 이런 현상은 붉은털원숭이와 같은 표준적인 원숭이로부터 원원류(생쥐와 비슷한 여우원숭이가 여기에 속한다.)라고 불리는 짐승에 이르는 범위의 영장류에서 나타난다. 쥐나 햄스터, 기니피그, 늑대, 토끼, 돼지도 모두 마찬가지이다. 물고기도 그렇다. 주머니하늘다람쥐(날다람쥐처럼 날 수 있는 오스트랄라시아의 유대 포유동물—옮긴이)까지도, 어떤 종이든 마찬가지이다.

결정적인 질문을 해 보자. "저는 지금 하위 서열에 속해 있다고 생각하며, 만성적인 스트레스 반응을 활성화하는 각종 신체적·심리적 스트레스를 다 받고 있다고 생각하며 이 글을 쓰고 있습니다. 그런데 반대의 경우는 없을까요? 하위의 스트레스 반응을 가지고 있기 때문에 하위 서열에 속하게 된 것은 아닐까요?"

이 질문에 대한 해답은 인공적으로 사회적 집단을 만들 수 있는 포획된 동물들을 연구하여 얻을 수 있다. 집단이 처음 형성되었을 때 동물들의 당질 코르티코이드 수준, 혈압 등을 기록하고 서열이 정해진 후에 다시 한 번 검사한다. 그리고 이 두 기록을 비교하면 인과 관계가 어떤 방향으로 작용하는지 알 수 있다. 즉 생리적 차이에 따라 서열이 결정되는지, 또는 반대로 서열이 생리학적 차이를 만들어 내는지를 알 수 있는 것이다. 놀랍게도, 그 해답은 서열이 먼저 나타나고, 그에 따라 독특한 스트레스 양상을 초래한다는 것이다.

여기서 우리는 꽤 명확한 그림을 그릴 수 있다. 사회적으로 하위에 속한다는 것은 만성적으로 스트레스를 받는다는 이야기와 동일하며, 이는 과도하게 활성화된 스트레스 반응으로, 나아가 더 많은 스트레스 관련 질환으로 이어진다는 것이다. 이제 왜 이것이 너무 단순하고 잘못된 것인지 알아볼 때이다.

첫 번째 단서는 그리 미묘한 것도 아니다. 당신이 어느 과학 학회에서 하위 계층에 속한 개코원숭이나 청서번티기, 주머니하늘다람쥐의 불우한 건강 문제에 관해 이야기하면, 항상 다른 종들을 연구하고 있는 다른 내분비학자가 일어나 말한다. "글쎄요, 제가 연구하고 있는 하위 동물들은 고혈압도 당질 코르티코이드 증가도 없던데요." 사회적 서열이 스트레스 반응의 과도한 활성화와 무관한 종들도 많다.

왜 그럴까? 왜 그 종에서는 하위 계층에 속하는 것이 그리 나쁘지 않을 걸까? 해답은, 그런 종들에서는 하위층에 속하는 것이 별로 나쁘지 않거나, 사실은 우위에 오르기 전까지 기다리는 것에 불과하기 때문이라는 것이다.

첫 번째의 예는 남아메리카에 서식하는 마모셋원숭이에게서 찾아볼 수 있다. 그들 사이에서 하위층에 속한다는 것은 신체적·심리적 스트레스로 인한 불우함과는 무관하다. 이들의 경우는, 크고 위협적인 우위의 동물에게 복종을 강요당하는 그러한 사례와는 다르다. 대신, 편안하게 기다리는 전략인 것이다. 마모셋원숭이들은 '협동 양육'을 하는 작은 혈족 집단으로 살아가면서, 하위에 속한 동물은 더 나이가 많고 우위에 속한 동물의 자녀나 사촌을 돌보면서 이러한 역할을 졸업할 때까지 자기 차례를 기다린다. 위스콘신 주 지역 영장류 연구 센터의 데이비드 애벗은 하위의 마모셋원숭이들에게서 스트레스 반응이 과도하게 활성화되지 않는다는, 이러한 양상과 일치하는 소견을 밝힌 바 있다.

들개와 난쟁이몽구스는 하위에 속하는 것이 그리 나쁜 일이 아니라는 것을 보여 주는 두 번째 예이다. 이들 종에서 우위에 있다는 것은 풍요로움이나 아무 노력없이 가장 좋은 먹이를 차지하거나, 간혹 미술관에 기부하는 삶을 의미하는 것이 아니다. 신분으로 얻을 수 있는 것은 아무것도 없다. 대신, 우위에 있으려면 지속적인 공공연한 공격 속에서 꾸준히 자신의 높은 서열을 재확인해야 한다. 계속해서 시험을 받아야 하는 것이다. 몬태나 주립 대학교의 스콧과 낸시 크릴은 이런 종들에서는 당질 코르티코이드 기준 수준이 상승하는 것이 하위가 아닌 우위에 속한 동물들이라는 것을 보여 주었다.

최근에 애벗과 나는 인간 이외의 영장류들의 서열과 스트레스 생리학 문제를 연구하는 수많은 동료들을 한 협동 연구에 끌어들였다. 우리는 영장류 사회에서 항진된 스트레스 반응을 가진 것이 우위의 동물일지 아니면 하위의 동물일지를, 어떤 특성들을 지표로 예측할 수 있는지를 정형화했다. 우리는 각각의 영장류 종을 연구하는 전문가들에게 같은 질문을 던졌다. 당신이 연구하고 있는 종들의 경우에 우위에 속한다는 것에 대한 보상은 무엇인가? 우위를 지키는 데에 공격성이 얼마나 많은 역할을 하는가? 하위 개체는 얼마나 많은 슬픔을 겪어야 하는가? 그 종에 속한 하위 개체들에게는 어떤 종류의 대처 방법이 있으며, (친척들의 존재를 포함해서) 어떤 사회적 지원을 얻을 수 있는가? 경쟁을 대체할 만한 다른 방안으로는 어떤 것이 있는가? 만약 하위 개체가 규칙을 어기면 어떻게 발각되며, 그 벌칙은 얼마나 심한가? 사회적 서열은 얼마나 자주 바뀌는가? 12개의 다른 종들에 대해서 주어진 17가지씩의 질문을 통해 충분한 자료가 얻어졌는데, 하위 동물의 당질 코르티코이드 수준 증가를 예측할 수 있는 요소는 이들이 상위 개체에게 괴롭힘을 당하는 빈도 및 사회적 지원을 받을 기회의 결여라는 것이 판명되었다.

그러므로 서열은 종에 따라 각기 그 의미가 다르다. 또 같은 종에서도 사회적 집단이 다르면 서열이 완전히 다른 뜻을 가진다는 것이 밝혀졌다. 요즘의 영장류학자들은 영장류 '문화'에 대해 말하는데, 이는 동물을 의인화하기 위해 쓰는 용어가 아니다. 예를 들어, 열대 우림 일부 지역에 서식하는 침팬지들은 계곡을 네 개 넘은 곳에 사는 같은 종의 동물들과 완전히 다른 문화를 가지고 있다는 것이다. 사회적 행동의 빈도가 다르고, 소리는 비슷해도 뜻이 다르며(다른 말로 하자면, '사투리'의 개념에 가깝다.), 도구를 다른 형태로 사용한다. 이런 집단 사이의 차이점은 서열-스트레스 관계에 영향을 미친다.

그 한 예를 암컷 붉은털원숭이들에서 찾을 수 있는데, 이들의 하위 개체들은 일반적으로 많은 괴로움을 겪으며, 당질 코르티코이드 기준 수준이 상승되어 있다. 그런데 어떤 이유에서인지 싸운 후 서로 화해하는 비율이 높은 사회 집단에서는 예외적으로 그렇지 않았다. 하위 개체로 사는 것이 상대적으로 그리 힘들지 않은 개코원숭이 집단에서도 같은 사례가 발견되었다. 또 다른 예로, 앞서 언급된 것처럼 수컷 개코원숭이들의 경우, 정상적으로는 하위 개체가 당질 코르티코이드 수준이 높다. 그러나 심각한 가뭄이 들었을 때는 예외였다. 우위의 수컷들이 식량을 찾는 데 급급해 다른 원숭이들을 괴롭힐 시간이나 힘이 없었기 때문이다(역설적이지만 하위 동물들에게는, 더 심각한 사회적 스트레스 요인으로부터 구원해 준다는 점에서, 환경적 스트레스가 축복이 될 수 있다.).

 스트레스 반응이 집단 간의 차이를 나타내는 결정적인 요소는 우위 서열의 안정성이다. 예를 들어, 사회적 서열이 10위인 동물을 생각해 보자. 안정된 체계 속이라면, 이 개체는 9위의 개체에게 전체 시간의 95퍼센트 동안 지지만, 반대로 11위의 개체를 95퍼센트의 시간 동안 이길 수 있다. 이와 대조적으로, 만약 10위의 개체가 11위인 개체와의 상호 작용에서 51퍼센트만 이긴다면, 이 두 개체의 순위는 바뀔 때가 가까웠다는 것을 의미한다. 안정적인 사회적 서열 속에서는 위와 아래의 상호 작용 전체의 95퍼센트에서 자신의 지위를 유지할 수 있다. 이러한 조건에서는, 우위 개체는 안정적으로 자신의 보루를 지킬 수 있으며, 통제 능력과 예측 가능성 등 자신의 위치에 대한 모든 정신적 자신감을 가질 수 있다. 그리고 이러한 조건에서는, 앞에서 언급한 다양한 영장류 종들 중에서, 가장 건강한 스트레스 반응을 보이는 것은 우위에 속한 개체들이다.

 이와 대조적으로, 어떤 중요한 개체가 죽거나 영향력 있는 누군가가 집단에 합류해 왔거나, 주축이 되는 협력 관계가 체결되거나 결렬될 때와 같은, 드물게 사회적 서열이 불안정해지는 기간이 있다. 그리하여 혁명이 일어나고, 동물들의 서열이 바뀌게 된다. 이러한 상황에서는, 불안정함의 태풍 한가운데 있는 우위 개체가 전형적으로 거의 모든 싸움과 도전의 대상이 되며, 협력에 관한 정치적인 오르내림이 가장 큰 영향을 준다.[2] 이런 불안정한 기간 동안에는 같은 영장류 종 속에서 우위의 개체들이 가장 건강한 스트레스 반응을 보이지 않는다.

서열은 스트레스 반응의 개별적 차이를 예측하게 하는 중요한 요소이지만, 특정 사회 속에서 동반되는 정신적 부담으로서의 서열이 가지는 의미 역시 그에 못지않게 중요하다. 또 다른 결정적인 변인은 서열 및 사회와 관련하여 동물들이 겪는 개별적인 경험이다. 예를 들어, 굉장히 공격적인 수컷이 어떤 개코원숭이 집단에 들어와서 아무 이유 없이 주위의 동물들을 닥치는 대로 공격해 지옥 같은 상태로 만드는 기간 동안을 생각해 보자. 이 불안정을 초래한 짐승 덕분에 온 무리가 스트레스 반응을 보일 것이라고 예상할 것이다. 그러나 그 대신, 상황은 동물들의 개별적인 경험을 반영한다. 이 개체에게 공격받은 적이 한 번도 없는 행운아들은 면역 기능에 아무런 변화도 일어나지 않는다. 대조적으로, 공격받은 동물들 중에서도, 이 수컷의 이빨에 더 자주 고통을 겪은 개코원숭이일수록 면역 기능이 더 억제된다. 그래서 이런 의문이 생길 수 있다. "공격적이고 스트레스를 주는 개체가 사회적 집단의 면역 기능에 미치는 영향은 무엇인가?" 그에 대한 답은 "때에 따라 다르다. 면역 기능을 억제하는 스트레스를 받는 사회에 살고 있다는 추상적인 상황이 문제가 아니다. 대신, 그 불안정함 속에서 자신이 얼마나 귀찮은 일을 당하는가라는 구체적인 상황이 문제가 되는 것이다."이다.[3]

마지막 변인은 스트레스 반응의 중요한 예측 요소에 서열이나 서열이 생겨나는 사회, 또는 이 두 가지를 사회 구성원들이 어떻게 경험하느냐 하는 것뿐이 아닌, 15장의 주제였던 성격도 포함된다는 것이다. 살펴본 것처럼, 일부 영장류는 잔이 반이나 비어 있고, 삶이 도발로 가득 찼다고 생각하며, 욕구 불만을 해소하거나 사회적 지원을 이용할 수 없다고 생각한다. 이들은 과도하게 활성화된 스트레스 반응을 가진 개체들이다. 이들의 서열이나 사회, 개인적 경험은 모두 훌륭하고 유익하더라도, 만약 이들의 성격이 그 이점을 받아들이지 못하게 방해한다면, 이들의 호르몬 수준과 동맥과 면역계가 그 대가를 치르게 되는 것이다.

이 모든 것을 고려할 때, 영장류들이 겪는 스트레스 관련 질환과 사회 서열이 어떤 연관성이 있는지 상당히 정교하게 그려 볼 수 있다. 사람의 경우 훨씬 더 복잡하고 정밀한 그림이 그려질 것이라고 예상하는 것이 합리적이다. 이제, 놀라운 사실이 밝혀질 시간이다.

사람에게도 서열이 있을까

개인적으로 필자는 어렸을 때 키가 작고, 운동 신경이 무디고, 끌고 다니던 책에 열중해 있었기 때문에, 항상 마지막으로 휘플볼 팀에 뽑혔었다. 즉 언제나 사회적 서열의 밑바닥에 자리해 보았기 때문에 인간의 서열 체계라는 개념에 대해 의구심을 가지고 있다.

이 문제의 일부는 그것을 정의하기에 달려 있다. 인간의 '우월성'에 대한 연구들은 실제로는 A형의 특징을 조사하는 것이다. 우위로 분류되는 사람들은 인터뷰를 하면 공격적이고 경쟁적인 내용을 답변 속에 담고 있거나, 말을 빨리 하고 질문하는 사람의 말을 끊는 사람들이다. 이것은 동물학자들이 말하는 우월성이 아니다.

남과 직접적으로 경쟁하는 사람들의 개인적 차이에 대한 생리학적 상호 관계를 조사한 다른 연구들이 있다. 예를 들어 어떤 연구에서는 대학이 레슬링 선수들을 대상으로 시합의 승패에 따른 호르몬 반응을 검사했다. 군대 내부의 서열 경쟁에 대한 내분비적 상호 관계를 연구한 것도 있다. 가장 많은 성과를 얻은 분야는 회사라는 조직 세계 속에서의 서열을 조사한 것이었다. 13장에서는 관리직의 스트레스 증후군이 대부분 미신이라는 것을 살펴보았는데, 최고의 지위에 있는 사람들은 궤양에 걸리기보다 남에게 궤양을 걸리게 한다. 많은 연구들이 스트레스 관련 질환에 취약한 것은 중간 관리자들이라는 사실을 말해 주고 있다. 이는 주로 높은 업무 요구에 비해 자율성이 거의 없는, 통제 능력이 결여된 책임감이라는 치명적인 조합을 반영하는 것으로 생각되고 있다.

   종합적으로, 이런 연구들은 실험적으로 어느 정도 신뢰성 있는 상호 관계를 만들어 냈다. 나는 이들이 뜻하는 것에 대해 조금 못 미더운 구석이 있다. 우선, 나는 두 명의 매우 건장한 스무 살짜리 젊은이들이 2분 동안 레슬링 시합을 한 것이, 그들이 60세가 되었을 때 그중 누구의 동맥이 막힐 것인지를 가르쳐 준다는 확신이 서지 않는다. 또 한편으로는, 나는 회사의 임원들 사이의 서열이 얼마나 큰 의미를 갖는지 의문스럽다. 영장류 사회의 서열은 결국 칼로리를 얻기 위해 얼마나 열심히 일해야 하는지를 나타내는 반면, 회사의 서열은 궁극적으로, 예를 들자면, 플라스마 텔레비전을 사기 위해 얼마나 열심히 일하는지에 관한 것이다. 내가 의심하는 또 다른 이유는 인류 역사의 99퍼센트 동안 사회가 놀랍도록 비서열적이었다는 것이다. 이는 현대의 수렵 채집민 집단이 매우 평등한 사회라는 사실에 근거를 두고 있다.

   하지만 나의 가장 큰 의심은 인간 정신의 복잡성과 관련된 두 가지 이유에 뿌리를 두고 있다. 첫째, 사람들은 동시에 여러 다른 서열 체계에 속할 수 있으며, 이상적으로, 그중 적어도 한 체계에서 탁월함을 보인다는 것이다(그래서 그것에 가장 큰 정신적 중점을 둘 것이다.). 그러므로 큰 회사의 낮은 지위에 있는 통신실 직원이 퇴근 후 자신의 교회의 집사로, 아니면 주말 소프트볼 팀의 주장으로, 성인 연장 학습반의 우등생으로서 굉장한 신망을 얻고 스스로 자신감을 가질 수 있는 것이다. 한 개인이 사회적으로 힘이 있고 서열이 높다는 것은 단지 9시에서 5시까지 바로 옆 사무실에 있는 사람과 무관하게 지낼 수 있다는 것일 수도 있으며, 이런 점이 결과를 굉장히 왜곡한다.

그리고 가장 중요한 점은, 사람들이 각자 머릿속에서 서열에 대해 다른 생각을 가지고 있다는 것이다. 인간의 생리학과 서열을 연구하는 화성인 과학자들이 관찰하고 있는 마라톤 경기를 생각해 보자. 명확히 해야 할 일은 경주를 끝낸 사람의 순서를 기록하는 것이다. 1번 주자는 5번 주자보다 상위에 있으며, 분명히 5,000번 주자보다 앞서 있다. 그러나 만약 5,000번 주자가 바로 몇 달 전에 달리기를 시작한 초보자이고, 마라톤을 완주하기는커녕 20킬로미터 지점에서 심장 발작으로 쓰러질 가능성이 더 많다고 예상되었던 사람이라면 어떨까? 그렇다. 인파가 다 흩어진 몇 시간 후에, 그러나 완주했다고 탈진해서 기뻐할 것이다. 그리고 만약 5번 주자가 대회가 있기 전 주에 신문의 스포츠면 기사에서 세계적 수준에 있는 선수들이 3위 안에 확실히 들며 대회를 휩쓸어 버릴 것이라는 소식을 읽었다면 어떨까? 지구의 그 어떤 화성인도 어떤 주자가 가장 의기양양할 것인지 올바로 예상할 수가 없을 것이다.

사람들은 자기 자신을 상대로, 스스로의 최고 기록을 상대로, 또는 어떤 외적 판단 기준을 상대로 경주를 할 수 있다. 이런 현상은 회사의 조직 사회에서도 볼 수 있다. 인위적인 예를 들어 보자. 통신실의 젊은 직원이 일을 매우 잘하고 있으며 연봉 5만 달러라는 믿기지 않을 정도의 보상을 받고 있다. 선임 부사장이 크게 실수를 하고 벌을 받아, 더욱 믿을 수 없게도, 연봉 5만 1달러를 받게 되었다. 화성인이나 위계적인 마음을 가진 야생 동물의 관점으로 보았을 때는, 부사장 쪽이 생존을 위해 필요한 양식을 얻는 데 더 유리한 상태라는 것이 확연하다. 하지만 이 둘 중 누가 만족스럽게 일하고, 누가 BMW에 탄 채 스카우트 담당자에게 휴대 전화를 걸며 화를 내고 있을 것인지 추측하기는 쉬운 일이다. 사람들은 자신의 위치를 결정한 지식에 근거해서 서열에 관한 내면적이고 합리적인 게임을 할 수 있다. 다음의 멋진 예를 생각해 보라. 일종의 경쟁적 상호 작용에서 이긴 사람은, 그 승리가 순전히 운에 따른 것이라고 생각하지 않는 한, 적어도 조금은 순환 테스토스테론 수준의 상승을 보인다.

이러한 모든 조건들을 한데 모아 생각하면, 인간의 서열과 스트레스 반응의 연관성에 대한 최종적 결과의 기반이 상당히 흔들리는 것 같다. 한 영역을 제외하면 말이다. 만약 단순히 아이팟(애플컴퓨터에서 나온 MP3 플레이어의 상품명 ― 옮긴이)을 사기 위해서 얼마나 많은 시간을 일해야 하는지가 아니라 생태학적인 의미가 있는, 비정상적으로 높은 비율로 나타나는 신체적·정신적 스트레스를 수반하는, 그리고 개인이 동원할 수 있는 대부분의 합리화와 대체 가능한 서열을 압도할 수 있는, 낮은 서열의 사회적 동물에 해당하는 사람을 알아보려면 가난한 사람을 살펴보아야 한다.

사회 경제적인 지위, 스트레스 그리고 질병

만약 만성 스트레스의 예를 보고 싶다면 빈곤을 공부하라. 가난하다는 것은 많은 신체적 스트레스를 동반한다. 근육 노동을 하고, 일과 관련된 사고의 위험성이 크다. 아마 두세 가지 피곤한 직업을 동시에 감당하기 위해 만성 수면 부족에 시달릴 것이다. 에어컨이 작용하는 차를 운전하는 대신, 직장이나 세탁소까지 걸어가고, 슈퍼마켓에서 식료품이 든 무거운 봉지를 들고 걸어 돌아올 것이다. 아픈 허리에 조금이라도 도움이 될 새 매트리스를 사거나, 관절이 아프지만 따뜻한 물로 샤워를 하기에는 돈이 부족하고, 물론 굶주림 속에 빠져 있을 수도 있다……. 이런 목록에는 끝이 없다.

자연스럽게, 가난하다는 것은 어울리지 않게 많은 심리적 스트레스를 초래한다. 통제 능력의 결여, 예측 가능성의 결여. 조립 라인에서 멍한 상태로 작업을 하거나, 직업 경력 상 지시를 받기만 해 보았고, 계약직을 전전한다. 경제적 상황이 나쁘면 제일 먼저 해고되는 사람이다. 연구에 따르면, 실업이 건강에 해로운 효과를 보이기 시작하는 것은 해고를 당했을 때가 아니라, 해고의 위협이 처음 발생했을 때 나타난다. 가지고 있는 돈으로 월말까지 생활을 할 수 있을지 궁금해하고, 고물 자동차 때문에 내일 면접 장소까지 제 시간에 갈 수 있을지 걱정한다. 이런 것들이 어떻게 조절 능력의 결여와 관련이 될까? 가난한 일꾼들을 조사한 한 연구에 따르면, 그들은 항고혈압 약제인 이뇨제(이뇨를 통해 혈압을 낮추는 약)를 복용하라는 의사의 지시를 따르는 경우가 적다고 한다. 왜냐하면 이들은 약을 복용할 때 원하는 만큼 자주 화장실에 갈 시간을 낼 수가 없기 때문이다.

예측 가능성의 결여에 대해 말하자면, 가난하다는 것은 스트레스에 효율적으로 대처하지 못한다는 것을 뜻한다. 비축해 둔 자원이 아무것도 없기 때문에, 미래를 계획하기는커녕, 당장 일어나고 있는 일에 반응하는 데 급급하다. 그 순간에 닥쳐서 급하게 택한 해결책은 나중에 터무니없이 큰 대가를 치르게 된다. 비유적으로 말해서, 어쩌면 실제로는 그리 비유적이 아닐지도 모르지만, 사채를 얻어서 집세를 내고 있는 격이다. 모든 것에 순간적으로 반응할 뿐이다. 그러면 다음 스트레스를 더 좋지 않은 상태에서 맞이하게 될 가능성이 높아진다. 역경을 통해 더 강해진다는 말은 대개는 잘 사는 사람들의 사치에 불과한 것이다.

　스트레스는 이렇게 많고 그에 대처하는 방법에는 제한이 있는데다가, 빈곤은 현저한 탈출구의 결여까지 초래한다. 가난한 사람들이 생활에 조금 스트레스를 받았기 때문에 마음의 평화를 얻기 위해 휴가를 고려한다거나, 운동용 자전거를 사거나, 클래식 기타 수업을 들을까? 아마도 그렇지 않을 것이다. 아니면 스트레스가 많은 직장을 그만 두고 앞으로 무엇을 하고 살 것인지를 집에서 좀 쉬면서 생각해 볼 여유가 있을까? 만약 당신의 수입에 의지하고 있는 가족들이 많고 통장에 돈이 전혀 없다면 절대 그렇게 하지 못할 것이다. 운동도 하고 머리도 식힐 겸 최소한 규칙적인 조깅이라도 해야겠다고 느낀다? 통계적으로, 가난한 사람은 범죄가 많은 동네에 살 확률이 높으며, 그런 동네에서의 조깅은 머리카락을 곤두서게 할 정도로 스트레스를 야기할 것이다.

　마지막으로, 장시간의 노동과 돌봐야 할 아이들이 있다는 것은 심각한 사회적 지원의 결여를 초래한다. 만약 주위의 모든 사람들이 두세 가지 직업을 가지고 있다면, 아무리 좋은 마음을 가지고 있다 해도 사랑하는 가족들이 모두 모여 앉아 서로에게 힘을 줄 수 있는 시간을 가지기 어렵다. 그러므로 빈곤은 보통 더 많은 스트레스를 의미하며, 가난한 사람들이 더 크고 파국적인 스트레스를 받는지에 관해서는 연구 결과들이 엇갈리지만, 일상에서 겪는 만성적인 스트레스는 훨씬 더 많다.

이런 모든 고난들은 낮은 사회 경제적 지위(Socioeconomic status, SES, 전형적으로는 수입, 직업, 주거 환경 및 학력의 조합으로 측정한다.)가 스트레스 반응의 만성적인 활성화와 관련이 있다는 것을 보여 준다. 여기에 관한 연구는 그리 많지 않지만, 모두 이러한 견해를 지지하고 있다. 대체로 안정적인 지역 사회와 낮은 범죄 발생률을 가진 도시인 몬트리올의 초등학생들을 대상으로 한 연구에 따르면, 6~8세에 이미 사회 경제적 지위가 낮은 아이들의 당질 코르티코이드 수준이 증가하는 경향이 나타났다. 10세가 되면 SES가 낮은 아이들이 가장 높은 아이들에 비해 평균적으로 두 배가량 높은 순환 당질 코르티코이드 수준을 보여, 단계적으로 상승하는 경향을 보였다. 또 다른 예는 리투아니아 사람들에 관한 것이다. 1978년 소련의 일부였던 리투아니아 사람들의 관상 동맥 질환으로 인한 사망률은 옆 나라인 스웨덴의 그것과 같았다. 하지만 소련이 붕괴된 1994년, 리투아니아 인들의 사망률은 스웨덴보다 네 배 더 높았다. 1994년, 스웨덴에서는 SES가 당질 코르티코이드 수준과 관련이 없었던 반면, 1994년 리투아니아에서는 큰 연관성을 나타냈다.

이러한 발견은 가난해지면 스트레스 관련 질환이 더 많아진다는 것을 나타낸다. 우선, SES가 낮으면 더 많은 질병에 걸리고, 더 투병 기간이 긴지, 그리고 계속 그런 것인지를 알아보자.

빈곤의 건강 위험도는 몹시 큰 것으로 밝혀졌으며, 모든 행동 의학 중에서 가장 큰 위험 요인이다. 다른 말로 표현하자면, 만약 같은 성별, 나이, 인종에 속한 많은 사람들 중에 누가 얼마나 오래 살 것인지 예측하는 데에서 가장 유용한 지표가 각자의 SES라는 것이다. 오래 건강하게 살 확률을 높이고 싶다면, 가난을 피해야 한다. 몇 가지만 나열하자면, 빈곤은 심장 혈관 질환, 호흡기 질환, 궤양, 류머티즘성 장애, 정신 질환, 그리고 각종 암에 걸릴 위험도를 증가시킨다.[4] 많은 가난한 사람들은 스스로 건강이 좋지 않다고 평가하며, 빈곤은 영아 사망률 및 모든 원인으로 인한 사망률과 상관이 있다. 더구나 낮은 SES는 신체의 크기를 조정한 후의 출생 시 저체중을 예측하는 지표가 되며, 6장에서 우리는 저체중 출생이 평생에 미치는 영향을 살펴본 바 있다. 다른 말로 하자면, 가난한 집에 태어나 3주 만에 복권에 당첨되어 여생을 도널드 트럼프 부부와 사귀며 보낸다고 해도, 통계학적으로는 여전히 일부 질병에 걸릴 위험이 높다는 것이다.

SES와 건강의 관계는 단지 자료 속에서만 볼 수 있는 특이한 통계학적 현상일까? 아니다. SES는 건강에 커다란 영향을 미친다. SES에 민감한 질환의 경우, 사회 경제적 지위를 나타내는 사다리의 가장 낮은 칸에 매달려 있는 사람들은 가장 높은 곳에 서 있는 사람들에 비해 10배 높은 유병률을 보일 수 있다.[5] 또는 다르게 표현해서, 어떤 나라의 빈곤층과 부유층을 비교했을 때, 평균 수명이 5~10년 차이가 나며, 가장 빈곤한 층과 가장 부유한 층을 비교했을 때는 수십 년의 차이를 나타낸다고도 말할 수 있다.

이러한 발견은 몇 세기 전으로 거슬러 올라간다. 예를 들어, 영국 남성들에 관한 어떤 연구에 따르면 20세기에는 10년마다 사망률에서 급격한 SES 경사를 나타냈다. 브리티시 컬럼비아 대학교의 로버트 에반스는 여기에 결정적인 내용이 포함되어 있다고 지적한다. 한 세기 전에 사람들을 가장 많이 사망시킨 질병들은 현대 사회에서 흔한 질병들과는 확연히 다르다. 사망 원인이 다르지만, SES 경사는 같고, SES와 건강과의 상관관계도 같았다. 이는 경사가 질환보다는 사회 계층에서 비롯된다는 것을 보여 준다. 에반스는 "(SES 건강 경사의) 뿌리는 의학적 치료의 범위를 벗어나 있다."라고 쓰고 있다.

이처럼 SES와 건강은 밀접하게 연관되어 있다. 그렇다면 인과 관계의 방향은 어떨까? 아마도 가난이 건강을 악화시킬 것이다. 그러나 반대로 아프면 가난에 빠져들 수밖에 없을지도 모른다. 후자가 일어나는 일도 분명히 있지만, 대부분의 SES와 건강의 악화 사이의 관계는 전자로 인한 것이다. 이는 삶의 어떤 한 시기의 SES로, 그 이후의 주요 건강 양상을 예측할 수 있다는 것을 보면 알 수 있다. 예를 들어, 인생의 초기에 겪은 빈곤은 그 이후의 건강에 영구적으로 해로운 영향을 끼친다. 6장에서 소개했던 태아기로 그 원인이 거슬러 올라가는 성인병을 상기해 보라. 나이가 많은 수녀 집단을 대상으로 수행한 흥미로운 연구를 살펴보자. 이들은 젊은 시절에 수녀가 되었으며 일생 동안 식사, 건강 관리, 주거 환경 등을 공유해 왔다. 이런 모든 변인을 보정했는데도, 나이가 들어서 나타나는 이들의 질병 양상, 치매 그리고 수명은 50년 이상 전에 수녀가 되기 전의 SES 상태를 지표로 예측이 가능했다.

그러므로 SES는 건강에 영향을 미치며, 가난하게 산 기간의 인생에서의 누적 비율이 클수록 건강에 나쁜 영향을 미친다.[6] 왜 SES가 건강에 영향을 미칠까? 한 세기 전의 미국이나 현재의 개발도상국들을 살펴보면 이에 대한 답이 분명히 나타난다. 가난한 사람이 전염병에 걸리기 쉽고, 식량이 부족하고, 천문학적으로 높은 영아 사망률을 보이기 때문이다. 그러나 현대에 들어 느린 퇴행성 질환의 유병률이 늘어나면서, 여기에 대한 답변도 바뀌고 있다.

의료 접근성의 곤란

가장 그럴듯한 설명으로 시작해 보자. 미국에서 가난한 사람들은 (건강 보험 가입 여부에 상관없이) 부유한 사람들만큼 의료 시설을 이용할 수가 없다. 의사들의 예방 검진도 적고, 몸에 이상이 느껴져서부터 검사할 때까지 걸리는 시간이 길며, 실제로 무엇인가가 발견되었을 때 이에 대한 관리도 부적절한 경우가 많다. 비싸고 새로운 기술이 필요한 의료에서 특히 더 그렇다. 그 한 예로서, 1967년의 어떤 연구에 따르면, 가난하다고 판단되는 사람일수록(주거 지역과 살고 있는 집, 외모를 기준으로), 구급 요원들이 병원으로 가는 도중에 소생술을 시도할 가능성이 적다고 한다. 더 최근의 연구에 따르면, 중한 정도가 같은 뇌졸중에서, SES가 신체적인 치료, 직업 치료, 또는 언어 치료를 받는 데 영향을 미쳤으며, 뇌졸중을 일으킨 손상된 혈관을 고치는 수술을 할 때까지 걸리는 시간에도 영향을 미쳤다고 한다.

이런 연구들은 SES 경사를 분명히 설명해 주고 있는 것 같다. 건강 관리 체계를 공평하게 만들고 의료를 사회주의적으로 바꾸면 경사가 사라질지도 모른다. 그러나 이는 단지 의료에 대한 접근성 차이로만 나타나는 것이 아니며, 그것이 그다지 많은 부분을 차지하지도 않는다.

우선, 빈곤이 질병의 유병률 증가와 밀접하게 연관된 나라들을 생각해 보자. 오스트레일리아, 벨기에, 덴마크, 핀란드, 프랑스, 이탈리아, 일본, 네덜란드, 뉴질랜드, 구소련, 스페인, 스웨덴, 영국 그리고 물론 미국도 여기에 속한다. 의료 체계를 사회주의화하고, 전국을 사회주의화해서 노동자의 천국으로 만들어도 여전히 경사가 존재한다. 영국 같은 곳에서는, 모든 사람들의 의료 접근성을 평등하게 만든 보

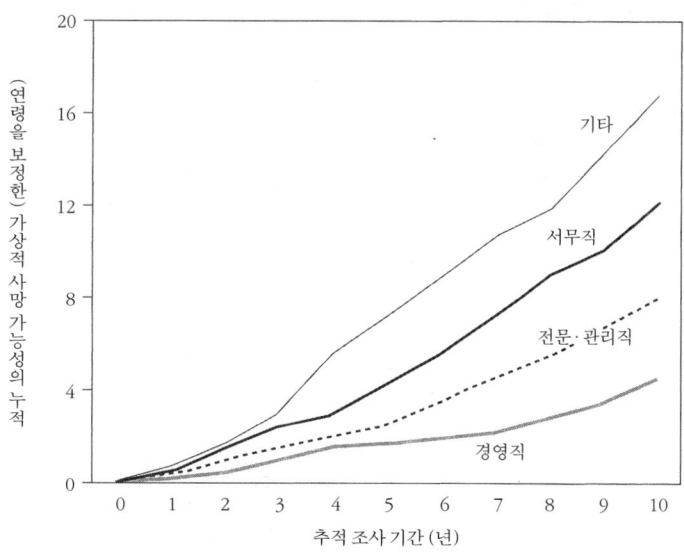

공무원들을 대상으로 한 연구, 직업 수준에 따른 사망률의 추적 조사.

편적 의료 체계를 도입했는데도, SES 경사가 금세기 들어 더욱 악화되었다.

냉소적이고 정확한 표현이기는 하지만, 의료 접근성에 관한 멋진 평등주의적 체계는 오직 이론적으로만 평등하다고 지적할 수 있겠다. 스웨덴의 의료 체계에서조차 붐비는 의원 내에서는 별 볼일 없는 가난한 사람들보다는 부유한 사업가, 아픈 의사, 또는 유명한 기수들에게 약간 더 친절하게 대하는 경향이 있다. 평등 속에서 언제나 어떤 사람들은 남들보다 더 많은 것을 가진다. 그러나 적어도 미리 비용을 지불하여 가입자 모두가 의료 시설을 이용할 수 있는 사람들을 조사한 한 연구에서는, 의료 자원을 더 많이 사용하는데도 가난할수록 심장 혈관 질환이 많은 것으로 나타났다.

의료 접근성 차이가 중요하다는 것에 반대하는 두 번째 의견은, 그 상관관계가 지금까지 내가 사용해 온 용어인 '경사(傾斜)'를 만든다는 데 있다. 가난한 사람들만이 다른 모든 사람들보다 건강이 안 좋다는 이야기가 아니다. 대신, SES 사다리의 모든 단계에서 낮은 곳에 있을수록 건강이 더 나쁘다는 것이다(그리고 SES 서열이 낮으면 낮을수록 각 단계마다 건강이 나빠지는 정도는 더 커진다.). 이는 런던 대학교의 마이클 마못이 수행했던 이 분야의 가장 축복받은 연구가 너무나도 분명하게 입증하고 있다. 마못은, 비숙련 블루칼라 노동자로부터 큰 권력을 가진 관리들에 이르기까지, 이마에 그 사람의 직급을 도장으로 찍어놓은 듯 SES 지위의 단계가 명확하게 나타나는 영국의 공무원 체계를 연구했는데, 가장 높은 단계와 가장 낮은 단계를 비교했을 때 심장 질환으로 인한 사망률 차이가 네 배에 달했다. 이 체계가 모든 사람들이 대략 공평한 의료 접근성을 가지고, 생활이 가능한 임금을 받고 그리고 예측 불가능성의 효과라는 면에서 봤을 때 매우 중요한 점인, 지속적으로 그 임금을 받을 가능성이 크다는 것을 기억하자.

의료의 접근성 논쟁에 대한 마지막 반대표는 SES 경사가 접근성과 아무 상관이 없는 질병에서 나타난다는 것이다. 젊은이를 한 명 골라서 매일 신중하게 훌륭한 의학적 검사를 받게 하며, 맥박 등의 생명 징후를 재고, 혈액 검사를 하고, 운동 기구에서 뛰게 하고, 건강한 생활 습관에 대한 엄격한 수업을 진행한 후, 덤으로 원심 분리기에 잠시 돌려 준다고 하더라도, 마치 이런 모든 관심을 받지 못했을 때와 같은 정도의 특정 질환에 대한 위험성을 가진다는 것이다. 가난한 사람들은 여전히 접근성과 무관한 질환에 걸릴 가능성이 더 크다. 밴더빌트 대학의 시어도어 핀쿠스는 인슐린 의존성 당뇨병과 관절 류머티스라는 두 가지 질환에서 SES 경사가 존재한다고 신중하게 보고하고 있다.

그러므로 이 분야의 지도적인 인물들은 모두 이야기의 핵심 부분에서 의료 접근성을 배제하고 있는 듯하다. 그러나 의료 접근성을 완전히 배제해서는 안 된다(보편적 의료 접근성의 확립을 방해하자는 것이 아니다.). 그 증거로, 땀을 뻘뻘 흘리고 있는 자본주의 국가 미국은 최악의 경사를 가진 반면, 사회주의화된 스칸디나비아 반도 국가들은 가장 약한 경사를 보인다. 그러나 그들 역시 사회주의에도 불구하고 여전히 큰 경사를 가지고 있다. 주된 원인은 다른 곳에 있는 것이 틀림없다. 그러므로 우리는 다음의 가장 그럴듯한 설명으로 넘어가자.

위험 요인과 방어 요인

서구화된 사회에서는 가난한 사람들이 술을 더 많이 마시고 담배를 지나치게 피울 가능성이 많다(흡연이 곧 낮은 SES 활동으로 여겨질 정도로 많이 피운다.). 이러한 지나침은 앞 장의 내용 즉, 긍정적인 부분이 거의 없을 때는 '아니다'라고 말하는 것도 어렵다는 것을 생각나게 한다. 더구나 가난한 사람들은 건강하지 못한 식습관을 가질 가능성이 많다. 개발도상국들에서 가난하다는 것은 음식을 구하기가 어렵다는 것을 뜻하지만, 서구화된 사회에서는 '건강에 좋은' 음식을 구하는 데 문제가 있는 것을 말한다. 산업화 덕분에 우리 사회에서 신체적 노력이 필요한 직업이 적어진데다, 일부 고상한 헬스클럽 회원권의 가격까지 비싸기 때문에, 가난한 사람들은 더욱 운동을 하지 않게 되었다. 그들은 비만이 되기 쉬운데, 그것도 '사과형'으로 되기가 쉽다. 그들은 안전 벨트를 하지 않거나, 오토바이 헬멧을 쓰지 않거나, 에어백이 없는 차를 몰 가능성이 많다. 그들은 유독성 쓰레기 처리장 주위에 살고, 강도를 당하고, 겨울에 충분히 난방을 하지 못하고, 혼잡한 주거 조건에서 살 가능성이 많다(때문에 전염병에 노출될 가능성이 높아진다.). 이런 목록은 끝이 없어 보이며, 이것들은 모두 건강에 좋지 않은 영향을 미친다.

통계적으로 볼 때 가난하다는 것은 교육 부족이라는 또 다른 위험 요인을 동반할 가능성이 많다. 그러므로 가난한 사람들은 자신들이 노출되고 있는 위험 요인에 관해 자신들이 모르고 있다는 사실이나, 자신들에게 결여되어 있는 건강을 촉진하는 요인이 있다는 사실을 이해하지 못할 수도 있다. 비록 그것이 그들이 대처할 수 있는 범위 내에 있다 하더라도 그들은 정보를 얻을 수가 없다. 나를 놀라게 만드는 한 예는, 여러 연구에 따르면, 실제로 상당히 많은 사람들이 일 때문에 바빠서 보건 위생에 관한 의사의 이런 사소한 지시에 따르지 못하는 것이 아니라, 담배가 왜 건강에 해로운지를 전혀 모르고 있다는 것이다. 다른 연구들은, 예를 들면, 가난한 여성들이 팝스메어(자궁 경부암의 스크리닝 검사 — 옮긴이)의 필요성을 가장 인식하지 못해서 자궁 경부암에 걸릴 위험성을 증가시킨다는 것을 지적하고 있다.[7] 아마도 빈곤과 교육 부족의 결합으로, 빈곤하기는 하지만 조금 더 건강에 좋은 식품을 먹고 안전 벨트나 헬멧을 착용할 수 있는데도, 가난한 사람들이 그렇게 하지 않는 이유를 설명할 수 있을 것 같다. 그리고 왜 가난한 사람들이 처방받은 치료약의 비용을 댈 수 있는데도 치료법에 따르지 않는지를 설명해 줄 것 같다. 가난한 사람들은 사용법을 이해하기가 어렵고, 처방에 따르는 것이 얼마나 중요한지를 모른다. 더구나 높은 교육 수준은 일반적으로 더 나은 문제 해결 기술을 가지고 있다는 의미이기도 하다. 통계적으로 어떤 사람의 교육 수준이 높으면, 주위의 친구나 친척들 역시 교육 수준이 높아서 그 사람에게 부가적으로 이익이 되는 경우가 많다.

그러나 SES 경사는 위험 요인이나 방어 요인과 큰 연관성을 보이지 않는다. 이를 입증하기 위해서는 하나 또는 그 이상의 요인들을 보정한 후에도 그 효과가 존재하는지를 알아볼 수 있는 유력한 통계적 기술이 필요하다. 예를 들어, SES가 낮을수록 폐암에 걸릴 위험이 높다. 하지만 SES가 낮을수록 흡연을 할 가능성은 높다. 그러면 흡연자들끼리만 비교해서 흡연이라는 요인을 통제하면, SES 저하에 따라 폐암의 발생률이 증가하는가? 한 단계 더 나아가 생각해 보자. 같은 양의 흡연을 했을 때에도 여전히 폐암 발생률이 증가하는가? 같은 양의 흡연과 음주를 했을 때는 어떠한가? 이런 종류의 분석들에 따르면 위험 요인들이 영향을 미친다. 로버트 에번스가 "시궁창 물을 마시는 것은 빌 게이츠에게조차 해로울 것이다."라고 쓴 것처럼 말이다. 이런 위험 요인들이 얼마나 많은지는 큰 상관이 없다. 예를 들어 공무원에 대한 연구에서, 흡연, 콜레스테롤 수준, 혈압 그리고 운동을 얼마나 하는가 등으로는 SES 경사의 약 3분의 1정도밖에 설명할 수 없다. 같은 정도의 위험 요인의 존재와 같은 정도의 방어 요인의 결여 그리고 덤으로 가난까지 곁들이면 병에 걸릴 가능성은 훨씬 더 높아진다.

그러므로 위험 요인과 방어 요인에 얼마나 노출되는지의 차이로는 전체를 설명할 수가 없다. 이 점은 다른 방법을 통해서도 알 수 있다. 부유함의 정도가 다른 나라들을 비교해 본다. 부유한 나라에 살수록 방어 요인을 더 많이 구입할 수 있고 위험 요인을 더 잘 피할 수 있을 것이라고 추측할 수 있다. 예를 들어, 아주 가난하거나 아주 부유한 나라에서 오염이 가장 적다. 전자는 산업화가 되지 않았기 때문이고, 후자는 산업화를 아주 깨끗이 했거나 다른 누군가에게 맡겨 버리기 때문이다. 그러나 전 세계 국가들 중 상위 4분의 1에 드는 부유한 나라들을 고려했을 때, 국가의 부와 국민들의 건강 사이에는 아무런 연관성도 없다.[8] 이는 워싱턴 대학교의 스티븐 베즈루츠카가 미국을 염려하며 매우 강조한 점이기도 하다. 세계에서 가장 비싸고 세련된 의료 체계를 가지고 있는 미국보다 가난하면서도 국민들이 더 오래 건강하게 사는 나라들이 터무니 없이 많다는 것이다.[9]

따라서 의료 접근성과 위험 요인은 주된 역할을 하지 않는 것 같다. 여기에 대해서는 과학자들이 학회에서 팽팽하게 논란을 벌이고 있다. 이 책의 많은 부분은 질병이 바이러스, 세균, 돌연변이에만 초점을 지나치게 맞추는 '주류' 의학의 특정 유형이, 마지못해 스트레스를 포함한 정신적 요인들의 연관성을 다루게 되었다는 점을 지적하고 있다. 이와 비슷하게, SES/건강 경사를 생각하는 '사회 병리학자들'의 주류가 가진 관심은 의료 접근성과 위험 요인에 집중되고 있다. 그러므로 이들 역시 정신적 요인들에 대해서 자리를 만들어 주어야 할 것이다. 스트레스를 포함해서, 아주 많이 내주어야 한다.

스트레스와 SES 경사

검토한 것처럼, 가난한 사람들은 분명 일상적이고 심한 스트레스들을 대단히 많이 불공평하게 받고 있다. 만약 여기까지 이 책을 읽었는데도, 스트레스가 SES 건강 경사와 어떤 관련이 있는지 궁금하지 않다면 돈을 돌려받는 것이 낫다. 그렇지 않은가?

이 책의 제2판에서, 나는 세 가지 관점에서 본 스트레스의 주요 역할에 대해 논의했다. 첫째, 가난한 사람들은 일상에서 만성적으로 스트레스를 받는다. 둘째, 개별 질환에 대한 SES 경사를 조사해 보면, 심장 질환, 당뇨, 대사 증후군, 정신 장애처럼 스트레스에 민감한 질환들에서 가장 강한 경사가 나타난다. 마지막으로, 의료 접근성과 위험 요인과 같은 흔한 용의자들을 가장 중요한 요인에서 제외했을 때 SES 경사에 책임이 있는 요인은 그밖에 어떤 것이 있을까? 태양의 흑점?

조금 약한 감이 있다. 사회 역학자들은 겨우 이런 종류의 증거를 가지고 심리학자와 스트레스 생리학자들을 기꺼이, 그것도 뒷문으로 불러들여서 요리를 하라고, 부엌에서 뭔가 먹을 것을 찾아보라고 부탁하고 있었다.

그것은 5년 전에 있었던 스트레스에 관한 논거였다. 그러나 그 후 발견된 새로운 사실들을 통해 이 스트레스에 관련한 논거는 매우 확고해졌다.

가난한 것과 가난하다고 느끼는 것

이 책의 중심이 되는 개념은, 포식자에게 쫓기지 않고 건강을 유지하기에 적당한 주거와 충분한 열량을 얻을 수 있는 개체에서는 스트레스가 심리적인 것에 뿌리를 두고 있다는 것이다. 일단 그러한 기본적인 수요가 충족되고 난 후에는, 만약 모든 사람들이 가난하다면, 즉 한 사람도 빠짐없이 모두 가난하다면, 결국은 아무도 가난하지 않다는 것이나 마찬가지이며, 이는 피할 수 없는 진실이다. 스트레스와 정신적 요인들이 SES/건강 경사와 깊은 관련이 있는 이유를 이해하기 위해서는 이것이, 모두가 가난하기 때문에 아무도 가난하다고 생각하지 않는, 그런 사례에 해당하는 것이 아니라는 분명한 사실에서부터 시작해야 한다. 이는 SES/건강 경사가 실제로는 가난에 바탕을 둔 분배에 관한 것이 아니라는 이 분야의 결정적인 관점을 제기한다. 그것은 가난하다는 것에 관한 것이 아니다. 그것은, 말하자면 가난하다고 느끼는 것, 즉 주위의 다른 사람들보다 더 가난하다고 느끼는 것에 관한 것이다.

캘리포니아 대학교 샌프란시스코 분교의 낸시 애들러는 이와 관련하여 매우 훌륭한 업적을 남겼다. 단순히 SES와 건강의 상관관계를 보는 대신에, 애들러는 사람들이 자신의 SES에 대해 생각하고 느끼는, '주관적인 SES'와 건강과의 관련성을 관찰했다. 사람들에게 10칸으로 된 사다리를 보여 주며 "얼마나 잘 사는지에 관해 당신의 위치를 이 사다리에 표시한다면 어디가 되겠는가?"라고 물은 것이다. 간단하다.

첫째로, 만약 사람들이 정말로 정확하고 합리적이라면, 한 집단 전체의 대답을 평균하면 사다리의 중간 칸이 되어야 한다. 그러나 문화에 따른 왜곡이 나타난다. 과장을 잘하고 스스로 즐기는 일이 많은 유럽계 미국인들에서는 평균이 중간 칸보다 더 높게 나오고(모든 아이들이 평균 이상이었다. 애들러가 '워베곤 호수 효과'라고 부른 현상이다.), 대조적으로, 허풍을 떠는 개인주의적 요소가 적은 문화를 가진 중국계 미국인들은 평균이 중간보다 낮게 나타난다. 그래서 이런 편견을 바로잡아야 한다. 추가적으로, 사물을 어떻게 느끼는지를 물을 때에는, 우울증처럼 감정에 문제가 있는 병을 앓는 사람들을 보정할 필요가 있다.

일단 그렇게 한 다음에, 어떤 건강 지표가 주관적 SES와 관련이 있는지를 관찰해 보라. 놀랍게도 이것은, 적어도 SES만큼, 때로는 '더 좋은' 건강 지표의 예측 요인이 된다. 심장 혈관 지표, 대사의 지표, 당질 코르티코이드 수준, 소아에서의 비만 등. 사회 경제적 세상 속에서 가난하다고 '느끼는' 것은 열악한 건강을 예측할 수 있는 지표가 된다.

더 놀라운 일도 있다. 우리 인간은 엄청나게 경쟁적이고 탐욕스럽고 불공평한 종이며, 이런 비교를 할 때에 특별히 합리적이지도 않다. 이 주제와 관련은 없지만 한 가지 예를 들어 보자. 일단의 여성 지원자들에게 매력적인 여성 모델들의 사진을 보여 주면, 그 후에는, 사진을 보기 전보다 기분이 나빠지고 자신이 없어진다(더욱 우울한 일은, 남성들에게 같은 사진을 보여 주면, 이들의 자신의 아내에 대한 만족도가 감소한다고 한다.).

그렇다면 문제는 가난이 아니다. 가난하다고 느끼는 것이 문제이다. 이 둘의 차이는 무엇인가? 애들러는 주관적 SES가 교육과 소득 그리고 직급에 관한 것으로(다시 말해서 이것들이 주관적 SES의 구성 성분이다.), 여기에 생활 수준에 대한 만족도와 미래의 재정적 안정성에 대한 느낌을 더한 것이라고 설명했다. 마지막 두 가지 척도는 매우 중요하다. 소득으로 SES에 대해 어느 정도 알 수 있을 것이다(그러나 모든 것을 알 수 있는 것은 분명히 아니다.). 생활 수준에 대한 만족도란 가난하지만 행복한 사람들과 더 많은 돈을 움켜 쥐려고 애쓰는 억만장자들의 세계이다. 모두 이 책의 주제가 되는 혼란스러운 내용들이다. "재정적 안정성에 대한 느낌"은 무엇을 표현하고 있을까? 불안이다. 그래서 현실의 SES와 그 SES에 대한 만족도 그리고 앞으로 SES가 얼마나 예측 가능한지에 대한 믿음이 더해지면, 종합적으로 SES 한 가지보다는 더 좋은 건강의 예측 지표가 되는 것이다.

그러나 이것은 불변의 법칙이 아니다. 애들러의 최근 연구에 따르면 주관적 SES가 특정 인종에서는 반드시 훌륭한 예측 요인이 아닐 수도 있으므로 분명 긴장을 풀면 안 된다. 그러나 전체적으로 보았을 때, 내게는 이 점이 가장 인상적이었다. 일단 적당한 주거와 음식을 얻기 위해 걱정을 해야 하는 범주를 벗어나면, 가난한 것 자체보다는 가난하다고 느끼는 것이 더 나쁘다는 것이다.

빈곤 대 풍요 속의 빈곤

여러 가지 방법이 있겠지만, 이런 현상 전체를 나타내는 좀 더 정확한 표어는, "우리가 가난하게 느끼도록 만들어져 있다."라는 것이다. 이 점은 영국 노팅엄 대학교의 리처드 윌킨슨이 주도하는 이 분야의 두 번째 영역을 고려하면 더욱 명확해진다. 윌킨슨은 사람들에게 사회적 수준에서 "얼마나 잘살고 있는가?"를 묻고, 그들 스스로 위치한다고 생각하는 사다리의 단계를 관찰하는 하향식 접근법을 선택했다.

"얼마나 잘살고 있는가?"에 대한 답변이 사다리 위에 어떻게 분포될지를 생각해 보자. 10명의 종업원이 일하는 회사가 있다고 하자. 종업원들은 각자 시간당 5.50달러를 번다. 회사는 시간당 총 55달러의 임금을 지급하며, 평균 소득은 시간당 5.50달러이다. 이 분배 방식에 따르면, 가장 부유한 직원은 시간당 5.50달러, 또는 전체 소득의 10퍼센트(5.50달러/55달러)를 벌게 된다.

그런데, 다음 사업장에서도 역시 10명의 종업원이 일을 한다. 한 직원은 시간당 1달러를, 다음 직원은 시간당 2달러, 다음은 3달러를 번다고 하자. 다시 말하자면, 회사는 시간당 총 55달러의 임금을 지급하며, 평균 소득은 마찬가지로 시간당 5.50달러이다. 그러나 이제 가장 부유한 직원은 시간당 10달러, 전체 소득의 18퍼센트(10달러/55달러)를 집으로 가져간다.

이제, 세 번째 회사에서는, 9명의 종업원들은 시간당 1달러를 벌며, 나머지 1명은 시간당 46달러를 번다. 역시 마찬가지로, 회사는 시간당 총 55달러의 임금을 지급하며, 평균 소득은 5.50달러이다. 그리고 여기에서는 가장 부유한 종업원이 전체 소득의 84퍼센트(46달러/55달러)를 집으로 가져가게 된다.

위에서 우리는 소득이 점점 더 불평등해진 것을 알 수 있다. 윌킨슨과 다른 연구자들이 보여 주는 것은, 빈곤이 열악한 건강을 예측할 수 있는 유일한 지표가 아니며, 절대적 소득과는 무관하게, 풍요 속의 빈곤 역시 하나의 예측 지표가 된다는 것이다. 즉 사회의 소득 불균형이 심화될수록, 건강이 나빠지고 사망률이 높아진다는 것이다.

이런 사실은 다양한 조사를 통해 반복적으로 밝혀지고 있다. 예를 들어, 소득 불균형은 유럽 여러 나라들에서의 높은 영아 사망률을 예측할 수 있는 지표이다. 소득 불균형은 주나 도시에 관계없이, 미국의 모든 연령층(노인을 제외한)에서의 사망률을 예측할 수 있는 지표가 된다. 시시한 자료들로 가득 찬 과학의 세계에서 이는 극도로 신뢰할 만한 효과를 나타낸다. 미국의 여러 주를 조사 비교했을 때 소득의 불균형은 직장 남성들의 사망률을 알 수 있는 정말로 유력한 예측 지표이다. 가장 평등한 주인 뉴햄프셔와 가장 그렇지 않은 루이지애나를 비교했을 때, 후자의 사망률이 약 60퍼센트 더 높다.[10] 마지막으로, 캐나다는 미국보다 '가난한' 나라인데도 더 평등하며 건강하다.

이런 특별한 소견들에도 불구하고, 소득 불균형과 열악한 건강 사이에 언제나 보편적인 상관관계가 존재하는 것은 아닌 듯싶다. 캐나다의 사망률 곡선이 얼마나 완만한지 생각해 보라. 더구나 서유럽, 특히 덴마크처럼 사회 복지가 잘 확립된 나라의 성인들을 고려했을 때도 그러한 연관성을 찾기가 힘들다. 다른 말로 하자면, 코펜하겐처럼 모든 면에서 너무 평등한 곳에서 죽어 가는 개인들을 아무리 비교해도 이런 현상을 찾기는 어렵다. 그러나 영국에서는 상당히 밀접한 연관성을 찾을 수 있고, 건강과 소득 불균형의 관련성이 뚜렷한 대표적인 국가인 미국에서는, SES 사다리의 상위 1퍼센트가 40퍼센트에 가까운 부를 차지하고 있다(인종이라는 요소를 보정한 후에도 이 관련성은 유지된다.).

나라와 주, 도시에 대한 연구들은, '얼마나 잘살고 있는지를 보는 사다리'에서의 자기 위치를 생각할 때, 누구와 자신을 비교하는지에 관한 문제를 제기한다. 애들러는 질문을 두 번 함으로써 이 문제를 해결하려 했다. 즉 첫째는, '전체적인 사회' 속에서의 자신의 위치를 사다리 위에 표시하도록 하고, 둘째로는 '자신이 직접 속한 지역 사회'에서의 위치를 물었다. 하향식 윌킨스 유형은 국가, 주, 도시 수준에서 자료들의 예측 능력을 비교해 이 문제를 해결하려고 했다. 양쪽 모두 명확한 해답을 얻을 수는 없었지만, 가장 중요한 것은 그 사람이 직접적으로 속해 있는 지역 사회임을 보여 주고 있다. 대단한 정치가였던 팁 오닐은 "모든 정치는 지역에 있다."고 말한 바 있다.

이것은 모든 사람들이 그가 닭을 몇 마리 키우는지, 나는 왜 그보다 못한지, 자신이 직접 속한 마을에 대해 알고 있는 전통적인 상황에서 나타나는 명확한 사례이다. 그러나 지구촌을 만든 언론 매체, 도시화 그리고 유동성 덕분에 현대에는 전혀 선례가 없는 일들이 일어날 수 있게 되었다. 우리는 이제 우리가 전혀 알지도 못하는 사람들 때문에 가난하다고 느끼고 스스로를 불쌍하다고 생각할 수 있게 되었다. 도심의 군중 속에서 스쳐 지나간 어떤 사람의 옷차림 때문에, 고속도로에서 새 차를 몰고 가는 얼굴도 못 본 운전자 때문에, 저녁 뉴스에 나오는 빌 게이츠 때문에, 심지어는 영화 속의 가상 인물 때문에 가난하다고 느낄 수가 있다. 우리가 자각하는 SES는 주로 지역 사회에 근거한 것이라고 하지만, 세계적인 규모로 뻗어 나가고 있는 지역 사회 때문에 현대의 세계는 우리의 신경을 직접 건드릴 수 있게 된 것이다.

이처럼 소득 불균형은 SES/건강 경사를 이해하기 위해 매우 중요한 것처럼 보인다. 그러나 어찌 보면, 그리 중요하지 않을지도 모른다. 아마도 단순히 큰 불균형이 있는 곳은 가난하기도 하다는 경향을 잘못 해석한 것일지도 모른다(다른 말로 하자면, '빈곤 속의 풍요' 대신 '빈곤'이라는 주제로 돌아간다는 것이다.). 그러나 절대 소득을 보정하더라도 불균형과 SES 경사의 연관은 여전히 존재한다.

두 번째 잠재적인 문제가 있다(경고하건대, 수학 공포증이 있다면 이 단락을 건너뛰는게 좋을 것이다. 줄거리를 간추려 보면, 소득 불균형 가설은 수학이라는 악당들에게 위협을 받고 있지만, 모험 드라마에서처럼 마지막에 구원을 받는다.). SES 사다리를 올라가는 것은 더 나은 건강과 상관이 있지만(어떤 지표를 사용했든), 이미 말한 것처럼, 각 단계별 증가분은 올라갈수록 점점 작아진다. 이것을 수학적으로 표현하면 SES/건강 관계는 점근선을 그리게 된다. 극빈층으로부터 낮은 중산층으로 올라가는 단계에서는 건강이 급경사를 그리며 좋아지고, 상위의 SES 범위로 올라갈수록 그 경사가 완만해진다. 그러므로 부유한 나라들을 조사한다는 것은, SES 평균이 곡선의 경사가 완만한 부분에 위치하는 나라들을 연구하는 것이 된다. 그러므로 같은 정도로 부유하지만 소득 불균형에 차이가 있는 두 나라(다시 말해 곡선의 완만한 부분 위에 위치하는 같은 SES 평균을 가진 나라들)를 비교해야 한다. 정의에 따르면, 소득 불균형이 큰 나라는 곡선이 급격히 하강하는 부분에 위치하는 더 많은 근거 자료 때문에, 평균적인 건강 수준이 더 낮을 수밖에 없다. 이 시나리오에서 소득 불균형 현상은 전체 사회의 일부 특성을 제대로 반영하지 않으며, 단순히 개별적인 자료에서 비롯되는 수학적 필연성만을 나타낸다. 그러나 상당히 멋진 일부 수학적 모델에 관한 연구들은 미국 내의 모든 건강-소득 불균형 관계를 이런 오차의 개념으로 설명할 수만은 없다는 것을 보여 주고 있다.

그러나 안타깝게도, 세 번째 문제가 있을 수 있다. 일부 사회에서 가난한 사람들의 열악한 건강이 부자들의 좋은 건강보다 더 사회 경제적 요소에 민감하다고 하자. 이런 사회에서 부자들의 부유함을 가난한 사람들에게 나눠 줌으로써 임금의 분배를 더 공평하게 만들었다고 하자.[11] 아마도 그렇게 하면, 부자들의 건강이 조금 나빠지는 대신, 가난한 사람들의 건강은 훨씬 더 좋아질 것이다. 따라서 수가 적은 부자들이 건강이 조금 안 좋아지는 것과 수많은 가난한 사람들이 훨씬 더 좋아진 것을 합치면, 전체적으로는 더 건강한 사회를 구현할 수 있다. 이는 스트레스와 정신적 요소라는 관점에서는 그리 흥미롭지 않은 일이다. 하지만 윌킨슨은 놀라운 지적을 했다. 평균 수입이 같을 때, 불평등한 사회보다 소득 균형이 잘 이루어진 사회의 빈곤층과 부유층 모두가 더 건강하다는 것이다. 훨씬 더 근본적인 어떤 일이 일어나고 있는 것이다.

소득 불균형과 가난하다는 느낌이 건강을 악화시키는 이유

소득 불균형과 스스로 가난하다고 느끼는 것은 수많은 경로를 통해 건강을 악화시킬 수 있다. 하버드 대학교의 가와치 이치로가 개발한 경로는 소득 불균형이 어떻게 사람들을 정신적으로 기분 나쁘게 만들며 더 많은 스트레스를 받게 하는지에 초점을 맞추고 있다. 그는 '사회 자본'이라고 불리는 사회학적 개념에 중점을 두었다. '재정 자본'이 어려운 시기에 끌어들일 수 있는 경제적 자원의 깊이와 범위를 말하는 것이라면, 사회 자본은 사회적 범주에서의 이와 동일한 개념을 말하는 것이다. 정의에 따르면, 사회 자본은 개인 또는 개인의 사회적 네트워크보다는 지역 사회의 수준에서 발생한다.

무엇이 사회 자본을 구성하는가? 자원 봉사자가 많고 참가할 수 있는 단체가 많은 사회는 사람들로 하여금 자신들보다 큰 어떤 것의 일부가 된 것처럼 느끼게 한다. 사람들이 현관문을 잠그지 않는 곳, 자동차에 낙서하는 아이들이 있으면 그 차가 누구 것인지 모르는데도 주의를 주는 곳, 아이들이 자동차에 낙서를 하지 않는 곳, 가와치는 사회에 소득 불균형이 심할수록 사회 자본이 적으며, 사회 자본이 적을수록 건강 상태가 나쁘다는 것을 보여 주었다.

분명히, 사회 자본을 측정하는 방법은 여러 가지가 있으며, 더욱 엄밀한 방법으로 진보하는 중이지만, 넓게 보면 사회 자본은 신뢰, 호혜주의, 적대감의 결여, 공동의 이익을 지향하는 단체에 대한 많은 참여(볼링 대회와 같이 재미를 위한 것에서부터 입주자 단체나 노동 조합과 같은 좀 더 심각한 단체에 이르기까지), 그리고 무엇인가를 달성해 내는 단체들 등의 요소들로 이루어진다. 대부분의 연구들은 이에 대해 두 가지 방법으로 접근한다. "남들이 기회만 있으면 당신을 이용할 것이라고 생각합니까? 아니면 공평하게 대할 것이라고 생각합니까?"와 같은 질문에 사람들이 어떻게 대답하는지 그리고 사람들이 얼마나 많은 단체에 속해 있는지를 조사하는 것이다. 이러한 조사를 통해 주, 지방, 도시, 이웃들의 수준을 알 수 있으며, 적은 사회 자본은 열악한 건강 상태, 자기 자신의 건강이 좋지 않다고 대답하는 비율, 높은 사망률을 의미하는 경향이 있다.[12]

윌킨슨은 이러한 발견들을 완벽하게 이해했다. 그는 신뢰는 호혜주의를 필요로 하며, 호혜주의는 평등을 필요로 한다고 강조했다. 이와는 대조적으로, 서열은 누가 우위에 있느냐에 관한 것으로, 동질성이나 평등과는 무관하다. 정의에 따르면, 심한 소득 불균형과 큰 사회자본이 동시에 존재하는 사회는 존재할 수 없다. SES/건강 경사에 대한 연구를 처음으로 시작한 사람들 중 한 명인 에론 안토노브스키도 이런 발견들을 잘 이해하고 있었다. 그는 어떤 사회의 보이지 않는 구성원으로 지낸다는 것이 얼마나 건강과 정신에 나쁜지 강조했다. 가난한 사람들이 얼마나 남들의 무관심 속에 살아가고 있는지를 알려면, 우리 대부분이 길거리에서 노숙자들을 보고도 못 본 것처럼 지나치는 데 익숙해진 것을 생각해 보라.

그러므로 소득 불균형, 신뢰의 결여, 사회적 단결의 부족은 모두 함께 나타난다. 무엇이 무엇을 야기하는지 그리고 무엇이 열악한 건강상태를 예측할 수 있게 만드는 핵심적인 지표인가? 이를 알아내기 위해서는, 경로 분석이라고 부르는 화려한 통계학적 기술이 필요하다. 앞에서 여러 번 나왔기 때문에 지금쯤은 익숙해졌을, 만성 스트레스가 더 많은 심장 질환을 일으킨다는 사실을 예로 들어 보자. 스트레스는 직접적으로 혈압을 높여 심장병을 만들 수 있다. 그러나 스트레스는 많은 사람들이 덜 건강한 식생활을 하도록 만든다. 스트레스가 혈압을 통해 직접적으로 심장 질환을 일으키는 경로는 얼마나 되며, 식생활을 바꾸는 간접적인 경로는 또 얼마나 여기에 기여하는가? 이런 질문에 대한 답을 줄 수 있는 것이 '경로 분석'이다. 그리고 가와치의 연구는 (절대 소득을 보정한 후의) 소득 불균형에서 건강의 악화로 이어지는 가장 강력한 경로는 사회 자본이라는 수단을 통해서 이루어진다는 것을 보여 준다.

어떻게 큰 사회 자본이 지역 사회 전체의 건강 증진으로 연결되는 것일까? 사회적 고립이 감소한다. 건강 관련 정보의 확산도 더 빠르다. 잠재적으로는, 공공의 건강에 해가 되는 행위를 사회적으로 억제한다. 정신적 스트레스가 적다. 더 나은 공공의 이익을 요구하는 더 잘 조직된 단체들(그리고 이와 관련해서 사회 자본을 측정하는 또 하나의 좋은 방법은 지역 사회의 얼마나 많은 사람들이 투표에 참여하는지를 보는 것이다.).

그러므로 인생에서의 고통을, 일부 스트레스 관련 질환을 포함해서, 해결하는 방법은 큰 사회 자본을 가진 사회에 들어가는 것인 듯하다. 그러나 다음 장에서 거론되겠지만, 이것이 항상 좋지만은 않다. 때때로 사회는 모든 구성원들이 같은 생각과 믿음, 행동을 향해 행진하도록 요구하고 다른 누구와도 친하게 지내지 못하게 함으로써, 어마어마한 양의 사회 자본을 얻기도 하기 때문이다.

가와치의 연구를 비롯한 많은 연구들이 더 많은 신체적 및 정신적 스트레스를 가져오는 소득 불균형의 양상을 보여 준다. 한 사회가 경제적으로 불평등할수록 폭행, 강도, 특히 살인과 같은 범죄가 늘어나고, 총기를 더 많이 소유하게 된다. 결정적으로 소득 불균형은 지속적으로 빈곤 그 자체보다 더 효과적인 범죄의 예측 요인이 된다. 이는 주, 지방, 도시, 동네, 도심의 구역 수준에서도 관찰되는 현상이다. 치환 공격의 빈도를 살펴본 13장에서 본 것과 마찬가지로, 풍요 속의 빈곤이 더 많은 범죄를 발생시킨다. 그러나 부자들이 범죄의 대상이 되는 것이 아니다. 못 가진 자들이 못 가진 자들을 상대로 범죄를 저지르는 것이다.

한편, 버트 에번스(브리티시 컬럼비아 대학교), 존 린치, 조지 카플란(미시간 대학교)은 또다시 스트레스를 통해 소득 불균형과 열악한 건강 상태를 연결하는 다른 하나의 경로를 제안했다. 이 경로는, 일단 알게 되면 너무나 비도덕적이라서 당장 바리케이드를 치고「레 미제라블」(여기서는 뮤지컬로 상연된 「레미제라블」을 이야기하는 듯하다. — 옮긴이)에 나오는 혁명가를 부르고 싶을 정도이다. 이것은 다음과 같다.

만약 한 사회에 속한 평균적인 사람이 건강과 삶의 질을 향상하고, 스트레스를 줄이고 싶다면, 좀 더 나은 대중 교통, 안전한 거리, 깨끗한 물, 공립 학교, 보편적인 건강 관리 등 공공의 이익이 되도록 자기가 가진 돈을 써야 한다. 사회의 소득 불균형이 클수록 부유층과 평균의 경제적 거리감은 크다. 부유층과 평균층의 거리가 클수록 부유층은 자신들이 공공의 이익을 위해 지출한 비용에 상당하는 이익을 느끼기 어렵다. 대신 이들은 같은 돈, 즉 세금을 더 좋은 운전 기사, 차별화된 지역 사회, 병에 담긴 생수, 사립 학교, 개인 건강 보험 등 자신들의 개인적인 이득을 위해 써서 더 많은 이익을 얻으려 할 것이다. 에번스가 쓴 것처럼, "한 사회에서 소득이 공평하지 않으면, 공공 지출의 면에서 잘사는 사람들이 얻는 불이익은 더 뚜렷해지며, 그들은 좀 더 효과적으로 정치적 반대를 할 수 있는 자원을 많이 가지고 있다." 그는 이 "부자들의 분리 독립"이 어떻게 "개인적인 부유함과 대중의 타락"으로 이어지는지를 언급했다. 더 많은 대중의 타락은 모든 사람들의 건강을 해치는 더 많은 일상적 스트레스와 환경 부담을 의미한다. 부유층에게는 사회의 나머지 사람들에 대해 담을 쌓기 위한 비용이 많이 들기 때문에, 사회의 나머지 사람들은 그 속에서 살 수밖에 없기 때문에 그렇다.

그러므로 이것은 더 스트레스가 많은 현실을 향해 나아가는, 불평등한 사회에 의한 경로인 것이다. 그러나 이 경로 역시, 분명히, 더 많은 정신적 스트레스를 만들어 낸다. 만약 사회적 일그러짐이 부유층들로 하여금 다른 모든 사람들의 삶의 질을 향상시킬 수 있는 공공 지출을 회피하도록 왜곡시킨다면……, 신뢰, 적대감, 범죄 등에 좋지 않은 영향을 미칠 것이다.

그래서 우리는 소득 불균형, 낮은 사회적 결속력과 사회 자본, 계층 간의 긴장감 그리고 수많은 범죄 등 열악한 건강을 초래하는 한 묶음의 요인들을 가지게 되었다. 이런 조각들이 어떻게 하나로 뭉쳐지는지를 보여 주는 무서운 예를 하나 살펴보자. 1980년대 말, 동유럽 국가들의 수명은 다른 서유럽 국가들의 그것에 비해 낮았다. 에번스의 분석에서처럼, 이 나라들은 상당히 공평한 소득의 분배가 이루어졌으나 행동, 언론, 종교에 관한 자유의 분배가 매우 불평등했다. 소련의 붕괴 이후 러시아에 어떤 일이 일어났는가? 소득 불균형과 범죄가 어마어마하게 늘어났고 절대적인 부가 감소했다. 그리고 산업화 사회에서는 선례가 없는 평균 수명의 단축이 나타났다.

어떻게 이런 일이 일어나는지에 대한 끔찍한 예가 하나 더 있다. 거대한 부와 엄청난 소득 불균형, 높은 범죄율, 세계에서 가장 무장된 국가인 미국이다. 그리고 눈에 띄게 낮은 수준의 사회 자본, 즉 이동성과 익명성은 사실상 미국인들의 헌법적인 권리이다. 독립성을 가져라. 직업을 구하려면 전국을 돌아다녀라(부모의 집 바로 맞은 편에 산다고? 그건 좀… 철이 덜 든 것 아니야?). 새로운 말투, 새로운 문화, 새로운 이름을 가지고, 전화번호부에서 자기 번호를 지우고, 삶을 다시 시작해라. 이는 모두 사회 자본의 발전과는 반대되는 주제들이다. 이 사실은 미묘한 건강-소득 불균형 관계를 설명하는 데 도움이 된다. 미국과 캐나다를 비교해 보자. 언급된 것처럼, 전자는 더 많은 소득 불균형과 열악한 건강 상태를 가지고 있다. 그러나 이 분석을 캐나다의 낮은 소득 불균형 수준에 맞추기 위해 선택된 비전형적인 미국인들의 부분 집합으로 제한해 보자. 그래도 미국의 도시들은 여전히 악화된 건강 상태와 가파른 SES/건강 경사를 보인다. 더 자세한 분석은 왜 이런 결과가 나오는지를 설명해 준다. 소득 불균형의 차원에서 볼 때에도 미국이 훨씬 불평등한 사회이며, 같은 정도로 악화된 소득 불균형이라 하더라도 미국의 사회 자본이 훨씬 더 감소되어 있다는 것이다.

미국인의 신조는, 엄청난 소득 불균형이 가능하기 때문에, 오히려 비참할 정도로 낮은 사회 자본을 가진 사회를 참고 견딜 의지가 있다는 것이다. 자신들이 머지않아 그 가파른 피라미드의 꼭대기에 앉게 될 것이라는 희망을 가지고 말이다. 지난 사반세기 동안, 빈곤과 소득 불균형은 지속적으로 증가해 왔고 사회 자본의 지표인 신뢰, 지역 사회에 대한 참여, 투표 참여율은 감소해 왔다.[13] 그리고 미국인의 건강은 어떤가? 국가의 부유함과 시민들의 건강 사이에는 이 또한 선례 없는 불일치를 보이고 있다. 그리고 악화되고 있다.

이것이 함축하는 바를 생각하면 매우 우울하다. 애들러가 전국민 의료 보험이 1면 기사로 나오던 시기(그리고 힐러리의 머리 모양이 홍보에 효과적인지 아닌지에 대한 의문이 있었을 때)에 쓴 것을 보면, 이런 보편적인 보험은 "SES와 관련된 건강의 불평등에 큰 영향을 주지 않는다."라고 결론짓고 있다. 그녀의 결론은 결코 반동적인 것이 아니었다. 그 대신, 만약 SES 경사를 변화시키고 싶다면, 모든 사람들이 노먼 록윌(미국의 화가—옮긴이)의 그림에 나오는 작은 동네의 친절한 의사를 정기적으로 찾을 수 있도록 보험을 조정하는 것보다 훨씬 더 큰 무엇인가가 필요하다. 빈곤 그리고 가난한 사람들의 열악한 건강에는 단지 돈이 충분하지 않다는 것보다 훨씬 큰 다른 의미가 들어 있다.[14] 이는 그렇게 많은 사회 구성원들을 아주 뒤에 남겨 놓는 것을 묵인하는 사회가 초래하는 스트레스와 관련이 있는 것이다.

이 사실은 더 큰 우울한 생각과 관계가 있다. 필자는 처음에 인간 이외의 영장류에서 사회적 서열이 건강에 미치는 영향에 대해 언급했다. 서열이 낮은 원숭이들이 불균형적일 정도로 더 많은 질병, 또는 스트레스 관련 질환에 걸리는가? 그리고 답은 "글쎄, 일이 그렇게 단순하지 않다."였다. 그것은 동물이 속해 있는 사회의 종류, 그 사회에서의 개별적인 경험, 대처하는 방법, 동물의 성격, 사회적 지원이 가능한가 여부에 따라 다르다. 이런 변인의 일부를 바꾸면 서열/건강 경사는 정반대 방향으로 변화할 수 있다. 이것은 영장류학자들이 — 자신들의 동물이 얼마나 복잡하고 미묘한지 보라. — 좋아하는 그런 종류의 소견이다.

이 장의 나머지 반은 인간에 대해 살펴보았다. 가난한 사람들이 불균형적일 정도로 질병에 더 잘 걸리는가? 그 답은 "그렇다, 맞다, 계속해서 그렇다"였다. 성별이나 나이, 인종과는 무관했다. 보편적 의료 체계가 있는 사회든 아니든, 인종적 동질성이 있거나 인종적 긴장감이 팽배하거나에 아무 상관이 없다. 문맹이 많은 사회든, 거의 사라져가는 사회라고 해도 마찬가지이다. 영아 사망률이 급격히 떨어지고 있거나, 변명의 여지 없이 뚜렷하게 증가하고 있는 부유하고 산업화된 사회에서도 마찬가지이며, 핵심이 되는 신화가 자본주의 신조인 "잘사는 것이 최선의 복수."라도, 사회주의 찬가인 "각자의 능력에 따라 일하고, 각자의 필요에 따라 쓴다."라는 말이어도 관계가 없다.

우리의 동물 사촌들과 우리들을 명확히 구분하는 이 이분법은 무엇을 의미하는가? 영장류들의 관계는 미묘하며 수식어들로 가득 차 있다. 인간 관계는 모든 사회적 차이를 말살하는 커다란 망치와 같다. 인간은 정말로 인간 이외의 영장류보다 덜 복잡하고 덜 세련된 것일까? 극단적으로 자기들이 연구하는 동물들의 편을 드는 대부분의 영장류학자들조차 이 결론에는 찬성하지 않을 것이다. 나는 이것이 다른 어떤 것을 암시하고 있다고 생각한다. 농경은 상당히 최근에 이루어진 인간의 발명이지만, 많은 측면에서 가장 어리석은 행동 중의 하나였다. 수렵 채집인들은 삶을 의존할 수 있는 수천 가지의 야생 식량 자원을 가지고 있었다. 농경은 그 모든 것을 바꾸어 버렸고, 수십 종의 작물화된 식량 자원에 압도적으로 의존하게 만들어, 우리 인간을 기근, 메뚜기 떼의 엄습, 감자잎마름병 등에 극도로 취약한 존재로 만들어 놓았다. 농경은 여분의 자원을 저장할 수 있게 만들었고, 이는 피할 수 없는 불공평한 축적을 초래하여, 사회의 층을 형성하고 계급을 만들어 냈다. 즉, 농경은 빈곤을 발명했던 것이다. 영장류와 인간 사이의 가장 큰 차이점은, 인간이 빈곤을 발명했을 때, 그전까지는 영장류들의 세계에서 볼 수 없었던, 사회의 서열이 낮은 자를 복종시키는 새로운 방법을 만들어 냈다는 것이라고 생각한다.

18
스트레스 관리하기

 지금까지 이 책에 나왔던 모든 나쁜 소식에도 불구하고 당신이 우울해지지 않았다면, 아마도 대충 훑어보기만 했기 때문에 그럴 것이다. 스트레스는 대사를 방해하고, 혈압을 상승시키며, 백혈구를 파괴하고, 방귀를 뀌게 하고, 성생활을 엉망으로 만들며, 그것으로도 모자라 뇌를 손상시킬 수 있다.[1] 당장 항복하는 것이 어떨까?
 희망은 있다. 조용히, 미묘하게, 몰래 나타나기는 하지만, 분명히 있기는 있다. 나는 노인병 학회에서 틈틈이 이를 깨닫고 있다. 나는 자리에 앉아 똑같은 평범한 어조로 진행되는 여러 강연을 듣고 있다. 신장 전문가는 신장 조직이 노화에 따라 퇴화하는 과정을, 면역 전문가는 면역 기능이 감퇴하는 과정 등을 설명한다. 막대그래프는 항상 젊은 사람들의 '어떤 것들'에 관한 수치가 100퍼센트로 표기되어 있고, 노인들의 신장과 관련된 '어떤 것'의 수치는 젊은 사람들의 75퍼센트, 근육과 관련된 '어떤 것'은 63퍼센트 등으로 그려져 있다.
 그런데 이 막대그래프에는 결정적인 특성을 찾아볼 수 있다. 일반적인 연구에서는, 한 번에 한 개체를 조사하기보다는 인구 집단을 조

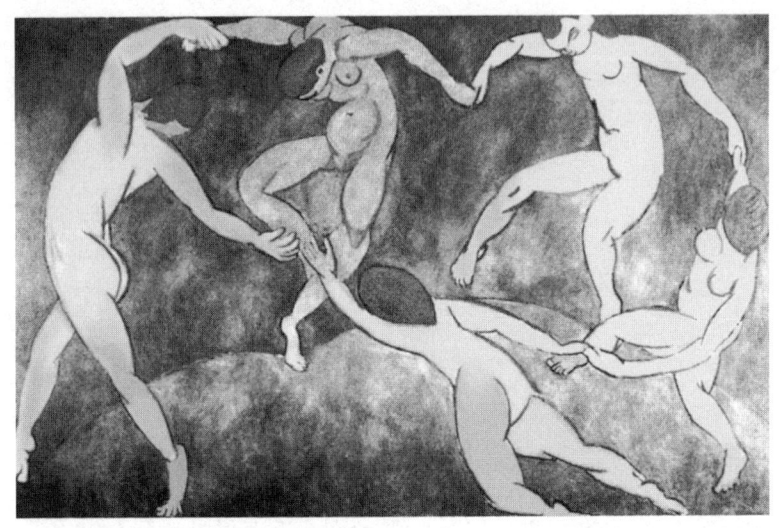

앙리 마티스, 「춤」, 캔버스 위에 그린 유화, 1910.

사하는 것이 일반적이다. 모든 개체들이 '어떤 것'에 대해서 정확히 동일한 수치를 나타내는 일은 없다. 대신, 그래프 속의 막대들은 각 연령대별 평균을 나타낸다(옆 쪽의 그래프를 참고하라.). 한 집단에 속한 세 개체가 19, 20, 21점을 기록해 평균 20점이라고 가정해 보자. 다른 집단은 10, 20, 30점을 기록했다고 하자. 이 집단도 평균은 20점으로 같지만, 점수의 변이가 훨씬 크다. 학회에서 언급된 막대그래프에는 각 연령별 집단이 가지는 변이를 나타내는 방법이 포함되어 있다. 각각의 막대 위에 있는 T자의 크기는 평균보다 X라는 거리만큼 떨어져 있는 점수를 기록한 개체들의 비율을 의미한다.

한 가지 분명하고 확실한 것은 변이가 나이와 함께 증가한다는 것이다. 노인들의 건강 상태는 언제나 젊은이들보다 훨씬 더 변하기 쉽다. 연구자라면 그게 무슨 문제냐고 생각할지도 모른다. 통계에서 변이가 너무 커서 좋은 결과를 얻을 수 없을 때는, 신뢰할 만한 평균치를

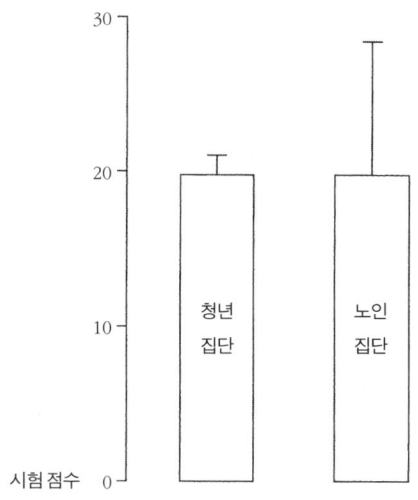

청년과 노인 집단이 시험에서 같은 평균 점수를 받더라도, 그 다양성은 노인에서 전형적으로 크다.

얻기 위해 더 많은 개체들을 노인 집단에 포함시키면 되기 때문이다. 그러나 조금 더 이 사실에 대해 진지하게 생각해 보자. 젊은이들과 노인들의 막대 크기를 보고, T자 모양의 변이를 나타내는 기호의 크기를 보라. 얼핏 계산해 보면, 갑자기 놀라운 사실을 깨닫게 될 것이다. 예를 들어 50명으로 된 인구 집단에서 그만큼 큰 변이를 가진 막대를 만들기 위해서는, 적어도 6명은 나이가 들면서도 그 '어떤 것'이 '향상되고' 있어야 한다. 이들의 신장 여과율이 향상되었고, 혈압이 낮아졌으며, 기억력 테스트에서 더 좋은 결과를 보이고 있는 것이다. 반쯤은 지루해하며 쉬는 시간에 비건강 식품인 시나몬빵이나 집어들려고 기다리며 앉아 있던 강연이 갑자기 흥미로워진다. 의자 끝에 앉아 엉덩이를 들썩인다. 그 여섯 명은 대체 누굴까? 그 사람들을 무엇을 잘했을까? 그리고 과학자로서의 초연함을 다 포기하고, "어떻게 하면 나도 저렇게 될 수 있을까?"라는 생각이 든다.

이런 양상은 노인병학자들에게는 통계상의 골칫거리가 되어 왔지만, 이제는 이 분야의 가장 유행하는 주제가 되었다. "성공적인 노화." 모든 사람들이 나이가 들면서 초라해지는 것이 아니고, 모든 신체 장기가 낡는 것도 아니며, 모든 소식이 다 나쁜 것은 아니라는 것이다.

삶이 우리를 시험하는 다른 많은 영역에서도 같은 양상이 나타난다. 열 명의 사람이 몇 년간 정치적인 유괴범들에게 납치되었다가 풀려났다. 이중 아홉 명은 풀려난 후 혼란스러워하고, 친구와 가족을 멀리하고, 악몽에 시달리며, 일상생활에 다시 적응하는 데 어려움을 겪는다. 이 아홉 명 중 몇 명은 이제 다시 예전처럼 지내지는 못할 것이다. 반면, 풀려난 후에도 이렇게 말하는 사람이 한 명은 꼭 있다. "그래요, 구타당하는 것은 정말 끔찍했어요. 내 머리에 총을 대고 방아쇠를 철컥거릴 때는 제 인생 최악의 순간이었죠. 물론 두 번 다시 그런 경험은 하고 싶지 않습니다. 그러나 제가 이렇게 잡혀 보기 전까지는 인생에서 가장 중요한 것이 무엇인지 깨닫지 못하고 있었어요. 이젠 여생을 그 X를 위해 바칠 것입니다. 저는 이런 경험을 하게 된 것에 감사할 정도예요." 그는 어떻게 된 것일까? 믿지 못할 만큼 엄청난 대학살에서 살아남은 사람 중에 수용소에 들어가기 전만큼이나 정신적으로 건강한 사람이 드물게 존재하는 이유를 어떻게 설명할 수 있을까?

낙하산 타기, 바람이 거센 바다 위에서 항공모함에 착륙하는 훈련, 수중 폭파 등 위험하고 스트레스가 많은 임무를 수행하는 사람들에 대한 생리학적 연구들을 살펴보자. 이 연구들도 같은 양상을 보인다. 대부분의 사람들은 커다란 스트레스 반응을 보이지만, 그중 일부는 생리적으로 당황하는 기색을 보이지 않는다.

그리고 다음으로는, 머리카락이 곤두서고, 인간의 한계에 도전하는, "슈퍼마켓에서 줄을 선다."고 하는 예측할 수 없는 세계를 살펴보자. 당신은 느린 줄을 잘못 골라 섰다고 속을 끓이며 짜증을 내고 있는데, 바로 뒷사람이 꿈을 꾸는 듯 너무나 행복한 표정으로 서 있으면 짜증이 더 심해진다.

스트레스가 우리를 괴롭히는 방법이 끝없이 많기는 하지만, 그렇다고 우리 모두가 스트레스 관련 질환이나 정신 장애의 웅덩이에 빠지지는 않는다. 물론, 모든 사람들이 동일한 외적 스트레스에 노출되지는 않는다. 그러나 같은 스트레스, 같은 심한 스트레스를 겪더라도 신체와 정신이 이에 대처하는 방법은 엄청나게 다양하다. 이 마지막 장에서는 희망에 찬 질문을 던지고 있다. 스트레스를 극복할 수 있는 사람들은 어떤 사람들인가? 그들은 어떻게 하는가? 그리고 우리는 어떻게 그럴 수 있을까? 15장에서는 특정 성격과 기질이 스트레스를 다루는 데 적합치 않다는 것을 암시하고 있었는데, 그렇다면 역으로 다른 어떤 성격이나 기질은 거기에 적합하다는 것을 쉽게 상상할 수 있다. 이것이 사실이기는 하지만 이번 장에서는 '적합한' 성격이라고 해서 항상 스트레스 극복이 성공적이지는 않다는 것을 보여 준다. 또 그런 성격이 아닌 나머지 사람에게조차 희망은 있다.

스트레스를 아주 훌륭하게 다루는 개체들에 대해 더 체계적으로 조사한 사례들부터 시작하자.

참호에서 나온 이야기들: 스트레스를 다루는 놀라운 능력

성공적인 노화

성공적인 노화에 대해 설명하려면 12장에서 길게 다루었던 주제로부터 시작하는 것이 가장 적절한 것 같다. 12장에는 많은 좋은 소식들이 있었지만, 별로 달갑지 않은 당질 코르티코이드에 대한 특별한 소견이 하나 있었다. 상기하자면, 너무 많은 당질 코르티코이드를 분비하는 늙은 쥐들은, 스트레스를 받지 않는 기준이 되는 상황에서도 호르몬 수준이 증가해 있으며, 스트레스가 끝난 후에도 분비를 멈추기가 어렵다. 나는 이런 현상이 당질 코르티코이드 분비 억제를 돕는(더불어 학습과 기억에 한몫하는) 뇌 부위인 해마가 손상되어 나타날 수 있다는 근거에 대해 검토했다. 그리고 이 우울한 이야기를 마무리할 때쯤, 당질 코르티코이드가 해마 신경 세포의 사멸을 촉진할 수 있다는 사실이 밝혀졌다. 더 나아가, 당질 코르티코이드가 해마를 손상시키는 경향이 당질 코르티코이드의 과도한 분비를 항진시키며, 이는 더 많은 해마 손상, 또 더 많은 당질 코르티코이드로의 악순환에 빠진다는 것을 알았다.

나는 약 20년 전 "앞으로 되먹이는 다단계" 모델을 제안한 바 있었다. 이는 쥐들에서 피할 수 없는 노화의 기본적인 양상을 설명하는 중요한 모델인 것 같았다(적어도 나의 단순한 관점에서 보았을 때는 그랬다. 나는, 이 연구를 위해 대학원에서 1주일에 80시간씩 공부했다.). 나는 스스로 꽤 자랑스러워했다. 그 후, 오랜 친구인 맥길 대학교의 마이클 미니가 자신의 실험을 통해 이 연구의 과대 망상적인 부분을 고쳐 주었다.

미니와 동료들은 늙은 쥐들을 대상으로 이 단계들을 실험했다. 그러나 이들은 현명하게도 실험을 시작하기 전에 쥐들의 기억력을 조사했다. 일반적으로 나타나는 것처럼, 젊은 대조군에 비해 늙은 쥐들은 평균적으로 기억력에 문제가 있었다. 그러나 역시 일반적으로 나타나는 것처럼, 일부 집단은 아무런 기억 장애도 없었고 상태가 좋았다. 미니와 동료들은 기억력 장애가 나타나는 집단과 그렇지 않은 집단으로 늙은 쥐들을 나누었다. 그러자 후자에서는 퇴행적인 '앞으로 되먹이는 다단계'의 증거를 전혀 찾아볼 수 없었다. 이 쥐들은 평상시에도, 스트레스를 받은 후에도, 정상적인 당질 코르티코이드 수준을 유지했다. 이 쥐들의 해마에서 신경 세포나 당질 코르티코이드 수용체가 감소하는 일도 없었다. 노화 과정에서 이 모든 끔찍한 퇴행성 양상들이 절대 피할 수 없는 부분이 아니라는 것이 밝혀진 것이다. 쥐들은 성공적으로 나이를 먹기 위해 노력해야 하는 것이다.

  이 일부 쥐들이 잘하고 있었던 것은 무엇일까? 이것은 확률적으로 이 쥐들의 어린 시절과 관계가 있는 듯하다. 쥐를 생후 첫 몇 주 동안 잘 돌보면, 성장 후에도 당질 코르티코이드 분비가 적다. 여기서 삼단논법이 성립된다. 만약 신생아기의 보살핌이 성장 후 당질 코르티코이드 분비를 줄이고, 성인기의 당질 코르티코이드 분비가 노년기 해마의 퇴화 비율에 영향을 미친다면, 생후 몇 주 동안 어떻게 쥐를 다루느냐에 따라 나중에 노화의 양상이 바뀌게 된다는 이야기가 성립하는 것이다. 미니의 실험실과 나는 이 논법을 시험하기 위해 공동 연구를 시작했고, 정확하게 그렇다는 것을 밝혀냈다. 매우 엄청난 일을 하는 것도 아니다. 생후 첫 몇 주 동안 쥐를 하루 15분씩 만져 주고, 만져 주지 않은 대조군과 함께 우리에 도로 집어넣기만 하면 된다. 그리고 2년 후에 다시 와 보면, 만져 준 쥐들은 해마 손상, 기억력 상실 그리고 증가된 당질 코르티코이드 수준을 보이는 '앞으로 되먹이는 다단계'

를 겪지 않는다.

현실 세계의 실제 쥐들은 대학원생들이 돌보지 않는다. 실험실의 '신생아기의 보살핌'에 버금가는 일이 자연 세계에 존재할까? 미니는 연구를 계속한 결과, 생후 몇 주라는 결정적인 기간 동안 엄마 쥐가 새끼들을 많이 핥아 주고 자주 털손질을 해 주는 것이 보살핌과 같은 효과를 초래한다는 것을 보여 주었다. 노년기에 나타나는 스트레스와 관련된 잔인한 퇴행성 다단계를 초기의 미묘한 양육 방법의 차이로 방지할 수 있다는 것은 특히 재미있는 부분이다. 미니는 아직 쥐에게 성공적 노화 과정 또는 성공적이 아닌 노화 과정을 밟게 만드는 유전 및 경험적 요인들이 존재한다는 것은 의심할 여지가 없다고 주장하고 있다. 그러나 지금 우리의 목적을 위해 가장 중요한 것은, 오로지 이 퇴행이 불가피한 것이 아니라는 것이다.

순수 교배된 실험 쥐들의 운명에 이 정도의 변수가 존재한다면, 인간의 운명은 이보다 훨씬 더 다양할 것이다. 어떤 사람들이 성공적으로 늙는가? 12장의 내용 중 일부를 상기해 보면, 많은 사람들이 추측하는 것보다 평범한 노년 그 자체가 더 성공적이라고 할 수 있다. 스스로 평가하는 만족의 수준은 나이가 들어도 감소하지 않는다. 고령이 될수록 사회적 연락망의 크기는 줄어들지만, 질적인 측면에서는 감소하지 않는다. 미국에서는 평균적인 85세 노인들이 입원해 있었던 기간은 그리 길지 않다(여성이 약 1년 6개월, 남성이 6개월 정도이다.). 이 연령대에 있는 평균적 사람은, 비록 전형적으로 자기가 건강한 편에 속한다고 주장하는 사람이라고 하더라도, 하루 3~8개의 약을 복용한다. 또 하나 아주 좋은 점이 있다. 유전적으로 산수를 잘 못하는 것인지는 모르지만, 평균적인 사람들은 실제로 다른 평균적인 사람보다 자신이 더 건강하고 더 잘 산다고 생각한다.

이렇게 좋은 소식은 많지만, 특히 성공적으로 노화하는 것은 어떤 사람들일까? 앞 장에서 본 것처럼, 가난하지 않았던 사람을 부모로 두는 것도 하나의 요인이다. 그러나 다른 요인들도 많다. 정신과 의사인 조지 베일런트는 그의 유명한 하버드 노화 연구를 시초로 여기에 대해 몇 년 동안 연구해 왔다. 1941년에 하버드 대학교 학장은 학부생 수백 명을, 여생 동안 수행될 연구의 대상으로(당시에는 당연히 모두 남성이었다.) 선정했다. 우선, 65세가 되었을 때, 이들은 이미 성공적으로 노화한 다른 하버드 대학교의 동료들에 비해서도 반밖에 안 되는 사망률을 보이고 있었다. 학장이 뽑은 학생들은 어떤 사람들이었을까? 학장이 "그렇게 될 것이라고" 생각한 학생들이었다. 맙소사, 당신은 이렇게 생각할지도 모른다. "나는 성공적으로 늙는 방법을 알고 싶은 50세 여성인데, 그 처방이라는 것이 파이프를 물고 트위드 재킷을 입은 1940년대의 보스턴의 상류 계급이 보기에 '그렇게 될 것 같은' 20세 젊은이처럼 행동하는 거라고?"

다행히도, 베일런트의 연구는 이보다는 더 많은 생각을 하게 만든다. 이 인구 집단 중에서 어떤 부분이 노년기에도 매우 건강하고 만족하며 장수를 누릴까? 50세 이전에 다음과 같은 일련의 특성, 즉 비흡연, 최소한의 알코올 섭취, 많은 운동량, 정상적인 몸무게, 우울증이 없을 것, 따뜻하고 안정적인 결혼 생활, 성숙하고 쾌활한 대처 방식(외향적이고, 사회적 연결성이 좋고, 신경질적이지 않은 인격을 바탕으로 한)을 명백히 보이는 사람들의 집단이다. 물론 이중의 그 무엇도 어디서 성숙하고 쾌활한 대처 방식, 또는 안정적인 결혼 생활을 할 수 있는 능력을 얻을 수 있는지를 가르쳐 주지는 않는다. 또한 예를 들어 자신들의 몫보다 많은 비참한 스트레스들을 처리하기 위해 과음을 했던 남성들이 그렇게 되었을 가능성을 보정한 것도 아니다. 이러한 혼돈에도 불

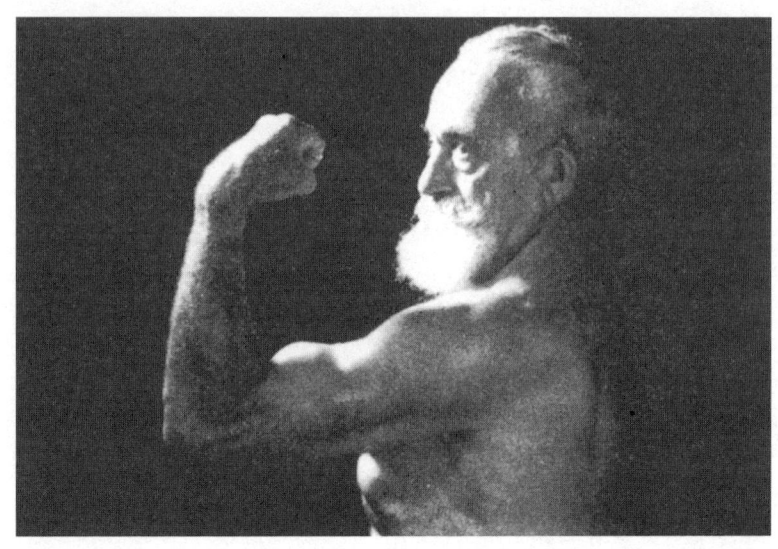

조지프 그린스테인, 노년의 "전지전능한 원자." 내 어릴 적의 우상이었던 그린스테인은 80대에도 여전히 매디슨 스퀘어 가든에서 차력 묘기를 연기하고 있었다. 그는 이것을 깨끗한 채식주의적 삶 덕분으로 돌렸다.

구하고, 이와 같은 소견들은 하버드 졸업생들보다 더 표준적인 인구 집단을 대상으로 진행된 다른 연구에서도 나타나고 있다.

또 다른 문헌은 노년기에 존경을 받고 필요한 사람이 되는 것이 노인병학적으로 엄청난 장점임을 보여 주고 있다. 이것에 관해서는 많은 예가 밝혀져 있지만, 예전의 마을의 장로들에 해당한다고 할 수 있는, 극적으로 성공적인 노화를 경험하는 대법원 판사나 지휘자들을 보면 가장 이해하기 쉽다. 이는 13장에서 배운 모든 것과 완벽히 맞아떨어진다. 85세의 나이에 다가올 세기를 위한 국가의 법에 영향을 미치거나, 하루 종일 지휘봉을 휘두르며 미용 체조를 하듯이 운동을 하면서, 모두가 어른들로 구성된 오케스트라가 화장실을 가기 위한 휴식을 바그너의 「링 사이클(Ring Cycle)」(「니벨룽겐의 반지」로 알려진 바그너의 대표적인 오페라들로, 4부작으로 되어 있어서 하루 저녁에 한 편씩 4일 동안 상연하는 것이 보통이다. 만약 전부를 한꺼번에 연습한다면 전체 연주 시간은 14시간이나 된다. — 옮긴이)을 한 번 더 연습하기 전에 가지도록 할지 한 번 더 연습을 한 후에 가질지를 결정하는 것이다.[2]

성공적인 노화에 대한 연구는 아직까지도 새로운 분야이며, 현재 어떤 특성들을 지표로 성공적인 노화를 예측할 수 있는지뿐만 아니라 어디서 그런 특성이 유래하는지에 대한, 귀중한 발굴 자료를 찾아내기 위한 거대하고 장기간에 걸친 추적 연구가 진행 중이다. 그렇지만, 어쨌건 이번 장의 요점은 스트레스가 심한 인생의 경로를 성공적으로 항해하는 많은 사람들이 있다는 것이다.

파멸적인 병에 대처하기

과학자들이 정신적 스트레스가 신체적 스트레스에 의한 것과 동일한 호르몬 변화를 촉발시키는지를 막 연구하기 시작했던 1960년대 초, 일단의 정신과 의사들은 지금은 고전이 된 한 연구에 착수했다. 그것은 암으로 죽어 가는 자녀를 둔 부모들을 대상으로, 이들이 분비하는 당질 코르티코이드 수준을 조사하는 것이었다. 측정 결과는 큰 차이를 보였다. 어떤 부모들은 엄청난 양의 당질 코르티코이드를 분비한 반면, 다른 부모들은 정상 범위 내에 머물러 있었다. 정신과적 개별 면접에서 연구자들은 어떤 부모들이 이 끔찍한 스트레스를 가장 잘 견디는지를 조사했고, 낮은 당질 코르티코이드 수준과 관련된 여러 대처 유형을 찾아냈다.

하나의 중요한 변인은 큰 걱정거리를 덜 위협적인 것으로 대체하는 부모들의 능력이었다. 어느 아버지가 몇 주 동안 밤을 새며 아픈 아이 곁을 지켜 왔다. 아버지가 거의 한계에 다다랐으므로, 누가 보더라도 며칠 동안 좀 떨어져서 쉬어야 한다는 것이 명백하다. 잠시 떠나서 쉬기로 계획이 잡혔고, 막 떠나려고 할 때, 엄청난 불안이 그를 엄습한다. 왜? 한쪽 극단에는 "이 단계에서 의학적으로 얼마나 빨리 위기가 닥치는지 본 적이 있어요. 내가 잠시 떠나 있는 동안 딸의 상태가 갑자기 악화되어 죽어 버리면 어쩌죠? 아이가 나 없이 죽으면 어떻게 합니까?"라고 말하는 부모가 있다. 다른 한쪽 극단에는 불안감을 더 조절 가능한 다른 것으로 재포장할 줄 아는 부모가 있다. "글쎄, 내가 없는 동안 아이가 외로워할까 봐 걱정이죠. 간호사는 아이가 좋아하는 책을 읽어 줄 시간이 없으실 테니까요." 후자의 유형이 낮은 당질 코르티코이드 수준과 상관이 있다.

두 번째 변인은 거절과 관련이 있다. 자주 일어나는 일이지만, 아이가 관해(암이 일시적으로 완화되는 상태. 좋아지기는 했지만 재발할 가능성도 있는 상태를 말한다.—옮긴이)에 들어갈 때, 부모들이 아이를 보면서 의사에게 "이제 다 나았을 거예요. 걱정할 것 없어요. 우리는 '관해'라는 말조차 듣고 싶지 않아요. 우리 아이는 괜찮을 거예요."라고 말하는가? 아니면 불안하게 아이를 응시하며 기침을 할 때마다 고통을 느끼거나 피로한 순간마다 병이 재발하는 신호라고 걱정하는가? 관해 기간 동안 병의 재발이나 죽음을 부인하고, 대신에 건강했던 순간들에 초점을 맞추는 부모들이 낮은 당질 코르티코이드 수준을 보였다(곧 알게 되겠지만, 이 연구의 이런 면에 대해 매우 다른 해설이 있을 수 있다.).

마지막 변인은 부모가 그 병을 설명하기 위한 종교적 합리화 구조를 가지고 있는지 여부이다. 한쪽 극단에 있는 부모는 분명히 아이의 암 때문에 마음속 깊이 상처를 받기는 했지만 깊은 신앙심을 가지고 이 병을 신이 자기 가족에게 내린 시험으로 받아들인다. 그녀는 자부심이 높아진 듯한 어떤 느낌을 표현하기도 한다. "하느님은 아무에게 나 이런 시험을 내리지 않습니다. 우리가 특별하기 때문에 또 이 시험을 이겨 낼 수 있다는 것을 아시고 우리를 선택하신 거지요." 다른 한쪽의 극단에는 실제로, "하느님이 역사하신다는 말씀은 하지 마세요. 사실, 하느님이라는 말조차 듣고 싶지 않습니다."라고 말하는 부모들이 있다. 연구자들은 만약 아이가 암에 걸린 것을 보고 신이 특별히 선택해 시험을 내린 것이라고 생각하는 부모에게서, 더 작은 스트레스 반응이 나타날 가능성이 크다는 것을 발견했다(종교적 믿음과 건강이라는 더 큰 주제에 관해서는 곧 살펴보게 될 것이다.).

학습성 무원감에 대한 취약성의 차이

나는 14장에서 학습성 무원감의 모델과 우울증의 연관성에 대해 기술했다. 나는 그 모델이 얼마나 일반화된 것처럼 보이는지를 강조했었다. 다양한 종의 동물들은 혐오스럽고 통제 불가능한 것과 마주쳤을 때 삶을 포기하는 여러 유형을 보여 준다.

그러나 학습성 무원감에 대한 연구 논문을 보면, 일반적으로 나타나는 것처럼, 반응에 큰 차이가 있다는 것을 나타내는 T자 모양의 변이가 길게 달려 있는 막대그래프가 있다. 예를 들어, 학습성 무원감의 상황을 경험시킨 실험용 개들 중 3분의 1은 그러한 현상에 저항을 나타낸다. 이는 인질로 잡혀 있다 풀려난 열 명 중 한 명이 잡히기 전보다 정신적으로 더 건강한 사람이 되는 것과 같다고 생각된다. 일부 사람과 동물들은 평균보다 학습성 무원감에 더 저항할 수 있다. 과연 누가 행운의 주인공일까?

왜 어떤 개들은 다른 개들보다 학습성 무원감에 상대적으로 더 저항할 수 있을까? 하나의 중요한 단서가 있다. 오로지 연구 목적으로 실험실에서 태어나 자란 개들은 붙잡혀서 실험실로 오게 된 개들보다 학습성 무원감에 굴복하기 쉽다. 마틴 셀리그먼은 이에 대해 다음과 같이 설명한다. 만약 어떤 개가 현실 세계에서 삶을 경험하고 혼자 지내 왔다면(잡혀 올 정도라면 그렇게 살아왔을 가능성이 크다.), 삶 속에서 통제 가능한 것이 얼마나 많은지 학습해 왔을 것이다. 이런 개는 통제 불가능한 스트레스를 경험하게 되면, 실제로 "이건 정말 끔찍해. 그러나 세상의 모든 것이 그렇지는 않아."라는 결론을 내릴 가능성이 크다. 개는 이 스트레스를 학습성 무원감으로 확대하는 것에 저항하는 것이다. 같은 맥락에서 내재적 통제점이 많은, 자신의 운명은 자신이 결정한다는 자각을 가진 사람일수록, 학습성 무원감의 실험적 모델에 대해 더 큰 저항을 보인다.

개코원숭이에게 배우는 스트레스 관리

15장과 17장에서는 사회적 영장류와 그들의 사회적 성공을 만들어 내는 일부 결정적인 변인들을 소개했다. 그것은 우위의 서열, 서열이 있는 사회, 이 두 가지에 대한 개체의 경험, 그리고 아마도 가장 중요한 것은 성격의 역할이었다. 그들의 마키아벨리적 세계에서, 우리는 수컷의 많은 근육이나 날카로운 송곳니보다는 사회적 성공이 건강과 더 큰 상관이 있다는 것을 보았다. 사회적 및 정치적 기술만큼이나 중요한 것은 협력을 이루어 내는 능력과 도발로부터 빠져나올 수 있는 능력이다. 경쟁자와의 상호 작용에서 위협과 중립성을 구분하고, 사회적 분쟁을 통제할 수 있고, 나쁜 소식과 좋은 소식을 구별하며, 욕구 불만을 치환할 수 있는 능력 등으로 정신적 스트레스를 효과적으로 다룰 수 있다는 점이, 낮은 당질 코르티코이드 수준과 연관된 성격적 특성임을 분명히 이해할 수 있었다. 그리고 다른 무엇보다도 털손질을 해 주고, 털손질을 받고, 새끼들과 놀아 주는 것과 같은 사회적 관계를 형성하는 능력이 중요하다. 그런데 시간과 더불어, 즉 동물들이 나이가 들면, 이 변인들은 어떤 역할을 할까?

개코원숭이는 사바나에 눌러 앉아 15~25년 정도를 사는 수명이 긴 동물이다. 이는 이 동물이 사춘기에 처음 눈뜨는 어색한 시기부터 고령이 될때까지 추적하며 연구하기가 어렵다는 것을 의미한다. 이 연구 계획에 25년간 관여했지만, 나는 이제 겨우 일부 동물들의 생활사 그리고 개성의 차이가 나타나는 것에 대해 약간 이해하기 시작한 정도에 불과하다.

첫 번째로는, 낮은 당질 코르티코이드 성격을 가진 수컷들이 높은 당질 코르티코이드 양상을 보이는 같은 계급에 해당하는 수컷보다 현저히 더 오랜 기간 높은 서열에 속한 채로 남아 있었다. 기간이 약 세 배 더 길었다. 이것은 무엇보다도 낮은 당질 코르티코이드를 가진 수컷들이 다른 개체보다 새끼를 더 많이 만든다는 것을 의미한다. 진화의 관점에서 보았을 때—유전자를 후대에 전하는 것, 오로지 그것만으로도—이것은 매우 큰 차이가 있다. 만약 수많은 세월 동안 이런 차별적 선택이 진행되도록 놓아두었다가, 박사 논문을 끝내기 위해 돌아와 보면, 평균적인 개코원숭이들은 모두 이런 낮은 당질 코르티코이드 수컷들의 자손일 것이고, 개코원숭이들의 사회적 세계는 충동 조절이나 눈앞의 보상을 뒤로 연기할 수 있는 능력을 가지고 있을지도 모른다. 어쩌면 배변 훈련까지 가능해질지도 모르는 일이다.

그러면 지금 살아 있는 개코원숭이 개체들은 나이가 들면 어떻게 될까? 내가 발견한 가장 극적인 차이는 사회적 친화력이라는 변인과 관련이 있다. 보통 수컷 개코원숭이는 배가 나오고 송곳니가 닳으면 사회적 서열이 낮아져 상당히 불쾌한 노년기를 보내게 된다. 수컷 사이에 나타나는 우월적 상호 작용의 전형적 유형을 살펴보자. 보통 3번 서열 원숭이는 2번, 4번과 대부분의 상호작용을 하며, 15번 서열의 원숭이는 14번, 16번과 서로 작용하게 된다(물론 3번이 기분이 나빠져서 훨씬 낮은 서열에 있는 원숭이들에게 화풀이를 하는 예외적인 상황도 있다.). 대부분의 상호 작용은 가까운 서열에 있는 동물들 사이에서 일어나고 있는 것이다. 그러나 이런 유형들에 더해, 최상위 서열에 있는 대여섯 마리의 동물들은 불쌍한 17번 원숭이가 무엇을 먹든 빼앗고, 그늘진 좋은 장소를 찾아 쉬려고 들면 바로 방해해서 일어나게 만들고, 마치 오직 그를 힘들게 만들기 위한 목적으로 괴롭히며 우위를 과시하는 데 많은 시간을 소비한다. 이것은 무엇 때문일까? 17번 원숭이는 현재 높은 서열에 있는 원숭이들의 청소년기를 두려움에 떨게 만든 예전의 높은 원숭이였던 것이다. 그들은 그것을 기억하고 있으며, 자신들이 마음 내킬 때마다 이 쇠약한 옛 우두머리를 굴복시킬 수 있다는 것을 믿지 못하는 것이다.

그리하여 평균적인 수컷 개코원숭이는 늙으면 현세대의 악당들 때문에 많은 슬픔을 겪게 되며, 흔히 이 때문에 황금기를 특히 고통스럽게 보내는 길로 들어서게 되기도 한다. 대우가 너무 나빠지면 늙은 수컷은 용기를 내서 다른 무리로 옮겨 간다. 그것은 새로운 지역을 가로질러, 포식자들을 마주칠 위험을 무릅쓴, 혈기 왕성한 동물들조차 매우 높은 사망률을 보이는 위험하고 스트레스가 가득한 여정이다. 이러한 과정을 거쳐 새로운 무리에 들어가면, 늙은 영장류에게서는 자명한, 너무나도 자주 사실로 나타나는 극단적인 유형을 겪게 된다. 노년이란 낯선 이들 사이에서 보내는 삶이라는 말이 있지만, 이를 실제로 겪게 되는 것이다. 이런 위치에 있는 개코원숭이는, 늙어서 낮은 서열로 남들에게 무시받으며 지내는 것이, 늙어서 낮은 서열이면서 복수심에 찬 세대들에게 기억되는 것보다 확실히 낫다.

그러나 한창 혈기왕성한 나이에 낮은 당질 코르티코이드 성격을 가지고, 많은 시간을 암컷들의 털손질을 해 주며, 가까이 앉아 아이들과 놀아 주는 수컷들은 어떨까? 이들은 같은 일상을 꾸준히 반복할 것이다. 이들은 현재의 지도자에게 괴롭힘을 받기도 하지만, 이것은 이런 개코원숭이들의 사회적 친화력에 큰 영향을 주지 않는 것 같다. 이들은 무리를 바꾸지 않고 평생 동안 같은 유형의 털손질과 사회 활동을 계속한다. 이것은, 영장류의 종을 불문하고, 성공적인 노화의 상당히 괜찮은 정의라고 볼 수 있다.

심리적 스트레스에 대처하는 원칙을 적용하기: 성공적인 이야기들

치명적인 병을 앓고 있는 아이의 부모, 친구들과의 교류가 있는 낮은 서열의 개코원숭이, 학습성 무원감에 저항하는 개, 이들은 이상적이지 못한 상황에 직면했을 때, 이에 탁월하게 대처하는 놀라운 개체이다. 그것은 매우 훌륭한 일이지만, 만약 우리가 그런 종류의 개체가 아니라면 어떻게 해야 할까? 앞부분의 내용에서 나왔듯이, 성공적으로 노화하고 싶은 쥐에게 해 줄 수 있는 약간의 유용한 충고는 제대로 된 종류의 영아기를 선택하라는 것이다. 스트레스를 극복하고 성공적인 노화를 성취하고 싶은 사람이라면, 제대로 된 유전자를 가지고, 적절한 사회 경제적 지위에 있는 부모를 선택해야 한다. 그렇지 못한 나머지 사람들에게는, 성공적으로 스트레스를 극복하는 또 다른 사례들이 더 이상 용기를 주지 않을 수도 있다. 만약 긍정적인 면을 보는 개코원숭이가 아니고, 다른 사람들이 희망을 잃어 갈 때에도 희망을 잃지 않는 사람이 아니며, 통제 불가능한 것을 정신적으로 통제할 수 있는 암 환자의 부모가 아니라면 어떻게 해야 할까? 뛰어난 대처 기술을 타고난 개체에 관한 이야기는 많다. 우리처럼 그런 능력을 타고나지 않은 사람들에게도, 주위의 세상을 변화시키고, 세상에 대한 우리의 인식을 바꿔서, 정신적 스트레스를 최소한 조금이라도 덜하게 만들 수 있는 방법이 있을까?

이 장의 나머지 부분에서는 우리의 대처 방식을 바꾸는 방법에 대해 설명한다. 그러나 가장 먼저 강조해야 할 점은, 생리학적으로도 정신적으로도, 대처 방식을 바꿀 수 '있다'는 것이다. 그 가장 명백한 예로, 규칙적인 운동을 통한 신체 조절은, 효과를 몇 가지만 들자면, 혈압을 낮추고 평상시의 심박수를 낮추고 폐 기능을 향상시킨다. A형 사람들 중에는 정신 치료를 받으면, 식습관 변화나 그 외의 생리학적 콜레스테롤 조절 요소들과 무관하게, 행동뿐만 아니라 콜레스테롤 양상과 심장 발작의 위험성, 사망의 위험성이 변화할 수 있다. 또 다른 예로는 출산 시의 통증과 스트레스는 라마즈 요법(분만시의 진통을 완화시킨다는 심리 요법 ― 옮긴이)과 같은 긴장을 풀어 주는 기술로 완화시킬 수 있다.[3]

특정한 활동의 단순한 반복이 행동과 스트레스 반응 활성화 사이의 연관성을 바꿀 수 있다. 앞서 논의되었던 한 고전적 연구에서 노르웨이 병사들을 대상으로 이들이 낙하산 훈련을 받는 과정을 몇 달에 걸쳐 조사했다. 처음 뛰어내릴 때, 이들은 모두 겁에 질려 있었다. 병사들은 모두 젤리를 채운 통 같은 느낌이 들었고, 신체는 그런 현상을 반영하고 있었다. 뛰어내리기 전과 후의 몇 시간, 당질 코르티코이드와 에피네프린 수준이 상승했고, 테스토스테론 수준은 억제되어 있었다. 병사들이 이 경험을 반복하여 익숙해지면서, 점차 겁을 내지 않게 되었고, 이들의 호르몬 분비 양상도 변했다. 훈련이 끝날 때쯤에는, 병사들이 뛰어내리기 전후에 스트레스 반응을 보이지 않게 되었고, 실제로 낙하할 때에만 반응이 나타났다. 이들은 신체적 스트레스가 나타나는 적절한 순간에만 나타나도록 스트레스 반응을 제어할 수 있게 되었던 것이다. 스트레스 반응의 정신적 요소는 상황에 익숙해짐에 따라 완전히 사라졌다.

이런 모든 예들은 스트레스 반응이라는 작용이 시간이 지나면 변할 수 있다는 것을 보여 준다. 우리는 성장하고, 배우고, 적응하고, 지루해지고, 흥미를 가지고, 남과 사이가 멀어지고, 성숙해지고, 완고해지고 그리고 잊어버린다. 순응성이 있는 동물인 것이다. 이 체계에서 어떤 단추를 눌러야만 우리가 이익을 얻을 수 있을까?

스트레스의 심리를 다룬 장에서 제시되었던 주제들, 즉 통제 능력, 예측 가능성, 사회적 지원, 욕구 불만을 해소하는 방법은 분명 중요하다. 예를 들어, 셀리그먼과 동료들은 피험자들에게 미리 '힘을 키우는' 연습을 시키면(사람들이 쉽게 익히고 조절할 수 있는 다양한 과제들을 연습시키면), 풀 수 없는 과제에 직면했을 때 학습성 무원감이 충될 수 있다는 것을 보고하고 있다. 그러나 이것은 상당히 인위적인 상황에서 이루어진 것이다. 일부 고전적 연구들은, 현실 세계의 가장 가혹한 부분까지 포함한, 현실 세계에서 일어나는 유사한 정신적 변인을 다루고 있다. 다음에 놀랄 만한 결과를 보여 준 두 가지 예를 소개한다.

자가 치료와 만성 통증 증후군

고통스러운 일이 생길 때마다, 괴로운 와중에서도 나는 통증이 얼마나 고통스러운 것인지를 다시 깨닫고 놀라워한다. 이런 생각의 뒤에는 항상 또 다른 생각이 따른다, "언제나 이렇게 아프다면 어떨까?" 만성 통증 증후군은 사람을 매우 쇠약해지게 만든다. 당뇨병성 신경 장애, 척추 신경근 파열, 심한 화상, 수술 후의 회복 과정 등은 모두 엄청나게 고통스러울 수 있다. 지금까지도 환자를 약물 중독 또는 과량 투여의 위험에 노출시키지 않고 이런 통증을 조절하기에 충분한 약물을 주기는 어렵다는 의학적인 문제가 해결되지 않고 있다. 많은 간호사들이 증언하듯, 만성 통증 환자들은 하루 반나절 동안 호출 단추를 눌러 다음 진통제를 복용할 시간이 언제인지 물어보기 때문에, 간호사들 역시 반나절 동안 아직 약 먹을 시간이 아님을 설명해야만 하는 등 간호 차원의 문제도 발생한다. 언제나 필자를 떨게 만드는 한 가지 기억이 있다. 한때, 내 아버지가 어떤 이유로 입원했던 적이 있었다. 그 옆 병실에 있던 나이 든 남성은 밤낮 할 것 없이 30초마다 매우 무거운 유대 발음으로 애처롭게 "간호사, 간호사! 아파요. 너무 아프다고! 간호사!"라고 외치는 것이었다. 첫날은 끔찍했다. 둘째 날에는 짜증이 났다. 셋째 날에는 리드미컬한 귀뚜라미 울음소리와 같은 효과를 나타냈다.

얼마 전에 일부 연구자들은 공허한 미치광이의 생각처럼 들리는 아주 엉뚱한 생각을 한 적이 있었다. 환자들에게 진통제를 주고 언제 복용할지도 직접 결정하게 하지 않는 이유가 무엇인가? 이 의견에 대해 주류를 이루는 의학자들이 기절할 뻔했으리라고 쉽게 상상할 수 있을 것이다. 환자들은 과다 복용하고, 약에 중독될 것이 눈에 선하기 때문에 환자들에게 맡길 수만은 없다는 것이다. 그런데 암 환자와 수술 후 환자들을 대상으로 시험을 해 보았더니, 환자들이 자가 치료를 해도 아무 문제가 없다는 것이 판명되었다. 실제로, 진통제의 총 섭취량은 줄어들었다.

왜 사용량이 줄었을까? 고통 속에 침대에 누워, 시간도 확실치 않고, 자신이 부르는 소리를 간호사가 들었는지 아니면 호출에 대답할 시간이 있는지도 알 수 없다. 이렇게 모든 것이 불확실하다면, 환자는 통증을 줄이기 위해서뿐만 아니라 그 불확실성에서 벗어나기 위해 진통제를 찾게 되는 것이다. 통제 능력과 예측 가능성을 재정립하고, 환자들에게 약물은 통증이 너무 심각해지는 경우에만 사용하는 것이라는 지식을 주면, 때때로 통증은 훨씬 더 관리하기 쉬워진다.

요양원에서의 통제 능력을 증가시키기

정신적 스트레스의 본질이 드러나는 데에 요양원보다 더 나은 곳을 상상하기는 어렵다. 최상의 환경 아래에서도, 노인들은 젊은 사람들보다 활동적이지 못하고, 단호하지도 못한 대처 방식에 의존하게 된다. 스트레스에 직면하게 되면, 젊은 사람들은 문제를 직시하고 해결하려고 노력하는 반면, 고령자들은 스트레스에서 멀어지려 하거나 자신들의 태도를 이에 맞추려고 할 것이다. 요양원이라는 환경은 이런 회피적이고 수동적인 경향을 악화시킨다. 요양원은 그 안에 수용된 사람을 평생의 사회적 지원망로부터 단절하고, 일상적 활동, 재정 그리고 자신의 신체조차 마음대로 하지 못하게 만드는 세계이다. 유아적이 되어서, 즉 자꾸 어린아이처럼 취급을 받는, 욕구 불만을 해소할 방도가 거의 없는 세계이다. "인생은 나빠지기만 할 것이다."라는 예측만 하게 되는 것이다.

많은 정신 의학자들이 이 세계를 탐험하며 13장에서 소개되었던 통제와 자가 효율에 대한 생각의 일부를 적용해 보려고 노력했다. 예를 들어, 한 연구에서는, 요양원 거주자들에게 일상적인 의사 결정 과정에서 더 많은 책임을 부여했다. 거주자들은 다음 날의 식단을 고르고, 사회 활동 참가를 위한 신청을 미리 하고, 자신들의 방을 꾸미기 위한 식물을 간호사들이 아니라("어머, 잠깐만, 제가 물 줄게요, 그냥 침대에 누워 계세요.") 직접 고르고 키우는 등 더 많은 책임을 지게 되었다. 사람들은 더 활동적이 되었고, 더 많은 사회적 상호 작용을 벌이며, 설문에서 자신들이 더 행복해졌다고 답했다. 누가 책임을 더 많이 주어진 집단, 또는 대조군 집단에 속하는 노인인지 모르는 의사들이 판단해도 이들의 건강이 향상된 것으로 나타났다. 가장 놀라운 것은, 전자의 사망률이 후자의 반에 불과했던 것이었다.

다른 연구들에서도, 통제와 관련된 다른 변인들을 조사했다. 이 모든 연구들은, 거의 만장일치로, 적절한 통제의 증가가 방금 기술되었던 것처럼 건강에 좋은 영향을 미친다는 것을 입증해 주었다. 약간의 연구들에서는 생리학적 측정까지 동원하여 당질 코르티코이드 수준의 저하나 면역 기능의 향상 등의 변화를 보여 주었다. 통제 능력을 증가시킨 유형은 다양했다. 한 연구에서는 기준이 되는 집단은 그대로 내버려 두고, 실험 대상 집단은 요양원의 삶에 대해 결정권을 가지는 거주자 집회를 구성하도록 했다. 후자에서 건강이 향상되었고, 사람들이 사회 활동에 자발적으로 참여하는 일이 많았다. 또 다른 연구에서는 요양원이 파산해 버렸기 때문에 거주자들이 강제적으로 다른 요양원으로 옮겨졌다. 기준이 되는 집단은 정상적인 방법으로 옮겨진 반면, 실험 집단은 새 요양원에 대해 철저한 강의를 들었고 이사와 관련된 다양한 문제들을 자신들이 통제할 수 있도록 했다(이사하는 날짜, 살게 될 방의 장식 등). 이사를 한 후, 후자에서는 의학적 합병증이 거의 나타나지 않았다. 통제 능력의 부재로 인해 유아화되는 효과는 거주자들에게 다양한 과제를 준 또 다른 연구에서 명백히 드러난다. 요양원의 직원들이 대상자들을 '격려하면' 성적이 향상되었고, '도와주면' 성적이 저하되었다.

    이러한 원칙들에 대한 또 다른 예를 들어 보자. 어떤 연구는 대학생들이 요양원 거주자들을 방문하는 것에 관한 것이었다. 기준이 되는 요양원 집단은 학생들의 방문을 받지 않았다. 두 번째 집단에서는, 학생들이 대화를 나누기 위해 예기치 않은 시간에 요양원에 도착했다. 이 집단은 늘어난 사회적 접촉의 긍정적인 효과를 입증하듯, 기능과 건강 면에서 다양한 향상을 보였다. 세 번째와 네 번째 집단에서는 통제 능력과 예측 가능성이 도입되었다. 세 번째 집단에서는 언제 방문받을지를 거주자들이 결정할 수 있는 반면, 네 번째 집단은 이를 통제할 수는 없었지만 적어도 언제 방문이 있을지는 사전에 알 수 있게 했다. 그 결과, 두 번째 집단에 비해, 두 집단 모두에서 기능과 건강이 훨씬 더 향상되었다. 통제 능력과 예측 가능성은 도저히 손을 쓸 수 없을 것 같이 생각되는 불행한 상황에서도 도움이 된다.

스트레스 관리: 꼬리표를 유심히 읽기

이러한 연구들은 일상생활에 적용하기에는 너무 복잡한 스트레스 대처법에 대해 아주 간단한 해답을 제시하고 있다. 통제 능력과 예측 가능성, 욕구 불만을 해소할 방도, 사회적 연결 그리고 일이 악화되고 있다고 느끼는지, 아니면 나아지고 있다고 인식하는지 등을 조절하는 것이 중요하다고 강조하고 있는 것이다. 실제로 요양원과 통증에 관한 연구는 이 대처라는 전쟁의 최전선에서 보낸 용기를 주는 소식이라고 할 수 있다. 이 소식들은 단순하면서도 사람들에게 힘을 주고 자유롭게 만들어 준다. 만약 그런 정신적 변인들을 조정함으로써 어려운 상황을 이겨낼 수 있다면, 이는 우리의 일상생활을 채우는 더 보잘것없는 정신적 스트레스에 대해서도 분명 적용할 수 있을 것이기 때문이다.

이것이야말로 수많은 스트레스 관리 세미나, 치료에 관한 회의 그리고 스트레스라는 주제를 다룬 수많은 책들을 채우는 메시지이다. 이들은 한결같이 어려운 상황에서도 최소한의 통제 능력을 가지고, 나쁜 상황을 영구적이고 어디에나 있는 것으로 보기보다는 개별적 사건으로 보고, 어려운 시기에 적절히 욕구 불만을 해소하고 사회적 지원과 위안의 수단을 찾아야 한다고 강조한다.

훌륭한 일이다. 그러나 이야기가 그렇게 단순하지는 않다는 것을 깨닫는 것이 중요하다. 심리적 스트레스를 관리하고 최소화하기 위해서는 이 결론에서 도망치지 않는 것이 중요하며, 그 해결책은 항상 더 많은 조절 능력, 더 많은 예측 가능성과 더 많은 욕구 불만 해소법, 더 많은 사회적 협력을 필요로 한다. 스트레스 관리의 이러한 원칙들은 특정한 환경에서만 효과를 발한다. 그리고 특정 유형의 문제를 가진 특정 유형의 사람들에게만 해당된다.

얼마 전 나는 이 사실을 상기할 기회가 있었다. 이 책 덕분에, 쥐의 신경 세포 관련 전문가에서 인간의 스트레스 전문가로 변신하게 된 나는, 한 잡지 기자와 이러한 주제에 대해 이야기하고 있었다. 그녀는

"《포천》이 선정하는 500대 회사의 CEO들은 어떻게 만족스러운 성생활을 유지하는가?"와 같은 유형의 기사를 다루는 여성 잡지의 기자였다. 우리는 스트레스와 스트레스 관리법에 대해 이야기하고 있었고, 나는 이 책의 정신적 스트레스에 관한 장에서 나온 몇 가지 이론들을 대강 설명하고 있었다. 모든 것이 잘 되어 가고 있었는데, 끝이 가까워지자 기자는 기사에 들어갈 개인적인 질문, 즉 나는 스트레스에 대처하는 어떤 욕구 불만 해소법을 가지고 있는지 물었다. 나는 솔직하게 답변하는 실수를 저지르고 말았다. 나는 내 일을 사랑한다, 매일 운동을 하려고 노력하며, 멋진 결혼 생활을 하고 있다. 갑자기 콧대 센 그 기자가 내게 화를 냈다. "멋진 결혼 생활은 기삿거리가 안 돼요! 좋은 결혼 생활 같은 얘기는 하지 마세요! 우리 독자들이 누군지 아세요? 45세가 되도록 결혼하지 않고서 그게 얼마나 멋진 일인지 듣고 싶은 전문직 여성들이라고요!" 나는 문득 아마 그녀도 그런 전문직 여성 중 하나일 것이라는 생각이 들었다. 또한, 점차 내 쥐들과 시험관에 생각이 미치자 내가 얼마나 바보 같은 짓을 했는지를 깨달았다. 전쟁 난민들에게 식사를 할 때 콜레스테롤 과다나 포화 지방산을 주의해야 한다고 충고하지는 않는 법이다. 도심의 지옥 같은 곳에 사는 실의에 빠진 미혼모에게는 매일매일의 취미 생활이 주는 스트레스 감소 효과에 대해 설명하는 것은 의미가 없다. 마찬가지로 이런 종류의 잡지 독자들에게 내 평생의 동반자를 갖는 것이 얼마나 뿌듯한 일인지 이야기하면 안 되는 것이었다. '더 많은 통제 능력, 예측 가능성, 욕구 불만의 해소법, 사회적 지원' 등은 스마일 단추와 함께 무차별적으로 나눠 줄 수 있는 기도나 주문의 후렴구 같은 것이 아니다.

우리가 이미 들었던, 표면적으로는 스트레스 관리에 관한 성공적인 이야기였으나 실제로는 그렇지 않은 것으로 밝혀진 두 가지 연구는, 우리에게 엄청나게 설득력이 있는 커다란 교훈을 주고 있다. 다시 한 번 관해에 들어간 암 환자 아이를 둔 부모들을 떠올려 보자. 관해 상태에 들어갔던 아이들이 결국에는 모두 죽었다고 치자. 이때 부모들은 어떻게 반응할까? 재발의 가능성, 개연성조차 모두 수용했던 부모들이 있었고, 그 가능성을 완고하게 부정하던 부모들이 있었다. 언급한 것처럼, 후자의 부모들은 아이의 관해 기간 동안 당질 코르티코이드 분비가 적은 경향이 있었다. 그러나 그들의 환상이 깨어지고 질환이 다시 돌아왔을 때, 이 부모들의 당질 코르티코이드 농도의 증가가 가장 컸다.

이 불행한 결말과 동일한 정도로 통렬한 양상이 요양원을 대상으로 한 연구에서도 나타난다. 방문 시간이 미리 예고되거나, 학생들이 결정한 시간에 방문하는 것, 또는 거주자들이 결정한 시간에 방문을 받는 것 등의, 1주일에 한 번 학생들의 방문을 받는 거주자들에 대한 연구를 상기해 보자. 언급했던 대로, 사회적 접촉은 모두에게 어느 정도 좋은 효과를 가져왔지만, 증가된 예측 가능성과 통제 능력을 가졌던 마지막 두 집단에 속한 사람들이 훨씬 더 좋은 결과를 보여 주었다. 훌륭한 결과였다. 연구가 끝나고 모두들 이 명쾌하고 긍정적인 결과에 대해 그리고 이를 논문으로 발표하고, 강연을 할 것이라며 기뻐하며 자축했다. 연구에 참여했던 학생들이 마지막으로 요양원을 방문해서, 어색해하면서, "연구가 끝나서요 그리고……, 저는 다시 오지 않을 거예요. 그러나 할아버지 할머니를 알게 돼서 너무 좋았어요."라고 말했다. 그다음에 무슨 일이 일어났을까? 향상됐던 이들의 기능과 행복, 건강이 다시 연구를 시작하기 전의 수준으로 줄었을까? 아니었다. 그것들은 훨씬 더 떨어져서 연구 전보다 악화되어 버렸다.

이는 충분히 이해할 수 있는 일이다. 어제 한 시간에 10회 받던 충격을 오늘 25회 받는다고 생각해 보라. 작년 한 해 동안 내내 자신의 아이가 관해기가 끝나고 암이 재발할 가능성을 부정해 왔는데 재발했다고 생각해 보라. 요양원의 거주자들을 떠올려 보라. 외롭고 단절되어서, 자녀들이 마지못해 한 달에 한 번 찾아오는 요양원에서 지내고 있었는데, 그리고 자신에게 관심을 보이는 듯한 밝고 의욕적인 젊은이들과 함께 시간을 보낼 기회를 갖게 되었는데, 이제 이들이 더 이상 오지 않을 것이라는 상황은 오히려 더 나쁘다. 이런 상실감에 직면한다면, 우리 중의 가장 영웅적이고 강인한 사람일지라도 어느 정도 타격을 받지 않을 수 없을 것이다. 아무리 불합리하다고 하더라도 희망이 있으면 가장 암울한 시기에도 버텨 낼 수 있는 것이 사실이다. 그러나 희망을 주었다가 변덕스럽게 빼앗는 것만큼 효과적으로 우리를 파괴할 수 있는 것은 없다. 이런 정신적 변인들을 조정한다는 것은, 매우 강력한 양날의 검인 것이다.

이러한 통제할 수 있다는 인식, 예측 가능성, 욕구 불만의 해소법, 사회성 등을 주입하는 원칙들은 어떤 때에 효과적이며, 어떤 상황에서 적용되면 해로운가? 여기에는 약간의 규칙들이 있다. 마음속에 이 규칙들을 새기면서 구체적인 스트레스 관리에 접근하는 방법과 이들이 언제 효과가 있는지를 살펴보자.

운동

나는 운동에서 시작하려고 한다. 운동은 내가 자주 의존하고 있는, 스트레스 완화법으로, 이를 우선으로 놓는다는 것이 내가 오래오래 건강하게 살 수 있다는 것을 의미하기를 진정으로 바라기 때문이다.

스트레스 대응에 운동이 좋은 이유는 여러 가지가 있다. 첫째, 운동은 다양한 대사 및 심장 혈관 질환의 위험도를 낮추며, 이런 질환들이 스트레스로 인해 악화될 확률을 감소시킨다.

다음으로 운동은 일반적으로 기분을 좋게 만든다. 여기에는 약간의 혼동이 있는데, 운동을 많이 하는 대부분의 사람들, 특히 경쟁을 하는 운동선수들은, 우선 신경증이 없고 외향적이며 긍정적인 성격을 가진다는 견해가 있다(마라톤 선수들은 예외이다.). 그러나 적절히 보정된 연구에 따르면, 신경증적이고 내성적인 사람들조차 운동을 하면 기분이 좋아진다. 이것은 아마도 운동이 베타엔도르핀의 분비를 유발하는 것과 관련이 있는 것 같다. 이에 더해서, 에어로빅 시간에 허벅지 근육이 힘들어 죽을 것 같아도 떠올리게 되는 자기 도취나 성취감과 같은 좋은 느낌들이 있다. 그리고 무엇보다도, 스트레스 반응이란 원래 신체의 갑작스럽고 폭발적인 근육 운동을 준비하는 형태로 나타나게 되어 있기 때문이기도 하다. 만약 시간만 낭비하는 것 같은 회의에서 답답해하는 대신, 실제 운동이라는 형태로 스트레스 반응을 시작한다면, 긴장이 줄어들게 된다.

마지막으로, 운동을 함으로써 다양한 정신적 스트레스에 대한 스트레스 반응이 작아진다는 증거가 있다.

이것은 매우 좋은 소식이다. 이제 운동에 관해서 몇 가지만 더 살펴보자.

- 운동은 기분을 좋게 만들며, 운동 후 몇 시간 또는 하루 정도는 스트레스 반응을 둔화시킨다.
- 정말로 운동을 하고 싶어서 해야 스트레스가 감소한다. 쥐들을 자발적으로 쳇바퀴 위에서 뛰게 두면, 이들의 건강은 여러모로 향상된

다. 강제로 뛰게 하면, 아무리 좋은 댄스 음악을 틀어 놓더라도 이들의 건강은 악화된다.
- 유산소 운동이 무산소 운동보다 건강에 좋다는 것이 여러 연구들을 통해 명확히 입증되고 있다(유산소 운동이란 운동하는 동안 말하기 힘들 정도로 숨이 가빠지지 않는, 지속적인 유형의 운동이다.).
- 운동은 규칙적으로, 일정 기간 동안 지속적으로 해야 한다. 어떤 식으로 하는 유산소 운동이 가장 효과적인가(얼마나 자주, 얼마나 오래 등)에 대해 수많은 연구가 이루어졌는데, 정말로 건강에 유익하려면 1주일에 몇 번, 한 번에 최소 20~30분 동안 운동을 해야 한다는 사실이 상당히 명확히 밝혀져 있다.
- 너무 무리하면 안 된다. 7장에서 배운 교훈을 상기하자. 너무 과한 것은 너무 적은 것만큼이나 나쁠 수 있다.

명상

규칙적이고 지속적으로(다시 말해서, 거의 매일, 한 번에 15~30분 정도) 명상을 하면 당질 코르티코이드 수준이 낮아지고, 교감 신경 긴장이 떨어지고, 이 두 가지가 너무 많아서 나타나는 모든 나쁜 것들이 감소하므로, 건강에 상당히 좋은 것 같다.

여기서 주의할 사항이 있다.

첫째, 명상을 '하는 동안'에는 분명히 생리학적 이점들이 나타난다는 것을 보여 주는 연구들이 있다. 그러나 명상을 끝낸 후에도 이런 좋은 영향(예를 들어 낮은 혈압 등)이 오래 지속되는지는 분명치 않다.

다음으로, 명상의 좋은 영향이 정말로 지속될 때, 주관적인 선입관이 개재될 수 있다. 예를 들어 혈압에 대한 명상의 효과를 연구한다고 하자. 무엇을 해야 할까? 무작위로 사람들을 대조군으로 지정해 이들이 분명히 명상을 하지 않게 하고, 이 역시 무작위적으로 또 하나의 집단을 만들어 하루에 한 시간씩 명상을 하도록 해야 한다. 그러나 대부분의 연구들에서는 무작위적으로 집단이 지정되지 않는다. 다르게 표현하자면, 이미 규칙적인 명상가가 되기를 '선택된' 사람들의 혈압을 조사하고, 이를 명상하지 않는 사람들의 혈압과 비교하는 것이다. 명상하는 쪽을 선택하는 것은 무작위적이 아니다. 아마 명상을 시작하기 전부터 명상을 하기에 적합한 생리적 특성들을 가졌는지도 모른다. 아마 그런 특성들과 명상을 하도록 선택하는 것과 어떤 연관성이 있는지도 모른다. 일부 훌륭한 연구들은 이런 혼란을 피해 수행되었지만, 대부분은 그렇지 못하다.

마지막으로, 명상에는 여러 종류가 있다. 자신들의 특정 상표가 다른 것들에 비해 건강에 더 좋다는 것이 과학적으로 증명되었다고 주장하는 사람의 말을 믿어서는 안 된다. 그들은 당신의 지갑을 노리고 있을 뿐이다.

삶 속에서 더 많은 통제 능력과 예측 가능성을 가져라 …… 아마도

곧 닥칠 스트레스에 대한 더욱 예측 가능한 정보는 스트레스를 완화하는 데 큰 도움이 될 수 있다. 13장에서 검토한 것처럼, 평범한 사건(왜냐하면 이는 기본적으로 피할 수 없는 일이기 때문에)이나, 매우 드물다고 알고 있는 사건을(왜냐하면 애초에 그 일에 대해 불안해하지 않을 것이므로) 예측 가능하게 하는 정보는 별로 도움이 되지 않는다. 어떤 나쁜 일이 일어나기 몇 초 전에 그것을 예측할 수 있게 하는 정보를 얻는 것(왜냐하면 약간이나마 휴식을 취할 수 있게 만드는 정신적 이득을 얻기에는 시간이 부족하기 때문이다.)이나, 먼 후일의 사건을 미리 알게 되는 것(왜냐하면 아무도 그런 것을 걱정하지 않기 때문이다.)은 별 도움이 되지 않는다.

어떤 때에는 예측을 가능케 하는 정보가 상황을 더 악화시킬 수 있다. 예를 들면 정보가 너무 애매모호할 때가 그렇다. 이것은 9 · 11 테러 사건 이후에 나왔던 "정상적으로 생활하세요, 그렇지만 각별히 조심하세요."라는 오렌지 경고를 방불케 한다.

너무 많은 정보 역시 스트레스를 줄 수 있다. 내가 대학원생 시절에 가장 두려워한 곳 중 하나는 그 전 주에 도착한 수천 장이나 되는 모든 과학 잡지들이 진열된 도서관의 '새 잡지 코너'였다. 모든 사람들이 이 주위를 돌며 공황 상태의 끝자락에서 몸을 떨고 있었다. 그 모든 입수 가능한 정보들은 우리가 얼마나 통제 능력을 잃었는지 — 바보 같고, 뒤떨어져 있고, 붙잡을 수 없고, 압도당하는 듯했다. — 비웃고 있는 것 같았다.

통제할 수 있다는 인식을 조정하는 일은 양날일 가능성이 큰 정신적 스트레스 속의 변인을 가지고 노는 것과 흡사하다. 너무 많은 통제 능력에 대한 인식은 그것이 정확하든 아니든 간에 해를 미칠 수 있다. 예를 하나 들어 보자.

한 친구가 의과 대학 학생이었던 시절, 처음으로 외과 실습을 돌게 되었다. 첫날, 그는 긴장해서 무슨 일이 일어날지 전혀 모르고, 지정받은 수술실에 들어가 신장 이식 수술을 하고 있는 여러 의사와 간호사들 뒤에 서 있었다. 몇 시간이 지나자 집도의가 갑자기 그를 뒤돌아보며, "어, 새로운 의대생이로군. 좋아, 이쪽에 와서 이 견인기를 잡고, 바로 이렇게, 잡고 있어. 그렇지, 좋아, 잘하는군." 수술은 계속되었다. 내 친구는 어떤 일이 일어나고 있는지 전혀 볼 수 없는 상태로, 일정한 각도로 몸을 앞으로 기울여서 한쪽 팔을 사람들 사이로 뻗어 견인기를 잡아당기는, 집도의가 지정해 준 불편한 자세를 불안하게 유지한 채, 무시되고 있었다. 몇 시간이 지났다. 그는 움직이지 말고 잡아당기고 있어야 한다는 긴장감으로 멍해져서 정신이 희미해지고 있었다. 그가 문득 의사들의 모습이 어렴풋이 보이면서 자신이 앞뒤로 흔들리고 있으며, 눈이 감기기 시작한다는 것을 느꼈을 때였다. "움직이지 말라니까! 너 때문에 모든 게 엉망이 되잖아!" 깜짝 놀라 깨어난 그는 공황 상태에 빠졌고, 어떻게 할 바를 몰라, 도저히 견딜 수가 없었다. "너 때문에 모든 게 엉망이 되잖아." 시나리오가 새로 오는 모든 학생들에게 하는 의사들의 악의적인 장난이라는 것이 밝혀질 때까지. 그는 전혀 관계없는 신체 부위에 걸쳐진 견인기를 잡아당기며, 어리석게도 내내 환자의 생명이 자기 손에 달려 있다는 엄청난 책임감에 빠져 있었던 것이다(덧붙이건대, 나중에 그는 다른 전문 과목을 선택했다.)

또 다른 예로, 8장의 스트레스와 암 사이의 연관성이 얼마나 희박한지에 대한 논의를 떠올려 보자. 이 분야의 드물게 긍정적인 연구들이 가지는 힘을 잘못 해석하여, 실제 존재하는 것 이상으로 암의 원인이나 경과를 통제할 가능성이 크다고 믿도록 하는 것은 암 환자들이나 그 가족들을 오도하는 일이다. 그렇게 하는 것은, 단순히 암 환자와 그 가족들에게 병이 그들 자신의 잘못 때문에 생겼다고 가르치는 것으로, 사실이 아닐 뿐더러 이미 스트레스가 심한 상황에 처해 있는 사람들의 스트레스를 완화시켜 주지도 않는다.

그러므로 통제가 정신적으로 항상 좋은 것이 아니며, 단순히 인생에서 스스로 통제할 수 있다고 인식하는 정도를 증가시키는 것이 스트레스를 잘 관리하는 원칙이 될 수는 없는 것이다. 이는 13장에서 본 것처럼, 어떤 인식이 적용되는지에 달려 있다. 어떤 나쁜 일이 일어났을 때 통제할 수 있다는 느낌이 스트레스를 완화할 수 있을까? 만약 "휴, 나쁜 일이었어. 그렇기는 하지만 그나마 내가 책임자였기 때문에 다행이지, 아니었으면 어쩔 뻔했어?"라고 생각한다면, 분명 통제의 인식이 더 많은 스트레스를 받지 않도록 완충시켜 주고 있는 것이다. 그러나 만약 "엄청난 재난이야. 그리고 이건 다 내 탓이야. 내가 이런 일이 일어나지 않도록 예방했어야 했는데."라고 생각한다면, 통제의 인식 때문에 손해를 보는 것이다. 이 이분법은 스트레스를 주는 일이 발생했을 때 다음과 같은 규칙이 적용된다는 것을 대략적으로 보여 준다. 스트레스가 파괴적일수록 그 결과에 대한 조절 능력을 가졌다고 믿는 것은 좋지 않다. 왜냐하면 조금 더 노력했으면 더 나은 결과를 얻었을 것이라고 생각하지 않을 수 없게 되기 때문이다. 통제의 감각은 스트레스가 좀 더 가벼운 것일 경우에 최선의 효과를 나타낸다 (이 충고는 당신이 실제로 얼마나 많은 통제 능력을 가지고 있는지가 아니라, 스스로 얼마나 가지고 있다고 느끼는지에 관한 것이라는 사실을 명심해야 할 것이다.).

나쁜 상황에서 통제의 감각을 갖고 있다고 착각하는 것은 매우 병적인 일이라는 것을 말해 주는 한 가지 유형이 정신 건강에 관한 논문 속에서 특별한 이름을 남기고 있다. 나는 이것을 15장에서 언급할 수도 있었지만 지금까지 아껴 두었다. 그것은 듀크 대학교의 셔먼 제임스가 기술한 것으로, 존 헨리즘이라고 부르는 것이다. 이 명칭은 6피트 길이의 강철 드릴을 가지고 증기 드릴보다 더 빨리 산을 뚫기 위해 경쟁을 했던 미국의 토속적인 영웅의 이름에서 딴 것이다. 존 헨리는 초인간적인 노력으로 기계를 이겼지만, 결국은 지쳐서 죽고 말았다. 제임스가 정의하는 대로, 존 헨리즘은 무슨 일이라도 열심히 노력하면 이루어진다는 믿음을 내포하고 있다. 설문지에서, 존 헨리적 인물은 "일이 내가 원하지 않는 방향으로 진행되면, 더욱 열심히 일하게 된다." 또는 "어떤 일을 하기로 결심하면, 그 일이 완벽히 이루어질 때까지 거기에 매달린다."라는 문장에 강하게 동의한다. 이는 내재화된 통제점을 가진 개인들의 전형적인 예이다. 이들은 확고한 목표를 정해 충분히 노력하면 모든 결과를 조절할 수 있다고 믿는다.

이런 생각이 뭐가 그리 잘못된 것일까? 만약 당신이 한 사람의 노력이 정말로 그 사람이 얻게 되는 보상과 직결되는 특권이 주어진 엘리트들의 세계나, 내재화된 통제점이 신비한 힘을 발휘하는 편안한 중산층의 세계에서 사는 행운을 가졌다면 아무것도 잘못된 것은 없다. 삶에서 일어나는 사건들을 언제나 스스로의 노력 탓으로(내재화된 통제점) 돌릴 수 있다면, 전형적인 사회 특권층 인구 집단에 속하는 개인의 평생 건강을 예측하기는 베일런트의 하버드 졸업생 집단처럼 매우 쉬워진다. 그러나 빈곤 속에서 태어나, 교육이나 취업의 기회가 제한되고, 편견과 인종 차별의 세계에서 오로지, 그야말로 오로지 내가 조금 더 열심히 노력하기만 하면, 극복될 수 없는 일들을 극복할 수 있다고 생각하는 존 헨리가 되는 것은 큰 재난이 될 수 있다. 존 헨리즘은 고혈압과 심혈관 질환의 위험성과 상당한 관련이 있다. 놀랍게도 그 혐오스럽고 통제가 불가능한 것을 통제할 수 있다고 믿는 성격 유형의, 신화적인 존 헨리를 가장 많이 닮은, 아프리카계 미국인 노동자들에서 존 헨리즘의 위험성이 현저하다는 것을 제임스의 선구자적인 업적이 보여 주고 있다.

천국과 지옥의 차이에 관한 오래된 우화가 있다. 들은 바에 따르면, 영원토록 성경책을 공부하는 곳이 천국이고, 대조적으로, 영원토록 성경책을 공부하는 곳이 지옥이라고 한다. 어느 정도 선까지는, 사건에 대한 우리의 인식과 해석에 따라 같은 외적 주변 상황이 천국도 될 수 있고 지옥도 될 수 있으며, 그래서 이 책의 후반부에서는 후자를 전자로 바꾸는 수단을 탐구했다. 그러나 열쇠는 "어느 정도 선까지"라는 데에 있다. 스트레스 관리라는 분야는 대부분 크게 심하지 않은 도전들을 다루기 위한 도움을 주는 기술에 관한 것이다. 그것은 어떤 영역 내에서는 상당히 효과적이다. 그러나 이런 기술들이 집 없는 노숙자나, 사회에서 부랑자로 취급받는 난민이나, 말기 암 환자들이 처해 있는 지옥에 대한 해결책으로 유쾌하게 제시될 수 있는 주관적인 사이비 종교와 같은 역할을 할 수는 없다. 때때로 그러한 상황에서 실제 이런 기술들의 덕을 보는, 대처 능력을 가진 놀라운 사람들이 있다. 그것은 그것대로 다행한 일이기는 하나 이것이 같은 배를 탄 다음 사람에게 기분 좋게 그런 식으로 하자고 제안할 근거가 되는 것은 아니다. 그런 것은 잘못된 과학이자 잘못된 치료이며, 무엇보다 윤리적으로 잘못된 것이다. 만약 지옥이 정말 천국으로 바뀔 수 있다면, 우리가 단지 의자에서 벌떡 일어나, 어떤 참사의 피해자들에게 '당신들이 불행한 것은 당신들 자신 때문'이라고 알려 주는 것만으로도, 세상을 더 나은 곳으로 만들 수 있다는 이야기가 되는 것이다.

사회적 지원

이 책을 여기까지 읽었다면 사회적 지원이 스트레스를 경감시킨다는 것은 자명하다. 그러나 이것은 불행히도 말만큼 쉬운 일이 아니다.

우선, 사회적 우호 관계가 스트레스를 주는 정신적 혼란을 해결할 답을 항상 제공해 주지는 않는다. 우리는 곤란에 처했을 때 세상에서 가장 같이 있고 싶은 사람이 누구인지 쉽게 생각해 낼 수 있다. 누가 함께 있으면 기분이 악화되는 곤란한 상황도 쉽게 상상할 수 있다. 이를 보여 주는 생리적 연구들도 있다. 홀로 실내에서 지낸 설치류나 영장류를 어떤 사회적 집단에 넣어 보자. 동물들은 전형적인 심한 스트레스 반응을 보인다. 원숭이들이 긴장해서 돌아다니면서 그 집단의 사회적 서열에서 누가 누구보다 상위에 있는지를 알아내려고 하는 상태가 몇 주 또는 몇 달 동안 지속될 수도 있다.[4]

이 원칙을 보여 주는 또 다른 연구로, 새끼 원숭이들을 어미에게서 떼어 내는 것이 있었다. 예상대로, 이들은 상당한 크기의 스트레스 반응을 보였고, 당질 코르티코이드 수준이 증가했다. 새끼 원숭이를 원숭이들의 집단에 데려다 놓으면 이러한 증가를 막을 수 있지만, 이는 단지 그 집단이 새끼 원숭이가 이미 알고 있는 원숭이들로 이루어졌을 경우에만 그렇다. 낯선 이들 사이에서 평안을 찾을 수 있는 방법은 거의 없다.

동물들이 서로에게 익숙해진 후라고 하더라도, 어느 집단이든 평균적으로 절반은 어떤 특정한 개체보다 우위에 있을 것이며, 곤란이 발생했을 때 주변에 우위 서열의 동물들이 많다는 것이 꼭 필요한 것은 아니다. 심지어 친밀한 사회적 교우 관계도 항상 도움이 되는 것은 아니다. 우리는 정신 면역학에 대해 다룬 8장에서 결혼이 건강에 미치는 온갖 종류의 이점에 대해 알아보았다. 그러나 그중 일부는 오래 전부터 알려진 역방향의 인과 관계에 의한 착각일 수 있다.— 건강하지 않은 사람들은 결혼할 가능성이 낮은 것이다. 또 다른 부분으로는, 결혼이 주로 사람들의 물질적 건강을 증가시키고, 우리로 하여금 위험한 생활 습관들을 상기하고 피하도록 만드는 누군가를 제공하기 때문인 것도 있다. 이런 요소들을 보정하고 나서도, 평균적으로 결혼은 건강을 향상시킨다. 그러나 8장에서는 이 보편적 규칙의 확연하면서도 중요한 예외를 지적했다. 여성에서는 좋지 않은 결혼이 면역 억제를 초래한다는 것이다. 그러므로 잘못된 사람과의 가깝고 친밀한 관계가 스트레스를 줄여 주는 일은 결코 없다.

더 넓게 보자면, 친구들과의 강력한 네트워크를 갖거나, 앞 장에서 본 것처럼 사회 자본이 많은 커뮤니티에 속하는 것도 건강에 좋다. 그것의 잠재적인 단점은 무엇일까? 나는 이에 대해 언급한 적이 있다. 좋은 것들도 많지만, 이상향적 사회 자본이라는 것에는 동질성, 편안함, 배타성을 추구할 수 있는, 단결되고 공동의 가치를 가지는 협력하는 사회라는 불편한 사실이 숨어 있다. 심지어는 갈색 남방이나 긴 장화(나치의 군복, 즉 파시즘을 의미한다. — 옮긴이)를 추구할 수도 있다. 그러므로 사회 자본이 항상 따뜻하고 포근한 것은 아니다.

나는 이 부분을 통해 좋은 사람, 좋은 친구들, 좋은 지역 사회를 가지는 것을 강조해 왔다. 때때로, 스트레스를 가장 잘 완화시켜 주는 성질을 가진 사회적 지원은 바로 필요로 하는 사회적 지원을 베푸는 것이다. 12세기의 철학자 마이모니데스는 자선 행위의 서열을 정했는데, 그중 가장 위에 있는 것이 익명의 자선가가 익명의 수신자에게 자선을 베푸는 것이라고 했다. 이것은 훌륭한 추상적 목표이지만, 자기가 도와준 사람의 얼굴을 보는 일은 놀랍도록 강력한 효과가 있다. 통제 능력이 결여된 세상에서 우리 모두가 가지고 있는 멋진 통제 능력의 근본은 바로 한 번에 한 가지씩, 세상을 더 나은 곳으로 만들 수 있는 능력에 있는 것이다.

종교와 영적인 것

종교와 영적인 것이 질병, 특히 스트레스 관련 질환을 막는다는 것은 엄청나게 논란이 많은 생각이다. 나는 이 분야의 몇몇 주요 연구자들을 만났을 때, 그들이 읽는 것들이 때때로 개인적 종교관에 부합하는 문헌들이라는 것을 알았다. 이러한 이유로, 나는 이 주제를 다루기 전에 자신에 대한 이야기를 하는 것이 도움이 된다고 생각한다. 나는 성실한 정통파 종교 교육을 받았고, 성실한 신자였다. 그러나 지금은 무신론자로, 내 삶에 영적인 그 무엇을 위한 공간은 없으며, 신앙은 명백히 피해를 주는 것이라고 믿는다. 그러나 나는 내가 종교적인 사람이었으면 한다. 나는 신앙을 이해하지 못하며, 신자들로 인해 당혹스러워한다. 나 역시 그들 때문에 감동하는 일이 있다. 그러므로 나는 과학에 대해서까지 혼란스럽다.

수많은 문서들이 종교적 믿음, 종교적 실행, 영적인 것 그리고 기도가 건강을 유지할 수 있게 해 준다는 것을 보여 준다. 이는 말하자면, 질병의 발생을 줄이고, 질병으로 인한 사망률을 줄이고(이 두 가지 효과를 합치면 수명이 연장된다.), 질병으로부터의 회복을 촉진한다. 그런데 여기에서의 논란이란 과연 무엇일까?

첫째, 정의에 관련된 문제들이 있다. 종교적이거나 영적이라는 것은 무엇을 말하는 것인가? 전자는 역사적 관례와 많은 신봉자들에 의해 제도화된 체계이고, 후자는 더 개인적인 것이다. 볼링그린 대학교의 켄 파르가먼트가 지적했듯이, 전자는 형식적 · 외향적 · 교리적이고 권위주의적이며 표현을 억제하는 반면, 후자는 때때로 주관적 · 감정적 · 내성적이고, 자유롭게 표현한다는 뜻을 내포한다. 종교적인 사람들과 종교적이지는 않지만 영적이라고 스스로 생각하는 사람들을 비교하면, 전자가 더 나이가 많고, 교육 수준이 낮으며, 사회 경제적 지위가 낮고, 남성이 많다. 그러므로 신앙심이 깊은 것과 영적인 것은 매우 다른 것이 될 수 있다. 그러나 건강에 관한 문서들은 이 두 가지를 대략 비슷한 것으로 언급하고 있기 때문에 나는 이 두 가지를 같은 의미로 번갈아 사용할 것이다.

논란은 무엇인가? 건강에 대한 이점을 보여 주는 그 모든 연구들 가운데, 정말로 이점이 '있는가'라는 점이다. 왜 그렇게 불분명할까? 우선, 많은 연구들이 엉성하기 짝이 없고, 중학교 과학 논문 대회에서 걸러졌어야 할 잘못들로 가득하다. 그러나 신중한 연구들조차, 과학의 일반적 기준으로 삼을 만한 접근법을 사용하여 이 분야의 연구를 수행하기에는 어려움이 많다. 우선, 대부분의 연구들이 후향적이다. 더구나 사람들은 보통 자신의 신앙 수준을 스스로 평가하며(예배에 얼마나 자주 참석하는지와 같은 객관적 지표를 포함해서), 이런 종류의 기억을 상기하는 데에는 부정확하기로 유명하다.

또 다른 문제는 쉽게 피할 수 있었어야 하는 것을 거의 피하지 않는다는 것이다. 이는 미묘한 통계상의 문제로, 다음처럼 진행된다. 종교와 관련된 무수한 것들을 측정하고(이들의 대부분은 겹친다.), 건강과 연관된 무수한 것들을 측정해(마찬가지로 겹친다.), 첫 번째 범주의 어떤 것으로 두 번째 범주의 어떤 것을 예측할 수 있는지를 관찰한다. 비록 신앙심과 건강 사이에 전혀 관련이 없다고 하더라도, 틀림없이 확률적으로 의미 있는 무엇인가가 나타나게 마련이다. 그리고 "그것 보라, 더 이상 압박하지 마라, 이제 막 종교가 사람을 건강하게 하는 것이 입증되었다."로 이어지는 것이다. 마지막으로 이런 과학의 분야에서 가장 중요한 점은, 사람들을 무작위적으로 어떤 집단에 지정할 수가 없다는 점이다("이분들은 무신론자가 되시고, 다른 분들은 열심히 하느님을 믿기 시작하세요. 10년 후에 여기서 다시 만나 모든 분들의 혈압을 측정하겠습니다").

그러므로 신앙심은 진정한 과학의 주제로 다룰 수 없다고, 훌륭한 사람들이 언제나 지적하는 것이다. 이 분야를 주도하는 두 명의 사상가인 콜롬비아 대학교의 리처드 슬론과 스탠퍼드 대학교의 칼 토러슨을 생각해 보자. 이 두 사람은 모두 매우 정확한 과학자로, 한 명은 신앙심이 건강에 이점을 가져온다는 것을 강하게 지지하며, 다른 한 명은 이에 대해 강하게 비판적이기 때문에 나는 이들을 많이 인용할 것이다. 이 주제에 대한 이들의 종설을 읽어 보면 양쪽 모두 문장의 반을, 이 분야 연구들의 대부분이 몹시 한심하며 무시해 버려야 한다는 점을 지적하는 언급으로 채우고 있다.

일단 방대한 양의 곡식 쓰레기 속에서 밀을 분리해 냈다고 하자. 그것은 무엇일까? 흥미롭게도 슬론과 토러슨은 다음과 같은 점에서 동의했다. 그것은, 같은 질병으로 입원한 날 수와 같은 객관적인 지표를 고려하면, 누군가를 위한 기도가 그 사람의 건강을 개선시킨다는 증거는 단 하나도 없다는 것이다(더 높은 힘과 연결해 주는 누군가의 사회적 지원이 존재한다는 사실을 환자가 아는 것과는 무관하다.). 이는 매주 일요일마다 교회에 넘쳐 나던 충성스러운 농부들이 유럽 왕족들의 건강을 위해 기도했는데도 그들은 보통 사람들과 비슷한 수명을 누렸을 뿐이라고 지적한, 19세기의 과학자 프랜시스 갈턴이 이미 결론을 내린 것이다.

슬론이나 토러슨 같은 이들이 동의한 또 한 가지는, 신앙심과 건강을 연결하는 확고한 고리를 살펴볼 때, 어느 쪽이 먼저인지를 알 수 없다는 것이다. 종교를 믿으면 건강해지고, 건강하면 신앙을 가지게 될지도 모른다. 이들은 이 연결 고리를 관찰할 때, 신앙심이 건강 향상을 가져오는 어떤 것이 있다고 하더라도, 그것이 신앙심과 관계가 있는지를 여전히 알 수가 없다는 점에도 의견을 모았다. 왜냐하면 신앙심이 깊어진다는 것은 전형적으로 종교적 모임, 그리고 그에 따른 사회적 지원, 의미 있는 사회적 역할, 좋은 역할 모델, 사회 자본과 같은 여러 가지 좋은 것들을 얻는다는 것을 의미하기 때문이다. 그리고 대부분의 종교에서 신앙심은 음주나 흡연 등의 위험 요인을 줄이는 것을 뜻한다. 그러므로 이런 점들도 보정되어야 한다.

놀랍게도, 일단 보정을 하고 난 후에도, 토러슨과 슬론은 여전히 일부 의학 분야에서 어느 정도 신앙심이 건강을 예측하는 지표가 될 수 있다는 점에 동의하고 있다.

토러슨은 이 분야의 권위 있는 종설들에 대해 매우 자세한 분석을 시도했다. 그는 정기적으로 예배에 참석하는 것이 사망률 저하와 심장 질환 및 우울증의 위험도 감소를 예측 가능하게 한다고 밝혔다. 그러나 신앙심이 암의 진행이나 암에 의한 사망률, 의학적 장애, 질병으로부터의 회복 속도 등과는 연관성이 없다고 밝혔다. 더구나 성실한 종교인들이(그들 스스로의 평가에 따르면) 자기들보다 성실하지 않다고 생각하는 종교인들보다 건강상 더 이롭다는 것을 찾아내지 못했다. 그는, 신앙심이 건강을 향상시킨다는, 암시적이지만 결정적이지 못한 증거가 있으나 그 효과는 매우 제한돼 있으며, 이는 아픈 사람들이 생명을 오래 유지하거나 빨리 회복되기보다는 건강한 사람이 건강한 채로 유지하는 것에 더 많은 영향을 미친다고 결론지었다.

슬론은 바로 이 점을 강하게 비판하고 있다. 그의 결론도 거의 비슷하지만, 그는 그 효과가 얼마나 작은지를 강조하고 있으며, 그리고 그 모든 문제들에 대해 그리 많은 주의를 기울일 필요가 없다고 생각한다. 이와 대조적으로 지지자들은 "신앙심이 다른 주류의 의학보다 효과가 작지 않으며, 어떤 부류의 사람들에게는 매우 큰 요소로 작용한다."고 반박하고 있다. 그리하여 학회의 시간이 끝날 때까지, 모든 과학자들이 점심을 먹으러 갈 시간이 되었는데도 끊임없이 논쟁을 계속한다.

사회적 지원과 위험 요인의 감소를 보정한 후에도, 신앙심이 어느 정도 건강에 좋은 이유는 무엇일까? 스트레스와 관련된 모든 이유들과, 그들이 믿고 있는 신적 존재의 유형 때문이다.

우선, 불가사의한 규칙을 가진 신을 믿는다고 하자. 이런 유형은 유대교와 그리스도교에서 말하는 여호와의 원형이라고, 토마스 케이힐은 그의 저서인『유대인들의 선물』에서 강조하고 있다. 일신교적인 여호와 이전의 신들은, 비록 인간보다는 입맛이 좀 까다로웠으나 친숙한 존재였고 이해하기가 쉬웠다. 신들은 단순히 양의 정강이 부분의 고기보다는 가장 좋은 부위의 양고기를 원했으며, 모든 숲 속의 요정들을 유혹하길 원했다. 그러나 초기 유대인들은 이런 욕구를 전혀 갖지 않는, 전혀 깊이를 헤아릴 수 없고, 알 길이 없는 그리고 바지를 적실만큼 무서운 신을 만들어 냈다.[5]

그러므로 신의 행동이 불가사의하더라도, 그가 간섭한다면 적어도 그 권능의 탓으로 돌리며 스트레스를 줄일 수 있다는 이익을 얻을 수 있다. 그 신이 뜻하는 바는 명확치 않지만, 적어도 메뚜기 떼나 복권 당첨이 누구에게 책임이 있는 것인지는 알 수 있는 것이다. 실존적 공허함에 대한 해결책으로써, 신의 의지가 잠재해 있는 것이다.

다음으로, 인식할 수 있는 규칙을 가진 신이 간섭한다면, 그 신은 권능의 탓으로 돌리거나 예측 가능한 정보를 준다는 점에서 평안을 제공한다. X라는 의례를 행하라, 아니면 Y라는 일이 일어날 것이다. 그리고 더구나, 일이 잘못되면 변명이 가능하다.[6] 만약 일이 정말로 잘못될 경우에는, 소아암 환아들의 일부 부모들이 이루어 낸 놀라운 일처럼, 그 사건을 재구성할 가능성이 있다. 신은 아무나 신뢰하지 않는다. 당신만을 믿기 때문에 당신에게만 그런 짐을 지워 주신 것이다.

이러한 모든 일을 하고, 개인적이고 특정한 애원에 응답해 주는 것이 신이라면(특히 그 신격체가 당신처럼 생기고/얘기하고/먹고/입고/기도하는 사람들에게만 선택적으로 응답한다면), 통제 능력이라는 추가적인 단계가 도입된다. 그리고 이런 모든 일들에 더해서, 신이 인자하다고 본다면, 스트레스를 완화하는 이점이 분명 범상치 않을 것이다. 만약 암이나 알츠하이머병, 대량 학살과 인종 청소를 그렇게 볼 수 있다면, 사랑하는 사람들의 심장 박동이 멈추는 그런 견딜 수 없는 일들을 모두, 신의 사랑에서 우러난 계획의 일환이라는 문맥에서 볼 수 있다면, 이는 분명 상상할 수 있는 가장 큰 지원의 근거를 구성할 것이다.

그들이 동의한 분야가 두 개가 더 있다. 슬론과 토러슨 모두 이 분야에서의 발견들이 의사들로 하여금 환자들에게 신앙심을 가지도록 권장하게 될 것이라는 생각에는 매우 신경질적이다. 두 사람은 모두 이들 검증된 좋은 소식에도 불구하고, 신앙심이 건강을, 정신적인 면이나 또는 다른 면에 관해서도, 매우 악화시킬 수 있다고 지적한다. '새로운 사회학 연구 학교'의 셔론 패커의 주장에 따르면, 종교는 스트레스를 완화하는 데 매우 효과적일 수 있으나, 그 전에 때때로 그런 스트레스를 만들어 낸다.

알맞은 때에 알맞은 전략을 고르는 것: 인식적 유연성

일부 스트레스 요인들을 마주했을 때, 그 '대처 방식'은 다양한 형태를 취할 수 있다. 우리는 스트레스를 변화시키거나 그에 대한 우리의 인식을 바꾸는 것이 더 좋은지 알아내는 인식적 과제에 도전하며 문제를 해결할 수 있다. 감정에 초점을 맞출 수도 있다. 단지 스트레스 때문에 감정적으로 상처를 받았다고 인정하기만 해도 스트레스를 줄일 수 있다. 스트레스를 덜 받는다고 느끼기 위한 수단으로서 인간 관계와 사회적 지원에 초점을 맞출 수도 있다.

사람들이 앞으로 이끌리는 방식은 분명 다양하다. 예를 들어, 이성 관계에서 나타나는 끝없는 긴장감의 근원은, 평균적으로, 여성이 감정, 또는 관계에 바탕을 둔 대처 유형을 보이는 경향인 반면, 남성은 문제-해결적 접근 경향을 보인다는 데에 있다.[7]

그러나 어느 것이 각 개인의 가장 자연스러운 대처 방식인지에 상관없이, 중요한 점은 다른 방식들은 다른 상황에서 더욱 효과적인 경향을 보인다는 점이다. 바보같은 예지만, 굉장히 큰 시험이 다가온다고 가정하자. 이에 대한 대처 방식 중의 하나로는 공부를 하는 것이다. 다른 것으로는 나쁜 점수의 의미를 재구성하는 것이 있다("인생에는 이 수업보다 더 많은 것들이 있어, 나는 다른 일을 더 잘하는 그런대로 좋은 사람이야……"). 시험 전에는 분명 '공부해서 스트레스를 줄이는' 전략이 탁월하지만, 시험이 끝날 때까지 '재구성을 통한 스트레스 감소 접근 방식'을 멀리해야 한다. 좀 더 의미 있는 예로, 가족 중에 아픈 사람이 있고, 잔인하게 어려운 결정들을 해야 하거나, 가족들 중 누군가가 죽는다고 하자. 이러한 질병 시나리오에서는 전형적으로 문제 해결형 접근 방식이 더 효과적으로 작용한다. 감정이나 관계에 바탕을 둔 대처 방식은 죽음에 대처하는 방식으로 더 효과적이다.

전략을 변경해야 할 필요성을 보여 주는 또 다른 사례는 마틴 셀리그먼의 업적에서 찾아볼 수 있다. 내적 통제점이 받는 모든 좋은 압력들에도 불구하고, 우리는 방금 그것이 얼마나 비생산적일 수 있는지에 대한 존 헨리즘의 예를 보았다. 셀리그먼의 작업은 조절점을 바꿀 수 있다는 것이 얼마나 유용하고 건강에 좋은지를 보여 준다. 좋은 일이 일어나면, 사람은 스스로의 노력으로 그 결과가 나온 것이라 믿고 싶어 하며, 넓고 오래 지속되는 의미를 부여한다. 결과가 나쁠 때는 자신의 조절점 밖의 일 때문이라면서, 매우 국소적이고 제한적 의미를 갖는 일시적인 사건이라고 믿고 싶어 한다.

은연중에 특정 상황에 적합한 전략으로 바꾸는 것을 전략을 바꾸는 인식의 유연성을 가진다고 말한다, 끝. 이것은 SES와 건강 연구의 선구자 중 한 명인 안토노브스키가 강조한 부분이다. 그에게는 사람의 건강을 예측할 수 있는 지표가 무엇이었을까? 확정된 규칙을 둘러싼 유연한 전략을 바탕으로 설립된 대처 방식이다. 이를 위해서는 우리 대부분에게 공통되는 반사 작용과의 싸움이 필요하다. 만약 안 좋은 일이 일어나 우리가 시도한 대처 방식들이 효과가 없다면, 우리의 가장 흔한 반응 중의 하나는, 글쎄, 아까 상황으로 다시 돌아가 평소보다 두 배 더 열심히 대처하는 것이다. 때로 이 방법이 효과를 발휘하기도 하지만 실제로 그런 경우는 매우 드물다. 스트레스를 받는 동안 새로운 것을 시도하기 위한 자원을 찾기란 정말로 힘들지만, 때로는 바로 그것이 필요한 것이다.

그래서 어쩌라고?

아직 반도 구체화되지 않은 것처럼 보이는 생각이 하나 더 있다. 이 책의 주제 중의 하나인 대조법이라는 목표에 관한 것이다. 신체적 스트레스가 있으면, 스트레스 반응을 활성화하고 싶다. 정신적 스트레스일 때는 그렇지 않다. 휴식 상태에서는 당질 코르티코이드 분비가 가능한 한 거의 없어야 하지만, 진짜 스트레스가 있을 때는 가능한 한 많아야 한다. 스트레스를 받기 시작할 때는 빠른 활성화가 중요하고, 스트레스가 끝나면 빠른 회복이 필요하다.

노르웨이 병사들의 낙하산 훈련을 바탕으로 이것을 도식적으로 생각해 보자. 처음 뛰어내릴 때 병사들의 혈압은 뛰어내리는 순간에 최고였다(부분 B). 그러나 이때는 닥쳐올 공포가 있기 몇 시간 전(부분 A) 그리고 몇 시간 후까지도 여전히 무릎에 힘이 없을 정도였다(부분 C).

무수히 뛰어내리기 연습을 한 후, 그들의 상태는 어떻게 되었을까? 뛰어내리는 동안에는 동일한 커다란 스트레스 반응을 보였지만(부분 B), 점프 전후의 2초에는 아무 반응도 없었다. 낙하산병들은 단순히 점심에 무엇을 먹을 것인지를 생각하고 있었다.

이것이 '조건화(條件化, conditioning)'라는 것이다. 시작과 끝, 표면과 이면의 차이를 더욱 분명히 대조되게 만드는 것이다. 신호 대 소음의 비율을 증가시키는 것이다. 이 책의 문맥에 맞추어 구성해 보자면, 누군가가 무수한 낙하 연습에 상당하는 경험을 쌓는다면, 그는 실제 스트레스가 발생하고 있을 때에만 스트레스 반응을 보인다. 앞에서 논의된 것처럼, 경험에 의해 날아가 버리는 것은 부분 A와 C, 즉 정신적 스트레스 반응이다.

이것은 좋은 일이다. 그러나 필자가 붙잡으려고 하는 것은 더 미묘한 목표에 관한 것이다. 이런 생각은 공과 대학 교수이자 병원의 목사인 오하이오 주립 대학교의 만줄라 월드론과의 수많은 대화 덕분이다. 브룩클린 억양을 가진 키 작고 약간 조적(躁的)인 내가 이야기하기에는 부끄러울 정도로 참선적(參禪的)인, 다음과 같은 이야기이다.

아마도 목표가 낮은 기준 수준과 높은 활성화 수준 간의 대조를 극대화하는 것은 아닐 것이다. 아마도 두 가지를 '동시에' 가지는 것이 목표일 것이다. 뭐라고? 그것은 아마도 기준 수준을 단순히 활성화되지 않았거나 결핍되어 있는 것보다는 조금 높은 어느 수준으로 설정하는 것이겠지만, 대신, 이 기준 수준은 에너지가 충만한 평온함 및 행동을 하기 위한 선택이라는 것이다. 즉 광적인 각성을 뚫고 나아갈 일종의 평형과 평정으로 구성된 상한선을 목표로 하는 것이다. 굉장히 서투르긴 하지만, 필자는 축구 경기를 할 때 몇 번 그런 느낌을 가진 적이 있다. 성공적인 결과가 있든 없든, 모든 생리적 체계가 미친 듯이 돌아가고, 마음이 꿈꾸지도 못한 일을 몸이 하는 순간이 있다. 그럴 때면 그 2초의 시간이 실제보다 훨씬 길게 느껴진다. 그러나 각성 속의 평온함이 또 하나의 '좋은 스트레스(위협과 반대되는, 자극적인 도전)'를 이야기하는 것은 아니다. 스트레스가 해롭고 심장이 위기감으로 빨리 뛸 때조차, 어떻게든 각 심장 박동 사이의 1초를 분해하여 그 순간을 시간적으로 연장하고 재편성할 수 있도록 만드는 것이다.

어쨌든, 나는 지금 내가 무엇에 대해 이야기하고 있는지 잘 모르겠지만, 여기에는 매우 중요한 무엇인가가 들어 있다고 생각한다. 더 이상 이야기하지 말자.

하면 된다: 80/20인 스트레스 관리의 품질

여기에서 80/20 규칙이라고 불리는 여러 가지 원칙에 대해 생각해 보자. 소매업에서는 "소비자의 20퍼센트가 80퍼센트의 불평을 제기한다."는 형태로 나타난다. 범죄학에서는, "범죄자의 20퍼센트가 범죄의 80퍼센트를 저지른다." 또 "연구 및 디자인 팀의 20퍼센트가 새 아이디어의 80퍼센트를 낸다." 이런 수치들이 문자 그대로의 의미를 가지는 것은 아니다. 이것들은 인과 관계가 원인을 제기하는 인구에 따라 똑같이 분배되지 않는다는 것을 언급하는 하나의 방법인 것이다.

나는 이 80/20 규칙을 스트레스 관리에 적용하려고 한다. 즉 노력의 첫 20퍼센트가 스트레스의 80퍼센트를 경감시킨다. 이로써 내가 하고자 하는 이야기는 무엇인가? 당신이 주위 사람들에게 적대적이고, 무뚝뚝하며, 풀기 어려운 괴로움을 주는 악몽과 같은 A형 인간이라고 하자. 친구들이나 사랑하는 사람들이 당신을 앉혀 놓고 아무리 여러 번 따뜻한 눈길을 보내더라도, 당신이 얼마나 불쾌한 존재인지 아무리 소리를 질러 대더라도 바뀌는 것은 아무것도 없다. 아무리 자주 의사를 찾아가고 오른 혈압을 여러 번 재도 아무 변화도 일어나지 않는다. 당신이 바꾸려고 결정하지 않는 한, 다른 사람들이 실제로는 존재하지도 않는 문제로 당신을 귀찮게 하는 것을 피하기 위해서가 아니라, 정말로 그렇게 마음 먹지 않는 한, 절대로 이루어지지 않는다.

이는 정신 건강 전문가들에게는 기본적인 진리이다. 한 개인을 변화시키기 위해, 가족 구성원 모두가 절실하게 치료에 참여한다고 하더라도, 그 사람이 정신과 의사의 책장에 있는 지그문트 프로이트의 사진을 멍하니 바라보기만 한다면 변하는 것은 없다. 그러나 스스로 진심으로 바뀌길 원하고, 노력하려는 단순한 행동만으로도 놀라운 일이 일어난다. 예를 들어, 임상적으로 우울한 사람들은 치료사와 첫 예약을 하기만 해도 현저한 향상을 나타낸다. 이는 이 사람들이 자신들의 문제를 인식하고 있다는 것을 뜻하며, 이들이 실제로 무엇인가를 하기 위해 정신 운동적 난관을 헤쳐 나왔다는 것을 뜻하며, 한 고비를 넘겼다는 것을 뜻한다.

이는 분명 스트레스 관리와 관련이 있다. 여기서는 가장 효과적인 형태의 스트레스 관리의 특성에 대해 검토했다. 그러나 이에 너무 열

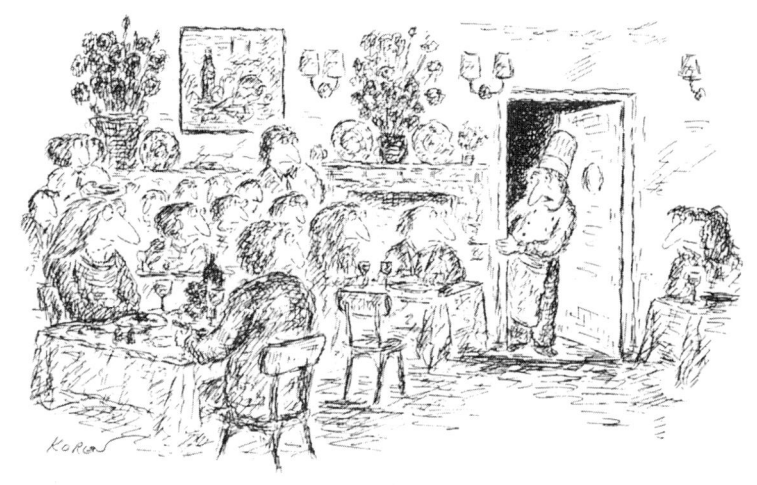

"혹시 손님들 중에 스트레스 관리 전문가 계십니까?"

광하지 말고, 당신에게 가장 어울리는 완벽한 접근법을 찾을 때까지는 잠시 행동에 옮기지 말고 기다려야 한다. 일정 수준에 도달하고 나면, 당신이 어떤 관리 기술을 사용하는지 상관이 없어진다(주위 사람들에게 피해를 주지 않는 한). 만약 당신만의 특별한 스트레스 완화법이 예복을 입고 번잡한 길거리에 서서 텔레토비의 대사를 읊는 것이라고 하더라도, 당신은 이를 통해 효과를 볼 수 있을 것이다. 왜냐하면 단순히 당신이 변하려고 결정한 것 자체가 충분한 우선 순위를 가지기 때문이다. 당신은 그 텔레토비 독백을 하기 위해서, '아니다'라고 할 수 없었던 모든 일들에 대해 기꺼이 '아니다'라고 말할 수 있게 되는 것이다.

때문에 주말을 위해, 또는 전화가 30초 넘게 통화 대기 상태에 있을 때를 위해, 스트레스 관리를 아껴 둘 필요는 없다. 거의 매일 시간을 들여야 한다. 만약 그렇게 관리한다면, 당신은 이미 그 변화들이 매우 중요하다고 느낄 것이며, 그 자체로써 이미 많은 것을 달성한 것이다. 실제로 80퍼센트를 달성한 것은 아닐지라도, 최소한 멋지게 시작한 것이기 때문이다.

결론

그래서 우리는 무엇을 배웠는가?

- 통제 능력, 예측 가능성, 치료의 가능성 등을 넘어서는 끔찍한 소식을 직면했을 때는, 그것을 거절할 수단을 발견할 수 있는 이들이 가장 탁월하게 대처한다. 이러한 거절은 용납될 수 있을 뿐 아니라, 정상적인 정신 상태를 유지하기 위한 유일한 수단인지도 모른다. 진실과 정신 건강은 때때로 밀접한 관계가 있지만, 이러한 상황에서도 필수적인 것은 아니다. 좀 더 작은 문제들에 부딪쳤을 때에는, 방어적이고 합리적인 희망을 가져야 한다. 가장 스트레스가 심한 상황에 처하더라도 나아질 것이라는 생각을 가져야 하며, 나아지지 않을 가능성을 부정하지는 말아야 한다. 이 두 가지 상반되는 경향 사이에서 주의 깊게 균형을 잡아야 한다. 최선의 상황을 희망하고 이 생각이 대부분의 감정을 조절하게 만들어야 한다. 그러나 그와 동시에 최악의 상황에 대비하는 작은 부분을 남겨 두어야 하는 것이다.
- 스트레스에 성공적으로 대처하는 사람들은 현재의 스트레스에 직면했을 때 통제 능력을 찾아내며, 이미 지나간 일들은 통제하려 들지 않는 경향이 있다. 이들은 조절할 수 없는 미래의 일들도 통제하려 들지 않으며, 부서지지 않은 것이나 고칠 수 없을 정도로 부서진

것들을 고치려 들지 않는다. 스트레스라는 큰 벽에 부딪히게 되었을 때, 그 벽을 허물어 버릴 수 있는 하나의 해결책이 나타난다면 좋다. 그러나 때때로, 그 해결책은 하나가 아닌 통제의 발판이 되는 일련의 작은 조각들이며, 이 조각들이 그 벽을 측정할 수 있도록 해 주는 것이다.

- 일반적으로, 예측 가능한 정확한 정보를 찾는 것은 많은 도움이 된다. 그러나 만약 그것이 너무 일찍 또는 너무 늦게 나타나거나, 불필요하거나 스트레스를 줄 정도로 많거나, 그 자체가 스트레스가 되는 경우, 또는 그 정보가 알고 싶어 하는 것보다 훨씬 더 나쁜 소식인 경우에는 별 소용이 없다.

- 욕구 불만을 해소할 방도를 찾고 이를 정기적으로 실행해야 한다. 그 해소법이 주위 사람들에게 좋은 것이어야 한다. 궤양이 생기는 것을 피하기 위해 남에게 궤양을 생기게 하는 일은 없어야 한다. 새로운 스트레스 대처법으로 알려진 것들의 구성 요소 목록과 관련 인쇄물을 읽을 때에는, 과대광고인지를 의심하고 어떤 방법이 자신에게 적합한지를 알아내도록 하자.

- 사회적 협력과 지원의 근거를 찾는 것은 중요하다. 극도로 개인주의적인 우리 사회에서조차, 우리 대부분은 자신보다 큰 어떤 것의 부분이 되는 것을 동경한다. 그러나 단순한 사교성을 진정한 협력이나 지원으로 착각하지 말아야 한다. 사람들은, 거대한 군중 속에서, 또는 절친하다고 생각했던 사람이 낯선 사람으로 증명되었을때, 몹시 외롭게 느낄 수 있다. 인내심을 가져야 한다. 우리 대부분은 진정으로 좋은 친구나 배우자가 되는 법을 배우는 데 평생이 걸리기 때문이다.

이러한 생각들 중 일부는 '익명의 알코올 중독자(알코올 중독자들을 지원하는 비영리 단체—옮긴이)'에 의해 채택된 레이널드 니브르의 유명한 기도 속에서도 언급된다.

신께서는, 내가 바꿀 수 없는 것들을 받아들일 줄 아는 평온함과, 내가 바꿀 수 있는 것들을 바꿀 수 있는 용기를, 그리고 그 차이를 아는 지혜를 내게 주셨다.

싸움을 선택할 줄 아는 지혜를 가져야 한다. 그리고 싸울 때에 사용하는 전략의 유연성과 탄력성에 대해서는 퀘이커교 예배에서 내가 들은 적이 있는 하나의 구절로 요약할 수 있다.

강한 바람을 마주할 때는, 내가 풀잎이 되게 하소서.
강한 벽을 마주할 때는, 내가 일진광풍이 되게 하소서.

때때로, 스트레스에 대처하려면 벽을 불어 넘어뜨릴 필요가 있다. 그러나 때때로 바람에 눕고 굽혀지는, 그러나 바람이 지나간 후에는 여전히 꿋꿋이 서 있는 풀잎처럼 되기도 해야 한다.

스트레스는 어디에나 있는 것이 아니다. 우리 신체의 장애로 인한 고통이 모두 스트레스 관련 질환의 징후인 것은 아니다. 현실 세계가 우리의 사고 방식이나 정신적 특성을 바꿈으로써 교묘히 피할 수 있는 나쁜 일들로 가득 차 있는 것은 사실이다. 그러나 또한 우리가 아무리 용감하고 강렬하게, 복잡하게, 또는 습관적으로 원하는 만큼 태도를 바꾼다 하더라도 지워 버릴 수 없는 끔찍한 일들로 가득 찬 것 역시 세상인 것이다. 일단 우리가 정말로 병을 앓게 되어서, 환상 때문에,

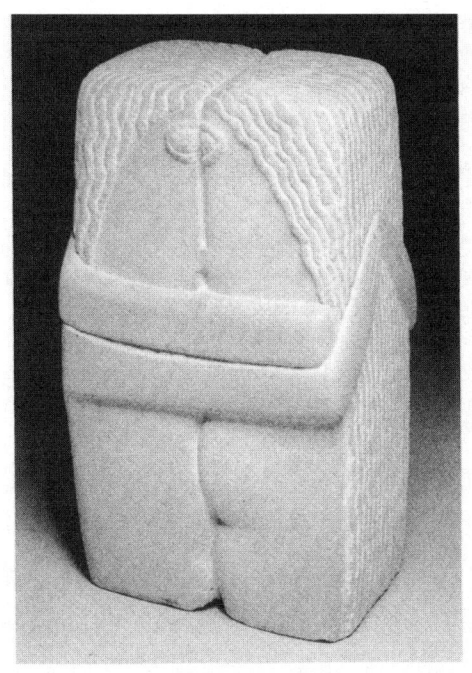

콘스탄틴 브란쿠시, 「입맞춤」, 라임스톤, 1912.

새벽 2시에 불안해져서 자꾸 잠이 깰 때, 우리를 구할 수 있는 것들은 이 책의 내용과는 거의 무관하다. 심장 마비를 겪거나, 종양이 전이되고, 뇌가 심한 산소 부족을 겪게 되었을 때, 우리의 정신적 견해가 도움이 될 가능성은 거의 없다. 우리가 이미 다른 누군가— 고도로 훈련된 의사— 가 가장 첨단의 기술을 사용해서 적절한 의학적 조작을 해야 하는 영역에 들어선 것이기 때문이다.

많은 질병들에 직면했을 때 어떤 치료법을 찾아야 하는지, 어떤 결정을 해야 하는지를 가르치면서 이러한 경고는 반복적으로 강조되어야 한다. 그러나 이 경고에도 불구하고, 우리 마음의 특성— 우리의 생각과 감정과 행동들— 에 민감한 건강과 질병의 큰 영역이 남아 있다. 그리고 때때로 새벽 2시에 우리를 무섭게 만드는 병에 걸릴지 여부를 이 정신의 영역이 반영할 것이다. 이제 우리는 의사들이나 엉망진창이 된 것들을 나중에 깨끗이 처리해 주는 그들의 능력으로부터 눈을 돌려, 우리의 일상생활에서의 작은 단계에서 이런 문제들의 일부를 미리 예방할 수 있는 스스로의 능력을 깨달아야 할 것이다.

아마 내 충고는 당신의 행복을 바라며 너무 걱정하지 말라는 당신 할머니의 말씀과 비슷하게 들릴지 모른다. 이 충고는 평범하거나, 사소하거나, 어쩌면 양쪽 모두일지도 모른다. 그러나 쥐조차 세상을 받아들이는 방법을 바꾸면, 병에 걸릴 가능성이 극적으로 바뀔 수 있다. 이러한 생각들은 단순히 진부하지만은 않다. 강력하며, 이용 가능한 힘을 잠재적으로 방출한다. 다년간 스트레스를 공부한 생리학자로서, 나는 분명 이 체계의 생리학이 심리학만큼이나 중요하다고 생각한다. 우리는 첫 장의 시작 부분의 목록에 나오는 우리 모두가 스트레스를 받는다고 생각하는 것들, 즉, 교통 혼잡, 돈 걱정, 과로, 인간관계의 불안으로 돌아가 보자. 이것들 중에서 얼룩말이나 사자가 이해할 수 있을 정도로 '현실적'인 것은 없다. 특권을 누리는 삶 속에서, 우리는 이런 스트레스들을 만들어 낼 정도로 특이하게 똑똑하고, 이들로 하여금, 너무 자주, 우리의 삶을 지배하게 만들 정도로 특이하게 바보 같다. 분명 우리는 그러한 스트레스들의 영향력을 배제할 수 있을 만큼 특이하게 현명한 잠재력을 가지고 있다.

주(註)

1장
1. 신경학자인 안토니오 다마지오는 지휘자인 헤르베르트 폰 카라얀을 대상으로 멋진 연구를 수행했는데, 그는 이 거장의 심장이 음악을 들을 때에도 작곡할 때만큼 빨리 뛴다는 것을 보여 주었다.
2. 아마 기자들은 이 사실을 잘 알고 있을 것이다. 1990년에 있었던 카스파로프 대 카르포프의 체스 경기를 떠올려 보라. "카스파로프는 계속해서 살인적인 공격을 퍼부었다. 경기 막바지로 접어들자, 카르포프는 그보다 더한 공격으로 폭력의 위협에 대항했고, 경기는 혼전이 되었다."
3. 매큐언(그는 훌륭한 사람일 뿐 아니라, 아주 오래전에 나의 박사 논문 지도 교수였다.)이 이 분야의 거장인만큼, 그의 이름과 연구는 앞으로 이 책에서 자주 거론될 것이다.
4. 생리학자들은 실제로 이 화장실 변기의 내부에서 일어나는 작용을 생각하는 데 많은 시간을 소비한다.
5. 이러한 비유가 바보 같다면, 과학자들이 스트레스 관련 학회에 모여서 이런 작업을 하고 있는 모습을 상상해 보라. 나는 이러한 비유가 처음으로 제시된 회의에 참석했는데, 금방 스카이콩콩을 타는 코끼리, 정글짐이나 회전목마에 탄 코끼리, 시소에 탄 스모 선수 등등의 비유를 주장하는 파벌들이 생겨났다.

2장
1. 어디서 이 명칭이 유래했을까? 저명한 스트레스 생리학자인 시모어 러바인(Seymour Levine)에 의하면, 그 기원은 뇌가 이성적 사고와 감정을 다루는 말초 장기를 지배한다고 믿은 갈레노스(100년경 로마 시대에 활약한 그리스 출신 의사 — 옮긴이)에게로 거슬러 올라간다. 그는 이 두 가지를 연결하는 일련의 신경 경로들을 발견하고 이것이 뇌로 하여금 장기와 교감할 수 있게, 또는 장기가 뇌와 교감할 수 있게 만든다고 생각했다. 곧 알게 되겠지만, 자율 신경계의 나머지 절반은 부교감 신경계라고 부른다. '나란히(para)'라는 뜻이 들어 있는 부교감 신경은 부교감 신경계(para sympathetic nervous system)의 신경 투사가 교감 신경계의 신경 투사와 나란히 위치한다는, 특별하지 않은 사실을 반영한다.

2. 어떤 스포츠팬은 궁금해하며 "그래서 기유맹과 샬리 어느 쪽이 이겼나요?" 하고 묻는다. 대답은 '최초의 발견'을 어떻게 정의하느냐에 달려 있다. 먼저 분리된 호르몬은 간접적으로 갑상선 호르몬(뇌하수체가 갑상선을 조절하는 방식을 조절하는 호르몬) 분비를 조절하는 호르몬이었다. 샬리와 동료들은 "뇌 속에는 갑상선 호르몬 분비를 조절하는 호르몬이 존재하며, 그 화학적 구조는 X이다."라는 내용의 논문을 처음 발표했다. 아슬아슬하게도, 5주 후에는 기유맹 팀이 동일한 결론의 논문을 제출했다. 그런데 문제가 복잡한 것은, 몇 달 전에 기유맹과 그 동료들은 "X라는 구조를 가진 화학 물질을 합성하면, 이것이 갑상선 호르몬의 분비를 조절하며, 뇌의 시상 하부를 갈아 만든 물질과 유사하게 작용한다. 시상 하부 속에 무엇이 들어 있든 간에, 그 속에 과연 X 구조를 가지는 물질이 있는지 아직은 알 수 없으나, 만약 그것이 실제로 존재한다고 하더라도 전혀 놀라울 것이 없다."라는 내용의 논문을 처음으로 발표했다는 것이었다. 그러므로 기유맹이야말로 "이런 구조의 화학 물질이 존재하는 것 같다."라고 처음으로 발표한 사람이며, 샬리는 "이 구조를 가진 물질이 실제로 존재한다."라고 처음으로 말한 사람인 것이다. 그 수십 년 후 내가 처음 발견한 것은, 기유맹과 샬리가 공을 다투며 싸우는 동안 상처를 입은 노병들은 아직도 어떤 것이 승부를 가린 결정적인 펀치였는지를 알고 싶어 한다는 사실이다.

어떤 사람은 이러한 비정상적인 경쟁이 시작된 몇 년 이내에, 예를 들어 미국국립보건원이 두 사람을 불러앉혀 놓고 "따로 연구하는 두 사람에게 각각 세금을 지출하는 대신, 공동으로 연구를 하면 어떤가?"라고 제안하는 것과 같은, 어떤 명확한 수단이 취해지지 않았다는 사실이 의아할지도 모르겠다. 그런데 놀랍게도 이런 일은 모든 과학적 진보에서 도움이 되지 않는다. 경쟁은 중요한 목적을 이루도록 작용한다. 독립적인 결과의 재현은 과학에 필수적이다. 수년 간의 경쟁 끝에 과학적으로 승리하여 새로운 호르몬 또는 뇌 화학 물질의 구조를 발표한다. 2주 후, 또 다른 사람이 나선다. 그는 온갖 증거를 동원해서 첫 발표자의 의견이 틀렸다는 것을 증명하려 한다. 하지만 그는 어쩔 수 없이 이렇게 말하게 된다. "나는 그 망할 놈이 싫지만, 그가 옳았다고 인정할 수밖에 없다. 우리도 같은 구조를 얻었다." 이렇듯 적대적인 경쟁자의 독립적인 검증을 통해 그 증거가 정말로 확실함을 알 수 있게 되는 것이다. 모든 사람이 함께 작업을 하면 일의 진행은 빠르겠지만, 모두 같은 가설을 공유하게 된다. 나중에 큰 문제가 될 수 있는 검증되지 않은 작은 실수를 미처 알아차리지 못하게 되는 것이다.

3. 전 판을 읽고 그 내용을 기억하고 있을, 전 세계에서 세 명 정도밖에 없을 독자들은 예전에는 부신 피질 자극 호르몬 방출 인자(corticotropin releasing factor, CRF)로 불리던 이 호르몬이 왜 CRH가 됐는지 궁금해할지도 모르겠다. 내분비학의 규칙에 따르면 추정되고 있는 호르몬은 그 화학 구조가 밝혀져 '호르몬'이 되어서 졸업하기까지 '인자'로 불리게 되어 있다. CRF는 1980년대 중반에 이를 달성했고, 가장 최근인 1998년도 판까지도 내가 계속해서 사용해 온 CRF라는 용어는, CRF가 힘을 잃기 전의, 순수했던 젊은 시절에 집착하려는, 단순히 옛날을 그리워하는 나의 감성적인 시도가 되어 버렸다. 많은 고통스런 정신적 작업 끝에 나는 CRH라는 용어를 사용하기로 했고, 앞으로도 사용할 것이다.

4. 다른 책에서 다루어야 하겠지만, 몇 가지 생물학적 기준에 따르면, 인간은 아마도 이 범주에 포함되지 않을 것 같다.

3장
1. 나의 용감한 연구원 미셸 펄은 미국의 저명한 비뇨기과 의사들에게 전화를 걸어 왜 방광이 진화되었는지를 물어보았다. 어떤 의사는 (이 장에서 우리가 논의할 제이 카플란과 마찬가지로) 설치류들이 자신의 영역에 냄새의 흔적을 남기기 위해서라는 견해를 지지하면서 반대되는 논리를 폈다. 아마도 우리는 소변이 계속 떨어져 내려서 냄새를 남기게 되면 포식자들이 우리를 쫓아올 수 있으므로 방광이 있는 듯싶다는 것이었다. 그는 자신의 이론의 약점은 물고기들도 방광이 있다는 점이며, 물고기들은 아마도 냄새의 흔적을 남기는 것을 걱정하지 않는 모양이라고 덧붙였다. 어떤 비뇨기과 의사들은 방광이 아마 신장과 외부 세계 사이에서 완충 역할을 하면서 신장이 감염될 위험성을 감소시키고 있다는 의견을 제시했다. 그렇지만 어떤 장기가 단지 다른 어떤 장기를 감염에서 막아 줄 목적으로 존재한다는 것은 좀 이상해 보인다. 펄은 그것이 남성의 생식을 위해 진화한 것일지도 모른다고 제안했다. 산성인 소변은 정자에 좋지 않기 때문에(고대 여성들은 레몬을 반으로 잘라 피임용 격막으로 사용했다.) 소변을 담아 두는 장소가 필요했다는 주장은 일리가 있다. 우리가 파티복에 실수로 소변을 보지 않도록 방광이 수천만 년 전부터 진화해 왔다는 사실을 알기 전까지는, 많은 비뇨기과 의사들이 이 질문에 대해 "글쎄, 어쨌든 방광이 없으면 사회적으로 매우 약한 입장에 처하게 될걸요."라는 태도를 취했다. 대부분의 비뇨기과 의사들은 "솔직히 말해서 전혀 생각해 본 적이 없어요."라든가 "나는 잘 모르고, 여기의 모든 사람들에게 이야기해 봤지만 아무도 모르던데요." 그리고 "도저히 모르겠군요."라는 식으로 대답했다. 가장 이상한 점은 많은 동물들이 실제로 방광의 저장 능력 덕분에 이익을 보는 것이 없다는 점이다. 개코원숭이를 관찰한 나의 경험으로는 원숭이들은 소변을 봐야 할 때 전혀 참는 법이 없다는 것이다. 분명 우리는 이 분야에 대해 더 많이 연구를 해야 한다.
2. 그렇지만 몇몇 인간들은 이런 짓을 한다. 연합군이 부교를 건설하여 독일군의 라인 강 방어선을 공격할 때, 조지 패튼 장군은 다리를 걸어서 건너다 중간에 서서, 카메라가 터지는 와중에 라인 강에 대고 소변을 봤다. "나는 이것을 하려고 오랫동안 참았어."라고 그는 말했다. 이 군국주의와 체액과 영역 표시의 만남은 한국 전쟁으로 이어졌는데, 압록강을 사이에 두고 중공군과 대치했던 미군은 압록강에 대고 엄청난 양의 소변을 보았다.
3. 아이들에서는 스트레스가 유뇨증(방광의 조절이 잘 되지 않아 불수의적으로 방뇨하는 증상)의 발생을 증가시킨다는 것을 알아야 한다. 야뇨증(밤에 자다가 무의식중에 오줌을 싸는 증상)인 어린이는 대부분 정신적으로 정상이다. 이 모든 논의는, 사람들이 영화가 시작하기 전에 자리로 돌아가기 위해, 당신 뒤에 초조하게 줄을 서서 기다릴 때, 소변기를 향해 서 있는 당신이 스트레스 때문에 소변이 잘 안 나오게 되는 이유는 무엇일까라는 신기한 문제를 떠오르게 만든다.
4. 휴식 상태의 혈압에서 수축기 혈압(더 높은 숫자로 혈액이 당신의 심장을 떠날 때의 힘을 나

타낸다.)이 140 이상이거나, 이완기 혈압(낮은 숫자인데 혈액이 당신의 심장으로 되돌아가는 힘을 나타낸다.)이 90 이상이면 고혈압으로 본다.
5. 심장에 영양분을 운반하는 특별한 혈관이 필요하다는 것이 약간 비합리적으로 보일지 모르겠다. 혈액 중의 산소와 포도당이 필요하다면 심장의 벽, 즉 심근은 심장의 각 심실과 심방을 통과하는 막대한 양의 혈액으로부터 흡수하면 될 것이니까. 그러나 심근이 발달한 것은 주로 대동맥에서 나오는 동맥으로부터 영양을 받기 때문이다. 하나의 비유로서, 도시의 상수도 사업소에서 일하는 사람들을 생각해 보자. 목이 마를 때마다 물통을 들고 저수지에 가서 떠오는 것은 자유이지만, 보통은 사무실에 물이 나오는 장치를 해놓고, 사무실 바로 옆에 설치한 급수소로부터 물을 끌어들이는 것이 효율적이다.
6. 이것은 샌디에이고의 캘리포니아 주립 대학교(뭐라고? 당신은 뉴욕 주립 대학교일 것으로 예상했다고?)의 니컬러스 크리스턴펠드(Nicholas Christenfeld)가 1999년에 출판한, 널리 인용되는 연구에 나오는 사실이다. 연구자들은 다양한 혼란을 주는 변수들을 제외하는 훌륭한 업적을 남겼다. 그들은 이 위험도의 증가가 미국의 다른 도시에서는 발생하지 않는다는 것을 보여 주었다. 그것은 스스로의 선택(예를 들어 스트레스를 받는 심장병에 취약한 바보들만 뉴욕시티에 살기를 원한다는 것?) 때문이 아니었다. 사회·경제적 상황이나 인종, 민족, 이민 상황 등과도 관계가 없었다. 심장 발작이 더 잘 일어나는 하루 중의 어떤 시간에(마치 일과 시간에 통근용 소형 비행기들이 뉴욕시티에 몰려드는 것 처럼)사람들이 우연히 뉴욕시티에 많이 모여 있었던 것도 아니었다. 뉴욕시티의 의사들이 다른 질병들을 심장 발작으로 오진하는 경향이 있는 것도 아니었다. 가장 설득력이 있는 것은, 스트레스, 흥분, 공포 그리고 수면-각성 주기의 혼란 등이 다른 곳보다 크다는 사실이었다. 그리고 이것은 9·11 테러 사건 이전의 조사였다. 당연히 내가 아는 다른 뉴욕시티 토박이들처럼 나도 이 논문을 보고 약간 심술궂은 기쁨을 느끼며 고개를 끄덕였다.
7. 나는 버몬트 주의 검시 책임자가 사인이 스트레스가 촉발한 심장마비라고 결론을 내린 검시에 관한 기록을 본 적이 있다. 심장 질환 병력이 있는 88세의 어느 남성이 자신이 애지중지하던 트랙터 옆에 쓰러져 헛간에서 죽어 있었고, 그 헛간에서 바로 보이는 부근에 죽은 노인의 아내(87세)가 노인의 심장 발작 이후에 일어난 심장 발작으로 쓰러져 있었다(그녀는 심장 질환 병력이 없었고 부검에서 아무 이상도 발견되지 않았다.). 그녀의 옆에는 점심 식사 때마다 남편을 부르는데 사용했던 얼마나 오래되었는지 모를 종이 떨어져 있었다.
8. 전문 용어에 너무 놀랄 필요는 없다. 심실 세동은 심실이라고 부르는 당신 심장의 절반 정도가 빠르게 제멋대로 수축하는 상태를 말하는데, 혈액을 내보낸다는 관점에서 보면 아무 일도 하지 않는 것이다.
9. 웨이드 데이비스는 공포 영화 팬들이 매우 좋아하는 민족 식물학자이다. 그는 전에 아이티에서 좀비(신이 들려서 죽은 듯한 상태가 되어 자신의 의지가 없어지는 사람)가 어떻게 만들어지는가에 대한 약리학적 근거를 밝혀내는 연구를 했다. 좀비에 관한 데이비스의 하버드 대학교 박사 학위 논문은 처음에 『뱀과 무지개』라는 책으로 출판되었고, 나중에는 같은 이름의 공포 영화로 제작되었다. 이는 심사 위원들이 따분해 하며 스쳐 지나가 버리는 학위 논문

을 쓴 다른 모든 대학원생들에게는 꿈과 같은 일이었다.

4장
1. 그러므로 스트레스를 자주 받아서 LDL 수준을 자주 높이는 것은 나쁜 소식이 될 수 있다. 그러나 이와는 무관하게 어떤 스트레스가 주어졌을 때 LDL이 특별히 크게 증가하는 것 역시 좋지 않은 신호이다. 심장 질환이 있는 사람들의 아이들은 스트레스를 받으면 비정상적으로 커다란 LDL 반응을 보인다는 연구 결과가 있는데, 이것은 그들에게 어떤 취약성 요소가 유전되었다는 것을 암시하고 있다.
2. 당뇨병 전문의들을 가장 힘들게 하는 것은 인슐린 의존성 당뇨병이 미숙한 행동으로 자신들의 체계에 스스로 스트레스를 가하는 어린이들에게서 많이 발병한다는 점이다. 이들은 좋지 않은 음식을 먹고, 식사를 거르고, 잠을 충분히 자지 않는다. 당뇨병 관리의 가장 골치 아픈 부분이다.
3. 주의 깊은 독자는 아마도 지금쯤 약간 혼란스러울 것이다. 만약 인슐린이 포도당의 흡수를 조절한다면, 왜 그것이 지방 세포에 저장되는 지방의 양에 영향을 준다는 것일까? 내가 옛날에 마지막 시험을 준비하던 불과 몇 시간 동안만 잠시 이해할 수 있었던 엄청나게 복잡한 이유들 때문에, 지방을 트리글리세리드 형태로 저장하는 데에는 포도당 흡수가 필요하다.
4. 만약 당신이 월터 캐넌에게 직접 생리학을 배웠다면 이런 사실을 전혀 이해할 수 없을 것이다. 당신은 우리가 이렇게 왜 이렇게 몸무게가 느는지, '지혜로운 신체'는 어떻게 된 것인지 의심스러울 것이다. 피터 스털링은, 만약 신체가 낮은 수준의 국소적 되먹이기 조절이라는 고전적인 항상성의 원칙에 따라 작용한다면 인슐린 비의존성 당뇨병은 존재할 수 없다고 지적했다. 몸무게가 어느 정도 늘면 지방 세포들이 뇌 속의 식욕 중추에게 더 이상 배고파하지 말라고 말하는 간단한 조절 작용으로도 이런 병을 예방할 수 있을 것이다. 그러나 그런 일은 일어나지 않아서, 총체적으로 몸무게가 늘수록 총체적으로 더 배가 고파진다. 스털링은, 단순한 지방 저장량 보다 식욕을 조절하는 데 관여하는 요인이 훨씬 많으며, 많은 사회적인 요인을 포함한 이런 상위 수준의 요인들이 지방 세포들의 식욕을 저하시키려는 노력을 능가하는 경향이 있다는 신항상성적 사실을 지적하고 있다. 이것은 16장에서 다시 논의될 것이다.
5. 애매한 것은, 어떤 증상들이 있으면 대사 증후군이라고 진단할 수 있는가에 대한 정확한 합의가 이루어지지 않았다는 점이다.

5장
1. 스트레스를 받으면 식욕이 증가하는 사람들이 탄수화물을 특히 갈망하는지에 대해서는 논란이 있다. 임상 결과들은 일부 실험적 연구와 마찬가지로 이 견해를 지지한다. 그러나 여기에는 약간의 문제가 있다. 저탄수화물 식품보다 바로 고탄수화물 식품을 먹기가 더 쉽다는 점이다. 왜냐하면 쉽게 먹을 수 있는 과자나 음식이 흔히 고탄수화물 음식이기 때문이다. 따라서 사람들이 정말로 탄수화물을 갈망하는 것인지, 아니면 손쉽게 아무 생각 없이 먹을 수

있는 것을 찾는 것인지는 분명치 않다.
2. 이 효과는 최근에 발견된 렙틴이라는 호르몬과 관련이 있다. 지방이 가득 찬 세포가 많이 분비하는 렙틴이라는 물질은 뇌에서 식욕을 감소시킨다. 이 사실은 얼마 전에 렙틴이 완벽한 다이어트 약이 될 것이라고 생각한 모든 제약 회사들을 사업적으로 히스테리에 빠지게 만들기도 했다. 몇 가지 이유로, 실제로는 그렇게 되지 않았던 것이다. 어쨌든 당질 코르티코이드는 뇌의 렙틴에 대한 감수성을 저하시켜서 그 포만 신호를 무디게 만든다. 따라서 우리는 과식하게 된다.
3. 스트레스를 받을 때 유리되는 베타 엔도르핀 역시 식욕을 증진시킨다. 그러나 우리는 앞으로 잠시 동안은 이를 무시할 것이다.
4. 이 호르몬들 중에는 이미 우리가 알고 있는 것들, 즉 인슐린, 렙틴, CRH, 당질 코르티코이드가 있고, 성장 호르몬, 에스트로겐, 테스토스테론 등 다른 역할로 알려진 것들도 있다. 그러나 완전히 새로운 일련의 식욕 관련 호르몬 및 신경 전달 물질들도 있는데, 그 이름들이 너무 복잡해서 각주에서 거론할 수밖에 없었다. 뉴로펩티드 Y, 콜레시스토키닌, 멜라닌 세포 자극 호르몬, 올레일에탄올아미드, 애디포넥틴, 하이포크레틴, 아우티 관련 단백질, 그렐린이 그것들이다. 실제로 이런 호르몬들은 철자도 어렵지만 또 어떻게 발음해야 하는지 나도 잘 모르겠다.
5. 스트레스가 침의 분비를 중지시키는 장면으로 돌아가자면, 교감 신경계가 매개하는 억제 메커니즘이 존재한다. 만약 당신이 침을 내야만 먹고 살 수 있는 직업, 예를 들면, 오보에 연주자라면 어떨까? 중요한 오디션이 다가오는데, 안타깝게도 너무 긴장해서 침이 마른다. 그러므로 많은 관악기 연주자들은, 아르페지오를 연주할 때 제때에 침이 나올 수 있도록, 교감 신경계 활성을 차단하는 베타 차단제 약을 사용한다.
6. 그래서 어떤 과학자는 헬리코박터가 질병을 유발하기도 하지만, 면역력을 자극한다는 점에서 이로울 수도 있다고 주장하기도 한다.
7. 물론 이런 필자들이 아주 많지는 않다. 내가 좋아하는 레벤스타인의 수필에서 그녀는 이렇게 밝히고 있다. "내가 의과 대학을 다닐 때, 환자를 대하는 우리의 권위적인 태도에는 부모 같기도 하고, 수의사 같기도 하고, 성직자 같기도 한 것들이 섞여 있었다. 우리는 그들을 심문하고, 만지고, 거드름을 피웠다."

6장
1. 네덜란드의 예는 여기에 딱 맞아떨어진다. 그 겨울이 지나자 사람들은 풍부한 식량을 얻을 수 있었다. 이와는 대조적으로, 제2차 세계 대전 때 포위가 풀린 뒤에도 식량이 충분치 않았던, 레닌그라드 포위 때에 태어였던 사람들에게는 같은 일이 일어나지 않았다.
2. 70세 이상 노인에 대한 연구는 핀란드에서 수행되었다. 이런 연구는 스칸디나비아에서만 가능하다. 이 나라들은 대규모 인구 집단의 출생 때 몸무게를 포함한 모든 기록을 꼼꼼하게 보존하는 전통을 가지고 있다.
3. 농담을 하는 게 아니라, 5장 이후로는 완전히 이해할 수 있게 될 것이다. 새로운 환경에서 불

안을 느끼면 장의 운동성이 증가하여 배변이 일어난다. 그러므로 쥐의 불안에 관한 연구로 학위를 준비하고 있는 대학원생이라면 우리 속의 쥐똥 개수를 세는 것이 쥐의 불안을 측정하는 매우 유익한 방법이다.
4. 15장에 나올 이야기를 조금만 먼저 하기로 하자. 편도에서 불안을 매개하는 신경 전달 물질은 다름 아닌 CRH이다(CRH가 ACTH를 방출시킬 뿐만 아니라 스트레스 반응의 다른 양상도 매개한다는 5장의 내용을 상기하자). 그리고 불안을 억제하는 뇌의 화학 물질에 대한 수용체를 벤조디아제핀 수용체라고 부른다. 벤조디아제핀은 무엇인가? 아직 아무도 이 수용체와 결합하는 정상적인 벤조디아제핀성 물질이 정확히 무엇인지 모른다. 그러나 합성 벤조디아제핀이 무엇인지는 우리 모두 알고 있다. 바로 불안을 감소시키는 신경 안정제인 발륨과 리브륨이다.
5. 이것은 쥐의 경우에서 잘 돌본 아이의 중요성을 극명하게 강조하고 있는 소견이지만, 사람에는 무엇이 이에 상응하는지 분명하지 않다.
6. 이 지옥과 같은 곳에 익숙하지 않은 사람들을 위해 설명을 보태자면, 루마니아의 고아들은 영아와 아이들에서의 지각, 지능, 정서의 결핍의 경과를 이해하기 위한 연구의 주요 소재가 되어 왔다.
7. 임상적인 용어인 '모성 결핍 증후군', '결핍 증후군' 그리고 '비기질성 생존 부전' 등은 보통 모친을 잃은 영아에 쓰인다. '심리 사회성 왜소 발육증', '심인성 왜소 발육증' 등은 보통 세 살 이상의 어린이를 대상으로 쓰인다. 그러나 일부 문헌은 이런 나이별 구분을 따르지 않는 것도 있다. 19세기에는 생존 부전으로 사망한 고아들이 '마라스무스(marasmus, 그리스 말로 쇠약해진다는 뜻 — 옮긴이)'를 앓았다고 이야기했다.
8. 이 프레데릭 왕은 과학자 기질이 상당히 있었던 것 같다. 한때 그는 소화에 관심을 가졌다. 식사를 한 후에 쉬는 것과 운동을 하는 것 중 어느 쪽이 소화가 빨리 될 것인지가 궁금했던 것이다. 그는 감옥에서 두 명의 죄수를 불러내어 똑같이 호화로운 저녁을 먹인 다음 한 명은 잠을 재우고 다른 한 명은 힘든 사냥을 하도록 시켰다. 실험의 마지막 단계에 그는 두 사람을 궁전으로 불러서, 배를 갈라 내용물을 직접 살펴보았다. 결과는 잠을 잤던 사람이 먹은 것을 더 빨리 소화시킨 것으로 나타났다고 한다.
9. 존 F. 케네디는 등이 아픈 것으로 유명했는데, 그는 언제나 이것이 제2차 세계 대전 당시 그가 승선했던 PT109 함정의 재난 때 다친 탓으로 돌렸다. 최근에 공개된 그의 의무 기록은 이것이 그가 애디슨병과 대장염을 치료하기 위해 복용했던 다량의 합성 당질 코르티코이드로 인한 심한 골다공증 때문이었음을 알려 주고 있다.
10. 3장의 요점을 반복하자면, 현재로서는 에스트로젠이 심장 질환을 예방하는지 여부에 관해서는 논란이 있다. 그러나 골다공증을 방지하는 것은 분명하다.
11. 할로에 관한 훌륭한 전기물로는 퓰리처상을 받은 작가 데버러 블룸이 쓴 『군 공원의 사랑, 해리 할로와 애정의 과학』(페르세우스 출판사, 2002)이 있다.

7장
1. LHRH는 GnRH 또는 '성선 자극 호르몬 방출 호르몬'이라고도 부른다.
2. 신기하게도 음경에 혈액이 충혈되어야 발기가 된다는 것을 처음으로 밝힌(어떻게 밝혔을까?) 사람은 다 빈치였다. 그는 이렇게 쓰기도 했다. "남자의 음경은 조물주의 명령에 복종하지 않는다. …… (그것은) 독자적인 생각을 가진 것이 틀림없다." 그의 말과 과학적 관찰을 섞어 보면, 격언 비슷하기도 하고 진부한 문구 같기도 하지만, 사람은 동시에 뇌와 음경 양쪽에 혈류를 증가시킬 수 없다는 이야기가 된다.
3. 그렇지만 훌륭한 가설들이 있다. "꿈을 꿀 때 섹스와 관련된 주제를 촉발하기 위해서"(물론 여기에 대해서도 새로운 의문이 생긴다. 그것은 또 무엇을 위해서?). "진짜 필요할 때를 대비해 신체가 연습을 해 두기 위해서." "그냥 그렇기 때문에."
4. 나는 여기에 관한 기술의 진보에 관해 듣게 되었다. 밤에 전기로 당신을 옥죄는 현대적인 전기 커프 자체가 스트레스가 되므로, 그것을 대신하는 방법이다. 한 줄로 이어진 우표를 여러 장(얼마나 사야 하는지는 사람에 따라 다를 듯하다.) 사서 남성의 음경에 감고 마지막 우표를 적셔서 띠 모양으로 접착시켜 링을 만든다. 다음 날 아침에 보아서 우표가 한 끝이 풀어져 있거나 찢어져 있으면 그 남성은 밤새 REM 상태에서 발기가 이루어진 것이다. 불과 몇 달러로 가능한 멋진 검사이다. 비록 의료 보험 회사에 여기에 든 비용을 청구하려면 어려움이 있겠지만.
5. 발기 부전과 성욕이 없는 것이 같은 의미가 아니라는 것이 중요한 점이다. 여기에 관해서는 내가 예전에 읽었던 노년의 마르크스에 관한 이야기가 잘 말해 주고 있다. 어떤 방문객이 집에 와서 그가 받은 여러 가지 상이나 업적을 칭송하자 마르크스는 손을 가로저으며 이렇게 말했다고 한다. "나는 그 모든 것을 단 한 번의 멋진 발기와 바꾸고 싶다." 작용 메커니즘은 잘 알려져 있지 않지만 스트레스는 발기 장애와는 별도로 확실히 성욕을 억누를 수 있다.
6. 사실 나는 말코손바닥사슴이 짝짓기 기간 중 뿔이 자라는지, 또는 머리 위에 있는 그 황소 뿔 같은 것을 기술적으로 뿔이라고 부르는지는 알지 못한다. 그렇지만 요점은 모든 남성은 자신을 과시한다는 것이다.
7. 약간의 정보를 덧붙이자면, 부신의 남성 호르몬은 대개 테스토스테론이 아니라 안드로스테네디온이다.
8. 한때 나의 대학 은사였던 코너의 사상과 업적이 이 책 전반에 걸쳐 흐르고 있다. 나는 일생을 통해 그에게 가장 큰 지적 영향을 받았다.
9. 놀라운 것은 똑같은 병이 동물원의 동물들에게서도 보고되고 있다는 사실이다. 우리에 갇혀 있다는 환경 차이 때문에 야생에서보다 훨씬 드물게 번식한다는 것이다.
10. 전문가들이 사용하는 동물들의 성행위를 기록하는 방법을 간단히 예습해 보자. '매력성'은 그 동물이 다른 동물의 흥미를 끄는가를 나타낸다. 이것은 예를 들면 다른 동물이 그 동물에 가까이 가기 위해 얼마나 자주 레버를 누르는가를 측정한다. '수용성'은 동물이 얼마나 다른 동물의 관심에 대해 반응하는가를 말한다. 쥐들 중에는 이를 암컷이 수컷이 올라오기 쉽도록 "척추를 앞으로 굽히는" 반사가 나타나는 것으로 알 수 있는 종류도 있다. 암컷 영장류

는 수컷이 올라타기 쉽게 하는 다양한 수용성 반사를 보이는데, 그 현상은 종에 따라 다르다. '유혹성'은 동물이 얼마나 능동적으로 다른 동물을 원하느냐를 말한다.
11. 불임 상담에서 가장 많이 거론되는 두 가지 주제는, (1) 아기를 목욕시키거나, 겨우 걸음마를 시작한 조카들이 모이는 휴일의 가족 모임에 더 이상 참가하지 않거나, 임신 중인 친구를 만나지 않는 데서 비롯된 친구 및 가족 관계의 손상이나, (2) 섹스가, 특히 그나마 성공적이지 못할 경우에, 단지 하나의 의학적인 처치라고 생각될 때 사랑하는 사람과의 관계가 손상되는 것을 어떻게 다룰 것인가에 관한 것이라고 한다.
12. 유산과 중절은 의학 책 속에서 교환적으로 사용된다. 여기서도 그에 따르기로 한다. 일상 임상 용어로는, 태아가 거의 생존 가능한 시기가 가까웠을 때, 만약 임신이 자연적으로 소멸된다면 중절이라는 용어보다는 유산이라는 용어를 사용하는 경향이 있다.
13. 그렇지만 '기둥서방 수컷' 이라는 적절한 표현을 쓰는 당당한 여성 영장류 연구자도 있다.
14. 암컷들이 이 호전적인 수컷들을 피해 자손을 보호하는 여러 가지 전략을 진화시켜 왔다는 것은 별로 놀라운 일이 아니다. 그중 하나로 홍분을 가장하여(영장류의 경우에는 '유사 발정' 이라고 한다.) 태어날 새끼가 새로운 수컷의 새끼인 것처럼 속이는 방법이 있다. 수컷 설치류나 영장류의 산과학적 지식에는 한계가 있기 때문에 이런 방법은 때때로 효과가 있다. 멋지게 한 방 먹이는 방법이다!

8장
1. 이미 언급한 것처럼, 선천성 면역 반응에서는 단백질들이 상처 부위로 침투한다. 그 세균과 싸우는 단백질들 중에는 3장에서 설명된 'C-반응성 단백' 이라는 것도 있다. 기름 덩어리인 콜레스테롤이 어떻게 해서 혈관이 손상된 부위에서만 동맥 경화성 플라크를 만드는지 기억할 것이다. 그러므로 혈관에서의 손상이나 염증을 측정하는 것이 동맥 경화의 위험도를 예측하는 척도가 된다. 우리가 이미 알고 있듯이, C-반응성 단백은 그런 염증의 가장 신뢰할 만한 지표이다.
2. 다른 최신 용어로는, '떨어지다'의 뜻을 가진 라틴어(가을에 낙엽이 떨어지는 것처럼 세포의 죽음이 예정되어 있다는 뜻으로)에서 기원한 '세포 소멸(apoptosis)' 이 있다. 세포 소멸이 예정된 세포사와 같은 것인지, 아니면 단지 그 세부 형태의 하나일 뿐인지에 대해서는 논란이 많다(나는 후자의 견해를 지지한다.). 또한 재미있게도 apoptosis의 두 번째 p를 발음할 것인가 여부를 놓고도 논란이 있다(나는 발음한다.).
3. 나의 작은 학문적 업적: 나는 인터류킨-1이 CRH 분비를 자극한다는 사실을 처음으로 밝힌 연구 그룹의 일원이었다. 아니, 당시에는 최소한 그렇다고 생각했다. 1980년대 중반이었는데, 이 아이디어는 상당히 이치에 맞았기 때문에 연구실의 동료들은 나에게 재촉을 당해 가며 실험에 뛰어들었다. 우리는 밤낮없이 연구에 몰두했고, 어느 날 새벽 2시에 과학자들이 죽어도 좋다는 그런 행복감을 맛볼 수 있었다. 컴퓨터에서 인쇄되어 나온 자료를 보면서 "아하 내가 옳았어, 그렇게 된 거야. 인터류킨-1이 CRH를 분비시키는 거야."라고 깨달았던 것이다. 우리는 이 결과를 정리했고 논문은 유명한 잡지인《사이언스》에 채택되었다. 모

두가 흥분했고 나는 부모님께 전화를 걸기도 했다. 논문이 출판된 후 잡지를 살펴보다가, 우리 논문의 바로 뒤에 스위스의 한 과학자 그룹이 똑같은 연구 결과를 동시에 게재한 것을 알게 되었다. 그래서 나는 이 애매한 사실을 발견한 사람 중의 하나가 된 것이었다(2장의 주제를 여기서 상기해 보자. 자신감을 가진 성숙한 개인이라면, 안타깝게도 나는 별로 그렇지 않다, 이러한 일을 즐길 수 있을 것이다. 지구의 다른 편에 같은 연구를 하고 있는 두 개의 실험실이 동시에 똑같은 발견을 한다면 그 발견은 진실임에 틀림없다. 과학의 진보란 이 정도로 느린 것이다.).

4. 이 연구들은 유명한 영국 솔즈베리의 의학 연구회 감기 연구 부서에 의해 이루어졌다. 이곳은 틈틈이 자원자들을 모집해서 2주간에 걸쳐 감기의 진행 과정이나 회복에 관한 실험을 수행하는 것으로 알려져 있다. 분명 매우 뜻있는 실험이다. 모든 비용과 약간의 수당을 지불하며, 평화로운 솔즈베리의 시골에서는 여러 가지 놀이 활동이 가능하며, 사람들은 매일 코를 시험관에 풀어 제출하고, 가끔 설문에 답을 작성해서 제출하고, 감기 바이러스 또는 위약을 코에 스프레이 당한다. 거기에 들어가면 평균 세 번에 한 번꼴로 감기에 걸린다고 한다. 사람들은 서로 자원하려고 추첨을 하는데, 이곳에서 만난 어떤 커플은 결혼해서 신혼 여행을 이곳으로 왔다고 한다. 연줄이 있는 사람들은 이 연례 유급 휴가를 다시 오고 싶어서 책략을 쓰기도 한다(그러나 감기 부서가 한가하게 코나 푸는 천국은 아니다. 때로 어떤 그룹은, 예를 들면, 춥고 젖었다고 감기에 걸리는 것이 아니라는 것을 보여 주는 연구를 위해 여러 시간을 젖은 양말을 신고 지내야 한다.). 불행히도 예산 문제 때문에 이 부서는 폐쇄되었다. 이 잃어버린 천국은 최소한 한 권의 학술서와 "나는 어떻게 여름 휴가를 코를 풀며 날렸는가?"라는 식의 제목을 가진 논문들 속에 남아 있다.

5. 만약 에이즈에 걸린 당신이 다행히 돈이 많거나 당신의 나라가 부자라서 치료비를 감당할 수 있다고 가정할 때의 이야기이다.

6. 대신에, 당질 코르티코이드의 절대적 수준과는 무관하게, 당시에 당질 코르티코이드의 24시간 주기가 없어진 환자에서 생존 기간이 짧았다. 이 부분이 이 분야에 대한 비판만을 다루는 것처럼 보이는 것을 감안하면, 내 생각에도, 내가 이 연구의 공동 연구자의 한 사람이었다는 사실을 밝혀두어야 할 것 같다. 우리는 아직 당질 코르티코이드의 일중 변동 주기가 없어지는 것이 왜 나쁜 결과를 가져오는지 몰라 당황스럽다. 한 가지 가능성은 당질 코르티코이드의 주기는 상관이 없고, 즉 잘못된 단서이고, 요점은 멜라토닌과 같은 다른 호르몬의 일중 주기가 없어진 것이 아닐까라는 것이다. 여기에 관해서는 현재 연구가 진행 중이다.

7. 협력에 관한 모든 요점들은 스피겔이 자신의 논문에서 제기했던 것들이다. 유명한 그의 연구는 그가 마치 방어적인 정신 신경 면역 경로를 지지하고 있는 것처럼 끊임없이 오해되고 있다. 나는 자신이 단초를 제공한 오해에 저항하고 있는 그가 매우 존경스럽다.

8. 이 말은 15년 전 이 책을 처음 읽고, 당시 미숙한 젊은이였던 나조차도 화나게 했다. 어린아이들의 아버지가 되었고 중병에 걸린 아이의 고통을 엿본 적이 있는 현재의 내게는 이루 말로 표현할 수가 없을 정도이다.

9장
1. 별로 중요하지 않은 사실들이지만, 열에 반응하는 통각 수용체는 캡사이신이라고 부르는 물질에 대한 수용체를 포함하고 있다. 캡사이신이 뭐냐고? 고추에 들어 있는 성분이다. 이 때문에 매운 음식이 덥게 느껴진다. 같은 신경 세포에서 발견되는 다른 수용체는 없을까? 서양고추냉이, 고추냉이, 겨자 등의 주요 성분에 반응하는 것도 하나 있다.
2. 최근에 발견한 재미있는 연구가 있다. 남성은 남성끼리, 여성은 여성끼리 스포츠로 경쟁을 시켜 보면 그 결과로 스트레스로 인한 무통이 나타난다(이는 운동하기 전 후에 각자의 손을 얼음물 통에 넣고 얼마나 오래 버티는지로 측정한다.). 여성의 경우 결정적인 변수는 운동인데, 예를 들어 자전거를 타기만 해도 통각 결여가 나타난다. 대조적으로 남성의 경우는 주요 변수가 경쟁이다. 남성들은 경쟁적인 비디오 게임을 해도 무통이 유발된다.
3. 직접 출산을 해 본 사람이나 아니면 적어도 가까이에서 출산을 지켜보기만 한 사람(나는 이전 판에서 이 장을 쓰고 난 이래 두 번 경험했다.)에게도 이는 분명한 사실인 것 같다. 오피에이트들이 일단 자리를 잡으면 정말로 진통이 시작된다.
4. 그러나 이러한 가설을 복잡하게 만드는 것은, 당질 코르티코이드가 스트레스에 의한 통각 결여에 특별히 관여하지 않는다는 점이다.

10장
1. 나는 H. M.을 한 번 만난 적이 있다. 그는 물론 나를 기억하지 못하겠지만, 그것은 놀라운 경험이었다. 당신도 그를 만난다면, 하루 종일 당신에게 자신을 소개하는 그를 볼 수 있을 것이다.
2. 실제로는 새로운 신경 세포가 성인의 뇌에서 생성된다는 것이 처음 보고된 것은 1960년대였지만 이 소수의 이단자들은 무시되었고 쫓겨나고 말았다. 그러나 결국은 이들이 옳은 것으로 드러났다.
3. 새로운 신경 세포를 공급하는 다른 부위는 후각계이다. 잘 알 수 없는 이유로, 냄새를 처리하는 신경 세포들은 꾸준히 죽어가므로 보충해 주어야 한다. 그런데 임신 초기에 대량의 새로운 후각계 신경 세포들이 생성된다는 사실이 알려져 있다. 이들은 출산을 전후해서 최대한으로 기능하게 되는데, 이를 발견한 과학자들에 따르면, 새로운 후각신경 세포들은 어미가 태어나는 새끼들의 냄새를 영원히 기억하도록 하는 역할을 하는 것으로 추측된다. (이는 어떤 동물을 막론하고 어머니에게는 중요한 사건이다.) 그리고 임신 초기에 이 새로운 후각 신경 세포들이 생성되기 시작하여 아직 완성되지 않은 시기에는 어떤 일이 일어날까? 나는 이것이 틀림없이 임신 중의 입덧과 관련이 있다고 생각한다. 이런 것들은 스트레스와는 상관이 없지만, 언급하지 않기에는 너무 재미있는 현상이다.
4. 분명한 의문: 나는 여러 번에 걸쳐 스트레스를 받을 때에는 필수적이지 않은 곳에 갈 에너지를 절약해서 근육으로 보내야 한다고 강조했다. 조금 앞에서 해마가 스트레스가 생기면 에너지를 받아먹는 부위의 하나라고 말했다. 해마는 스트레스가 지속되는 동안 꾸준히 에너지를 쓰는 영리한 부위처럼 보인다. 그런데 왜 결국은 해마로 가는 포도당 공급이 억제되는

것일까? 그것은 아마도 시간이 가면서, 더 자동적이고 반사적인 행동, 즉 테러리스트를 제압할 때에 보여 주는 무술, 또는 최소한 긴장감 도는 회사 야유회에서 소프트볼 배트를 휘두를 때와 같은 조율된 동작을 포함하는, 내재적 기억에 의존하게 되기 때문일 것이다. 그리하여 해마나 피질과 같은 과대한 부분에 대한 포도당 공급의 감소는 좀 더 반사적인 뇌 부위로 에너지를 돌리는 수단인지도 모른다.

5. 3장에서는 스트레스가 어떻게 뇌졸중이나 심장마비를 간접적으로 초래할 수 있는가를 기술했다. 그러나 발작, 두부 손상, 에이즈 관련 치매, 그리고 가장 중요한 알츠하이머병 등의 신경학적 문제들에 관해서는 스트레스나 당질 코르티코이드가 이런 질병들을 촉발시킨다는 증거는 없다. 대신에 이미 존재하는 질병을 악화시킬 가능성은 있다.

11장
1. 종에 따라서는 약탈자를 감시하기 위해 한쪽 눈과 뇌의 절반만 잠이 드는 동물도 있다. 예를 들어 물오리들은 밤에 집단의 가장자리에 붙어 있을 때 바깥쪽 눈과 거기에 반응하는 뇌의 절반이 선택적으로 깨어 있다. 더 신기한 것은, 돌고래는 자면서 헤엄을 칠 수 있고, 또 어떤 새는 날면서 잠을 잘 수 있다는 것이다.
2. 10장으로 되돌아가 보면, 이것이 점이나 선과 같은 단순한 사상에 반응하는 시각 피질의 후벨과 바이젤 영역이다.
3. 흥미롭게도 전두엽은 가장 늦게 성숙하는 뇌 부위로 보통 20대까지는 완전히 성숙하지 않는다. 우리가 옛날에 왜 그런 무분별한 짓들을 많이 했는지 이제는 설명할 수 있을 것 같지 않은가?
4. 그럼에도 불구하고, 필요한 양을 감안해 볼 때, 뇌는 지독할 정도로 에너지를 저장하려 든다. 이는 신경 세포들이 에너지가 모자라는 몇몇 신경학적 비상 사태 때에도 쾌적하게 지내려고 집착하기 때문이다.
5. 점잖아서인지 아니면 고소를 당할까 봐 그랬는지 몰라도 초는 항공사의 이름을 밝히지 않았다.
6. 정말로 솔직하게 말하자면, 여기에 관해서는 나는 완벽한 위선자이며 이런 이야기를 감히 할 수 있는 신경을 가졌다는 것만으로도 수치스러운 일이다. 나는 나쁜 버릇이 거의 없다. 담배도 안 피우고, 술도 안 마시고, 평생 금지된 약물에 손을 대 본 적도 없고, 육류를 먹지 않고, 차나 커피도 마시지 않는다. 그러나 나는, 믿어지지 않을 정도로 충분한 잠을 잔다는 것이 너무 힘들다. 나는 카터 정부 때부터 낮잠을 자야만 했다. 내게는 윌리엄 디멘트라는, 수면 연구의 거두인 동료가 있는데, 그는 수면 결핍이 건강에 미치는 위험성을 마치 복음을 전파하는 사도처럼 강조하는 인물이다. 한때 잠이 부족해서 너무 힘들었을 시절, 나는 당장 그의 종교에 귀의할까 생각했을 정도였다. 그러므로 여기에 관해서는, 내가 말한 것처럼 해야지, 내가 하는 것처럼은 하지 말기 바란다.

12장

1. 여기서 문제가 되는 것은 노인들이 운동 중에 충분한 에피네프린이나 노르에피네프린을 분비하지 못한다는 것이 아니다. 사실은 풍부하게, 젊은 사람들보다 더 많이 분비한다. 그러나 노인의 심장 및 다양한 혈관들은 에피네프린이나 노르에피네프린에 대해 젊은이들만큼 왕성하게 반응하지 않는다.
2. 기존의 문헌들은 종종 사람에서 당질 코르티코이드 수준이 연령과 함께 상승하지 않는다고 주장해 왔다. 그러나 이 연구들은 60세 된 사람을 '노령'으로 분류하던 시기에 이루어진 것들이었다. 현대 노인 의학자들은 70대 후반이나 80대가 아니면 노령으로 생각하지 않는다. 그러므로 최근의 연구들에서는 노령에서 당질 코르티코이드의 기준 수준이 크게 높아진 것으로 나타난다.
3. 노화는, 엄청난 주목을 받고 있는 DHEA라고 불리는 호르몬 수준의 상당한 감소를 초래한다. DHEA가 당질 코르티코이드의 작용을 차단하여 '항스트레스' 호르몬으로 작용하며, 노인 인구 집단에서 유익한 효과가 있다는 일부 증거가 있다. 그러나 내가 DHEA를 각주 속에 숨겨 놓는 것은, 내가 보기에는, 이 주제에 대한 상당한 논란이 있으며 앞으로 더 확실한 연구들을 필요로 하기 때문이다.
4. 매우 기묘하고 자극적인 소견인데, 심지어 이 연어들의 뇌에는 알츠하이머병 환자들의 뇌에서 발견되는 '베타아밀로이드' 단백질도 쌓여 있다. 그러나 그 이유에 관해 확실히 아는 사람은 아무도 없다.

13장

1. 나는 금요일 저녁 만찬에 나온 닭뼈를 모든 사람들에게 받아 모아서, 내 칼로 깨끗하게 살을 발라낸 다음, 관절이 연결된 골격을 디저트가 끝날 때쯤에 자랑스럽게 전시하곤 했다. 돌이켜보면, 이것은 해부학적 탐구를 시작했다기보다는 여동생을 괴롭히기 위한 것이었던 것 같다. 그렇지만, 최근에 시어도어 루스벨트의 전기를 읽은 뒤, 그가 정치 세계에 잘못 입문하는 바람에 세계는 위대한 동물학자 한 사람을 잃었다는 것을 알았다. 그는 열여덟 살 때에 조류학(鳥類學)에 관한 전문 서적을 출판했다. 그가 아홉 살 때에는 냉장용 얼음상자 속에 모아 두었던 야생 생쥐 표본을 어머니가 청소하다 내다 버렸다는 소식을 듣고 "과학에서의 손실이다! 과학에서의 손실이다!"라고 외쳤다고 한다.
2. 최근에 사회적 지원의 보호 효과를 예상치 않았던 곳에서 학습할 수 있었다. 지역의 텔레비전 방송이 교통 정체가 얼마나 스트레스를 주는지에 관한 프로그램을 만드는 데 내가 자문을 하게 되었던 것이다. 이 장 전체를 15초 정도로 요약하는 그런 일이었다. 도중 우리는 매일 A라는 유형의 통근 정체를 겪는 인물(우리는 심장병 전문 의원에 근무하는 유형 A를 한 명 찾아냈다.)을 골라 정체가 시작되기 전과 정체 중의 스트레스 호르몬 수준을 측정해 보자는 훌륭한 아이디어를 생각해 냈다. 촬영 기사가 당질 코르티코이드 수준을 측정하는 데 필요한 타액 표본을 얻기로 되어 있었다. 멋진 일이었다. 피험자가 통근차 집을 나서기 전에 찾아가 시험관에 타액을 받았다. 그리고(촬영용 차량이 피험자의 차를 견인한 상태로 촬영

을 하며) 출발했는데, 촬영 기사는 한참을 가도 교통 정체가 없자 걱정이 되어서 점점 더 스트레스를 받는 것 같았다. 그러나 곧 정체가 시작되었고 차들이 꼬리를 문 상태가 되었다. 두 번째 타액 표본이 채취되었고, 텔레비전 프로듀서들은 분석 결과를 초조하게 기다렸다. 결과는 다음과 같았다. 집에서 채취한 기준 타액 표본: 당질 코르티코이드 수준 매우 높음. 출근길 정체시의 수준: 약간 감소. 아니, 이럴 수가. 나는 이 과학적이지 않은 실험의 결과는 사회적 지원으로 설명할 수 있다고 생각했다. 유형 A라는 통근 형태를 매일 반복하는 이 피험자에게는 이 실험이 굉장한 것이었다. 텔레비전에 나갈 기회이기도 했고, 그가 겪고 있는 통근의 스트레스가 얼마나 심한지를 증언해 줄 사람들이 그곳에 많이 있었으며, 모든 A 유형의 대표로 뽑히 자신이 그들의 구세주라고 느꼈던 것이다. 그는 전체 구간 내내 통근이 얼마나 힘든지, 그전에는 얼마나 더 어려웠는지를("힘들어 보여요? 이 정도는 아무것도 아닙니다. 트로이까지 47분 이내에는 갔어야 했다고요.") 명랑하게 지적해 주었다. 그는 신나는 한때를 보내고 있었던 것이다. 그래서 요점이 뭐냐고? 누구나 교통 정체에 걸렸을 때에는 친절한 촬영 기사와 함께 끌려갈 수 있다면 좋을 것이다.
3. 재미있게도 이 논문은 이 분야의 대가 중의 하나인 세이무어 레빈과, 오케스트라의 전문 연주가인 그의 아들 로버트가 쓴 것이다.
4. 비꼬기를 즐기는 신문《어니언(*The Onion*)》은 이 정보의 애매함을 흉내 내어, 국내 안전 담당 장관인 탐 리지가 가상(假想)의 경계 수준을 발표하는 익살맞은 글을 실었다. "새로 추가된 수준은 주홍색 경보, 주황색 경보, 적갈색 경보, 황갈색 경보, 황토색 경보입니다. 이것들은 위협이 증가하는 순으로 다음과 같습니다. 주의, 깊은 불안, 심한 우려, 거의 불구가 될 정도의 두려움, 바지에 볼일을 볼 정도의 공포. 제발 이것을 메모해 놓으시기 바랍니다"(2003년 2월 26일자《어니언》39권, 7호).

14장
1. 자살에 관한 약간의 통계를 소개해 보면, 우울증인 여자들이 우울증인 남자들보다 더 많이 자살을 시도한다. 남자가 자살 성공률이 더 높다. 자살 위험이 가장 높은 그룹은 자연스럽게 권총에 접근할 수 있는 65세 이상의 독신 백인 남성이라고 한다.
2. 요즘 유행하는 허브인 '세인트 존의 풀'은 전통 과학 연구자들 사이에서 어느 정도 효과가 인정되어 왔다. 이 풀은 노르에피네프린, 세로토닌, 도파민의 흡수를 억제하며, 항우울제인 프로잭과 효과가 거의 비슷하다. 더구나 다른 약을 아무것도 먹지 않는 사람에게는 SSRI들보다 부작용이 적다고 한다. 그러나 이것이 다양한 다른 약제들의 효과를 심하게 저해하는 듯하다는 증거가 늘어가고 있다.
3. 뇌는 통증을 느끼지 못하기 때문에 깨어 있는 환자를 상대로 한 이 같은 수술이 많이 이루어졌다. 물론 그들의 두피 부위는 마취된 상태이다. 최근의 영상 기술이 나오기 전까지 이 방법은 유용했는데, 때로는 수술 부위를 찾기 위해 일부러 환자를 깨워 놓아야 했다. 전극을 뇌에 꽂고, 자극을 가하면, 환자의 팔이 축 늘어진다. 전극을 조금 더 깊게 꽂아 들어가, 자극하면, 환자의 다리가 축 늘어진다. 의사들은 이런 현상들을 머릿속 뇌의 해부도와 비교해 가

면서 재빨리 지금의 위치를 파악하고, 1인치만 더 깊이 들어가 왼쪽으로 붙여서 세 번째 신경 세포를 지나면 종양이 거기 있는, 그런 식의 수술을 했었던 것이다.
4. 이 수술을 하고 나면 그 밖에 무엇이 변할까? 대뇌 피질이 더 이상 추상적인 생각을 뇌의 나머지 부분에 보내지 않게 되면 그 사람은 추상적인 슬픔에 대한 능력만을 잃는 것이 아니다. 기쁨에 대해서도 같은 일이 일어난다. 그러므로 이 수술은 이 병으로 인해서 완전히 무능력해진 환자, 예를 들면 수십 년간 어딘가의 공립 요양소 병동에 살면서, 심하게 자해하거나 정기적으로 자살을 시도하는 환자에 한해 시술된다.
5. 주의 깊은 독자들은 앞에서 검토했던, 노화된 생물에서 당질 코르티코이드 분비를 중지시키는 기능의 장애 여부를 보는 덱사메타존 억제 시험을 기억할 것이다. 같은 시험이 여기에서도 쓰인다. 진짜로 꼼꼼하고 주의 깊은 독자는, 노화에서 당질 코르티코이드 분비를 중지시키는 기능의 장애, 즉 덱사메타존 저항성이 아마도 당질 코르티코이드-스트레스 반응을 차단하는 뇌의 어느 부분이 손상을 입은 결과로 생긴다는 것을 기억할 것이다. 비슷한 손상이 우울증에서도 발생할까? 이제 알게 되겠지만 장기간 우울증을 앓는 사람에게 이런 일이 일어날 수 있다. 그러나 우울증 환자에게서 나타나는 상승된 당질 코르티코이드 수준이 손상 때문이라는 증거는 없다. 아마도 지속적인 스트레스가 뇌의 그 부분에 존재하는 당질 코르티코이드 수용체의 수를 감소시켜서, 신경 세포들의 혈중 호르몬에 대한 감수성을 떨어뜨릴 가능성이 많다.
6. 10장에서는 해마가 새로운 신경 세포를 만들 수 있다는 등의 성인의 뇌에 관한 혁명적인 소견을 서술했었다. 이 연구는 또 스트레스와 당질 코르티코이드가 이러한 새로운 신경 세포의 생성을 강력히 억제하는 것을 보여 주었다. 또한 해마에서 생성된 새로운 신경 세포들이 기억에 도움이 될 것이라는 생각이 완전히 틀린 것은 아니겠지만, 이 신경 세포들의 역할에 관해서는 아직 잘 알려지지 않았다. 따라서 우울증이 되기 전과 되고 난 후에 해마의 신경 세포 발생을 억제하는 것이 앞서 검토했던 기억의 문제에 일조를 한다고 추측하는 것도 그리 엉뚱한 생각은 아닐 것이다. 내게는 이것이 타당해 보인다. 그러나 신경 세포 발생을 억제하는 것이 정서적인 증상(예를 들어 우울증을 결정짓는 쾌감결여와 슬픔)을 많이 나타나도록 한다는 이 분야를 떠도는 또 다른 추측도 있으며, 항우울제가 해마의 신경 세포 발생을 급증시켜 효과를 나타낸다는 추측도 있다. 이 학설은 큰 주목을 받았으며, 이를 지지하는 훌륭한 연구도 있다. 그렇지만 나는 아직 이 설을 확신할 만한 기초적인 가설이나 연구들을 찾지 못했다. 필자도 해마의 기능과 우울증의 정서적인 양상과의 연관을 따라갈 수는 있지만, 무엇이 이 병을 일으키는지 그 핵심에 도달하는 길은 너무나 복잡한 것 같다(내가 이 내용을 각주에 놓은 것은, 이 문제에 관해 나와 견해가 다른, 내가 좋아하고 존경하는 동료들에게 비판당하고 싶지 않아서이다.).
7. 흥미롭게도, 뇌 이외의 장소에서 당질 코르티코이드 수용체를 차단하는 유명한 ― 약간 악명이 높다고 할 수 있는 ― RU486이라는 '유산시키는' 약은 이미 존재한다. 이 약은 자궁 내에서 프로게스테론과 그 밖의 스테로이드 호르몬에 대한 수용체를 차단할 뿐만 아니라 당질 코르티코이드 수용체들도 효과적으로 차단한다.

8. 어떤 사람은 모든 학습성 무원감이라는 현상이 실제로는 정신 운동 지체와 같은 것이 아닐까 생각할지도 모른다. 즉 쥐가 스스로 통제할 수 없는 충격을 받아 지쳤기 때문에, 활발한 회피 행동을 위한 에너지를 상실한 것이라고 생각할지도 모르겠다. 이러한 생각은 인지 상태로서의 학습성 무원감("내가 할 수 있는 일은 아무것도 없어.") 또는 쾌감 결여 상태("무슨 일에도 즐겁지가 않아.")보다는 정신 운동성 억제 상태("뭘 해도 피곤해. 그냥 이대로 있을래.")로 강조점을 전환시키려는 것이라고 말할 수 있다. 셀리그먼과 메이어는 이러한 해석에 강력히 반대하면서, 학습성 무원감의 쥐들이 다른 쥐와 똑같이 활동적인데다, 더 중요한 것은, 이 쥐들이 '소극적 회피 행동'을 하는 능력, 즉 어떤 행동을 하기보다는 가만히 있는 것이 유리한 상황(다시 말해 정신 운동 지체가 신체를 돕는 상황)에서 이 상황을 인식하는 능력에 '장애'를 나타낸다는 자료를 제시하고 있다. 이에 대해 정신 운동 지체라는 견해를 옹호하는 또 다른 주요 인물인 제이 와이스는, '무원감'의 쥐들이 '정상적'인 소극적 회피 행동을 보이고, 이는 무원감이 인식이나 감정의 문제가 아닌 운동성 현상이라는 것을 가리킨다며 셀리그먼에 못지않게 많은 자료를 제시하고 있다. 이 논쟁은 수십 년 된 것인데, 두 가지 상반되는 견해 중 어느 것이 맞는지 나는 알 수가 없다.
9. 학습성 무원감이라는 주제를 마치기 전에, 동물을 사용한 이런 실험들이 야만적인 행위라는 것을 나도 충분히 이해하고 있다는 점을 밝혀 두고 싶다. 이를 대체할 만한 것이 없을까? 슬프게도 다른 방법은 없는 것 같다. 암은 페트리 디시(세포 등을 배양할 때에 쓰는, 플라스틱으로 만든 접시 모양의 용기 — 옮긴이) 속에서 연구할 수 있다. 종양을 키우고 어떤 약물이 그 종양의 성장을 늦추는지 그리고 무슨 다른 독성이 있는지 연구할 수 있는 것이다. 동맥경화성 플라크의 생성도 페트리 디쉬에서 연구할 수 있다. 혈관 세포들을 키우고 약물이 세포 표면에서 콜레스테롤을 제거하는지 그리고 그 용량은 얼마인지 연구할 수 있는 것이다. 그러나 우울증은 페트리 디쉬에서는, 컴퓨터로도, 비슷하게 재현해 낼 수가 없다. 수백만 명이 이 악몽 같은 병에 걸릴 것이고, 치료법은 아직 효과가 확실치 않다. 현재로서는 동물 모델이 치료법을 향상시키기 위해 쓸 수 있는 가장 좋은 수단이다. 만약 당신이, 슬픈 일이기는 하지만 동물실험을 인정하는 학파에 속한다면, 가능한 한 적은 수의 동물에게 최소의 고통을 주며 훌륭한 연구를 하는 것을 목표로 해야 할 것이다.
10. 예를 들면, 스트레스와 당질 코르티코이드와 타이로신 수산화 효소 유전자에 관한 비슷한 학설이 있다.

15장

1. 이 조절은 몹시 어렵다. 측정하려 하는 호르몬 수치를 간섭하지 않는 마취제를 선택해야 한다. 호르몬 수치의 일상적인 변화를 보정하기 위해서는 매일 같은 시간에 모든 동물들에게 마취제를 놓아야 한다. 만약 기준이 되는, 스트레스를 받지 않은 상태를 반영한 호르몬 수치를 측정하기 위한 첫 혈액 표본을 얻으려면, 아프거나 다친 원숭이도 안 되고, 그날 싸움이나 교미를 한 원숭이도 안 된다. 일부 콜레스테롤 연구를 위해서는, 지난 12시간 이내에 무엇인가를 먹은 원숭이는 피해야 한다. 만약 호르몬의 기준 수준을 측정하고 싶다면, 아침 내

내 마취제를 놓으려고 한 마리를 따라다녀서 긴장시키지 말아야 한다. 대신 단 한 방에, 그것도 원숭이가 알아차리지 못하게 주입해야 한다. 마침내 마취제를 놓고 나면, 마취제 때문에 호르몬 수치가 변하기 전에 재빨리 첫 혈액 표본을 수집해야 한다. 대개는 우리가 대학교에서 배운 것과는 별로 관련이 없는 일이다.

왜 이런 연구들은 오직 수컷만을 대상으로 할까? 암컷에 마취 총을 쏘아 마취시키는 데에는 나름대로의 어려움이 따르기 때문이다. 개코원숭이 집단은 어느 시기에도, 약 80퍼센트의 성인 암컷들이 임신을 했거나 자녀들을 돌보고 있다. 마취는 임신에 위험을 초래할 수 있기 때문에 임신한 암컷을 마취시키는 것은 피해야 한다. 어미가 쓰러진 것을 보고 패닉 상태에 빠지거나, 어미가 마취된 동안 젖이 없어 하루를 위험한 상태로 지내야 하는 새끼들 때문에 새끼가 달려 있는 암컷은 피하는 것이 좋다.

2. 심리 분석학자인 안나 아라그노는 불안의 구체적인 본질을 강조하며, "불안은 상징이 태어나는 공간을 깨끗이 쓸어버린다."라고 기술했다.
3. 편도는 공격성과도 연관이 있다. 불안하고 두렵다는 것을 이해하지도 못하면서 왜 개체들이 공격적이 되는지는 잘 알 수가 없다.
4. 이를 흥미롭게 임상에 적용한 것이 하버드의 래리 케이힐과 로저 피트먼의 최근 연구이다. 이들은 방금 큰 외상을 입은 사람의 교감 신경계를 3장에서 언급했던 베타 차단제로 차단함으로써 외상 후 스트레스 장애가 나타날 가능성을 줄일 수 있었다고 보고했다. 그 근거는 무엇일까? 편도로 가는 교감 신경 신호를 줄이면, 편도가 이것이 앞으로 영원히 야성적으로 각성해야 할 큰 사건이라고 판단할 가능성이 낮아지는 것이다.
5. 그래서 각성된 편도는 교감 신경계를 활성화한다. 앞에서 본 것처럼 각성된 교감 신경계는 편도를 활성화할 확률을 높인다. 불안은 스스로를 증폭시키는 것이다.
6. 나를 정말로 심란하게 만드는 최근의 일부 연구들을 보면, 만약 다른 인종에 속한 사람의 사진을 순간적으로 보여 주면 편도가 밝아지는 경향이 있다. 어떤 종류의 얼굴이 비치고 어떤 종류의 사람이 이를 관찰했는지에 대한 무수한 연구가 필요할 것이다. 그러나 이와 동시에, 이런 소견이 무엇을 뜻하는지를 조금만 생각해 보자.
7. 갤럽의 조사에서 적개심을 스스로 측정하도록 했다. 도시들의 적개심에 관한 순위는 어떻게 나타났을까? 높은 도시부터 나열하자면, 필라델피아, 뉴욕, 클리블랜드, 디모인, 시카고, 디트로이트, 덴버, 미네아폴리스, 시애틀, 호놀룰루의 순이었다. 나는 대체로 이 결과에 수긍하는 편이지만, 디모인에서는 도대체 무슨 일이 있었을까?
8. 아마도 격언을 이렇게 훌륭하게 바꿀 수 있을 것이다. "나는 아무도 증오하지 않을 것이다. 따라서 누구도 내 영혼이나 건강을 해치지 못할 것이다."
9. 나는 존 오트버그의 「상자 속으로 돌아가자」라는 제목이 붙은 설교 테이프를 들었다. 그의 어린 시절에 있었던 사건에 관한 설교였다. 그의 할머니는 독실하고 친절하며 아이를 잘 돌보는 분이셨는데, 우연히 '모노폴리 게임'을 잘했고 게임에 관해서만은 지독한 승부욕을 드러내셨다. 그는 여름에 할머니를 방문할 때마다 번번이 게임에 지곤 했다. 한 해는 그가 마키아벨리와 같은 본능을 갈고 닦아, 미친 듯이 연습을 해서, 무자비하게 남의 목을 죄는

작전을 개발해, 결국 할머니를 이기고 말았다. 그 게임이 끝나자 할머니는 조용히 일어나 게임 상자를 치웠다. 할머니는 무심코 말씀하시기를, "이것은 멋진 게임이지만 조각들을 상자에 집어넣으면 모든 것이 끝나 버리는 거야." 재산을 쌓고, 호텔을 사고 ...... [설교는 이 구절에서부터 시작되었다.] ...... 건강, 성취, 포상, 무엇이든지 결국은 상자에 들어가 버리는 것으로 끝이 난다. 결국은 우리가 어떻게 살았는가 하는 것만이 남는 것이다.

나는 이 테이프를 새벽 5시 통근 기차를 타기 위해 빨간 신호와 경주를 하듯 운전을 하며 들었다. 기차에서 혹시 시간이 나면 한 순간이라도 더 일을 하기 위해 노트북을 옆 자리에 놓고, 한 손으로는 아침을 먹으면서, 이 장을 쓰기 위한 준비 작업의 하나로 이 테이프에 녹음된 설교를 듣고 있었다. 그리고 첫 번째 문장부터 그 의도가 분명한, 내가 잘 설명할 수 없는 예수님 등으로 채워진 이 설교를 듣다가 나는 눈물을 흘리고 말았다.

10. 지난 판이 나온 이래로, 이 부분을 과거 시제로 고쳐야 할 필요성이 생겼다. 프리드먼은 내게는 아버지와도 같은 존재였다. 그는 최근 91세의 나이로 작고했다. 통계적으로 말해서, 그는 남은 시간이 거의 없는 그런 사람이었지만, 결국 해롭게 똑딱거리는 시계를 이겨낸 후로는, 세상의 모든 시간을 다 가진 인물이 되었다. 그러나 그가 만족하지 못하는 노인으로 변한 것은 아니었다. 인생의 마지막 시기까지 그는 환자를 보았고, UCSF의 의과 대학 병원에서 연구소를 운영했으며, 일이 늦어지면 다음 데이터를 목을 빼고 기다렸고, 한 주제를 놓고 경쟁자들과 논쟁을 벌였다. 식욕이 왕성했지만, 스스로에게 보답하는 의미의 식욕이었으며, 식욕이 채워지지 않을지도 모른다는 생각에 대해 화를 내지는 않았다. 그는 A형 인간들에게 무엇인가를 해 줄 수 있다면 세상은 좀 더 살기 좋은 곳이 될 것이라는 생각에 깊이 몰두해 있었다. 프리드먼은 앞에서 내가 언급했던, 윤리에 관한 일을 한다고 말했던 두 사람 중의 한 명이다(또 한 명은 그의 병원의 진료 담당 과장인 바트 스패라곤이다.). 프리드먼은 이에 관해 흥미 있는 사실을 고백하고 있다. 그는 우아하고 점잖은 사람이었지만, 50대에 심장 발작을 일으키기 전까지는 불도저처럼 마구 밀어붙이는 저돌적인 성격의 인간이었다고 한다. 그는 자신의 환자들, 42세 때에 첫 번째 심장 발작을 일으킨, 비정한 사장 스타일의 A형들 앞에 서서 말하곤 했다. "저를 보세요. 저를 닮지는 마세요. 저는 옛날에 너무 A형이라서 심장이 나빠졌습니다. 그렇지만 저를 보세요. 저는 옛날에 너무 A형이라서 나쁜 사람이었습니다." 그러고 나서 그것을 증명해 나간다. 자기가 무례하게 대했던 사람, 무시했던 다른 사람의 노력, 그가 부러워했던 남의 성취 등에 관해 이야기하는 것이다. 그의 나이가 90세일 때, 마치 과거의 알코올 중독에서 벗어난 전도사가 거기에 서 있는 것 같았다. 심장학이 속죄였다. 세상을 더 건강하게 만드는 것과 더 친절하게 만드는 것 중에서 하나를 택하는 일은 어렵다. 여기 그 두 가지 모두를 했던 사람이 있다. 나는 그를 그리워한다.

16장

1. 너무나도 똑똑하고 멋지고 기상천외한 이 실험 덕분에 내가 과학자라는 것이 자랑스러울 정도이다.
2. 간지럼을 타는 것이 정치적이며 예의바른 행동이라는 주장에 대해 간단한 여담을 하나 언급

하려 한다. 나는 옛날 어떤 기묘한 두서없는 문장을 읽은 적이 있다. 그에 따르면 사람은 실제로는 간지러운 것을 싫어하며, 특히 아이들의 경우에 간지럼을 타는 것이 간질이는 사람의 힘이나 통제력에 좌우된다는 것이었다. 따라서 웃음은 기뻐서 웃는 것이 아닌 반사적인 행동일 뿐이며, 간질여 달라고 요구하는 것은 위계 질서에 대한 복종의 표시이며, 자신이 그런 관계를 사랑한다는 것을 나타낸다는 것이다. 그것은 '남성 중심적', '역사에 남은 남성들' 그리고 '치프 시애틀'로부터의 날조된 인용(1854년에 미국 서부 해안 지역의 인디언 추장 '치프 시애틀'의 것이라며, 그로부터 30년이나 지난 후에 헨리 A. 스미스라는 사람이 발표한 연설문이 있다. 여러 정황으로 보아 스미스가 일부 또 전부를 창작한 것이라는 설이 유력하다.— 옮긴이) 등의 내용들이 들어 있는 횡설수설하는 글이었다. 생물학자라면, 이런 곤란에 부딪힐 경우 제일 먼저 하는 일이 인간 세계의 현상에 모범이 될 계통 생물학적인 전례가 없는지 찾아보는 것이다. 즉 다른 종도 이런 짓을 하는지를 알아보는 것이다. 만약 상당히 가까운 다른 종에서도 그런 일이 있다면, 그 현상이 전부 인간 문명의 산물이라는 주장은 설득력이 약해진다. 나는 침팬지들이 간지럼을 당하는 것을 좋아한다는 사실을 감히 이야기할 수 있다. 미국식 수화 언어 훈련을 받는 모든 침팬지들이 처음으로 배우는 단어들 중에 '간질이다'가 있고, 처음으로 배우는 문장 중에 '나를 간질여라'가 있다. 나는 대학에서 이런 침팬지와 같이 일한 적이 있다. 그 녀석이 '나를', '간질여라'를 순서대로 표시하면 우리가 녀석을 미친 듯이 간질인다. 그러면 녀석은 몸을 비틀고 겨드랑이를 가리면서 소리 없이 빠른 웃음을 웃으며 헐떡거린다. 간지럼을 중지하면, 녀석은 너무 심했다는 듯이 일어나 앉아서 숨을 고르고 눈썹을 비빈다. 그리고 조금만 지나면, 야릇하게 눈을 빛내며 다시 처음부터 '나를', '간질여라'를 표시하곤 했다.
3. 끊임없는 악연에 시달리는 것처럼 보이던 대학 친구가 이 개념을 조지 버나드 쇼를 자랑스럽게 만든 풍자로 간단히 정리한 적이 있다. "인간 관계란 우리가 그것을 기대하기 때문에 지불해야 하는 대가이다." (쇼는 "사랑이란 한 사람과 다른 모든 사람들의 차이를 크게 과장하는 것이다."라는 글을 남긴 사람이기도 하다.)
4. 14장에서 언급되었지만, 이것은 자가 면역 질환이나 염증질환을 치료하기 위해 합성 당질 코르티코이드를 투여받는 환자에서 자주 나타나는 현상이다. 결국에는 우울한 기분을 느끼게 되지만, 처음 며칠 동안은 그 반대로 활력이 넘치고 기분이 좋아진다.
5. 분명한 것은 '아드레날린 중독자' 또는 '에피네프린 중독자'라는 용어보다는 '일시적이고 적절히 높은 당질 코르티코이드 수준의 중독자'라고 하는 편이 더 적합하다는 점이다.
6. 중독에 관한 많은 연구들이 여러 분야, 즉 약물, 알코올, 도박, 재정적·성적 무분별 등에 널리 걸쳐진 중독성 성격의 존재를 믿고 있다. 그렇지만 여기에는 논란의 여지가 있다.

17장
1. 나는 약 12년 동안 여름마다 개코원숭이들을 관찰하면서 하위 서열 개체의 비효율적인 당질 코르티코이드 체계를 초래하는 신경 내분비학적 메커니즘을 밝히기 위해 노력해 왔다. 신경 내분비학적 메커니즘이란 당질 코르티코이드의 방출을 조절하는, 뇌와 뇌하수체, 부신

을 연결하는 단계들을 의미한다. 뇌, 뇌하수체, 부신의 어느 단계에서 어떤 지점에 이상이 발생하느냐 하는 것이 문제였다. 결국 하위와 상위 개코원숭이 사이에는 몇몇 부위에서 서로 다른 일이 일어난다는 차이가 판명되었다. 흥미로운 것은, 하위 개코원숭이에서 나타나는 양상들의 메커니즘이 인간의 주요 우울증에서 나타나는 당질 코르티코이드 수준의 상승을 초래하는 메커니즘과 기본적으로 동일하다는 것이었다.
2. 무엇보다도, 1917년에 당신이 러시아의 황제였다면 과연 편안했을 것이라고 생각하는가?
3. 하나의 집단으로서 전체적으로 좋지 않았던 시기를 반드시 모든 개인들에게 좋지 않았던 시기라고 해석할 필요가 없다는 것을 이해하려면, 전쟁 중에 페니실린을 암거래하거나 필수적인 식량 공급을 매점하여 부자가 된 많은 사람들을 생각해 보라.
4. 하나의 예지만, 유럽 국가들에서 사회 경제적 지위는 누가 뇌졸중에 걸릴 것인가에 관한 변인의 68퍼센트를 차지한다. 그러나 모든 질병이 가난한 사람들에서 더 많은 것은 아니다. 흥미롭게도 어떤 질병은 부자에게서 더 많다. 흑색종이 그 좋은 예인데, 긴 의자에 누운 채로 햇빛에 노출되는 것이 힘든 육체 노동을 하는 사람의 목이 햇빛에 타는 것과는 다른 위험 요인일지도 모르겠다(아마도 그 이유는 햇빛 아래에서 노동을 하는 가난한 사람들은 대부분 피부에 상당량의 멜라닌을 가지고 있기 때문일 것이다.). 다발성 경화증, 몇몇 자가 면역 질환 그리고 옛날 유행하던 소아마비가 그랬다. 또 1930년대에 많은 아이들을 병원에서 죽어가도록 만들었던 '병원증'이라는 소아과 질환이 있다. 현재는 이 질병이 접촉과 사회성의 결핍으로 인한 것이었다고 이해되고 있다. 가난한 병원에 입원한 아이들일수록 이 병에 적게 걸렸다. 이 병원들은 신분의 상징인 비싼 인큐베이터를 살 돈이 없어서 직원들이 직접 아기들을 돌볼 수밖에 없었기 때문이었다.
5. 이 분야의 몇몇 연구자들에 따르면 (디캐프리오가 영화에 나오기 전부터) 타이타닉호에서 살아남은 사람들에 관한 조사 결과, 명확한 SES 상관관계가 존재한다고 한다.
6. 이는 가난하게 태어났다고 해서 완전히 건강을 잃는 것은 아니라는 것을 의미한다. 사회적 유동성이 어느 정도 도움을 준다.
7. 이야기가 미묘하면서도 놀랍도록 복잡한 것은, 교육이 실제로 건강의 불평등을 악화시킨다는 것이다. 의학 연구에 따른 진보가 의료와 예방 의학적인 면에서 이루어지면, 이것을 처음 듣고, 이해하고, 적용하는 것이 교육을 받은 사람이다. 따라서 이들은 또 다른 이익을 얻게 되고, 건강 경사는 더욱 증폭된다.
8. 이것은 좀 동떨어진 이야기처럼 보이지만, 이 책의 핵심적인 부분이다. 세계에서 가난하기로 25퍼센트 안에 드는 국가를 제외하면, 국가의 부와 자신이 행복하다고 생각하는 국민의 비율은 아무런 상관이 없다(미국보다 잘 살지 못하면서 미국보다 낫지는 않더라도 최소한 비슷하게는 행복하다고 생각하는 나라는 몇 개국이나 될까? 10개국이다. 그 대부분이 사회복지 체계를 잘 갖춘 나라들이다. 불행한 나라는? 12개 국가로, 대부분이 구소련으로부터 독립했거나 동유럽에 있는 나라들이었다.).
9. 1960년에 미국인의 평균 수명은, 상당히 불쾌하겠지만, 위에서 13위였다. 1997년에는 25위였다. 예를 들어, 그리스는 평균 소득이 미국의 반밖에 안 되지만 평균 수명이 더 길었다.

10. 가장 평등한 주는 뉴잉글랜드 지역과, 다코다나 아이오와, 유타 같은 초원지대의 주들이고, 가장 불평등한 주가 남동쪽 변경의 주들과 네바다 주이다.
11. 각자의 수입을 완전히 평등하게 만들기 위해, 재분배되어야 할 사회적 부의 비율을 '로빈훗 지표'라는 적절한 용어로 나타내기도 한다.
12. 이 지표들에 따르면, 대학 캠퍼스의 수준에서조차 캠퍼스에 사회 자본이 많을수록 폭음하는 일이 줄어든다.
13. 하버드 대학교의 정치학자 로버트 퍼트넘은 늘어가는 미국의 사회 규범 상실 상태에 대해 "혼자서 볼링하기"라는 유명한 은유적 표현을 만들었다. 최근 수십 년 동안, 볼링을 즐기는 미국인들은 늘고 있지만, 전형적인 미국적 사회 현상인 볼링 대회에 참여하는 사람의 수는 줄고 있다는 것이다.
14. 에번스는 이 점을 "대부분의 대학원 학생들은 돈이 부족했던 경험은 있지만 가난을 경험했던 것은 아니다. 이 두 가지는 매우 다른 것이다."라고 지적했다.

18장

1. 스트레스 관련 질환에 관해서 정말로 사소한 것까지 알고 싶은 사람들을 위한 추가적인 병적 소견으로 '스트레스 관련 원형 탈모증'이 있다. 이는 극도의 스트레스와 공포로 단 며칠 만에 머리카락이 흰색이나 회색으로 세어 버리는 특이한 현상을 말하는 전문용어이다. 이런 일이 실제로 일어난다('원형 탈모증'은 머리카락이 원형으로 빠지는 병으로 최근에 와서 스트레스와 무관한 것으로 판명되고 있다. 그런데 여기서 저자가 이야기하는 병은 스트레스와 관련이 있는 '휴지기 탈모증'인 것 같다. 이 병에 걸리면 스트레스로 인해 검은색 머리카락만 급격히 빠질 수 있는데 그 결과로서 머리의 색깔이 갑자기 희게 변한 듯이 보일 수 있다고 한다. 검은 머리카락이 반쯤 빠지면 아마도 회색으로 보일 것이다. ─ 옮긴이).
2. 존경이라는 문제는, 삶의 어느 시점에서 오스카상을 받은 배우가 후보로 거명은 되었지만 수상하지 못한 배우보다 수명이 약 4년 길다는 많이 알려진 발견을 설명하는 데 도움이 될 것이다.
3. 그렇지만 나는 이런 방법에 대해 그리 확신이 없다. 나는 지금까지 아내가 아이 둘을 출산하는 것을 지켜봤지만, 라마즈 요법은 약 3분 정도밖에 효과가 없는 듯했다. 그 후에는 내가 요점 없이 라마즈 수업에서 필기한 것을 복습하는 것 외에는 별 소용이 없었다.
4. 얼마 전, 미국 정부는 연구에 사용되는 영장류의 정신 건강을 개선하기 위한 새로운 가이드라인을 제안했다. 선의의, 그러나 잘 몰랐기 때문에 정해진 부분은 연구를 하는 동안 홀로 사육되는 원숭이를 적어도 1주일에 한 번은 다른 원숭이들과 집단 속에서 시간을 보내도록 해 주어야 한다는 것이었다. 이 특수한 사회적 상황은 만성적인 사회적 스트레스의 모델로서 몇 년 동안 연구되어 왔던 것으로, 이런 규칙이 이 동물들의 정신 건강을 전혀 호전시키지 않는다는 것은 명백했다. 다행히도 제안되었던 규칙들은 한 전문가의 증언으로 인해 바뀌었다.
5. 이 개념을 건드리며, 풍자적인 신문인 《어니언》(2001년 10월 25일자)은 다음과 같은 기사를

실었다. "뉴헤븐, 코네티컷. 수천 년 동안 철학자와 신학자 그리고 인간의 조건을 공부하는 다른 학생들을 당혹시킨, 우주에 대한 혼란스럽고도 모순된 견해를 설명하는 데 도움이 되는 진단에 따르면, 우주의 창조자이자 오랫동안 수십억 명의 신봉자들의 신적 존재였던 신이 월요일에는 양극성 장애를 앓는 것으로 밝혀졌다."

6. 내가 어렸을 때, 대량 학살은 개혁 운동을 시작한 독일계 유대인들에 대한 신의 논리적 응징이라고 배웠다. 그 당시 이러한 생각은 내게 상당한 안정감을 주었으나, 일단 그 전체 구조가 무너지고 났을 때에는 참을 수 없는 분노를 느꼈다.

7. 언어학자 데버러 테넌의 『당신은 이해하지 못할 뿐이다』라는 책에 이 점이 명석하게 풀이되어 있다. 이 책은 신혼 부부들의 필독서가 되어야 할 것 같다.

더 읽을거리

1장

1. 나는 몇 년 동안 강연 중에 수사적으로 인간과 얼룩말의 질환 유형들을 비교해 왔지만, 앉아서 이 책을 쓰다가 갑자기 내가 얼룩말과 궤양에 대해 확신이 없다는 생각이 들어 덜컥 겁이 났다. 만약 아니라면 어떻게 되겠는가? 아마도 책 제목이 『얼룩말이 우리보다 궤양에 자주 걸리지 않는 이유, 굉장히 복잡하지만 완전히 다른 이유들』이 되었을지도 모른다. 그러나 M. Fowler, *Zoo and Wild Animal Medicine*, 2d ed. (Philadelphia: Saunders, 1986)와 브룩필드 동물원, 브롱크스 동물원, 국립 동물원, 필라델피아 동물원, 샌디에이고 동물원에 문의한 결과, 얼룩말이 궤양에 걸리는 일은 극히 드물다는 것을 확인했다. 심각하고 비정상적인 스트레스를 받는 동물들만 궤양에 걸린다. 이 책의 구성을 소개할 때에 언급한 것처럼 얼룩말들은 자연 상태에서, 즉 야생 환경이나 충분한 크기의 동물원 우리에 두면 궤양에 걸리지 않는다.

2. 이 장의 많은 내용이 스트레스 생리학의 긴 역사에서 도출된다. 50여 년 전 월터 캐넌이 남긴 말에 요점이 잘 표현되어 있다. "우리 나라의 질환 발생 경향에 매우 중요한 변화가 일어나고 있다. …… 예전의 엄청난 재앙과 같았던 심각한 전염병들은 눈에 띄게 줄거나 사라졌다. …… 반면에 신경계 내의 긴장으로 인한 질병들은 크게 증가했다."("The role of emotion in disease," *Annals of Internal Medicine* 9, no. 2 [May, 1936]).

3. 제2차 세계 대전의 그늘에 가려져, 어빙 베를린(Irving Berlin)의 음색, 색색가지의 제복들, 덜컹거리는 자동차들, 바보 같은 직함과 큰 콧수염을 가진 국가 주석들 때문에 우리는 이상한 호감을 가지고 제1차 세계 대전을 기억하는 듯하다. 알다시피, 제1차 세계 대전에서는 850만 명의 수많은 사람들이 아무 이유 없이 학살되었다(D. Fromkin, *A Peace to End All Peace* [New York: Avon Books, 1989], 379). 이와 대조적으로 동시대에 세계를 휩쓸었던 독감은 2000만 명의 사람들을 죽였다(W. McNeill, *Plagues and Peoples* [New York: Doubleday Books, 1976], 255). "1918년에 독감과 폐렴으로 사망한 미국 해병 및 육군 병사는 모두 4만 3000명 이상으로, 미국 전체 전사자의 80퍼센트에 달한다."(A. Crosby, *Epidemic and Peace* [London: Greenwood Press, 1918, 1976], 36). 또한, Kolata, G., *Flu* (New York: Farrar, Straus and Giroux, 1999).

4. 각주의 폰 카라얀 이야기는 A. Damasio, *Descartes's Error: Emotion, Reason, and the Human Brain* (New York: Quill, 1994)에서 찾을 수 있다.
5. 체스 경기자들을 대상으로 한 이 결정적 연구는 생리학자 르로이 듀벡과 그의 대학원생 샬럿 리디가 진행했다. 이들은 체스 경기자들의 몸에 장치를 설치해 주요 경기의 전과 중간, 후의 호흡수와 혈압, 근육 경직도 등을 측정했다. 그 결과, 호흡수는 세 배로 증가하고 근육은 경직되었으며 수축기 혈압은 200으로 급증하는 것을 관찰했다. 이는 신체적 경쟁 경기 중 운동 선수들에게 나타나는 현상과 정확히 똑같다. 리디의 논문 "The effects of tournament chess playing on selected physiological responses in players of varying aspirations and abilities"(Temple University, 1975) 또는 간략한 논문 Leedy, C., and DuBeck, L., "Physiological changes during tournament chess," *Chess Life and Review* [1971]: 708)를 참고하라. 전화 통화에서 듀벡이 1970년대 초 그랜드 마스터인 벤트 라슨과 바비 피셔의 국제 경기 이야기를 들려주었고, 라슨은 경기 도중 불리해지면 항고혈압제를 먹어야 했다고 말했다. 그의 혈압은 며칠 후까지도 상승된 상태를 유지했다고 한다. 카스파로프 대 카르포프 보고서는 *New York Times*, 20 December 1990에 언급되었다. 이 주제에 만족하지 못하는 특별한 체스 팬들에게 완벽한 선물로 러시아 어로 된 Glezerov, V., and Sobol, E., "Hygienic evaluation of the changes in work capacity of young chess players during training," *Gigiena i Sanitariia* 24 (1987)의 사본을 추천한다.
6. 항상성을 추구하며 진화한 뇌에 대해서는 McMillan, F. D., "Stress, distress, and emotion: distinctions and implications for animal well-being," in McMillan, F. D., ed., *Mental Health and Well-being in Animals* (Ames, Iowa: Iowa State Press, in press)를 참고할 것.
7. 셀리에는 난소 추출물과 불특정 스트레스 반응을 발견한 이야기에 대해 수많은 자서전적 글과 책들을 출판했다. 좋은 예로 *The Stress of My Life* (New York: Van Nostrand, 1979)가 있다. 이 책은 자신이 스트레스라는 단어를 기술적이 아닌 생물 의학적 차원에서 처음 사용했다는 셀리에의 주장을 담고 있다. 월터 캐넌은 수십년에 걸쳐 이를 반박했다("The interrelations of emotions as suggested by recent physiological researchers," *American Journal of Psychology* 25 [1914]: 256). 이 점은 후에 논의될 심리적 스트레스 반응을 개척한 심리학자 존 메이슨과 셀리에의 화려한 논쟁에서 제기되었다(Mason, J., "A historical view of the stress field," *Journal of Human Stress* 1, no. 6 [1975]: part II, 1, 22. Selye, H., "Confusion and controversy in the stress field," *Journal of Human Stress* 1 [1975]: 37).
8. 항상성의 세계로 입문하려면 다음을 참고하라. Sterling, P., and Eyer, J., "Allostasis: a new paradigm to explain arousal pathology," in Fisher, S., and Reason, J., eds., *Handbook of Life Stress, Cognition, and Health* (New York: Wiley, 1988); Sterling, P., "Principles of allostasis: optimal design, predictive regulation, pathophysiology and rational therapeutics," in Schulkin, J., ed., *Allostasis, Homeostasis, and the Costs of Adaptation* (Cambridge: MIT Press, 2003); McEwen, B., *The End of Stress* (New York: Joseph Henry Press, 2002); Schulkin, J., "Allostasis: a neural behavioral perspective," *Hormones and Behavior* 43 (2003): 21. 항상성 개념에 대한 다른 견해

를 보려면 Dallman, M., "Stress by any other name ...?" *Hormones and Behavior* 43 (2003): 18 을 보라.
9. 가장 활발히 연구되는 내분비 장애인 애디슨병에 대한 설명은 모든 내분비학 교과서에서 찾을 수 있다. 최근 발견된 희귀 질환 샤이-드래거 증후군은 1960년에 처음 소개되었다. 발견자의 설명을 직접 보려면 다음을 참고하라. Shy, G., and Drager, G., "A neurological syndrome associated with orthostatic hypotension," *A. M. A. Archives of Neurology* 2 (1960): 41-511; Low, P., *Seminars in Neurology* 7, no. 1 (March 1987): 53; Bannister, R., Mathios, C., *Autonomic Failure* (New York: Oxford University Press, 1992).
10. 스트레스 반응이 불충분한 증후군에 대한 해설을 보려면 다음을 참고하라. Raison, C., and Miller, A., "When not enough is too much: the role of insufficient glucocorticoid signaling in the pathophysiology of stress-related disorders," *American Journal of Psychiatry* 160 (2003): 1554.

2장

1. D. H. Lawrence의 글은 *Lady Chatterley's Lover* (Cutchogue, N.Y.: Buccaneer Books, 1983)에서 발췌했다. 이 예시는 영국 면역학자인 동료 닉 홀의 아이디어이다. 그는 강의실에서 3색 볼펜을 딸깍거리며 집중하지 못하는 과학자들에게 정기적으로 강연을 한다. 그는 인상적인 영국 발음으로 로렌스의 매우 성적인 글을 읽고 시작해 청중의 주의를 집중시킨다.
2. 고환 추출물 매니아는 1889년에 Charles-Edouard Brown-Sequard, "On the physiological and therapeutic role of a juice extracted from the testicles of animals according to a number of facts observed in man," *Archives de physiologie normale et pathologique 5e series* (1889): 1, 739의 출판과 함께 시작되었다.
브라운-세퀴아르가 수집한 많은 자료들은 단 한 명의 남자, 즉 그 자신을 관찰한 것이었다. 이론의 여지는 있지만 그 당시 세계에서 가장 권위 있는 생리학자였던 브라운-세퀴아르는 72세로 활기가 조금씩 떨어지고 있었다. 그는 인간 노년기의 일부 특징들은 생식 기능의 감소 때문에 나타난다는 가설을 세웠다(이러한 노화의 원인으로서 생식 기능의 감소에 대한 더 많은 언급은 이후 그의 추종자들이 제시한 것이다.). 그는 고환이 어떤 종류의 활발한 분비 물질을 내포하고 있다고 생각해, 개와 기니피그의 고환 추출물을 자신의 피하 조직에 주사하기 시작했다. 고환이 테스토스테론(당시 아직 발견되지 않았으며, 호르몬이라는 용어조차 당시에는 존재하지 않았다.)이라는 물질을 분비한다는 점에서는 그가 확실히 옳았지만, 화학적 본질상 물에 녹지 않는 테스토스테론 추출물을 수용성으로 만들었다는 점에서 그의 연구가 효과를 보일 리 없었다.
그런데도, 그는 불가사의한 결과들을 보고했다(신체적 활동성의 증가, 소변 줄기 길이의 증가를 보였는데, 소변 줄기 길이는 물론 우리 모두가 황금 연령기에 유지하기를 원하는 것이다.). 모두 위약 효과였다. 영국 리즈 대학교의 생식 생리학자인 로저 고스던(Roger Gosden)은 브라운-세퀴아르가 연구 당시 우울증 증상이 있어 특히 그러한 위약 효과에 민감했던 것이라고 추정한다(Gosden, R., *Cheating Time: Science, Sex and Ageing* [London: Macmillan,

1996], 148쪽 참고). 하지만 의사들은 이 발표에 흥분했고, 2년 내에 전 세계에서 '장기 요법'이라는 이름으로 사용되기에 이르렀다. 브라운-세쿼아르는 자신의 발견(모두 부정확하고 비효과적이었다.)을 이용해 약삭빠르게 돈벌이를 하는 돌팔이 의사들, 특히 '브라운-세쿼아르 박사의 만능 약'이라는 문구로 장사하는 미국 업자들에 분개했다. 그는 자위나 성행위를 자주 하는 남성들의 잘 알려진 신체적·심리적 약점을 언급하며, 정액의 감소는 힘의 감소를 가져온다고 자신의 학설을 약간 확장했다(20년 전 그는 남성 정자를 정맥 내 주사로 주입할 때의 회춘 효과가 있을 것이라고 추측했지만, 다행히 이는 시도되지 않고 아이디어에 그쳤다.). 원문과 이 주제에 대한 자세한 검토를 원한다면 Borell, M., "Brown-Sequard's organotherapy and its appearance in America at the end of the nineteenth century," *Bulletin of the History of Medicine* 50 [1976]: 309과 고스던의 저서에서 이 주제를 다룬 흥미로운 부분을 참고하라.

3. 뇌하수체 호르몬의 역사(뇌는 내분비 조직이라는 해리스의 학설 및 기유맹과 샬리의 연구)는 특히 후자인 두 명의 노벨상 시상식 후일담으로 잘 기록되어 있다. 이는 기유맹과 샬리의 흥악하면서도 화려한 경쟁과 각각의 연구 과정에서 발전된 당시 미래 과학의 흐름을 탄 거대한 '조직적' 연구소 때문이기도 하다. 특히 읽을 만한 내용은 Wade, N., *The Nobel Duel: Two Scientists' 21-Year Race to Win the World's Most Coveted Research Prize* (Garden City, N.Y.: Anchor Press, 1981)에서 볼 수 있다. 기유맹과의 경쟁에 대한 샬리의 말은 웨이드의 책 7쪽에 나와 있다. 기유맹 연구소의 사회학에 대한 위압적일 만큼 학술적인 내용(기유맹의 이름을 직접 언급하지는 않지만)은 Latour, B., and Woolgar, S., *Laboratory Life: The Social Construction of Scientific Facts* (Beverly Hills, Calif.: Sage Publications, 1979)에 언급된다.

새로운 분비 및 억제 물질들은 계속해서 분리되어 왔고, 여전히 많은 연구 그룹들이 결승점을 향해 서로 경쟁하고 있다. 1981년, 가장 관심을 끌었던 뇌 호르몬이 분리되어 이러한 연구 경향의 예외를 만들었다. 이 책 전반에 걸쳐 다루게 될 이 호르몬은 뇌가 스트레스 반응의 주요 가지들을 조절하는 수단이다. CRH(Corticotropin releasing hormone)는 구조가 처음으로 그 존재가 추측되었지만(1955년), 화학적 구조가 복잡해 마지막으로 발견된 뇌 호르몬이다. 오랜 시간 계속된 기유맹-샬리의 양분된 경쟁 구도의 틈새에서 한때 기유맹의 오른팔이었던 와일리 베일의 연구 팀이 이를 분리해 냈다. 전혀 있을 법하지 않았던 CRF의 화학적 구조를 고려한 베일과 그 동료들은 자신들의 연구소에서 대담하게도 25년 동안 아무도 시도하지 않았던 부위에서 CRH를 찾고 있었다. 이는 결국 올바른 판단임이 밝혀졌고 경쟁자들을 크게 앞지를 수 있었다. Vale, W., Speiss, J., Rivier, C., and Rivier, J., "Characterization of a 41-residue ovine hypothalamic peptide that stimulates the secretions of corticotropin and beta-endorphin," *Science* 213 (1983): 1394를 참고하라.

4. 보살피고 친해지는 개념에 대해서는 Taylor, S., Klein, L., Lewis, B., Gruenewald, T., Gurung, R., Updegraff, J., "Biobehavioral responses to stress in females: tend-and-befreind, not fight-or-flight," *Psychological Review* 107 (2000): 411을 보고, 이에 대한 논평을 보려면 다음을 참고하라. Geary, D., Flinn, M., "Sex differences in behavioral and hormonal response to social threat:

commentary on Taylor et al.," *Psychological Reviews* 109 (2002): 745.
5. 당질 코르티코이드가 어떻게 뒤이어 나타나는 스트레스 반응에 관여하는지를 알려면 Sapolsky, R., Romero, M., Munck, A., "How do glucocorticoids influence the stress-response?: integrating permissive, suppressive, stimulatory, and preparative actions," *Endocrine Reviews* 21 (2000): 55를 참고하라.
6. 다른 스트레스 요인에 따른 호르몬의 '징표들'을 보려면 다음을 참고하라. Henry, J. P., *Stress, Health, and the Social Environment* (New York: Springer-Verlag, 1977); Frankenhaeuser, M., "The sympathetic-adrenal and pituitary-adrenal response to challenge," in Dembroski, T., Schmidt, T., and Blumchen, G., eds, *Biobehavioral Basis of Coronary Heart Disease* (Basel: Karger, 1983), 91. 스트레스 징표들을 다룬 최근 연구는 다음과 같다. Schommer, N., Hellhammer, D., Kirschbaum, C., "Dissociation between reactivity of the hypothalamus-pituitary-adrenal axis and the sympathetic-adrenal-medullary system to repeated psychosocial stress," *Psychosomatic Medicine* 65 (2003): 450; Dayas, C., Buller, K., Crane, J., Day, T., "Stressor categorization: acute physical and psychological stressors elicit distinctive recruitment patterns in amygdala and in medullary noradrenergic cell groups," *European Journal of Neuroscience* 14 (2001): 1143; Pacak, K., Palkovits, M., "Stressor specificity of central neuroendocrine responses: implications for stress-related disorders," *Endocrine Reviews* 22 (2001): 502. 스트레스 징표에 대한 특이한 사례(연구 실험자에 따라 다른 실험실 쥐들의 스트레스 반응 유형)를 보려면 다음을 참고하라. Dobrakovova, M., Kvetnansky, R., Oprsalova, Z., and Jezova, D., "Specificity of the effect of repeated handling on sympathetic-adrenomedullary and pituitary-adrenocortical activity in rats," *Psychoneuroendocrinology* 18 (1993): 163. 심리적 스트레스 유형에 따른 뇌하수체 스트레스 징표를 보려면 다음을 참고하라. Romero, L., and Sapolsky, R., "Patterns of ACTH secretagog secretion in response to psychological stimuli," *Journal of Neuroendocrinology* 8 (1996): 243.
7. 스트레스 호르몬에 대한 조직의 감수성 변화에 따라 나타나는 스트레스 징표를 보려면 다음을 참고하라. Avitsur, R., Stark, J., Sheridan, J., "Social stress induces glucocorticoid resistance in subordinate animals," *Hormones and Behavior* 39 (2001): 247.

3장
1. '스트레스'라는 주제 아래 명시되는 일은 드물지만, 스트레스를 받는 동안 심장 혈관계가 작용하는 방법에 대한 적절한 개요는 대부분의 생리학 교과서에서 찾을 수 있다. 이는 대개 심장 자체 또는 운동에 대한 생리적 반응을 다루는 장에서 볼 수 있으며, 주로 심장 혈관계를 조절하는 교감 신경계의 역할에 초점을 맞춘다. 심장 혈관 조직이 교감 신경계에 더 민감하게 반응하도록 만드는 당질 코르티코이드의 역할은 Whitworth, J., Brown, M., Kelly, J., Williamson, P., "Mechanisms of cortisol-induced hypertension in humans," *Steroids* 60 (1995): 76에서 볼 수 있다. 또, Sapolsky, R., and Share, L., "Rank-related differences in cardiovascular function among wild baboons: role of sensitivity to glucocorticoids," *American Journal of*

Primatology 32 (1994): 261를 참고하라.
2. 뇌간 속의 신경 세포를 활성화하는 당질 코르티코이드에 대해서는 다음을 참고하라. Rong, W., Wang, W., Yuan, W., and Chen, Y., "Rapid effects of corticosterone on cardiovascular neurons in the rostral ventrolateral medulla of rats," *Brain Research* 815 (1999): 51. 에피네프린 효과를 향상시키는 당질 코르티코이드에 대해서는 다음을 참고하라. Sapolsky, R., Share, L., "Rank-related differences in cardiovascular function among wild baboons: role of sensitivity to glucocorticoids," *American Journal of Primatology* 32 (1994): 261. 당질 코르티코이드가 고혈압을 야기하는 메커니즘에 대해서는 다음을 참고하라. Wallerath, T., Witte, K., Schafeer, S., Schwarz, P., Prellwitz, W., Wohlfart, P., Kleinert, H., Lehr, H., Lemmer, B., Forstermann, U., "Down-regulation of the expression of eNOS is likely to contribute to glucocorticoid-mediated hypertension," *Proceedings of the National Academy of Sciences, USA* 96 (1999), 13357.
3. 감정적 스트레스가 총상을 입은 미국 원주민의 내장 내 혈액 순환을 차단한다는 1833년 연구는 다음 책에 수록되어 있다. Beaumont, W., *Experiments and Observations on the Gastric Juice and the Physiology of Digestion* (Plattsburgh, N. Y.: F. P. Allen, 1833).
4. 스트레스로 인한 혈압 상승에 미치는 신장의 역할에 대한 논의에 대해서는 다음을 참고하라. Guyton, A., "Blood pressure control-special role of the kidneys and body fluids," *Science* 252 (1991): 1813.
5. 패튼에 대해서는 다음을 참고하라. Ambrose, S., *Citizen Soldiers* (New York: Simon and Schuster, 1997). 한국 전쟁에 대해서는 다음을 참고하라. Weintraub, S., *MacArthur's War* (New York: Prentice Hall, 2000).
6. 주석의 유뇨증에 대해서는 다음을 참고하라. Anand, S., Berkowitz, C., "Enuresis," in Fink, G., ed., *Encyclopedia of Stress* (San Diego: Academic Press, 2000), vol. 3, 49.
7. 명백한 신체적 스트레스와 조용한 경계심에 대한 심혈관 반응의 차이에 대해서는 참고하라. Fisher, L., "Stress and cardiovascular physiology in animals," in Brown, M., Koob, G., and Rivier, C., eds., *Stress: Neurobiology and Neuroendocrinology* (New York: Marcel Dekker, 1991). 2 hours, 10minutes; black and white. With Claude Rains, Lily Pons, and the young Robert Mitchum as the descending aorta.
8. 동맥 경화증 야기 과정에서 혈관들과 다양한 호르몬, 그리고 혈관 내의 고농도 지방으로 인한 손상의 상호 작용에 대한 논의를 보려면 다음을 참고하라. Lusis, A., "Atherosclerosis," *Nature* 407 (2000): 233. 스트레스를 받을 때의 혈소판 덩어리에 대해서는 다음을 참고하라. Allen, M., and Patterson, S., "Hemoconcentration and stress: a review of physiological mechanisms and relevance for cardiovascular disease risk," *Biological Psychology* 41 (1995): 1; Rozanski, A., Krantz, D., Klein, J., and Gottdiener, J., "Mental stress and the induction of myocardial ischemia," in Brown et al., *Stress: Neurobiology and Neuroendocrinology* (New York: Marcel Dekker, 1991); Fuster, V., Badimon, L., Badimon, J., and Chesebro, J., "The pathogenesis of coronary artery disease and the acute coronary syndromes," *New England Journal*

of Medicine 326 (1992): 242.
9. 스트레스로 인한 혈관 둘레 근육의 비대(肥厚, 두꺼워지는 것)에 대해서는 다음을 참고하라. Folkow, B., "Physiological aspects of primary hypertension," *Physiological Reviews* 62 (1982): 374.
10. 좌심실 비대에 대해서는 다음을 참고하라. Baker, G., Suchday, S., Krantz, D., "Heart disease/attack," in Fink, G., ed., *Encyclopedia of Stress* (San Diego: Academic Press, 2000), vol. 2, 326.
11. 스트레스로 인한 혈액 점착성의 증대에 대해서는 다음을 참고하라. Von Kanel, R., Mills, P., Fainman, C., Dimsdale, J., "Effects of psychological stress and psychiatric disorders on blood coagulation and fibrinolysis: a biobehavioral pathway to coronary artery disease?" *Psychosomatic Medicine* 63 (2001): 531. 혈소판 응집에 대해서는 다음을 참고하라. Wentworth, P., Nieva, J., Takeuchi, C., Galve, R., "Evidence for ozone formation in human atherosclerotic arteries," *Science* 302 (2003): 1053.
12. 콜레스테롤 수준이 정상인 심장 발작에 대해서는 다음을 참고하라. Gorman, C., Park, A., "The fires within," *Time* (23 February 2004). 염증과 C-반응성 단백의 중요성에 대해서는 다음을 참고하라. Taubes, G., "Does inflammation cut to the heart of the matter?" *Science* 296 (2002): 242.
13. 설치동물의 사회적 스트레스와 심장 질환에 관한 연구에 대해서는 다음을 참고하라. Henry, J. P., *Stress, Health, and the Social Environment* (New York: Springer-Verlag, 1977). 사회적 복종으로 인한 설치동물에서의 부정맥 위험성의 증가에 대해서는 다음을 참고하라. Sgoifo, A., Koolhaas, J., De Boer, S., Musso, E., Stilli, D., Buwalda, B., Meerlo, P., "Social stress, autonomic neural activation, and cardiac activity in rats," *Neuroscience and Biobehavioral Reviews* 23 (1999): 915. 영장류의 사회적 스트레스와 플라크 형성에 대해서는 다음을 참고하라. Manuck, S., Marsland, A., Kaplan, J., and Williams, J., "The pathogenicity of behavior and its neuroendocrine mediation: an example from coronary artery disease," *Psychosomatic Medicine* 57 (1995): 275. 동맥 경화증을 야기하는 대사성 스트레스 반응 호르몬의 상호 작용을 보려면 다음을 참고하라. Brindley, D., "Role of glucocorticoids and fatty acids in the impairment of lipid metabolism observed in the metabolic syndrome," *International Journal of Obesity and Related Metabolic Disorders* 19 (1995): supp. 1, S69.
14. 스트레스와 심장 발작에 대해서는 다음을 참고하라. May, M., McCarron, P., Stansfeld, S., Ben-Shlomo, Y., Gallacher, J., Yarnell, J., Smith, G., Elwood, P., Ebrahim, S., "Does psychological distress predict the risk of ischemic stroke and transient ischemic attack?" *Stroke* 33 (2002): 7; Williams, J., Nieto, F., Sanford, C., Couper, D., Tyroler, H., "The association between trait anger and incident stroke risk," *Stroke* 33 (2002): 13; Everson, S., Lynch, J., Kaplan, G., Lakka, T., Silvenius, J., Salonen, J., "Stress-induced blood pressure reactivity and incident stroke in middle-aged men," *Stroke* 32 (2001): 1263.

15. 심근 허혈, 손상된 심장 근육, 이에 수반되는 스트레스 취약성에 대해서는 다음을 참고하라. M. Brown et al., *Stress: Neurobiology and Neuroendocrinology* (New York: Marcel Dekker, 1991). 이 책 20장(Verrier, R., "Stress, sleep and vulnerability to ventricular fibrillation"), 21장(Fisher, L., "Stress and cardiovascular physiology in animals"), 22장(Brodsky, M., and Allen, B., "Effects of psychological stress on cardiac rate and rhythm"), 그리고 23장(Rozanski, A., Krantz, D., Klein, J., and Gottdiener, J., "Mental stress and the induction of myocardial ischemia")에는 많은 정보가 담겨 있다. 20장과 23장에는 보행 시 심전도 기록에 대한 좋은 자료가 실려 있다. 앞의 장들은 사람과 개의 경우 심리적 스트레스가 손상된 심장 조직의 급성 허혈을 야기할 수 있다는 배리에의 연구를 자세히 소개한다(또, Rozanski, A., and Berman, D., "Silent myocardial ischaemia. I. Pathophysiology, frequency of occurrence and approaches toward detection," *American Heart Journal* 114 [1987]: 615를 참고하라.). 스트레스를 받을 때 손상된 관상 동맥에서 혈관 확장이 아닌 역설적 혈관 수축에 대해 검토하려면 다음을 참고하라. Fuster, V., Badimon, L., Badimon, J., and Chesebro, J., "The pathogenesis of coronary artery disease and the acute coronary syndromes, part II," *New England Journal of Medicine* 326 (1992): 310; Schwartz, C., Valente, A., and Hildebrandt, E., "Prevention of atherosclerosis and end-organ damage: a basis for antihypertensive interventional strategies," *Journal of Hypertension* 12 (1994): S3. 심장학자들은 이 역설적 혈관 수축의 원인이 무엇인지 알아내기 시작했다. 심장이 열심히 운동하기 시작할 때, 건강한 조직에서는 EDRF(endothelium-derived relaxant factors)라는 호르몬과 프로스타사이클린이 분비되며, 이는 혈관 확장을 야기한다. 심장 조직에 정기적으로 허혈이 일어나면, 어떤 이유로 EDRF와 프로스타사이클린을 분비할 수 없게 된다. 더불어, 혈관 수축을 가져오는 엔도테린과 세로토닌이라는 호르몬들은 분비되는 듯하다. 그 결과, 에피네프린과 노르에피네프린은 이제 확대 대신 수축을 야기한다. 재미있게도 이런 역설적 혈관 수축은 사회적으로 스트레스를 받는 원숭이들에게서 관찰되며, 위에서 언급한 것처럼 동맥 경화증을 야기한다. 협심증이 나타났을 때 관상 동맥들을 확장시키기 위한 하나의 방법으로 합성 EDRF인 니트로글리세린을 복용하는 수가 있다. 스트레스가 심장 질환을 야기한다기보다는 기존의 질환을 악화시킨다는 역학적 증거로는 다음을 참고하라. Greenwood, D., Muir, K., Packham, C., and Madeley, R., "Coronary heart disease: a review of the role of psychosocial stress and social support," *Journal of Public Health Medicine* 18 (1996): 221. 심리적 스트레스 요인으로 인한 심장병 환자들의 허혈에 대한 더 많은 사례를 원한다면 다음을 참고하라. Taggert, P., Carruthers, M., and Somerville, W., "Electrocardiogram, plasma catecholamines, and their modification by oxyprenolol when speaking before an audience," *The Lancet* 2 (1973): 341. 낯선 사람들에게 자신의 개인적인 문제를 설명할 때 환자들은 운동 중일 때와 같은 수준으로 심근 허혈을 경험했다는 사례도 있다. Rozanski, A., "Mental stress and the induction of silent myocardial ischemia in patients with coronary artery disease," *New England Journal of Medicine* 318 (1988): 1005. 스트레스와 여성 심장 질환의 연관성을 검토하려면 다음을 보라. Brezinka, V., Kittel, F., "Psychosocial factors

of coronary heart disease in women; a review," *Social Science and Medicine* 42 (1996): 1351, and Elliott, S., "Psychosocial stress, women and heart health; a critical review," *Social Science and Medicine* 40 (1995): 105.

16. 심박 간격의 변이성을 살펴보려면 다음을 참고하라. Proges, S., "Cardiac vagal tone: a physiological index of stress," *Neuroscience and Biobehavioral Reviews* 19 (1995): 225.

17. 사람이 스트레스로 인한 급성 심장 질환으로 사망한 사례에 대해서는 다음을 참고하라. Engel, G., "Sudden and rapid death during psychological stress: folklore or folk wisdom?" *Annals of Internal Medicine* 74 (1971): 771. 미사일 공격 중 첫 사흘 동안 텔아비브의 심근 경색 환자 수가 한 해 전 같은 기간인 1월 사흘 동안의 환자 수의 세 배였다는 보고서를 살펴보려면 다음을 참고하라. Meisel, S., Kutz, I., Dayan, K., Pauzner, H., Chetboun, I., Arbel, Y., and David, D., "Effect of Iraqi missile war on incidence of acute myocardial infarction and sudden death in Israeli civilians," *The Lancet* 338 (1991): 660. 로스앤젤레스 지진에 대한 자료로는 다음을 참고하라. Leor, J., Poole, W., Kloner, R., "Sudden cardiac death triggered by an earthquake," *New England Journal of Medicine* 334 (1996): 413. 노년 부부에 대해서는 버몬트의 의학 시험 책임자인 폴 모로 박사의 편지에 언급되어 있다. 급성 심장병 사망의 원인에 대해서는 다음을 참고하라. Davis, A., Natelson, B., "Brain-heart interactions: the neurocardiology of arrhythmia and sudden cardiac death," *Texas Heart Institute journal* 20 (1993): 158; Meerson, F., "Stress-induced arrhythmic disease of the heart-part I," *Clinical Cardiology* 17 (1994): 362. 이 보고서는 스트레스가 쥐의 심장이 섬유성 연축을 일으키기 쉽게 만든다는 점을 설명한다. 분노는 심근 경색증의 위험도를 증가시키는 요소이다(Mittleman, M, Maclure, M., Sherwood, J., Mulry, R., Tofler, R., Jacobs, S., Friedman, R., Benson, H., Muller, J., "Triggering of acute myocardial infarction onset by episodes of anger," *Circulation* 92 (1995): 1720).

18. NYC에서의 심장 발작에 대해서는 다음을 참고하라. Christenfeld, N., Glynn, L., Phillips, D., Shrira, I., "Exposure to New York City as a risk factor for heart attack mortality," *Psychosomatic Medicine* 61 (1999): 740.

19. 여성의 주요 사망 원인인 심장 질환에 대해서는 다음을 참고하라. *Time*, cover story, 28 April 2003. 여성 흡연율의 감소에 대해서는 다음을 참고하라. "Morbidity and Mortality Weekly Report," Report of the CDC, 51 (RR12) 1 (30 August 2002). 여성과 흡연에 대해서는 *A Report of the Surgeon General*을 참고하라. 직업 여성과 심장 질환의 위험성에 대해서는 다음을 참고하라. Haynes, S., Feinleib, M., "Women, work and coronary disease: prospective findings from the Framingham Heart Study," *American Journal of Public Health* 700 (1980): 133.

20. 에스트로겐이 심장 혈관에 이롭다는 새로운 관점의 논문을 살펴보려면 다음을 참고하라. Rossouw, J., Anderson, G., Prentice, R., et al., "Risks and benefits of estrogen and progesterone in healthy post-menopausal women: principal results from the Women's Health Initiative randomized controlled trial," *Journal of the American Medical Association* 288 (2002): 321. Manson, J. E., Hsia, J., Johnson, K. C., Rossouw, J. E., Assaf, A. R., Lasser, N. L., Trevisan, M.,

Black, H. R., Heckbert, S. R., Detrano, R., Strickland, O. L., Wong, N. D., Crouse, J. R., Stein, E., Cushman, M., Women's Health Initiative Investigators, "Estrogen plus progestin and the risk of coronary heart disease," *New England Journal of Medicine* 349 (2003): 523; Hodis, H. N., Mack, W.J., Azen, S. P., Lobo, R. A., Shoupe, D., Mahrer, P. R., Faxon, D. P., Cashin-Hemphill, L., Sanmarco, M. E., French, W. J., Shook, T. L., Gaarder, T. D., Mehra, A. O., Rabbani, R., Sevanian, A., Shil, A. B., Torres, M., Vogelbach, K. H., Selzer, R. H., Women's Estrogen-Progestin Lipid-Lowering Hormone Atherosclerosis Regression Trial Research Group, "Hormone therapy and the progression of coronary-artery atherosclerosis in postmenopausal women," *New England Journal of Medicine* 349 (2003): 535.
에스트로겐이 방어적 역할을 한다고 주장하는 카플란의 영장류 연구에 대한 최신 자료는 다음과 같다. Kaplan, J., Manuck, S., Anthony, M., Clarkson, T., "Premenopausal social status and hormone exposure predict postmenopausal atherosclerosis in female monkeys," *Obstetrics and Gynecology* 99 (2002): 381-88.
이에 대한 논쟁을 검토하려면 다음을 보라. J. Couzin, "The great estrogen conundrum," *Science* 302 (2003): 1136.

21. 정신생리학적 죽음에 대해서는 다음을 참고하라. Davis, W., and DeSilva, R., "Psychophysiological death: a cross-cultural and medical appraisal of voodoo death," *Anthropologia*, in press. 월터 캐넌은 교감 신경계 과잉 활동으로 여겨지는 사례들을 구분하기 위해 제3세계에서 작업 중인 여러 선교사, 인류학자, 의료인들과 연계하여 죽음의 주술에 대한 설명들을 수집했다(" 'Voodoo' death," *American Anthropologist* 44 [1942]: 169). 대조적으로 커트 리처는 직접적 경험 사례들을 모으지 않고, 캐넌의 논문 사례와 심각한 스트레스 요인들을 겪고 부교감 신경계 과잉으로 사망한 자신의 실험 쥐들 간의 유사점을 지적했다(그는 이 현상이 실험실에서 자란 쥐들보다 연구실에 잡혀온 들쥐들에서 훨씬 많이 나타났다며, '미개 영장류 인간들' 과 길들지 않은 들쥐들을 비교했다.). "On the phenomenon of sudden death in animals and man," *Psychosomatic Medicine* 19 [1957]: 191; Morse, D., Martin, J. and Moshonov, J., "Psychosomatically induced death: relative to stress, hypnosis, mind control, and voodoo: review and possible mechanisms," *Stress Medicine* 7 (1991): 213. 덤으로 이 문서에 포함된 죽음의 주술 묘사는 '엉덩이로 외설스런 동작을 취하는' 춤꾼들을 완벽히 서술하고 있으며, 내가 본 과학 논문들 중 가장 특이한 것으로 저자의 충격적 첫 소설이라 할 만하다. *The Serpent and the Rainbow* (New York: Warner Books, 1985)에서 설명한 것처럼, 웨이드 데이비스는 자신이 아이티의 주술사들이 사람을 좀비 상태로 만들 때 사용하는 결정적 물질 (복어에서 추출한 테트로도톡신이라는 독)을 분리해 냈다고 믿었다. 일본 요리에 사용되는 복어에서도 동일한 독을 찾을 수 있다(복어 요리사가 요리에 미량의 테트로도톡신을 남기면 돈 많은 손님은 가벼운 어지러움을 경험한다. 요리사가 너무 많이 남기면 손님은 혼수 상태가 된다. 그래서 복어 요리사 면허증은 신중하게 발급된다.). 데이비스는 아이티에서의 좀비화는 테트로도톡신 작용의 생물학과 전통적 아이티 종교의 인류학적 교차점을 반영하고

있다는 참신한 의견을 제시했다. 테트로도톡신 중독을 겪고 회복한 일본인 회사원은 요리사를 고소하고 단골 음식집을 바꾼다. 마찬가지로 아이티 마을 주민이 테트로도톡신 중독에서 회복되면, 그는 자신이 어떤 끔찍한 일을 저질렀기 때문에 마을에서 자신을 독살하기 위해 샤먼을 고용했다고 깨닫게 된다. 그가 추방된 좀비로 깨어나면 그의 의도와는 상관 없이 주로 노예 노동을 하게 된다(그러나 일부 사례들에서는 좀비가 된 사람을 계속 약에 취하게 만들었다.). 테트로도톡신 추출에 대해서는 여전히 논쟁이 벌어지고 있지만, 이는 매우 흥미로운 이야기이다. 데이비스와 테트로도톡신의 좀비화는 1980년대에 크게 유행해서, 개리트루도(Garry Trudeau, *Doonesbury*)는 듀크 삼촌이 한때 좀비가 되었음을 소개하고 있으며, 마이애미 바이스(Miami Vice)는 아이티 출신 마약 거래자들에 대한 에피소드에서 좀비를 주제로 다루었다.

4장
1. 에너지 저장과 동원: 전신의 저장 조직과 다양한 호르몬 메신저들, 그리고 여러 영양분이 출입하는 중앙 역으로서의 간을 포함한 이 아주 복잡한 주제의 기초는 모든 생리학 교과서에 수록되어 있다. 이 주제를 다룬 대학생 수준의 매우 명쾌한 설명은 다음에서 찾을 수 있다. Vander, A., Sherman, J., and Luciano, D., *Human Physiology: The Mechanisms of Body Function*, 6th ed. (New York: McGraw-Hill, 1994). 스트레스가 에너지 동원을 유발하는 방법에 대해서는 다음을 참고하라. Mizock, B., "Alterations in carbohydrate metabolism during stress; a review of the literature," *American Journal of Medicine* 98 (1995): 75. 이 문헌이 사람에게 큰 스트레스를 주는 요인들을 다룬다는 점에 유의하라(패혈증, 화상, 외상성 충격 장애). 이 책에 나오는 더 미묘한 스트레스 요인들에도 같은 원칙이 적용된다.
2. 식사에 따른 인슐린 분비에 대해서는 다음을 참고하라. Schwartz, M. W., Woods, S. C., Porte, D., Seeley, R. J., Baskin, D. G., "Central nervous system control of food intake," *Nature* 404 (2000): 661-72.
3. 포도당 신생에 관한 최신 발견에 대해서는 다음을 참고하라. Herzig, S., Hedrick, S., Morantte, I., Koe, S., Galimi, F., and Montminy, M., "CREB controls hepatic lipid metabolism through nuclear hormone receptor PPAR-gamma," *Nature* 426 (2003): 190; Yoon, J., Puigserver, P., Chen, G., Donovan, J., Wu, Z., et al., "Control of hepatic gluconeogenesis through the transcriptional coactivator PGC-1," *Nature* 413 (2001) 131.
4. 만성 피로 증후군의 낮은 당질 코르티코이드 농도에 대해서는 다음을 참고하라. Raison, C., Miller, A., "When not enough is too much: the role of insufficient glucocorticoid signaling in the pathophysiology of stress-related disorders," *American Journal of Psychiatry* 160 (2003): 1554.
5. 반복적으로 활성화되는 대사성 스트레스 반응의 비효율성은 아주 복잡하다. 위에서 제시된 초기 참고 문헌은 반복적으로 에너지를 저장하고, 다시 그 과정을 역행하여 에너지를 동원하는 것이 비효율적이라는 일반적 원리를 가르쳐 준다. 그러나 자세하고 충분히 이해하기 위해서는 회계사처럼 되어야 한다. 몸 속 에너지의 유통 단위가 무엇이고 신체의 대사 은행

에서 그 모든 입금과 인출에 얼마가 필요한지 배워야 한다. 가장 좋은 참고로는 Stryer, L., *Biochemistry*, 4th ed. (New York: W. H. Freeman, 1995)이 있다.

6. 만성적 당질 코르티코이드 노출은 근육의 소모를 유발한다. 고전적 사례로는 다음을 참고하라. Kaplan, S., and Nagareda Shimizu, C., "Effects of cortisol on amino acid in skeletal muscle and plasma," *Endocrinology* 72 (1963): 267. 코르티솔은 인간과 영장류에서 발견된 당질 코르티코이드이다. 최신 발견에 대해서는 다음을 참고하라. Hong, D., and Forsberg, N., "Effects of dexamethasone on protein degradation and protease gene expression in rat L8 myotube cultures," *Molecular and Cellular Endocrinology* 108 (1995): 199.

7. Stoney, C., West, S., "Lipids, personality, and stress: mechanisms and modulators," in Hillbrand, M., Spitz, R., eds., *Lipids and Human Behavior* (Washington, D.C.: APA Books, 1997).

8. 모든 내분비 교과서는 두 종류의 당뇨병 관련 연구들을 여러 장에 걸쳐 다루고 있다. 인슐린 의존성 당뇨병의 자가 면역성에 대한 검토를 보려면 다음을 참고하라. Andre, I., Gonzalez, A., Wang, B., Katz, J., Benoist, C., Mathis, D., "Checkpoints in the progression of autoimmune disease: lessons from diabetes models," *Proceedings of the National Academy of Sciences USA* 93 (1996): 2260. 인슐린 비의존성 당뇨병이 인슐린 분비보다 인슐린 감수성의 악화를 가져온다는 전형적 사례로는 다음이 있다. Reaven, G., Bernstein, R., Davis, B., and Olefsky, J., "Nonketotic diabetes mellitus: insulin deficiency or insulin resistance?" *American Journal of Medicine* 60 (1976): 80. 인슐린 저항성이 인슐린 수용체 감소에 기인한다는 증거를 보려면 다음을 참고하라. Gavin, J., Roth, J., Neville, D., DeMeyts, P., and Buell, D., "Insulin-dependent regulation of insulin receptor concentrations: a direct demonstration in cell culture," *Proceedings of the National Academy of Sciences USA* 71 (1974): 84. 인슐린 저항성이 잔여 인슐린 수용체들의 부적절한 작용으로도 야기된다는 것(이것을 후수용체 결함(post-receptor defect)이라고 한다.에 대한 논의로 다음을 참조하라. Flier, J., "Insulin receptors and insulin resistance," *Annual Review of Medicine* 34 (1983): 145. 마지막으로, 표적 조직이 인슐린 작용에 저항한다는 일차적 결함에도 불구하고 일부 환자들은 인슐린 분비 부족을 경험한다. 이의 기초 작용은 다음에서 언급되었다. Unger, R., "Role of impaired glucose transport by cells in the pathogenesis of diabetes," *Journal of NIH Research* 3 (1991): 77.

9. 당뇨병이 어떻게 건강에 영향을 미치는지에 대한 한 가지 퍼즐은 풀렸다. 혈중 잔여 포도당이 어떻게 혈관을 막고 손상을 야기하는지는 상대적으로 이해하기 쉽다. 그러나 그중 불가사의는 혈중 포도당 농도가 높으면 왜 눈이 손상되는가 하는 것이다(당뇨병은 미국 내 시력 장애의 주된 원인이다.). 포도당은 온갖 종류의 단백질에 엉겨 붙어 이들을 응집시킨다. 실제로, 포도당은 그 구조 덕분에 작업을 조율하는 효소들의 도움 없이 단백질에 엉겨 붙을 수 있는데 이를 비효소적 조절이라고 한다. 단백질들은 일단 융합되고 나면 분해되고 대체되어야 한다. 그러나 눈의 렌즈와 같은 일부 조직에서는 단백질이 자주 재활용되지 않아 세포들은 융합된 덩어리에 붙어 있게 된다. 노화와 인슐린 비의존성 당뇨병의 연관성에 초점을 둔 당의 비효소적 화학 작용에 대한 논의를 살펴보려면 다음을 참고하라. Lee, A., and

Cerami, A., "Modifications of proteins and nucleic acids by reducing sugars: possible role in aging," in Schneider, E., and Rowe, J., eds., *Handbook of the Biology of Aging*, 3d ed. (New York: Academic Press, 1990).

혈당 과다는 당뇨병이 아닌 사람들에서조차 심혈관 손상을 야기할 수 있다. 이것은 방금 언급한 포도당의 비효소적 조절 때문이다. 다음을 참고하라. Schmidt, A., Hori, O., Brett, J., Yan, S., Wautier, J., and Stern, D., "Cellular receptors for advanced glycation end products: implications for induction of oxidant stress and cellular dysfunction in the pathogenesis of vascular lesions," *Arteriosclerosis and Thrombosis* 14 (1994): 1521. 혈당 과다가 해로울 수 있다는 메커니즘 관련 자료로는 다음을 참고하라. Brownlee, M., "Biochemistry and molecular cell biology of diabetic complications," *Nature* 414 (2001): 813.

10. 당질 코르티코이드는 인슐린 저항성을 촉진한다. 이에 대해서는 다음을 참고하라. Rizza, R., Mandarino, L., and Gerich, J., "Cortisol-induced insulin resistance in man: impaired suppression of glucose production and stimulation of glucose utilization due to a postreceptor defect of insulin action," *Journal of Clinical Endocrinology and Metabolism* 54 (1982): 131. 스트레스는 인슐린 저항성을 촉진한다. Brandi, L., Santoro, D., Natali, A., Altomonte, F., Baldi, S., Frascerra, S., Ferrannini, E., "Insulin resistance of stress: sites and mechanisms," *Clinical Science* 85 (1993): 525.

11. 근육과 간에 영향을 미치는 호르몬을 분비하는 지방 세포를 살펴보려면 다음을 참고하라. Saltiel, A., Kahn, C., "Insulin signaling and the regulation of glucose and lipid metabolism," *Nature* 414 (2001): 799; Steppan, C., Bailey, S., Bhat, S., Brown, E., Banerjee, R., Wright, C., Patel, H., Ahima, R., Lazar, M., "The hormone resistin links obesity to diabetes," *Nature* 409 (2001): 307; Abel, E., Peroni, O., Kim, J., Kim, Y., Boss, O., Hadro, E., Minnemann, T., Shulman, G., Kahn, B., "Adipose-selective targeting of the Glut4 gene impairs insulin action in muscle and liver," *Nature* 409 (2001): 729.

12. 스트레스는 인슐린 의존성 당뇨병에서 대사 조절을 방해한다. 이에 대해서는 다음을 참고하라. Moberg, E., Kollind, M., Lins, P., Adamson, U., "Acute mental stress impairs insulin sensitivity in IDDM patients," *Diabetologia* 37 (1994): 247. IDDM은 인슐린 의존성 당뇨병(insulin-dependent diabetes mellitus)을 뜻한다. 이는 인슐린 의존성 당뇨병인 청소년들이 스트레스 관리에 특히 주의해야 한다는 것을 나타낸다. 이에 대해서는 다음을 참고하라. Davidson, M., Boland, E., and Grey, M., "Teaching teens to cope: coping skills training for adolescents with insulin-dependent diabetes mellitus," *Journal of the Society of Pediatric Nurses* 2 (1997): 65. 당뇨병 치료와 스트레스에 대해서는 다음을 참고하라. Dutour, A., Boiteau, V., Dadoun, F., Feissel, A., Atlan, C., and Oliver, C., "Hormonal response to stress in brittle diabetes," *Psychoneuroendocrinology* 21 (1996): 525.

13. 스트레스 요인에 대해 가장 강한 감정적 반응을 보이는 사람들의 높은 포도당 농도를 살펴보려면 다음을 참고하라. Stabler, B., Morris, M., Litton, J., Feinglos, M., Surwit, R.,

"Differential glycemic response to stress in Type A and Type B individuals with IDDM," *Diabetes Care* 9 (1986): 550.
14. 당뇨병 발병에 관여하는 스트레스 요인들에 대해서는 다음을 참고하라. Robinson, N., Fuller, J., "Role of life events and difficulties in the onset of diabetes mellitus," *Journal of Psychosomatic Research* 29 (1985): 583.
15. 서구화된 사회에서 포도당 불내성과 인슐린 저항성은 나이와 함께 상승한다. 이에 대해서는 다음을 참고하라. Andres, R., "Aging and diabetes," *Medical Clinics of North America* 55 (1971): 835; Davidson, M., "The effect of aging on carbohydrate metabolism: a review of the English literature and a practical approach to the diagnosis of diabetes mellitus in the elderly," *Metabolism* 28 (1979): 687. 인슐린 저항성 당뇨병이 노화의 필수적 부분은 아닌 듯하다. 늙은 쥐나 노인이라고 하더라도 활동적이고 날씬한 동안은 나이가 든다고 포도당 불내성이 증가하지 않는다. 이에 대해서는 다음을 참고하라. Reaven, G., and Reaven, E., "Age, glucose intolerance and non-insulin-dependent diabetes mellitus," *Journal of the American Geriatrics Society* 33 (1985): 286; Goldberg, A., and Coon, P., "Non-insulin-dependent diabetes mellitus in the elderly: influence of obesity and physical inactivity," *Endocrinology and Metabolism Clinics* 16 (1987): 843.
16. 지방 세포들의 인슐린 반응이 약해진다. 이에 대해서는 다음을 참고하라. Hirosumi, J., Tuncman, G., Chang, L., Gorgun, C., Uysal, K., Maeda, K., Karin, M., Hotamisligil, G., "A central role for JNK in obesity and insulin resistance," *Nature* 420 (2002): 333; Santaniemi, M., "Adiponectin: a link between excess adiposity and associated comorbidities?" *Journal of Molecular Medicine* 80 (2002): 696; Alper, J., "New insights into type 2 diabetes," *Science* 289 (2000): 37.
17. 인슐린 비의존성 당뇨병에 의해 유발되는 인슐린 의존성 당뇨병과 이로 인해 일어날 수 있는 작용 메커니즘에 대해서는 다음을 참고하라. Bell, G., Polonsky, K., "Diabetes mellitus and genetically programmed defects in B-cell function," *Nature* 414 (2001): 788; Mathis, D., Vence, L., Benoist, C., "B-cell death during progression to diabetes," *Nature* 414 (2001): 792.
18. 당질 코르티코이드와 스트레스는 인슐린 저항성 당뇨병 증상들을 악화시킬 수 있다. Surwit, R., Ross, S., and Feingloss, M., "Stress, behavior, and glucose control in diabetes mellitus," in McCabe, P., Schneidermann, N., Field, T., and Skyler, J., eds., *Stress, Coping and Disease* (Hillsdale, N.J.: L. Erlbaum Assoc., 1991), 97; Surwit, R., and Williams, P., "Animal models provide insight into psychosomatic factors in diabetes," *Psychosomatic Medicine* 58 (1996): 582. 스트레스와 증상 악화의 연관성을 보여 주지 않는 연구에 대해서는 다음을 참고하라. Pipernik-Okanovic, M., Roglic, G., Prasek, M., and Metelko, Z., "War-induced prolonged stress and metabolic control in type 2 diabetic patients," *Psychological Medicine* 23 (1993): 645.
19. 스트레스는 당뇨병이 아닌 사람들에게조차 인슐린 저항성과 대사 불균형을 유발한다.

Raikkonen, K., Keltikangas-Jarvinen, L., Adlercreutz, H., and Hautanen, A., "Psychosocial stress and the insulin resistance syndrome," *Metabolism: Clinical and Experimental* 45 (1996): 1533; Nilsson, P., Moller, L., Solstad, K., "Adverse effects of psychosocial stress on gonadal function and insulin levels in middle-aged males," *Journal of Internal Medicine* 237 (1995): 479. 스트레스는 유전적으로 당뇨병 위험이 있는 사람들의 대사 조절을 악화시킨다. Esposito-Del Puente, A., Lillioja, S., Bogardus, C., McCubbin, J., Feinglos, M., Kuhn, C., and Surwit, R., "Glycemic response to stress is altered in euglycemic Pima Indians," *International Journal of Obesity and Related Metabolic Disorders* 18 (1994): 766.
20. 인슐린 비의존성 당뇨병의 역학에 대해서는 다음을 참고하라. Wickelgren, I., "Obesity: how big a problem?" *Science* 280 (1998): 1364; Friedman, J., "A war on obesity, not the obese," *Science* 299 (2003): 856; *Time*, cover story (4 September 2000).
21. 서구화된 식단으로 인한 당뇨병 발병의 문화적 원인을 살펴보려면 다음을 참고하라. Sterling, P., "Principles of allostasis: optimal design, predictive regulation, pathophysiology and rational therapeutics," in Schulkin, J. ed., *Allostasis, Homeostasis, and the Costs of Adaptation* (Cambridge, Mass.: MIT Press, 2003).
22. 서구화된 식단 때문에 발병하는 당뇨병의 유전적 원인: 비서구화된 인구 집단에서는 인슐린 저항성 당뇨병의 비율이 극도로 낮다. 이누잇과 기타 인디언, 뉴기니 섬 원주민, 인도 지방 지역 주민, 그리고 북아프리카 유목민들이 그 예이다. Eaton, S., Konner, M., and Shostak, M., "Stone agers in the fast lane: chronic degenerative diseases in evolutionary perspective," *American Journal of Medicine* 84 (1988): 739의 표 5를 참고하라.
비서구화 인구 집단에서 인슐린 저항성 당뇨병이 적은 현상은 아주 재미있는 수수께끼를 내포한다. 만약 이 사람들이 서구화된 식사를 하기 시작한다면 인슐린 저항성 당뇨병의 발병이 놀라울 정도로 증가한다. 이 현상의 일부는 명확히 설명된다. 이 다양한 집단이 일단 우리의 포장 음식과 가공 설탕의 세계로 들어오게 되면, 스스로 비만(그리고 높은 빈도의 당뇨병)이 될 만큼 먹는 경향이 있다. 그러나 수수께끼는 같은 식단과 같은 정도의 비만을 가지고도 개발도상국 사람들의 대부분이 서구화된 사회의 주민들보다 당뇨병이 될 위험이 훨씬 크다는 것이다. 미국으로 이민한 멕시코 인과 일본인들, 영국으로 이주한 인도인들, 이스라엘로 간 예멘 유대인들의 당뇨병 발병률은 급증한다. 가장 충격적인 사례를 들자면 태평양의 나우루 섬 성인 인구의 약 절반(미국 발병률의 15배)과, 아리조나의 55세 이상 피마(Pima, 아메리카 인디언의 한 부족) 인들의 70퍼센트 이상이 당뇨병이었다. 서구식 식사가 도입되지 않았다면, 당뇨병은 거의 발생하지 않았을 것이다. 이와 관련하여 충격적인 것은 더 전통적인 식사를 하던 애리조나 주의 피마 인들은 멕시코 거주 피마 인들보다 몸무게가 평균 27킬로그램이나 더 나간다는 사실이다. Kopelman, P., "Obesity as a medical problem," *Nature* 404 (2000): 635.
개발도상국 사람들이 서구식 식사를 하기 시작하면 왜 이런 당뇨병의 위험에 처하게 되는가? 한 흥미로운 학설은 당뇨병 성향의 유전자가 비서구화 환경에 적응한다는 것이다. 보통, 서구인들은 식이 당류를 비효율적으로 흡수한다. 모든 당이 순환 과정에서 흡수되는 것이 아니라 소변으로 배출된다. 개발도상국 사람들이 당을 사용하는 데 더 효율적이라는 의미이다. 순환 과정에 당분이 들어오는 순간, 이들은 폭발적으로 인슐린을 분비하고, 모든 당 조각들을 소변으로 배출하는 대신 저장하게 된다. 간헐적 식량원을 가진 열악한 환경 속에서 어떠한 작은 것도 활용해야 하므로 이는 이치에 맞는 이야기이다. 그리고 이를 유전적 특질이라고 상상하기는 쉽다. 예를 들어, 유전자들은 췌장이 순환하는 포도당 농도를 감지하고 인슐린을 방출시키는 감수성, 또는 표적 조직이 인슐린에 반응하는 감수성을 바꿀 수도 있다. 이것을 '절약 유전자'라고 부르며, 피마 인디언들의 지방 세포 속에서 적어도 하나의 대상 유전자가 이러한 변이를 일으킨 것이 발견되었다. 이는 Ezzell, C., "Fat times for obesity research," *Journal of NIH Research* 7, no. 10 (1995): 39에서 검토되었다. 또 하나의 다른 유전자는 인도 북부 주민의 콜레스테롤 변이와 관련된 것으로 나타났다. Holden, C., "Race and medicine," *Science* 302 (2003): 594.

개발도상국의 전통 식단과 더불어, 즐겁게 촉발된 인슐린 분비는 신체가 조금의 당도 낭비하지 못하게 막는다. 사람들이 당분이 많은 서구식 식사를 하기 시작하면, 이런 경향은 지속적으로 폭발적인 인슐린 분비를 유발하며, 저장 조직들을 인슐린 저항성으로 만들어 인슐린 저항성 당뇨병을 야기할 수 있다. 대조적으로 서구 사람들은 당에 대한 인슐린 반응이 둔하다는 것이 정설이다. 그 결과 순환하고 있는 당을 저장하는 데는 덜 효율적이지만, 당뇨병 위험을 낮추는 데는 효율적인 것이다. 그렇다면 서구 사람들은 왜 유전적으로 혈당을 조절하는 데 비효율적인 체질이 되었는가? 몇 세기 전, 전형적인 서구식 식사를 하기 시작하면서 인슐린 분비 경향이 큰 사람들은 생존에 실패하고 자신들의 유전자를 후세로 전할 수 없었기 때문이다. 이는 나우루 섬 주민이나 피마 인들이 지금 같은 과정을 겪고 있다는 것을 예측하게 한다. 몇 세기 후면 이들의 후세들 대부분은 현재 더 낮은 당뇨병 위험성을 가진 희귀한 개체들의 자손일 것이다. 이 추측을 지지하듯, 나우루 섬 주민들의 당뇨병 비율은 이미 감소하기 시작했다. Diamond, J., "The double puzzle of diabetes," *Nature* 423 (2003): 599.

그러나 지금으로서는 절약 유전자의 존재와 여러 인구 집단 내의 특이적 분포가 분명히 밝혀진 것은 아니다. 이러한 이론들에 대한 비전문적 논의로는 다음을 참고하라. Diamond, J., "Sweet death," *Natural History* (February 1992): 2. 이 이론 창시자의 전문적 논의를 보려면 다음을 참고하라. Neel, J., "Diabetes mellitus: a 'thrifty' genotype rendered detrimental by 'progress'?" *American Journal of Human Genetics* 14 (1962): 353; Neel, J., "The thrifty genotype revisited," in Kobberling, J., and Tattersall, R., eds., *The Genetics of Diabetes Mellitus* (London: Academic Press, Proceedings of the Serono Symposia, 1982), vol. 47, 283. 서구화로 인한 당뇨병 발병의 변화에 대한 전문적 토론을 살펴보려면 다음을 참고하라. Bennett, P., LeCompte, P., Miller, M., and Rushforth, N., "Epidemiological studies of diabetes in the Pima Indians," *Recent Progress in Hormone Research* 32 (1976): 333; O'Dea, K., Spargo, R., and Nestle, P., "Impact of westernization on carbohydrate and lipid metabolism in Australian

Aborigines," *Diabetologia* 22 (1976): 148; Cohen, A., Chen, B., Eisenberg, S., Fidel, J., and Furst, A., "Diabetes, blood lipids, lipoproteins and chage of environment: restudy of the 'new immigrant Yemenites' in Israel," *Metabolism* 28 (1979): 716. 나우루 섬 주민들의 당뇨병 비율이 최고점에 달했을 때에 대한 정보로는 다음을 참고하라. Diamond, J., "Diabetes running wild," *Nature* 357 (1992): 362. 절약 유전자의 다른 사례들에 대한 논의로는 다음을 참고하라. "The Dangers of Fallen Soufflés in the Developing World," in Sapolsky, R., *"The Trouble with Testosterone" and Other Essays on the Biology of the Human Predicament* (New York: Scribner, 1997). 나우루 섬 주민과 같은 사람들의 신진대사 '절약성'에 대한 증거를 확인하려면 다음을 참고하라. Robinson, S., Johnston, D., "Advantage of diabetes?" *Nature* 375 (1995): 640.

23. 대사 증후군에 대한 일반적 검토를 위해서는 다음을 참고하라. Zimmel, P., Alberti, K., Shaw, J., "Global and societal implications of the diabetes epidemic," *Nature* 414 (2001): 782. 개코원숭이의 대사 증후군에 대해서는 다음을 참고하라. Banks, W., Altmann, J., Sapolsky, R., Phillips-Conroy, J., Morley J., "Serum leptin levels as a marker for a Syndrome X-like condition in wild baboons," *Journal of Clinical Endocrinology and Metabolism* 88 (2003): 1234.

24. Sterling, "Principles of allostasis," in *Allostasis*, 앞의 책.

25. 대사 증후군 위험 요소들 간의 상관성에 대해서는 다음을 참고하라. Vitaliano, P., Scanlan, J., Zhang, J., Savage, M., Hirsch, I., Siegler, I., "A path model of chronic stress, the metabolic syndrome, and CHD," *Psychosomatic Medicine* 64 (2002): 418-435.

26. 시먼의 연구에 대해서는 다음을 참고하라. Seeman, T., McEwen, B., Rowe, J., Singer, B., "Allostatic load as a marker of cumulative biological risk: MacArthur studies of successful aging," *Proceedings of the National Academy of Sciences, USA* 98 (2001): 4770.

5장

1. 식욕 부진에서 증가된 스트레스 반응에 대해서는 다음을 참고하라. Jimerson, D., "Eating disorders and stress," in Fink, G., ed., *Encyclopedia of Stress* (San Diago: Academic Press, 2000), vol. 2, 4.

2. 식욕과 식사에 미치는 영향을 포함하는 뇌 속의 CRH 효과에 대해서는 다음을 참고하라. Turnbull, A., and Rivier, C., "CRF and endocrine responses to stress; CRF receptors, binding protein, and related peptides," *Proceedings of the Society for Experimental Biology and Medicine* 215 (1997): 1. 당질 코르티코이드가 식욕에 미치는 영향에 대해서는 다음을 참고하라. McEwn, B., de Kloet, E., and Rostene, W., "Adrenal steroid receptors and actions in the nervous system," *Physiological Reviews* 66 (1986): 1121. 나는 CRF와 당질 코르티코이드가 식욕에 미치는 상반되는 효과를 이 장에서 다룬 것처럼 분석한 논문은 본 적이 없다. 그러나 비슷한 내용(일부 당질 코르티코이드 작용이 스트레스 반응을 '중개'하는 것이 아니라, 스트레스 반응으로부터의 '회복'을 중개한다는 견해)을 다음의 매우 영향력 있는 논문에서 찾을 수 있다. Munck, A., Guyre, P., and Holbrook, N., "Physiological functions of glucocorticoids

during stress and their relation to pharmacological actions," *Endocrine Reviews* 5 (1984): 25. Ob 유전자의 전사와 혈중 렙틴의 농도를 증가시키는 당질 코르티코이드의 일부 사례에 대해서는 다음을 참고하라. Reul, B., Ongemba, L., Pottier, A., Henquin, J., and Brichard, S., "Insulin and insulin-like growth factor I antagonize the stimulation of ob gene expression by dexamethasone in cultured rat adipose tissue," *Biochemical Journal* 324 (1997): 605; Considine, R., Nyce, M., Kolaczynski, J., Zhang, P., Ohannesian, J., Moore, J., Fox, J., and Caro, J., "Dexamethasone stimulates leptin release from human adipocytes: unexpected inhibition by insulin," *Journal of Cellular Biochemistry* 65 (1997): 254; Miell, J., Englaro, P., and Blum, W., "Dexamethasone induces an acute and sustained rise in circulating leptin levels in normal human subjects," *Hormone and Metabolic Research* 28 (1996): 704. 당질 코르티코이드가 렙틴의 효능을 둔화시킨다는 견해에 관해서는 다음을 참고하라. Zakrzewska, K., Cusin, I., Sainsbury, A., Rohner-Jeanrenaud, F., and Jeanrenaud, B., "Glucocorticoids as counterregulatory hormones of leptin: toward an understanding of leptin resistance," *Diabetes* 46 (1997): 717. 만성 당질 코르티코이드 노출은 렙틴 저항성을 유발할 수 있다는 견해에 관해서는 다음을 참고하라. Ur, E., Grossman, A., and Despress, J., "Obesity results as a consequence of glucocorticoid induced leptin resistance," *Hormones and Metabolic Research* 28 (1997): 744.

3. 당질 코르티코이드와 식욕에 대해서는 다음을 참고하라. Dallman, M., Pecoraro, N., Akana, S., le Fleur, S., Gomez, F., Houshyar, H., Bell, M., Bhatnagar, S., Laugero, K., Manalo, S., "Chronic stress and obesity: a new view of 'confort food,'" *Proceedings of the National Academy of Sciences, USA* 100 (2003): 11696.

4. 베타 엔도르핀이 식욕을 증진시킨다는 견해에 관해서는 다음을 참고하라. Smith, K., Goodwin, G., "Food intake and stress, human," in Fink, G., ed., *Encyclopedia of Stress* (New York: Academic Press, 2000), vol. 2, 158.

5. 에펠의 연구에 대해서는 다음을 참고하라. Epel, E., Lapidus, R., McEwen, B., Brownell, K., "Stress may add bite to appetite in women: a laboratory study of stress-induced cortisol and eating behavior," *Psychoneuroendocrinology* 26 (2000): 37.

6. 감정과 식사에 대해서는 다음을 참고하라. Greeno, C., Wing, R., "Stress-induced eating," *Psychological Bulletin* 115 (1994): 444. 식욕 억제와 스트레스에 대해서는 다음을 참고하라. Bjorntorp, P., "Behavior and metabolic disease," *International Journal of Behavioral Medicine* 3 (1997): 285.

7. 당질 코르티코이드는 사과형 비만을 조장한다는 견해에 대해서는 다음을 참고하라. Rebuffe-Scrive, M., "Steroid hormones and distribution of adipose tissue," *Acta Medical Scandinavia* 723 (1998): supp. 143; including in monkeys: Jayo, J., Shively, C., Kaplan, J., Manuck, S., "Effects of exercise and stress on body fat distribution in male cynomologus monkeys," *International Journal of Obstetrics Related to Metabolic Disorders* 17 (1993): 597. 지방 세포 내 당질 코르티코이드 수용체 유형에 대해서는 다음을 참고하라. Rebuffe-Scrive, M., Bronnegard, M., Nilsson,

A., Eldh, J., Gustafsson, J., Bjorntorp, P., "Steroid hormone receptors in human adipose tissues," *Journal of Clinical Endocrinology and Metabolism* 71 (1990): 1215.
8. 사과형 체형인 사람들이 질병에 걸릴 위험성이 높다는 견해에 대해서는 다음을 참고하라. Welin, L., Svardsudd, K., Wilhelmsen, L., Larsson, B., Tibblin, G., "Family history and other risk factors for stroke: the study of men born 1913," *New England Journal of Medicine* 317 (1987): 521.
9. 사과형 체형인 사람들의 지속적인 당질 코르티코이드 분비에 대해서는 다음을 참고하라. Epel, E., McEwen, B., Seeman, T., Matthews, K., Castellazzo, G., Brownell, K., Bell, J., Ickovics, J., "Stress and body shape: stress-induced cortisol secretion is consistently greater among women with central fat," *Psychosomatic Medicine* 62 (2000): 623. 정상적 당질 코르티코이드 프로파일을 가진 일부 사과형 체형 사람들이 있겠지만, 특수한 이유로, 복부 지방 세포들은 국소적인 당질 코르티코이드 과다 생성을 야기한다. Masuzaki, M., Paterson, J., Shinyama, H., Morton, N., Mullins, J., Seckl, J., Flier, J., "A transgenic model of visceral obesity and the metabolic syndrome," *Science* 294 (2001): 2166. 그러므로 다른 작용에 의해서긴 하지만 당질 코르티코이드가 과다하게 개입하는 것은 마찬가지이다. 그리고 당질 코르티코이드 농도가 정상이면서도 호르몬 감수성을 증가시키는 유전적으로 변이된 당질 코르티코이드 수용체를 가진 사과형 체형들이 있다. Tremblay, A., Bouchard, L., Bouchard, C., Despres, J., P., Drapeau, V., Perusse, L., "Long-term adiposity changes are related to a glucocorticoid receptor polymorphism in young females," *Journal of Clinical Endocrinology and Metabolism* 88 (2003): 3141.
10. Dallman, M., et al., "Chronic stress and obesity," *Proceedings of the National Academy of Sciences*, 앞의 책.
11. 각주에서 밝힌 새롭고 이국적인 일부 호르몬에 대해서는 다음을 참고하라. Gura, T., "Uncoupling proteins provide new clue to obesity's causes," *Science* 280 (1998): 1369; Comuzzie, A., Allison, D., "The search for human obesity genes," *Science* 280 (1998): 1374; Schwartz, M., Woods, S., Porte, D., Seeley, R., Baskin, D., "Central nervous system control of food intake," *Nature* 404 (2000): 661; Broglio, F., Gottero, C. Arvat, E., Ghigo, E., "Endocrine and non-endocrine actions of ghrelin.1," *Hormone Research* 59 (2003): 109; Fu, J., Gaetani, S., Oveisi, F., et al., "Oleylethanolamide regulates feeding and body weight through activation of the nuclear receptor PPAR-alpha," *Nature* 425 (2003): 90.
12. 소화의 대가에 대해서는 다음을 참고하라. Secor, S., and Diamond, J., *Journal of Experimental Biology* 198 (1995): 1313. 저자들은 자신들보다 훨씬 큰 영양을 삼키고 그 후 몇 주 동안에 걸쳐 이를 소화하는 비단뱀이나 보아구렁이 등 왕성한 소화력을 가진 동물들이 그 소화 과정에서 총 열량의 3분의 1을 소화에 사용한다고 보고하고 있다.
13. 스트레스 요인들은 위장 기능을 억제하는 경향이 있다는 견해에 대해서는 다음을 참고하라. Desiderato, O., MacKinnon, J., and Hissom, R., "Development of gastric ulcers following

stress termination," *Journal of Comparative and Physiological Psychology* 87 (1974): 208; Hess, W., *Diencephalon; Autonomic and Extrapyramidal Functions* (New York: Grune and Stratton, 1957); Kiely, W., "From the symbolic stimulus to the pathophysiological response," in Lipowski, Z., Lipsitt, D., and Whybrow, P., eds., *Current Trends and Clinical Applications* (New York: Oxford University Press, 1977); Murison, R., and Bakke, H., "The role of corticotropin-releasing factor in rat gastric ulcerogenesis," in Hernandez, D., and Glavin, G., eds., *Neurobiology of Stress Ulcers* (New York: Annals of the New York Academy of Sciences, 1990), vol. 597, 71; Tache, Y., "Effect of stress on gastric ulcer formation," in Brown, M., Koob, G., and Rivier, C., eds., *Stress: Neurobiology and Neuroendocrinology* (New York: Marcel Dekker, 1991), 549.

14. 스트레스가 소장 수축을 감소시킨다는 견해에 대해서는 다음을 참고하라. Thompson, D., Richelson, E., and Malagelada, J., "Perturbation of gastric emptying and duodenal motility through the central nervous system," *Gastroenterology* 83 (1982): 1200; Thompson, D., Richelson, E., and Malagelada, J., "Perturbation of upper gastrointestinal function by cold stress," *Gut* 24 (1983): 277; O'Brien, J., Thompson, D., Holly, J., Burnham, W., and Walker, E., "Stress disturbs human gastrointestinal transit via a beta-1 adrenoreceptor mediated pathway," *Gastroenterology* 88 (1985): 1520. 스트레스가 대장 수축을 감소시킨다는 견해에 대해서는 다음을 참고하라. Almy, T., "Experimental studies on irritable colon," *American Journal of Medicine* 10 (1951): 60; Almy, T., and Tulin, M., "Alterations in colonic function in man under stress: experimental production of changes simulating the 'irritable colon,'" *Gastroenterology* 8 (1947): 616; Narducci, F., Snape, W., Battle, W., London, R., and Cohen, S., "Increased colonic motility during exposure to a stressful situation," *Digestive Disease Science* 30 (1985): 40.

15. 교감 신경계 스트레스 반응의 화학적 매개 물질이 수축 변화를 야기한다는 견해에 대해서는 다음을 참고하라. Williams, C., Peterson, J., Villar, R., and Burks, T., "Corticotropin-releasing factor directly mediates colonic responses to stress," *American Journal of Physiology* 253 (1987): G582; Burks, T., "Central nervous system regulation of gastrointestinal motility," in Hernandez, D., and Glavin, G., eds., *Neurobiology of Stress Ulcers* (New York: Annals of the New York Academy of Sciences, 1990), vol. 597, 36. 당질 코르티코이드는 수축의 매개 물질이 아니라는 견해에 대해서는 다음을 참고하라. Williams, C., Villar, R., Peterson, J., and Burks, T., "Stress-induced changes in intestinal transit in the rat: a model for irritable bowel syndrome," *Gastroenterology* 94 (1988): 611.

16. Mayer, E., "The neurobiology of stress and gastrointestinal disease," *Gut* 47 (2000): 861.

17. 스트레스와 IBS에 대해서는 다음을 참고하라. Whitehead, W., Crowell, M., Robinson, J., "Effects of stressful life events on bowel symptoms: subjects with irritable bowel syndrome compared with subjects without bowel dysfunction," *Gut* 33 (1992): 825; Bennett, E., Tennant, C., Piesse, C., "Level of chronic life stress predicts clinical outcome in irritable bowel syndrome," *Gut* 43 (1998): 256; Gwee, K., "The role of psychological and biological factors in postinfective

gut dysfunction," *Gut* 44 (1999): 400; Stamm, R., Akkermans, L., Wiegant, V., "Interactions between stressful experience and intestinal function," *Gut* 40 (1997): 704.

18. IBS에서 수면 중 장 수축의 부재에 대해서는 다음을 참고하라. Murison, R., "Gastrointestinal effects," in Fink, G., ed., *Encyclopedia of Stress* (San Diego: Academic Press, 2000), vol. 2, 191.

19. IBS와 교감 신경계 작용에 대해서는 다음을 참고하라. Heitkemper, M., Jarrett, M., Cain, K., "Increased urine catecholamines and cortisol in women with irritable bowel syndrome," *American Journal of Gastroenterology* 91 (1996): 906. 당질 코르티코이드 혈중 농도에 관한 혼동에 대해서는 다음을 참고하라. Heitkemper, ibid.; Munakata, J., Mayer, E., Chang, L., "Autonomic and neuroendocrine responses to recto-sigmoid stimulation," *Gastroenterology* 114 (1998): 808.

20. 유년기에 경험한 외상성 스트레스가 성인기 IBS 위험성을 증가시킨다는 견해에 대해서는 다음을 참고하라. Drossman, D., Talley, N., Leserman, J., "Sexual and physical abuse and gastrointestinal illness: review and recommendations," *Annals of Internal Medicine* 123 (1995): 782; Walker, E., Katon, W., Roy-Byrne, P., "Histories of sexual victimization in patients with irritable bowel syndrome or inflammatory bowel disease," *American Journal of Psychiatry* 150 (1993): 1502.

21. 이러한 질병들에 관한 전형적인 정신 분석학적 견해에 관해서는 다음을 참고하라. Alexander, F., *Psychosomatic Medicine* (New York: W. W. Norton, 1950). See also Aronowitz, R., and Spiro, H., "The rise and fall of the psychosomatic hypothesis in ulcerative colitis," *Journal of Clinical Gastroenterology* 10 (1988): 298; Ramchandani, D., Schindler, B., and Katz, J., "Evolving concepts of psychopathology in inflammatory bowel disease," *Medical Clinics of North America* 78 (1994): 1321.

22. 일부 연구들에서 대장염과 연관된 스트레스는 발견되지 않았다(첫 두 연구는 같은 그룹에서 나왔다는 것을 염두에 둘 것). Helzer, J., Stillings, W., and Chammas, S., "A controlled study of the association between ulcerative colitis and psychiatric diagnoses," *Digestive Disease Science* 27 (1982): 513. North, C., Alpers, D., and Helzer, J., "Do life events or depression exacerbate inflammatory bowel disease? A prospective study," *Annals of Internal Medicine* 114 (1991): 381. Tartar, R., Switala, J., and Carra, J., "Inflammatory bowel disease: psychiatric status of patients before and after disease onset," *International Journal of Psych Medicine* 17 (1987): 173; Drossman, D., McKee, D., and Sandler, R., "Psychosocial factors in the irritable bowel syndrome: a multivariate study of patients and nonpatients with irritable bowel syndrome," *Gastroenterology* 95 (1988): 701; Camilleri, M., and Neri, M., "Motility disorders and stress," *Digestive Disease Science* 34 (1989): 1777.

23. 스트레스와 징후 간의 연관성을 입증하기 위한 시계열(時系列) 분석 연구에 대해서는 다음을 참고하라. Greene, B., Blanchard, E., and Wan, C., "Long-term monitoring of psychosocial stress and symptomatology in inflammatory bowel disease," *Behaviour Research and Therapy* 32 (1994): 217. 이 분야의 스트레스 연구 중 일부 방법론적 문제에 대한 논의로는 다음을 참고

하라. Whitehead, W., "Assessing the effects of stress on physical symptoms," *Health Psychology* 13 (1994): 99. 사람들이 3개월 이상 지난 사건을 정확히 설명하기는 힘들다는 견해에 대해서는 다음을 참고하라. Jenkins, C., Hurst, W., and Rose, R., "Life changes: do people really remember?" *Archives of General Psychiatry* 36 (1979): 379.

24. 셀리에는 최초로 스트레스가 소화성 궤양을 야기할 수 있다는 것을 지적했다("A syndrome produced by diverse nocuous agents," *Nature* 138 [1936]: 32). 궤양을 일으키는 심리적 스트레스의 역할에 대한 체계적 연구를 처음으로 시도한 연구자들에 대해서는 다음을 참고하라. Brady, J., Porter, D., Conrad, D., and Mason, J., "Avoidance behavior and the development of gastroduodenal ulcers," *Journal of Experimental Analysis of Behavior* 1 (1958): 69; and Weiss, J., "Effects of coping responses on stress," *Journal of Comparative and Physiological Psychology* 65 (1968): 251. 사람들이 겪는 주요 및 단기 외상성 장애가 스트레스 궤양의 급격한 생성을 야기할 수 있다는 증거는 다음에서 찾을 수 있다. Skillman, J., Bushnell, L., Goldman, H., and Silen, W., "Respiratory failure, hypotension, sepsis, and jaundice: a clinical syndrome associated with lethal hemorrhage from acute stress ulceration of the stomach," *American Journal of Surgery* 117 (1969): 523; Lucas, C., Sugawa, C., Riddle, J., Rector, F., Rosenberg, B., and Walt, A., "Natural history and surgical dilemma of 'stress' gastric bleeding," *Archives of Surgery* 102 (1971): 266; Butterfield, W., "Experimental stress ulcers: a review," *Surgical Annual* 7 (1975): 261. 사람들이 겪는 미묘한 심리적 스트레스가 소화성 궤양의 점진적 생성을 야기할 수 있다는 증거를 살펴보려면 다음을 참고하라. Feldman, M., Walker, P., Green, J., and Weingarden, K., "Life events, stress and psychosocial factors in men with peptic ulcer disease: a multidimensional case-controlled study," *Gastroenterology* 91 (1986): 1370; Weiner, H., *Perturbing the Organism: The Biology of Stressful Experience* (Chicago: University of Chicago Press, 1992).

25. 세균과 궤양의 혁명에 대해서는 다음을 참고하라. Warren, J., Marshall, B., "Unidentified curved bacilli on gastric epithelium in active chronic gastritis," *The Lancet* 1 (1983): 1273; Wyatt, J., Rathbone, B., Dixon, M., and Heatley, R., "Campylobacter pylorides and acid induced gastric metaplasia in the pathogenesis of duodenitis," *Journal of Clinical Pathology* 40 (1987): 841.(캄필로박터 필로리스는 헬리코박터의 초기명이다.) Dooley, C., and Cohen, H., "The clinical significance of Campylobacter pylori," *Annals of Internal Medicine* 108 (1988): 70. 마셜의 영웅적 희생을 통한 발견에 대한 흥미진진한 서술에 대해서는 다음을 참고하라. Monmaney, T., "Marshall's hunch," *The New Yorker* (20 September 1993): 64. 산에 대한 세균의 저항성을 살펴보려면 다음을 참고하라. Doolittle, R., "A bug with excess gastric avidity," *Nature* 388 (1997): 515; Tom, J., White, O., Kerlavage, A., et al., "The complete genome sequence of the gastric pathogen Helicobacter pylori," *Nature* 388 (1997): 539. (농담이 아니라, 이 책의 저자는 모두 42명이다.)

26. 십이지장 궤양에 대한 항생제의 효능은 다음에서 검토된다. Konturek, P., "Physiological,

immunohistochemical and molecular aspects of gastric adaptation to stress, aspiring and to H. pylori-derived gastrotoxins," *Journal of Physiology and Pharmacology* 48 (1997): 3.
27. 궤양-스트레스 연구의 감소에 대해서는 다음을 참고하라. Melmed, R., and Gelpin, Y., "Duodenal ulcer: the helicobacterization of a psychosomatic disease?" *Israeli Journal of Medical Science* 32 (1996): 211. CDC의 우편물에 대해서는 다음을 참고하라. Levenstein, S., "Stress and peptic ulcer: life beyond Helicobacter," *British Medical Journal* 316 (1998): 538. 세균이 아닌 궤양에 대해서는 다음을 참고하라. McColl, K., El-Nujami, A., and Chittajallu, R., "A study of the pathogenesis of Helicobacter pylori negative chronic duodenal ulceration," *Gut* 34 (1993): 762. 궤양이 아닌 세균에 대해서는 다음을 참고하라. Tompkins, L., and Falkow, S., "The new path to preventing ulcers," *Science* 267 (1995): 1621.
28. 부차적 요소로서의 스트레스에 대해서는 다음을 참고하라. Levenstein, S., "Stress and peptic ulcer," *British Medical Journal* 316 (1998): 538; Aoymama, N., Kinoshita, Y., Fujimoto, S., Himeno, S., Todo, A., Kasuga, M., Chiba, T., "Peptide ulcers after the Hanshin Awaji earthquake: increased incidence of bleeding gastric ulcers," *American Journal of Gastroenterology* 93 (1998): 311.
29. 세균이 없으면 스트레스 궤양이 생기지 않는다는 것을 입증한 설치동물 연구로는 다음을 참고하라. Pare, W., Burken, M., Allen, E., and Kluczynski, J., "Reduced incidence of stress ulcer in germ-free Sprague Dawley rats," *Life Sciences* 53 (1993): 1099. 인간 궤양 사례들에서, 스트레스와 세균 부하, 기타 위험 요소들 사이의 상호 작용에 대해서는 다음을 참고하라. Levenstein, S., Prantera, C., Varvo, V., Scribano, M., Berto, E., Spinella, S., and Lanari, G., "Patterns of biologic and psychologic risk factors in duodenal ulcer patients," *Journal of Clinical Gastroenterology* 21 (1995): 110.
30. 스트레스 관련 궤양들은 스트레스 요인이 있을 때보다 스트레스 후 회복 기간 동안에 주로 나타난다는 견해에 대해서는 다음을 참고하라. Overmier, J., Murison, R., and Ursin, H., "The ulcerogenic effect of a rest period after exposure to water restraint stress," *Behavioral and Neural Biology* 46 (1986): 372; Vincent, G., and Pare, W., "Post stress development and healing of supine-restraint induced stomach lesions in the rat," *Physiology and Behavior* 29 (1982): 721; Desiderato, O., MacKinnon, J., and Hissom, H., "Development of gastric ulcers in rats following stress termination," *Journal of Comparative and Physiological Psychology* 87 (1974): 208; Glavin, G., "Restraint ulcer: history, current research and future implications," *Brain Research Bulletin* 5 (1980): supp.1, 51. 이 현상이 부교감 신경계의 반동 때문이라는 증거로는 방금 인용된 Glavin의 논문을 참고하라. 또, Klein, H., Gheorghiu, T., and Hubner, K., "Morphological and functional gastric changes in stress ulcer," in Gheorghiu, T., ed., *Experimental Ulcer: Models, Methods and Clinical Validity* (Baden-Baden: Witzstrock, 1975).

분비된 염산에 의한 위의 소화: 만약 점막층이 염산이 통과하는 것을 막는다면, 애초에 음식을 소화시키기 위해 위벽에서 분비된 염산은 어떻게 점막층을 통과하는 것인가? 이 수수께끼의 답은 다음에 있다. Bhaskar, K., Garik, P., Turner, B., Bradley, J., Bansil, R., Stanley, H., and Lamont, J., "Viscous fingering of hydrochloric acid through gastric mucin," *Nature* 360 (1992): 458.
궤양 환자의 중탄산염 분비는 감소한다는 견해에 대해서는 다음을 참고하라. Isenberg, J., Selling, J., Hogan, D., and Koss, M., "Impaired proximal duodenal mucosal bicarbonate secretion in duodenal ulcer patients," *New England Journal of Medicine* 316 (1987): 374. 지속적인 스트레스를 받는 동물 궤양 모델에서 중탄산염 분비가 감소한다는 견해에 대해서는 다음을 참고하라. Takeuchi, K., Furukawa, O., and Okabe, S., "Induction of duodenal ulcers in rats under water-immersion stress conditions: influence on gastric acid and duodenal alkaline secretion," *Gastroenterology* 91 (1986): 544. 점액 분비는 스트레스 및 당질 코르티코이드 투여에 의해 감소한다는 견해에 대해서는 다음을 참고하라. Schuster, M., "Irritable bowel syndrome," in Sleisenger, M., and Fordtron, J., eds., *Gastrointestinal Disease: Pathophysiology, Diagnosis, Management*, 4th ed. (Philadelphia: Saunders, 1989), 1402. 대략 절반의 사례들의 위산 분비량은 이 반동 기간 동안 정상적인데, 이는 산의 공격이 평소보다 강하지 않더라도 위벽이 상대적으로 더 약해진다는 데에 문제가 있음을 뜻한다는 견해에 대해서는 다음을 참고하라. Dayal, Y., and DeLellis, R., "The gastrointestinal tract," in Robbins, S., Cotran, R., and Kumar, V., eds., *Pathologic Basis of Disease*, 4th ed. (Philadelphia: Saunders, 1989), 827; Weiner, H., "From simplicity to complexity (1950-1990): the case of peptic ulceration —— I. Human studies," *Psychosomatic Medicine* 53 (1991): 467; and Weiner, H., "From simplicity to complexity (1950-1990): the case of peptic ulceration —— II. Animal studies," *Psychosomatic Medicine* 53 (1991): 491; Grossman, M., "Abnormalities of acid secretion in patients with duodenal ulcer," *Gastroenterology* 75 (1978): 524; Brodie, D., Marshall, R., and Moreno, O., "The effect of restraint on gastric acidity in the rat," *American Journal of Physiology* 202 (1962): 812.
이미 언급했듯이 반동 현상에 대한 흥미로운 해석은 스트레스 궤양의 위험성이 있는 사람의 경우 지속적인 스트레스가 궤양의 형성을 예방할 수도 있다는 점이다(지적된 것처럼, 다른 많은 이유들 때문에 이러한 견해는 추천할 만한 것은 아니다.). 이 견해를 뒷받침하는 현상의 하나로, 지속적 CRH 투여는 궤양 형성을 예방한다. 여기에 대해서는 다음을 참고하라. Murison, R., and Bakke, H., "The role of corticotropin-releasing factor in rat gastric ulcerogenesis," in Hernandez, D., and Glavin, G., eds., *Neurobiology of Stress Ulcers* (New York: Annals of the New York Academy of Sciences, 1990), vol. 597, 71.

31. 궤양은 위로 향하는 혈액 감소의 결과로 형성되며, 이는 위산의 축적과 산소 라디칼의 형성으로 인한 허혈 장애를 야기한다. 이는 다음에서 검토된다. Tsuda, A., and Tanaka, M., "Neurochemical characteristics of rats exposed to activity stress," in Hernandez, D., and Glavin, G., eds., *Neurobiology of Stress Ulcers*, 앞의 책, vol. 597, 146; Yabana, T., and Yachi, A., "Stress-induced vascular damage and ulcer," *Digestive Disease Science* 33 (1988): 751; Menguy, R., "The

prophylaxis of stress ulceration," *New England Journal of Medicine* 302 (1980): 461; Robert, A., and Kauffman, G., "Stress ulcers, erosions and gastric motility injury," in Sleisenger, M., and Fordtron, J., eds., *Gastrointestinal Disease: Pathophysiology, Diagnosis, Management*, 4th ed. (Philadelphia: Saunders, 1989), 1402. 출혈 스트레스가 산화 손상을 가져오는 방법에 대한 최초의 자료는 다음과 같다. Itoh, M., and Guth, P., "Role of oxygen-derived free radicals in hemorrhagic shock-induced gastric lesions in the rat," *Gastroenterology* 88 (1985): 1162.

32. 당질 코르티코이드는 스트레스를 받는 동안 이 경로를 통해 면역 체계를 억제해서 궤양을 형성할 수 있지만, 이 점이 가벼운 스트레스 요인의 작용에 얼마나 중요한지는 명확하지 않다. 가볍거나 드문 스트레스 요인을 겪는 동안 분비되는 당질 코르티코이드 농도로는 궤양 형성 여부를 예측할 수 없다. 여기에 대해서는 다음을 참고하라. Murison, R., and Overmeir, J., "Adreocortical activity and disease, with reference to gastric pathology in animals," in Hellhammer, D., Florin, I., and Weiner, H., eds., *Neurobiological Approaches to Human Diesease* (Toronto: Hans Huber, 1988), 355. 더욱이, 쥐의 부신을 적출해 당질 코르티코이드를 제거하면 실제로 궤양을 예방할 수 있다. 여기에 대해서는 다음을 참고하라. Brodie, D., "Experimental peptic ulcer," *Gastroenterology* 55 (1968): 125.

이 모든 것이 당질 코르티코이드가 스트레스에 의한 궤양을 야기할 가능성이 없다는 것을 시사한다. 그러나 더 지속적이고 반복적인 스트레스 요인으로 인한 당질 코르티코이드 분비량으로 궤양의 심한 정도를 예측할 수 있게 한다. 여기에 대해서는 다음을 참고하라. Weiss, J., "Somatic effects of predictable and unpredictable shock," *Psychosomatic Medicine* 32 (1980): 397; Weiss, J., "Effects of coping behavior in different warning signal conditions on stress pathology in rats," *Journal of Comparative and Physiological Psychology* 77 (1981): 1; Murphy, H., Wideman, C., and Brown, T., "Plasma corticosterone levels and ulcer formation in rats with hippocampal lesions," *Neuroendocrinology* 28 (1979): 123. 부가적으로, 초생리학적 당질 코르티코이드 농도(몸이 정상적으로 생성할 수 있는 것보다, 심지어 스트레스를 받는 동안보다 높은 농도가 혈중에 있는 것, 또는 당질 코르티코이드 약을 투여해 유도된다.)는 궤양을 유발할 수 있다. 여기에 대해서는 다음을 참고하라. Robert, A., and Nezmis, J., "Histopathology of steroid-induced ulcers: an experimental study in the rat," *Archives of Pathology* 77 (1964): 407. 헬리코박터의 이점에 대한 추론 관련 각주에 대해서는 다음을 참고하라. Whitfield, J., "Gut reaction," *Nature* 423 (2003): 583.

33. 프로스타글란딘의 궤양 발생 방어 효과는 다음에서 논의된다. Kauffman, G., Zhang, L., Xing, L., Seaton, J., Colony, P., and Demers, L., "Central neurotensin protects the mucosa by a prostaglandin-mediated mechanism and inhibits gastric acid secretion in the rat," in Hernandez, D., and Glavin, G., eds., *Neurobiology of Stress Ulcers* (New York: Annals of the New York Academy of Sciences, 1990), vol. 597, 175; Schepp, W., Steffen, B., Ruoff, H., Schusdziarra, V., and Classen, M., "Modulation of rat gastric mucosal prostaglandin E2 release by dietary linoleic acid: effects on gastric acid secretion and stress-induced mucosal damage," *Gastroenterology* 95

(1988): 18.
아스피린은 프로스타글란딘 합성을 막아 궤양을 형성한다. 여기에 대해서는 다음을 참고하라. Adcock, J., Hernandez, D., Nemeroff, C., and Prang, A., "Effect of prostaglandin synthesis inhibitors on neurotensin and sodium salicylate-induced gastric cytoprotection in rats," *Life Science* 32 (1983): 2905. 당질 코르티코이드는 프로스타글란딘 합성을 방해한다. 여기에 대해서는 다음을 참고하라. Flowers, R., and Blackwell, G., "Anti-inflammatory steroids induce biosythesis of a phospholipase A2 inhibitor which prevents prostaglandin generation," *Nature* 178 (1979): 456.

34. 궤양 형성에서 위 수축의 역할은 다음에서 논의된다. Weiner, H., "From simplicity to complexity (1950~1990): the case of peptic ulceration —— II. Animal studies," *Psychosomatic Medicine* 53 (1991): 491.

35. Levenstein, S., "The very model of a modern etiology: a biopsychosocial view of peptic ulcer," *Psychosomatic Medicine* 62 (2000): 176. 그녀는 각주를 Levenstein, S., "Wellness, health, Antonovsky," *Advances* 10 (1994): 26에서 인용했다.

6장

1. 성장과 다양한 호르몬에 의한 성장 조절은 모든 내분비 또는 생리학 교과서에서 찾을 수 있다. 상대적으로 읽기 쉬운 비전문 서적으로는 다음이 있다. Vander, A., Sherman, J., and Luciano, D., *Human Physiology: The Mechanisms of Body Function*, 6th ed. (New York: McGraw-Hill, 1994).

2. 대사성 각인이라는 큰 주제에 대한 개론으로는 다음을 참고하라. Hales, C., Barker, D., "Type 2 (non-insulin-dependent) diabetes mellitus: the thrifty phenotype hypothesis," *Diabetologia* 35 (1992): 595; Barker, D., Hales, C., "The thrifty phenotype hypothesis," *British Medical Bulletin* 60 (2001): 5.

3. 출산 후 충분한 영양을 취한 태아의 영양 실조에 대해서는 다음을 참고하라. Ozanne, S., Hales, C., "Catch-up growth and obesity in male mice," *Nature* 427 (2004): 411.

4. 극적이지 않은 영양 상태에서의 태아 각인에 대해서는 다음을 참고하라. Gluckman, P., "Nutrition, glucocorticoids, birth size, and adult disease," *Endocrinology* 142 (2001): 1689; Reynolds, R., M., Walker, B., R., Syddall, H., E., Andrew, R., Wood, P. J., Whorwood, C. B., Phillips, D. I., "Altered control of cortisol secretion in adult men with low birth weight and cardiovascular risk factors," *Journal of Clinical Endocrinology and Metabolism* 86 (2001): 245. 성인 당뇨병과 고혈압 위험성을 예측케 하는 저체중 출생에 대해서는 다음을 참고하라. Levitt, N. S., Lambert, E. V., Woods, D., Hales, C. N., Andrew, R., Seckl, J. R., "Impaired glucose tolerance and elevated blood pressure in low birth weight, nonobese, young South African adults: early programming of cortisol axis," *Journal of Clinical Endocrinology and Metabolism* 85 (2000): 4611.

5. 이러한 각인 효과의 중요도에 대해서는 다음을 참고하라. Hales and Barker, "Type 2 (noninsulin dependent) diabetes," *Diabetologia*, 앞의 책; Leon, D., Lithell, H., Vagero, D., Loupilova, L., Mohsen, R., Berglund, L., Lithell, U., McKeigue, P., "Reduced fetal growth rate and increased risk of death from ischaemic heart disease: cohort study of 15,000 Swedish men and women born 1915-29," *British Medical Journal* 317 (1998): 241.
6. Ravelli, A. J., van der Meulen, J., "Absence of an imprinting effect of fetuses from the Siege of Leningrad," *The Lancet* 351 (1998): 173.
7. 성인 당질 코르티코이드 농도가 태아기에 결정된다는 견해에 대해서는 다음을 참고하라. Lesage, J., Dufourmy, L., Laborie, C., Bernet, F., Blondeau, B., Avril, I., Breant, B., Dupouy, J., "Perinatal malnutrition programs sympathoadrenal and HPA axis responsiveness to restraint stress in adult male rats," *Journal of Neuroendocrinology* 14 (2002): 135; Huizink, A., Mulder, E., Buitelaar, J., "Prenatal stress and risk for psychopathology: specific effects or induction of general susceptibility?" *Psychological Bulletin* 130 (2002): 115; Welberg, L., Seckl, J., "Prenatal stress, glucocorticoids, and the programming of the brain," *Journal of Neuroendocrinology* 13 (2001): 113. 이 효과가 산모의 당질 코르티코이드 분비로 조절된다는 견해에 대해서는 다음을 참고하라. Matthews, S., "Antenatal glucocorticoids and programming of the developing CNS," *Pediatric Research* 47 (2000): 291; Uno, H., Lohmiller, L., Thieme, C., Kemnitz, J., Engle, M., Roecker, E., Farrell, P., "Brain damage induced by prenatal exposure to dexamethasone in fetal rhesus macaques; I. Hippocampus," *Developmental Brain Research* 53 (1990): 157.
8. 인간의 성인 당질 코르티코이드 농도가 태아기에 결정된다는 견해에 대해서는 다음을 참고하라. Clark, P., "Programming of the HPA axis and the fetal origins of adult disease hypothesis," *European Journal of Pediatrics* 157 (1998): S7. 이는 조산으로 악화된다. Kajantie, E., Phillips, D., Andersson, S., Barker, D., Dunkel, L., Forsen, T., Osmond, C., Tuominen, J., Wood, P., Eriksson, J., "Size at birth, gestational age and cortisol secretion in adult life: foetal programming of both hyper- and hypocortisolism?" *Clinical Endocrinology* 57 (2002): 635.
9. 대사 증후군 위험성의 태아기 결정론에 대해서는 다음을 참고하라. Dodic, M., Peers, A., Coghlan, J., Wintour, M., "Can excess glucocorticoid, in utero, predispose to cardiovascular and metabolic disease in middle age?" *Trends in Endocrinology and Metabolism* 10 (1999): 86; Dodic, M., Moritz, K., Koukoulas, I., Wintour, E., "Programmed hypertension: kidney, brain or both?" *Trends in Endocrinology and Metabolism* 13 (2002): 405; Welberg and Seckl, "Prenatal stress, glucocorticoids, and the programming of the brain," *Journal of Neuroendocrinology*, 앞의 책.
10. 성인 생식의 태아기 결정론에 대해서는 다음을 참고하라. Charmandari, E., Kino, T., Souvatzoglou, E., Chrousos, G., "Pediatric stress: hormonal mediators and human development," *Hormone Research* 59 (2003): 161; Huizink et al., "Prenatal stress and risk," *Psychological Bulletin*, 앞의 책.
11. 성인 불안의 태아기 결정론에 대해서는 다음을 참고하라. Matthews, 앞의 책; Welberg and

Seckl, 앞의 책, Huizink et al., 앞의 책. 불안과 관련된 신경 전달 물질과 항불안 수용체의 감소에 대해서는 다음을 참고하라. Avishai-Eliner, S., Brunson, K., Sandman, C., Baram, T., "Stress-out, or in (utero)," *Trends in Neuroscience* 25 (2002): 518; Teicher, M., Andersen, S., Plcari, A., Anderson, C., Navalta, C., Kim, D., "The neurobiological consequences of early stress and childhood maltreatment," *Neuroscience and Biobehavioral Reviews* 27 (2003): 33.

12. 뇌 기능의 결정론에 대해서는 다음을 참고하라. Vallee, M., Maccari, S., Dellu, F., Simon, H., Le Moal, M., Mayo, W., "Long-term effects of prenatal stress and postnatal handling on age-related glucocorticoid secretion and cognitive performance: a longitudinal study in the rat," *European Journal of Neuroscience* 11 (1999): 2906; Lou, H., Hansen, D., Nordentoft, M., Pryds, O., Jensen, F., Nim, J., Hemmingsen, R., "Prenatal stressors of human life affect fetal brain development," *Developmental Medicine and Child Neurology* 36 (1994): 826; Coe, C., L., Kramer, M., Czeh, B., Gould, E., Reeves, A. J., Kirschbaum, C., Fuchs, E., "Prenatal stress diminishes neurogenesis in the dentate gyrus of juvenile rhesus monkeys," *Biological Psychiatry* 54 (2003): 1025; Mathew, S. J., Shungu, D. C., Mao, X., Smith E. L., Perera, G. M., Kegeles, L. S., Perera, T., Lisanby, S. H., Rosenblum, L. A., Gorman, J. M., Coplan, J. D., "A magnetic resonance spectroscopic imaging study of adult nonhuman primates exposed to early-life stressors," *Biological Psychiatry* 4 (2003): 727.

13. 여러 세대에 걸쳐 미치는 태아기 결정의 영향에 대해서는 다음을 참고하라. Lumey, L., "Decreased birth weights in infants after maternal in utero exposure to the Dutch famine of 1944~1945," "*Paeditra perinatal,*" *Epidemology* 6 (1992): 240; Van Assche, F., and Aerts, L., "Long-term effect of diabetes and pregnancy in the rat," *Diabetes* 34 (1985): 116; Laychock, S., Vadlamudi, S., Patel, M., "Neonatal rat dietary carbohydrate affects pancreatic islet insulin secretion in adults and progeny," *American Journal of Physiology* 269 (1995): E739-744; Marx, J., "Unraveling the causes of diabetes," *Science* 296 (2002): 686.

14. 모성 분리의 영향에 대해서는 다음을 참고하라. Hunt, R., Ladd, C., Plotsky, P., "Maternal deprivation," in Fink, G., ed., *Encyclopedia of Stress* (San Diego: Academic Press, 2000), vol. 2. 699. Bennett, A., Lesch, K., Heils, A., Loing, J., Lorenz, J., Shoaf, S., Champoux, M., Suomi, S., Linnoila, M., Higley, J., "Early experience and serotonin transporter gene variation interact to influence primate CNS function," *Molecular Psychiatry* 7 (2002): 118; Liu, D., Diorio, J., Tannenbaum, B., Caldji, C., Francis, D., Feedman, A., Sharma, S., Pearson, D., Plotsky, P., Meaney, J., "Maternal care, hippocampal glucocorticoid receptors, and HPA responses to stress," *Science* 277 (1997): 1659. 유아기 쥐들의 사회적 분리가 새로운 신경 세포 생성을 감소시킨다는 연구로는 다음을 참고하라. Lu, L., Bao, G., Chen, H., Xia, P., Fan, X., Zhang, J., Pei, G., Ma, L., "Modification of hippocampal neurogenesis and neuroplasticity by social environments," *European Journal of Neuroscience* 183 (2003): 600.

15. 인간의 과민성 장 증후군 위험성을 증가시키는 유아기 외상성 장애에 대해서는 다음을 참

고하라. Murison, R., "Gastrointestinal effects," in Fink, G., ed., *Encyclopedia of Stress* (San Diego: Academic Press, 2000), vol. 2, 191. 로마의 고아원 아이들에 대해서는 다음을 참고하라. Gunnar, M., Mirison, S., Chisholm, K., Schuder, M., "Salivary cortisol levels in children adopted from Romanian orphanages," *Development and Psychopathology* 13 (2001): 611. 아동 학대에 대해서는 다음을 참고하라. de Bellis, M., Thomas, L., "Biologic findings of PTSD and child maltreatment," *Current Psychiatry Reports* 5 (2003): 108; Carrion, V., Weems, C., Ray, R., Glaser, B., Hessl, D., Reiss, A., "Diurnal salivary cortisol in pediatric PTSD," *Biological Psychiatry* 51 (2001): 575.

16. 스트레스성 왜소 발육증과 성장 결핍에 대한 개론들은 대부분의 내분비 또는 소아과 교과서에 실려 있다. 이 주제에 대한 비교적 최신 전문 자료는 다음에서 찾을 수 있다. Green, W., Campbell, M., and David, R., "Psychosocial dwarfism: a critical review of the evidence," *Journal of the American Academy of Child Psychiatry* 23 (1984): 1. 다소 오래되었으나 꽤 읽을 만한 비전문 서술로는 Gardner, L., "Deprivation dwarfism," *Scientific American* 227 (1972): 76이 있다. 이런 아이들에게 나타나는 지능 장애에 대한 구체적인 논의는 다음에서 찾을 수 있다. Dowdney, L., Skuse, D., Heptinstall, E., Puckering, C., and Zur-Szpiro, S., "Growth retardation and developmental delay amongst inner-city children," *Journal of Child Psychology and Psychiatry* 28 (1987): 529. 스트레스성 왜소 발육증을 겪는 아동에게서 스트레스 유발 환경을 제거하면 성장 호르몬과 성장이 정상화된다는 내용은 다음에서 찾을 수 있다. Albanese, A., Hamill, G., Jones, J., Skuse, D., Matthews, D., and Stanhope, R., "Reversibility of physiological growth hormone secretion in children with psychosocial dwarfism," *Clinical Endocrinology* 40 (1994): 687.

17. 스트레스성 왜소 발육증 후의 성장 격차 해소에 대해서는 다음을 참고하라. Boersma, B., and Wit, J., "Catch-up growth," *Endocrine Reviews* 18 (1997): 646.

18. 프레드릭 왕에 대한 꽤 일관성 있는 이야기를 다음을 포함한 많은 전기 작가들이 보고하고 있다. Kingston, T., *History of Frederick the Secound, Emperor of the Romans* (Cambridge, England: Macmillan, 1862), Allshorn, L., *Stupor Mundi: The Life and Times of Frederick II, Emperor of the Romans, King of Sicily and Jerusalem 1194-1250* (London: Martin Secker, 1912), and Kantorowicz, E., *Frederick the Second, 1194-1250* (London: Constable, 1931). 살림벨의 인용구는 다음 책에서 나왔다. Montagu, A., *Touching: The Human Significance of the Skin* (New York: Harper and Row, 1978).

19. 두 고아원 이야기에 대해서는 다음을 참고하라. Widdowson, E., "Mental contentment and physical growth," *The Lancet* (16 June 1951): 1316. 고아원에서의 고약한 생활에 대한 정보는 다음에 언급되어 있다. Chapin, H., "A plea for accurate statistics in children's institutions," *Transactions of the American Pediatric Society* 27 (1915): 180. 인용은 Gardner, L., "Deprivation dwarfism," *Scientific American* 227 (1972): 76에서 나왔다.

20. J. 배리와 스트레스성 왜소 발육증: 학창 시절, 내 주의를 끈 배리의 논쟁은 다음에서 찾을 수

있다. Martin, J., and Reichlin, S., *Clinical Neuroendocrinology* 1st ed. (Philadelphia: Davis Company, 1977). 이 참고 자료를 기억해 내면서 나는 특히 내분비학의 거장 중 한 명이자 내 스승이었던 세이무어 라이클린(Seymour Reichlin)에게 감사하고 있다.
이 책을 준비하면서 나는 배리의 책을 조금 더 읽기로 했다. 나는 어마어마한 양의 배리 전기들이 있다는 것을 알고 놀랐다. 지금은 그렇게 큰 관심을 받지 못하는 그는 한때 영국에서 가장 인기 있는 작가이자 각본가였다. 그의 삶은 매혹적이면서도 괴기스럽다. 그는 평생 자신의 어머니에 대해 집착했으며 그 사랑을 얻기 위해 끝없이 노력했다. 그의 어머니에 대한 오이디푸스 콤플렉스적 구애와, 자신과 어머니를 병적으로 동일시하는 것을 모두 잘 요약한 한 획기적인 구절에서 그는 자신의 만년을 이렇게 예견했다.
"세월이 기억을 흐리고 밤의 어둠처럼 과거가 현재의 황량한 길을 휩쓸고 지나갈 때, 나는 믿는다, 내가 볼 것은 나의 어린 시절이 아니라 그녀의 어린 시절일 것을, 어머니의 치맛자락을 붙잡고 '내가 클 때까지 기다려요, 그러면 어머니를 새털 위에 뉘어 드릴게요.' 하며 우는 사내 아이가 아닌, 자홍색 원피스와 흰 에이프런 드레스를 입은 작은 소녀일 것이다."
또 그는 평생 어린 남자 아이들에게 집착했고, 그의 사적인 기록에는 가학적, 피학적 성애와 소아 성애에 대한 구절들이 포함되어 있다.
무엇보다 흥미로운 것은 그의 주변 사람들의 삶을 혼란스럽게 만들 만한 힘과 부를 가져온 작가로서의 성공 때문에, 슬프고 감상적인 고독한 청년에서 감상과는 거리가 먼 나이 든 모사꾼으로 변한 배리의 모습이다. 자식 없이 고독히 늙어가던 그는 관대한 후원자로서 젊은 사람들의 성공적인 삶에 끼어 들었으며, 점점 더 그들, 특히 이 가족들의 아들들(한 소년, 피터 데이비스는 피터팬의 모델이 되었다. 그는 어른이 된 후 내내 이 관계를 괴로워했으며, 아마 이와는 상관없겠지만 63세의 나이로 런던 지하철에 몸을 던졌다.)을 지배하기 시작했다. 가장 재미있는 배리 전기(위 구절이 인용된)로 Birkin, A., *J. M., Barrie and the Lost Boys* (London: Constable, 1979)를 추천한다. 또 애수를 느끼게 하는 작품으로 다음 책이 있다. Lurie, Alison, "The boy who couldn't gorw up," *New York Review of Books* (6 February 1975): 11.
21. 다양한 결핍 증후군을 겪는 아이들의 임상 기록에 대한 위의 문헌들 외에도, 성장 장애의 내분비학에 대한 자세한 내용은 다음 문헌들에서 찾아볼 수 있다. chapter 20 (Rose, R., "Psychoendocrinology") in Wilson, J., and Foster, D., eds., *Williams Textbook of Endocrinology*, 7th ed. (Philadelphia: Saunders, 1985); Reichlin, S. "Prolactin and growth hormone secretion in stress," in Chrousos, G., Loriaux, D., and Gold, P., eds., *Mechanisms of Physical and Emotional Stress* (New York: Plenum Press, 1988). 이 참고 문헌들은 성인 대 성장기 아이들, 그리고 영장류 및 인간 대 설치동물 간의 성장 호르몬 조절의 차이점도 다룬다.
22. 돌보던 간호사가 휴가를 떠나자 이상 현상을 보인 스트레스성 왜소 발육증 소년에 대한 연구 자료는 다음에서 볼 수 있다. Saenger, P., Levine, L., Wiedemann, E., Schwartz, E., Korth-Schutz, S., Pareira, J., Heinig, B., and New, M., "Somatomedin and growth hormone in psychosocial dwarfism," *Padiatrie und Padologie* (1977): supp. 5, 1.

23. 심리적 요소들에 의한 성장인자의 조절에 대해서는 다음을 참고하라. Schanberg, S., Evoniuk, G., and Kuhn, C., "Tactile and nutritional aspects of maternal care: specific regulators of neuroendocrine function and cellular development," *Proceedings of the Society for Experimental Biology and Medicine* 175 (1984): 135. 쥐의 신생아기에게서 성장 호르몬 수치의 정상화는 어미와의 직접적인 접촉을 필요로 한다는 내용은 다음에서 찾을 수 있다. Kuhn, C., Paul, J., and Schanberg, S., "Endocrine responses to mother-infant separation in developing rats," *Developmental Psychobiology* 23 (1990): 395. 모성 결핍이 당질 코르티코이드 수준에 미치는 영향에 대한 논의로는 방금 언급한 Kuhn et al.의 논문과 다음 저자의 초기 연구인 Stanton, M., Guitierez, Y., and Levine, S., "Maternal deprivation potentiates pituitary-adrenal stress responses in infant rats," *Behavioral Neuroscience* 102 (1988): 692 에서 찾을 수 있다. 쥐의 신생아기 사육 환경이 성장률에 미치는 영향에 대한 전형적 사례로는 다음 세 편의 논문 중 하나를 참고하면 된다. Denenberg, V., and Karas, G., "Effects of differential handling upon weight gain and mortality in the rat and mouse," *Science* 130 (1959): 629; "Interactive effects of age and duration of infantile experience on adult learning," *Psychological Reports* 7 (1960): 313; "Interactive effects of infant and adult experience upon weight gain and mortality in the rat," *Journal of Comparative and Physiological Psychology* 54 (1961): 658.

24. 쥐의 발달 과정에서 신체 접촉의 중요성에 대해서는 다음을 참고하라. Hofer, M., "Relationships as regulators," *Psychosomatic Medicine* 46 (1984): 183.

25. 미숙아들과 신체 접촉에 대한 연구는 다음에서 설명된다. Field, T., Schanberg, S., Scarfidi, F., Bauer, C., Vega-Lahr, N., Garcia, R., Nystrom, J., and Kuhn, C., "Tactile / kinesthetic stimulation effects on preterm neonates," *Pediatrics* 77 (1986): 654; Scarfidi, F., Field, T., Schanberg, S., Bauer, C., Vega-Lahr, N., Garcia, R., Poirier, J., Nystrom, J., and Kuhn, C., "Effects of tactile-kinesthetic stimulation on the clinical course and sleep-wake behavior of preterm infants," *Infant Behavior and Development* 9 (1986): 671. 이보다 몇 년 전, 단 다섯 명의 유아들을 대상으로 훨씬 더 개략적인 형태의 유사 실험이 진행되어 다음 논문에서 보고되고 있다. Sokoloff, N., Yaffe, S., Weintraub, D., and Blase, G., "Effects of handling on the subsequent development of premature infants," *Developmental Psychology* 1 (1969): 765. 또 이 연구는 발달 생물학자 렌 스피츠(Rene Spitz)와 저명한 소아과 의사인 배리 브레젤턴(T. Berry Brazelton) 등 이 분야 개척자들의 연구에 영감을 주었다. 10억 달러로 추정되는 예산은 다음의 (명백히 너무 노골적인) 분석을 바탕으로 한다. 1987년의 정부 보고("Neonatal Intensive Care for Low Birthweight Infants: Costs and Effectiveness," Health Technology Case Study 38, Office of Technology Assessment, Washington, D.C.)에 따르면, 매년 15만~20만 명의 유아들이 신생아 중환자실에 수용되고 있으며, 이들의 약 20퍼센트는 저체중(1.5킬로그램 이하)이었다. 가장 취약한 그룹의 평균 입원 기간은 약 48일로 1인당 4만 1000달러의 비용이 들었다. 나머지 80퍼센트는 평균 입원 기간이 28일이었고 2만 4000달러가 소요되었다. 약 32일이라는 1인당 평균 입원 기간(두 개의 다른 그룹을 감

안하여)을 기준으로 하면, 총 입원 비용은 50억 달러가 넘는다. 따라서 중환자실에서의 입원 기간이 평균 1주일만 줄더라도, 부정확하게나마 비용 손실률이 시간에 비례한다고 추정하여, 약 20퍼센트의 비용이 절감되어 10억 달러 이상의 예산을 절약할 수 있다. 여기에는 퇴원 후 몇 달에서 몇 년 동안 받게 될 외래 치료에 상당한 비용은 포함되어 있지 않다 (Blackman, J., "Neonatal intensive care: is it worth it?" *Pediatric Clinics of North America*, 38, no. 6 [1991]에서 논의된다.).

26. 단기적으로는 인간의 성장 호르몬 방출을 자극하고 장기적으로는 이를 억제하는 당질 코르티코이드의 능력에 대해서는 다음을 참고하라. Thakore, J., and Dinan, T., "Growth hormone secretion: the role of glucocorticoids," *Life Sciences* 55 (1994): 1083.

27. 성인 의식이 가져오는 스트레스의 비교 문화 연구에 대해서는 다음을 참고하라. Landauer, T., and Whiting, J., "Infantile stimulation and adult stature of human males," *American Anthropologist* 66 (1964): 1007. 이와 유사한 주제가, 2세 이하 아동들에서 예방 접종(그리고 수반되는 가벼운 증상)이라는 신체적 스트레스 요인이 결과적으로 키가 더 큰 성인을 만든다고 입증한 후세 연구에서 나타났다. 대상 인구는 예방 접종이 일반적이라고 할 수 없었던 1930년대에 어린이였던 미국인들이었다. Whiting, J., Landauer, T., and Jones, T., "Infantile immunization and adult stature," *Child Development* 39 (1968): 59.

28. 한 차례의 당질 코르티코이드 투여는 큰 문제가 되지 않는다. "Antenatal Corticosteroids Revisited: Repeat Courses," *NIH Consensus Statement Online* 17 (17-18 August 2000): 1-10.

29. 성인 질병의 태아기 기원설(FOAD) 개념의 중요성에 대한 비판은 다음을 참고하라. Zimmel, P., Alberti, K., Shaw, J., "Global and societal implications of the diabetes epidemic," *Nature* 414 (2001): 782.

30. 성인 질병의 태아기 기원설적 효과의 가역성에 대해서는 다음을 참고하라. Maccari, S., Piazza, P., Kabbaj, M., Barbazanges, A., Simon, H., Le Moal, M., "Adoption reverses the long-term impairment in glucocorticoid feedback indeced by prenatal stress," *Journal of Neuroscience* 15 (1995): 110.

31. Small, M., *Our Babies, Ourselves* (New York: Anchor Books, 1999).

32. 대부분의 기초 생리학 교과서는 골 성장과 성인기 재흡수, 그리고 이에 대한 호르몬의 조절을 다룬다. 특히 명확한 논의는 다음에서 찾을 수 있다. Rhoades, R., and Pflanzer, R., *Human Physiology* (Philadelphia: Saunders College Publishing, 1989). 당질 코르티코이드가 골다공증을 일으키는지 방법에 관한 최신 논문은 다음과 같다. Canalis, E., "Mechanisms of glucocorticoid action in bone: implications to glucocorticoid-induced osteoporosis," *Journal of Clinical Endocrinology and Metabolism* 81 (1996): 3441. 쿠싱 증후군 환자들의 골절에 대한 첫 보고는 물론 하비 쿠싱 박사 자신에 의한 것이다. "The basophil adenomas of the pituitary body and their clinical manifestations as basophilism," *Bulletin of the Johns Hopkins Hospital* 1 (1932): 137. 질환을 조절하기 위해 당질 코르티코이드를 투여받은 환자들이 골다공증이 되는 방식에 관한 논문은 다음과 같다. Adinoff, A., and Hollister, J., "Steroid-induced fractures

and bone loss in patients with asthma," *New England Journal of Medicine* 309 (1983): 265. 지속적인 사회적 스트레스는 암컷 영장류의 골밀도와 관련이 있다. Kaplan, J., and Manuck, S., "Behavioral and evolutionary considerations in predicting disease susceptibility in nonhuman primates," *American Journal of Physical Anthropology* 78 (1989): 250; Shively, C., Jayo, M., Weaver, D., and Kaplan, J., "Reduced vertebral bone mineral density in socially subordinate female cynomolgus macaques," *American Journal of Primatology* 24 (1991): 135.

33. 각주에서 언급되는 JFK와 당질 코르티코이드에 대해서는 다음을 참고하라. Robert Dallek, *Atlantic Monthly* (December 2002).

34. 당시의 자녀 부양에 대한 논문은 다음에서 찾을 수 있다. Montagu, A., *Touching: The Human Significance of the Skin*, 앞의 책. 과도한 양육이라는 비과학적 처방에 반대하며 충고한 권위 있는 '전문가'는 컬럼비아 대학교 소아과 교수이자 1894~1915년에 15번 거듭 인쇄된 *The Care and Feeding of Children* (East Norwalk, Conn.: Appleton-Century)의 저자인 루터 홀트 (Luther Holt) 박사였다. 자녀 양육 원칙의 효과에 대한 소아과 논문은 다음을 참고하라. Sapolsky, R., "How the other half heals," *Discover* (April 1998): 46.

35. 할로의 다른 논문으로 "The nature of love," *American Psychologist* 13 (1958): 673이 있다. 그의 연구에 대한 더 전문적인 문헌은 다음에서 찾을 수 있다. Harlow, H., and Zimmerman, R., "Affectional responses in the infant monkey," *Science* 130 (1959): 421; Harlow, H., Harlow, M., Dodsworth, R., and Arling, G., "Maternal behavior of rhesus monkeys deprived of mothering and peer associations in infancy," *Proceedings of the American Philosophical Society* 110 (1966): 58.

36. Deborah Blum, *Love at Goon Park: Harry Harlow and the Science of Affection* (New York: Perseus, 2002).

7장

1. 생식과 관련하여 스트레스를 받는 동안 나타나는 다양한 호르몬 변화의 영향과 기본적인 남성 생식 내분비학은 대부분의 교과서에 언급된다. 스트레스에 의한 남성 생식 생리학에 관한 일반적인 검토를 살펴보려면 다음을 참고하라. Rivier, C., "Luteinizing-hormone-releasing hormone, gonadotropins, and gonadal steroids in stress," *Annals of the New York Academy of Sciences* 771 (1995): 187; Negro-Vilar, A., "Stress and other environmental factors affecting fertility in men and women: overiew," *Environmental Health Perspectives* 101 (1993): S2, 59.

2. 신체적 스트레스 요인들(예를 들어, 수술이나 운동 불능, 야생 영장류 인구에 있어서의 가뭄, 전기 충격 또는 강제적 수영)은 남성의 생식계 호르몬을 억제한다. Bardin, C., and Peterson, R., "Studies of androgen production by the rat: Testosterone and androstenedione content of blood," *Endocrinology* 80 (1967): 38; Free, M., and Tilson, S., "Secretion rate of testicular steroids in conscious and halothane-anesthetized rat," *Endocrinology* 93 (1973): 874; Matsumoto, K., Takeyasu, K., Mizutani, S., Hamanaka, Y., and Uozumi, T., "Plasma

testosterone levels following surgical stress in male patients," *Acta Endocrinology* 65 (1970): 11; Sapolsky, R., "Endocrine and behavioral correlates of drought in the wild baboon," *American Journal of Primatology* 2 (1986): 217. 더 최신 논문들은 다음과 같다. Jain, S., Bruot, B., and Stevenson, J., "Cold swim stress leads to enhanced splenocyte responsiveness to concanavalin A., decreased serum testosterone, and increased serum corticosterone, glucose and protein," *Life Sciences* 59 (1996): 209; Ellison, P., and Panter-Brick, G., "Salivary testosterone levels among Tamang and Kami males of central Nepal," *Human Biology* 68 (1996): 955.

3. 심리적 스트레스 요인도 이 호르몬들을 억제하며, 다음과 같은 예가 있다. 영장류 남성의 사회적 지위의 저하에 대해서는 다음을 참고하라. Rose, R., Bernstein, I., and Gordon, T., "Consequences of social conflict on plasma testosterone levels in rhesus monkeys," *Psychosomatic Medicine* 37 (1975): 50; Mendoza, S., Coe, C., Lowe, E., and Levine, S., "The physiological response to group formation in adult male squirrel monkeys," *Psychoneuroendocrinology* 3 (1979): 221. 영장류가 배우기 힘든 과제에 대해서는 다음을 참고하라. Mason, J., Kenion, C., and Collins, D., "Urinary testosterone response to 72-hour avoidance sessions in the monkey," *Psychosomatic Medicine* 30 (1968): 721. 첫 낙하산 점프에 대해서는 다음을 참고하라. Davidson, J., Smith, E., and Levine, S., "Testosterone," in Ursin, H., Baade, E., and Levine, S., eds., *Psychobiology of Stress* (New York: Academic Press, 1978), 57. 영장류의 사회적 불안정에 대해서는 다음을 참고하라. Sapolsky, R., "Endocrine aspects of social instability in the olive baboon," *American Journal of Primatology* 5 (1983): 365; Curtin, F., and Steimer, T., "Lower sex hormones in men during anticipatory stress," *NeuroReport* 7 (1996): 3, 101. 사관 학교가 테스토스테론 수준 억제에 미치는 영향에 대해서는 다음을 참고하라. Kreuz, L., Rose, R., and Jennings, J., "Suppression of plasma testosterone levels and psychological stress," *Archives of General Psychiatry* 26 (1972): 479.

최근 논문들은 신체적 및 심리적 스트레스 요인들의 조합이 일으키는 야생 동물들의 생식 억제에 관한 획기적인 예를 보여 준다. 아프리카 국립 공원의 수컷 코끼리들은 밀렵꾼들에게 부모를 잃고, 그 결과 역할 모델 없이 자라게 된다. 청소년기에 발정기에 들어서면(수컷들의 경우 이 시기를 'musth'라고 한다.), 코끼리들은 포악해져 과도한 공격성과 성욕을 보인다(내가 제대로 기억한다면, 코뿔소를 포함한 적당한 크기의 모든 것과 강제적으로 교미를 하려 한다.). 성인기 수컷들은 이렇게 떠돌아다니는 수컷 코끼리들을 애써 괴롭혀 스트레스를 줌으로써 발정기에서 벗어나도록 유도한다. 여기에 관해서는 다음을 참고하라. Slotow, R., Van Dyk, G., Poole, J., Page, B., Klocke, A., "Older bull elephants control young males," *Nature* 408 (2000): 425.

4. 아편제제 및 유사 아편 호르몬(예를 들어 베타엔도르핀)들은 LHRH 방출을 방해한다. 여기에 관해서는 다음을 참고하라. Delitala, G., Devilla, L., and Arata, L., "Opiate receptors and anterior pituitary hormone secretion in man. Effect of naloxone infusion," *Acta Endocrinology* (Copenhagen) 97 (1981): 150; Jacobs, M., and Lightman, S., "Studies in the opioid control of

anterior pituitary hormones," *Journal of Physiology* (London) 300 (1980): 53; Rasmussen, D., Liu, J., Wolf, P., and Yen, S., "Endogenous opioid regulation of gonadotropin-releasing hormone release from the human fetal hypothalamus in vitro," *Journal of Clinical Endocrinology and Metabolism* 57 (1983): 881; Hulse, G., and Coleman, G., "The role of endogenous opioids in the blockade of reproductive function in the rat following exposure to acute stress," *Pharmacology, Biochemistry, and Behavior* 19 (1983): 795.

운동은 베타엔도르핀 분비를 촉진한다는 것은 다음을 참고하라. Colt, E., Wardlaw, S., and Frantz, A., "The effect of running on plasma beta-endorphin," *Life Science* 28 (1981): 1637. 이러한 분비가 잠재적으로 생식을 방해한다는 것에 대한 재미있는 사례로는 다음이 있다. McArthur, J., Bellen, B., Beitins, T., Pagaon, M., Badger, T., and Klibanski, A., "Hypothalamic amenorrhea in runners of normal body composition," *Endocrine Research Communications* 7 (1980): 13. 이 연구는 LH 수준이 낮은 무월경 선수를 대상으로 시행했다. 그녀에게 베타엔도르핀의 활동을 방해하는 약(날록손)을 투여하자 LH 수준은 상승했다. 여기에 관해서는 다음을 참고하라. Samuels, M., Sanborn, C., Hofeldt, F., and Robbins, R., "The role of endogenous opiates in athletic amenorrhea," *Fertility and Sterility* 55 (1991): 507.

적당량의 운동은 혈중 테스토스테론 농도를 증가시킨다. Elias, M., "Cortisol, testosterone and testosterone-binding globulin responses to competitive fighting in human males," *Aggressive Behavior* 7 (1981): 215. 대조적으로, 지속적인 운동 과다는 이 체계를 억제시킨다. 여기에 관해서는 다음을 참고하라. Dessypris, A., Kuoppasalmi, K., and Adlercreutz, H., "Plasma cortisol, testosterone, androstenedione and luteinizing hormone (LH) in a non-competitive marathon run," *Journal of Steroid Biochemistry* 7 (1976): 33; MacConnie, S., Barkan, A., Lampman, R., Schorok, M., and Beitins, I., "Decreased hypothalamic gonadotropin releasing hormone secretion in male marathon runners," *New England Journal of Medicine* 315 (1986): 411; Grandi, M., and Celani, M., "Effects of football on the pituitary-testicular axis: differences between professional and non-professional soccer players," *Experimental and Clinical Endocrinology* 96 (1990): 253; De Souza, M., Arce, J., Pescatello, L., Scherzer, H., and Luciano, A., "Gonadal hormones and semen quality in male runners: a volume threshold effect of endurance training," *International Journal of Sports Medicine* 15 (1994): 383. 무리한 운동을 하는 남성에게서 글루코코르티코이드 기능이 비정상적으로 나타난다는 내용은 다음에서 찾을 수 있다. Duclos, M., Corcuff, J., Pehoureq, F., Tabarin, A., "Decreased pituitary sensitivity to glucocorticoids in endurance-trained men," *European Journal of Endocrinology* 114 (2001): 363.

마찬가지로 많은 운동량은 여성의 생식 생리학을 억제한다. 한 예로, 굉장히 활동적인 발레리나들은 사춘기가 늦다. 여기에 관해서는 다음을 참고하라. Warren, M., "The effects of exercise on pubertal progression and reproductive function in girls," *Journal of Clinical Endocrinology and Metabolism* 51 (1980): 1150; Frisch, R., Wyshak, G., and Vincent, L., "Delayed menarche and amenorrhea in ballet dancers," *New England Journal of Medicine* 303

(1980): 17; Bale, P., Doust, J., and Dawson, D., "Gymnasts, distance runners, anorexics: body composition and menstrual status," *Journal of Sports Medicine and Physical Fitness*, 36 (1996): 49. 운동 과다인 여성에서 무월경이 일어난다. 여기에 관해서는 다음을 참고하라. Kiningham, R., Apgar, B., and Schwenk, T., "Evaluation of amenorrhea," *American Family Physician* 53 (1996): 1185; Dale, E., Gerlach, D., and Wilhite, A., "Menstrual dysfunction in distance runners," *Obstetrics and Gynecology* 54 (1996): 47. 이런 경우, 기능 장애의 정도는 체중이나 체지방량과 밀접한 관계가 있다. 여기에 관해서는 다음을 참고하라. Sanborn, C., Martin, B., and Wagner, W., "Is athletic amenorrhea specific to runners?" *American Journal of Obstetrics and Gynecology* 143 (1982): 859; Shangold, M., and Levine, H., "The effect of marathon training upon menstrual function," *American Journal of Obstetrics and Gynecology* 143 (1982): 862. 대략 50퍼센트의 무월경 비율에 대한 예를 살펴보려면 다음을 참고하라. Buskirk, E., Mendez, J., Durfee, S., "Effects of exercise on the body composition of women," *Seminars in Reproductive Endocrinology* 3 (1985): 9; Shangold, M., "Exercise and amenorrhea," *Seminars in Reproductive Endocrinology* 3 (1985): 35.

적당량의 운동은 특히 운동시 비중 있게 사용되는 뼈의 골밀도를 증가시킨다. 여기에 관해서는 다음을 참고하라. Nilsson, B., and Westlin, N., "Bone density in athletes," *Clinical Orthopedics* 77 (1971): 179; Lanyon, L., "Bone loading, exercise, and the control of bone mass: the physiological basis for the prevention of osteoporosis," *Bone* 6 (1989): 19. 심한 운동은 이런 경향을 역전시켜 뼈가 얇아지거나 골다공증, 척추 측만증, 스트레스성 골절의 위험성을 증가시킬 수 있다. 여기에 관해서는 다음을 참고하라. Myburgh, K., Hutchins, J., Fataar, A., Hough, S., and Koakes, T., "Low bone density is an etiologic factor for stress fractures in athletes," *Annals of Internal Medicine* 113 (1990): 754; Drinkwater, B., Nilson, K., and Chesnut, C., "Bone mineral content of amoenorrheic and eumenorrheic athletes," *New England Journal of Medicine* 311 (1984): 277; Marcus, R., Cann, C., Madvig, P., Minkoff, J., Goddard, M., Bayer, M., Martin, M., Gaudiani, L., Haskell, W., and Genant, H., "Menstrual function and bone mass in elite women distance runners: endocrine and metabolic factors," *Annals of Internal Medicine* 102 (1985): 158; Barrow, G., and Saha, S., "Menstrual irregularity and stress fractures in collegiate female distance runners," *American Journal of Sports Medicine* 16 (1988): 209. 남성 운동 선수에게도 같은 일이 벌어진다. 이에 대해서는 다음을 참고하라. Bennell, K., Brukner, P., and Malcolm, S., "Effect of altered reproductive function and lowered testosterone levels on bone density in male endurance athletes," *British Journal of Sports Medicine* 30 (1996): 205. 사춘기 전 여성 운동 선수에게도 척추 만곡증의 위험성은 존재한다. 이에 대해서는 다음을 참고하라. Warren, M., Brooks-Gunn, J., Hamilton, J., Warren, L., and Hamilton, G., "Scoliosis and fractures in young ballet dancers: relation to delayed menarche and secondary amenorrhea," *New England Journal of Medicine* 134 (1986): 1348.

이런 악영향은 아마, 부분적으로, 심한 운동을 하는 선수들에게 나타나는 당질 코르티코이드 농도의 증가 때문일 것이다. 이에 대해서는 다음을 참고하라. Luger, A., Deuster, P., Kyle, S., Gallucci, W., Montgomery, L., Gold, P., Loriaux, L., and Chrousos, G., "Acute hypothalamic-pituitary-adrenal responses to the stress of treadmill exercise," *New England Journal of Medicine* 316 (1987): 1309; Willaneuva, A., Schlosser, C., Hopper, B., Liu, J., Hoffman, D., and Rebar, R., "Increased cortisl production in women runners," *Journal of Clinical Endocrinology and Metabolism* 63 (1986): 133; Loucks, A., Mortola, J., Girton, L., and Yen, S., "Alterations in the hypothalamic-pituitary-ovarian and the hypothalamic-pituitary-adrenal axes in athletic women," *Journal of Clinical Endocrinology and Metabolism* 68 (1989): 402. 이 사례들은 호르몬 수준의 상당한 증가를 보고하고 있다.

5. LH와 테스토스테론 방출을 막기 위해 당질 코르티코이드는 뇌하수체와 고환에 작용한다. 이에 대해서는 다음을 참고하라. Cummings, D., Quigley, M., and Yen, S., "Acute suppression of circulating testosterone levels by cortisol in men," *Journal of Clinical Endocrinology and Metabolism* 57 (1983): 671; Bambino, T., and Hseuh, A., "Direct inhibitory effect of glucocorticoids upon testicular luteinizing hormone receptors and steroidogenesis in vivo and in vitro," *Endocrinology* 108 (1981): 2142; Johnson, B., Welsh, T., and Juniewicz, P., "Suppression of luteinizing hormone and testosterone secretion in bulls following adrenocorticotropin hormone treatment," *Biology of Reproduction* 26 (1982): 305; Vierhapper, H., Waldhausl, W., and Nowotny, P., "Gonadotropin secretion in adrenocortical insufficiency: impact of glucocorticoid substitution," *Acta Endocrinology* (Copenhagen) (1982): 580; Sapolsky, R., "Stress-induced suppression of testicular function in the wild baboon: role of glucocorticoids," *Endocrinology* 116 (1985): 2273.

그러나 스트레스로 인한 생식 억제에 CRH는 관여하지 않는다. Jeong, K., Jacobson, L., Widmaier, E., Majzoub, "Normal suppression of the reproductive axis following stress in CRH-deficient mice," *Endocrinology* 140 (1999): 1702.

프로락틴은 남성 생식계의 여러 단계를 억제한다. 이에 대해서는 다음을 참고하라. Bartke, A., Smith, M., Michael, S., Peron, F., and Dalterio, S., "Effects of experimentally-induced chronic hyperprolactinemia on testosterone and gonadotropin levels in male rats and mice," *Endocrinology* 100 (1977): 182; Bartke, A., Goldman, B., Bex, F., and Dalterio, S., "Effects of prolactin on pituitary and testicular function in mice with hereditary prolactin deficiency," *Endocrinology* (1977): 1760; McNeilly, A., Sharpe, R., and Frase, H., "Increased sensitivity to the negative feedback effect of testosterone induced by hyperprolactinemia in the adult male rat," *Endocrinology* 112 (1983): 22.

6. 발기와 사정에 대한 기초 연구의 적당한 개론은 다음에서 찾을 수 있다. Previte, J., *Human Physiology* (New York: McGraw-Hill, 1983). 더 자세한 자료는 Guyton, A., *Textbook of Medical Physiology*, 7th ed. (Philadelphia: Saunders, 1986), 959에 있다. 부교감 신경 전달 물질 아세틸콜린은 발기를 촉진한다. 이에 대해서는 다음을 참고하라. Saenz de Tejada, I., Blanco, R.,

Goldstein, I., Azadzoi, K., De Las Morenas, A., and Krane, R., "Cholinergic neurotransmission in human corpus cavernosum. I. Responses of isolated tissue," *American Journal of Physiology* 254 (1988): H459. 교감 신경 전달 물질 노르아드레날린(노르에프네프린)은 발기를 억제한다. 이에 대해서는 다음을 참고하라. Saenz de Tejada, I., Kim, N., Lagan, I., Krane, R., and Goldstein, I., "Regulation of adrenergic activity in penile corpus cavernosum," *Journal of Urology* 142 (1989): 1117. 삶과 성은 복잡한 것이어서, 연구자들은 부교감 신경계와 연관되지 않으면서도 발기를 야기하는 작용이 있다는 것을 깨달았다. 아직까지 이에 대한 이해는 부족하지만, 이 신경 말단들은 아산화질소(사람을 웃게 만드는 성질이 있는 가스)와 밀접한 가스형 신경 전달 물질인 산화질소의 새로 밝혀진 경로를 이용해 음경 내의 동맥을 확장시킨다(그러므로 음경을 혈액으로 충만시킨다.). 이에 대해서는 다음을 참고하라. Ignarro, L., "Nitric oxide as the physiological mediator of penile erection," *Journal of NIH Research* 4 (1992): 59.

7. 다빈치의 인용에 대해서는 다음을 참고하라. Goldstein, I., "Male sexual circuitry," *Scientific American* (August 2000): 70.

8. 심인성 발기력 감퇴 증상이 얼마나 일반적인지는 여전히 논쟁의 대상이 되고 있다. 옛 연구들은 모든 발기력 감퇴 사례의 90~95퍼센트가 심인성이라고 보고했다. Strauss, E., "Impotence from a psychiatric standpoint," *British Medical Journal* 1 (1950)" 697; Kaplan, H., *The New Sex Therapy: Active Treatment of Dysfunctions* (New York: Brunner-Mazel, 1974). 발기력 감퇴의 기질적 요인들의 애매한 부분이 이해되지 않던 시기에 이루어진만큼, 이 수치들의 대부분이 현저히 높다. 최근 일부 연구들은 극도로 낮은 비율의 심인성 발기력 감퇴를 보고하고 있다. Spark, R., White, R., and Connolly, P., "Impotence is not always psychogenic," *Journal of the American Medical Association* 243 (1980): 750. 최근 연구들에서 확인할 수 있는 자연스러운 심인성 발기력 감퇴 사례는 14퍼센트부터 다른 한 연구의 55퍼센트와 또 다른 출처 미상 연구의 15퍼센트까지 다양하다. 이들은 다음에 요약되어 있다. Leiblum, S., and Rosen, R., *Principles and Practices of Sex Therapy* (New York: Guilford Press, 1989).

9. 스트레스에 대한 생식계의 반응이나 임시적인 저항성은 다음 문헌에 나타나 있다. Wingfield, J., Sapolsky, R., "Reproduction and resistance to stress: when and how," *Journal of Neuroendocrinology* 15 (2003): 711.

10. 하이에나에 대한 수정주의 생태학(청소 동물보다는 사냥꾼으로서의 이들의 역할)에 대한 소개로는 다음을 참고하라. Kruuk, H., *The Spotted Hyena: A Study of Predation and Social Behavior* (Chicago: University of Chicago Press, 1972). 이들의 해부, 생리 및 행동에 대해서는 다음을 참고하라. Frank, L., "Social organization of the spotted hyena: II. Dominance and reproduction," *Animal Behavior* 35 (1986): 1510; Frank, L., Glickman, S., and Licht, P., "Fatal sibling aggression, presocial development and androgens in neonatal spotted hyenas," *Science* 252 (1991): 702; Frank, L., "The evolution of female masculinization in hyenas: why does a female hyena have such a large penis?" *Trends in Ecology and Evolution* 12 (1997): 58.

마지막 참고 문헌은 하이에나의 특이한 해부학 및 사회 체계의 잠재적 진화를 언급한다. 가장 그럴듯한 시나리오는 사자와 같은 대부분의 아프리카 대형 육식 동물들이 한배 새끼를 많이 든다는 사실에 주목한다. 상대적으로 미미한 수의 새끼들이 살아남는데 대부분이 굶어 죽는다. 이는 보통 수사자가 배불리 먹을 때까지 암사자와 새끼들은 먹이에 손을 댈 수 없기 때문이다(대개는 암사자들이 사냥하는데도 말이다. 사자를 칭찬할 수 없는 하나의 특징이 여기에 있다.).

이와는 대조적으로, 하이에나들은 이들 대형 육식 동물들에 비해 자손이 드문 경향이 있다. 갑자기 이 몇 안 되는 하이에나들은 생존의 위기에 처하게 된다. 그때, 한 암컷 하이에나가 놀랄 만한 돌연변이를 일으킨다. 암컷 하이에나의 난소가 정상적인 에스트로겐과 더불어 어마어마한 양의 남성 호르몬인 안드로스테네디온을 분비하기 시작한 것이다. 그 결과, 암컷 하이에나가 임신하면, 암컷 태아들이 이 호르몬에 노출되고, 전형적인 암컷에 비해 더 힘이 세고 공격적으로 자라난다. 그리고 상황은 역전된다. 몇 세대에 걸쳐서 수컷 하이에나들이 사냥을 하고 포식하려는 찰나 암컷들이 이들을 쫓아버린다. 상위 서열에 있는 어미를 둔 새끼들은 다른 어른 수컷들보다 먼저 먹게 된다. 이렇게 살아남는 것이다. 그러므로 암컷이 다량의 안드로스테네디온을 분비하는 경향은 여러 세대에 걸쳐 이어질 정도로 적응성이 높다.

그러나 한 가지 문제가 있다. 출생 시 이러한 남성 호르몬에 노출된 평균적인 암컷은 새끼를 갖기 어렵다. 안드로스테네디온은 이들의 시상하부를 웅성화, 말하자면, 성체 암컷의 시상하부를 암컷이 배란하는 데 필요한 주기적 양상이 아닌 지속적으로 (수컷들이 그러하듯) LHRH를 분비하게 만들 것이다. 다른 종들에서는 이러한 '주산기 남성화(출생 시기를 전후한 웅성화)'는 생식을 불가능하게 만든다.

그러므로 암컷 하이에나들은 시상하부의 생식 부위를 호르몬에 의한 웅성화 효과에서 보호하는 두 번째 돌연변이를 겪은 것으로 추측되고 있다(대조적으로, 너무 단순화한 표현이지만, 뇌의 '공격적' 부분은 안드로스테네디온에 매우 민감하다. 암컷 하이에나들은 무섭게 공격적이다.). 현재로서는 아무도 이 두 번째 돌연변이에 대한 단서를 잡지 못하고 있다.

11. 스트레스와 여성 생식에 대한 개론으로는 다음을 참고하라. Rivier, C., "Luteinizing-hormone-releasing hormone, gonadotropins, and gonadal steroids in stress," *Annals of the New York Academy of Sciences* 771 (1996): 187; Negro-Vilar, A., "Stress and other environmental factors affecting fertility in men and women: overview," *Environmental Health Perspectives* 101 (1993): S2, 59.

여성 생식에 미치는 여성의 굶주림, 지방의 고갈, 근육 대 지방 비율의 영향에 대해서는 다음에서 검토된다. Frisch, R., *Female fertility and the Body Fat Connection* (Chicago: University of Chicago Press, 2000); Williams, N., Helmreich, D., Parfitt, D., Caston-Balderrama, A., "Evidence for a causal role of low energy availability in the induction of menstrual cycle disturbances during strenuous exercise training," *Journal of Clinical Endocrinology and Metabolism* 86 (2001): 5184-93.

이 보고들은 신경성 식욕 부진 환자에게 나타나는 생식 기능 이상을 잘 소개하고 있다. 식욕 부진 및 관련 식이 장애인 이상 식욕 항진(과식증)은 단순히 체중 저하만을 가져오는 것이 아니라는 데 특징이 있다. 특해, 생식 억제는 눈에 띄는 체중 저하가 나타나기도 전에 일어난다. 다른 말로 하면, 신경성 식욕 부진 및 이상 식욕 항진 환자들의 생식계는 건강한 여성 및 소녀들보다 이러한 억제에 더 취약하다. 신진대사와 여성 생식력의 연관성에 대한 최신 지견에 대해서는 다음을 참고하라. Burks, D., de Mora, J., Schubert, M., Withers, D., Myers, M., Towery, H., Altamuro, S., Flint, C., White, M., "IRS-2 pathways integrate female reproduction and energy homeostasis," *Nature* 407 (2000): 377.

체중 회복으로 월경 주기가 곧바로 원상 회복되지는 않는다. 이에 대해서는 다음을 참고하라. Suri, R., Altshuler, L., "Menstrual cycles and stress," in Fink, G., ed., *Encyclopedia of Stress* (San Diego: Academic Press, 2000), vol. 2, 736.

12. 아편과 오피오이드는 여성의 LHRH 분비를 억제한다. 이에 대해서는 다음을 참고하라. Pfeiffer, A., and Herz, A., "Endocrine actions of opioids," *Hormone and Metabolic Research* 16 (1984): 386; Ching, M., "Morphine suppresses the proestrus surge of GnRH in pituitary portal plasmas of rats," *Endocrinology* 112 (1983): 2209. (GnRH, LHRH, LHRF는 뇌하수체에서 LH와 FSH 분비를 일으키는 하나의 같은 시상하부 호르몬을 지칭하는 용어다.) 이것이 여성 운동 선수와 어떤 연관성이 있는지에 대한 흥미로운 예로는 다음을 참고하라. McArthur, J., Bullen, B., Beitins, T., Pagaon, M., Badger, T., and Klibanski, A., "Hypothalamic amenorrhea in runners of normal body composition," *Endocrine Research Communications* 7 (1980): 13. 이 연구는 LH 수치가 낮고 무월경인 달리기 선수를 대상으로 했다. 이 여성에 베타엔도르핀의 활동을 막는 약제(날록손)를 투여했을 때 LH 수치가 상승했다. 여성 운동 선수들의 생식 생리학적 장애에 대해 더 알고 싶다면 상기의 남성 관련 내용을 참고하라. 스트레스에 의한 LHRH 분비 억제에는 다른 신경 전달 물질들도 영향을 미친다. Akema, T., Chiba, A., Shinozaki, R., Oshida, M., Kimura, F., and Toyoda, J., "Acute stress suppresses the N-methyl-D-aspartate-induced LH release in the ovariectomized estrogen-primed rat," *Neuroendocrinology* 62 (1995): 270. (저자들이 LHRH를 직접 측정한 것은 아니지만, 이들의 LH 측정치에서 복잡한 방법을 사용해 간접적으로 추론할 수 있었다.)

당질 코르티코이드는 LHRH에 대한 뇌하수체의 반응성을 억제한다. 이에 대해서는 다음을 참고하라. Suter, D., and Schwartz, N., "Effects of glucocorticoids on secretion of luteinizing hormone and follicle-stimulating hormone by female rat pituitary cells in vitro," *Endocrinology* 117 (1985): 849. 위의 참고 문헌들은 과격한 운동을 하는 여성 운동 선수의 당질 코르티코이드 농도가 어떻게 상승하는지를 보여 준다.

월경 주기의 난포기는 황체기보다 파괴에 대해 더 취약하다. 이는 여러 논문에서 보고되고 있다. 이해가 쉬운 것으로는 다음을 참고하라. Hatcher, R., *Contraceptive Technology*, 1984-85 (New York: Irvington Publishers, 1984). 더 자세한 내용으로는 Speroff, L., Glass, R., and Kase, N., *Clinical Gynecologic Endocrinology and Intertility* (Baltimore: Williams and Wilkins, 1989).

13. 피임약을 발명하고 여생을 스스로가 야기한 사회적·경제적·정치적 혁명의 중요성을 연구하는 데 여생을 바친 비범한 경력의 화학자 칼 제라시(Carl Djerassi)는 모유 수유가 다른 어떤 유형의 피임보다 임신을 예방한다고 주장했다. *The Politics of Contraception* (San Francisco: W. H. Freeman, 1979).

14. 양육과 프로락틴, 그리고 칼라하리 부시먼 족에 관한 논문인 Konner, M., and Worthman, C., "Nursing frequency, gonadal function, and birth spacing among !Kung hunter-gatherers," *Science* 207 (1980): 788은 모유 수유에 대한 프로락틴의 반응이 얼마나 빨리 나타나고, 양육 시기가 끝나면 얼마나 오래 지속되는지에 대해 검토했다. 칼라하리 쿵 족은 수십 년 동안 인류학자들이 관심을 기울여 온 전형적 수렵·채집민 사회로 유명하다. 이들의 '풍족한' 농경 이전 생활은 다음에서 설명된다. Lee, R., *!Kung San: Men, Women and Work in a Foraging Society* (New York: Cambridge University Press, 1979); Lee, R., and DeVore, I., *Kalahari Hunter-Gatherers* (Cambridge, Mass.: Harvard University Press, 1976); Jenkins, T., and Nurse, G., *Health and the Hunter-Gatherers* (Basel: Karger, 1978); Marshall, L., *The !Kung of Nyae Nyae* (Cambridge, Mass.: Harvard University Press, 1976); Shostak, M., *Nisa: The Life and Words of a !Kung Woman* (Cambridge, Mass.: Harvard University Press 1981). 이들이 얼마나 전형적인 수렵·채집민인가에 대한 연구로는 Lewin, R., "New views emerge on hunters and gatherers," *Science* 240 (1988): 1146가 있다. 서구화된 여성의 증가된 생리 횟수와 잦은 부인과 질병과의 연관성은 다음에서 논의된다. MacDonald, P., Dombroski, R., and Casey, M., "Recurrent secretion of progesterone in large amounts: an endocrine / metabolic disorder unique to young women?" *Endocrine Reviews* 12 (1991): 372.
서구 여성들이 임신을 적게 하거나 늦게 하기 때문에 생기는 특정 생식 질환의 증가는 대부분의 부인과학 교과서에 기술되어 있다.

15. 일부 동물원에서 사용되는 동물들에서의 발생률 증가는 다음에서 찾을 수 있다. Vogel, G., "A fertile mind on wildlife conservation's front lines," *Science* 294 (2001): 1271.

16. 스트레스가 여성 성욕에 미치는 영향은 다음 문헌의 두 개 장에서 설명된다. Sue Carter, "Neuroendocrinology of sexual behavior in the female" and "Hormonal influences on human sexual behavior," both in Becker, J., Breedlove, S., and Crews, D., eds., *Behavioral Endocrinology* (Cambridge, Mass.: MIT Press, 1992). 또한 Rose, R., "Psychoendocrinology," in Wilson, J., and Foster, D., eds., *Williams Textbook of Endocrinology*, 7th ed. (Philadelphia: Saunders, 1985)를 참고하라.

17. 불임의 스트레스에 대해서는 다음을 참고하라. Domar, A., Zuttermeister, P., and Friedman, R., "The psychological impact of infertility: a comparison with patients with other medical conditions," *Journal of Psychosomatic Obstetrics and Gynaecology* 14 (1993): S45. 이 저자들은 우울증 비율이 암환자와 같았으며, AIDS 환자들보다는 낮았다고 밝히고 있다. 다음을 참고하라. Van Balen, F., and Trimbos-Kemper, T., "Long-term infertile couples: a study of their well-being," *Journal of Psychosomatic Obstetrics and Gynaecology* 14 (1993): S53.

인공 수정 시술 시의 여성이 받는 스트레스에 대해서는 다음을 참고하라. Boivin, J., and Takefman, J., "Impact of the in vitro fertilization process on emotional, physical and relational variables," *Human Reproduction* 11 (1996): 903; Harlow, C., Fahy, U., Talbot, W., Wardle, P., and Hull, M., "Stress and stress-realated hormones during in vitro fertilization treatment," *Human Reproduction* 11 (1996): 274. 스트레스를 더 많이 받고 우울한 여성들은 인공 수정에 성공할 가능성이 적다. 이에 대해서는 다음을 참고하라. Facchinetti, F., Matteo, M., Artini, G., Volpe, A., and Genazzani, A., "An increased vulnerability to stress is associated with a poor outcome of in vitro fertilization-embryo transfer treatment," *Fertility and Sterility* 67 (1997): 309; Boivin, J., and Takefman, J., "Stress level across stages of in vitro fertilization in subsequently pregnant and nonpregnant women," *Fertility and Sterility* 64 (1995): 802; Thiering, P., Beaurepaire, J., Jones, M., Saunders, D., and Tennant, C., "Mood state as a predictor of treatment outcome after in vitro fertilization / embryo transfer technology," *Journal of Psychosomatic Research* 37 (1993): 481; Demyttenaere, K., Nijs, P., Evers-Kiebooms, G., Koninckx, P., "Personality characteristics, psychoendocrinological stress and outcome of IVF depend upon the etiology of infertility," *Gynecological Endocrinology* 8 (1994): 233. 이 마지막 연구는 스트레스와 성공의 연관성이 불임의 유형에 따른다는 것을 입증했다. 스트레스와 인공 수정의 결과는 아무런 연관성이 없다. 이에 대해서는 다음을 참고하자. Harlow, C., Fahy, U., Talbot, W., Wardle, P., and Hull, M., "Stress and stress-related hormones during in vitro fertilization treatment," *Human Reproduction* 11 (1996): 274.

18. 임산부에 대한 히포크라테스의 충고는 다음에서 언급된다. Huisjes, H., *Spontaneous Abortion* (Edinburgh: Churchill Livingstone, 1984), 108. 앤 볼린의 공헌은 다음에서 찾을 수 있다. Ives, E., *Anne Boleyn* (Oxford: Basil Blackwell, 1986). George Eliot, *Middlemarch* (London: Zodiac Press, 1982), 557. 유산과 업무 환경에 대해서는 다음을 참고하라. Lobel, M., "Conceptualizations, measurements and effects of prenatal maternal stress on birth outcomes," *Journal of Behavioral Medicine* (1994): 225. Mendelsohn, M., and Albertini, R., eds., *Mutation and the Environment*, Part B (New York: Wiley-Liss, 1990), 467. 이 논문은 주로 다양한 직업적 위험에 따라 증가하는 유산 위험성의 연관성을 검토한다. 또한 이는 유산을 증가시키는 스트레스를 주는 생활 유형에 관계된 역학적 자료를 제시한다. 스트레스와 임신 합병증 또는 유산에 대한 더 자세한 내용을 보려면 다음을 참고하라. Vartiainen, H., Suonio, S., Halonen, P., and Rimon, R., "Psychosocial factors, female fertility and pregnancy: a prospective study-Part II: Pregnancy," *Journal of Psychosomatic Obstetrics and Gynaecology* 15 (1994): 77; O'Hare, T., and Creed, F., "Life events and miscarriage," *British Journal of Psychiatry* 167 (1995): 799; Lederman, R., "Relationship of anxiety, stress and psychosocial development to reproductive health," *Behavioral Medicine* 21 (1995): 101.

19. 동물들의 경쟁적 유아 살해에 대해서는 다음을 참고하라. Hausfater, G., and Hrdy, S., *Infanticide: Comparative and Evolutionary Perspectives* (Hawthorne, N.Y.: Aldine, 1984). 괴롭힘

과 낙태에 대해서는 다음을 참고하라. Berger, J., "Induced abortion and social factors in wild horses," *Nature* 303 (1983): 59; Pereira, M., "Abortion following the immigration of an adult male baboon (Papio cynephalus)," *American Journal of Primatology* 4 (1983): 93; Alberts, S., Sapolsky, R., and Altmann, J., "Behavioral, endocrine, and immunological correlates of immigration by an aggressive male into a natural primate group," *Hormones and Behavior* 26 (1992): 162-178. 설치동물의 후각성 낙태에 대해서는 다음을 참고하라. Bruce, H., "An exteroceptive block to pregnancy in the mouse," *Nature* 184 (1959): 105; De Cantanzaro, D., Muir, C., O'Brien, J., and Williams, S., "Strange-male-induced pregnancy disruption in mice: reduction of vulnerability by 17 beta-estradiol antibodies," *Physiology and Behavior* 58 (1995): 401.

20. 지골로(gigolo, 직업적 댄서, 기둥서방—옮긴이)라는 용어는 경쟁적 유아 살해를 처음으로 언급한 캘리포니아 대학교 데이비스 캠퍼스의 사라 흐르디(Sarah Hrdy)가 언급했다.

21. 유산은 보통 태아 사망 후 며칠 혹은 몇 주 후에 일어난다. chapter 24, "Abortions," in Pritchard, J., MacDonald, P., and Gant, N., *Williams Obstetrics*, 17th ed. (East Norwalk, Conn.: Appleton-Century-Crofts, 1989). 스트레스에 의한 유산의 메커니즘에 대한 좋은 자료로는 Myers, R., "Maternal anxiety and fetal death," in Ziochella, L., and Pancheri, P., eds., *Psychoneuroendocrinology in Reproduction* (New York: Elsevier, 1979)가 있다. 태아로 가는 혈액 순환의 감소가 유산의 잠재적 메커니즘이 될 수 있다. Lapple, M., "Stress as an explanatory model for spontaneous abortions and recurrent spontaneous abortions," *Zentralblatt für Gynakologie* 110 (1988): 325.

22. 스트레스와 조산에 대해서는 다음을 참고하라. De Haas, I., Harlow, B., Cramer, D., Frigoletto, F., "Spontaneous preterm birth: a case-control study," *American Journal of Obstetrics and Gynecology* 165 (1991): 1290.

23. 케냐의 출산율에 대해서는 다음을 참고하라. Hatcher, J., Kowal, N., Guest, S., Trussell, J., Stewart, M., Stewart, N., Bowen, T., and Cates, J., *Contraceptive Technology: International Edition* (Atlanta, Ga.: Printed Matter, 1989), 21. Hutterite(부족이름) 연구에 대해서는 다음을 참고 하라. Eaton, J., and Mayer, A., "The social biology of very high fertility among the Hutterites: the demography of a unique population," *Human Biology* 25 (1953): 206 (가족당 9명의 자녀라는 추정에 대해). Frisch, R., "Population, food intake and fertility," *Science* 199 (1978): 22 (가족 당 10~12명의 자녀라는 추정에 대해). 나치의 테레지엔슈타트 강제 수용소 여성에 대한 연구는 다음에서 논의된다. Reichlin, S., "Neuroendocrinology," in Williams, R., ed., *Textbook of Endocrinology*, 6th ed. (Philadelphia: Saunders, 1974).

8장

1. 정신 면역학이나 정신 신경 면역학(신경, 내분비, 그리고 면역 체계의 연관성에 대한 연구)에

관한 이 분야의 성서로는 다음 책이 있다. Ader, R., Felten, D., and Cohen, N., *Psychoneuroimmunology*, 3d ed. (San Diego: Academic Press, 2001).

자율 신경계에서 면역 기관에 보내는 투사, 그리고 면역 세포에서의 자율 호르몬 수용체의 존재를 살펴보려면 다음을 참고하라. Downing, J., Miyan, J., "Neural immunoregulation: emerging roles for nerves in immune homeostasis and disease," *Immunology Today* 21 (2000): 277; Bellinger, D., Lorton, D., Lubahn, C., Felten, D., "Innervation of lymphoid organs-association of nerves with cells of the immune system and their implications in disease," in Ader et al., 앞의 책, 55.

훈련된 배우들의 정신 면역학에 대해서는 다음을 참고하라. Futterman, A., Kemeny, M., Shapiro, D., and Fahey, J., "Immunological and physiological changes associated with induced positive and negative mood," *Psychosomatic Medicine* 56 (1994): 499.

2. 면역계의 작용은 대부분의 대학교 생리학 교과서들이 소개하고 있다. 더 자세한 내용을 원한다면, 추천할 만한 면역학 기본서로 다음 책이 있다. Benjamini, E., and Leskowitz, S., *Immunology: A Short Course*, 2d ed. (New York: Wiley-Liss, 1991).

3. 선천적 면역에 대해서는 다음을 참고하라. Gura, T., "Innate immunity: ancient system gets new respect," *Science* 291 (2001): 2068.

4. 면역계를 억제하는 스트레스의 영향에 대해서는 다음을 참고하라. Cohen, S., and Herbert, T., "Health psychology: psychological factors and physical disease from the perspective of human psychoneuroimmunology," *Annual Review of Psychology* 47 (1996): 113; Coe, C., "Psychosocial factors and immunity in nonhuman primates: a review," *Psychosomatic Medicine* 55 (1993): 298; Herbert, T., and Cohen, S., "Stress and immunity in humans: a meta-analytic review," *Psychosomatic Medicine* 55 (1993): 364; Chiappelli, F., Hodgson, D., "Immune suppression," in Fink, G., ed., *Encyclopedia of Stress* (Sand Diego: Academic Press, 2000), vol. 2, 531.

면역계에 대한 당질 코르티코이드의 효과에 관한 새롭고 훌륭한 보고는 다음 논문을 참고하라. McEwen, B., Biron, C., Brunson, K., Bulloch, K., Chambers, W., Dhabhar, F., Goldfarb, R., Kitson, R., Miller, A., Spencer, R., and Weiss, J., "The role of adrenocorticoids as modulators of immune function in health and disease: neural, endocrine and immune interactions," *Brain Research Reviews* 23 (1997): 79. 당질 코르티코이드가 어떻게 면역 전달 물질 방출을 억제하는지에 대한 최근의 분자생물학적 발견에 대해서는 다음을 참고하라. Scheinman, R., Cogswell, P., Lofquist, A., and Baldwin, A., "Role of transcriptional activation of IkNFkappaB in mediation of immunosuppression by glucocorticoids," *Science* 270 (1995): 283; Auphan, N., DiDonato, J., Rosette, C., Helmberg, A., and Karin, M., "Immunosuppression by glucocorticoids: inhibition of NF-KB activity through induction of IkB synthesis," *Science* 270 (1995): 286(이는 지구 반대편의 두 그룹이 같은 주에 동일한 새로운 발견을 보고한 또 다른 예라는 것을 염두에 둘 것.).

당질 코르티코이드는 DNA를 작은 조각들로 만들어 여러 종류의 면역계 세포들을 죽인다. 많은 연구들 중 전형적인 것은 다음을 참고하라. Wyllie, A., "Glucocorticoid-induced thymocyte apoptosis is associated with endogenous endonuclease activation," *Nature* 284 (1980): 555; Cohen, J., and Duke, R., "Glucocorticoid activation of a calcium-dependent endonuclease in thymocyte nuclei leads to cell death," *Journal of Immunology* 132 (1984): 38; Compton, M., and Cidlowski, J., "Rapid in vivo effects of glucocorticoids on the integrity of rat lymphocyte genomic DNA," *Endocrinology* 118 (1986): 38. 이 장 전반에서 언급되듯이, 자주 드는 의문은 "좋아, 그럼 만약 1톤의 당질 코르티코이드를 동물에 주입하여 (이 경우 림프구를 죽임으로써) 이 동물의 면역 체계를 뒤죽박죽으로 만드는 이른바 '생리학적' 효과가, 스트레스를 받는 동안(또는 스트레스 그 자체가) 분비되는 소량의 당질 코르티코이드에 의해서도 나타날 것인가?"라는 것이다. 앞의 논문도 스트레스가 같은 경로를 통해 림프구를 죽일 것이라는 약간의 자료를 제시하고 있다. Compton, M., Haskill, J., and Cidlowski, J., "Analysis of glucocorticoid actions on rat thymocyte DNA by fluorescence-activated flow cytometry," *Endocrinology* 122 (1988): 2158. 당질 코르티코이드에 의한 세포 소멸(apoptosis)의 메커니즘에 대한 최신 지견에 대해서는 다음을 참고하라. Nocentini, G., Giunchi, L., Ronchetti, S., Krausz, L., Bartoli, A., Moraca, R., Migliorati, G., Riccardi, C., "A new member of the tumor NF / NGF receptor family inhibits T cell receptor-induced apoptosis," *Proceedings of the National Academy of Sciences, USA* 94 (1997): 6216.

5. 교감신경계가 면역 억제에 미치는 영향에 대해서는 다음을 참고하라. Hori, T., Katafuchi, T., Take, S., Shimizu, N., and Nijima, A., "The autonomic nervous system as a communication channel between the brain and the immune sytem," *Neuroimmunomodulation* 2 (1995): 203. 베타엔도르핀의 역할에 대해서는 다음을 참조하라. Shavit, Y., Lewis, J., and Terman, G., "Opioid peptides mediate the suppressive effect of stress on natural killer cell cytotoxicity," *Science* 188 (1984): 233. CRH의 역할에 대해서는 다음을 참조하라. Irwin, M., Vale, W., and Rivier, C., "Central CRF mediates the suppressive effect of footshock stress on natural cytotoxicity," *Endocrinology* 126 (1990): 2837. 당질 코르티코이드는 일부 면역 억제 사례에서는 아무런 역할도 하지 않는다. 여기에 대해서는 다음을 참고하라. Gust, D., Gordon, T., and Wilson, M., "Removal from natal social group to peer housing affects cortisol levels and absolute numbers of T cell subsets in juvenile rhesus monkeys," *Brain Behavior and Evolution* 6 (1992): 189; Manuck, S., Cohen, S., Rabin, B., Muldoon, M., and Bachen, E., "Individual differences in cellular immune response to stress," *Psychological Sciences* 2 (1991): 111; Keller, S., Weiss, J., Schleifer, S., Miller, N., and Stein, M., "Stress-induced suppression of immunity in adrenalectomized rats," *Science* 221 (1983): 1301.

6. 인터류킨-1은 시상하부의 CRH 분비를 야기한다. 여기에 대해서는 다음을 참고하라. Sapolsky, R., Rivier, C., Yamamoto, G., Plotsky, P., and Vale, W., "Interleukin-1 stimulates the secretion of hypothalamic corticotropin-releasing factor," *Science* 238 (1987): 522; Berkenbosch, F., van Oers, J., del Rey, A., Tilders, F., and Besedovsky, H., "Corticotropin-

releasing factor-producing neurons in the rat activated by interleukin-1," *Science* 238 (1987): 524.

더 문제가 되는 것은, IL-1은 뇌의 시상하부보다 뇌하수체 수준에서 스트레스 반응을 더 자극한다는 보고가 같은 호에 수록되어 있다. Bernton, E., Beach, J., Holaday, J., Smallridge, R., and Fein, H., "Release of multiple hormones by a direct action of interleukin-1 on pituitary cells," *Science* 238 (1987): 519. 시상하부에 미치는 효과는 동물에서 재현 가능하며 뇌하수체에 미치는 효과는 페트리 접시 내 (살아 있는 동물 체내보다) 뇌하수체 세포의 종류와 접시 속에서 자라는 세포들의 상태에 따라 다르다는 막연한 의견일치가 이 분야에서 이루어지고 있다. 이 분야의 최신 지견에 대해서는 다음을 참고하라. Bethin, K. E., Vogt, S. K., Muglia, L. J., "Interleukin-6 is an essential, corticotropin-releasing hormone-independent stimulator of the adrenal axis during immune system activation," *Proceedings of the National Academy of Sciences, USA* 97 (2000): 9317.

7. 단기적 스트레스는 면역을 촉진한다. 여기에 대해서는 다음을 참고하라. Berkenbosch, F., Heijnen, C., and Croiset, G., "Endocrine and immunological responses to acute stress," in Plotnikoff, N., Faith, R., Murgo, A., and Good, R., eds., *Enkephalins and Endorpins: Stress and the Immune System* (New York: Plenum Press, 1986); Croiset, G., Heijnen, C., and Veldhuis, H., "Modulation of the immune response by emotional stress," *Life Sciences* 40 (1987): 775; Dhabhar, F., and McEwen, B., "Stress-induced enhancement of andtigen-specific cell-mediated immunity," *Journal of Immunology* 156 (1996): 2608; Weiss, J., Sundar, S., Becker, K., and Cierpial, M., "Behavioral and neural influences on cellular immune responses: effects of stress and interleukin-1," *Journal of Clinical Psychiatry* 50 (1989): 43; Herbert, T., Cohen, S., Marsland, A., Bachen, E., and Rabin, B., "Cardiovascular reactivity and the course of immune response to an acute psychological stressor," *Psychosomatic Medicine* 56 (1994): 337; Herbert, T., and Cohen, S., "Stress and immunity in humans: a meta-analytic review," *Psychosomatic Medicine* 55 (1993): 364 (표 2와 3 참조); Carlson, S., "Neural influences on cell adhesion molecules and lymphocyte trafficking," in Ader et al., 앞의 책, 231; Dhabhar, F., McEwen, B., "Bidirectional effects of stress and glucocorticoid hormones on immune function: Possible explanation for paradoxical observations," in Ader et al., 앞의 책, 301.

일시적인 증가가 이치에 맞는 이유에 대해서는 다음을 참고하라. Moynihan, J., Sevens, S., "Mechanisms of stress-induced modulation of immunity in animals," in Ader et al., 앞의 책, vol. 2, 227. 타액 내 항체 분비에 대해서는 다음을 참고하라. Wood, P., Karol, M., Kusnecov, A., Rabin, B., "Enhancement of antigen-specific humoral and cell-mediated immunity by electric footshock stress in rats," *Brain Behavior and Immunity* 7 (1993):121; Carroll, D., Ring, C., Winzer, A., "Stress and mucosal immunity," in Fink, G., ed., *Encyclopedia of Stress* (San Diego: Academic Press, 2000), vol. 2, 781; Booth, R., "Antibody response," in Fink, 앞의 책, vol. 1, 206.

이 단기적 증가는 교감 신경 호르몬에 의해 조절된다. 이에 대해서는 다음을 참고하라. Bachen, E., Manuck, S., Cohen, S., Muldoon, M., and Raible, R., "Adrenergic blockage ameliorates cellular immune responses to mental stress in humans," *Psychosomatic Medicine* 64 (1995): 15; Landmann, R., Muller, F., and Perini, C., "Changes of immunoregulatory cells induced by psychological and physical stress: relationship to plasma catecholamines," *Clinical and Experimental Immunology* 58 (1984): 127; Ernstrom, U., and Sandberg, G., "Effects of alpha- and beta-receptor stimulation on the release of lymphocytes and granulocytes from the spleen," *Scandinavian Journal of Hematology* 11 (1973): 275. 당질 코르티코이드의 연관성에 대해서는 다음을 참고하라. Bateman, A., Singh, A., Kral, T., and Solomon, S., "The immune hypothalamic-pituitary-adrenal axis," *Endocrine Reviews* 10 (1989): 92; McEwen, B., Biron, C., Brunson, K., Bulloch, K., Chambers, W., Dhabhar, F., Goldfarb, R., Kitson, R., Miller, A., Spencer, R., and Weiss, J., "The role of adrenocorticoids as modulators of immune function in health and disease: neural, endocrine and immune interactions," *Brain Research Reviews* 23 (1997): 79.

약 40~70퍼센트 감소에 대해서는 다음을 참고하라. Dhabhar, F., "Immune cell distribution, effects of stress on," in Fink, 앞의 책, vol. 2, 507.

8. 먼크의 이론에 대해서는 다음을 참고하라. Munch, A., Guyre, P., and Holbrook, N., "Physiological actions of glucocorticoids in stress and their relation to pharmacological actions," *Endocrine Reviews* 5 (1984): 25. 이 논문은 아마도 지난 한 세기 동안 작성된 당질 코르티코이드에 대한 논문들 중 가장 영향력 있는 논문일 것이다. 이 논문의 내용은 다음 문헌에서 새로 강조되었다. Sapolsky, R., Romero, M., Munch, A., "How do glucocorticoids influence the stress-response?: integrating permissive, suppressive, stimulatory, and preparative actions," *Endocrine Revivews* 21 (2000): 55.

당질 코르티코이드가 매개하는 스트레스에 의해 활성화된 면역계의 회복을 방해하는 작용은 자가 면역과 관련이 있다. 이에 대해서는 다음을 참고하라. Wick, G., Hu, Y., Schwarz, S., and Kroemer, G., "Immunoendocrine communication via the hypothalamo-pituitary-adrenal axis in autoimmune diseases," *Endocrine Reviews* 14 (1993): 539; Sternberg, E., Chrousos, G., Wilder, R., and Gold, P., "The stress response and regulation of inflammatory disease," *Annals of Internal Medicine* 117 (1992): 854; Rose, N., Bacon, L., and Sundick, R., "Genetic determinants of thyroiditis in the OS chicken," *Transplantation Reviews* 31 (1976): 264-270; Heim, C., Ehlert, U., Hellhammer, D., "The potential role of hypocortisolism in the pathophysiology of stress-related bodily disorders," *Psychoneuroendocrinology* 25 (2000): 1; Wilder, R., "Arthritis," in Fink, 앞의 책, vol. 1, 251; Takasu, N., Komiya, I., Nagasawa, Y., Aaswa, T., and Yamada, T., "Exacerbation of autoimmune thyroid dysfunction after unilateral adrenalectomy in patients with Cushing's syndrome due to adrenocortical adenoma," *New Endland Journal of Medicine* 322 (1990): 1708-1712; Harbuz, S., and Lightman, S., "Stress and the hypothalamo-pituitary-adrenal axis: acute, chronic and immunological activation," *Journal of Endocrinology* 134 (1992): 327-339; Green, M., and Lim, K., "Bronchial asthma with Addison's disease," *The Lancet* 1 (1971): 1159-1165. 당질 코르티코이드에 대한 면역 세포들의 감수성 저하 및 그 조절 작용에 대해서는 다음을 참고하라. Farrell, R. J., Kelleher, D., "Glucocorticoid resistance in inflammatory bowel disease," *Journal of Endocrinology* 178 (2003): 339; Franchimont, D., Martens, H., Hagelstein, M., Louis, E., Dewe, W., Chrousos, G., Belaiche, J., Geenen, V., "TNF alpha decreases, and IL-10 increases, the sensitivity of human monocytes to dexamethasone: potential regulation of the GR," *Journal of Clinical Endocrinology and Metabolism* 84 (1999): 2834; Pariante, C., Pearce, B., Pisell, T., Sanchez, C., Po, C., Su, C., Miller, A., "The proinflammatory cytokine, IL-1a, reduces glucocorticoid receptor translocation and function," *Endocrinology* 140 (1999): 4359.

일부 자가 면역성 발진에서 교감 신경계의 작용 저하가 원인이 된다는 또 다른 증거가 있다. 이에 대해서는 다음을 참고하라. Madden, K., "Catecholamines, sympathetic nerves, and immunity," in Ader et al., *Psychoneuroimmunology*, 3rd ed., 앞의 책, 197.

9. 면역 반응을 조절하는 당질 코르티코이드의 작용에 대해서는 다음을 참고하라. Besedovsky, H., Del Ray, S., Sorkin, E., and Dinarello, C., "Immunoregulatory feedback between interleukin-1 and glucocorticoid hormones," *Science* 233 (1986): 652; Besedovsky, H., and Del Ray, A., "Immuno-neuro-endocrine interactions: facts and hypotheses," *Endocrine Reviews* 17 (1996): 64.

10. 림프구의 조직 내 재분포를 일으키는 당질 코르티코이드에 대해서는 다음을 참고하라. Dhabhar, F., and McEwen, B., "Stress-induced enhancement of antigen-specific cell-mediated immunity," *Journal of Immunology* 156 (1996): 2608; McEwen, B., Biron, C., Brunson, K., Bulloch, K., Chambers, W., Dhabhar, F., Goldfarb, R., Kitson, R., Miller, A., Spencer, R., and Weiss, J., "The role of adrenocorticoids as modulators of immune function in health and diseas: neural, endocrine and immune interactions," *Brain Research Reviews* 23 (1997): 79; Dhabhar, F., McEwen, B., "Bidirectional effects of stress and glucocorticoid hormones on immune function: possible explanation for paradoxical observations," in Ader et al., *Psychoneuroimmunology*, 3rd ed., 앞의 책, 301.

11. 지속적인 스트레스 요인들은 자가 면역을 방해할 수 있다. 여기에 대해서는 다음을 참고하라. Kuroda, Y., Mori, T., Hori, T., "Restraint stress suppresses experimental allergic encephalomyelitis," *Brain Research Bulletin* 34 (1994): 15.

12. 스트레스가 자가 면역을 악화시킨다는 환자 증례에 대해서는 다음을 참고하라. Affleck, G., et al., "Attributional processes in rheumatoid arthritis patients," *Arthritis and Rheumatology* 30 (1987): 927. 스트레스가 일부 자가 면역 질환들을 악화시킬 수 있다는 기록에 대해서는 다음을 참고하라. Leclere, J., and Weryha, G., "Stress and auto-immune endocrine diseases," *Hormone Research* 31 (1989): 90; Weiner, H., "Social and psychobiological factors in

autoimmune diseases," in Ader, R., Felten, D., and Cohen, N., eds., *Psychoneuroimmunology*, 2d ed. (San Diego: Academic Press, 1991); Chiovato, L., and Pionchera, A., "Stressful life events and Graves' disease," *European Journal of Endocrinology* 134 (1996): 68; Rosch, P., "Stressful life events and Graves' disease," *The Lancet* 342 (1993): 566; Rimon, R., Belmaker, R., and Ebstein, R., "Psychosomatic aspects of juvenile rheumatoid arthritis," *Scandinavian Journal of Rheumatology* 6 (1977): 1; Dancey, C., Taghavi, M., and Fox, R., "The relationship between daily stress and symptoms of irritable bowel," *Journal of Psychosomatic Research* 44 (1998): 537; Homo-Delarche, F., Fitzpatrick, F., Christeff, N., Nunez, E., Bach, J., and Dardenne, M., "Sex steroids, glucocorticoids, stress and autoimmunity," *Journal of Steroid Biochemistry and Molecular Biology* 40 (1991): 619; Potter, P., and Zautra, A., "Stressful life events' effects on rheumatoid arthritis disease activity," *Journal of Consulting and Clinical Psychology* 65 (1997): 319; Zautra, A., Burleson, M., Matt, K. I., Roth, S., Burrows, L., "Interpersonal stress, depression, and disease activity in theumatoid arthritis and osteoarthritis patients," *Health Psychology* 13 (1994): 139; Sekas, G., and Wile, M., "Stress-related illnesses and sources of stress: comparing M.D.-Ph.D., M.D., and Ph.D. students," *Journal of Medical Education* 55 (1980): 440; Buske-Kirschbaum, A., von Auer, K., Krieger, S., Weis, S., Rauh, W., Hellhammer, D., "Blunted cortisol responses to psychosocial stress in asthmatic children: a general feature of atopic disease?" *Psychosomatic Medicine* 65 (2003): 806; harbuz, M. S., Korendowych, E., Jessop, D. S., Crown, A. L., Li, S. L., Kirwan, J. R., "Hypothalamo-pituitary-adrenal axis dysregulation in patients with rheumatoid arthritis after the dexamethasome / corticotrophin releasing factor test," *Journal of Endocrinology* 178 (2003): 55. 스트레스가 아무 효과가 없다는 보고서에 대해서는 다음을 참고하라. Nispeanu, P., and Korczyn, A., "Psychological stress as risk factor for exacerbations in multiple sclerosis," *Neurology* 43 (1993): 1311. 그 반대 보고서에 대해서는 다음을 참고하라. Warren, S., Greenhill, S., and Warren, K., "Emotional stress and the development of multiple sclerosis: case-control evidence of a relationship," *Journal of Chronic Diesease* 35 (1982): 821; Ackerman, K., Heyman, R., Rabin, B., Anderon, B., Houck, P., Frank, E., Baum, A., "Stress life events precede exacerbations of multiple sclerosis," *Psychosomatic Medicine* 64 (2002): 916. 스트레스와 이러한 질병들의 연관성을 비판하는 논문에 대해서는 다음을 참고하라. Reder, A.," Multiple sclerosis," in Fink, 앞의 책, vol.2, 791.
스트레스는 동물 모델에서 자가 면역을 악화시킬 수 있다는 견해에 대해서는 다음을 참고하라. Chandler, N., Jacobson, S., Esposito, P., Connolly, R., Theoharides, T., "Acute stress shortens the time to onset of experimental allergic encephalomyelitis in SJL/J mice," *Brain Behavior and Immunity* 16 (2002): 757; Lehman, C., Rodin, J., McEwen, B., Brinton, R., "Impact of environmental stress on the expression of insulin-dependent diabetes mellitus," *Behavioral Neuroscience* 2 (1991): 241; Joachim, R., Ouarcoo, D., Arck, P., Herz, U., Renz, H., Klapp, B., "Stress enhances airway reactivity and airway inflammation in an animal model of allergic

bronchial asthma," *Psychosomatic Medicine* 65 (2003): 811.
13. 사회적 관계가 사망률 감소와 연관이 있다는 견해에 대해서는 다음을 참고하라. House, J., Landis, K., and Umberson, D., "Social relationhips and health," *Science* 241 (1988): 540. 사회적 스트레스 요인들이 특히 면역을 억제한다는 견해에 대해서는 다음을 참고하라. Herbert, T., and Cohen, S., "Stress and immunity in humans: a meta-analytic review," *Psychosomatic Medicine* 55 (1993): 364; Berkman, L., *Health and Ways of Living: Findings from the Alameda County Study* (New York: Oxford University Press, 1983). 더 외로운 개인들의 자연살해세포 (Natural Killer Cell, NK세포) 활성이 덜하다는 견해에 대해서는 다음을 참고하라. Kiecolt-Glaser, J., Garner, W., Speicher, C., Penn, G., and Glaser, R., "Psychosocial modifiers of immunocompetence in medical students," *Psychosomatic Medicine* 46 (1984): 7. 사회적으로 소외된 사람들이 스스로를 외롭다고 평가한다는 견해에 대해서는 다음을 참고하라. Kiecolt-Glaser, J., McGuire, L., Robles, T., Glaser, R., "Psychoneuroimmunology and psychosomatic medicine: back to the future," *Psychosomatic Medicine* 64 (2002): 15-28; Cohen, S., Frank, E., Doyle, W., Skoner, D., Rabin, B., Gwaltney, J., "Types of stressors that increase susceptibility to the common cold in healthy adults," *Health Psychology* 17 (1998): 214.
이혼이나 모친과의 이별과 같은 요소들이 면역 기능 억제와 관련이 있다는 견해는 다음을 참고하라. Reviewed in Robles, T., Kiecolt-Glaser, J., "The physiology of marriage: pathways to helth," *Physiology and Behavior* 79 (2003): 409.
격리가 면역 기능을 위축시킨다는 견해에 관해서는 다음을 참고하라. Reviewed in Kiecolt-Glaser et al., 앞의 책; Leserman, J., Petitto, J., Golden, R., Gaynes, B., Gu, H., Perkins, D., Silva, s., Folds, J., Evans, D., "Impact of stressful life events, depression, social support, coping, and cortisol on progression to AIDS," *American Journal of Psychiatry* 157 (2000): 1221.
생활 습관과 질병 관계에서의 일부 애매한 혼동에 관한, 특히 사려 깊은 논의는 다음에서 찾을 수 있다. House, J., Landis, K., and Umberson, D., "Social relationships and health," *Science* 241 (1988): 540. 사회적으로 소외된 이들은 치료 순응도가 낮다는 견해에 대해서는 다음을 참고하라. Williams, C., "The Edgecomb County high blood pressure control program: III. Social support, social stressors, and treatment dropout," *American Journal of Public Health* 75 (1985): 483.
사회적 지지는 영장류의 면역 체계를 돕는다는 견해에 대해서는 다음을 참고하라. Cohen, S., Kaplan, J., Cunnick, J., Manuck, S., and Rabin, B., "Chronic social stress, affiliation, and cellular immune response in nonhuman primates," *Psychological Science* 3 (1992): 301. 사회적 고립이 영장류의 면역을 억제한다는 견해에 대해서는 다음을 참고하라. Laudenslager, M., Capitano, J., and Reite, M., "Possible effects of early separation experiences on subsequent immune function in adult macaque monkeys," *Aemrican Journal of Psychiatry* 142 (1985): 862. Coe, C., "Psychosocial factors and immunity in nonhuman primates: a review," *Psychosomatic Medicine* 55 (1993): 298. SIV 연구에 대해서는 다음을 참고하라. Capitano, J., Mendoza, S.,

Lerche, N., Mason, W., "Social stress results in altered glucocorticoid regulation and shorter survival in SIV syndrome," *Proceedings of the National Academy of Sciences, USA* 95 (1998): 4714; Capitano, J., Mendoza, S., Baroncelli, S., "The relationship of personality dimensions in adult male rhesus macaques to progression of SIV disease," *Brain, Behavior and Immunity* 13 (1999): 138; Capitano, J., Lerche, N., "Social separation, housing relocation, and survival in simian AIDS: a retrospective analysis," *Psychosomatic Medicine* 60 (1998): 235-44.

14. 사별이 면역 기능을 감소시키고 사망 위험성을 증가시킨다는 견해에 대해서는 다음을 참고 하라. Kiecolt-Glaser, J., and Glaser, R., "Stress and immune function in humans," in Ader, R., Felten, D., and Cohen, N., eds., *Psychoneuroimmunology*, 2d ed. (San Diego: Academic Press, 1991); Levav, I., Friedlander, Y., Kark, J., and Peritz, E., "An epidemiological study of mortality among bereaved parents," *New England Journal of Medicine* 319 (1988): 457; Clayton, P., "Bereavement," in Fink, G., ed., *Encyclopedia of Stress*, vol. 1, 304.

15. 스트레스와 감기에 대해서는 다음을 참고하라. Cohen, S., Tyrrell, D., and Smith, A., "Psychological stress and susceptibility to the common cold," *New England Journal of Medicine* 325 (1991): 606; Cohen, S. W., and Doyle, W., "Social ties and susceptibility to the common cold," *Journal of the American Medical Association* 277 (1997): 1940; Cohen, S., Frank, E., Doyle, W., Skoner, D., Rabin, B., and Gwaltney, J., "Types of stressors that increase susceptibility to the common cold in healthy adults," *Health Psychology* 17 (1998): 214. 타액 및 비강 내에 항체가 감소한다는 견해에 대해서는 다음을 참고하라. Carroll, D., Ring, C., and Winzer, A., "Mucosal immunity, stress and," in Fink, G., ed., *Encyclopedia of Stress*, vol.2, 781. Roach, M., "How I blew my summer vacation," *Health* (January-February 1990): 73. 인간 외 영장류의 스트레스와 감기에 대해서는 다음을 참고하라. Cohen, S., Line, S., Manuck, S., Rabin, B., Heise, E., and Kaplan, J., "Chronic social stress, social status and susceptibility to upper respiratory infections in nonhuman primates," *Psychosomatic Medicine* 59 (1997): 213.

16. 스트레스와 HIV의 진행에 관한 페트리 접시 실험에 대해서는 다음을 참고하라. Antoni, M., Cruess, D., "AIDS," in Fink, *Encyclopedia of Stress*, vol. 2, 118. SIV 실험에 대해서는 다음을 참고하라. Capitano et al., "Social separation," 앞의 책. 인체 실험에 대해서는 다음을 참고하라. Cole, S., Kemeny, M. "Psychosocial influences on the progression of HIV infection," in Ader et al., *Psychoneuroimmunology*, 3d ed., vol. 2, 583. 교감 신경계 작용 증가에 대해서는 다음을 참고하라. Cole, S., Naliboff, B., Kemeny, M., Griswold, M., Fahey, J., Zack, J., "Impaired response to HAART in patients with high autonomic nervous system activity," *Proceedings of the National Academy of Sciences, USA* 98 (2001): 12695; Leserman et al., "Impact of stressful life events," 앞의 책. HIV 환자들의 사별에 대해서는 다음을 참고하라. Goodkin, K., Feaster, D., Tuttle, R., Blaney, N., Kumar, M., Baum, M., Shapshak, P., and Fletcher, M., "Bereavement is associated with time-dependent decrements in cellular immune function in asymptomatic HIV type 1-seropositive homosexual men," *Clinical and Diagnostic Laboratory Immunology* 3 (1996):

109; Kemeny, M., Weiner, H., Duran, R., Taylor, S., Visscher, B., and Fahey, J., "Immune system changes after the death of a partner in HIV-positive gay men," *Psychosomatic Medicine* 57 (1995): 547; Kemeny, M., and Dean, L., "Effects of AIDS-related bereavement on HIV progression among New York City gay men," *AIDS Education and Prevention* 7 (1995): 36.

17. 스트레스 또는 당질 코르티코이드로 인한 잠복 바이러스의 재활성화에 대해서는 다음을 참고하라. Padgett, D., Sheridan, J., Dorne, J., Berntson, G., Candelora, J., Glaser, R., "Social stress and the reactivation of latent herpes simplex virus type," *Proceedings of the National Academy of Sciences, USA* 95 (1998): 7231; Padgett, D., Sheridan, J., "Herpesviruses," in Fink, G., ed., *Encyclopedia of Stress*, vol. 2, 357; Glaser, R., Friedman, S., Smyth, J., Ader, R., Bijur, P., Brunell, P., Cohen, N., Krilov, L., Lifrak, S., Stone, A., "The differential impact of training stress and final examination stress on herpesvirus latency at the U.S. Millitary Academy at West Point," *Brain, Behavior and Immunity* 13 (1999): 240; Hudnall, S., Rady, P., Tyring, S., Fish, J., "Hydrocortisone activation of human herpesvirus 8 viral DNA replication and gene expression in vitro," *Transplantation* 67 (1999): 648. 잠복 바이러스가 당질 코르티코이드 농도를 측정해 재활성화된다는 견해에 대해서는 다음을 참고하라. Hardwicke, M., Schaffer, P., "Differential effects of NGF and dexamethasone on herpes simplex virus type 1 oriL- and oriS-dependent DNA replication in PC12 cells," *Journal of Virology* 71 (1997): 3580. 헤르페스는 당질 코르티코이드 분비를 촉진시킨다. 이에 대해서는 다음을 참고하라. Bonneau, R., Sheridan, J., Feng, N., Glaser, R., "Stress-induced modulation of the primary cellular immune response to HSV infection is mediated by both adrenal-dependent and independent mechanisms," *Journal of Neuroimmunology* 42 (1993): 167.

18. 스트레스와 암의 연관성을 입증한 실험실 동물 연구에 따르면 스트레스는 쥐들의 특발성 종양 발생률을 증가시킨다. 이에 대해서는 다음을 참고하라. Henry, J., Stephens, V., and Watson, F., "Forced breeding, social disorder, and mammary tumor formation in CBA / USC mouse colonies: a pilot study," *Psychosomatic Medicine* 37 (1975): 277. 스트레스는 쥐에서 종양 증식을 가속시킨다. 이에 대해서는 다음을 참고하라. Sklar, L., and Anisman, H., "Stress and coping factors influence tumor growth," *Science* 205 (1979): 513; Riley, V., "Psychoneuroendocrine influences on immunocompetence and neoplasia," *Science* 212 (1981): 1100. Visintainer, M., Volpicelli, J., and Seligman, M., "Tumor rejection in rats after inescapable or escapable shock," *Science* 216 (1982): 437. Sapolsky, R., and Donnelly, T., "Vulnerability to stress-induced tumor growth increases with age in rats: role of glucocorticoids," *Endocrinology* 117 (1985): 662. 설치류의 종양 증식률은 이들을 스트레스를 받을 만한 환경에 두거나, 주기적 스트레스와 당질 코르티코이드를 주는 것으로 인해 가속된다. 이에 대해서는 다음을 참고하라. Riley, V., "Psychoneuroendocrine influences on immunocompetence and neoplasia," *Science* 212 (1981): 1100. 종양 증식률은 불가피한 쇼크로 인해 증대된다. 이에 대해서는 다음을 참고하라. Visintainer, M., Volpicelli, J., and Seligman, M., "Tumor rejection in rats after

inescapable or escapable shock," *Science* 216 (1982): 437. 이 문헌의 일부 한계에 대한 논의: 스트레스와 암의 연관성은 대부분 실험적으로 발생을 유도한 종양에서 도출된 결과이며, 종양의 초기 발생보다는 종양 증식률의 가속에 관여하며 바이러스로 인한 종양에 한해서 나타난다. Fitzmaurice, M., "Physiological relationships among stress, viruses, and cancer in experimental animals," *International Journal of Neuroscience* 39 (1988): 307; Justice, A., "Review of the effects of stress on cancer in laboratory animals: importance of time of stress application and type of tumor," *Psychological Bulletin* 98 (1985): 108.

스트레스는 종양 신생에 관련이 있다. 스트레스와 당질 코르티코이드가 NK 세포 활성에 미치는 영향에 대해서는 다음을 참고하라. Munck, A., and Guyre, P., "Glucocorticoids and immune function," in Ader et al., *Psychoneuroimmunology*, 2d ed.; Wu, W. J., Yamaura, T., Murakami, K., Murata, J., Matsumoto, K., Watanabe, H., Saiki, I., "Social isolation stress enhanced liver metastasis of murine colon 26-L5 carcinoma cells by suppressing immune responses in mice," *Life Sciences* 66 (2000): 1827. 혈관 형성에 미치는 영향에 대해서는 다음을 참고하라. Folkman, J., Langer, R., Linhardt, R., Haudenschild, C., and Taylor, S., "Angiogenesis inhibition and tumor regression caused by heparin or a heparin fragment in the presence of corticone," *Science* 221 (1983): 719. 종양 대사에 미치는 당질 코르티코이드의 영향에 대해서는 다음을 참고하라. Romero, L., Raley-Susman, K., Redish, K., Brooke, S., Horner, H., and Sapolsky, R., "A possible mechanism by which stress accelerates growth of virally-derived tumors," *Proceedings of the National Academy of Sciences, USA* 89 (1992): 11084.

19. 인간의 스트레스와 암 사이의 최소한의 역사적 연관성은 다음을 참고하라. Turner-Cobb, J., Sephton, S., Spiegel, D., "Psychosocial effects on immune function and disease progression in cancer A: human studies," in Ader et al., *Psychoneuroimmunology*, vol. 2, 565. 스트레스와 대장암의 연관성에 대해서는 다음을 참고하라. Courtney, J., Longnecker, M., Theorell, T., Gerhardsson-de-Verdier, M., "Stressful life events and the risk of colorectal cancer," *Epidemiology* 4 (1993): 407; Kune, S., Kune, G., Watson, L., Rahe, R., "Recent life changes and large bowel cancer: data from the Melbroune Colorectal Cancer Study," *Journal of Clinical Epidemiology* 44 (1991): 57. 웨스턴 일렉트릭 발전소 연구에 대해서는 다음을 참고하라. Shekelle, R., Raynor, W., Ostfeld, A., Garron, D., Bieliauskas, L., Liu, S., Maliza, C., and Paul, O., "Psychological depression and 17-year risk of death from cancer," *Psychosomatic Medicine* 43 (1981): 117; Persky, V., Kempthorne-Rawson, J., and Shekelle, R., "Personality and risk of cancer: 20-year follow-up of the Western Electric Study," *Psychosomatic Medicine* 49 (1987): 435. 수정주의적 폭로에 대해서는 다음을 참고하라. Fox, B., "Depressive symptoms and risk of cancer," *Journal of the American Medical Association* 262 (1989): 1231. 우울증과 암이 아무런 연관성이 없다고 입증한 연구에 대해서는 다음을 참고하라. Kaplan, G., and Reynolds, P., "Depression and cancer mortality and morbidity: prospective evidence from the Alameda County Study," *Journal of Behavioral Medicine* 11 (1988): 1; Hahn, R., Petitti, D., "Minnesota

Multiphasic Personality Inventory-rated depression and the incidence of breast cancer," *Cancer* 61 (1988): 845. 한 종설(McGee, R., Williams, S., and Elwood, M., "Depression and the development of cancer; a meta-analysis," *Social Science and Medicine* 38 [1993]: 187)에서는 당시 이 분야의 모든 연구들을 조사해, 우울증이 암 위험성을 약 14퍼센트 증가시킨다는, 작지만 명확한 연관성이 있다고 결론 지었다. 그러나 이 메타 분석에서 가장 강력한 영향을 미친 것은 웨스턴 일렉트릭 발전소 연구였다. 이 연구를 빼버리고 나면 아무런 연관성도 없는 것으로 나타났다.

다른 유형의 스트레스 요인들과 암이 상관이 없다는 견해는 다음에서 검토된다. Hilakivi-Clarke, L., Rowland, J., Clarke, R., and Lippman, M., "Psychosocial factors in the development and progression of breast cacer," *Breast Cancer Research and Treatment* 29 (1993): 141. 생활 습관 또는 성격과 몇 년 후의 어떤 질병의 상관관계를 밝혀내기는 몹시 까다롭다. 예를 들어, 1979년 스리마일 섬 핵 사고 이후 주변 지역의 암 발생률이 증가했다고 널리 알려져 있다. 하지만 이 보고는 방사능 피폭에 민감하지 않다고 생각되는 모든 종류의 암을 포함하고 있다. 이 경우와 같은 미묘한 차이는 아마도 사람들이 더 불안해하고 경계해 더 자주 의사들을 찾았으며, 사고 경력을 아는 의사들은 더 신중하게 검사했기 때문에 더 많은 암을 발견했다고 해석된다. Pool, R., "A stress-cancer link following accident?" *Nautre* 351 (1991): 429.

암과 야간 근무, 그리고 적당한 멜라토닌의 역할에 대해서는 다음을 참고하라. Schernhammer, E., Laden, F., Speizer, F., Willett, W., Hunter, D., Kawachi, I., Colditz, G., "Rotating night shifts and risk of breast cancer in women participating in the nurses' health study," *Journal of the National Cancer Institute* 93 (2001): 1563; Hansen, J., "Light at night, shitfwork, and breast cancer risk," *Journal of the National Cancer Institute* 93 (2001): 1513.

당질 코르티코이드 치료와 피부암의 발생에 대해서는 다음을 참고하라. Karagas, M., Cushing, G., Greenberg, E., Mott, L., Spencer, S., Nierenberg, D., "Non-melanoma skin cancers and glucocorticoid therapy," *British Journal of Cancer* 85 (2001): 683.

20. 유방암은 가장 스트레스와 관련이 많다고 추측되고 있다. Petticrew, M., Fraser, J., Regan, M., "Adverse life-events and risk of breast cancer: a meta-analysis," *British Journal of Health Psychology* 4 (1999): 1. 암과 성격의 상관성을 보여 주는 가장 영향력 있는 논문들은 다음과 같다. Temoshok, L., Heller, B., Sagebiel, R., Blois, M., Sweet, D., and DiClemente, R., "The relationship of psychosocial factors to prognostic indicators in cutaneous malignant melanoma," *Journal of Psychosomatic Research* 29 (1985): 139. 이 주제에 대해 신중히 검토한 다른 논문들은 다음과 같다. Spiegel, D., and Kato, P., "Psychosocial influences on cancer incidence and progression," *Harvard Review of Psychiatry* 4 (1996): 10; Bryla, C., "The relationship between stress and the development of breast cancer: literature review," *Oncology Nursing Forum* 23 (1996): 441; Hilakivi-Clarke, L., Rowland, J., Clarke, R., and Lippman, M., "Psychosocial factors in the development and progression of breast cancer," *Breast Cancer Research and Treatment* 29 (1993): 141.

21. 스트레스와 암의 재발에 대해서는 다음을 참고하라. Ramirez, A., Craig, T., Watson, J., Fentiman, I., North, W., Rubens, R., "Stress and relapse of breast cancer," *British Medical Journal* 298 (1989): 291; Barraclough, J. K., Pinder, P., Cruddas, M., Osmond, C., Perry, M., "Life events and breast cancer prognosis," *British Medical Journal* 304 (1992): 1078.

22. 암 발생 시, 투쟁 정신의 유용한 효과에 대해서는 다음을 참고하라. Temoshok, L., and Fox, B., "Coping styles and other psychosocial factors related to medical status and to prognosis in patients with cutaneous malignant melanoma," in Fox, B., and Newberry, B., eds., *Impact of Psychoneurocrine System in Cancer and Immunity* (Toronto: Hogrefe, 1984), 86. 저자들은 암에 직면했을 때 좌절하고 우울증에 걸리기 쉬운 개체들을 이 분야에서 흔히 말하는 'C 타입' 성격이라고 말한다. 다양한 면에서 이들은 애초에 암에 걸리기 쉬운 것으로 나타나는 억압성 개체들과 매우 흡사하다. 혼란스럽게도, 투쟁 정신과 더불어 부정하는 것 또한 도움이 된다고 한다. 이에 대해서는 다음을 참고하라. Bauer, S., "Psychoneuroimmunology and cancer: an integrated review," *Journal of Advanced Nursing* 19 (1994): 1114.

암 생존과 사회적 지원을 고려한 스피겔의 연구에 대해서는 다음을 참고하라. Spiegel, D., Bloom, J., and Kraemer, H., "Effect of psychosocial treatment on survival of patients with metastatic breast cancer," *The Lancet* 2 (1989): 888. 이 발견을 재입증하는 데 실패한 가장 눈에 띄는 최신 연구에 대해서는 다음을 참고하라. Goodwin, P., Leszcz, M., Ennis, M., Koopmans, J., Vincent, L., Guther, H., Drysdale, E., Hundleby, M., Chochinov, H., Navarro, M., Speca, M., Hunter, J., "The effect of group psychosocial support on survival in metastatic breast cancer," *New England Journal of Medicine* 345 (2001): 1767. 굿윈의 발견에 대한 스피겔의 논평에 대해서는 다음을 참고하라. Spiegel, D., "Mind matters: group therapy and survival in breast cancer," *New England Journal of Medicine* 345 (2001): 1767. 의사들이 환자들에게 암의 존재를 알리는 비율에 대해서는 다음을 참고하라. Holland, J., "History of psycho-oncology: overcoming attitudinal and conceptual barriers," *Psychosomatic Medicine* 64 (2002): 206-21.

23. 정신사회적 개입은 스트레스 반응을 둔하게 한다. 이에 대해서는 다음을 참고하라. Van der Polmpe, G., Duivenvoorden, H., Antoni, M., Visser, A., Heijnen, C., "Effectiveness of a short-term group psychotherapy program on endocrine and immune function in breast cancer patients: an exploratory study," *Journal of Psychosomatic Research* 42 (1997): 453; Schedlowski, M., Jung, C., Schimanski, G., Tewes, U., Schmoll, H., "Effects of behavioral intervention on plasma cortisol and lymphocytes in breast cancer patients: an exploratory study," *Psychooncology* 3 (1994): 181.

우리의 당질 코르티코이드 리듬 연구에 대해서는 다음을 참고하라. Sephton, S., Sapolsky, R., Kraemer, H., Spiegel, D., "Diurnal cortisol rhythm as a predictor of breast cancer survival," *Journal of the National Cancer Institute* 92 (2000): 994.

스트레스를 더 많이 받는 암 환자들은 NK세포 활성이 낮았다. 이에 대해서는 다음을 참고하라.

Anderson, *Journal of the National Cancer Institute* 90 (1998): 30. 사회적 지지가 있으면 NK세포의 활동이 더 높았음에도 불구하고, NK 활동만으로 생존 기간을 예측할 수는 없었다. 이에 대해서는 다음을 참고하라. Spiegel, D., "Cancer," in Fink, *Encyclopedia of Stress*, vol. 1, 368; Fawzy, F. I., Fawzy, N. W., Hyun, C. S., "Malignant melanoma: effects of an early structured psychiatric intervention, coping, and affective state on recurrence and survival 6 years later," *Archives of General Psychiatry* 50 (1993): 681; Fawzy, F., Kemeny, M., Fawzy, N., Elashoff, R., Morton, D., Cousins, N., Fahey, J., "A structured psychiatric intervention for cancer patients: II. Changes over time in immunological measures," *Archisves of General Psychiatry* 47 (1990): 729.

24. 순응도에 대한 문제는 다음에서 논의된다. Spiegel, D., and Kato, P., "Psychosocial influences on cancer incidence and progression," *Harvard Review of Psychiatry* 4 (1996): 10.

25. 버니 시겔의 1968년 대표작인 『사랑, 의학, 그리고 기적(*Love, Medicine and Miracles*)』과 유사한 주장은 시겔의 조언자 중 한 명인 시먼턴의 저서를 포함한 다른 책들에서 찾을 수 있다. Simonton, O., Matthews-Simonton, S., and Creighton, J., *Getting Well Again* (Los Angeles: Tarcher, 1978). 시겔의 프로그램이 생존에 별 효과가 없다는 것을 다음에서 찾을 수 있다. Morgenstern, H., Gellert, G., Walter, S., Ostfeld, A., and Siegel, B., "The impact of a psychosocial support program on survival with breast cancer: the importance of selection bias in program evaluation," *Journal of Chronic Disease* 37 (1984): 273; Gellert, G., Maxwell, R., and Siegel, B., "Survival of breast cancer patients receiving adjunctive psychosocial support therapy: a 10-year follow-up study," *Journal of Clinical Oncology* 11 (1993): 66. 이 프로그램의 비효율성은 1992년에 시겔과 데이비드 스피겔(이 장 앞부분에서 그 업적이 언급되었으며, 시겔과 유사한 이름을 가진 탓에 꽤 많은 불편함을 경험해 온 의사)이 가진 토론에서 지적되었다. "Psychosocial interventions and cancer," *Advances* 8 (1992): 2.

26. 허버트 위너의 글은 그의 저서인 *Perturbing the Organism: The Biology of Stressful Experience* (Chichago: University of Chicago Press, 1992)에서 인용했다.

27. 레이건 정권의 배덕자: 한 놀라운 일화에 따르면, 교육부의 최고위 임명직 공직자가 배덕자적 견해를 갖고 있었던 일이 있었다. 그녀는 이렇게 기록했다. "우주에는 불공평한 것이 없다. 어떤 사람의 불공평해 보이는 외부 상황은 그 사람 내부의 정신적 발달 정도에 상당한다. …… [장애인들은] 인생이라는 복권 추첨에서 무작위적으로 자신들이 벌을 받았다고 잘못 생각한다. 이는 옳지 않다. '[성장의 어느 시점에서] 개인이 요구하지 않은 것이 그에게 돌아오는 일은 없다.'"(두 번째 괄호는 그녀 자신이 친 것이다.) 그녀는 이 철학을 레이건 대통령의 공보 비서관인 제임스 브래드리가 대통령 암살을 기도했던 존 힝클리의 저격으로 심하게 다치게 된 이유를 설명하는 데까지 확대했다. 그녀는 장애인들을 위한 특별 교육 프로그램을 종료하도록 정책적 조언을 하기도 했다. 다행히 그녀가 새 직책에서 본래 자리인 보수 근본주의자 두뇌 집단의 일원으로 돌아가기까지는 사흘밖에 걸리지 않았다. 보수적인 헤리티지 재단의 에일린 가드너라는 이 여성에 대한 증언은 Senate Hearings Before the

Committee on Appropriations, 99th Congress, First Session, 1986, HR 3424, part 3, Appropriations Hearings for the Departments of Labor, HHS, and Education, 74쪽 117쪽에서 찾을 수 있다. 이 치열한 청문회의 내용은 전국의 신문에서 기사화되었다(*New York Times*, 17-19 April 1985; *Washington Post*, 17 May 1985). 상원 의회에서 가드너는 때때로 선천적 질환은 새로 태어난 유아 스스로의 죄보다는 그 부모의 죄 때문에 나타나는 것이라는 자신의 견해를 펼쳤다. 이때 가드너는 청문회 수석 상원의원인 코네티켓의 로웰 웨이커가 선천적으로 정서 발달이 늦어 시설에 수용되어 있는 아이의 아버지이자 정서 발달 장애 및 선천성 장애 연구의 열렬한 지지자인 것을 모르는 듯했다. 그 누구보다 권력의 흐름을 아는 노련한 정치가였던 웨이커는 가드너의 공술서를 "미 합중국 상원 의회 재직 중 읽은 것들 중 가장 믿기 어려운 것이었다. 나는 그렇게 무정한 문장을 본 적이 없다."(*New York Times*, 17 April 1985)고 설명했다.

유방암에 관한 2001년 연구에 대해서는 다음을 참고하라. Stewart, D. E., Cheung, A. M., Duff, S., Wong, F., McQuestion, M., Cheng, T., Purdy, L., Bunston, T., "Attributions of cause and recurrence in long-term breast cancer survivors," *Psychooncology* 10 (2001): 179.

28. 흉선 림프 체질의 역사는 원래 나의 저서인 "Poverty's remains," *The Sciences* (September-October 1991): 8로 출판되었다. SIDS 유아들의 '확대된' 흉선은 1830년에 Kopp, J., "Denkwurdigkeiten in der artzlichen Praxis"에서 최초로 보고되었으며, 1889년 Paltauf, A., *Plotzlicher Thymus Tod*, Wiener klin. Woechesucher, Berlin 46 and 9에서 훌륭하게 확대 생산되었다. 가상의 질환은 몇 년 후 또 다음 문헌에서 명명되었다. Escherich, T., *Status thymicolymphaticus*, Berlin klin. Woechesucher 29 (1896). 1920년대 말에는 방사능 치료를 권장하는 내용(실리리 비용, 목표를 어디에 둘 것인지 등)과 함께 모든 교과서에 언급되었다. 그 예로는 다음을 참고하라. Lucas, W., *Modern Practise of Pediatrics* (New York: Macmillan, 1927). 무서운 이야기지만, 이 교과서가 출판되었을 때 이 '질병'의 개념은 이미 정착해 있었다. 저자의 후에 흉선 림프절로 사망하게 될 유아들의 특이하고 놀라운 행동적 특성들의 설명을 읽으며 나는 웃음을 금할 수 없었다. 그에 따르면 유아들은 '무감각'한 특성을 보였다. 아이들은 정상이었으나 자신들의 가상의 질병에 무감각했기 때문이다. 의학 도서관의 먼지 쌓인 지하층을 돌아다니며 이렇게 잊혀진 문서와 가정된 질병에 대한 대담한 논쟁에 대해 읽는다는 것은 섬뜩한 경험이다. 페이지마다 계속되는 오류들. 우리는 지금 또 어떤 유사한 실수를 저지르고 있을까?

이러한 학자들의 합의를 헛되이 만들고 모든 것을 바르게 고친 것은 E. Boyd ("Growth of the thymus, its relation to status thymicolymphaticus and thymic symptoms," *American Journal of Dieseases of Children* 33 [1927]: 867)의 1927년 연구이다. 보이드는 처음으로 스트레스 요인(이 경우에는 영양 부족)이 흉선 수축을 일으킨다는 것을 증명했다. 더군다나, 그녀는 사고로 사망했으나 부검 결과 흉선 림프절로 인한 '고통'으로 사망한 것으로 나타난 몇몇 아이들을 증거로 제시하며, 최초로 이 모든 것이 인위적 산물이라고 주장했다. 이 결론이 옳을지도 모른다는 의견이 소아과 교과서에 처음으로 나타나기 시작한 것은 1930년대의 일이다. 1945년까지도 이 분야의 대표적인 교과서들은 이 '질병'을 치료하는 것은 매우 어렵다고 강조해 언급하고 있다(Nelson, W., *Nelson's Texbook of Pediatrics*, 4th ed. [Philadelphia: Saunders, 1945]). 이 주제를 연구하는 데 있어 나는 90대의 나이인, 아직까지도 매일 펜실베이니아 대학 병원에서 시내 아이들을 진찰하고 있고, 그의 고전적 교과서의 최신판에 대해 높은 평가를 받고 있는 넬슨 박사와 이야기하는 기쁨을 누렸다. 박사는 1930년대 초에 급진주의 소아과 의사들(그도 분명 그중 한 명이었다.)이 어떻게 가상의 질병을 예방하기 위해 아이들에게 방사선을 쬔다는 비상식적이고 시대에 뒤처진 일을 주장하는 오만을 저지를 수 있었는지를 회상했다. 그럼에도 불구하고 이 치료는 1950년대까지도 널리 시행되었다.

1800년대 의학에서 흉선 림프 체질이 어떻게 '진보적으로' 발전할 수 있었는지에 대한 논의를 보려면 다음을 참고하라. Guntheroth, W., "The thymus, suffocation, and sudden infant death syndrome–social agenda or hubris?" *Perspectives in Biology and Medicine* 37 (1993): 2.

9장

1. Joseph Heller, *Catch-22* (New York: Simon and Schuster, 1955), 178쪽에서 인용.
2. 무통(통증을 느끼지 못하는 것)에 대해서는 다음을 참고하라. Appenzeller, O., and Kornfeld, M., "Indifference to pain: a chronic peripheral neuropathy with mosaic Schwann cells," *Archives of Neurology* 27 (1972): 322; Murray, T., "Congenital sensory neuropathy," *Brain* 96 (1973): 387; Fox, J., Belvoir, F., and Huott, A., "Congenital hemihypertrophy with indifference to pain," *Archives of Neurology* 30 (1974): 490.
3. 통증 경로에 대한 개론은 다음에서 찾을 수 있다. Hopkin, K., "Show me where it hurts: tracing the pathways of pain," *Journal of the National Institutes of Health Research* 9 (10) (1997): 37. 팽창된 방광의 통증에 대해서는 다음을 참고하라. Cockayne, D., Hamilton, S., Zhu, Q., Dunn, P., Novakovic, S., Malmberg, A., Cain, G., Berson, A., Kassotakis, L., Hedley, L., Lachnit, W., Burnstock, G., McMahon, S., Ford, A., "Urinary bladder hyporeflexia and reduced pain-related behaviour in P2X3-deficient mice," *Nature* 407 (2000): 1011. 손상이 어떻게 염증을 야기하는지에 대해서는 다음을 참고하라. Samad, T., Moore, K., Sapirstein, A., Billet, S., Allchorne, A., Poole, S., Bonventre, J., Woolf, C., "Interleukin-1beta-mediated induction of cox-2 in the CNS contributes to inflammatory pain hypersensitivity," *Nature* 410 (2001): 471; Blackburn-Munro, G., Blackburn-Munro, R., "Chronic pain, chronic stress, and depression: coincidence or consequence?" *Journal of Neuroendocrinology* 13 (2001): 1009; Woolf, C., Salter, M., "Neuronal plasticity: Increasing the gain in pain," *Science* 288 (2000): 1765.
4. 캡사이신에 관한 각주에 대해서는 다음을 참고하라. Caterina, M., Leffler, A., Malmberg, A., Martin, W., Trafton, J., Petersen-Zeitz, K., Koltzenburg, M., Basbaum, A., Julius, D., "Impaired nociception and pain sensation in mice lacking the capsaicin receptor," *Science* 288 (2000): 306. 이 주요 논문의 저자들 중 한 명인 조디 트레프턴이 한때 내 연구소의 촉망받는 연구원이었

다는 것을 기쁘게 생각한다. 고추냉이 성분의 통증에 대해서는 다음을 참고하라. Jordt, S., Bautista, D., Chuang, H., McKemy, D., Zygmunt, P., Hogestatt, E., Meng, I., Julius, D., "Mustard oils and cannabinoids excite sensory nerve fibres through the TRP channel ANKTM1," *Nature* 427 (2004): 260.

5. 빠르고 느린 통증 신경 섬유들 간의 상호 작용은 Melzack, R., and Wall, P.의 고전적 논문 "Pain mechanisms: a new theory," *Science* 150 (1965): 971에서 최초로 기술되었다. 이는 Wall, P., and Melzack, R., *Textbook of Pain*, 2d ed. (Edinburgh, UK: Churchill Livingstone, 2003)에서 더 정교해졌다. Yeomans의 빠르고 느린 신경 섬유의 기능 구조에 대해서는 내가 직접 개인적으로 확인했다.

6. 통각 과민의 메커니즘은 다음에서 검토된다. Julius, D., Basbaum, A., "Molecular mechanisms of nociception," *Nature* 413 (2001): 203. 신경종의 형성에 대해서는 다음을 참고하라. Blackburn-Munro et al., "Chronic pain, chronic stress," 앞의 책. 과흥분성 척수에 대해서는 다음을 참고하라. Woolf et al., "Neuronal plasticity," 앞의 책; Samad et al., "Interleukin-1beta mediated induction," 앞의 책; Tsuda, M., Shigemoto-Mogami, Y., Koizumi, S., Mizokoshi, A., Kohsaka, S., Salter, M., Inoue, K., "P2X4 receptors induced in spinal microglia gate tactile allodynia after nerve injury," *Nature* 424 (2003): 778; Ikeda, H., Heinke, B., Ruscheweyh, R., Sandkuhler, J., "Synaptic plasticity in spinal lamina 1 projection neurons that mediate hyperalgesia," *Science* 2999 (2003): 1237.

7. 담낭 수술 환자들이 요구하는 통증의 약물 치료에 대해서는 다음을 참고하라. Ulrich, R., "View through a window may influence recovery from surgery," *Science* 224 (1984): 420.

8. 중요한 전후 상황에 따른 통증에 대해서는 다음을 참고하라. Price, D., "Psychological and neural mechanisms of the affective dimension of pain," *Science* 288 (2000): 1769. 최면과 통증 반응의 해부에 대해서는 다음을 참고하라. Rainville, P., Duncan, D., Price, D., Carrier, B., Bushnell, M., "Pain affect encoded in human anterior cingulated but not somatosensory cortex," *Science* 177 (1997): 968.

9. 대부분의 임상의들은 만성 통증 증후군이 스트레스성 통각 결여와 비슷한 정도로 볼 수 있다고 생각하며, 많은 기초 신경학, 기초 신경 과학, 또는 정신생리학 교과서들에서 이 주제를 다룬다. 그 예로 다음 문헌의 통증에 관한 장을 참고하라. Dennis Kelly in Kandel, E., and Schwartz, J., eds., *Principles of Neural Science* (New York: Elsevier, 1985). 이는 데이비드 리빙스턴 박사가 사자에게 공격을 당한 상황에서 자신에게 나타났던 현상에 대한 유명한 설명을 포함하고 있다. 또 Fields, H., *Pain* (New York: McGraw-Hill, 1987)을 참고하라.

군인과 민간인의 모르핀 요구에 대해서는 다음을 참고하라. Beecher, H., "Relationship of significance of wound to pain experienced," *Journal of the American Medical Association* 161 (1956): 17.

동물의 스트레스성 통각 결여에 대해서는 다음을 참고하라. Terman, G., Shavit, Y., Lewis, J., Cannon, J., and Liebeskind, J., "Intrinsic mechanisms of pain inhibition: activation by stress,"

Science 226 (1984): 1270; Helmstetter, F., "The amygdala is essential for the expression of conditioned hypoalgesia," *Behavioral Neuroscience* 106 (1992): 65.
10. 남성 대 여성 운동 선수의 통각 결여에 대해서는 다음을 참고하라. Sternberg, W., Bokat, C., Kass, L.O., Alboyadjian, A., Gracely, R., "Sex-dependent components of the analgesia produced by athletic competition," *Journal of Pain* 2 (2001): 65.
11. 오피에이트, 오피에이트 수용체, 그리고 오피오이드에 대한 전문적 해설로는 다음을 참고하라. Akil, H., Watson, S., Young, E., Lewis, M., Khachaturian, H., and Walker, J., "Endogenous opioids: biology and function," *Annual Review of Neuroscience* 7 (1984): 223; Basbaum, A., and Fields, H., "Endogenous pain control systems: brain stem spinal pathways and endorphin circuitry," *Annual Review of Neuroscience* 7 (1984): 309. 관련 분야의 역사에 대해 놀라울 정도로 훌륭한 문헌으로 다음이 있다. Snyder, S., *Brainstorming: The Science and Politics of Opiate Research* (Cambridge, Mass.: Harvard University Press, 1989). 오피에이트 수용체 발견자들 중 한 명이자 이 분야의 선두 주자인 스나이더는 훌륭한 저자이다.
12. 침구 치료의 효과는 오피에이트 수용체에 의해 조절된다. 이에 대해서는 다음을 참고하라. Mayer, D., Price, D., Barber, J., and Rafii, A., "Acupuncture analgesia: evidence for activation of a pain inhibitory system as a mechanism of action," in Bonica, J., and Albe-Fessard, D., eds., *Advances in Pain Research and Therapy*, vol. 1 (New York: Raven Press, 1976), 751; Mayer, D., and Hayes, R., "Stimulation-produced analgesia: development of tolerance and cross-tolerance to morphine," *Science* 188 (1975): 941.
13. 위약이 유용한 경우에 대한 메타 분석에 대해서는 다음을 참고하라. Hrobjartsson, A., and Gotzsche, P., "Is the placebo powerless?" *New England Journal of Medicine* 344 (2001): 1594. 진통제는 환자들의 인식 없이 투여될 때 효과가 적다. 이에 대해서는 다음을 참고하라. Holden, C., "Drugs and placebos look alike in the brain," *Science* 295 (2002): 947. 위약 효과는 오피오이드 의존적이다. 이에 대해서는 다음을 참고하라. Petrovic, P., Kalso, E., Petersson, K., Ingvar, M., "Placebo and opioid analgesia—imaging a shared neuronal network," *Science* 295 (2002): 1737.
14. 스트레스를 받는 동안 엔도르핀이 방출된다는 사실을 최초로 증명한 논문에 대해서는 다음을 참고하라. Guillemin, R., Vargo, T., and Rossier, J., "Beta-endorphin and adrenocorticotropin are secreted concomitantly by pituitary gland," *Science* 197 (1977): 1367. 다양한 스트레스 요인들에 의한 엔도르핀 분비 촉진에 대해서는 다음을 참고하라. Colt, E., Wardlaw, S., and Frantz, A., "The effect of running on plasma beta-endorphin," *Life Sciences* 28 (1981): 1637; Cohen, M., Pickar, D., and Dubois, M., "Stress-induced plasma beta-endorphin immunoreactivity may predict postoperative morphine usage," *Psychiatry Research* 6 (1982): 7; Katz, E., Sharp, B., and Kellermann, J., "Beta-endorphin immunoreactivity and acute behavioral distress in children with leukemia," *Journal of Nervous and Mental Disease* 170 (1982): 72; Jungkunz, G., Engel, R., and King, U., "Endogenous opiates increase pain tolerance after stress in

humans," *Psychiatry Research* 8 (1983): 13. 피부와 장기에서의 오피오이드의 효과에 대해서는 다음을 참고하라. Stein, C., Schafer, M., Machwelska, H., "Attacking pain at its source: new perspectives on opioids," *Nature Medicine* 9 (2003): 1003.
스트레스를 받는 동안 오피오이드와 무관하게 조절되는 통증에 대해서는 다음을 참고하라. Mogil, J., Sternberg, W., Marek, P., Sadowski, B., Belknap, J., and Liebeskind, J., "The genetics of pain and pain inhibition," *Proceedings of the National Academy of Sciences, USA* 93 (1996): 3048; Mogil, J., Marek, P., Yirmiya, R., Balian, H., Sadowski, B., Taylor, A., and Liebeskind, J., "Antagonism of the non-opioid component of ethanol-induced analgesia by the NMDA receptor antagonist MK-801," *Brain Research* 602 (1993): 126; Nakao, K., Takahashi, M., Kaneto, H., "Implications of ATP-sensitive K+ channels in various stress-induced analgesia in mice," *Japanese Journal of Pharmacology* 71 (1996): 269.
15. 스트레스 통각 과민을 방해하는 항불안제에 대해서는 다음을 참고하라. Price, "Psychological and neural mechanisms," 앞의 책.
16. 섬유 근통에 대해서는 다음을 참고하라. Kalb, C., "Taking a new look at pain," *Newsweek*, 19 May 2003.

10장
1. 기억의 메커니즘에 대한 생물학 및 신경 심리학 입문서에 대해서는 다음을 참고하라. Squire, L., *Memory and Brain* (New York: Oxford University Press, 1987); Gazzaniga, M., *The Conignitive Neurosciences* (Cambridge, Mass.: MIT Press, 1995. 경고하건대, 이 책은 거의 1,500쪽 분량이다.); Hebb, D. O., *The Organization of Behavior* (New York: Wiley, 1947). 이 마지막 서적은 열광적인 지지를 받는 고전이다. 허브는 역사상 최고의 신경 심리학자들 중 한 명으로, 그는 이 책에서 기본 생물학의 이해가 정리되기 훨씬 전에 장기적 강화 작용 및 신경 네트워크가 어떻게 작용하게 될지를 예견했다. 근본적으로, 그 후 몇십 년 동안 이 분야에서 새롭게 발견된 것들은 이 1947년 서적의 어딘가에서 언급되어 있다.
2. 스콰이어 책은 H.M.의 개요와 그의 특이한 과거를 보여 준다. 매우 다른 단기 기억 작용에 대한 통찰을 얻으려면 다음을 참고하라. Egorov, A., Hamam, B., Fransen, E., Hasselmo, M., Alonso, A., "Graded persistent activity in entorhinal cortex neurons," *Nature* 420 (2002): 173.
3. 다음은 후벨과 위젤의 노벨상 수상 논문 중 하나이다. Hubel, D., and Wiesel, T., "Receptive fields, binocular interaction and functional architecture in the cat's visual cortex," *Journal of Physiology* (London) 160 (1962): 106.
4. 신경 회로의 소개(그리고 이 장의 신경 회로에 대한 해석이 어떻게 왜곡되고 단순화되었는지에 대한 교훈)에 대해서는 다음을 참고하라. Arbib, M., *The Handbook of Brain Theory and Neural Networks* (Cambridge, Mass.: MIT Press, 1995); Taylor, J., *Neural Networks and Their Applications* (Chichester, England: Wiley, 1996). 또, Fitzsimonds, R., Song, H., and Poo, M., "Propagation of activity-dependent synaptic depression in simple neural networks," *Nautre* 388

(1997): 439.
5. 기억과 새로운 시냅스의 형성에 대해서는 다음을 참고하라. Trachtenberg, J., Vhen, B., Knott, G., Feng, G., Sanes, J., Welker, E., Svoboda, K., "Long-term in vivo imaging of experience-dependent synaptic plasticity in adult cortex," *Nature* 420 (2003): 788; Grutzendler, J., Kasthuri, N., Gan, W., "Long-term dendritic spine stability in the adult cortex," *Nature* 420 (2003): 812. 기억과 새로운 신경 세포의 형성에 대해서는 다음을 참고하라. Shors, T., Miesegaes, G., Beylin, A., Zhao, M., Rydel, T., and Gould, E., "Neurogenesis in the adult is involved in the formation of trace memories," *Nature* 410 (2001): 372-76.
6. 스트레스와 기억에 대한 폭넓은 개론에 대해서는 다음을 참고하라. McGaugh, J., *Memory and Emotion* (New York: Weidenfeld and Nicolson, 2003); Sauro, M., Jorgensen, R., Pedlow, C., "Stress, glucocorticoids and memory: a meta-analytic review," *Stress* 6 (2004): 235; Lupien, S., McEwen, B., "The acute effects of corticosteroids on cognition: integration of animal and human model studies," *Brain Research Reviews* 24 (1997): 1; Garcia, R., "Stress, hippocampal plasticity, and spatial learning," Synapse 40 (2001): 180; Kim, J. J., Diamond, D., "The stressed hippocampus, synaptic plasticity and lost memories," *Nature Reviews Neuroscience* 3 (2002): 4534-62; Roozendaal, B., "Glucocorticoids and the regulation of memory consolidation," *Psychoneuroendocrinology* 25 (2000): 213-38; Sapolsky, R., "Stress and cognition," in Gazzaniga, M., ed., *The Cognitive Neurosciences*, 3rd ed. (Cambridge, Mass.: MIT Press, in press, due 2005).
카힐과 맥가우에 대해서는 다음을 참고하라. Cahill, L., Prins, B., Weber, M., McGaugh, J., "Beta-adrenergic activation and memory for emotional events," *Nature* 371 (1994): 702. 특히 편도와 연관성을 포함한 더 넓은 연구 배경은 다음 책에서 볼 수 있다. McGaugh, *Emotion and Memory*, 앞의 책; Roozendaal, "Glucocorticoids and the regulation of memory consolidation," 앞의 책.
7. 스트레스의 파괴 효과에 대한 일반적 검토는 다음에서 찾을 수 있다. Sapolsky, "Stress and cognition," 앞의 책.
8. 쿠싱 증후군의 기억력 문제에 대해서는 다음을 참고하라. Starkman, M., Gebarski, S., Berent, S., and Schiteingart, D., "Hippocampal formation volume, memory dysfunction, and cortisol levels in patients with Cushing's syndrome," *Biological Psychiatry* 32 (1992): 756-65. 당질 코르티코이드 치료를 받은 사람들의 기억력 문제에 대해서는 다음을 참고하라. Keenan, P., Jacobson, M., Soleymani, R., Mayes, M., Stress, M., Yaldoo, D., "The effect on memory of chronic prednisone treatment in patients with systemic disease," *Neurology* 47 (1996): 1396-1403.
9. 당질 코르티코이드는 건강한 사람의 기억을 손상시킨다. 이에 대해서는 다음을 참고하라. Wolkowitz, O., Reuss, V., Weingartner, H., "Cognitive effects of corticosteroids," *American Journal of Psychiatry* 147 (1990): 1297-1310; Wolkowitz, O., Weingartner, H., Rubinow, D.,

Jimerson, D., Kling, M., Berretini, W.,Thompson, K., Breier, A., Doran, A., Reus, V., Picker, D., "Steroid modulation of human memory: biochemical correleates," *Biological Psychiatry* 33 (1993): 744-51; Wolkowitz, O., Reus, V., Canick, J., Levin, B., Lupien, S., "Glucocorticoid medication, memory and steroid psychosis in medical illness," *Annals of the New York Academy of Science* 823 (1997): 81-96; Newcomer, J., Craft, S., Hershey, T., Askins, K., Bardgett, M., "Glucocorticoid-induced impairment in declarative memory performance in adult human," *Journal of Neuroscience* 14 (1994): 2047-53. 선천적 고농도 당질 코르티코이드로 인한 손상에 대해서는 다음을 참고하라. Newcomer, J., Selke, G., Melson, A., Hershey, T., Craft, S., Richards, K., and Alderson, A., "Decreased memory performance in healthy humans induced by stress-level cortisol treatment," *Archives of General Psychiatry* 56 (1999): 527-33.

스트레스는 실행 기능을 약화시킨다. 이에 대해서는 다음을 참고하라. Arnsten, A., "Stress impairs prefrontal cortical function in rats and monkeys: role of dopamine D1 and norepinephrine alpha-1 receptor mechanisms," *Progress in Brain Research* 126 (2000): 183-192.

10. 스트레스는 장기적 강화 작용을 방해하고 장기적 우울증을 강화한다. 이에 대해서는 다음을 참고하라. Diamond, D., Bennet, M., Fleshner, M., and Rose, G., "Inverted-U relationship between the level of peripheral corticosterone and the magnitude of hippocampal primed burst potentiation," *Hippocampus* 2 (1992): 421; Joels, M., "Steroid hormones and excitability in the mammalian brain," *Frontiers in Neuroendocrinology* 18 (1997): 2. 스트레스는 장기적 우울증을 악화시킨다. 이에 대해서는 다음을 참고하라. Xu, L., Anwyl, R., and Rowan, M., "Behavioural stress facilitates the induction of long-term depression in the hippocampus," *Nature* 387 (1997): 497. 망각과 새 기억 형성의 억제가 어떻게 일어나는지에 대한 최근 논문으로는 다음이 있다. Anderson, M., Ochsner, K., Kuhl, B., Cooper, J., Robertson, E., Gabrieli, S., Glover, G., Gabrieli, J., "Neural systems underlying the suppression of unwanted memories," *Science* 303 (2004): 232. 스트레스는 내재적 기억을 보존하는 가운데 이러한 형태의 기억을 손상시킨다. 이에 대해서는 다음을 참고하라. Woodson, J., Macintosh, D., Fleshner, M., Diamond, D., "Emotion-induced amnesia in rats: working memory-specific impairment, corticosterone-memory correlation and fear versus arousal effects on memory," *Learning and Memory* 10 (2003): 326.

두 가지 형태의 당질 코르티코이드 수용체에 대해서는 다음을 참고하라. Reul, J., de Kloet, E., "Two receptor systems for corticosterone in rat brain: microdistribution and differential occupation," *Endocrinology* 117 (1985): 2505. 두 가지 당질 코르티코이드 수용 체와 기억의 연관성은 다음에서 논의된다. Kim and Diamond, "The stressed hippocampus," 앞의 책.

스트레스가 해마 기능을 방해하는 데 필요한 편도의 활성화에 대해서는 다음을 참고하라. Roozendaal, 앞의 책; McGaugh, "Glucocorticoids and the regulation of memory consolidation," *Memory and Emotion*, 앞의 책. 섹스는 해마 기능의 손상 없이 당질 농도를 상승시킨다. Woodson, J., et al., "Emotion-induced amnesia in rats," 앞의 책.

11. 장기간의 우울증에 대해서는 다음을 참고하라. Stevens, C., "Strengths and weaknesses in memory," *Nature* 381 (1996): 471; Nicoll, R., and Malenka, R., "Long-distance long-term depression," *Nature* 388 (1997): 427.

12. 해마 신경 세포의 손상과 스트레스의 연관성에 대해서는 다음을 참고하라. Woolley, C., Gould, E., and McEwen, B., "Exposure to excess glucocorticoids alters dendritic morphology of adult hippocampal pyramidal neurons," *Brain Research* 531 (1990): 225; Magarinos, A., and McEwen, B., "Stress-induced atrophy of apical dendrites of hippocampal CA3c neurons: comparison of stressors," *Neuroscience* 69 (1995): 83; Magarinos, A., and McEwen, B., "Stress-induced atrophy of apical dendrites of hippocampal CA3c neurons: involvement of glucocorticoid secretion and excitatory amino acid receptors," *Neuroscience* 69 (1995): 88; Magarinos, A., McEwen, B., Flugge, G., and Fuchs, E., "Chronic psychosocial stress causes apical dendritic atrophy of hippocampal CA3 pyramidal neurons in subordinate tree shrews," *Journal of Neuroscience* 16 (1996): 3534.

임신으로 인한 신경 형성에 대한 각주: Shingo, T., et al., "Pregnancy-stimulated neurogenesis in the adult female forebrain mediated by prolactin," *Science* 299 (2003): 117.

13. 당질 코르티코이드는 해마와 해마 신경 세포 및 아교 세포 내 포도당의 사용과 수송을 억제한다. 이에 대해서는 다음을 참고하라. Kadekaro, M., Masonori, I., and Gross, P., "Local cerebral glucose utilization is increased in acutely adrenalectomized rats," *Neuroendocrinology* 47 (1988): 329; Horner, H., Packan, D., and Sapolsky, R., "Glucocorticoids inhibit glucose transport in cultured hippocampal neurons and glia," *Neuroendocrinology* 52 (1990): 57; Virgin, C., Ha, T., Packan, D., Tombaugh, G., Yang, S., Horner, H., and Sapolsky, R., "Glucocorticoids inhibit glucose transport and glutamate uptake in hippocampal astrocytes: implications for glucocorticoid neurotoxicity," *Journal of Neurochemistry* 57 (1991): 1422.

당질 코르티코이드에 의한 신경 손상 위험성의 개념은 다음에서 논의된다. Sapolsky, R., "Stress, glucocorticoids, and damage to the nervous system: the current state of confusion," *Stress* 1 (1996): 1; Sapolsky, R., *Stress, the Aging Brain, and the Mechanisms of Neuron Death* (Cambridge, Mass.: MIT Press, 1992).

당질 코르티코이드는 쥐에서 발작에 의한 해마 손상을 악화시킨다. 여기에 대해서는 다음을 참고하라. Sapolsky, R., "A mechanism for glucocorticoid toxicity in the hippocampus: increased neuronal vulnerability to metabolic insults," *Journal of Neuroscience* 5 (1995): 1227; 그리고 심장 정지에 따르는 산소 결핍에 의한 손상에 대해서는 다음을 참고하라. Sapolsky, R., and Pulsinelli, W., "Glucocorticoids potentiate ischemic injury to neurons: therapeutic implications," *Science* 229 (1985): 1397. 알츠하이머병에서 아밀로이드에 의한 손상에 대한 취약성에 대해서는 다음을 참고하라. Behl, C., Lezoualc'h, F., Trapp, T., Widmann, M., Skutella, T., and Holsboer, F., "Glucocorticoids enhance oxidative stress-induced cell death in hippocampal neurons in vitro," *Endocrionology* 138 (1997): 101; Goodman, Y., Bruce, A., Cheng, B., and

Mattson, M., "Estrogens attenuate and corticosterone exacerbates excitotoxicity, oxidative injury, and amyloid beta-peptide toxicity in hippocampal neurons," *Journal of Neurochemistry* 66 (1996): 1836; gp120-induced damage in neurons: Brooke, S., Chan, R., Howard, S., and Sapolsky, R., "Endocrine modulation of the neurotoxicity of gp120 implications for AIDS-related dementia complex," *Proceedings of the National Academy of Science, USA* 94 (1997): 9457-9462.

14. 신경 독성으로서의 당질 코르티코이드: 당질 코르티코이드의 신경 독성에 대한 첫 보고는 다음에서 확인할 수 있다. Aus der Muhlen, K., and Ockenfels, H., "Morphologische veranderungen im diencephalon und telenceaphlin nach storngen des regelkreises adenohypophyse-nebennierenrinde III. Ergebnisse beim meerschweinchen nach verabreichung von cortison und hydrocortisone," *Z Zellforsch* 93 (1969): 126. 해마가 당질 코르티코이드의 표적 장소라는 첫 보고는 다음에서 확인할 수 있다. McEwen, B., Weiss, J., and Schwartz, I., "Selective retention of corticosterone by limbic structures in rat brain," *Nature* 220 (1968): 911. 당질 코르티코이드와 스트레스, 그리고 해마 신경 세포 손실의 가속화에 대해서는 다음을 참고하라. Sapolsky, R., Krey, L., and McEwen, B., "Prolonged glucocorticoid exposure reduces hippocampal neuron number: Implications for aging," *Journal of Neuroscience* 5 (1985): 1221; Kerr, D., Campbell, L., Applegate, M., Brodish, A., and Landfield, P., "Chronic stress-induces acceleration of electrophysiologic and morphometric biomarkers of hippocampal aging," *Journal of Neuroscience* 11 (1991): 1316. 당질 코르티코이드의 제거, 또는 분비량 감소는 해마 신경 세포의 손실을 늦춘다. 이에 대해서는 다음을 참고하라. Landfield, P., Baskin, R., and Pitler, T., "Brain-aging correlates: retardation by hormonal-pharmacological treatments," *Science* 214 (1981): 581; Meaney, M., Aitken, D., Bhatnager, S., van Berkel, C., and Sapolsky, R., "Effect of neonatal handling on age-related impairments associated with the hippocampus," *Science* 239 (1988): 766.
스트레스와 당질 코르티코이드는 인간 외 영장류의 해마를 손상시킨다. 이에 대해서는 다음을 참고하라. Uno, H., Tarara, R., Else, J., Suleman, M., and Sapolsky, R., "Hippocampal damage associated with prolonged and fatal stress in primates," *Journal of Neuroscience* 9 (1989): 1705; Sapolsky, R., Uno, H., Rebert, C., and Finch, C., "Hippoicampal damage associated with prolonged glucocorticoid exposure in primates," *Journal of Neuroscience* 10 (1990): 2897; Uno, H., Eisele, S., Sakai, A., Shelton, S., Baker, E., DeJesus, O., and Holden, J., "Neurotoxicity of glucocorticoids in the primate brain," *Hormones and Behavior* 228 (1994): 336.

15. 쿠싱 증후군에서의 해마 손상에 대해서는 다음을 참고하라. Starkman, M., Gebarski, S., Berent, S., and Schteingart, D., "Hippocampal formation volume, memory dysfunction, and cortisol levels in patients with Cushing's syndrome," *Biological Psychiatry* 32 (1992): 756.

16. PTSD에서의 해마 손상에 대해서는 다음을 참고하라. Bremner, J., Randall, P., Scott, T., Bronen, R., et al., "MRI-based measurement of hippocampal volume in patients with combat-

related PTSD," *American Journal of Psychiatry* 152 (1995): 973; Gurvits, T., Shenton, M., Hokama, H., Ohta, H., Lasko, N., Gilbertson, M., et al., "Magnetic resonance imaging study of hippocampal volume in chronic, combat-related post-traumatic stress disorder," *Biolocial Psychiatry* 40 (1996): 1091; Bremner, J., Randall, P., Vermetten, E., Staib, L., Bronen, A., et al., "Magnetic resonance imaging-based measurement of hippocampal volume in PTSD related to childhood physical and sexual abuse – a preliminary report," *Biological Psychiatry* 41 (1997): 23. 이 분야의 사람들은 대부분 PTSD의 해마의 부피 감소는 회복될 수 없다고 생각한다. 그러나 이런 생각이 사실이 아닐 수 있다는 보고가 최근 제기되고 있다. 여기에 대해서는 다음을 참고하라. Vermetten, E., Vythilingam, M., Southwick, S. M., Charney, D. S., and Bremner, J. D., "Long-term treatment with paroxetine increases verbal declarative memory and hippocampal volume in posttraumatic stress disorder," *Biological Psychiatry* 54 (2003): 693.

17. 우울증의 해마 손상에 대해서는 다음을 참고하라. Sheline, Y., Wang, P., Gado, M., Csemansky, J., Vannier, M., "Hippocampal atrophy in recurrent major depression," *Proceedings of the National Academy of Sciences, USA* 93 (1996): 3908-4003; Sheline, Y., Sanghavi, M., Mintun, M., Gado, M., "Depression duration but not age predicts hippocampal volume loss in medical healthy women with recurrent major depression," *Journal of Neuroscience* 19 (1999): 5034-5041; Bremner, J., Narayan, M., Anderson, E., Staib, L., Miller, H., Charney, D., "Hippocampal volume reduction in major depression," *American Journal of Psychiatry* 157 (2000): 115-127; Sheline, Y., Gado, M., Kraemer, H., "Untreated depression and hippocampal volume loss," *American Journal of Psychiatry* 160 (2003): 1516; MacQueen, G., Campbell, S., McEwen, B., Macdonald, K., Amano, S., Joffe, R., Nahmias, C., Young, L., "Course of illness, hippocampal function, and hippocampal volume in major depression," *Proceedings of the National Academy of Sciences, USA* 100 (20020): 1387.

18. 반복되는 시차와 해마 손상에 대해서는 다음을 참고하라. Cho, K., "Chronic 'jet lag' produces temporal lobe atrophy and spatial cognitive deficits," *Nature Neuroscience* 4 (2001): 567.

19. 표준적 노화에 대해서는 다음을 참고하라. Lupien, S., de Leon, M., de Santi, S., Convit, A., Tarshish, C., Nair, N., Thakur, M., McEwen, B., Hauger, R., Meaney, M., "Cortisol levels during human aging predict hippocampal atrophy and memory deficits," *Nautre Neuroscience* 1 (1998): 69-73.

20. 당질 코르티코이드와 신경학적 손상의 상호 작용: 사람의 당질 코르티코이드 농도가 높을수록 뇌졸중을 겪었을 때 더 안 좋은 결과가 나타난다. 여기에 대해서는 다음을 참고하라. Astrom, M., Olsson, T., and Asplund, K., "Different linkage of depression to hypercortisolism early versus later after stroke," *Stroke* 24 (1993): 52.

문제와 합병증은 다음에서 검토된다. Sapolsky, R., "Glucocorticoids and hippocampal astrophy in neuropsychiatric disorders," *Archives of General Psychiatry* 57 (2000): 925.

쿠싱 증후군에서의 손상은 되돌릴 수 있다. 여기에 대해서는 다음을 참고하라. Bourdeau, I., Gbard, C., Noel, B., Leclerc, I., Cordeau, M., Belair, M., Lesage, J., Lafontaine, L., Lacroix, A., "Loss of brain volume in endogenous Cushing's syndrome and its reversibility after correction of hypercortisolism," *Journal of Clinical Endocrinology and Metabolism* 87 (2002): 1949.

21. 손상된 신경계에서 당질 코르티코이드의 염증 유발성에 대해서는 다음을 참고하라. Dinkel, K., Ogel, W., Sapolsky, R., "Glucocorticoids and CNS inflammation," *Journal of NeuroVirology* 8 (2002): 513; Dinkel, K., MacPherson, A., Sapolsky, R., "Novel glucocorticoid effects on acute inflammation in the central nervous system," *Journal of Neurochemstry* 84 (2003): 705; Dinkel, K., Dhabhar, F., Sapolsky, R., "Neurotoxic effects of polymorphonuclear granulocytes on hippocampal primary cultures," *Proceedings of the National Academy of Sciences, USA* 101 (2004): 331.

22. AIDS 환자를 대상으로 한 당질 코르티코이드의 임상적 사용에 대해서는 다음을 참고하라. Bozzette, S., Sattler, F., Chiu, J., Wu, A., Gluckstein, D., et al., "A controlled trial of early adjunctive treatment with corticosteroids for Pneumocystis carinii pneumonia in the acquired immunodeficiency syndrome," *New England Journal of Medicine* 323 (1990): 1451; Gagnon, S., Boota, A., Fischl, M., Baier, H., Kirksey, O., La Voie, L., "Corticosteroids as adjunctive therapy for severe pneumocystis carinii pneumonia in the acquired immunodeficiency syndrome: a double-blind, placebo-controlled trial," *New England Journal of Medicine* 323 (1990): 1444.

23. 사람에서 신경학적 손상 후 나타나는 스트레스 반응에 대해서는 다음을 참고하라. Feibel, J., Hardi, P., Campbell, M., Goldstein, N., and Joynt, R., "Prognostic value of the stress response following stroke," *Journal of the American Medical Association* 238 (1977): 1374. 뇌졸중이나 발작 후 쥐들의 당질 코르티코이드 분비를 방해하면 신경 손상이 적다. 여기에 대해서는 다음을 참고하라. Stein, B., and Sapolsky, R., "Chemical adrenalectomy reduces hippocampal damage induced by kainic acid," *Brain Research* 473 (1988): 175; Morse, J., and Davis, J., "Chemical adrenalectomy protects hippocampal cells following ischemia," *Society for Neuroscience Abstracts* 15 (1989): 149.4.

24. 우디 앨런의 인용은 *Sleeper*에서 나왔다.

11장

1. 수면에 대한 기본 지식에 대해서는 다음을 참고하라. Pace-Schott, E., Hobson, J., "The neurobiology of sleep: genetics, cellular physiology and subcortical networks," *Nature Reviews Neuroscience* 3 (2002): 591; Siegel, J., "Why we sleep," *Scientific American* (November 2003): 92.

2. 물오리에 대해서는 다음을 참고하라. Rattonborg, N., Lima, S., Amlaner, C., "Half-awake to the risk of predation," *Nature* (1999): 397. 돌고래와 새에 대해서는 다음을 참고하라. Siegel, "Why we sleep," 앞의 책.

3. 수면 단계와 뇌 기능에 대해서는 다음을 참고하라. Braun, A., Balkin, T., Wesensten, N., Gwadry, F., Carson, R., Varga, M., Baldwin, P., Belenky, G., Herscovitch, P., "Dissociated patterns of activity in visual cortices and their projections during human rapid eye movement sleep," *Science* 279 (1998): 91. 수면 유도 신호로 작용하는 에너지 결핍에 대해서는 다음을 참고하라. Benington, J., Heller, H., "Restoration of brain energy metabolism as the function of sleep," *Progress in Neurobiology* 45 (1995): 347. 꿈이 꿈같은 이유에 대해서는 다음을 참고하라. Sapolsky, R., "Wild dreams," *Discover* 22 (2001): 36.
4. 수면은 무엇을 위한 것인가? 과실파리들의 수면에 대해서는 다음을 참고하라. Shaw, P., Tononni, G., Greenspan, R., Robinson, D., "Stress response genes protect against lethal effects of sleep deprivation in Drosophila," *Nature* 417 (2002): 287. 수면의 목적에 대한 학설들에 대해서는 다음을 참고하라. Maquet, P., "The role of sleep in learning and memory," *Science* 294 (2001): 1048.
5. 수면과 인식에 대해서는 다음을 참고하라. Stickgold, R., lecture at University of Wisconsin, April 2002. 전날의 정보 강화에 대해서는 다음을 참고하라. Fenn, K., Nusbaum, H., Margoliash, D., "Consolidation during sleep of perceptual learning of spoken language," *Nature* 425 (2003): 614. 수면 결핍은 기억의 강화를 방해한다는 견해에 대해서는 다음을 참고하라. McGaugh, J., *Memory and Emotion* (New York: Weidenfeld and Nicolson, 2003). 수면 결핍은 단순한 스트레스가 아니라는 견해에 대해서는 다음을 참고하라. Maquet, "Role of sleep," 앞의 책. 수면의 단계적 유형은 기억력 강화 유형을 예측한다는 견해에 대해서는 다음을 참고하라. . Wagner, U., Gais, S., Borm, J., "Emotional memory formation is enhanced across sleep intervals with high amounts of rapid eye movement sleep," *Learning and Memory* 8 (2001): 112; Stickgold, 앞의 책; Pace-Schott and Hobson, "Neurobiology of sleep," 앞의 책.
6. 맥너턴의 업적에 대해서는 다음을 참고하라. Wilson, M., McNaughton, B., "Reactivation of hippocampal ensemble memories during sleep," *Science* 265 (1994): 676. Skaggs, W., McNaughton, B., "Replay of neuronal firing sequences in rat hippocampus during sleep following spatial experience," *Science* 271 (1996): 1870. 인간을 대상으로 한 유사 연구에 대해서는 다음을 참고하라. Maquet, 앞의 책. 수면 중 유전자 활성화에 대해서는 다음을 참고하라. Pace-Schott and Hobson, 앞의 책. 해마의 대사 상승에 대해서는 다음을 참고하라. Siegel, 앞의 책. 수면 결핍으로 인해 촉진되는 한 가지 유형의 학습에 대해서는 다음을 참고하라. Hairston, I., Little, M., Scanlon, M., Lutan, C., Barakat, M., Palmer, T., Sapolsky, R., Heller, H., "Sleep deprivation enhances memory?" *Society for Neuroscience Annual Meeting* (2003): abstract 616.19.
놀랍게도 낮잠은 충분한 수면만큼이나 인식에 유용하다는 견해에 대해서는 다음을 참고하라. Mednick, S., Nakayama, K., Stickgold, R., "Sleep-dependent learning: a nap is as good as night," *Nature Neuroscience* 6 (2003): 697.
7. 델타 수면 유도 인자로서의 CIF에 대해서는 다음을 참고하라. Okajima, T., Hertting, G.,

"Delta-sleep-inducing peptide inhibited CRF-induced ACTH secretion from rat anterior pituitary gland in vitro," *Hormones and Metabolic Research* 18 (1986): 497.
8. 이 주제에 대한 좋은 개론은 VanReeth, O., Weibel, L., Spiegel, K., Leproult, R., Dugovic, C., Maccari, S., "Interactions between stress and sleep: from basic research to clinical situations," *Sleep Medicine Reviews* 4 (2000): 201이 보여 주고 있다. 수면 결핍에서 나타나는 스트레스 반응의 활성화에 대해서는 다음을 참고하라. Meerlo, P., Koehl, M., van der Borght, K., Turek, F., "Sleep restriction alters the HPA response to stress," *Journal of Neuroendocrinology* 14 (2002): 397-402; Cauter, E., Spiegel, K., "Sleep as a mediator of the relationship between socioeconomic status and health: a hypothesis," *Annals of the New York Academy of Science* 896 (1999): 254. 수면 결핍과 죽음에 대한 무미건조한 인용: Vgontzas, A., Bixler, E., Kales, A., "Sleep, sleep disorders, and stress," in Fink, ed., *Encyclopedia of Stress* (San Diego: Academic Press, 2000), vol. 3, 449.
당질 코르티코이드는 수면 결핍 시 당분을 분해한다. 이에 대해서는 다음을 참고하라. Gip, P., Hagiwara, G., Sapolsky, R., Cao, V., Heller, H., Ruby, N., "Glucocorticoids influence brain glycogen levels during sleep deprivation," *American Journal of Physiology*, in press. 수면 결핍에서 오는 문제를 해결하기 위해 다른 피질 부위에 미치는 전두엽의 활동에 대해서는 다음을 참고하라. Drummond, S., Brown, G., Gillin, J., Stricker, J., Wong, E., Buxton, R., "Altered brain response to verbal learning following sleep deprivation, Nature 403 (2000): 655.
9. 야간 근무와 교대 근무에 대해서는 다음을 참고하라. van Cauter, E., "Sleep loss, jet lag, and shift work," in Fink, ed., *Encyclopedia of Stress*, vol. 3, 447. 시차 연구에 대해서는 다음을 참고하라. Cho, K., "Chronic 'jet lag' produces temporal lobe atrophy and spatial cognitive deficits," *Nature Neuroscience* 4 (2001): 567. 1910년과 현재의 수면량에 대해서는 다음을 참고하라. Vgontzas, "Sleep, sleep disorders, and stress," 앞의 책.
10. 스트레스는 수면을 방해한다. CRH 주입의 효과에 대해서는 다음을 참고하라. Vgontzas, A., Chrousos, G., "Sleep, the HPA axis, and cytokines: multiple interactions and disturbances in sleep disorders," *Endocrionology and Metabolism Clinics of North America* 31 (2002): 15. 수면이 부족한 많은 이들의 스트레스 반응 활성화에 대해서는 다음을 참고하라. Vgontzas and Chrousos, 앞의 책. 스트레스를 유발하는 단편적 수면에 대해서는 다음을 참고하라. Dugovic, C., Maccari, S., Weibel,L., Turek, F., Van Reeth, O., "High corticosterone levels in prenatally stressed rats predict persistent paradoxical sleep alterations," *Journal of Neuroscience* 19 (1999): 8656. 스트레스를 받을 경우 서파 수면의 감소에 대해서는 다음을 참고하라. Prinz, P. N., Bailey, S. L., Woods, D. L., "Sleep impairments in healthy seniors: roles of stress, cortisol and interleukin-1 beta," *Chronbiology International* 17 (2000): 391. 당질 코르티코이드는 수면 중의 기억 강화를 방해한다. 이에 대해서는 다음을 참고하라. Plihal, W., Pietrowsky, R., Born, J., "Dexamethasone blocks sleep-induced improvement of declarative memory," *Psychoneuroendocrinology* 24 (1999): 313-331.

11. 다음은 스트레스와 수면 결핍의 상호 작용을 보여 주는 연구이다. Borm, J., Hansen, K., Marshall, L., Malle, M., Fehm, H., "Timing the end of nocturnal sleep," *Nature* 397 (1999): 29.

12장
1. 노화가 그렇게 나쁘지만은 않다는 견해에 대해서는 다음을 참고하라. Vaillant, G., Mukamal, K., "Successful aging," *American Journal of Psychiatry* 158 (2001): 839. 쌓아 온 인간 관계의 질에 대해서는 다음을 참고하라. Carstensen, L., Lockenhoff, C., "Aging, emotion, and evolution: the bigger picture," *Annals of the New York Academy of Sciences* 1000 (2003): 152. 향상된 인식 능력에 대해서는 다음을 참고하라. Helmuth, L., "The wisdom of the wizened," *Science* 299 (2003): 1300. 평균적인 노인들은 자신의 건강 상태가 평균 이상이라고 생각한다. Vaillant, 앞의 책. 노령에서 행복 수준의 증가에 대해서는 다음을 참고하라. Carstensen, 앞의 책. 부정적 감정의 영향에 대해서는 다음을 참고하라. Mather, M., and Carstensen, L., "Aging and attentional biases for emotional faces," *Psychological Sciences* 14 (2003): 409; Iadaka, T., Opkada, T., Murata, T., Omori, M., "Age-related differences in the medial temporal lobe responses to emotional faces as revealed by MRI," *Hippocampus* 12 (2002): 352-62.
2. 노화된 개체의 세포 수준에서의 스트레스 반응에 대해서는 다음을 참고하라. Horan, M., Barton, R., Lithgow, G., "Aging and stress, biology of," in Fink, ed., *Encyclopedia of Stress* (San Diego: Academic Press, 2000), vol. 1, 111.
3. 스트레스가 없으면 늙거나 젊은 건강한 개체 모두 유사한 심장 혈관계 기능을 보인다는 논의는 다음에서 찾을 수 있다. Lakatta, E., "Heart and circulation," in Schneider, E., and Rowe, J., eds., *Handbook of the Biology of Aging*, 3d ed. (San Diego: Academic Press, 1990). 노화에 따른 최대 심박수 및 최대 작업 능력의 감소에 대해서는 다음을 참고하라. Gerstenblith, G., Lakatta, E., and Weisfeldt, M., "Age changes in myocardial function and exercise response," *Progress in Cardiovascular Disease* 19 (1976): 1. 노화에 따른 운동 중 분비량의 감소에 대해서는 다음을 참고하라. Rodeheffer, R., Gerstenblith, G., Becker, L., Fleg, J., Weisfeldt, M., and Lakatta, E., "Exercise cardiac output is maintained with advancing age in healthy human subjects: cardiac dilatation and increased stroke volume compensate for diminished heart rate," *Circulation* 69 (1984): 203. 심장 근육 둔화를 증가시키는 노화의 영향에 대해서는 다음을 참고하라. Spurgeon, H., Thorne, P., Yin, F., Shock, N., and Weisfledt, M., "Increased dynamic stiffness of tabeculae carneae from senescent rats," *American Journal of Physiology* 232 (1977): H373. 늙은 영장류에게서 면역 억제가 나타나기 쉽다. 여기에 대해서는 다음을 참고하라. Ershler, W., Coe, C., and Gravenstein, S., "Aging and immunity in nonhuman primates. I. Effects of age and gender on cellular immune function in rhesus monkeys," *American Journal of Primatology* 15 (1988): 181.
4. 늙고 젊은 뇌들의 왕성함, 대사성 스트레스 요인에 대한 뇌 대사의 취약성에 노화가 미치는

영향에 대해서는 다음을 참고하라. Benzi, G., Pastoris, O., Vercesi, L., Gorini, A., Viganotti, C., and Villa, R., "Energetic state of aged brain during hypoxia," *Gerontology* 33 (1987): 207; Hoffman, W., Pelligrino, D., Miletich, D., and Albrecht, R., "Brain metabolic changes inyoung versus aged rats during hypoxia," *Stroke* 16 (1985): 860.

노화와 체온: 노화한 기관의 기능은 젊은 개체들에 비해 스트레스의 방해를 받기 쉽다. 노화에서 오는 체온 조절 장애에 대한 고전적 연구는 다음에서 찾을 수 있다. Shock, N., "Systems integration," in Finch, C., and Hayflick, L., eds., *Handbook of the Biology of Aging*, 1st ed. (New York: Van Nostrand, 1977), 200.

5. 노화가 지능 검사 점수에 미치는 영향에 대해서는 다음을 참고하라. Birren, J., and Schaie, K., *Handbook of the Psychology of Aging*, 3d ed. (New York: Van Nostrand, 1990). 이 방대한 주제는 여러 장에서 검토된다. Cerella, J., "Aging and information-processing rate"; Kausler, D., "Motivation, human aging and cognitive performance"; Hultsch, D., and Dixson, R., "Learning and memory in aging"; Katzman, R., and Terry, R., *The Neurology of Aging* (Philadelphia: Davis, 1983).

6. 운동 중 에피네프린과 노르에피네프린 농도 증가에 관한 노화의 영향에 대해서는 다음을 참고하라. Fleg, J., Tzankoff, S., and Lakatta, E., "Age-related augmentation of plasma catecholamines during dynamic exercise in healthy males," *Journal of Applied Physiology* 59 (1985): 1033. 노화에 따른 심장 혈관의 아드레날린 및 노르아드레날린 감수성 저하에 대해서는 다음을 참고하라. Lakatta, E., "Catecholamines and cardiovascular function in aging," *Endocrinology and Metabolism Clinics of North America* (1987): 877.

스트레스 후의 느린 에피네프린-노르에피네프린의 회복에 대해서는 다음을 참고하라. McCarty, R., "Age-related alterations in sympathetic-adrenal medullary responses to stress," *Gerontology* 32 (1986): 172. 스트레스 후 늦어지는 당질 코르티코이드의 회복에 대해서는 다음을 참고하라. Sapolsky, R., Krey, L., and McEwen B., "The adrenocortical stress-response in the aged male rat: impairment of recovery from stress," *Experimental Gerontology* 18 (1983): 55; Ida, Y., Tanaka, M., and Tsuda, A., "Recovery of stress-induced increases in noradrenaline turnover is delayed in specific brain regions of old rats," *Life Science* 34 (1984): 2357. 느린 당질 코르티코이드 회복은 종양 증식을 가속화할 수 있다. Sapolsky, R., and Donnelly, T., "Vulnerability to stress-induced tumor growth increases with age in the rat: role of glucocorticoid hypersecretion," *Endocrinology* 117 (1985): 662.

에피네프린 및 노르에피네프린 기준 농도는 나이와 함께 상승한다. Fleg, J., Tzankoff, S., and Lakatta, E., "Age-related augmentation of plasma catecholamines during dynamic exercise in healthy males," *Journal of Applied Physiology* 59 (1985): 1033; Rowe, J., and Troen, B., "Sympathetic nervous system and aging in man," *Endocrine Review* 1 (1980): 167. 쥐의 기본 당질 코르티코이드 수준은 나이와 함께 상승한다. Sapolsky, R., "Do glucocorticoid concentrations rise with age in the rat?" *Neurobiology of Aging* 13 (1991): 171. 노화한 인간에

대해서는, Sapolsky, R., "The adrenocortical axis," in Schneider, E., and Rowe, J., eds., *Handbook of the Biology of Aging*, 3d ed. (New York: Academic Press, 1990). 야생 개코원숭이에 대해서는 다음을 참고하라. Sapolsky, R., and Altmann, J., "Incidences of hypercortisolism and dexamethasone resistance increase with age among wild baboons," *Biological Psychiatry* 30 (1991): 1008.

7. 신경 세포 생성의 장애에 대해서는 다음을 참고하라. Cameron, H., McKay, R., "Restoring production of hippocampal neurons in old age," *Nature Neuroscience* 2 (1999): 894. 상승된 당질 코르티코이드 농도는 손상 후 뇌의 되먹이기 조절 기능을 방해한다. Scheff, S., and Cotman, C., "Chronic glucocorticoid therapy alters axon sprouting in the hippocampal dentate gyrus," *Experimental Neurology* 76 (1982): 644; DeKosky, S., Scheff, S., and Cotman, C., "Elevated corticosterone levels: a possible cause of reduced axon sprouting in aged animals," *Neuroendocrinology* 38 (1984): 33.

8. 계획된 노화(그리고 일반적 노화)가 진화하게 된 이유에 대한 논의로는 다음을 참고하라. Sapolsky, R., and Finch, C., "On growing old: not every creature ages, but most do. The question is why," *The Sciences* (March-April 1991): 30. 연어의 무엇이 잘못되었는지에 대한 최초의 보고는 다음에 소개되어 있다. Robertson, O., and Wexler, B., "Pituitary degeneration and adrenal tissue hyperplasia in spawning Pacific salmon," *Science* 125 (1957): 1295. 당질 코르티코이드 과잉의 영향과 연어의 노화의 관련에 대해서는 다음을 참고하라. Wexler, B., "Comparative aspects of hyperadrenocorticism and aging," in Everitt, A., and Burgess, J., eds., *Hypothalamus, Pituitary and Aging* (Springfield, Ill.: Charles C. Thomas, 1976). 주머니생쥐의 노화에 관한 문헌의 서론은 다음에 소개되어 있다. McDonald, I., Lee, A., and Bradley, A., "Endocrine changes in dasyurid marsupials with differing mortality patterns," *General and Comparative Endocrinology* 44 (1981): 292; McDonald, I., Lee, A., and Than, K., "Failure of glucocorticoid feedback in males of a population of small marsupials (Antechinus swainsonii) during the period of mating," *Journal of Endocrinology* 108 (1986): 63. 연어의 뇌 속 베타아밀로이드에 대해서는 다음을 참고하라. Maldonado, T., Jones, R., Norris, D., "Distribution of beta-amyloid and amyhloid precursor protein in the brain of spawning (senescent) salmon: a natural, brain-aging model," *Brain Research* 858 (2000): 237.

잠깐의 탈선: 믿을 수 없이 빨리 늙어 열 두셋의 나이로 사망하는 아이들은 어떨까? 조로증이라고 불리는 이 질병은 매우 희귀하다. 이들은 머리카락이 빠지고 볼이 야위고 매부리코에 마르고 목소리가 갈라지는 것 때문에 괴로워한다. 청력이 떨어지고 동맥이 굳어지며 심장 질환(주로 이들의 사망 원인인)을 겪는다. 이들의 세포들을 페트리 접시에서 키우려면, 70세 노인의 세포를 다루는 것만큼이나 애를 먹을 것이다. 그럼에도 불구하고, 조로증 아이들의 모든 것이 서둘러 노화하는 것은 아니다. 전형적으로 나이와 연관된 두 질환인(물론 노화의 필수적인 특징은 아니지만) 정신착란을 일으키거나 암이 생기는 일은 없다. 조로증은 전체 노화 과정이라기보다는 일부 측면의 노화만이 가속되는 것이라고 되어 있다(이는 간접적

으로 노화 과정에서 신체의 복수 및 독립적 시계가 움직이는 것임을 보여 준다.). 조로증과 노화의 관계에 대한 논의에 대해서는 다음을 참고하라. Finch, C., *Longevity, Senescence and the Genome* (Chicago: University of Chicago Press, 1991); Mills, R., and Weiss, A., "Does progeria provide the best model of accelerated aging in humans?" *Gerontology* 36 (1990): 84.

9. 스트레스가 노화 과정을 가속시킬 수 있는가? 본론을 바로 확인하고 싶은 이들에게는 Rubner, M., *Das problem der lebensdauer und seine beziehungen zum wachstum und ernahrung* (Munich: Oldenbourg, 1908)이 있다. 또, 삶의 비율 가설을 가장 자세히 파헤친 Pearl, R., *The Rate of Living* (New York: Knopf, 1928)이 있다. 스트레스와 노화에 관한 셀리에의 생각을 보려면 다음을 참고하라. Selye, H., and Tuchweber, B., "Stress in relation to aging and disease," in Everitt, A., and Burgess, J., eds., *Hypothalamus, Pituitary and Aging* (Springfield, Ill.: Charles C., Thoma, 1976). 전체 주제에 대한 가장 현명한 노인 학자들 중 한 명의 학구적인 토론을 보려면 Finch, C., *Longevity, Senescence, and the Genome* (Chicago: University of Chicago Press, 1990)의 제5장("Rates of living and dying: correlations of life span with size, metabolic rates, and cellular and biochemical characteristics")을 참고하라.

10. 노인, 늙은 영장류, 그리고 늙은 쥐들은 노화와 함께 항덱사메타존 경향을 보인다. Sapolsky, R., "The adrenocortical axis," in Schneider, E., and Rowe, J., eds., *Handbook of the Biology of Aging*, 3d ed., 앞의 책. 야생 개코원숭이에 대해서는 다음을 참고하라. Sapolsky, R., and Altmann, J., "Incidences of hypercortisolism and dexamethasone resistance increase with age among wild baboons," *Biological Psychiatry* 30 (1991): 1008.

11. 당질 코르티코이드 분비를 방지하는 데 미치는 해마의 역할에 대해서는 다음을 참고하라. Jacobson, L., and Sapolsky, R., "The role of the hippocampus in feedback regulation of the hypothalamic-pituitary-adrenocortical axis," *Endocrine Reviews* 12 (1991): 118.

12. 해마에 미치는 당질 코르티코이드의 영향과 당질 코르티코이드 분비에 미치는 해마의 영향 간의 상호 작용을 살펴보려면 다음을 참고하라. Sapolsky, R., Krey, L., and McEwen, B., "The neuroendocrinology of stress and aging: the glucocorticoid cascade hypothesis," *Endocrine Review* 7 (1986): 284. 이와 관련된 최신 지견을 위해서는 다음을 참고하라. Sapolsky, R., "Stress, glucocorticoids, and their adverse neurological effects: relevance to aging," *Experimental Gerontology* 34 (1999): 721; Reagan, L., McEwen, B., "Controversies surrounding glucocorticoid-mediated cell death in the hippocampus," *Journal of Chemical Neuroanatomy* 13 (1997): 149.

13. 진정으로 마조히즘적인 사람들은 이 총괄적 주제를 다룬 약간 시대에 뒤처진 검토를 따분하고 상세히 전문적인 내용으로 정리한 Sapolsky, R., *Stress, the Aging Brain and the Mechanisms of Neuron Death* (Cambridge, Mass.: MIT Press, 1992)를 12부쯤 사고 싶어 할지도 모르겠다.

13장

1. 시어도어 루스벨트의 슬픈 소년기에 대해서는 Morris, E., *The Rise of Theodore Roosevelt* (New

York: Ballantine Books, 1979)에서 찾을 수 있다.
2. 스트레스 연구 분야의 역사와 셀리에와 메이슨의 유명한 논쟁에 대해서는 다음을 참고하라. Selye, H., "Confusion and controversy in the stress field," *Journal of Human Stress* 1 (1975): 37; Mason, J., "A historical view of the stress field," *Journal of Human Stress* 1 (1975): 6.
3. 욕구 불만의 배출구: 웨이스의 연구에 대한 비전문적 검토에 대해서는 다음을 참고하라. Weiss, J., "Psychological factors in stress and disease," *Scientific American* 226 (June 1972): 104. 사회적 지원망과 낮은 당질 코르티코이드의 연관성에 대해서는 다음을 참고하라. Ray, J., and Sapolsky, R., "Styles of male social behavior and their endocrine correlates among high-ranking wild baboons," *American Journal of Primatology* 28 (1992): 231; Virgin, C., and Sapolsky, R., "Styles of male social behavior and their endocrine correlates among low-ranking baboons," *American Journal of Primatology* 42 (1997): 25.
4. 지원과 설치동물에 대해서는 다음을 참고하라. Ruis, M., te Brake, J., Buwalda, B., De Boer, S., Meerlo, P., Korte, S., Blokhuis, H., Koolhaas, J., "Housing familiar male wild-type rats together reduces the long-term adverse behavioural and physiological effects of social defeat," *Psychoneuroendocrinology* 24 (1999): 285. 새로운 환경에서의 지원과 인간 외 영장류를 살펴보려면 다음을 참고하라. Gust, D., Gordon, T., Brodie, A., and McClure, H., "Effect of companions in modulating stress associated with new group formation in juvenile rhesus macaques," *Physiology and Behavior* 59 (1996): 941; Smith, T., McGeer-Whitworth, B., French, J., "Close proximity of the heterosexual partner reduces the physiological and behavioral consequences of novelcage housing in black tufted-ear marmosets (*Callithrix kuhli*)," *Hormones and Behavior* 34 (1998): 211; Sapolsky, R., Alberts, S., Altmann, J., "Hypercortisolism associated with social subordinance or social isolation among wild baboons," *Archives of General Psychiatry* 54 (1997): 1137; Aureli, F., Preston, S., de Waal, F., "Heart rate responses to social interactions in free-moving rhesus macaques: a pilot study," *Journal of Comparative Psychology* 113 (1999): 59.
5. 인간이 스트레스를 받는 동안의 친구의 지지에 대해서는 다음을 참고하라. Lepore, S., Allen, K., and Evans, G., "Social support lowers cardiovascular reactivity to an acute stressor," *Psychosomatic Medicine* 55 (1993): 518; Edens, J., Larkin, K., and Abel, J., "The effects of social support and physical touch on cardiovascular reactions to mental stress," *Journal of Psychosomatic Research* 36 (1992): 371; Gerin, W., Pieper, C., Levy, R., and Pickering, T., "Social support in social interaction: a moderator of cardiovascular reactivity," *Psychosomatic Medicine* 54 (1992): 324; Kamarck, T., Manuck, S., and Jennings, J., "Social support reduces cardiovascular reactivity to psychological challenge: a laboratory model," *Psychosomatic Medicine* 52 (1990): 42. 입양아들의 당질 코르티코이드에 대해서는 다음을 참고하라. Flinn, M., and England, B., "Social economics of childhood glucocorticoid stress response and health," *American Journal of Physical Anthropology* 102 (1997): 33. 유방암 연구에 대해서는 다음을 참고하라. Turner-Cobb, J.,

Sephton, S., Koopman, C., Blake-Mortimer, J., and Spiegel, D., "Social support and salivary cortisol in women with metastatic breast cancer," *Psychosomatic Medicine* 62 (2000): 337.
사회적 지원과 교감 신경계에 대해서는 다음을 참고하라. Fleming, R., "Mediating influence of social support on stress at Three Mile Island," *Journal of Human Stress* 8 (1982): 14. 사회적 지원과 심장 혈관 질환에 대해서는 다음을 참고하라. Williams, R., and Littman, A., "Psychosocial factors: role in cardiac risk and treatment strategies," *Cardiology Clinics* 14 (1996): 97.
털고르기(인간 외 영장류)와 접촉(인간)의 건강상 장점은 다음에서 찾을 수 있다. Boccia, M., Reite, N. M., Laudenslager, M., "On the physiology of grooming in a pigtail macaque," *Physiology and Behavior* 45 (1989): 667; Drescher, V., Gantt, W., Whitehead, W., "Heart rate response to touch," *Psychosomatic Medicine* 42 (1980): 559.
지역 사회 수준의 사회적 지원에 대해서는 다음을 참고하라. Boydell, J., van Os, J., McKenzie, K., "Incidence of schizophrenia in ethnic minorities in London: ecological study into interactions with environment," *British Journal of Medicine* 323 (2001): 1336; Neeleman, J., Wilson-Jones, C., Wessely, S., "Ethnic density and deliberate self-harm; a small area study in south east London," *Journal of Epidemiology and Community Health* 55 (2001): 85.
마지막으로, 최근의 한 논문은 사회성이 주는 건강상의 이점이 예상치 못했던 범위까지 확대된다는 것을 보여 준다. 개코원숭이들 사이에서 사교적인 암컷일수록(생태적 요인이나 사회적 서열에서 독립적으로) 그 자녀를 생존시킬 가능성이 많다고 한다. 이에 애해서는 다음을 참고하라. Silk, J., Alberts, S., Altmann, J., "Social bonds of female baboons enhance infant survival," *Science* 302 (2003): 1231.

6. 예측 가능성의 중요성에 대해서는 다음을 참고하라. Abbott, B., Schoen, L., and Badia, P., "Predictable and unpredictable shock: behavioral measures of aversion and physiological measures of stress," *Psychological Bulletin* 96 (1984): 45; Davis, H., and Levine, S., "Predictability, control, and the pituitary-adrenal response in rats," *Journal of Comparative and Physiological Psychology* 96 (1982): 393; Seligman, M., and Meyer, B., "Chronic fear and ulcers with rats as a function of the unpredictability of safety," *Journal of Comparative and Physiological Psychology* 73 (1970): 202. 예측 가능성: 심리학자인 마틴 셀리그먼의 안전 신호설에서 필자의 것과 유사한 분석이 언급되었다. Siligman, M., *Helplessness: On Depression, Development and Death* (San Fransisco: W. H. Freeman and Co., 1975).
낙하산 훈련병의 습관화에 대해서는 다음을 참고하라. Ursin, H., Baade, E., and Levine, S., *Psychobiology of Stress: A Study of Coping Men* (New York: Academic Press, 1978).
철새들의 스트레스 반응은 다음에서 검토된다. Wingfield, J., Sapolsky, R., "Reproduction and resistance to stress: when and how," *Journal of Neuroendocrionology* 15 (2003): 711.

7. 제2차 세계 대전 중의 폭격과 궤양에 대해서는 다음을 참고하라. Stewart, D., and Winser, D., "Incidence of perforated peptic ulcer: effect of heavy air-raids," *The Lancet* (28 February 1942): 259.

8. 통제의 이점을 얻기 위해 연습할 필요는 없다. 이에 대해서는 다음을 참고하라. Glass, D., and Singer, J., *Urban Stress: Experiments on Noise and Social Stressors* (New York: Academic Press, 1972). 통제의 상실이 종양 증식에 미치는 영향에 대해서는 다음을 참고하라. Visintainer, M., Volpicelli, J., and Seligman, M., "Tumor rejection in rats after inescapable or escapable shock," *Science* 216 (1982): 437. 통제가 도움이 된다는 것에 대한 일반적 참조로는 다음을 참고하라. Houston, B., "Control over stress, locus of control, and response to stress," *Journal of Personality and Social Psychology* 21 (1972): 249; Lundberg, U., and Frankenhaeuser, M., "Psychophysiological reactions to noise as modified by personal control over stimulus intensity," *Biological Psychology* 6 (1978): 51; Brier, A., Albus, M., Pickar, D., Zahn, T. P., Wolkowitz, O., and Paul, S., "Controllable and uncontrollable stress in humans: alterations in mood and neuroendocrine and psychophysiological function," *American Journal of Psychiatry* 144 (1987): 1419; Manuck, S., Harvey, A., Lechleiter, S., and Neal, K., "Effects of coping on blood pressure responses to threat of aversive stimulation," *Psychophysiology* 15 (1978): 544. 운동을 강요받은 쥐들에 대해서는 다음을 참고하라. Moraska, A., Deak, T., Spencer, R., Roth, D., Fleshner, M., "Treadmill running produces both positive and negative physiological adaptations in Sprague-Dawley rats," *American Journal of Physiology: Regulatory, Intergrative and comparative Physiology* 279 (2000): R1321. Haidt, J., Rodin, J., "Control and efficacy as interdisciplinary bridges," *Review of General Psychology* 3 (2000): 317에서 뛰어난 비평을 볼 수 있다.

9. 직장에서의 스트레스와 통제에 대해서는 다음을 참고하라. Karasek, R., Theorell, T., *Health, Work, Stress, Productivity, and the Reconstruction of Working Life* (New York: Basic Books, 1990); Schnall, P., Pieper, C., Schwartz, J., Karasek, R., Schlussel, Y., Devereux, R., Ganau, A., Alderman, M., Warren K., Pickering, T., "Relationship between job strain, workplace diastolic blood pressure, and left ventricular mass index," *Journal of the American Medical Association* 263 (1990): 1929; Steptoe, A., Kunz-Ebrecht, S., Owen, N., Feldman, P., Rumley, A., Lowe, G., Marmot, M., "Influence of socioeconomic status and job control on plasma fibrinogen responses to acute mental stress," *Psychosomatic Medicine* 65 (2003): 137. 직장 스트레스는 특정 영역에서만 일어난다. 이에 대해서는 다음을 참고하라. Kohn, M., Schooler, C., *Work and Personality: An Inquiry into the Impact of Social Stratification* (Norwood, N. J.: Ablex, 1983). 스트레스를 받는 오케스트라 단원들에 대해서는 다음을 참고하라. Levine, R., Levine, S., "Why they are not smiling: stress and discontent in the orchestral workplace," *Harmony* 2 (1996): 15-25.

10. 악화되거나 개선된다는 인식: 개코원숭이의 서열 상승 또는 저하에 대해서는 다음을 참고하라. Sapolsky, R., "Cortisol concentrations and the social significance of rank instability among wild baboons," *Psychoneuroendocrinology* 17 (1992): 701 (코르티솔은 영장류나 인간의 혈류에서 찾을 수 있는 당질 코르티코이드이다.). 암 환자 자녀를 둔 부모에 대해서는 다음을 참고하라. Wolff, C., Friedman, S., Hofer, M., and Mason, J., "Relationship between psychological

defenses and mean urinary 17-hydroxycorticosteroid excretion rates," *Psychosomatic Medicine* 26 (1964): 576 (17-하이드록시코르티코스테로이드는 인간들이 배설하는 당질 코르티코이드의 유형이다.).
11. 경쟁 상태에 있는 개코원숭이들이 무작위적으로 폭력을 사용 하는 현상에 대해서는 다음을 참고하라. Silk, J., "Practice random acts of aggression and senseless acts of intimidation: the logic of status contest in social groups," *Evolutionary Anthropology* 11 (2002): 221.
12. 좋지만 스트레스를 주는 변화에 대해서는 다음을 참고하라. Shively, C., Laber-Laird, K., Anton, R., "Behavior and physiology of social stress and depression in female cynomolgus monkeys," *Biological Psychiatry* 41 (1997): 871.
13. 예측 가능한 정보라도 긴 시차가 있으면 무효하다. 이에 대해서는 다음을 참고하라. Pitman, D., Natelson, B., Ottenweller, J., McCarty, R., Pritzel, T., and Tapp, W., "Effects of exposure to stressors of varying predictability on adrenal function in rats," *Behavioral Neuroscience* 109 (1995): 767; Arthur, A., "Stress of predictable and unpredictable shock," *Psychological Bulletin* 100 (1986): 379.
14. 통제의 미묘함에 대해서는 다음을 참고하라. DeGood, D., "Cognitive control factors in vascular stress responses," *Psychophysiology* 12 (1975): 399; Houston, B., "Control over stress, locus of control, and response to stress," *Journal of Personality and Social Psychology* 21 (1972): 249; Lundberg, U., and Frankenhaeuser, M., "Psychophysiological reactions to noise as modified by personal control over stimulus intensity," *Biological Psychology* 6 (1978): 51.
15. 관리직 스트레스 증후군과 원숭이들의 궤양: 관리직 원숭이들을 대상으로 한 이 유명한 실험을 다룬 존경할 만한 전문 및 비전문 문헌들은 다음에서 찾을 수 있다. Brady, J., Porter, R., Conrad, D., and Mason, J., "Avoidance behavior and the development of gastroduodenal ulcers," *Journal of the Experimental Analysis of Behavior* I (1958): 69; Brady, J., "Ulcers in 'executive' monkeys," *Scientific American* 199 (1958): 95. 이 실험에 대한 웨이스의 전문 및 비전문적 비평에 대해서는 다음을 참고하라. Weiss, J., "Effects of coping response on stress," *Journal of Comparative and Physiological Psychology* 65 (1968): 251; Weiss, J., "Psychological factors in stress and disease," *Scientific American* 226 (1972): 104. Natelson, B., Dubois, A., and Sodetz, F., "Effect of multiple stress procedures on monkey gastro-duodenal mucosa, serum gastrin and hydrogen ion kinetics," *American Journal of Digestive Disease* 22 (1977): 888도 전문적 비평을 제공한다.

이 장에 있는 많은 의견들은 스트레스 관리를 다루는 마지막 장에서 다른 참고 문헌들과 함께 다시 언급된다.

14장

1. 인구의 5~20퍼센트가 무거운 우울증으로 고통받게 될 것이다. Robins, L., Helzer, J., Weissman, M., Orvaschel, H., Gruenberg, E., Burke, J., and Regier, D., "Lifetime prevalence of

specific psychiatric disorders in three sites," *Archives of General Psychiatry* 41 (1984): 949; Weissman, M., and Myers, J., "Rates and risks of depressive symptoms in a United States urban community," *Acta Psychiatrica Scandinavica* 57 (1978): 219; Helgason, T., "Epidemiological investigation concerning affective disorders," in Schor, M., and Stromgren, M., eds., *Origin, Presentation and Treatment of Affective Disorders* (London: Academic Press, 1979), 241. 비율의 증가에 대해서는 다음을 참고하라. Klerman, G., Weissman, M., "Increasing rates of depression," *Journal of the American Medical Association* 261 (1989): 2229. 장애의 두 번째 주요 원인에 대해서는 다음을 참고하라. *Science* 288, 39.

2. 여러 가지 우울증 부류에 나타나는 증상에 대한 적절한 설명은 관련 주제의 성서라 할 수 있는 다음 서적에서 찾을 수 있다. *Diagnostic and Statistical Manual of Mental Disorders* (DSM-III-R), 3d ed., rev. (Washington, D.C.: American Psychiatric Assocation, 1987); Gold, P., Goodwin, F., and Chrousos, G., "Clinical and biochemical manifestations of depression: relation to the neurobiology of stress," *New England Journal of Medicine* 319 (1988): 348. 긍정적 감정과 부정적 감정은 단순히 반대되는 것이 아니다. 이에 대해서는 다음을 참고하라. Zautra, A., *Emotions, Stress and Health* (New York: Oxford University Press, 2003).

3. 해마다 80만 명의 자살하고 있다. "Spirit of the age," *The Economist* (18 December 1998): 13.

4. 우울증의 위험에 처한 사람들에 대해서는 다음을 참고하라. Wooley, M., and Simon, G., "Managing depression in medical outpatients," *New England Journal of Medicine* 343 (2000): 1942.

5. 우울증이 인식 장애라는 고전적 논의에 대해서는 다음을 참고하라. Beck, A., *Cognitive Therapy and the Emotional Disorders* (New York: Internatikonal Universities Press, 1976).

6. 기능 부전 증상: 많은 우울증 환자들의 수면 양식의 변화에 대해서는 다음을 참고하라. Diaz-Guerrero, R., Gottlieb, J., and Knott, J., "The sleep of patients with manic-depressive psychosis, depressive type: an electroencephalographic study," *Psychosomatic Medicine* 8 (1946): 399; Coble, P., Foster, F., and Kupfer, D., "Electroencephalographic sleep diagnosis of primary depression," *Archives of General Psychiatry* 33 (1976): 1124; Gillin, J., Duncan W., Pettigrew, K., Frankel, B., and Snyder, F., "Successful separation of depressed, normal and insomniac subjects by EEG sleep data," *Archives of General Psychiatry* 36 (1979): 85. 많은 우울증 환자들에게서 코르티솔(당질 코르티코이드) 농도가 증가한다. 이에 대한 초기 보고에 대해서는 다음을 참고하라. Sachar, E., "Neuroendocrine abnormalities in depressive illness," in Sachar, E., ed., *Topics of Psychoendocrinology* (New York: Grune and Stratton, 1975), 135. 더 최근의 검토로는 Sapolsky, R., and Plotsky, P., "Hypercortisolism and its possible neural bases," *Biological Psychiatry* 27 (1990): 937이 있다.

7. 우울증의 기억력 문제에 대해서는 다음을 참고하라. Austin, M., Mitchell, P., Goodwin, G., "Cognitive deficits in depression," *British Journal of Psychiatry* 178 (2001): 200.

8. 우울증 증상은 시간이 지남에 따라 주기적 유형을 보일 수 있다. 이에 대한 전형적 예를 다음

에서 찾을 수 있다. Richter, C., "Two-day cycles of alternating good and bad behavior in psychotic patients," *Archives of Neurology and Psychiatry* 39 (1938): 587. 계절성 정동 장애에 대한 좋은 비평으로 다음을 참고하라. Rosenthal, N., Sack, D., Gillin, C., Lewy, A., Goodwin, F., Davenport, Y., Mueller, P., Newsome, D., and Wehr, T., "Seasonal affective disorder," *Archives of General Psychiatry* 41 (1984): 72. 계절성 정동 장애의 빛 치료의 적용에 대한 시범으로 다음을 참고하라. Rosenthal, N., Sack, D., Carpenter, C., Parry, B., Mendelson, W., and Wehr, T., "Antidepressant effects of light in seasonal affective disorder," *American Journal of Psychiatry* 142 (1985): 163; Wehr, T., Jacobsen, F., Sack, D., Arendt, J., Tamarkin, L., and Rosenthal, N., "Phototherapy of seasonal affective disorder," *Archives of General psychiatry* 43 (1986): 870. 변연계에 정보를 보내는 망막 세포에 대해서는 다음을 참고하라. Barinaga, M., "How the brain's clock gets daily enlightenment," *Science* 295 (2002): 955.

9. 우울증의 신경 화학은 방대한 주제로, 서로 모순이 될 만큼 어지러울 정도로 많은 논문들이 있다. 신경 전달 물질이 너무 많거나 적거나, 또는 수용체가 너무 많거나 적은 것이 신경 에피네프린, 도파민 또는 세로토닌의 문제인지에 대한 진행 중인 혼란을 다루는 권위 있고 상대적으로 읽기 쉬운 논의로는 Kandel, E., Schwartz, J., and Jessell, T., eds., *Principles of Neural Sciences*, 3d ed. (New York: Elsevier, 1991)이 있다. 신경 전달 물질을 주제로 한 읽기 쉬운 훌륭한 입문서로는 Barondes, S., *Molecules and Mental Illness* (New York: Scientific American Library, W. H. Freeman, 1993)이 있다.

10. 세인트 존의 풀의 유효성에 대해서는 다음을 참고하라. DiCarlo, G., Borrelli, F., Ernst, E., Izzo, A., "St. John's wort: Prozac from the plant kindom," *Trends in Pharmacological Sciences* 22 (2001): 292. 다른 약제의 효능을 방해하는 세인트 존의 풀에 대해서는 다음을 참고하라. Vogel, G., "How the body's 'garbage disposal' may inactivate drugs," *Science* 291 (2001): 35.

11. ECT에 관한 간략한 장광설: 우리 시대의 의료 시술에 ECT만큼 안 좋은 대중적 이미지를 가진 치료법은 거의 없다. 과거의 ECT는 뇌 손상과 기억 상실, 몸을 손상시킬 정도의 격한 움직임을 일으킬 정도의 전기량을 사용했다. 더 안 좋은 점은 의료정치적 통제와 처벌의 성향을 띠고 행동 장애, 청소년 범죄 등 치료하기 힘든 우울증 외의 모든 것에 ECT를 사용했다는 것이다. 그러나 현재 ECT는 매우 다르게 적용되고 있다. 훨씬 적은 양의 전기가 사용되며, 현대식 ECT가 뇌 손상이나 영구적 기억 상실을 야기한다는 증거는 없다. 더구나, 표준적인 ECT는 시술 중 진정제를 투여하기에, 격한 움직임으로 인한 신체 손상의 위험은 실질적으로 사라졌다. 가장 중요한 점은 ECT를 제대로 사용하면 생명을 구할 수 있다는 것이다. 모든 종류의 심리 치료, 알려진 모든 항우울제, 또는 이 두 가지의 모두를 사용하고서도 자살하고 싶은 만큼 우울한 사람들에게 ECT는 그 기능을 되찾게 할 수 있는 유일한 기술일지 모른다. 이는 엄청나게 도움이 되는 시술일 수 있으며, 우울증 환자였던 많은 사람들이 이를 증명하고 있다. ECT의 역사와 현재 사용되는 방법의 안전성에 대해서는 다음을 참고하라. Fink, M., "Convulsive therapy: fifty years of progress," *Convulsive Therapy* I (1985): 204. ECT 작용의 메커니즘: 일부 논문들은 ECT가 노르에피네프린과 관련 신경 전달 물질의 다양한

수용체들에 영향을 미친다는 것을 보여 준다. Kellar, K., and Stockmeier, C., "Effects of electroconvulsive shock and serotonin axon lesions on beta-adrenergic and serotonin-2 receptors in rat brain," *Annals of the New York Academy of Science* 462 (1986): 76; Chiodo, L., and Antelman, S., "Electroconvulsive shock: progressive dopamine autoreceptor subsensitivity independent of repeated treatment," *Science* 210 (1980): 799; Reches, A., Wagner, H., Barkai, A., Jackson, V., Yablonskaya-Alter, E., and Fahn, S., "Electroconvulsive treatment and haloperidol: effects on pre- and postsynaptic dopamine receptors in rat brain," *Psychopharmacology* 83 (1984): 155. Devan, D., Dwork, A., Hutchinson, E., Bolwig, T., Sackeim, H., "Does ECT alter brain structure?" *American Journal of Psychiatry* 151 (1994): 957; Fink, M., *Electroshock: Restoring the Mind* (New York: Oxford University Press, 1999).

12. 뇌 속 쾌감 경로: 이를 발견한 두 명 중 한 명에 의한 이 분야 최초의 역사 기록으로는 다음을 참고하라. Milner, P., "The discovery of self-stimulation and other stories," *Neuroscience and Biobehavioral Reviews* 13 (1989): 61. 이 분야에 대한 또 다른 일반적 비평으로 다음을 참고하라. Routtenberg, A., "The reward system of the brain," *Scientific American* (November 1978). 이 경로들을 자극하는 것은 음식보다 더 강력할 수 있다는 예에 대해서는 다음을 참고하라. Routtenberg, A., and Lindy, J., "Effects of the availability of rewarding septal and hypothalamic stimulation on bar pressing for food under conditions of deprivation," *Journal of Comparative and Physiological Psychology* 60 (1965): 158. 쾌감 경로 내 노르에피네프린을 포함한 초기 연구에 대해서는 다음을 참고하라. Stein, L., "Effects and interactions of imipramine, chlorpromzaine, reserpine, and amphetamine on self-stimulation: possible neurophysiological basis of depression," in Wortis, J., ed., *Recent Advances in Biological Psychiatry*, vol. 4 (New York: Plenum, 1962), 288. 이 연구는 쥐들에서 노르에피네프린이 고갈되면 쾌감 경로의 자가 촉진이 감소한다는 것을 입증했다. 최근 몇 년 동안 이 분야의 학자들은 노르에피네프린이 쾌감 경로의 주된 신경 전달 물질이자, 우울증의 유일한 피의자라는 생각에서 다른 방향으로 옮겨 가고 있다. 대신에 도파민이라 불리는 신경 전달 물질이 쾌감 신호에 포함된 동급의 신경 전달 물질들 중 첫 물질로서 최전방을 향해 움직이고 있다. 코카인이 주로 도파민 시냅스에 작용하는 것을 봤을 때 이는 이치에 맞는다. 그러나 노르에피네프린은 쾌감을 지각하는 신경 전달 물질 중 가장 중요한 것은 아니겠지만, 뇌 부위 속에서 노르에피네프린 조절에 결함이 생기면 파괴적인 결과를 가져올 수 있을 정도로 거대한 잠재성을 갖고 있다. 복수의 신경 전달 물질들이 어떻게 쾌감 경로의 많은 시냅스 단계에 작용하는지 고려한다면, 하나의 긴 줄의 여러 부분들이 강하고 약한 각종 재료로 만들어져 있다고 유추하는 것이 도움이 될 것이다. 그럼에도 불구하고 이 줄의 어느 부위가 절단되면 문제가 일어나며, 노르에피네프린 연결 고리에서도 이러한 절단이 일어날 수 있다. 이는 Milner, P., "Brain-stimulation reward: a review," *Canadian of Psychology* 45 (1991): 1에서 검토된다.

쾌감 경로와 자가 촉진을 다룬 인간적 문헌에 대한 비평은 Heath, R., "Electrical self-stimulation of the brain in man," *American Journal of Psychiatry* 120 (1963): 571 에서 찾을 수 있다.

13. 항우울제인 물질 P 차단제에 대해서는 다음을 참고하라. Bondya, B., Baghaia, T., Minova, C., Schulea, C., Schwarza, M., Zwanzgera, P., Rupprechta, R., Mullera, H., "Substance P serum levels are increased in major depression: preliminary results," *Biological Psychiatry* 53 (2003): 538. 또, Fava, M., Kendler, K., "Major depressive disorder," *Neuron* 28 (2000): 335에서 논의된다.

14. 대상속 파괴술에 대한 반대와 의외로 많은 찬성에 관한 논의(그리고 정신 외과 수술에 대한 일반적 논쟁에 관한 심도 있는 논의)에 대해서는 다음을 참고하라. Konner, M., "Too desperate a cure?" originally published in *The Sciences* (May 1988): 6; reprinted in Konner, M., *Why the Reckless Survive* (New York: Viking Penguin, 1990). 대상속 파괴술의 결과에 대한 전문 논의에 대해서는 다음을 참고하라. Ballantine, H., Bouckoms, A., Thomas, E., and Giriunas, I., "Treatment of psychiatric illness by stereotactic cingulotomy," *Biological Psychiatry* 22 (1987): 807. 정신 외과 수술의 역사와 이에 동반된 논쟁에 대해서는 다음을 참고하라. Valenstein, E., *Great and Desperate Cures: The Rise and Decline of Psychosurgery and Other Radical Treatments for Mental Illness* (New York: Basic Books, 1986). 흥미롭게도, 1992년 연구는 '변연계에 우울한 생각을 과다하게 속삭이는 피질' 이라는 대략적인 그림을 지지하며, 우울증 환자들의 전두엽 피질과 편도 대사가 (우울증이 없는 환자들에 비해) 항진되어있다는 것을 보여 준다. Drevets, W., Videen, T., Price, J., Preskorn, S., Carmichael, S., and Raichle, M., "A functional anatomical study of unipolar depression," *Journal of Neuroscience* 12 (1992): 3628.

15. 전방 대상 피질: 긍정적 감정은 ACC를 억제한다. 이에 대해서는 다음을 참고하라. Aalto, S., Naatanen, P., Wallius, E., Metsahonkaala, L., Stenman, H., Niemi, P., Karlsson, H., "Neuroanatomical substrate of amusement and sadness: a PET activation study using film stimuli," *NeuroReport* 13 (2002): 67-73. ACC 촉진과 육감에 대해서는 다음을 참고하라. Drevets, W., "Neuroimaging and neuropathological studies of depression: implications for the cognitive-emotional features of mood disorders," *Current Opinion in Neurobiology* 11 (2001): 240. 최면과 ACC 활성화에 대해서는 다음을 참고하라. Rainville, P., Duncan, D., Price, D., Carrier, B., Bushnell, M., "Pain affect encoded in human anterior cingulated but not somatosensory cortex," *Science* 277 (1997): 968. 통증으로 활성화된 ACC에 대해서는 다음을 참고하라. Hutchison, W., Davis, K., Lozano, A., Tasker, R., Dostrovsky, J., "Pain-related neurons in the human cingulated cortex," *Nature Neuroscience* 2 (1999): 403. 과부와 ACC 활성화에 대해서는 다음을 참고하라. O'Connor, M., Littrell, L., Fort, C., Lane, R., "Functional neuroanatomy of grief: an MRI study," *American Journal of Psychiatry* 160 (2003): 1946. 게임에서 소외될 때 ACC가 활성화된다. 이에 대해서는 다음을 참고하라. Eisenberger, N., Lieberman, M., Williams, K., "Does rejection hurt? An fMRI study of social exclusion," *Science* 302 (2003): 290. 슬픈 얼굴은 과장되게 표현된다. 이에 대해서는 Drevets, 앞의 책을 참고하라. ACC 활성화의 좌우차(laterality)에 대한 데이비드슨의 지작은 다음을 참고하라. Davidson, R., Jackson, D., Kalin, N., "Emotion, plasticity, context, and regulation: perspectives

from affective neuroscience," *Psychological Bulletin* 126 (2000): 890. 새끼 원숭이들의 ACC 활성화 유형에 대해서는 다음을 참고하라. Rilling, J., Winslow, J., O'Brien, D., Gutman, D., Hoffman, J., Kilts, C., "Neural correlates of maternal separation in rhesus monkeys," *Biological Psychiatry* 49 (2001): 146.

16. 우울증의 유전에 대해서는 다음을 참조하라. Kendler, K., Prescott, C., Myers, J., Neale, M., "The structure of genetic and environmental risk factors for common psychiatric and substance use disorders in men and women," *Archives of General Psychiatry* 60 (2003): 929.

17. 면역 활성화와 우울증에 대해서는 다음을 참고하라. Dantzer, R., "Cytokines and depression: an update," *Brain Behavior and Immunity* 16 (2002): 501; Anisman, H., Merali, Z., "Cytokines, stress, and depressive illness," *Brain, Behavior and Immunity* 16 (2003): 513.

18. 갑상선 호르몬의 비효율성은 우울증을 유발할 수 있다. 이에 대해서는 다음을 참고하라. Denko, J., and Kaelbling, R., "Psychiatric aspects of hypoparathyroidism," *Acta Psychiatrica Scandinavica* 38 (1962): supp. 164, 7; Whybrow, P., Prange, A., and Treadway, C., "Mental changes accompanying thyroid gland dysfunction," *Archives of General Psychiatry* 20 (1969): 47. 이 작용이 일어날 수 있는 방법 중 하나는 갑상선 호르몬이 뇌 속 노르에피네프린 작용에 영향을 미친다는 것이다. 이에 대해서는 다음을 참고하라. Prange, A., Meek, J., and Lipton, M., "Catecholamines: diminished rate of synthesis in rat brain and heart after thyroxine pretreatment," *Life Sciences* 9 (1970): 901. 많은 우울증 환자들이 잠재적으로 갑상선 호르몬 부족을 갖는 것으로 나타났다. 이에 대해서는 다음을 참고하라. Lipton, M., Breese, G., Prange, A., Wilson, I., and Cooper, B., "Behavioral effects of hypothalamic polypeptide hormones in animals and man," in Sacher, E., ed., *Hormones, Behavior and Psychopathology* (New York: Raven Press, 1976), 15. 갑상선 기능 저하증은 항우울제에 대한 저항을 일으킬 수 있다. 이에 대해서는 다음을 참고하라. Bauer, M., Heinz, A., Whybrow, P., "Thyroid hormones, serotonin and mood: of synergy and significance in the adult brain," *Molecular Psychiatry* 7 (2002): 140-56; Cole, D., Thase, M., Mallinger, A., Soares, J., Luther, J., Kupfer, D., Frank, E., "Slower treatment response in bipolar depression predicted by lower pretreatment thyroid function," *American Journal of Psychiatry* 159 (2002): 116.

19. 남성에 비해 여성의 우울증 비율이 높은 것에 대해서는 다음을 참고하라. Murphy, M., Sobol, A., Neff, R., Olivier, D., and Leighton, A., "Stability of prevalence," *Archives of General Psychiatry* 41 (1984): 990. 남성보다 여성에게 더 많은 우울증 사례에 대해서는 다음을 참고하라. Gater, R., Tansella, M., Korten, A., Tiemens, B., Mavreas, V., Olatawura, M., "Sex differences in the prevalence and detection of depressive and anxiety disorders in general health care settings: report from the World Health Organization Collaborative Study on psychological problems in general health care," *Archives of General Psychiatry* 55 (1998): 405. 우울증 비율의 성별 차: 일부 호르몬 외 학설들 중 가장 좋은 비평은 다음에서 찾을 수 있다. 이에 대해서는 다음을 참고하라. Nolen-Hoeksma, S., "Sex differences in depression: theory and evidence,"

Psychological Bulletin 101 (1987): 259. 우울증의 성별 차에서 호르몬에 관한 관점: 여성은 생리 시기에 우울증이 나타나는 일이 특히 많다. 이에 대해서는 다음을 참고하라. Abramowitz, E., Baker, A., and Fleischer, S., "Onset of depressive psychiatric crises and the menstrual cycle," *American Journal of Psychiatry* 139 (1982): 475. 출산 직후는 우울증 위험성이 아주 높은 시기이다. 이에 대해서는 다음을 참고하라. Campbell, S., and Cohn, J., "Prevalence and correlates of postpartum depression in first-time mothers," *Journal of Abnormal Psychology* 100 (1991): 594; O'Hara, M., Schlechte, J., Lewis, D., and Wright, E., "Prospective study of postpartum blues: biologic and psychosocial factors," *Archives of General Psychiatry* 48 (1991): 801. 일반적으로 이단적 생각이라 여겨지는, 예를 들자면, 어머니들과 같은 비율로 아버지들이 출산 후 우울증을 겪는다는 것이 최근 연구들에서 강조되고 있다. 이에 대해서는 다음을 참고하라. Richman, J., Raskin, V., and Gaines, C., "Gender roles, social support, and postpartum depressive symptomatology," *Journal of Nervous and Mental Disease* 179 (1991): 139.

20. 전통 사회의 통제와 물질 남용의 성별 차 문제에 대해서는 다음을 참고하라. Loewenthal, K., Goldblatt, V., "Gender and depression in Anglo-Jewry," *Psychological Medicine* 25 (1995): 1051. 나는 이 연구가 매우 혼란스럽고, 적어도 내 예상에 반하고 있다고 생각한다. 이 논문은 처음에 성별 차가 남성이 여성보다 알코올 중독이나 다른 형태의 물질 중독으로 우울증을 위장하는 경우가 많아 나타난 결과의 산물이라는 생각을 확인하려는 것으로 보였다(즉, 우울증을 겪는 알코올 중독자는 우울증 환자보다는 알코올 중독자로 분류되는 일이 많다.). 그러므로 저자들은 알코올과 약물 중독이 매우 적은 정통 유대인 인구를 시험 대상으로 삼았다. 만약 일반 인구에서 남성의 우울증 비율이 X이고, 여성의 비율이 2X면, 정통 유대인 여성과 남성들의 비율은 모두 2X라고 생각할 것이다(다른 말로, 일반 인구에서 실제로 남성의 우울증 비율은 2X지만 이 중 반이 물질 중독으로 분류된다는 것이다.). 이 논문은 사실 일반 인구와의 날카로운 비교를 통해 정통 유대인의 남녀 우울증 비율을 동일하게 보고하고 있다. 그러나 일반 인구 모두의 우울증 비율이 2X라기보다는 X와 같았다. 그러므로 남성의 높은 우울증 비율을 가리고 있던 것은 알코올 중독이 아니라, 남성 우울증 비율이 낮아 보일 정도로 여성의 우울증 비율을 감소시킨 유대인들의 전통이었다. 저자들은 이를 전통 유대인 사회의 명예롭고 사회적으로 의미 있는 여성들의 역할 때문이라고 제시했다. 나는 이런 유대인 사회에서 자란 한 사람으로서 이 해석에 대해 약간 의심스럽긴 하지만 더 나은 해답을 제안할 수는 없다.

21. 에스트로겐과 프로게스테론은 뇌에 영향을 미친다. 이에 대한 몇 가지 예로, 에스트로겐은 뇌의 전기 흥분성(Teyler, T., Vardaris, R., Lewis, D., and Rawitch, A., "Gonadal steroids: effects on excitability of hippocampal pyramidal cells," *Science* 209 [1980]: 1017)과 일부 주요 신경 전달 물질 수용체들의 숫자(Schumacher, M., "Rapid membrane effects of steroid hormones: an emerging concept in neuroendocrinology," *Trends in Neurosciences* 13 [1990]: 359; Weiland, N., "Sex steroids alter N-methyl-D-aspartate receptor binding in the hippocampus," *Society for*

Neuroscience Abstracts 16 [1990]: 959), 그리고 축색 돌기 말단과 함께 시냅스를 형성하는 수상 돌기(수상 척수)의 수용기의 숫자 역시 변화시킨다. 쥐의 뇌 속 부위에 있는 많은 수상 척수들이 여성 생식 주기의 기능에 따라 변한다는 이 마지막 관찰은 특히 흥미롭다(Woolley, C., Gould, E., Frankfurt, M., and McEwen, B., "Naturally occurring fluctuation in dendritic spine density on adult hippocampal pyramidal neurons," *Journal of Neuroscience* 10 [1990]: 4035; Young, E., Korszun, A., "Psychoneuroendocrinology of depression: Hypothalamic-pituitary-gonadal axis," *Psychiatric Clinics of North America* 21 [1991]: 309).

프로게스테론은 스스로에서 분리된 물질들(대사 물질) 중 하나가 뇌 속의 주요 신경 전달 물질 수용체에 붙어 그 기능을 변화시키는 효과를 가진다. Majewska, M., Harrison, N., Schwartz, R., Barker, J., and Paul, S., "Steroid hormone metabolites are barbiturate-like modulators of the GABA receptor," *Science* 232 (1986): 1004. 이는 두 가지 이유로 매우 흥미롭다. 첫째, 여기에서 결정적인 물질은 프로게스테론이 아닌 대사 물질(이들과 친한 친구들에게 3-알파-하이드록시-5-알파-디하이드로프로게스테론이라 불린다.)이며, 이 장면에서 얼마나 많은 프로게스테론이 관여했는지뿐만 아니라 프로게스테론이 대사 물질에 얼마나 많이 둘러싸이게 되는지도 추적해야 한다는 것을 뜻한다. 생리 주기, 프로게스테론, 분위기와 우울증이라는 용어들이 특별히 흥미로운 점은, 수면 마취제(downers)나 벤조다이아제핀 진정제(발륨과 리브륨으로 표시된)가 속하는 같은 수용체 집합에 이러한 프로게스테론 대사 물질이 속한다는 사실이다. 더군다나, 적절한 의 프로게스테론 대사 물질은 그 자체가 마취제(이러한 '스테로이드 마취제'는 수술 중 사람에게조차 사용되어 왔다.)로 작용할 수 있다. 아직까지 이 기능적 의미를 알아낸 사람은 없지만, 모든 사람들이 극도로 재미있는 무엇인가가 여기에 있다고 추측하고 있다.

마지막으로, 에스트로겐과 프로게스테론이 뇌 속 항우울제의 작용을 변화시킬 수 있는 방법에 대해서는 다음을 참고하라. Wilson, M., Dwuyer, K., and Roy, E., "Direct effects of ovarian hormones on antidepressant binding sites," *Brain Research Bulletin* 22 (1989): 181. 여성의 혈액 내 항우울제 분해가 남성보다 천천히 일어나 더 많은 양이 뇌로 전달된다는 사례에 대해서는 다음을 참고하라. Biegon, A., and Samuel, D., "The in vivo distribution of an antidepressant drug (DMI) in male and female rats," *Psychopharmacology* 65 (1979): 259. 신경 활성화 약물에 대한 인종별 반응이 다양하다는 획기적 논쟁에 대해서는 다음을 참고하라. Holden, C., "New center to study therapies and ethnicity," *Science* 251 (1991): 748.

22. 스트레스와 우울증의 연관성에 대한 폭넓은 논의에 대해서는 다음을 참고하라. Gold, P., Goodwin, F., and Chrousos, G., "Clinical and biochemical manifestations of depression: relation to the neurobiology of stress," *New England Journal of Medicine* 319 (1988): 348 (이 장에서 제시된 것과 유사한, 우울증이 유전적으로 타이로신 수산화 효소의 발현 실패 때문에 생기는 것이라는 내용의 질병 모델을 약술한다.); Zis, A., and Goodwin, F., "Major affective disorders as a recurrent illness: a critical review," *Archives of General Psychiatry* 36 (1979): 385; Anisman, H., and Zacharko, R., "Depression: the predisposing influence of stress," *Behavioral and Brain*

Science 5 (1982): 89; Turner, R., and Beiser, M., "Major depression and depressive symptomatology among the physically disabled: assessing the role of chronic stress," *Journal of Nervous and Mental Disease* 178 (1990): 343. 우울증 환자들 중 스트레스 세대에 대해서는 다음을 참고하라. Roberts, J., Ciesla, J., "Stress generation in the context of depressive disorders," in Fink, G., ed., *Encyclopedia of Stress*, vol. 3, 512. 심한 우울증의 첫 발현 전의 주요 스트레스 요인에 대해서는 다음을 참고하라. Brown, G., Harris, T., *Social Origins of Depression* (New York: Free Press, 1978); Brown, G., Harris, T., Hepworth, C., "Loss, humiliation and entrapment among women developing depression: a patient and non-patient comparison," *Psychological Medicine* 25 (1995): 7. 어떤 사람이 주요 스트레스 요인에 대한 반응으로 우울증이 될지 예측하게 하는 요소들을 연구한 결과에 대해서는 다음을 참고하라. Maciejewiski, P., Prigerson, H., Mazure, C., "Self-efficacy as a mediator between stressful life events and depressive symptoms: differences based on history of prior depression," *British Journal of Psychiatry* 176 (2000): 373; Mitchell, P., Parker, G., Gladstone, G., Wilhelm, K., Austin, V., "Severity of stressful life events in first and subsequent episodes of depression: the relevance of depression subtype," *Journal of Affective Disorders* 73 (2003): 245.

23. 유전자 소인에 대해서는 다음을 참고하라. Caspi, A., Sugden, K., Moffitt, T., Taylor, A., Craig, I., Harrington, H., McClay, J., Mill, J., Martin, J., Braithwait, A., Poulton, R., "Influence of life stress on depression: moderation by a polymorphism in the 5-HTT gene," *Science* 301 (2003): 386. 인간 외 영장류에서의 유사한 발견에 대해서는 다음을 참고하라. Bennett, A., Lesch, K., Heils, A., Long, J., Lorenz, J., Shoaf, S., Champoux, M., Suomi, S., Linnoila, M., Higley, J., "Early experience and serotonin transporter gene variation interact to influence primate CNS function," *Biological Psychiatry* 7 (2002): 118.

24. 비정형 우울증의 낮은 당질 코르티코이드 농도에 대해서는 다음을 참고하라. Gold, P., Chrousos, G., "Organization of the stress system and its dysregulation in melancholic and atypical depression: high versus low CRH/NE states," *Molecular Psychiatry* 7 (2002): 254-75.

25. 우울증의 되먹이기 문제에 관한 비평에 대해서는 다음을 참고하라. Pariante, C., Miller, A., "Glucocorticoid receptors in major depression: relevance to pathphysiology and treatment," *Biological Psychiatry* 49 (2001): 391.

26. 스트레스는 우울증과 상관된 신경 화학을 변경시킨다. 이에 대해서는 다음을 참고하라. Tafet, G., Bernardini, R., "Psychoneuroendocrinological links between chronic stress and depression," *Progress in Neuro-Psychopharmacology and Biological Psychiatry* 27 (2003): 893; Sabban, E., Kvetnansky, R., "Stress-triggered activation of gene expression in catecholaminergic systems: dynamics of transcriptional events," *Trends in Neurosciences* 24 (2001): 91. 당질 코르티코이드와 세로토닌의 신경화학적으로 너무나도 재미있는 연관성에 대해서는 다음을 참고하라. Glatz, K., Mossner, R., Heils, A., Lesch, K., "Glucocorticoid-regulated human serotonin transporter (5-HTT) expression is modulated by the 5-HTT gene-promoter-linked polymorphic

region," *Journal of Neurochemistry* 86 (2003): 1072; van Riel, E., Meijer, O., Steenbergen, P., Joels, M., "Chronic unpredictable stress causes attenuation of serotonin responses in cornu ammonis 1 pyramidal neurons," *Neuroscience* 120 (2003): 649. 통제 불가능하고 통제할 수 없는 스트레스가 세로토닌 신경 화학을 변경시킨다는 사실의 보고에 대해서는 다음을 참고하라. Bland, S., Twining, C., Watkins, L., Maier, S., "Stressor controllability modulates stress-induced serotonin but not dopamine efflux in the nucleus accumbens shell," *Synapse* 49 (2003): 206.

27. 우울증에서 상승된 당질 코르티코이드 농도의 결과에 대해서는 다음을 참고하라.

면역 관련: Irwin, M., "Depression and immunity," in Ader, R., Felten, D., Cohen, N., eds., *Psychoneuroimmunology*, 3d ed. (San Diego: Academic Press, 2001), vol. 2, 383.

골다공증 관련: Cizza, G., Ravn, P., Chrousos, G., Gold, P., "Depression: a major, unrecognized risk factor for osteoporosis?" *Trends in Endocrinology and Metabolism* 12 (2001): 198.

심장병 관련: Penninx, B., Beekman, A., Honig, A., Deeg, D., Schoevers, R., van Eijk, J., van Tiburg, W., "Depression and cardiac mortality: results from a community-based longitudinal study," *Archives of General Psychiatry* 58 (2001): 229; Ferketich, A., Schwartzbaum, J., Frid, J., Moeschberger, M., "Depression as an antecedent to heart disease among women and men in the NHANES I study," *National Health and Nutrition Examination Survey, Archives of Internal Medicine* 9 (2000): 1261; Grippoa, A., Johnson, A., "Biological mechanisms in the relationhip between depression and heart disease," *Neuroscience and Biobehavioral Reviews* 26 (2002): 941.

28. 우울증의 해마 손상에 대해서는 다음을 참고하라. Sheline, Y., Wang, P., Gado, M., Csernansky, J., Vannier, M., "Hippocampal atrophy in recurrent major depression," *Proceedings of the National Academy of Sciences, USA* 93 (1996): 3908-4003; Sheline, Y., Sanghavi, M., Mintun, M., Gado, M., "Depression duration but not age predicts hippocampal volume loss in medical healthy women with recurrent major depression," *Journal of Neuroscience* 19 (1999): 5034-41; Bremner, J., Narayan, M., Anderson, E., Staib, L., Miller, H., Charney, D., "Hippocampal volume reduction in major depression," *American Journal of Psychiatry* 157 (2000): 115-27; Sheline, Y., Gado, M., Kraemer, H., "Untreated depression and hippocampal volume loss," *American Journal of Psychiatry* 160 (2003): 1516; MacQueen, G., Campbell, S., McEwen, B., MacDonald, K., Amano, S., Joffe, R., Nahmias, C., Young, L., "Course of illness, hippocampal function, and hippocampal volume in major depression," *Proceedings of the National Academy of Sciences, USA* 100 (2002): 1387.

전두엽 코르티솔의 손상에 대해서는 다음을 참고하라. Lai, T., Payne, M. E., Byrum C. E., Steffens, D. C., Krishnan, K. R., "Reduction of orbital frontal cortex volume in geriatric depression," *Biological Psychiatry* 48 (2000): 971; Rajkowska, G., Miguel-Hidalgo, J., Wei, J., Pittman, S., Dilley, G., Overholser, J., Meltzer, H., Stockmeier, C., "Morphometric evidence for neuronal and glial prefrontal cell pathology in major depression," *Biological Psychiatry* 45 (1999):

1085. 전두엽 코르티솔의 당질 코르티코이드 민감성에 대해서는 다음을 참고하라. Sanchez, M., Young, L., Plotsky, P., Insel, T., "Distribution of corticosteroid receptors in the rhesus brain: relative absence of GR in the hippocampal formation," *Journal of Neuroscience* 20 (2000): 4657.

29. 신경 생성과 우울증에 관한 각주: Kempermann, G., Kronenberg, G., "Depressed new neurons—adult hippocampal neurogenesis and a cellular plasticity hypothesis of major depression," *Biological Psychiatry* 54 (2003): 499. 2004년 말 *Biological Psychiatry*는 내가 조정한 이 논쟁들 중 두 중심 그룹들 간의 논쟁을 수록했다.

30. 스테로이드 합성 억제제의 항우울제 효과에 대해서는 다음을 참고하라. Wolkowitz, O., Reus, V., Chan, T., Manfredi, F., Raum, W., Johnson, R., Canick, J., "Antiglucocorticoid treatment of depression: double-blind ketoconazole," *Biological Psychiatry* 45 (1999): 1070; McQuade, R., Young, A., "Future therapeutic targets in mood disorders: the glucocorticoid receptor," *British Journal of Psychiatry* 177 (2000): 390; Sapolsky, R., "Taming stress," *Scientific American* (September 2003): 86. 당질 코르티코이드 수용체 저해제의 효과에 대해서는 다음을 참고하라. Belanoff, J., Rothschild, A., Cassidy, F., DeBattista, C., Baulieu, E., Schold, C., Schatzberg, A., "An open label trial of C-1073 (Mifepristone) for psychotic major depression," *Biological Psychiatry* 52 (2002): 386-92.

항우울제로서의 DHEA에 대해서는 다음을 참고하라. McQuade, "Future therapeutic agents," 앞의 책.

31. 항우울제의 효능을 보기 위해 전제가 되는 당질 코르티코이드 농도의 정상화에 대해서는 다음을 참고하라. Holsboer, F., "The corticosteroid receptor hypothesis of depression," *Neuropsychophar- macology* 23 (2000): 477. 우울증이 개선되는 데 선행하여 당질 코르티코이드 농도의 정상화가 일어난다. 이에 대해서는 다음을 참고하라. Yau, J., Seckl, J., "Antidepressant actions on glucocorticoid receptors," in Fink, G., ed., *Encyclopedia of Stress*, vol. 1, 212. 이 이론의 다른 분파로, 일부 연구자들은 항우울제가 처음에는 작용하지만, 당질 코르티코이드 수용체의 수준이 변하면서 신경 세포에 스며드는 당질 코르티코이드의 양을 조절하는 단백질의 활동이 변하기 때문에 그 효과가 떨어진다고 제시하고 있다. 이렇듯 재미있지만 분명한 소수 견해는 다음에서 검토된다. Pariante, C., Thomas, S., Lovesteon, S., Makoff, A., Kerwin, R., "Do antidepressants regulate how cortisol affects the brain?," *Psychoneuroendocrinology* 29 (2004): 423.

32. 프로이트의 고전적 에세이 "Mourning and melancholia"는 *The Collected Papers*, vol. 4 (New York: Basic Books, 1959)에서 찾을 수 있다.

33. 학습성 무원감의 심리학적 특징에 관한 결정판은 다양한 인용의 원천인 마틴 셀리그먼의 *Helplessness: On Depression, Development and Death* (San Francisco: W. H. Freeman, 1975)이다. 이 기념비적인 연구 성과는 기존에 출판된 심리학 서적 중 가장 영향력 있는 문헌이다. 이 부분에서 언급된 인간 대상 연구로는 다음을 참고하라. Hiroto, D., "Locus of control and

learned helplessness," *Journal of Experimental Psychology* 102 (1974): 187(소음 회피 과제에서 통제 불가능한 소음은 무력감을 야기한다.); Hiroto, D., and Seligman, M., "Generality of learned helplessness in man," *Journal of Personality and Social Psychology* 31 (1974): 311(통제 불가능한 소음은 단순한 단어 퍼즐 학습을 방해하고, 풀 수 없는 과제들은 무력감을 일으킨다.); Seligman, *Helplessness*, p. 35(풀 수 없는 과제들은 사회적 무력감을 가져온다.).

학습성 무원감이 인식적 또는 감정적 현상이라는 논의에 대해서는 다음을 참고하라. Seligman, M., *Helplessness*. 학습성 무원감이 정신 운동 지연 현상이라는 논의에 대해서는 다음을 참고하라. Weiss, J., Bailey, W., Goodman, P., Hoffman, L., Ambrose, M., Salman, S., and Charry, J., "A model for neurochemical study of depression," in Spiegelstein, M., and Levy, A., eds., *Behavioral Models and the Analysis of Drug Action* (Amsterdam: Elsevier, 1982). 동물들의 '학습성 나태함'과 필연적 보상에 대해서는 다음을 참고하라. '버릇없는 꼬마'라는 용어의 사용은 다음 자료에 언급된다. Seligman, *Helplessness*, p. 35. 이러한 발견들과 관련된 출판물에 대해서는 다음을 참고하라. Engberg, L., Hansen, G., Welker, R., and Thomas, D., "Acquisition of key-pecking via autoshaping as a fuction of prior experience: 'learned laziness?'" *Science* 178 (1973): 1002.

34. 쥐들에서 털고르기, 사회적 행동, 성적 행동, 양육의 변화를 일으키며 많은 식물성 증상을 보인 학습성 무원감의 생물학적 특성에 대해서는 다음을 참고하라. Stone, E., "Possible grooming deficit in stressed rats," *Research Communication in Psychology, Psychiatry and Behavior* 3 (1978): 109; Weiss, J., Simson, P., Ambrose, M., Webster, A., and Hoffman, L., "Neurochmical basis of behavioral depression," in Katkin, E., and Manuck, S., eds., *Advances in Behavioral Medicine*, vol. 1 (Greenwich, Conn.: JAI Press, 1985); Weiss, J., Goodman, P., Losito, P., Corrigan, S., Charry, J., and Bailey, W., "Behavioral depression produced by an uncontrolled stressor: relation to norepinephrine, dopamine and serotonin levels in various regions of the rat brain," *Brain Research Reviews* 3 (1981): 167. 우울증(DSM-III criteria)과 학습성 무원감의 증상들의 뚜렷한 대조에 대해서는 다음을 참고하라. Weiss, J., Bailey, W., Goodman, P., Hoffman, L., Ambrose, M., Salman, S., and Charry, J., "A model for neurochemical study of depression," in Spiegelstein, M., and Levy, A., eds., *Behavioral Models and the Analysis of Drug Action*.

학습성 무원감은 항우울제나 ECT로 학습될 수 있다. Dorworth, T., and Overmier, J., "On learned helplessness: the therapeutic effects of electroconvulsive shocks," *Physiological Psychology* 5 (1997): 355; Leshner, A., Remler, H., Biegon, A., and Samuel, D., "Desmethylimipramine counteracts learned helplessness in rats," *Psychopharmacology* 66 (1979): 207; Petty, F., and Sherman, A., "Reversal of leaned helplessness by imipramine," *Communications in Psychopharmacology* 3 (1980): 371; Sherman, A., Allers, G., Petty, F., and Henn, F., "A neuropharmacologically-relevant animal model of depression," *Neuropharmacology* 18 (1979): 891.

35. 보호적으로 작용하는 내재화된 통제점에 대해서는 다음을 참고하라. Maciejewiski et al., "Self-efficacy as a mediator," 앞의 책.
36. Rozin, P., Poritsky, S., and Sotsky, R., "American children with reading problems can easily learn to read English represented by Chinese characters," *Science* 171 (1971): 1264.
37. 어린 시절에 부모를 잃으면 성년기 우울증의 위험성이 증가한다. Breier, A., Kelso, J., Kirwin, P., Beller, S., Wolkowitz, O., and Pickar, D., "Early parental loss and development of adult psychopathology," *Archives of General Psychiatry* 45 (1988): 987; Amato, P., Keith, B., "Consequences of parental divorce for the well-being of children: a meta-analysis," *Psychological Bulletin* 110 (1991): 26; Gutman, D., Nemeroff, C., "Persistent CNS effects of an adverse early environment: clinical and preclinical studies," *Physiology and Behavior* 79 (2003): 471.
38. 스트레스는 뇌의 노르에피네프린 부위를 감소시키는 동시에 타이로신 수산화 효소의 활동을 증가시킨다. Stone, E., and McCarty, R., "Adaptation to stress: tyrosine hydroxylase activity and catecholamine release," *Neuroscience and Biobehavioral Reviews* 7 (1983): 29. 당질 코르티코이드는 이와 어떤 관련이 있다. Dunn, A., Gildersleeve, N., and Gray, H., "Mouse brain tyrosine hydroxylase and glutamic acid decarboxylase following treatment with adrenocorticotropic hormone, vasopressin or corticosterone," *Journal of Neurochemistry* 31 (1978): 977. 이에 더해, CRH도 이와 어떤 관련이 있을 수 있다. Ahlers, S., Salander, M., Shurtleff, D., and Thomas, J., "Tyrosine pretreatment alleviates suppression of schedule-controlled responding produced by CRF in rats," *Brain Research Bulletin* 29 (1992): 567; Sabban and Kvetnansky, "Stress-triggered activation," 앞의 책.
39. Glatz et al., "Glucocorticoid-regulated human serotonin transporter," 앞의 책; Koch, C., Stratakis, C., "Genetic factors and stress," in Fink, G., ed., *Encyclopedia of Stress*, vol. 2, 205.

15장

1. 동물의 성격에 대해서는 다음을 참고하라. Koolhaas, J., Korte, S., De Boer, S., Van der Vegt, B., Van Reenen, Hopster, H., De Jong, I., Ruis, M., Blockhuis, H., "Coping styles in animals: current status in behavior and stress-physiology," *Neuroscience and Biobehavioral Review* 23 (1999): 925. 영장류의 성격에 대해서는 다음을 참고하라. Clarke, A., and Boinski, S., "Temperament in nonhuman primates," *American Journal of Primatology* 37 (1999): 103. 개복치의 성질에 대해서는 다음을 참고하라. Wilson, D., Coleman, K., Clark, A., and Biderman, L., "Shy-bold continuum in pumpkinseed sunfish (Lepomis gibbosus): an ecological study of a psychological trait," *Journal of Comparative Psychology* 107 (1993): 250. 거위의 성격에 대해서는 다음을 참고하라. Pfeffer, K., Fritz, J., Kotrschal, K., "Hormonal correlates of being an innovative greylag goose, Anser anser," *Animal Behavior* 63 (2002): 687.
2. 개코원숭이의 성격, 그리고 생리학에 대해서는 다음을 참고하라. Sapolsky, R., and Ray, J., "Styles of dominance and their physiological correlates among wild baboons," *American Journal of*

Primatology 18 (1989): 1; Ray, J., and Sapolsky, R., "Styles of male social behavior and their endocrine correlates among high-ranking baboons," *American Journal of Primatology* 28 (1992): 231; Sapolsky, R., "Why should an aged male baboon transfer troops?" *American Journal of Primatology* 39 (1996): 149; Virgin, C., and Sapolsky, R., "Styles of male social behavior and their endocrine correlates among low-ranking baboons," *American Journal of Primatology* 42 (1997): 25; Suomi, S., "Early determinants of behavior: evidence from primate studies," *British Medical Bulletin* 53 (1997): 270.

3. 어떤 성격 유형들이 특정 스트레스 반응들과 연관되어 있는지 묻기 전에, 사람들이 스트레스 반응의 질에 있어 변함없는 개별적 차이를 보이는지를 물어야 한다. 이는 Cohen, S., Hamrick, N., "Stable individual differences in physiological response to stressors: implications for stress-elicited changes in immune related health," *Brain, Behavior, and Immunity* 17 (2003): 407 에서 언급된다. 심인성 유산을 다룬 문헌에 대한 더 자세한 검토로는 Huisjes, H., *Spontaneous Abortion* (New York: Churchill Livingstone, 1984)을 참고하라.

4. 우울증의 인식적, 내분비적 측면을 다룬 제13장을 참고하라.

5. 스트레스와 불안의 개요에 대해서는 다음을 참고하라. Ohman, A., "Anxiety," in Fink, G., ed., *Encyclopedia of Stress* (San Diego: Academic Press, 2000), vol. 1, 226. 불안과 카테콜아민에 대해서는 다음을 참고하라. Friedman, B., Thayer, J., Borkovec, T., Tyrrell, R., Johnson, B., and Columbo, R., "Autonomic characteristics of nonclinical panic and blood phobia," *Biological Psychiatry* 34 (1993): 298. 계속해서 극복하려 노력하는 것(카테콜아민 분비를 동반한다.)과 포기하는 것(당질 코르티코이드 과다 분비가 특징이다.)의 이분법에 대해서는 다음을 참고하라. Frankenhaeuser, M., "The sympathetic-adrenal and pituitary-adrenal response to challenge," in Dembroski, T., Schmidt, T., and Blumchen, G., eds., *Biobehavioral Basis of Coronary Heart Disease* (Basel: Karger, 1983), 91. 불안한 쥐들의 더 짧은 수명에 대해서는 다음을 참고하라. Cavigelli, S., and McClintock, M., *Proceedings of the National Academy of Sciences*, 100 (December 2003).

6. Aragno, A., *Forms of Knowledge: A Psychoanalytic of Human communication* (Madison, Conn.: International Universities Press, 2004).

7. 불안의 동물 모델에 대해서는 다음을 참고하라. Davis, M., "Functional neuroanatomy of anxiety and fear: a focus on the amygdala," in Charney, D., Nestler, E., and Bunney, B., *Neurobiology of Mental Illness* (New York: Oxford University Press, 1999), 463.

8. McGaugh, J., *Memory and Emotion* (New York: Weidenfeld and Nicolson, 2003); Roozendaal, B., "Glucocorticoids and the regulation of memory consolidation," *Psychoneuroendocrinology* 25 (2000): 213-238.

9. 의식적 인식 전의 심장 박동 항진에 대해서는 다음을 참고하라. Dolan, R., "Emotion, cognition and behavior," *Science* 298 (2002): 1191. 교감 신경계가 편도를 교란시킨다. 이에 대해서는 다음을 참고하라. Critchley, H., Mathias, C., and Dolan, R., "Fear conditioning in

humans: the influence of awareness and autonomic arousal on functional neuroanatomy," *Neuron* 33 (2002): 653-63.
10. 인종과 편도 활성화에 관한 불쾌한 발견에 대해서는 다음을 참고하라. Hart, A., Whalen, P., Shin, L., McInerney, C., Fischer, H., and Rauch, S., "Differential response in the human amygdala to racial outgroup vs ingroup face stimuli," *NeuroReport* 11 (2000): 2351; Golby, A., Gabrieli, J., Chiao, J., and Eberhardt, J., "Differential responses in the fusiform region to same-race and other-race faces," *Nature Neuroscience* 4 (2001): 845. 후자의 논문을 자세히 읽은 사람들은 실제로 활성화되는 것이 편도가 아닌 얼굴에 관련된 부위라는 것을 알 수 있다.
11. 불안장애 환자들은 움직임이 훨씬 더 느려진다. Ohman, 앞의 책.
12. 편도는 과흥분된다. 이에 대해서는 다음을 참고하라. Karst, H., Nair, S., Velzing, E., Rumpff-van Essen, L., Slagter, E., Shinnick-Gallagher, P., and Joels, M., "Glucocorticoids alter calcium conductances and calcium channel subunit expression in basolateral amygdala neurons," *European Journal of Neuroscience* 16 (2002): 1083-89; Diamond, D., Park, C., Puls, M., and Rose, G., "Differential effects of stress on hippocampal and amygdaloid LTP," in Holscher, C., *Neuronal Mechanisms of Memory Formation* (New York: Cambridge University Press, 2001), 379. 새로운 연결 고리에 대해서는 다음을 참고하라. Vyas, A., Mitra, R., Rao, B., and Chattarji, S., "Chronic stress induces contrasting patterns of dendritic remodeling in hippocampal and amygdaloid neurons," *Journal of Neuroscience* 22 (2002): 6810. 쥐들의 편도를 더 민감하게 만드는 방법에 대해서는 다음을 참고하라. Rosen, J., Hammerman, E., Sitcoske, M., Glowa, J., and Schulkin, J., "Hyperexcitability and exaggerated fear-potentiated startle produced by partial amydala kindling," *Behavioral Neuroscience* 110 (1996): 43. LeDoux의 모델에 대해서는 다음을 참고하라. LeDoux, J., *The Emotional Brain* (New York: Simon and Schuster, 1996).
13. A형 성격과 관상 동맥 질환의 관련성을 보여 주는 결정적인 전향적 연구에 대해서는 다음을 참고하라. Rosenman, R., Brand, R,. Jenkins, C., Friedman, M., Straus,R., and Wurm, M., "Coronary heart disease in the Western Collaborative Group Study: final follow-up experience of 812 years," *Journal of the American Medical Association* 233 (1975): 872; Friedman, M., and Rosenman, R., *Type A Behavior and Your Heart* (New York: Knopf, 1974). A형 개념을 주장하는 패널들이 발표한 보고서에 대해서는 다음을 참고하라. Cooper, T., Detre, T., and Weiss, S., "Coronary prone behavior and coronary heart disease; a critical review," *Circulation* 63 (1981): 1199.
최초의 A형 발견을 재실험할 때 발생하는 문제에 관한 가장 영향력 있는 연구는 Shekelle, R., Billings, J., and Borhani, N., "The MRFIT behavior pattern study. II. Type-A behavior and incidence of coronary heart disease," *American Journal of Epidemiology* 122 (1985): 599이다. 그 외에 다음을 참고하라. Barefoot, J., Peterson, B., Harrell, F., et al., "Type A behavior and survival: a follow-up study of 1,467 patients with coronary artery disease," *American Journal of Cardiology* 64 (1989): 427.

A형이 생존에 강하다는 견해: 방금 언급된 베어풋의 연구에 추가해 다음 자료가 있다. Ragland, D., and Brand, R., "Type A behavior and mortality from coronary heart disease," *New England Journal of Medicine* 313 (1988): 65. 이 소견은 역학 연구에 믿기 힘들 정도로 미묘한 혼동이 있을 수 있다는 사실을 보여 주는 좋은 교훈이다. 관상 동맥 질환으로 진단받은 A형이 왜 더 나은 생존율을 보이는가? 다음과 같은 몇 가지 가능성들이 있다. A형 사람들은 열심이고 성실한 성격 때문에 의사가 처방해 준 약과 식이 요법, 운동 요법에 충실히 따르는 경향이 있다. 또는 의사들이 특정 사람들을 즉시 A형이라 판단하고 "그래, 관상 동맥 질환을 가진 A형 사람이군. 나는 프리드먼과 로젠먼의 연구들을 다 알고 있지. 이 사람에겐 특별히 더 신경을 써야겠는걸." 하고 생각할지도 모른다. 또는 A형 사람들은 더 성실하게 정기 검진을 받기 때문에 평균보다 더 빨리, 아직 꽤 양호한 상태이자 생존 가능성이 높은 관상 동맥 질환을 일찍 발견할 수도 있다. 이 마지막 요소는 아마 제외되었겠지만, A형의 더 나은 생존을 보여 주는 연구는 근래에 이루어졌기 때문에 아직까지 그 누구도 확신할 수는 없다. 이러한 발견들 중 혼동을 초래할 수 있는 것들은 다음에서 논의된다. Matthews, K., and Haynes, S., "Type A behavior pattern and coronary disease risk," *American Journal of Epidemiology* 123 (1986): 923.

14. 심장병 지표로서의 적개심의 중요성에 대한 보고는 프리드먼과 로젠먼에 의한 최초 연구 자료를 재분석하여 이루어졌다. Hecker, M., Chesney, M. N., Black, G., and Frautsch, N., "Coronary-prone behaviors in the Wetern Collaborative Group Study," *Psychosomatic Medicine* 50 (1988): 153. 의대생들의 적개심에 대해서는 다음을 참고하라. Barefoot, J., Dahlstrom, W., and Williams, R., "Hostility, CHD incidence, and total mortality: a 25-year follow-up study of 255 physicians," *Psychosomatic Medicine* 45 (1983): 59. 변호사의 사례에 대해서는 다음을 참고하라. Barefoot, J., Dodge, K., Peterson, B., Dahlstrom, W., and Williams, R., "The Cook-Medley Hostility scale: item content and ability to predict survival," *Psychosomatic Medicine* 51 (1989): 46. 핀란드 쌍둥이에 대해서는 다음을 참고하라. Koskenvuo, M., Kaprio, J., Rose, R., Kesaniemi, A. Sarna, S., Heikkila, K., and Langinvainio, H., "Hostility as a risk factor for mortality and ischemic heart disease in men," *Psychosomatic Medicine* 50 (1988): 330. 웨스턴 일렉트릭 직원들의 사례에 대해서는 다음을 참고하라. Shekelle, R., Gale, M., Ostfeld, A., and Paul, O., "Hostility, risk of coronary disease, and mortality," *Psychosomatic Medicine* 45 (1983): 219. 일반 비평에 대해서는 다음을 참고하라. Miller, T., Smith, T., Turner, C., Guijarro, M., and Hallet, A., "A meta-analytic review of research on hostility and physical health," *Psychological Bulletin* 119 (1996): 322; Williams, R., and Littman, A., "Psychosocial factors: role in cardiac risk and treatment strategies," *Cardiology Clinics* 14 (1996): 97. 총 사망률 지표로서의 적개심에 대해서는 다음을 참고하라. Houston, B., Babyak, M., Chesney, M., Black, G., and Ragland, D., "Social dominance and 22-year all-cause mortality in men," *Psychosomatic Medicine* 50 (1997): 5; Yan, L. L., Liu, K., Matthews, K. A., Daviglus, M. L., Ferguson, T. F., and Kiefe, C. I., "Psychosocial factors and risk of hypertension: the Coronary Artery Risk Development in

Young Adults (CARDIA) study," *Journal of the American Medical Association* 290 (2003): 2190. 여러 도시들의 적개심에 대해서는 다음을 참고하라. Marmot, M., "Epidemiology of SES and health: are determinants within countries the same as between countries?" *Annals of the New York Academy of Sciences* 896 (1999): 16. 적개심과 심장 발작에 대해서는 다음을 참고하라. Williams, J., Nieto, F., Sanford, C., Couper, D., and Tyroler, H., "The association between trait anger and incident stroke risk," *Stroke* 33 (2002): 13.

A형다움의 열쇠인 불안감에 대해서는 다음을 참고하라. Price, V., Friedman, M., Ghandour, G., and Fleischmann, N., "Relation between insecurity and Type A behavior," *American Heart Journal* 129 (1995): 488.

15. 고의적인 감정 표현의 억제에 관한 제임스 그로스의 연구들은 다음에서 찾을 수 있다. Gross, J., and Levenson, R., "Emotional suppression: physiology, self-report, and expressive behavior," *Journal of Personality and Social Psychology* 64 (1993): 870. 또, Gross, J., and Levenson, R., "Hiding feelings: the acute effects of inhibiting negative and positive emotion," *Journal of Abnormal Psychology* 106 (1997): 95. 적개심의 표출이 가장 해롭다는 견해를 지지하는 자료로는 다음을 참고하라. Siegman, A., "Cardiovascular consequences of expressing, experiencing, and repressing anger," *Journal of Behavioral Medicine* 16 (1993): 539.

16. 적개심이 많은 사람들과 그렇지 않은 사람들의 호르몬 및 심장 혈관 기능: 쉬는 동안 또는 비사회적 스트레스를 받는 동안 적개심이 많은 사람들과 그렇지 않은 사람들의 호르몬 및 혈압에 차이가 없다는 사례에 대해서는 다음을 참고하라. Sallis, J., Johnson, C., Treverow, T., Kaplan, R., and Hovell, M., "The relationship between cynical hostility and blood pressure reactivity," *Journal of Psychosomatic Research* 31 (1987): 111; Smith, M., and Houston, B., "Hostility, anger, expression, cardiovascular responsivity, and social support," *Biological Psychology* 24 (1987): 39; Krantz, D., and Manuck, S., "Acute psychophysiologic reactivity and risk of cardiovascular disease: a review and methodological critique," *Psychological Bulletin* 96 (1984): 435; Suarez, E., Kuhn, C., Schanberg, S., Williams, R., and Zimmermann, E., "Neuroendocrine, cardiovascular, and emotional responses of hostile men: the role of interpersonal challenge," *Psychosomatic Medicine* 60 (1998): 78.

적개심이 많은 사람들은 사회적 도발에 대한 반응이 더 크다는 사례; 즉 문제를 푸는 동안 방해를 받는 경우의 연구로는 Suarez, E., and Williams, R., "Situational determinants of cardiovascular and emotional reactivity in high and low hostile men," *Psychosomatic Meidcine* 51 (1989): 404. 남을 얕보는 듯한 상대방과의 장난으로 게임을 한 연구는 Glass, D., Krakoff, L., and Contrada, R., "Effect of harassment and competition upon cardiovascular and catecholamine responses in Type A and Type B individuals," *Psychophysiology* 17 (1980): 453. 사회 분쟁의 역할극에 관한 연구는 Hardy, J., and Smith, T., "Cynical hostility and vulnerability to disease: social support, life stress, and physiological response to conflict," *Health Psychology* 7 (1988): 477. 형편없는 설명을 듣고 도저히 풀 수 없는 문제 풀기에 관한 연구로는 Weidner,

G., Friend, R., Ficarrotto, T., and Mendell, N., "Hostility and cardiovascular reactivity to stress in women and men," *Psychosomatic Medicine* 51 (1989): 36; Suls, J., and Wan, C., "The relationship between trait hostility and cardiovascular reactivity: a quantitative review and analysis," *Psychophysiology* 30 (1993): 615 등이 있다. 이 중 많은 연구들이 적개심이 많은 사람 대 그렇지 않은 사람으로 나눈 것이 아니라 A형 대 B형으로 분류하고 있을 당시에 이루어졌다.

17. A형 성향을 바꿀 수 있다면 관상 동맥 질환의 위험성이 감소한다는 견해에 관해서는 다음을 참고하라. Friedman, M., Thoresen, C., and Gill, J., "Alteration of Type A behavior and its effect on cardiac recurrences in post-myocardial infarction patients: summary results of the Recurrent Coronary Prevention Project," *American Heart Journal* 112 (1986): 653; Friedman, M., Breall, W., Goodwin, M., Sparagon, B., Ghandour, G., and Fleischmann, N., "Effect of Type A behavioral counseling on frequency of episodes of silent myocardial ischemia in coronary patients," *American Heart Journal* 132 (1996): 933.

마지막으로, 어울리지 않게도 스트레스성 심장 혈관 질환 때문에 현저히 줄어든 미국 대통령들의 수명에 대한 의학사적 분석 내용에 대해서는 다음을 참고하라. Gilbert, R., "Travails of the chief," *The Sciences* (January-February 1993): 8.

18. A형다움의 발견 또는 미발견에 대한 이야기는 다음에서 찾을 수 있다. Sapolsky, R., "The role of upholstery in cardiovascular physiology," *Discover* (November 1997): 58.

19. 프리드먼의 생애에 대한 더 광범위한 논의는 다음에서 찾을 수 있다. Sapolsky, R., "All the rage," *Men's Health* (April 2002): 104.

20. '낙관주의자 대 비관주의자'에 대해서는 다음을 참고하라. Cohen, F., Kearney, K., Zegans, L., Kemeny, M., Neuhaus, J., and Stites, D., "Differential immune system changes with acute and persistent stress for optimists vs pessimists," *Brain, Behavior and Immunity* 13 (1999): 155. 부끄러움을 더 많이 타는 개체들에 대해서는 다음을 참고하라. Detting, A., Gunnar, M., Donzella, B., "Cortisol levels of young children in full-day childcare centers: relations with age and temperament," *Psychoneuroendocrinology* 24 (1999): 519.

21. 억제적 성격의 사람들이 실제로는 행복하다는 견해에 대해서는 다음을 참고하라. Brandtstadter, J., Balte, S., Gotz, B., Kirschbaum, C., and Hellhammer, D., "Developmental and personality correlates of adrenocortical activiey as indexed by salivary cortisol: observations in the age range of 35 to 65 years," *Journal of Psychosomatic Research* 35 (1991): 173. Weinberger, D., Schwartz, G., and Davidson, R., "Low-anxious, high-anxious, and repressive coping styles: psychometric patterns and behavioral and physiological responses to stress," *Journal of Abnormal Psychology* 88 (1986): 369; Shaw, R., Cohen, F., Fishman-Rosen, R., Murphy, M., Stertzer, S., Clark, D., and Myler, K., "Psychologic predictors of psychosocial and medical outcomes in patients undergoing coronary angioplasty," *Psychosomatic Medicine* 48 (1986): 582; Shaw, R., Cohen, F., Doyle, B., and Palesky, J., "The impact of denial and repressive style on information

gain and rehabilitation outcomes in myocardial infarction patients," *Psychosomatic Medicine* 47 (1985): 262.

억제의 유형에 대해서는 다음을 참고하라. Brown, L., Tomarken, A., Orth, D., Loosen, P., Kalin, N., and Davidson, R., "Individual differences in repressive-defensiveness predict basal salivary cortisol levels," *Journal of Personality and Social Psychology* 70 (1996): 362. 면역적으로 장애가 있는 개체들에 대해서는 다음을 참고하라. Jamner, L., Schwartz, G., and Leigh, H., "The relationship between repressive and defensive coping styles and monocyte, eosinophile, and serum glucose levels: support for the opioid peptide hypothesis of repression," *Psychosomatic Medicine* 50 (1988): 567; Tomarken, A., and Davidson, R., "Frontal brain activation in repressors and nonrepressors," *Journal of Abnormal Psychology* 103 (1994): 339. 이상 성격자와 전두부 피질에 대해서는 다음을 참고하라. Damasio, A., Tranel, D., and Damasio, H., "Indivisuals with sociopathic behavior caused by frontal damage fail to respond autonomically to social stimuli," *Behavioural Brain Research* 41 (1990): 81.

16장

1. Blakemore, S., Wolpert, D., and Frith, C., "Why can't you tickle yourself?" *NeuroReport* 11 (2000): R11. 섹스가 당질 코르티코이드 농도에 미치는 영향에 대해서는 다음을 참고하라. Woodson, J., Macintosh, D., Fleshner, M., and Diamond, D., "Emotion-induced amnesia in rats: working memory-specific impairment, corticosterone-memory correlation, and fear versus arousal effects on memory," *Learning and Memory* 10 (2003): 326.

2. 도파민과 복측 피개 / 측핵 경로에 대한 좋은 전문 해설들은 다음에서 찾을 수 있다. Kelley, A., and Berridge, K., "The neuroscience of natural rewards: relevance to addictive drugs," *Journal of Neuroscience* 22 (2002): 3306-11; Koob, G. F., "Allostatic view of motivation: implications for psychopathology," in: Bevins, R., and Bardo, M. T., eds., *Motivational Factors in the Etiology of Drug Abuse*, Nebraska Symposium on Motivation, vol. 50 (Lincoln, Neb.: University of Nebraska Press), in press.

3. 슐츠의 연구에 대해서는 다음을 참고하라. Schultz, W., Tremblay, L., and Holerman, J., "Reward processing in primate orbitofrontal cortex and basal ganglia," *Cerebral Cortex* 10 (2000): 272; Waelti, P., Dickinson, A., and Schultz, W., "Dopamine responses comply with basic assumptions of formal learning theory," *Nature* 412 (2001): 43.

4. 필립스의 연구에 대해서는 다음을 참고하라. Phillips, P., Stuber, G., Heien, M., Wightman, R., and Carelli, R., "Subsecond dopamine release promotes cocaine seeking," *Nature* 422 (2003): 614.

5. 슐츠의 최근 연구에 대해서는 다음을 참고하라. Fiorillo, C., Tobler, P., and Schultz, W., "Discrete coding of reward probability and uncertainty by dopamine neurons," *Science* 299 (2003): 1998. 이것과 이전 연구는 Sapolsky, R., "The pleasures (and pain) of 'maybe,'"

Natural History (September 2003): 22에서 논의된다.
6. 사람의 진실한 사랑에 대한 연구로는 다음을 참고하라. Helmuth, L., "Caudate-over-heels in love," *Science* 302 (2003): 1320.
7. 동물의 놀이에 대해서는 다음을 참고하라. Spinka, M., Newberry, R., and Bekoff, M., "Mammalian play: training for the unexpected," *Quarterly Review of Biology* 76 (2001): 141. 도전과 위협의 차이점에 대한 좋은 해설로는 다음을 참고하라. Epel, E., McEwen, B., and Ockovics, J., "Embodying psychological thriving: physical thriving in response to stress," *Journal of Social Issues* 54 (1996): 301.
8. 당질 코르티코이드와 도파민에 대해서는 다음을 참고하라. Piazza, P., and Le Moal, M., "Glucocorticoids as a biological substrate of reward: physiological and pathophysiological implications," *Brain Research Reviews* 25 (1997): 359; Rouge-Pont, F., Abrous, D., Le Moal, M., and Piazza, P., "Release of endogenous dopamine in cultured mesencephalic neurons: influence of dopaminergic agonists and glucocorticoid antagonists," *European Journal of Neuroscience* 1 (1999): 2343; Piazza, P., and Le Moal, M., "The role of stress in drug self-administration," *Trends in Pharmacological Sciences* 19 (1998): 6; Deroche-Gamonet, V., Sillaber, I., Aouizerate, B., Izawa, R., Jaber, M., Ghozland, S., Kellendonk, C., Le Moal, M., Spanagel, R., Shcutz, G., Tronche, F., and Piazza, P. V., "The glucocorticoid receptor as a potential target to reduce cocaine abuse," *Journal of Neuroscience* 23 (2003): 4785. 스트레스와 도파민 부족에 대해서는 다음을 참고하라. Gambarana, C., Masi, F., Tagliamonte, A., Scherggi, S., Ghiglieri, O., and De Monti, M., "A chronic stress that impairs reactivity in rats also decreases dopaminergic transmission in the mucleus accumbens: a microdialysis study," *Journal of Neurochemistry* 72 (1999): 2039. 스트레스와 편도의 도파민 분비에 대해서는 다음을 참고하라. Wolak, M., Gold, P., and Chrousos, G., "Stress system: emphasis on CRF in physiologic stress responses and the endocrinopathies of melancholic and atypical depression," *Endocrine Reviews* 11 (2002), in press.
9. 도파민 신호에 반응하지 않는 신경 세포들에 대해서는 다음을 참고하라. Ding, Y., Chi, H., Grady, D., Morishima, A., Kidd, J., Kidd, K., Flodman, P., Spence, M., Schuck, S., Swanson, J., Zhang, Y., and Moyzis, M., "Evidence of positive selection acting at the human dopamine receptor D4 gene locus," *Proceedings of the National Academy of Sciences* 99 (2002): 309.
10. 중독의 공통점에 대해서는 다음을 참고하라. Holden, C., " 'Behavioral' addictions: Do they exist?" Science 294 (2001): 980. 중독의 신경 생물학이 완전히 다른 영역에서도 적용이 되는지에 대한 논의로는 다음을 참고하라. Insel, T., "Is social attachment an addictive disorder?" *Physiology and Behavior* 79 (2003): 351.
11. 경로의 활성화와 주관적 쾌감의 관련성에 대해서는 다음을 참고하라. Stein, Elliott, lecture, University of Wisconsin, April 2002. 도파민 1,000배 증가에 대해서는 다음을 참고하라. Abbott, A., "Addicted," *Nature* 419 (2002): 872.

12. 대항 과정에 대해서는 다음을 참고하라. Ahmed, S., Lin, D., Koob, G., and Parsons, L., "Escalation of cocaine self-administration does not depend on altered cocaine-induced nucleus accumbens dopamine levels," *Journal of Neurochemistry* 86 (2003): 102.
13. 내인성 오피에이트와 '기다림'에 대해서는 다음을 참고하라. Kelley and Berridge, 앞의 책. 포르노 영화에 대해서는 다음을 참고하라. Stein, 앞의 책.
14. 상황 의존적 재발에 대해서는 다음을 참고하라. Grimm, J., Hope, B., Wise, R., and Shaham, Y., "Incubation of cocaine craving after withdrawal," *Nature* 412 (2001): 141; Schulteis, G., Ahmed, S., Morse, A., Koob, G., and Everitt, B., "Conditioning and opiate withdrawal," *Nature* 405 (2000): 1013.
15. 도파민 신경 세포에 대한 투사의 강화에 대해서는 다음을 참고하라. Ungless, M., Whistler, J., Malenka, R., and Bonci, A., "Single cocaine exposure in vivo induces LTP in dopamine neurons," *Nature* 411 (2001): 583; Bao, S., Chan, V., and Merzenich, M., "Cortical remodeling induced by activity of ventral tegmental dopamine neurons," *Nature* 412 (2001) 79; Nestler, E., "Total recall — the memory of addiction," *Science* 292 (2001): 2266; Hyman, S., and Malenka, R., "Addiction and the brain: the neurobiology of compulsion and its persistence," *Nature Neuroscience* 2 (2002): 695. '경로에 전기 자극 주기'에 대해서는 다음을 참고하라. Vorel, S., Liu, X., Hayes, R., Spector, J., and Gardner, E., "Relapse to cocaine-seeking after hippocampal theta burst stimulation," *Science* 292 (2001): 1175.
16. 당질 코르티코이드 수준을 높이는 알코올에 대해서는 다음을 참고하라. Taylor, A., and Pilati, M., "Alcohol, alcoholism and stress: a psychobiological perspective," in Fink, G., ed., *Encyclopedia of Stress* (San Diego: Academic Press, 2000), vol. 1, 131. CRH 효과를 감소시키는 알코올에 대해서는 다음을 참고하라. Valdez, G. R., Roberts, A. J., Chan, K., Davis, H., Brennan, M., Zorrilla, E. P., and Koob, G. F., "Increased ethanol self-administration and anxiety-like behavior during acute withdrawal and protracted abstinence: regulation by corticotropin-releasing factor," *Alcoholism: Clinical and Experimental Research* 26 (2002): 1494-1501.
17. '예측 가능 대 예측 불가능한 스트레스'에 대해서는 다음을 참고하라. Piazza and Le Moal, "The role of stress," 앞의 책. 사회적 하위 서열에 대해서는 다음을 참고하라. Morgan, D., Grant, K., Gage, H., Mach, R., Kaplan, J., Prioleau, O., Nader, S., Buchheimer, N., Ehrenkaufer, R., and Nader, M., "Social dominance in monkeys: dopamine D2 receptors and cocaine self-administration," *Nature Neuroscience* 5 (2002): 169-74; Ellison, G., "Stress and alcohol intake: the socio-pharmacological approach," *Physiology and Behavior* 40 (1987): 387. 스트레스는 알코올 섭취를 증가시킨다는 견해에 대해서는 다음을 참고하라. Taylor, 앞의 책. 스트레스 요인이 약물 복용 직전에 나타나야 한다는 견해에 대해서는 다음을 참고하라. Piazza and Le Moal, "The role of stress," 앞의 책.
18. 태아기 스트레스, 성인기 약물 성향에 대해서는 다음을 참고하라. DeTurck, K., and Pohorecky, L., "Ethanol sensitivity in rats: effect of prenatal stress," *Physiology and Behavior* 40

(1987): 407. 출산 합병증에 대해서는 다음을 참고하라. Brake, W., Sullivan, R., and Gratton, A., "Perinatal distress leads to lateralized medial prefrontal cortical dopamine hypofunction in adult rats," *Journal of Neuroscience* 20 (2000): 5538. 유아기에서도 마찬가지이다. Taylor and Pilati, 앞의 책 참조. 원숭이들의 격리에 대해서는 다음을 참고하라. Bennet et al., 앞의 책. "Separation in humans," cited in Taylor and Pilati, 앞의 책; Bohman, M., Sigvardsson, S., Cloninger, R., and Von Knorring, A., "Alcoholism: lessons from population, family and adoption studies," *Alcohol and Alcoholism* (1987): supp. 1, 55.

19. 스트레스는 중독 정도를 증가시킨다. 이에 대해서는 다음을 참고하라. Piazza, P., and Le Moal, M., "Interactions between stress and drugs of abuse," in Fink, G., ed., *Encyclopedia of Stress* (San Diego: Academic Press, 2000), vol. 2, 586 참조. 투여 중단 시 CRH는 증가한다. 이에 대해서는 다음을 참고하라. Service, R., "Probing alcoholism's dark side," *Science* 285 (1999): 1473 참조. 투여 중단 시 당질 코르티코이드 수준이 증가한다. 이에 대해서는 다음을 참고하라. Leshner, A., "Drug use and abuse," in Fink, G., ed., *Encyclopedia of Stress* (San Diego: Academic Press, 2000), vol. 1, 755 참조. 우리에 돌아가기 직전의 스트레스에 대해서는 다음을 참고하라. Leshner, 위의 책.

20. 반응성이 높은 쥐들에 대해서는 다음을 참고하라. Piazza, P., Deminiere, J., Le Moal, M., and Simon, H., "Factors that predict individual vulnerability to amphetamine self-administration," *Science* 245 (1989): 1511; Kabbaj, M., Devine, D. P., Savage, V. R., and Akil, H., "Neurobiological correlates of individual differences in novelty-seeking behavior in the rat: differential expression of stress-related molecules," *Journal of Neuroscience* 20 (2000): 6983.

21. Sterling, P., "Principles of allostasis: optimal design, predictive regulation, pathophysiology and rational therapeutics," in Schulkin, J., ed., *Allostasis, Homeostasis, and the Costs of Adaptation* (Cambridge, Mass.: MIT Press, 2003).

17장

1. 루돌프 피르호에 대해서는 다음을 참고하라. Rosen G., "The evolution of social medicine," in Freeman, H., Levine, S., and Reeder, L., eds., *Handbook of Medical Sociology*, 2d ed. (Englewood Cliffs, N. J.: Prentice-Hall, 1972). 피르호의 인용도 같은 문헌에서 발췌했다.

2. 개코원숭이의 사회적 행동에 대한 입문서로는 다음 책이 있다. Strum, S., *Almost Human* (New York: Random House, 1987); Smuts, B., *Sex and Friend in Baboons* (New York: Aldine, 1985); Ransom, T., *Beach Troop of the Gombe* (Lewisburg, Pa.: Bucknell University Press, 1981).

3. 서열이 낮은 수컷 개코원숭이들의 당질 코르티코이드 상승과 기타 문제들에 대해서는 다음을 참고하라. Sapolsky, R., "Adrenocortical function, social rank and personality among wild baboons," *Biological Psychiatry* 28 (1990): 862; Sapolsky, R., "Endocrinology alfresco: psychoendocrine studies of wild baboons," *Recent Progress in Hormone Research* 48 (1993): 437; Sapolsky, R., and Spencer, E., "Social subordinance is associated with suppression of insulin-like

growth factor I in a population of wild primates," *American Journal of Physiology* 273 (1997): R1346. 붉은털원숭이를 대상으로 한 유사 주제에 대해서는 다음을 참고하라. Kaplan, J., Manuck, S., Anthony, M., and Clarkson, T., "Premenopausal social status and hormone exposure predict postmenopausal atherosclerosis in female monkeys," *Obstetrics and Gynecology* 99 (2002): 381-83.

4. 다른 종들의 계급에 따른 스트레스 반응의 차이에 대해서는 다음을 참고하라. Sapolsky, R., "The physiological and pathophysiological implications of social stress in mammals," in McEwen, B., ed., *Coping with the Environment*, Handbook of Physiology (Washington, D.C.: American Physiological Association Press), in press.

5. 마모셋원숭이에 대해서는 다음을 참고하라. Abbott, D., Saltzman, W., Schulz-Darken, N., and Smith, T., "Specific neuroendocrine mechanisms not involving generalized stress mediate social regulation of female reproduction in cooperatively breeding marmoset monkeys," in Carter, C., Kirpatrick, B., Liederhendler, I., eds., *The Integrative Neurobiology of Affiliation* (New York: New York Academy of Sciences Press, 1997).

6. 우위에 있는 들개와 난쟁이몽구스의 생활에 대해서는 다음을 참고하라. Creel, S., Creel, N., and Monfort, S., "Social stress and dominance," *Nature* 379 (1996): 212; Creel, S., "Social dominance and stress hormones," *Trends in Ecology and Evolution* 16 (2001): 491. 애벗과 기타 영장류 학자들의 최근 연구로는 다음을 참고하라. Abbott, D., Keverne, E., Bercovith, F., Shively, C., Mendoza, S., Saltzman, W., Snowdon, C., Ziegler, T., Banjevic, M., Garland, T., and Sapolsky, R., "Are subordinates always stressed? A comparative analysis of rank differences in cortisol levels among primates," *Hormones and Behavior* 43 (2003): 67.

7. 동물 문화에 대해서는 다음을 참고하라. Wrangham, R., *Chimpanzee Cultures* (Cambridge, Mass.: Harverd University Press, 1994); De Waal, F., *The Ape and the Sushi Master* (New York: Basic Books, 2001); Laland, K., and Hoppitt, W., "Do animals have culture?" *Evolutionary Anthropology* 12 (2003): 150-59.

8. 화해하는 붉은털원숭이에 대해서는 다음을 참고하라. Gust, D., Gordon, T., Hambright, K., and Wilson, M., "Relationship between social factors and pituitary-adrenocortical activity in female rhesus monkeys," *Hormones and Behavior* 27 (1993): 318. 온화한 개코원숭이 집단에 대해서는 다음을 참고하라. Sapolsky, R., and Share, L., "A pacific culture among wild baboons, its emergence and transmission," *Public Library of Science, Biology*, (2004), in press. 가뭄 기간의 개코원숭이에 대해서는 다음을 참고하라. Sapolsky, R., "Endocrine and behavioral correlates of drought in the wild baboon," *American Journal of Primatology* 11 (1986): 217.

9. 영장류 스트레스 요인인 사회적 불안정성에 대해서는 다음을 참고하라. Sapolsky, R., "The physiology of dominance in stable versus unstable social hierarchies," in Mason, W., and Mendoza, S., eds., *Primate Social Conflict* (New York: SUNY Press, 1993); Cohen, S., Kaplan, J., and Cunnick, J., "Chronic social stress, affiliation and cellular immune response in nonhuman

primates," *Psychological Sciences* 3 (1992): 301.
10. 집단에 들어온 공격적인 수컷의 면역 억제 효과에 대해서는 다음을 참고하라. Alberts, S., Altmann, J., and Sapolsky, R., "Behavioral, endocrine and immunological correlates of immigration by an aggressive male into a natural primate group," *Hormones and Behavior* 26 (1992): 167.
11. 영장류 성격의 검토에 대해서는 다음을 참고하라. Clarke, A., and Boinski, S., "Temperament in nonhuman primates," *American Journal of Primatology* 37 (1995): 103.
12. 인간 서열에 대한 연구들에 대해서는 다음을 참고하라. Elias, M., "Cortisol, testosterone and testosterone-binding globulin responses to competitive fighting in human males," *Aggressive Behavior* 7 (1981): 215. Meyerhoff, J., Leshansky, M., and Mougey, E., "Effects of psychological stress on pituitary hormones in man," in Chrousos, G., Loriaux, D., and Gold, P., eds., *Mechanisms of Physical and Emotional Stress* (New York: Plenum Press, 1988); Houston, B., Babyak, M., Chesney, M., Black, G., and Ragland, D., "Social dominance and 22-year all-cause mortality in men," *Psychosomatic Medicine* 59 (1997): 5; Mazur, A., and Booth, A., "Testosterone and dominance in men," *Brain and Behavioral Sciences* 21 (1997): 353-63. 채집 밀렵꾼의 역사에 대해서는 다음을 참고하라. Boehm, C., *Hierarchy in the Forest: The Evolution of Egalitarian Behavior* (Cambridge, Mass.: Harvard University Press, 1999).
13. '노력 대 운에 의한 승리'의 내분비적 결과에 대해서는 다음을 참고하라. Mazur, A., and Lamb, T., "Testosterone, status and mood in human males," *Hormones and Behavior* 14 (1980): 236; McCaul, K., Gladue, B., and Joppa, M., "Winning, losing, mood, and testosterone," *Hormones and Behavior* 26 (1992): 486.
14. 빈곤한 사람들이 스트레스 요인을 가장 많이 갖는다. 이에 대해서는 다음을 참고하라. McLeod, J., and Kessler, R., "Socioeconomic status differences in vulnerability to undesirable life events," *Journal of Health, Society and Behavior* 31 (1990): 162; Cohen, S., and Wills, T., "Stress, social support and the buffering hypothesis," *Psychological Bulletin* 98 (1985): 310; Brown, G., and Harris, T., *Social Origins of Depression* (London: Tavistock, 1978).
15. 실직의 위협은 건강을 해친다. 이에 대해서는 다음을 참고하라. Beale, N., and Nethercott, S., "Job-loss and family morbidity: a study of a factory closure," *Journal of the Royal College of General Practitioners* 35 (1985): 510; Cobb, S., and Kasl, S., *Termination: The Consequences of Job Loss*, DHEW-NIOSH Publication No. 77-224 (Cincinnati, Ohio: U.S. NIOSH, 1977). 직장에서 화장실에 갈 수 없기 때문에 이뇨제를 복용하지 않는 직원들에 관한 연구에 대해서는 다음을 참고하라. Adler, N., Boyce, T., Chesney, M., Folkman, S., and Syme, S., "Socioeconomic inequalities in health: no easy solution," *Journal of the American Medical Association* 269 (1993): 3140에서 인용.
16. 가난한 사람들은 스트레스 요인을 효율적으로 극복하지 못한다. 이에 대해서는 다음을 참고하라. Hobfoll, S., *Stress, Community and Culture* (New York: Plenum, 1998).

17. 몬트리올 초등학생들에 대해서는 다음을 참고하라. Lupien, S., King, S., Meaney, M., and McEwen, B., "Child's stress hormone levels correlate with mother's socioeconomic status and depressive state," *Biological Psychiatry* 48 (2000): 976. 리투아니아 사람들에 대해서는 다음을 참고하라. Kristnson et al., "Antioxidant stat and mortality from coronary heart disease in Lithuanian and Swedish men," *British Medical Journal* 314 (1997): 629. 더 최근의 연구에서는 영국 공무원 체계에서 SES가 낮을수록 (성별에 관계없이) 다음 날 아침에 출근할 걱정으로 당질 코르티코이드 수준이 더 높아진다. Kunz-Ebrecht, S., Kirschbaum, C., Marmot, M., and Steptoe, A., "Differences in cortisol awakening response on work days and weekends in women and men from the Whitehall II cohort," *Psychoneuroendocrinology* 29 (2004): 516. 얘기를 조금 더 복잡하게 하자면, SES는 근무 중 당질 코르티코이드 농도를 상승시킨다. 그러나 여기에서 남성들의 경우, SES가 낮을수록(또 다시 영국 공무원 체계에서) 당질 코르티코이드 수준이 더 높다는 패턴이 나타난다. 대조적으로 여성들의 경우 SES가 높을수록 근무일의 당질 코르티코이드 수준이 높아진다. Steptoe, A., Kunz-Ebrecht, S., Owen, N., Feldman, P., Willemsen, G., Kirschbaum, C., and Marmot, M., "Socioeconomic status and stress-related biological responses over the working day," *Psychosomatic Medicine* (2004): in press.

18. SES 변화율과 건강에 대한 검토(이 주제들은 모두 이 분야의 첨단에 있다.)에 대해서는 다음을 참고하라. Pincus, T., and Callahan, L., "What explains the association between socioeconomic status and health: primarily access to medical care or mind-body variables?" *Advances* 11 (1995): 4; Syme, S., and Berkman, L., "Social class, susceptibility and sickness," *American Journal of Epidemiology* 104 (1976): 1; Adler, N., Boyce, T., Chesney, M., Folkman, S., and Syme, S., "Socioeconomic inequalities in health: no easy solution," *Journal of the American Medical Association* 269 (1993): 3140; Anderson, N., and Armstead, C., "Toward understanding the association of SES and health; a new challenge for the biopsychosocial approach," *Psychosomatic Medicine* 57 (1995): 213; Evans, R., Barer, M., and Marmor, T., *Why Are Some People Healthy and Others Not? The Determinants of Health of Populations* (New York: Aldine de Gruyter, 1994); Antonovsky, A., "Social class and the major cardiovascular diseases," *Journal of Chronic Diseases* 21 (1968): 65; Marmot, M., "Stress, social and cultural variations in heart disease," *Journal of Psychosomatic Research* 27 (1983): 377; Levenstein, S., Prantera, C., Varvo, V., Arca, M., Scribano, M., Spinella, S., and Berto, E., "Long-term symptom patterns in duodenal ulcer: psychosocial factors," *Journal of Psychosomatic Research* 41 (1996): 465; Hahn, R., Eaker, E., Barker, N., Teutsch, S., Sosniak, W., and Krieger, N., "Poverty and death in the United States," *International Journal of Health Services* 26 (1996): 673. 출생시 저체중에 대해서는 다음을 참고하라. Stern, A., "Social adversity, low birth weight, and pre-term delivery," *British Medical Journal* 295 (1987): 291; Budrys, G., *Unequal Health: How Inequality Contributes to Health or Illness* (Lanham, Md.: Rowman and Littlefield, 2003).

19. 부유층에서 더 유행하는 질병 중, 악성 흑색종과 유방암에 대해서는 다음을 참고하라.

Kitagawa, E., and Hauser, P., *Differential Mortality in the United States* (Cambridge, Mass.: Harvard University Press, 1973). 다발성 경화증에 대해서는 다음을 참고하라. Pincus, T., and Callahan, L., "What explains the association between socioeconomic status and health: primarily access to medical care or mind-body variables?" *Advances* 11 (1995): 4. 소아마비에 대해서는 다음을 참고하라. Pincus, T., in Davis, B., ed., *Microbiology, Including Immunology and Molecular Genetics*, 3d ed. (New York: Harper and Row). SES와 병원증(hospitalism)은 Sapolsky, R., "How the other half heals," *Discover* (April 1998): 46에서 검토된다.

20. 5~10년의 수명 차에 대해서는 다음을 참고하라. Wilkinson, R., *Mind the Gap: Hierarchies, Health and Human Evolution* (London: Weidenfeld and Nicolson, 2000). 몇 십 년의 차이에 대해서는 다음을 참고하라. Murray, C. J. L., Michaud, C. M., et al., *U.S. Patterns of Mortality by County and Race: 1965-1994* (Cambridge, Mass., Burden of Disease Unit, Harvard Center for Population and Development Studies, 1998).

21. 타이타닉 자료는 Marmot, M., "Epidemiology of SES and health: are determinants within countries the same as between countries?" *Annals of the New York Academy of Sciences* 896 (1999): 16에서 검토된다.

22. 경사가 세기를 거슬러 올라가는 것에 대한 자료는 다음과 같다. Evans, R., *Interpreting and Addressing Inequalities in Health: From Black to Acheson to Blair to ... ?* (London: OHE Publications, 2002).

23. SES는 노후 건강을 예측한다. Lynch, J., Kaplan, G., Pamuk, E., Cohen, R., Heck, K., Balfour, J., and Yen, I., "Income inequality and mortality in metropolitan areas of the United States," *American Journal of Public Health* 88 (1998): 1074. 인생 초기의 빈곤에 대해서는 다음을 참고하라. Hertzman, C., "The biological embedding of early experience and its effects on health in adulthood," *Annals of the New York Academy of Sciences* 896 (1999) 85. 수녀 연구에 대해서는 다음을 참고하라. Snowdon, D., Ostwald, S., and Kane, R., "Education, survival and independence in elderly Catholic sisters 1936-1988," *American Journal of Epidemiology* 120 (1989): 999; Snowdon, D., Ostwald, S., Kane, R., and Keenan, N., "Years of life with good and poor mental and physical function in the elderly," *Journal of Clinical Epidemiology* 42 (1989): 1055. 빈곤하게 지낸 생활의 누적 비율과 건강에 대해서는 Hertzman, 앞의 책을 참고하라.

24. SES와 응급차에서의 소생에 대해서는 다음을 참고하라. Sudnow, D., *Passing On: The Social Organization of Dying* (Englewood Cliffs, N. J.: Prentice-Hall, 1967). 더 최근 자료로는 다음을 참고하라. Kapral, M., Wang, H., Mamdani, M., Tu, J., "Effect of SES on treatment and mortality after stroke," *Stroke* 33 (2002): 268; Goirnick, M., "Disparties in Medicare services: potential causes, plausible explanations, and recommendations," *Health Care Financial Review* 21 (2000): 23.

25. 유럽 국가들의 범위: Cavelaars, A., "Morbidity differences by occupational class among men in seven European countries: an application of the Erikson-Goldthorpe social class scheme,"

International Journal of Epidemiology 27 (1998): 222. 악화되는 영국 SES 변화율에 대해서는 다음을 참고하라. Susser, M., Watson, W., and Hopper, K., *Sociology in Medicine*, 3d ed. (Oxford, England: Oxford University Press, 1985).

26. 가난한 사람들이 보편적 의료 체계를 더 많이 이용했는데도 여전히 더 많은 질병에 걸렸다는 연구에 대해서는 다음을 참고하라. Oakes, T., and Syme, S., "Social factors in newly discovered elevated blood pressure," *Journal of Health, Society and Behavior* 14 (1973): 198.
27. 마못의 연구에 대해서는 다음을 참고하라. Marmot, "Epidemiology of SES and health," 앞의 책.
28. 핀커스의 연구에 대해서는 다음을 참고하라. Pincus, T., and Callahan, L., "What explains the association between socioeconomic status and health: primarily access to medical care or mind-body variables?" *Advances* 11 (1995): 4.
29. PAP 검사를 한 번도 해 보지 못한 사람들에 대해서는 다음을 참고하라. Harlan, L., Bernstein, A., and Kessler, L., "Cervical cancer screening: who is not screened and why?" *American Journal of Public Health* 81 (1991) 885.
30. 사회적 경사를 악화시키는 교육에 대해서는 다음을 참고하라. Asplund, K., "Down with the class society!" *Stroke* 34 (2003): 2628.
31. 에반스에 대해서는 다음을 참고하라. Evans, "Interpreting and addressing inequalities in health," 앞의 책. 화이트홀의 연구에 대해서는 다음을 참고하라. Marmot, M., and Feeney, A., "Health and socioeconomic status," in Fink, G., ed., *Encyclopedia of Stress* (San Diego: Academic Press, 2000), vol. 2, 313. 622쪽 오염의 국제적 유형에 대해서는 다음을 참고하라. Pacala, S., Bulte, E., List, J., and Levin, S., "False alarm over environmental false alarms," *Science* 301 (2003): 1187. 부유함과 건강의 무관함에 대해서는 다음을 참고하라. Marmot, "Epidemiology of SES and health," 앞의 책; Kawachi, I., Kennedy, B., Lochner, K., and Prothrow-Stith, D., "Social capital, income inequality, and mortality," *American Journal of Public Health* 87 (1997): 1491. 미국인들과 그리스 인들의 수명에 대해서는 다음을 참고하라. Bezruchka, S., "Is our society making you sick?" *Newsweek* (February 2001): 26; Wikinson, 앞의 책.
32. 행복 통계에 대해서는 다음을 참고하라. Diener, E., Oishi, S., and Lucas, R., "Personality, culture, and subjective well-being: emotional and cognitive evaluations of life," *Annual Review of Psychology* 54 (2003): 403.
33. 애들러의 연구로는 다음과 같은 것들이 있다. Adler, N., Epel, E., Castellazzo, G., and Ickovics, J., "Relationship of subjective and objective social status with psychological and physiological functioning: preliminary data in healthy white women," *Health Psychology* 19 (2000): 586; Adler, N., and Ostrove, J., "SES and health: what we know and what we don't," *Annals of the New York Academy of Sciences* 896 (1999): 3; Goodman, E., Adler, N., Daniels, S., Morrison, J., Slap, G., and Dolan, L., "Impact of objective and subjective social status on obesity in a biracial cohort

of adolescents," *Obesity Research* 11 (2003): 1018; Singh-Manoux, A., Adler, N., Marmot, M. G., "Subjective social status: its determinants and its association with measures of ill-health in the Whitehall II study," *Social Science and Medicine* 56 (2003): 1321; Goodman, E., Adler, N. E., Kawachi, I., Frazier, A. L., Huang, B., and Colditz, G. A., "Adolescents' perceptions of social status: development and evaluation of a new indicator," *Pediatrics* 108 (2001): E31; Ostrove, J. M., Adler, N. E., Kuppermann, M., and Washington, A., "Objective and subjective assessments of socioeconomic status and their relationship to self-rated health in an ethnically diverse sample of pregnant women," *Health Psychology* 19 (2000): 613.

34. 여성 모델들의 사진에 대해서는 다음을 참고하라. Kenrick, D., Montello, D., Gutierres, S., and Trost, M., "Effects of physical attractiveness on affect and perceptual judgments: when social comparison overrides social reinforcement," *Perspectives in Social Psychology Bulletin* 19 (1993): 195.

35. 주관적 SES의 구성 요소에 대해서는 다음을 참고하라. Singh-Manoux, 앞의 책.

36. Wilkinson, 앞의 책. 영아 사망률에 대해서는 다음을 참고하라. Lynch, J., Smith, G. D., Hillemeier, M., Shaw, M., Raghunathan, T., and Kaplan, G., "Income inequality, the psychosocial environment, and health: comparisons of wealthy nations," *Lancet* 358 (2001): 194 Hales, S., "National infant mortality rates in relation to gross national product and distribution of income," *Lancet* 354 (1999): 2047; Howden-Chapman, P., and Odea, D., "Income, income inequality and health in New Zealand," in Eckersley, R., Dixon, J., and Douglas, B., eds., *The Social Origins of Health and Well-Being* (Cambridge, England: Cambridge University Press, 2001), 129. 미국 유아 사망률에 대해서는 다음을 참고하라. Ross, N. A., Wolfson, M. C., Dunn, J. R., Berthelot, J. M., Kaplan, G. A., and Lynch, J. W., "Relation between income inequality and mortality in Canada and in the United States: cross sectional assessment using census data and vital statistics," *British Medical Journal* 320 (2000): 898; Lynch et al., "Income inequality and mortality," 앞의 책.

37. 소득 불평등과 건강의 연관성은 보편적이지 않다. 이에 대해서는 다음을 참고하라. Lynch et al., "Income inequality and morality," 앞의 책; Osler, M., Prescott, E., Gronbaek, M., Christensen, U., Due, P., and Engholm, G., "Income inequality, individual income, and mortality in Danish adults: analysis of pooled data from two cohort studies," *British Medical Journal* 324 (2002): 13. 이 자료에 대한 아주 자세한 해설로는 다음을 참고하라. Lynch, J., Smith, G., Harper, S., Hillemeier, M., Ross, N., Kaplan, G., and Wolfson, M., "Is income inequality a determinant of population health?: A systematic review," *The Milbank Quarterly* (2004), in press. 미국의 이윤 분배에 대해서는 다음을 참고하라. Bezruchka, 앞의 책.

38. 접근선의 수식은 다음에서 처음 언급되었다. Rodgers, G. B., "Income and inequality as determinants of mortality: an international cross-section analysis," *Population Studies* 33 (1979): 343. 이 잠재적 수식은 이 현상에 기여하지만, 모든 것을 설명하지는 못한다. Wolfson, M.,

Kaplan, G., Lynch, J., Ross, N., and Backlund, E., "Relation between income inequality and mortality: empirical demonstration," *British Medical Journal* 319 (1999): 953.

39. 로빈 후드의 지표에 대해서는 다음을 참고하라. Atkinson, A., and Micklewright, J., *Transformation in Eastern Europe and the Distribution of Income* (New York: Cambridge University Press, 1992).

40. 사회 자본의 개념에 대해서는 다음을 참고하라. Coleman, J., Foundations of Social Theory (Cambridge, Mass.: Belknap Press of Harvard University Press, 1990). 가와치의 연구에 대해서는 다음을 참고하라. Kawachi, I., and Kennedy, B., *The Health of Nations: Why Inequality Is Harmful to Your Health* (New York: The New Press, 2002); Kawachi, I., and Berkman, L., "Social ties and mental health," *Journal of Urban Health* 78 (2001): 458. 이는 대학에서의 음주 연구도 포함한다.

41. '보이지 않는 사회 구성원 되기'에 대해서는 다음을 참고하라. Antonovsky, A., "A sociological critique of the 'Well-Being' movement," *Advances* 10, no. 3 (1994): 6.

42. 더 많은 범죄: 총기 소유에 대해서는 다음을 참고하라. Hemenway, D., Kennedy, B., Kawachi, I., and Putnam, R., "Firearm prevalence and social capital," *Annals of Epidemiology* 11 (2001): 484. 범죄를 예측 가능케 하는 소득 불균형에 대해서는 다음을 참고하라. Kawachi, I., Kennedy, B., and Wilkinson, R., "Crime: social disorganization and relative deprivation," *Social Science and Medicine* 48 (1999): 719.

43. Evans, "Interpreting and addressing inequalities in health," 앞의 책.

44. 건강과 동부권의 건강에 대해서는 다음을 참고하라. Evans, "Interpreting and addressing inequalities in health," 앞의 책; Kennedy, B., Kawachi, I., and Brainerd, E., "The role of social capital in the Russian mortality crisis," *World Developoment* 26 (1998): 2029.

45. 그리고 미국: 가장 무장된 국가에 대해서는 다음을 참고하라. Hemenway et al., 앞의 책을 참고하라. 퍼트넘의 은유에 대해서는 Putnam, R., *Bowling Alone* (New York: Simon & Schuster, 2000)를 참고하라. 캐나다의 소득 불균형과 비교하여 더 악화된 미국 건강 실태에 대해서는 다음을 참고하라. Lynch, "Income inequality and mortality," 앞의 책. 악화되고 있는 미국 내 소득 불균형에 대해서는 다음을 참고하라. Atkinson, A. B., Rainwater, L., and Smeeding, T. M., *Income Distribution in OECD Countries: Evidence from the Luxembourg Income Study* (Paris: OECD, 1995); Lindert, P. H., "When did inequality rise in Britain and America?" *Journal of Income Distribution* 9 (2000): 11.

46. 애들러와 동료들의 결론에 대해서는 다음을 참고하라. Adler, N., Boyce, T., Chesney, M., Folkman, S., and Syme, S., "Socioeconomic inequalities in health: no easy solution," *Journal of the American Medical Association* 269 (1993): 3140.

18장

1. 원형 탈모증(휴지기 탈모증—옮긴이)에 대한 전반적인 설명은 다음에서 찾을 수 있다.

Rook, A., and Dawber, R., *Diseases of the Hair and Scalp*, 2d ed. (Oxford: Blackwell Scientific Publications, 1991). 그러나 실제로 이러한 상황에서 머리카락의 색은 변하지 않는다. 원형 탈모증은 머리카락이 어느 정도 흰색 또는 회색으로 변한 사람들에게 나타난다. 외상성 충격이 일어나면, 아마도 면역 체계가 검은색 모근을 공격하기 때문에 검은색 머리카락이 빠지게 된다. 때문에 흰색이나 회색 머리카락만 남게 된다. 내가 상담해 본 많은 전문가들은 이러한 현상이 대중 매체에 의해 약간 과대 광고되었다고 말한다. 원형 탈모증은 극히 드물며, 하룻밤 새에 일어나는 것이 아니라 보통 몇 주에서 몇 달이 걸린다.

이 질병의 역사와 관련된 추측들에 대한 특히 재미있는 사례들은 다음에서 찾을 수 있다. Jelinek, J., "Sudden whitening of the hair," *Bulletin of the New York Academy of Medicine* 48 (1982): 1003. 피부학 교수인 제리넥은 몇 세기에 걸쳐 일어났던, 사형을 선고받아 처형 전 날 밤에 공포로 머리카락이 하얗게 세어 버린 사람들에 대해 이야기한다. 머리카락이 하얗게 된 죄수는 다음 날 아침 처형당하기 위해 왕 앞으로 끌려간다. 모든 사람들이 그 변화의 놀라움과 가엾음에 동정해, 그 불쌍한 죄인은 사면받는다. 헨리 8세의 총애를 잃고 사형을 선고 받은 토머스 모어 경의 머리카락과 수염은 처형 전날 하얗게 세어 버렸다고 수많은 자료들이 말하고 있다. 이러한 일반적인 이야기 유형과는 대조적으로, 감명받지 못한 헨리 왕은 그를 처형하고 그 머리를 태워 런던 브리지에 내걸었다. 처형 전 수감된 상태에서 마리 앙투아네트의 머리카락이 회색으로 변했다는 보고도 있다. 그러나 이는 아마도 원형 탈모증의 진실한 사례가 아닐 수 있다. 신랄한 제리넥 박사는 "그녀의 간수들이 손님의 화장대에 염색약을 놓지 않았기 때문"이라고 시니컬하게 추측하고 있다. "인습 타파주의자들은 왕족의 회색 머리카락은 물론 그 무엇도 존경하지 않았다."고 그는 주장했다.

만약 특히 근시안적으로 세상을 바라본다면, 현대 생활의 중심에 원형 탈모증의 역할이 있다고 논할지 모른다. 예를 들어, 많은 미디어 학자들이 비밀 비디오에서 오사마 빈 라덴의 머리카락이 장면이 넘어갈 때마다 눈에 띄게 회색으로 변하는 것은, 그를 쫓는 미국의 추적에 지쳐 스트레스를 받는 신호라고 지적했다. 그러는 동안, 북아일랜드 정치범 학대에 관한 일부 자료에서 그들의 머리가 하얗게 세었다는 내용이 있다(Conroy, J., *Unspeakable Acts, Ordinary People* [New York: Knopf, 2000]). 역사적 측면에서는, 끔찍한 열차 사고가 애니 오클리의 유명한 긴 갈색 머리를 며칠 만에 흰색으로 바꿨으며 (www.ormiston.com), 최근 캘리포니아 팔로 알토의 교통 체증으로 인한 운전자들의 짜증에 대한 소송에서는 SUV(격노한 범인이 차 문을 차서 찌그러뜨렸을 때, SUV를 운전하던 여성은 횡단 보도를 건너던 그 남자와 가족들을 칠 뻔했다.)에 대한 손해 배상뿐만 아니라 이에 따른 그녀의 스트레스성 탈모에 대한 배상금을 함께 다루었다. 원형 탈모증이 미국 법적 체계에서 권위 있는 위치를 차지하길 바라는 이들에게는 미안하지만 소송에서 이 부분은 배상을 받지 못했다("Kicking professor cops a plea," *Palo Alto Daily News* [17 December 2003]).

2. 노화 인구 내에서의 변이성 증가 경향은 Rowe, J., Wang, S., and Elahi, D., "Design, conduct, and analysis of human aging research," in Schneider, E., and Rowe, J., eds., *Handbook of the Biology of Aging*, 3d ed. (San Diego: Academic Press, 1990), 63에서 논의된다.

3. 대학살 생존자들의 특성에 대해서는 다음을 참고하라. Valent, P., "Holocaust survivors, experiences of," in Fink, G., ed., *Encyclopedia of Stress* (San Diego: Academic Press, 2000), vol. 2, 396. 여기에서 다루는 주제들 중 하나는 심리 치료사이자 대학살 생존자인 빅터 프랭클의 말에 포함되어 있다. "한 사람으로부터 모든 것을 뺏을 수 있지만, 단 한 가지, 주어진 어떠한 정황에서도 스스로의 자세를 선택할 수 있는 인간 자유의 끈기만은 빼앗을 수 없다." Flankl, V., *Man's Search for Meaning* (New York Basic Books, 1985). 이 책의 다양한 측면에서 강조된 한 가지 주제로 돌아가자면, 사람들이 자신의 태도를 결정하는 정상적인 능력을 견지한 채로 대학살의 지옥을 견뎌 낼 수 있었다는 것은 매우 감명적이고 감동적인 일이다. 그러나 그 누구도 희생자들이 이렇듯 기적적으로 극복해 낼 것이라 기대했다고 설교할 수는 없다.

4. 기운을 북돋아 주는 성공적인 노화라는 주제에 대해서는 다음을 참고하라. Rowe, J., and Kahn, R., "Human aging: usual and successful," *Science* 237 (1987): 143; Baltes, P., and Baltes, M., *Successful Aging* (Cambridge, England: Cambridge University Press, 1990). 또, 이 주제에 대한 더 자세한 설명을 원한다면 제12장을 참고하라.

5. 보편적 퇴화는 인식적 손상이 없는 노화된 쥐들에게는 전혀 나타나지 않았다. Issa, A., Rowe, W., Gauthier, S., and Meaney, M., "Hypothalamic-pituitary-adrenal activity in aged, cognitively impaired and cognitively unimpaired rats," *Journal of Neuroscience* 10 (1991): 3247. 신생아기의 보살핌은 노인기에 유사한 보호 작용을 한다. Meaney, M., Aitken, D., Bhatnager, S., van Berkel, C., and Sapolsky, R., "Effect of neonatal handling on age-related impairments associated with the hippocampus," *Science* 239 (1988): 766; Meaney, M., Aitken, D., and Sapolsky, R., "Postnatal handling attenuates neuroendocrine, anatomical and cognitive dysfunctions associated with aging in female rats," *Neurobiology of Aging* 12 (1990): 31.

6. 핥아 주고 털고르기를 해 주는 어미 쥐들에 대해서는 다음을 참고하라. Liu, D., Diorio, J., Tannernbaum, B., Caldji, C., Francis, D., Freedman, A., Sharma, S., Pearson, D., Plotsky, P., and Meaney, J., "Maternal care, hippocampal glucocorticoid receptors, and HPA responses to stress," *Science* 277 (1997): 1659.

7. Vaillant, G., and Mukamal, K., "Successful aging," *American Journal of Psychiatry* 158 (2001): 839.

8. 오스카상에 대해서는 다음을 참고하라. Redelmeier, D., and Singh, S., *Annals of Internal Medicine* 134 (2001): 955. 저자들은 수상에 뒤이어 연기에서의 실수들이 얼마나 끔찍했건, 그 영화가 전혀 반응을 얻지 못했건, "오스카상을 수상한다는 것은 그 누구도 빼앗을 수 없는 것을 성취한 것이다."라고 설명한다.

9. 암 환자 자녀를 둔 부모들의 극복 유형들에 대해서는 다음을 참고하라. Wolff, C., Friedman, S., Hofer, M., and Mason, J., "Relationship between psychological defenses and mean urinary 17-hydroxycorticosteroid excretion rates. I. A predictive study of parents of fatally ill children," *Psychosomatic Medicine* 26 (1964): 576; Hofer, M., Wolff, E., Freidman, S., and Mason, J., "A

psychoendocrine study of bereavement, part I and II," *Psychosomatic Medicine* 34 (1972): 481.
10. 학습성 무원감에 대한 저항에 대해서는 다음을 참고하라. Seligman, M., *Helplessness*, 2d ed. (New York: W. H. Freeman, 1992).
11. Sapolsky, R., "Why should an aged male baboon transfer troops?" *American Journal of Primatology* 39 (1996): 149; Sapolsky, R., "The graying of the troops," *Discover* (March 1996): 46.
12. 상담을 받는 A형 개체들의 콜레스테롤 수치 변화에 대해서는 다음을 참고하라. Gill, J., Price, V., and Friedman, M., "Reduction in Type A behavior in healthy middle-aged American military officers," *American Heart Journal* 110 (1985): 503. 또, Thoresen, C., and Powell, L., "Type A behavior pattern: new perspectives on theory, assessment and intervention," *Journal of Consulting and Clinical Psychology* 60 (1992): 595-604.
13. 시간의 흐름에 따른 낙하산 훈련병들의 스트레스 반응의 변화에 대해서는 다음을 참고하라. Ursin, H., Baade, E., and Levine, S., *Psychobiology of Stress* (San Diego: Academic Press, 1978).
14. 급성 통증 환자들은 안전한 자가 치료가 가능하다는 견해에 대해서는 다음을 참고하라. Norman, J., White, W., and Pearce, D., "New possibilities in analgesia: the demand analgesia computer. Round table on morphinomimetics," 5th European Congress of Anaesthesiology (Paris, 1978) Jully, C., and Sibbald, A., "Control of postoperative pain by interactive demand analgesia," *British Journal of Anaesthesiology* 53 (1981): 385; Baumann, T., Bastenhorst, R., Graves, D., Foster, T., and Bennett, R., "Patient-controlled analgesia in the terminally ill cancer patient," *Drug Intelligence Clinical Pharmacology* 20 (1986): 297; Citron, M., Jonston-Early, A., Boyer, M., Krasnow, S., Hood, H., and Cohen, M., "Patient-controlled analgesia for severe cancer pain," *Archives of Internal Medicine* 146 (1986): 734. 이러한 자가 치료는 총 약물 복용량의 감소와 관련된다. 여기에 대해서는 다음을 참고하라. Chapman, C., and Hill, H., "Prolonged morphine self-administration and addiction liability: evaluation of two theories in a bone marrow transplant unit," *Cancer* 63 (1989): 1636; Chapman, C., "Giving the patient control of opioid analgesic administration,"in Hill, C., and Fields, W., eds., *Advances in Pain Research and Therapy*, vol. 11 (New York: Raven Press, 1989), 339; Chapman, C., and Hill, H., "Patient-controlled analgesia in a bone marrow transplant setting," in Foley, K., ed., *Advances in Pain Research and Therapy*, vol. 16 (New York: Raven Press, 1990), 231.
15. 젊은 사람과 늙은 사람의 극복 유형은 다르다. 여기에 대해서는 다음을 참고하라. Folkman, S., Lazarus, R., Pimley, S., and Novacek, J., "Age differences in stress and coping processes," *Psychology and Aging* 2 (1987): 171. 요양원 인구의 심리적 변이성의 조정: 이 중요한 연구는 다음 자료를 참고하라. Rodin, J., "Aging and health: effects of the sense of control," *Science* 233 (1986): 1271; Rowe, J., and Kahn, R., "Human aging: usual and successful," *Science* 237 (1987): 143. 개체 연구에 대해서는 다음을 참고하라. Schulz, J., "Effects of control and predictability on the physical and psychological well-being of the institutionalized aged," *Journal*

of Personality and Social Psychology 33 (1976): 563; Schulz, J., and Hanusa, B., "Long-term effects of control and predictability-enhancing interventions: findings and ethical issues," *Journal of Personality and Social Psychology* 36 (1978): 1194.

16. 암의 추적 연구에 대해서는 다음을 참고하라. Hofer, M., Wolff, E., Friedman, S., and Mason, J., "A psychoendocrine study of bereavement, parts I and II," *Psychosomatic Medicine* 34 (1972): 481.

17. 요양원의 추적 연구에 대해서는 다음을 참고하라. Schulz, J., "Effects of control and predictability on the physical and psychological well-being of the institutionalized aged," 앞의 책: 563.

18. 운동의 생리적 효과와 운동하는 사람들의 성격적 측면에 대해서는 다음을 참고하라. Khatri, P., and Blumenthal, J., "Exercise," in Fink, G., ed., *Encyclopedia of Stress* (San Diego: Academic Press, 2000), vol. 2, 98. 자발적 운동의 중요성에 대해서는 다음을 참고하라. Greenwood, B., Foley, T., Day, H., Campisi, J., Hammack, S., Campeau, S., Maier, S., and Fleshner, M., "Freewheel running prevents learning helplessness/behavioral depression: role of dorsal raphe serotonergic neurons," *Journal of Neuroscience* 23 (2003): 2889.

19. 다양한 생리적 종점(기본 당질 코르티코이드 수준, 산소 섭취량, 심박수 등)에서 초자연적 명상이 가져오는 이점을 입증하는 논문들은 다음과 같다. Wallace, R., "Physiological effects of transcendental meditation," *Science* 167 (1970): 1751; Wallace, R., and Benson, H., "The physiology of meditation," *Scientific American* (February 1972): 84(이 두 논문들은 같은 자료를 다루지만, 후자가 더 구하기 쉬우며 관련 주제에 대해 더 많이 기술하고 있다.); Jevning, R., Wilson, A., and Davidson, J., "Adrenocortical activity during meditation," *Hormones and Behavior* 10 (1978): 54; Carlson, L. E., Speca, M., Patel, K. D., and Goodey, E., "Mindfulness-based stress reduction in relation to quality of life, mood, symptoms of stress, and immune parameters in breast and prostate cancer outpatients," *Psychosomatic Medicine* 65 (2003): 571; Newberg, A., Alavi, A., Baime, M., Pourdehnad, M., Santanna, J., d'Aquili, E., "The measurement of regional cerebral blood flow during the complex cognitive task of meditation: a preliminary SPECT study," *Psychological Research* 106 (2001): 113; Lazar, S., Bush, G., Gollub, R., Fricchione, G., Khalsa, G., and Benson, H., "Functional brain mapping of the relaxation response and meditation," *NeuroReport* 11 (2000): 1581; Carlson, L., Speca, M., Patel, K., and Goodey, E. "Mindfulness-based stress reductions in relation to quality of life, mood, symptoms of stress and levels of cortisol DNEAS and melatonin in breast and prostate cancer outpatients," *Psychoneuroendocrinology* 29 (2004): 448.

20. 존 헨리즘에 대해서는 다음을 참고하라. James, S., "John Henryism and the health of African-Americans," *Culture, Medicine and Psychiatry* 18 (1994): 163. 하버드 대학원생 인구의 내재화된 통제점에 대해서는 다음을 참고하라. Peterson, C., Seligman, M., and Vaillant, G., "Pessimistic explanatory style is a risk factor for physical illness: a thirty-five-year longitudinal

study," *Journal of Personality and Social Psychology* 55 (1988): 23.
21. 실내에서 사회적 집단으로 사육된 설치류의 면역 기능은 낮아지는 경향을 보인다. Bohus, B., and Koolhaas, J., "Psychoimmunology of social factors in rodents and other subprimate vertebrates," in Ader, R., Felten, D., and Cohen, N., eds., *Psychoneuroimmunology*, 2d ed. (San Diego: Academic Press, 1991), 807. 실내에서 사회적 집단으로 사육하면 설치류와 영장류의 당질 코르티코이드 수준은 상승하는 경향이 있다. 여기에 대해서는 다음을 참고하라. Levine, S., Wiener, S., and Coe, C., "The psychoneuroendocrinology of stress: a psychobiological perspective," in Levine, S., and Brush, F., eds., *Psychoendocrinology* (San Diego: Academic Press, 1989). 이 문헌은 어미와 분리된 아기 원숭이들이 단순히 사회적 집단에 속한다고 해서 평안(이는 당질 코르티코이드 분비의 감소가 나타나는 것을 말한다.)을 찾을 수 없다는 연구를 논의한다. Clarke, A., Czekala, N., and Lindburg, D. "Behavioral and adrenocortical responses of male cynomolgus and lion-tailed macaques to social stimulation and group formation," *American Journal of Primatology*, submitted. 좋지 않은 결혼은 면역 억제를 초래한다. 여기에 대해서는 다음을 참고하라. Kiecolt-Glaser, J., Fisher, L., Ogrocki, P., Stout, J., Speicher, C., and Glaser, R., "Marital quality, marital disruption, and immune function," *Psychosomatic Medicine* 49 (1987): 13; Kiecolt-Glaser, J., Kennedy, S., Malkoff, S., Fisher, L., Speicher, C., and Glaser, R., "Marital discord and immunity in males," *Psychosomatic Medicine* 50 (1988): 213; Kiecolt-Glaser, J., Malar, J., Chee, M., Newton, T., Cacioppo, J., Mao, H., and Glaser, R., "Negative behavior during martial conflict is associated with immunological down-regulation," *Psychosomatic Medicine* 55 (1993): 395. 안 좋은 결혼이 가져오는 건강상 위험에 대해서는 다음을 참고하라. Robles, T., and Kiecolt-Glaser, J., "The physiology of marriage: pathways to health," *Physiology and Behavior* 79 (2003): 409.
22. 종교와 건강. 신앙심 대 영적인 것에 대해서는 다음을 참고하라. Hill, P., and Pargament, K., "Advances in the conceptualization and measurement of religion and spirituality," *American Psychologist* 58 (2003): 64. 토러슨의 연구는 다음에서 찾을 수 있다. Thoresen, C., "Spirituality and health: is there a relationship?" *Journal of Health Psychology* 4 (1999): 291; McCullough, M., Hoyt, W., Larson, D., Koenig, H., and Thoressen, C., "Religious involvement and mortality: a meta-analytic review," *Health Psychology* 19 (2000): 211; Miller, W., and Thoresen, C., "Spirituality, religion, and health," *American Psychologist* 58 (2003): 24; Powell, L., Shahabi, L., and Thoresen, C., "Religion and spirituality: linkages to physical health," *American Psychologist* 58 (2003): 36. 내가 보기에 마지막 문헌은 매우 유용하다고 생각한다. 슬론의 연구에 대해서는 다음을 참고하라. Sloan, R., and Bagiella, E., "Claims about religious involvement and health outcomes," *Annals of Behavioral Medicine* 24 (2002): 14-21. 갈턴의 관찰 내용은 다음에서 언급된다. Brown, A., *The Darwin Wars* (New York: Simon and Schuster, 1999). 우울증과 심장 혈관 질환의 위험성 감소에 대해서는 다음을 참고하라. Luskin, F., "Review of the effect of spiritual and religious factors on mortality and morbidity with a focus on

cardiovascular and pulmonary disease," *Journal of Cardiopulmonary Rehabilitation* 20 (2000): 8; Koenig, H., McCullough, M., and Larson, D., *Handbook of Religion and Health* (New York: Oxford University Press, 2001); Larson, D., Swyers, J., and McCullough, M., *Scientific Research on Spirituality and Health: A Consensus Report* (Rockvillle, Md.: National Institute of Health, 1998).

23. 슬론의 비평에 대한 반응들에 대해서는 다음을 참고하라. McCullough, M., Hoyt, W., Larson, D., "Small, robust, and important: reply to Sloan and Ga0biella 2001," *Health Psychology* 20 (2001): 228.

24. 이러한 평안의 근원에 대한 놀라운 사례들은 Van Biema, D., *Time* (16 July 2001): 62에서 찾을 수 있다.

25. Packer, S., "Religion and stress," in Fink, G., ed., *Encyclopedia of Stress* (San Diego: Academic Press, 2000), vol. 3, 348.

26. Tannen, D., *You Just Don't Understand* (New York: Morrow, 1990). 스트레스 요인에 따른 올바른 극복 유형은 캘리포니아 버클리 대학교의 리처드 라자러스가 수행한 연구의 많은 부분을 차지했다. 좋은 요약으로는 다음을 참고하라. Lazarus, R., "Toward better research on stress and coping," *American Psychologist* 55(2000):665; Lazarus, R., "Coping theory and research: past, present, and future," *Psychosomatic Medicine* 55 (1993): 234. 극복 전략들의 차이점은 Rahe, R., "Coping, stress and," in Fink, G., ed., *Encyclopedia of Stress* (San Diego: Academic Press, 2000), vol. 1, 541에서 논의된다.

27. Seligman, M., *Learned Optimism* (New York: Knopf, 1991).

28. 안토노브스키의 연구는 다음에 요약되어 있다. Antonovsky, A., "A sociological critique of the 'Well-Being' movement," *Advances* 10, no. 3 (1994): 6.

29. 마지막 부분에 새겨진 경고들: 너무 많은 통제와 책임을 짊어진 나이 든 사람들을 위한 경고에 대해서는 다음을 참고하라. Rodin, J., "Aging and health: effects of the sense of control," *Science* 233 (1986): 1271; Langer, E., *The Psychology of Control* (Beverly Hills, Calif.: Sage, 1983); Langer, E., *Mindfulness* (Reading, Mass.: Addison Wesley, 1989).
비현실적 분노의 위험성에 대해서는 다음을 참고하라. Williams, R., *The Trusting Heart: Great News about Type A Behavior* (New York: Random House, 1989). 또, Williams, R., and Williams, V., *Anger Kills: Seventeen Strategies for Controlling the Hostility That Can Harm Your Health* (New York: Times / Random House, 1993).
부정의 이점에 대해서는 다음을 참고하라. Lazarus, R., "The costs and benefits of denial," in Breznits, S., ed., *The Denial of Stress* (New York: International Universities Press, 1983), 1.

화보 판권

21쪽 The National Archives.

25쪽 Courtesy of Robert Longo and Metro Pictures.

50쪽 Nick Downes © 1998 from the Cartoon Bank. All Rights Reserved.

53쪽 Merrilley Borell, *Bulletin of the History of Medicine* 50 (1976), p. 309, and Johns Hopkins University Press, Baltimore, Maryland.

72쪽 *The Far Side* © 1988 Farworks, Inc., used by permission of Universal Press Syndicate. All Rights Reserved.

78쪽 (왼쪽) Photo Researches; (오른쪽) Biophoto / Photo Researchers.

80쪽 Superstock.

82쪽 Custom Medical Stock Photo.

96쪽 Roz Chast © 1980 from *The New Yorker* Collection. All Rights Reserved.

108쪽 P. Motta, Department of Anatomy, University "La Sapienza," Rome, Science Source / Photo Researchers.

119쪽 Courtesy of Mark Daughhetee.

134쪽 J. James, Science Photo Library, Photo Researchers.

158쪽 P. Saenger et al., "Somatedin Growth Hormone in Psychosocial Dwarfism," *Padiatrie und Padologie*, Supplement 5 (1977), p. 2; courtesy of Maria I. New, New York Hospital / Cornell Medical Center.

163쪽 Data from P. Saenger et al., "Somatedin Growth Hormone in Psychosocial Dwarfism," *Padiatrie und Padologie*, Supplement 5 (1977), p. 2.

165쪽 M. Newman/Superstock.

180쪽 Courtesy of Harlow Primate Laboratory, University of Wisconsin.

187쪽 (왼쪽) The Menil Collection, Houston, and © 1998 Artists Rights Society (ARS), New York / ADAGP, Paris; (오른쪽) private collection, from W. Spies, *Max Ernst: A Retrospective*, Prestel, 1991 and © 1998 Artists Rights Society (ARS), New York / ADAGP, Paris.

193쪽 Courtesy of Laurance Frank, University of California, Berkeley.

200쪽 Konner / Anthro-Photo.

223쪽 Courtesy of Gilla Kaplan, The Rockefeller University.

280쪽 Philadelphia Museum of Art, SmithKline Beckman Corporation Fund.

296쪽 Courtesy of Vic Boff.

303쪽 Alfred Eisenstaedt, *Life* magazine.

315쪽 *The Far Side* © 1984 Farworks, Inc., used by permission of Universal Press Syndicate. All Rights Reserved.

319쪽 By permission of Jerry Van Amerongen and Creators Syndicate.

321쪽 Courtesy of Dr. Ana María Magariños and Dr. Bruce S. McEwen, Rockefeller University, New York.

339쪽 © Bryan & Cherry Alexander Photography. Reprinted by permission.

342쪽 Courtesy of Mary-Anne Martin / Fine Art, New York; © 1999 Alfredo Castañeda.

352쪽 Courtesy of the artist; © 1994 Jeff Wall.

358쪽 Courtesy of Morris Zlapo.

360쪽 DeVore / Anthro-Photo.

362쪽 Anthony Taber © 1983 from *The New Yorker* Collection. All Rights Reserved.

367쪽 Rick Backlaws / Image West Photography.

372쪽 Courtesy of Sidney Janis Gallery, New York; © 1993 George Segal / VAGA, New York.

383쪽 Private collection; courtesy of George Tooker and Chameleon Books, Inc.

396쪽 Drawing by Roz Chast.

406쪽 New Britain Museum of American Art, Gift of Olga H. Knoepke; courtesy of George Tooker and Chameleon Books, Inc.

462쪽 Robert Sapolsky, Stanford University.

477쪽 Mick Stevens © 1982 from *The New Yorker* Collection. All Rights Reserved.

483쪽 Courtesy of Gerald W. Friedland, Stanford University Department of Radiology.

488쪽 Dr. Meyer Friedman, Meyer Friedman Institute.

491쪽 Clifford Goodenough, Davidson Galleries, Seattle.

501쪽 © 1970 Philip Guston.

510쪽 Courtesy of Mary Boone Gallery, New York; © 2003 Toland Grinnell.

521쪽 Courtesy of Leslie Muth Galery; © 1994 Leroy Almon.

527쪽 Robert Sapolsky, Stanford University.

570쪽 Hermitage Museum, St. Petersburg, Russia; Scala Art Resource, New York; © 1998 Succession H. Matisse / Artists Rights Society (ARS), New York.

578쪽 Courtesy of Ed Speilman and E. Allen Becker and Son.

617쪽 Edward Korne © 1993 from *The New Yorker* Collection. All Rights Reserved.

621쪽 Philadelphia Museum of Art: The Louise and Walter Arensberg Collection; © 1998 Artists Rights Society (ARS), New York / ADAGP, Paris.

옮긴이 **이재담**

서울 대학교 의과 대학을 졸업하고 일본 오사카 시립 대학교에서 의학 박사 학위를 받았다. 하버드 대학교 과학사학 교실 방문 교수와 울산 대학교 의과 대학 생화학 교실 및 인문 사회 의학 교수, 그리고 울산 대학교 의과 대학장을 거쳐 현재는 울산 대학교 의무부총장을 역임하고 있다.

《조선일보》와 《문화일보》 등에 의학사 관련 칼럼을 썼으며, 번역서로 『근세 서양 의학사』, 『의료 윤리 I, II』와 저서로 『에피소드 의학사』 3부작, 『의학의 역사』, 『간추린 의학의 역사』 등이 있다.

옮긴이 **이지윤**

미국 유타 대학교 영화과를 졸업하고 의료 및 제약 관련 홍보 대행사에서 근무하였다. 현재는 과학 문화 관련 기관에서 일하며 과학 교양서 번역가로 활동하고 있다. 번역서로 『불면증과의 동침』이 있다.

STRESS
스트레스: 당신을 병들게 하는 스트레스의 모든 것

1판 1쇄 펴냄 2008년 11월 28일
1판 12쇄 펴냄 2024년 7월 31일

지은이 로버트 새폴스키
옮긴이 이재담, 이지윤
펴낸이 박상준
펴낸곳 (주)사이언스북스

출판등록 1997. 3. 24.(제16-1444호)
(06027) 서울특별시 강남구 도산대로1길 62
대표전화 515-2000, 팩시밀리 515-2007
편집부 517-4263, 팩시밀리 514-2329
www.sciencebooks.co.kr

한국어판 ⓒ 사이언스북스, 2008. Printed in Seoul, Korea.

ISBN 978-89-8371-232-5 93510